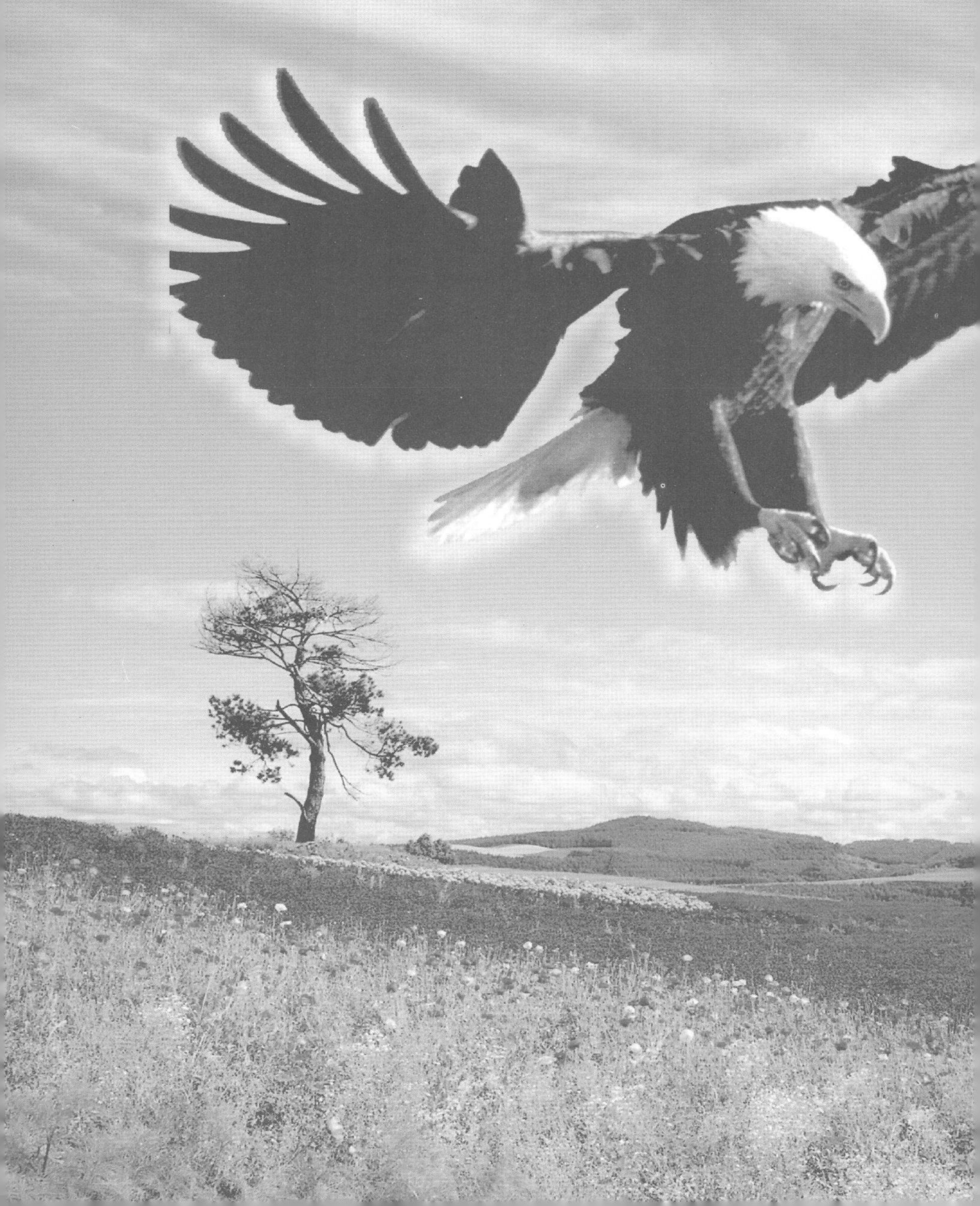

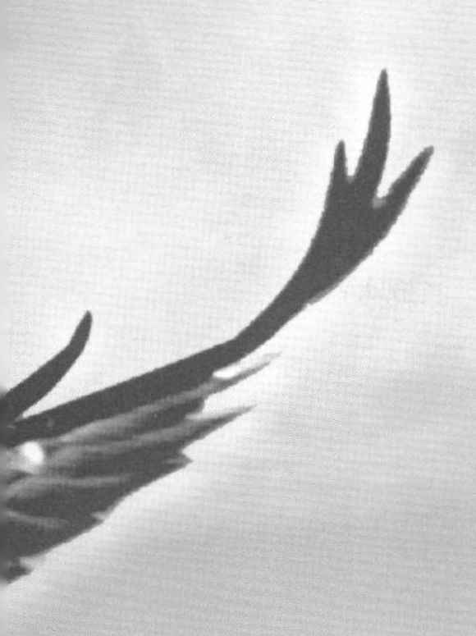

大展好書　好書大展

品嘗好書　冠群可期

中醫保健站：106

# 本草類方

（清）年希堯　原著
呂靜、于永敏　主編

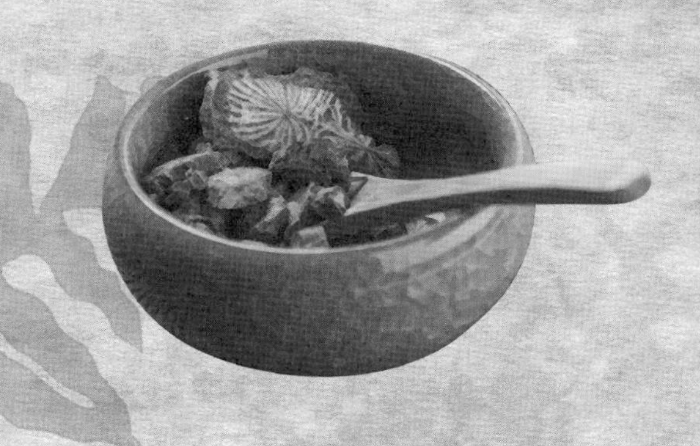

大展出版社有限公司

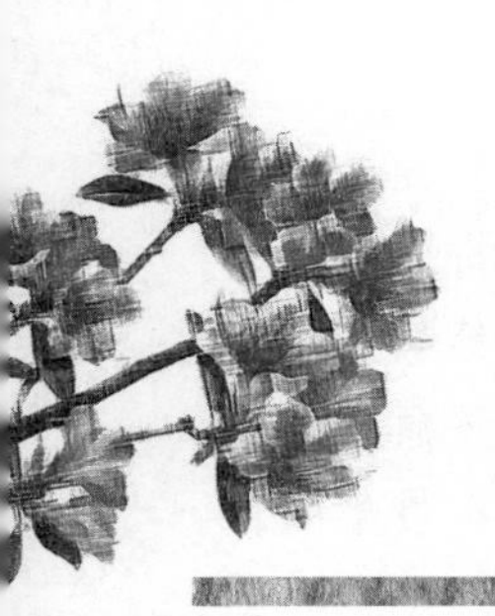

# 前　言

近年來，我在整理編輯出版遼寧醫家書籍時，早已注重對年希堯醫學著書的潛心研究，並於 2012 年出版其《集驗良方》一書。此後，一直在不斷地研究整理他的又一部力作《本草類方》（以下簡稱《類方》）。

說是近年來，實為 30 年前，我就已著手進行這方面的前期工作，不斷蒐集了有關年希堯的大量資料，其成果不僅是《集驗良方》出版問世，而且先後在《上海中醫文獻》《中醫年鑑》以及後來編寫的《遼寧醫學人物誌》一書中對他生平醫學事蹟做過專題論述及報導，為今天整理出版《類方》一書奠定了堅實基礎。溫故知新，正因為有昔日的初心，方得今日順勢而為，與時俱進。適逢遼寧中醫藥大學呂靜教授團隊的「探索建立遼派中醫學術流派體系及其評價標準的研究」課題相吻合，又一脈相承，並走到一起，我將為尋根、探索、繼承、發揚遼寧中醫藥事業不遺餘力，貢獻自己的力量。幸甚至哉！還我夙願，方得始終，樂而為之。

《類方》是年希堯晚年之作，為此我不免再費筆墨來簡要回顧一下他的身世。他生於公元 1671 年，卒於公元 1738 年，字允恭，號偶齋主人，終年 67 歲。為清代廣寧（今遼寧省北鎮市）人，隸屬滿族漢軍鑲黃旗，官宦世家。其父遐齡、弟年羹堯皆為朝廷要員，其妹為雍正皇帝（世宗）貴妃。

年氏出身名門望族，自幼習儒，深受庭訓，及長，初為朝廷筆帖式（滿語：文書官），後升工部侍郎，雍正初年被奪官。因被皇帝稱「忠厚本分之人」，予以寬冕。復起內務府總管，命榷稅淮安，加都察院御史，至雍正十三年（1735），被江蘇巡撫高其倬揭發罷官，3 年後病逝。

從上可斷，年希堯於雍正二年（1724）著成《集驗良方》一書，又歷經 11 年，於雍正十三年（1735）編輯《類方》問世。該書綿延 300 來年，成為遼寧乃至東北醫家現存最早的古醫典籍。關於著書淵源，他在自序中提到是受唐代陸忠宣公的影響：「祗留心於醫，撰《古今集驗方》五十篇，行於世。」他晚年隱居在家，說：「余自歷官以來，存心利濟，案牘之餘，搜覽神農、岐伯之書，知古人用藥，君、臣、佐、使之相，宣必嚴其辨陰陽，子母之相，攝必慎其合而後，處劑立方宜乎！其療疾也，神明不測，因集《本草》中經驗古方，以及傳自宮禁之秘為之，條分部別，匯成斯集，名曰《本草類方》。」目的是為後人「俾善持生者，察脈之，真病與脈直而按湯液，以攻腠理，製藥丸以起沉痾，自利利人，不亦可乎」。可見年氏用心良苦、體恤民情、積善救疾的想法，可謂沿襲歷代儒醫「不為良相，則為良醫，實以重人命也」的宗旨。

《類方》首刊於雍正乙卯年（1735），木刻本，共 10 卷，計 16 冊。板框高度 14.5 公分，廣度（寬度）9.5 公分，半頁 9 行，單行大字 20 個字，雙行小字 32 個字。全書以雙排小字為主行文，上單魚尾，象鼻刻有書名，版心有篇名，下為頁數，四周版框單黑色，單欄粗框。首卷扉頁右欄題名「年大中丞編集」字樣，左欄有「處順堂藏版」，卷首頁題有「廣寧偶齋主人纂輯」「天都黃曉峰校刊」，有日本人「帝國圖書館藏」朱文（陽文）篆字體印章及「東里園圖書記」白文（陰文）篆字體，私家藏書印章兩枚。

是書在清代刊刻 6 次，手抄本 1 次，除處順堂刊本外，還有乾隆十七年（1752）、嘉慶五年（1800）槐蔭草堂和嘉慶十年（1805）晉祁書葉堂刊本，抄本，影響頗深，流傳海內外。新中國成立後未見整理出版。該書有著重要的學術價值。現中國北京、上海、南京、山東等地圖書館不僅將其作為文物，且早已列入善本、珍本醫籍收藏，存世稀少，束之高閣，難得一見，可謂彌足珍貴。

全書內容以明代李時珍《本草綱目》第三、四卷主治百病為綱目，以天干為諸病歌訣分部，以卷數病名為分類，以症狀、症候群及少數傳統經方為題目，總分類 113 種，所列病症題目千餘條，逐條分別詳細引出用藥、用方、用驗、用案、用針、用灸、用砭、用酒、用丸、散、膏、丹、湯等多種治療方法。採擷汲取明代以前眾家醫書典籍，收輯引錄前人論述或部分文字，所載方藥秘籍，更有「宮禁之秘」和史書、雜著及佚失的古醫籍記載，加以分類，匯為一編。由於年氏地位顯赫，曾主管內務府，所見之書都是「秘藏」，從引用書目也可見，多達數千種，非常人可比。

凡題目引文，用方必有出典，不妨舉例介紹一下，僅前兩卷引書就達 219 種，不包括重複的。除常見的中醫經典書籍和一些史書，還有未聞稀有的《夏禹神仙經》《岣嶁神書》《談野翁試驗方》《韋宙獨行方》《三十六黃方》《子母秘錄》《李樓怪病奇方》《華佗救卒病方》《趙厚陽真人濟急》《玉璽醫林集要》《雲岐子保命集》《事林廣記》《相感志》《揚子護命方》《王紹顏續傳信方》《鮮於樞鉤玄》《多能鄙事》《篋中秘主方》《究原方》《塞上方》《葛靜觀方》《乘閑方》等書籍，現已散佚，因而此書為古醫籍輯文、拾遺補缺提供了許多不可多得的參考資料。本書每題目敘述詳細獨到，歸類嚴密，分候合理，主證下列有若干症名，條分縷析，方法多樣，各種醫方經驗，醫案事例，醫治來源，醫患用驗，藥味配伍，異地異名，歸經引藥，藥味識別，炮製加工，湯飲，酒飲，溫漿水調下，泥土法，薰法，洗浴法，搽法，吹入法，汗法，忌口，產地，貯藏區別，劑量大小，生熟差異，服法時間，丸、散、膏與湯飲搭配，都一一列舉，無不網羅，是集中醫內外治法、方劑、中藥之大成。

而他在學術上繼承了李時珍《本草綱目》的學術思想，實踐與理論相結合。遵循《內經》《傷寒論》和金元四大家古典醫籍學說，崇尚河間學派，重視火熱病證治，推重丹溪相火論，對火熱病證的治法用藥有所補充發揮；倡導易水學派，重視脾腎、命門生理功能及李東垣對藥物氣味陰陽、升降浮沉、標本兼治，隨症用方用藥等有關補脾胃論述，從而繼承和發揚各家的學術觀點。他治學嚴謹，尤其在搜自貴府、民間方法，都能詳細指出，如「化痰鎮心丸」「辰砂半夏丸」就說「此周府方也」。長松酒方說「乃廬山休休子所傳」。久泄食減云「久服令人精暖有子，秘方也」。還有用患者真實案例講述了治療故事，如吳仙丹方，記載「中丞常子正苦痰飲，每食飽，或陰晴節變，率十日一發，頭痛背寒，嘔吐酸汁，即數日伏枕不食，服藥罔效。宣和初，為順昌司錄，於太守蔡達道席上，得吳仙丹方服之，遂不再作」。又如治「濕利腸風方」直接採納「浙西河山純老方，救人甚效」，此屬民間蒐集。又治瀉痢赤白一段，用罌粟子炒罌粟殼，焙細末服有效說「有人經驗」。治赤痢熱燥，直言「吳內翰家乳母病此，服之有效」。治諸水蠱脹一段標明，「此乃元時杭州名醫宋令之之方」，及體虛有方「予曾此病，醫傳張子發授此方，二服瘉」。治破傷風一症，「昔，宮使明光祖，向任統制官被重傷，服此得效」。其主治痔瘻槐角丸說得更準確明瞭，「糞前有血名外痔，糞後有血名內痔，大腸不收名脫肛，穀道四面弩肉如奶名舉痔，頭上有乳名瘻瘡，內有蟲名蟲痔，並皆治之」。與現代臨床診斷痔瘡治療相差無異，這都是經過實踐的真知灼見，故一一記錄在案。

還有很多方子記載特點是一症多方，或一方治多病，靈活善用，擇善而從。尤其該書卷首「諸症歌訣」畫龍點睛，集全書為一體，將 113 類症侯治療用法，以天干分部，編為七言歌訣，朗朗上口，便於後學者記憶，稱「岐黃妙訣無他秘，對症單方仔細尋」。歌訣尤具特色，彰顯了年希堯對中醫藥的研究功底，造詣頗深。儘管如此，他還謙虛地說：「余學殖荒落，未嫻安身修命之學，聊以傳自古人者驗，諸今秘諸珍獲者，公諸世，庶幾性命之功，因輔養以通者無失乎。」「得是編而反正緒，未必非青囊中之一助也。」這是年希堯對他所著《類方》的謙恭評價。

他一生成績斐然，不僅在醫藥界、政界，他還精通數學、音韻學，著有《面體比例便覽》一卷，《五方元首》二卷，《視學》《算法纂要總綱》《鋼監甲子圖》等書。其中《視學》是在義大利傳教士郎世寧的協助下完成的，成為中國歷史上第一部介紹視學的專著。而《鋼監甲子圖》在 1729 年由傅聖澤翻譯名為《中國歷史年表》，在羅馬出版，引起歐洲漢學家的重視。他學貫中西，多才多藝，他編輯《類方》，匯聚中醫諸家經驗智慧，還蒐集民間私藏驗方和治療方法，然書中不乏獨創見解，為研究中醫藥臨床、本草文獻學及探索遼寧醫家流派承系、醫方派起源、開創新領域具有很大啟迪，是一部重要的參考文獻。

綜上所述，該書因歷史的侷限性，難免摻雜封建迷信和不良衛生習慣，我們應採取唯物主義精神，吸取精華，棄去糟粕，擇善而從，更好地繼承前人經驗，為遼寧中醫藥事業發展，醫學流派尋找端倪，縷清脈絡，花大氣力，讓這部著作早日問世，造福人民福祉做出自己的貢獻。余才學疏淺，漫識多言，掛一漏萬，在所難免，望同仁斧正。

于永敏

瀋陽昭陵東油馨村醫堂

戊戌年歲尾識

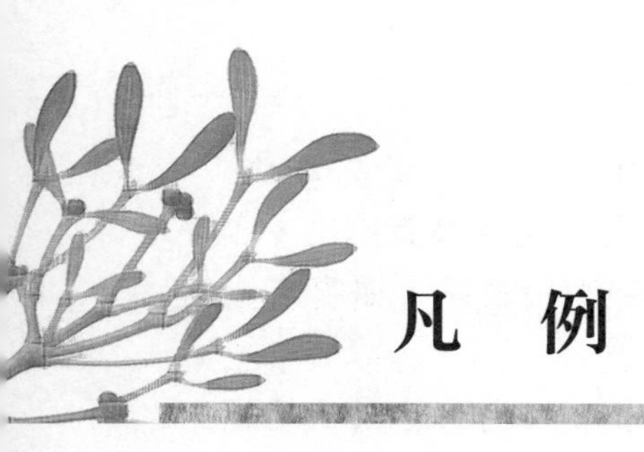

# 凡　例

1. 是書此次整理校刊，以雍正己卯年（1735）處順堂藏版為底本，以劉衡如等校點李時珍《本草綱目》（華夏出版社 2002 年版，獲國家科技圖書獎）為主校本，因參考書引用較多，餘下核對書為他校本。
2. 是書原引用中醫古籍多達千餘種，在力所能及的條件下，盡其所能核對校之，如有佚失和未及書籍，保持原貌。
3. 是書原無目錄，僅在各冊書的封面上有不完全的題目，此次整理依次彙總排列，按卷序編排新目錄，使之清晰可見。
4. 是書引用書名稱謂不全，一書多名稱呼不一，其隨意簡化，有的錯名，甚有直稱姓名。如《正要》《聖濟方》《和劑》《聖惠》《圖經》《肘後》《普濟錄》《孫真人千金方》《孫真人千金翼》《外台要》《心鑑》《衍義》《錄驗方》《正傳》《食療》《易簡》《心統》《心鏡》《秘錄》《壽域》《事親方》《筆峰方》《海上仙方》《產寶》等書，分別統一改為《飲膳正要》《聖濟總錄》《和劑局方》《聖惠方》《圖經本草》《肘後方》《普濟方》《千金方》《千金翼方》《外台秘要》《全幼心鑑》《本草衍義》《古今錄驗方》《醫學正傳》《食療本草》《衛生易簡方》《活人心統》《食醫心鏡》《子母秘錄》《壽域方》《儒門事親》《鄧筆峰雜興》《海上方》《昝殷產寶》。直稱姓氏的，如鮑氏方、張潞方、許老臣方、張子和方、葛氏方等，因不是書名，或識不出的，保持原貌。其書中《聖惠方》《和劑局方》實為一書，因全稱字數較多，不予改動。

5. 是書原為豎排版，大小字混行，多以小字雙行成文，今按要求改為橫排版，雙行小字統為單行排字，原書方位詞「左」「右」，徑改為「上」「下」。
6. 是書原自序，語句古奧，語言隔閡，為了讀者閱文達意，在序文後統一出腳號碼註釋，書中行文偏僻字句，以括號方式隨文後加註釋，以利閱讀學習。
7. 是書因年代久遠，內容多以古文字行書未有圈點，此次整理予以斷句標點，古字、異體字、生僻字、俗字、避諱字，予以徑改。原書藥物劑量均為舊制，未做修改。
8. 是書原脫文、衍文、通借字，因刻工多人，造成字體不統一的，如「藏府」「臟府」「旁胱」「脾衛」「觔」「椀」「盈」「卮」「檮」「喫」「帋」，予以改正補添或刪除。
9. 是書原每卷首頁有「廣寧偶齋主人纂輯」「天都黃曉峰校刊」字樣，此次整理一併刪除。
10. 是書中藥名稱謂不一，通改為現行中藥名稱，如「葳靈仙」「澤泄」「川芎藭」「黃蘗」「白芨」「栝蔞」，分別為「威靈仙」「澤瀉」「川芎」「黃柏」「白及」「瓜蔞」。
11. 是書原底本有個別頁字殘損，字跡不清，霉壞蟲蝕，字體脫落難以辨認，只能參考他本，尋根求正予以補錄，實在無法補錄的只能據文義存補。
12. 是書有的卷內偶有章節重複輯錄，如「清氣化痰」與「化痰利氣」內容相同，為了避免重複，予以省略，但出注顯示說明。
13. 是書在清稿時發現，還有些引用書稱名相似，但不是一書，如《百一選方》和《百一方》，前者是王璆所撰，後者為陶弘景輯《肘後百一方》。又如《醫方集成》和《醫學集成》，還有《奉親養老書》和《壽親養老書》都有不

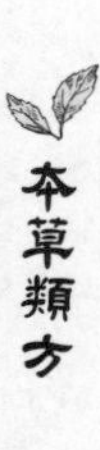

同考究。另有需統一名稱有《集簡方》《直指方》《韋宙獨行方》《類證活人書》《小兒藥證直訣》《本草衍義》《世醫得效方》《日華子本草》《孫氏仁存方》《攝生眾妙方》《端竹堂經驗方》《宣明方》《衛生易簡方》《談野翁試驗方》《金匱要略方》《摘玄方》等書。

綜上，全書彙集了清代以前諸家醫籍經典，正可謂本書「消渴引飲」所言：「古人處方，殆不可曉，不可平易而忽之也。」無疑為我們提供了非常寶貴的研究資料，為發揚遼寧省中醫臨證學術特色、醫方派研究開創了新的途徑。

于永敏

己亥年正月初識於馨村醫堂

# 目　錄

## 卷之一



## 卷之二



## 卷之三

## 卷之四



## 卷之五



## 卷之六



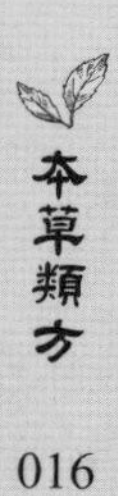

## 卷之七



## 卷之八



## 卷之九



## 卷之十

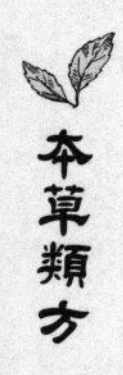
本草類方

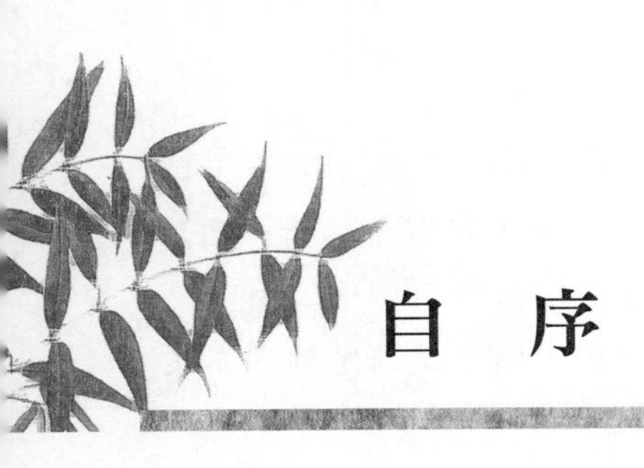

# 自序

昔陸忠宣公[1]，晚年家居，鍵戶不著書[2]，祇留心於醫，撰《古今集驗方》五十篇，行於世。夫以忠宣為王佐帝師，經綸[3]制度，昭昭然，與金石不朽，而猶孳孳[4]於導養之術，遇有秘方，手抄不怠者，豈止利一己，活一人而已哉。要以延萬世之藥石，針害身之膏肓，厥功偉矣。今之言知醫者，自矜私智，學不師古，上藥、中藥、下藥莫分其等，五氣、五聲、五色未察其微，惟以情度病，或多其物以幸有功，或創其異以試藥餌，雖亦妄著方劑術，亦疏矣。故放翁有庸醫司性命之句，洵不誣也，良可慨也。余自歷官以來，存心利濟，案牘[5]之餘，搜覽神農、岐伯之書。知古人用藥，君、臣、佐、使之相，宣必嚴其辨陰陽，子母之相，攝必慎其合而後，處劑立方宜乎。其療疾也，神明不測，因集《本草》中經驗古方，以及傳自宮禁之秘為之，條分部別，匯成斯集，名曰《本草類方》，俾善持生者，察脈之，真[6]病與脈直而按湯液，以攻腠理，製藥丸以起沉痾，自利利人，不亦可乎。

余學殖荒落，未嫻安身修命之學，聊以傳自古人者驗，諸今秘諸珍獲者，公諸世，庶幾性命之功，因輔養以通者無失乎。活人之術若云：接軫乎忠宣之著述，則又何敢惟冀好自用，而不師古，矜奇異以誤人者，得是編而反正緒，未必非青囊中之一助也，是為序。

雍正乙卯春月廣寧年希堯自敘

〔1〕陸忠宣公：陸贄，字敬輿，尊稱宣公。唐代（公元754—805）浙江嘉興人。

〔2〕鍵戶不著書：鍵戶，關門閉戶。全句語出《朱子・語類》卷 136，歷代三，原文是「陸宣公既貶，避謗，闔戶不著書，祇為古今集驗方」。

〔3〕經綸：整理過的蠶絲，比喻理出思緒，統稱經綸。本文引申為籌劃治理國家大事。

〔4〕孳孳：同孜孜，勤勉之義，有孜孜不倦之成語。

〔5〕案牘：公事文書，泛指桌上文件，這裡引申為辦公。

〔6〕真：古代有「真臟病」之說，或疑為通「診」字。

# 諸證歌訣

## 甲　部

### 諸風

風症多般虛所致　偏枯風痱並風懿　風痺四者本同宗
中人心肝脾腎肺　半身不遂肉頑痳　卒然昏倒口牙閉
急用通關開孔竅　需要化痰順氣治

### 痙風

破傷風症有多端　汗下和之病自安　發散祛風能奏效
治之莫作等閒看

### 癲狂

癲為喜笑或不常　安神養血是奇方　狂為痰火因太盛
平肝清火化痰良

### 五癇

癇有五等應五畜　祛痰順氣平肝木　卒仆搐搦吐痰涎
百般變化常無定

### 傷寒

傷寒大概是熱病　百般變化常無定　要明汗吐下和解
表裡無差方有應

### 瘟疫

瘟疫眾人病一般　四時不正外邪干　要分春夏秋冬治
莫把溫寒一樣看

### 中暑

中暑中熱不相同　行人中熱在日中　避暑深堂名中暑
暑分寒熱不相攻

### 中濕

中濕亦因內外傷　外沖風雨內酒漿　發為腫滿渾身痛

利水和脾發汗良

**諸氣**

諸氣能令百病生　　要知九氣不同名　　男宜調氣兼和血
女要調經氣順行

**痰飲**

痰多屬濕津液化　　隨氣升降上中下　　百病之中兼有痰
隨症調治應無價

**脾胃**

脾胃之氣要沖和　　胃司受納脾司磨　　莫使寒溫稍失節
損傷元氣病難瘥

**項強**

筋急項強氣上攻　　腎肝二臟有邪氣　　頭項強硬難轉動
補腎平肝大有功

**卒厥**

卒厥多般要小心　　察形觀色症分明　　岐黃妙訣無他秘
對症單方仔細尋

**火熱**

風熱上沖頭目艱　　陽盛陰虛有熱痰　　補陰清火抑其陽
消毒解熱化痰安

## 乙　部

**呑酸嘈雜**

呑酸濕熱在胃口　　故作酸水刺心頭　　化痰清火平肝氣
蔬食調和病自瘳

**噎膈反胃**

反胃噎膈一般病　　三陽熱結吐無定　　莫將燥劑助其邪
養血生津調胃應

**嘔吐噦啘**

嘔但有聲吐有物　　寒熱傷脾食即出　　和胃清火化痰涎
半夏生薑為定律

### 呃逆

咳逆氣沖上作聲　聲聲不斷火相刑　諸逆上沖皆屬火
化痰降氣自安寧

### 霍亂

霍亂吐瀉心腹痛　轉筋寒熱頭沉重　內傷外感使之然
切記米湯休早用

### 泄瀉

泄瀉注下濕傷脾　燥濕利水補脾奇　若還久泄腸虛滑
收澀還將正氣提

### 痢

痢因濕熱並氣滯　赤傷血分白傷氣　赤白相兼氣血傷
清熱理氣先通利

### 瘧

瘧是風暑不正邪　為寒為熱兩交加　新瘧可散亦可截
久病還當兼補佳

### 心下

痞滿胸膈不通泰　心下夯悶久不快　一消一補緩調和
莫行利藥徒傷害

### 脹滿

脹滿起來空似鼓　四肢不腫其中苦　莫將峻利損天和
制肝補脾為根祖

### 諸腫

水腫是濕本在脾　通身浮腫總在虛　利水和脾兼順氣
峻攻瀉水病難醫

---

## 丙　部

---

### 黃疸

五疸總是濕與熱　遍身發黃小便血　清熱利水濕自除
但將此治無他說

### 脚氣

脚腫名為濕脚氣　不腫是乾濕熱沸　痲則風虛痛是寒
腫乃是濕宜分利

### 痿

痿症不可作風治　誤用攻風熱燥忌　火盛制金肺葉焦
急宜清火潤肺利

### 咳嗽

咳謂無痰卻有聲　嗽謂無聲卻有痰（嗽，原作「咳」，據文義改）
有痰有聲為咳嗽　化痰理氣自安然

### 喘逆

喘急須分肺實虛　挾寒挾熱緊相隨　痰火諸般皆作喘
治之莫要有差疑

### 瘵疰

勞瘵陰虛相火動　午後發熱痰咳重　滋陰降火補脾虛
治標固本無不中

### 邪祟

邪祟難於壯實人　神虛氣弱致相侵　只扶正氣虛邪退
莫費工夫禱鬼神

### 吐血衄血

吐衄大抵俱是熱　陽盛陰虛妄行血　補陰清火抑其陽
引血歸經血自歇

## 丁　部

### 諸汗

自汗陽虛白晝出　盗汗陰虛睡覺沒　自汗補陽盗補陰
盗出油珠發潤卒

### 健忘

健忘思慮損心脾　盡力思量竟不知　有始無終忘記事
補脾養血是良醫

## 不眠

不寐原來睡不寧　膽虛痰氣沃心經　治當溫膽生心血
一枕黃粱夢不驚

## 消渴

消渴要分上中下　上屬肝經中胃者　下消屬腎共三消
能食不食分治也

## 遺精夢泄

遺精症是心腎虛　補精養腎澀精宜　濕熱傷脾精宜泄
理脾除濕再無遺

## 赤白濁

濁症白色屬腎虛　赤者心虛有熱隨　赤要清心白補腎
化痰燥濕要須知

## 癃淋

五淋有熱屬膀胱　小便淋瀝痛怎當　血石膏勞肉五症
流通清熱是良方

## 小便閉

小便不通有五閉　氣血痰熱風者是　悉宜用吐氣升提
上竅既通下竅利

## 大便燥結

大便不通有虛實　陰結陽結閉不一　或攻或補用溫涼
臨時對症無差失

## 脫肛

脫肛氣虛寒脫下　多因血痔久瀉痢　法當補氣用升提
清除濕熱是正治

## 痔瘻

痔瘻名有二十四　酒色氣風食五事　未破名痔破為漏
祛風除濕解毒治

## 下血

腸澼即是大便血　腸風糞前色鮮潔　臟毒糞後血黯濁
臟寒臟熱不同列

# 戊部

## 積聚癥瘕

積有五種聚有六　五臟六腑各所屬　左食右氣中食痰
慢慢消熔無慾速

## 諸蟲

諸蟲多因濕熱生　生於腹內狀難明　上攻心腹痛還定
或安或下便清寧

## 心痛

心痛即是胃脘痛　清熱解鬱藥通靈　更有蟲食氣心痛
臨時審候要分明

## 腹痛

腹痛有熱亦有寒　死血食積併濕痰　時痛時止應是熱
綿綿不止作寒看

## 脅痛

脅痛木氣肝火盛　亦有死血有痰症　平肝開結化痰涎
散血順氣治有應

## 腰痛

腰痛豈止屬腎虛　三因五種要推之　或溫或涼或汗下
更兼補腎是良醫

## 疝

疝氣七種要詳推　寒水筋血氣狐頹　濕熱在內因寒裡
陰腫小腹痛如錐

## 頭痛

頭痛須詳十二經　各經用藥要分明　頭腦盡痛手足冷
此為真痛命當傾

## 眩暈

眩暈多屬痰與火　七情六氣皆能作　眼暗身轉及耳聾
要分虛實方下藥

### 眼目

眼角屬心白屬肺　　上下眼包皆屬脾　　瞳人屬腎黑屬肝
五臟精華眼聚之

## 己　部

### 耳

耳聾男右因色慾　　女人左聾因怒觸　　左右俱聾厚味傷
補虛順氣病除速

### 鼻

鼻室不聞臭與香　　素常痰火肺間藏　　每遇風寒必便塞
清金降火最為良

### 口舌

口舌生瘡心臟熱　　涼劑徐投火自滅　　口苦肝熱移於膽
此因謀慮而不決

### 咽喉

喉痺一名為乳蛾　　多因酒色七情過　　痰火上壅為腫痛
祛風清火得平和

### 牙齒

牙痛濕熱有胃火　　有風有蟲痛非可　　清火除濕更誅蟲
或搽或服皆安妥

### 鬚髮

鬚屬腎兮發屬心　　肝經眉屬是其真　　腎水傷時鬚必白
髮皤還是損精神

### 狐臭

狐臭人聞不可言　　誰知母子亦相傳　　若還得遇仙方藥
管取教君除卻根

## 庚　部

### 癜風

白癜紫癜一般風　　更有汗斑亦相同　　內服敗風丸散藥

外將末劑擦其容

**癭瘤疣痣**

癭瘤多緣氣與痰　結於身體項頤間　惟有血瘤病最惡
未可尋常一類看

**瘰癧**

瘰癧相連頸項生　虛勞氣鬱結其形　益氣養榮並解鬱
內消方顯藥通靈

**癰疽**

癰疽發背氣凝起　先宜敗毒後托裡　高起屬陽陷屬陰
陽輕陰重費調理

**諸瘡**

一切無名腫毒瘡　須臾腫起痛難當　急將妙藥頻敷貼
免使猖狂作禍殃

## 辛　部

**跌仆折傷**

折傷打仆痛難禁　瘀血停留忽上心　散瘀止痛須宜早
補虛接骨慢搜尋

**婦人經水**

婦人屬陰多生氣　氣鬱成病最難治　諸病兼理氣調經
香附是女真仙劑

**帶下**

帶下多緣下部虛　濕痰滲下亦如之　治宜實下兼清上
養血和脾帶自除

## 壬　部

**崩中漏下**

崩漏虛留熱則通　陰虛陽搏謂之崩　更有冷熱並虛實
辨得陰陽自奏功

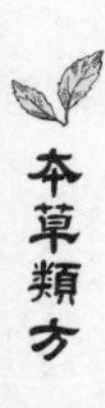

### 胎前

胎前母病致胎動　母病醫痊胎自和　胎若不安觸母病
但安胎氣母無痾

### 產難

臨產之婦莫驚惶　行動頻頻莫臥床　瓜熟須知蒂自落
若還用藥要安詳

### 產後

產後諸症要扶虛　惡露流通是所舒　更有多般發熱症
未可輕教汗下出

## 癸　部

### 小兒諸病

小兒十病九傷食　食傷發熱成諸疾　早當清導莫遲捱
免至驚疳與熱積

### 驚癇

急慢驚風症不同　慢宜溫補急宜攻　更有慢脾風篤疾
枉教醫士費神功

### 諸疳

五疳心肝脾肺腎　冷熱肥瘦須辨認　肚大筋青體瘦黃
和胃積積頻頻進

### 痘瘡

痘疹原來是胎毒　發熱轉遲重則速　痘要溫和疹要清
隨機應變無膠柱

## 增

### 哮吼

哮吼肺竅積寒痰　令人齁喘起居難　豁痰降火加調理
不遇良方病不安

### 補益

補益諸虛莫盡詳　血虛補血正相當　氣虛補氣無差謬

血氣俱虛並補良

**經閉**

月水因何久不通　蓋因血少氣凝壅　或補或瀉兼調氣

慎勿巴黃一樣攻

**種子**

人生無後實堪傷　誰識仙翁有秘方　只在心用存一點

管教蘭桂滿庭芳

**乳病**

乳汁不通有兩樣　血氣有衰有盛壯　壯者宜行衰宜補

乳吹乳癰有通暢

**癖疾**

癖從皮裡膜外生　肝經留白裹成形　日漸長大如豬肺

不遇仙方命必傾

**疔瘡**

疔瘡名有十三種　皆由熱毒附邪風　外宜刺破敷其藥

發汗須教毒外攻

**臁瘡**

臁瘡濕毒兼風熱　兩腳生瘡腫爛裂　卻除濕熱更誅蟲

蔥椒湯洗後敷貼

**疥瘡**

疥癩濕熱小干瘡　渾身瘙癢也難當　殺蟲除濕追風毒

須用神仙一掃光

**癬瘡**

癬瘡原是因風起　濕熱相兼聚一處　有時作癢痛難當

用藥殺蟲使風去

**痜瘡**

痜瘡頭上白如雪　時常作癢抓出血　有蟲有毒熱兼風

用藥搽之自消滅

**傷食**

傷食過飽損脾胃　惡食咽酸頻噯氣　胸痞發熱及憎寒

輕則消化重則利

**痺痛**

五痺手足痛不仁　不過風寒濕氣侵　發散風寒除濕氣
管教疼痛不纏身

# 卷之一

## 諸風第一

**中風口噤**：不語，心煩恍惚，手足不遂，或腹中痛滿，或時絕而復甦。伏龍肝末五升，水八升，攪，澄清，濯之。《千金方》

**風痰卒中**：碧林丹，治痰涎潮盛，卒中不語，及一身風癱。用生綠二兩，乳細，水化去石，慢火熬乾，取辰日、辰時、辰位上修合，再研入麝香一分，糯米粉糊和丸彈子大，陰乾。卒中者，每丸作二服，薄荷酒研下；餘風，硃砂酒化下。吐出青碧涎，瀉下惡物，大效。治小兒，用綠雲丹，銅綠不計多少，研粉，醋麵糊丸芡子大。每薄荷酒化服一丸，須臾，吐涎如膠，神效。《經驗方》

**風熱瘛瘲**：風引湯，治風熱瘛瘲，及驚癇瘛瘲。紫石英、白石英、寒水石、石膏、乾薑、大黃、龍齒、牡蠣、甘草、滑石各等分。㕮咀，水一升，煎去三分，食後溫呷，無不效者。《金匱要略方》

**一切虛風**：不二散，用膩粉一兩，湯煎五度，如麻腳，慢火焙乾，麝香半兩，細研，每服一字，溫水調下。孫用和《秘寶方》

**中風舌強**：正舌散，用雄黃、荊芥穗各等分，為末，豆淋酒服二錢。《衛生寶鑑》

**中風口喎**：新石灰，醋炒，調和如泥，塗之，左塗右，右塗左，立便牽正。《本草衍義》

**風痰迷悶**：碧霞丹，用石綠十兩，烏頭尖、附子尖、蠍梢各七十個，為末，糊丸芡子大，每服一丸，薄荷汁入，酒半合化下，須臾，吐出痰涎。《和劑局方》

**老小風痰**：膽礬末一錢，小兒一字，溫醋湯調下，立吐涎，便醒。《譚氏小兒方》

**中風痰厥**：四肢不收，氣閉膈塞者，白礬一兩，牙皂莢五錢，為末，每服一錢，溫水調下，吐痰為度。《陳師古方》

**中風腹痛**：鹽半斤，熬水乾，著口中，飲熱湯二斤，得吐癒。《肘後方》

**牙關緊急**：不開者，白礬鹽化等分，搽之，涎出自開。《集簡方》

**大風癩疾**：張子和《儒門事親》用苦參末二兩，以豬肚盛之，縫合煮熟，取出去藥。先餓一日，次早先飲新水一盞，將豬肚食之，如吐再食。待一二時，以肉湯調無憂散五七錢服，取出大小蟲一二萬為效。後以不蛀皂角一斤，去皮子，煮汁，入苦參末調糊，下何首烏末二兩，防風末一兩半，當歸末一兩，芍藥末五錢，人參末三錢，丸梧子大。每服三五十丸，溫酒或茶下，日三服。仍用麻黃、苦參、荊芥煎水洗之。《聖濟總錄》

苦參丸治大風癩及熱毒風瘡、疥癬。苦參九月末掘取，去皮，曝乾，取粉一斤，枳殼麩炒六兩，為末，蜜丸。每溫酒下三十丸，日二，夜一服。一方去枳殼。

**暗風卒倒**：不省人事，細辛末吹入鼻中。《世醫得效方》

**天麻丸方**：清風化痰，清利頭目，寬胸利膈，治心悸煩悶，頭暈欲倒，項急肩背拘攣，神昏多睡，肢節煩痛，皮膚瘙癢，偏正頭痛，鼻齆，面目虛浮，並宜服天麻半兩，川芎二兩，為末，煉蜜丸，如芡子大，每食後嚼一丸，茶酒任下。《普濟方》

**中風不語**：獨活一兩，酒二升，煎一升，大豆五合，炒有聲，以藥酒熱投，蓋之良久，溫服三合，未瘥再服。陳延之《小品方》

**偏風不遂**：皮膚不仁，宜服淫羊藿脾酒，淫羊藿一斤，細剉，生絹袋盛於不津器中，用無灰酒浸之，重封，春夏三日，

秋冬五日，後每日暖飲，常令醺然，不得大醉，酒盡再合，無不效驗。合時切忌雞犬、婦人見。《聖惠方》

**長松酒方**：滋補一切風虛，乃廬山休休子所傳。長松一兩五錢，狀似獨活而香，乃酒中聖藥也。熟地黃八錢，生地黃、黃耆蜜炙，陳皮各七錢，當歸、厚朴、黃柏各五錢，白芍藥煨、人參、枳殼各四錢，蒼朮米泔製、半夏製、天門冬、麥門冬、砂仁、黃連各三錢，木香、蜀椒、胡桃仁各二錢，小紅棗肉八個，老米一撮，燈心五寸長一百二十根，一料分十劑，絹袋盛之。凡米五升，造酒一樽，煮一袋，窨久乃飲。《韓氏醫通》

**中風口噤**：通身冷，不如人，獨活四兩，好酒一升，煎半升，頓服。《千金方》

**中風口噤**：不知人事，白朮四兩，酒三升，煮取一升，頓服。《千金方》

**角弓反張**：南星、半夏各等分，為末，薑汁、竹瀝，灌下一錢，仍灸（原作「炙」，據《本草綱目》改）印堂。《摘玄方》

**一切偏風**：口眼喎斜，用青荊芥一斤，青薄荷一斤，同入砂盆內，研爛，生絹絞汁於瓷器中，煎成膏，漉去滓，以膏和丸梧子大，每服三十丸，白湯下，早暮各一服，忌動風物。《經驗方》

**頭項風強**：八月後，取荊芥穗作枕，及鋪床下，立春月去之。《千金方》

**中風口噤**：荊芥穗為末，酒服三錢，立癒，名荊芥散。賈似道云：此方出《曾公談錄》，前後用之甚驗。其子名順者，病此已革，服之立定，真再生丹也。

**角弓反張**：四肢不遂，煩亂欲死，雞矢白一升，清酒五升，搗篩合揚千遍，乃飲。大人服一升，少五合，日二服。《肘後方》

**風痰壅滯**：鬱金一分，藜蘆十分，為末，每服一字，溫漿

水調下，仍以漿水一盞漱口，以食厭之。《經驗方》

**一切風邪：**神白散，又名聖僧散。治時行一切傷寒，不問陰陽、輕重、老少、男女、孕婦，皆可服之。用白芷一兩，生甘草半兩，薑三片，蔥白三寸，棗一枚，豉五十粒。水二碗煎服，取汗，不汗再服。病至十餘日，未得汗者，皆可服之。此藥可下人之好惡也。如煎得黑色，或誤打翻，即難癒。如煎得黃色，無不癒者。煎時要至誠，忌婦人、雞犬見。《衛生家寶方》

**手足偏風：**蒴藋葉火燎，厚鋪床上，趁熱眠於上，冷復易之。冬月取根，舂碎熬熱用。《外台秘要》

**女子中風：**血熱煩渴，以紅藍子五合，熬搗，旦日取半大匙，以水一升，煎取七合，去渣，細細咽之。《貞元廣利方》

**六十二種風：**張仲景治六十二種風，兼腹內血氣痛，用紅花一大兩，分為四分，以酒一大升，煎鍾半，頓服之，不止再服。《圖經本草》

**中風口喎：**以葦筒長五寸，一頭刺入耳內，四面以面密封不透風，一頭以艾灸之七壯，患右灸左，患左灸右。《勝金方》

**中風壅滯：**旋覆花洗淨，焙研，煉蜜丸梧子大，夜臥以菜湯下五丸，至七丸、十丸。《經驗方》

**風疾攣急：**茵陳蒿一斤，秫米一石，麵二斤和勻，如常法，釀酒服之。《聖濟總錄》

**中風口噤：**荊瀝，每服一升。《范汪方》

**一切風氣：**蒼耳嫩葉一石，切，和麥蘗五升，作塊於蒿艾中， 二十日成麴，取米一斗，炊作飯，看冷暖入麴三升釀之，封二七日成熟，每空心暖服，神驗。封此酒可兩重布，不得令密，密則溢出。忌馬肉、豬肉。孟詵《食療本草》

**中風口噤：**熟艾灸（原作「炙」，據文義改）承漿一穴，頰車二穴，各五壯。《千金方》

**老人中風：**口目抽動，煩悶不安，牛蒡根切一升，去皮曬

乾，杵為麵，白米四合，淘淨和作餺飥豉汁中煮，加蔥椒五味，空心食之，恆服極效。《壽親養老書》

**口眼喎斜**：天南星生研末，自然薑汁調之，左貼右，右貼左。《仁存方》

**一切風疾**：十年、二十年者，牛蒡根一升，生地黃、枸杞子、牛膝各三升，用袋盛藥，浸無灰酒三升內，每任意飲之。《外台秘要》

**中風掣痛，不仁不遂**：以乾艾斤許揉團，納瓦甑中，並下塞諸孔，獨留一目，以痛處著甑目，而燒艾薰之，一時即止矣。《肘後方》

**賊風腫痺**：風入五臟恍惚，宜莽草膏主之。莽草膏一斤，烏頭、附子、躑躅各二兩，切，以水和醋一升，漬一宿，豬脂一斤煎，三上三下絞去滓，向火，以手摩病上，三百度，應手即瘥。若耳鼻疾，可以綿裹塞之，疥癬雜瘡並宜摩上。《肘後方》

**腹皮麻痺**：不仁者，多煮蔥白食之，即自癒。《世醫得效方》

**中風諸病**：麻黃一秤，去根，以王相日、乙卯日，取東流水三石三斗，以淨鐺盛五七斗，先煮五沸，掠去沫，逐旋添水，盡至三五斗，濾去麻黃，澄定，濾去滓，取清，再熬至一斗，再澄，再濾取汁，再熬至升半為度，密封收之，一二年不妨。每服一二匙，熱湯化下。取汁熬時要勤攪，勿令著底，恐焦了。仍忌雞犬、婦人見之。此劉守真秘方也。《宣明方》

**中風口喎，半身不遂**：牽正散，白附子、白殭蠶、全蠍各等分，生研為末，每服二錢，熱酒調下。《楊氏家藏方》

**茵芋丸方**：治風氣積滯成腳氣，發則痛者，茵芋葉炒、薏苡仁各半兩，鬱李仁一兩，牽牛子三兩，生研末半兩。上為末，煉蜜丸如梧子大，每服二十丸，五更薑棗湯下取利，未利再服，取快。《本事方》

**中風發熱**：大戟、苦參各四兩，白酢漿一斗，煮熟洗之，

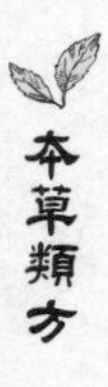

寒乃止。《千金方》

**諸風口噤**：天南星炮剉，大人三錢，小兒三字，生薑五片，蘇葉一袋，水煎減半，入雄豬膽汁少許，溫服。《直指方》

**中風口噤**：目瞑，無門下藥者，開關散，用天南星為末，入白龍腦等分，五月五日午時合之，每用中指點末，揩齒二三十遍，揩大牙左右，其口自開。又名破棺散。《經驗方》

**半身不遂失音不語**：取蓖麻子油一升，酒一斗，銅鍋盛油，著酒中一日煮之，令熟，細細服之。《外台秘要》

**口目喎斜**：蓖麻子仁搗膏，左貼右，右貼左，即正。《婦人良方》用蓖麻子仁七七粒，研作餅，右安在左手心，左安在右手心，卻以銅盂盛熱水，坐藥上，冷即換，五六次，即正也。一方：用蓖麻子仁七七粒，巴豆十九粒，麝香五分，作餅，如上用。

**痰厥中風**：省風湯，用半夏湯泡八兩，甘草炙二兩，防風四兩。每服半兩，薑二十片，水二盞，煎服。《奇效方》

**老人風痰**：六腑熱不識人，及肺熱痰實不利，半夏湯泡七次，硝石半兩，為末，入白麵一兩搗勻，水和丸綠豆大，每薑湯下五十丸。《普濟方》

**搜風化痰**：定志安神，利頭目。辰砂化痰丸，用半夏麵二兩，天南星炮一兩，辰砂、枯礬各半兩，為末，薑汁打糊丸，梧子大，每服三十丸，食後薑湯送下。《和劑局方》

**中風不省**：牙關緊忍者，藜蘆一兩，去苗頭，濃煎，防風湯浴過，焙乾，切，炒微褐色，為末，每服半錢。小兒減半，溫水調灌，以吐風涎為效。未吐，再服。《簡要濟眾》

**中風偏廢**：羌活湯，用生附子一個，去皮臍，羌活、烏藥各一兩，每服四錢，生薑三片，水一盞，煎七分服。《簡易方》

**一切風證**：不問頭風、痛風、黃鴉吊腳風痺，生淮烏頭一斤，生川烏頭一枚，生附子一枚，並為末，蔥一斤，薑一斤，擂如泥和作餅子，以草鋪盤內，加楮葉於上，安餅於藥葉上，又鋪草葉蓋之，待出汗黃一日夜，乃曬之。舂為末，以生薑取汁煮麵糊和丸梧子大。初服三十丸，日二服，服後身痺汗出，即癒，避風。《乾坤秘韞》

**口眼喎斜**：生烏頭、青礬各等分，為末，每用一字，入鼻內，取涕吐涎，立效無比，名通關散。《篋中秘寶方》

**諸風血風**：烏荊丸，治諸風縱緩，言語謇澀，偏身麻痛，皮膚瘙癢，及婦人血風，頭疼目眩，腸風臟毒，下血不止，服之尤效。有痛風攣搐，頭頤頷不收者，六七服即瘥。川烏頭炮，去皮臍一兩，荊芥穗二兩，為末，醋麵糊丸梧子大。溫酒或熟水，每服二十丸。《和劑局方》

**中風癱瘓**：手足顫掉，言語謇澀。左經丸，用草烏頭炮去皮四兩，川烏頭炮去皮二兩，乳香、沒藥各一兩，為末，生烏豆一升，以斑蝥三七個，去頭翅，同煮，豆熟去蝥，取豆焙乾，為末，和勻，以醋麵糊丸梧子大，每服三十丸，溫酒下。《簡易方》

**半身不遂**：遂令癖，用附子一兩，以無灰酒一升，浸一七日，隔日飲一合。《延年秘錄》

**癱瘓頑風**：骨節疼痛，下元虛冷，諸風痔漏下血，一切風瘡。草烏頭、川烏頭、兩頭尖各三錢，硫黃、麝香、丁香各一錢，木鱉子五個，為末，以熟蘄艾揉軟，合成一處，用鈔紙包裹，燒薰病處，名雷丸。《集驗方》

**中風痰厥**：昏不知人事，口眼喎斜，並體虛之人患瘧疾，寒多者，五生飲。用生川烏頭、生附子，並去皮臍，各半兩，生南星一兩，生木香二錢五分，每服五錢，生薑十片，水二盞，煎一盞，溫服。《和劑局方》

**三十六風**：結瘡，馬齒莧一勺，水一勺，煮取汁，入蜜蠟三兩，重煎成膏，塗之。孟詵《食療本草》

**風病癱緩**：手足嚲曳（ㄉㄨㄛˋㄧㄝˋ，肢體弛緩不收攝），口眼喎斜，語言謇澀，步履不正，宜神驗烏龍丹主之。用川烏頭去皮臍，水為丸如彈子大，每服一丸，先以生薑汁研化，暖酒調服，一日二服，至五七丸，便覺手抬移步，十丸可以梳頭也。《梅師方》

**卒風不語**：大豆煮汁，煎稠如飴含之，並飲汁。《肘後方》

**搜風順氣**：烏附丸，用川烏頭二十個，香附子半斤，薑汁醃一宿，炒焙為末，酒糊丸梧子大，每溫酒下十丸，肌體肥壯，有風疾者，宜常服之。《澹寮方》

**痰澼卒風**：生薑二兩，附子一兩，水五升，煮取二升，分再服，忌豬肉、冷水。《千金方》

**諸風不遂**：宋氏《集驗方》，用生草烏頭、晚蠶沙各等分，為末，取生地龍搗和，入少醋，糊丸梧子大，每服四五丸，白湯下，甚妙，勿多服，恐麻人，名鄂渚小金丹。《經驗濟世方》

用草烏頭（去皮）四兩，大豆半升，鹽一兩，同以砂瓶煮三伏時，去豆，將烏頭入木臼搗三百杵，作餅，焙乾為末，酒糊丸梧子大，每空心鹽湯下十丸，名至寶丹。

**中風口噤**：蘿蔔子、牙皂莢各二錢，以水煎服，取吐。《丹溪方》。

**一切頑風**：神應丹，用生草烏頭、生天麻各等分，擂爛，絞汁傾盆中，砌一小坑，其下燒火，將盆放坑上，每日用竹片攪一次，夜則露之，曬至成膏，作成小挺子，分作三服，用蔥薑自然汁，和好酒熱服。《乾坤秘韞》

**中風氣厥**：痰壅昏不知人，六脈沉伏，生附子去皮、生南星去皮、生木香各半兩，每服四錢，薑九片，水二盞，煎七分，溫服之。《濟生方》

**中風喎斜**：用瓜蔞絞汁，和大麥麵作餅，炙熟熨之，正便止，勿令太過。《聖惠方》

**壯人風痰及中風中氣**：初起星香飲，用天南星四錢，木香一錢，水二盞，生薑十片，煎六分，溫服。王碩《衛生易簡

方》

**體虛有風**：外受寒濕，身如在空中，生附子、生天南星各二錢，生薑十片，水一盞半，慢火煎服。予曾病此，醫傳張子發授此方，二服癒。《本事方》

**骨軟風疾**：腰膝疼，行步不得，遍身瘙癢。用何首烏大而有花紋者，同牛膝各一斤，以好酒一升，浸七宿，曝乾，木臼杵末，棗肉和丸梧子大，每一服三五十丸，空心酒下。《經驗方》

**一切諸風**：青藤膏，用青藤，出太平荻港上者，二、三月採之，不拘多少，入釜內，微火熬七日夜，成膏收入瓷器內，用時先備梳三五把，量人虛實，以酒服一茶匙，將患人身上拍一掌，其後遍身發癢不可擋，急以梳梳之，要癢止，飲冷水一口便解，風病皆癒。避風數日良。《集簡方》

**手足不遂**：豉三升，水九升，煮三升，分三服。又法：豉一升，微熬，囊貯，漬三升酒中三宿，溫服，常令微醉為佳。《肘後方》

**風忤邪惡**：韭根一把，烏梅十四個，吳茱萸炒半升，水一斗，煮之，仍以病人櫛內入，煮三沸，櫛浮者生，沉者死，煮至三升，分三服。《金匱要略方》

**風毒膝攣**：骨節痛，用豉三五升，九蒸九暴，以酒一斗浸經宿，空心隨性溫飲。《食醫心鏡》

**卒然中風**：防風，荊芥各一兩，升麻半兩，薑三片，水三盞，煎半盞，以絲瓜子研，取漿半盞，和勻灌之，如手足麻癢洗之，以羌活煎湯。唐瑤《經驗方》

**風入臟中**：治新久腫，風入臟中，以大豆一斗，水五斗，煮取一斗二升，去滓，入美酒斗半，煎取九升，旦服取汁，神驗。《千金翼方》

**搜風通滯**：風氣所攻，臟腑積滯，用牽牛子，以童尿浸一宿，長流水上洗半日，生絹袋盛，掛風處令乾，每日鹽湯下三十粒，極能搜風，亦善消虛腫。久服令人體清爽。《斗門方》

**身上浮風**：芋煮汁浴之，慎風半日。孟詵《食療本草》

**三十六風**：有不治者，服之，悉效。菖蒲薄切，日乾，三斤，盛以絹袋，玄水一斤，即清酒也，懸浸之，密封一百日，視之如菜綠色，以一斗熟黍米納中，封十四日，取出日飲。《夏禹神仙經》

**中風逆冷**：吐清水，宛轉啼呼，桂一兩，水一升半，煎半升，冷服。《肘後方》

**偏風不遂**：失音不語，生吞杏仁七枚，不去皮尖，逐日加至七七枚，週而復始，食後仍飲竹瀝，以瘥為度。《外台秘要》

**暴得風疾**：四肢攣縮，不能行，取大豆三升，淘淨濕蒸，以醋二升傾入瓶中，鋪於地上，設席豆上，令病人臥之，仍重蓋五六層衣，豆冷漸漸卻衣，仍令一人於被內引挽攣急處，更蒸豆，再作，並飲荊瀝湯，如此三日三夜，即休。《催氏纂要》

**中風口噤**：舌本縮者，用芥菜子一升，研，入醋二升，煎一升，敷頷頰下，效。《聖惠方》

**宣吐風痰**：勝餘方，用蘿蔔子末，溫水調服三錢，良久吐出涎沫，如是癱緩風者，以此吐後，用緊疏藥疏，後服和氣散取瘥。

丹溪吐法：用蘿蔔子半升，擂細，以水二碗，濾取汁，入香油及蜜些許，溫服。後以桐油浸過，曬乾，鵝翎探吐。

**男子諸風**：四寶丹，用金毛狗脊，鹽泥固濟，鍛紅去毛，蘇木、萆薢、川烏頭生用各等分，為末，米醋和丸梧子大，每服二十丸，溫酒鹽湯下。《普濟方》

**偏風不遂及癖疾**：用桃仁二千七百枚，去皮尖、雙仁，以好酒一斗三升，浸二十一日，取出曬乾，杵細作丸如梧子大，每服二十丸，以原酒吞之。《外台秘要》

**風痰上壅**：咽喉不利，白藥三兩，黑牽牛半兩，同炒香，去牽牛一半，為末，防風末三兩和勻，每茶服一錢。《聖惠

方》

**中風失音**：桂，著舌下，咽汁。又方：桂末三錢，水二盞，煎一盞，服取汗。《千金方》

**延年去風**：令人光潤，用桃仁五合，去皮，用粳米飯漿同研，絞汁令盡，溫溫洗面極妙。《千金翼方》

**大麻仁酒**：治骨髓風毒疼痛，不可運動，用大麻仁水浸，取沉者一大升，曝乾，於銀器中旋旋慢炒香，熟入木臼中搗至萬杵，待細如白粉即止，平分為十帖。每用一帖，取家釀無灰酒一大碗，同麻粉，用柳槌蘸，入砂盆中擂之，濾去殼，煎至減半。空腹溫服一帖。輕者四五帖見效，甚者不出十帖，必失所苦，效不可言。《篋中方》

**賊風口偏不能語者**：茱萸一升，薑豉三升，清酒五升，和煎五沸，待冷，服半升，一日三服，得少汗即效。孟詵《食療本草》

**中風口喎**：面目相引，偏僻頰急，舌不可轉，桂心酒煮取汁，故佈蘸搨病上，正即止。左喎搨右，右喎搨左，常用大效。《千金方》

**風痰麻木**：凡手及十指麻木，大指麻木，皆是濕痰死血，用橘紅一斤，逆流水五碗煮爛，去渣，再煮至一碗，頓服，取吐，乃吐痰聖藥也。不吐，加瓜蒂末。《摘玄方》

**大風癩疾**：黃櫨木五兩，剉，用新汲水一斗，浸二七日，焙研，蘇方木五兩，烏麻子一斗，九蒸九曝，天麻二兩，丁香、乳香各一兩，為末，以赤黍米一升，淘淨，用浸黃櫨水煮米粥，搗和丸梧子大，每服二三十丸，食後漿水下，日二夜一。《聖濟總錄》

**口目喎斜**：乳香燒煙薰之，以順其血脈。《證治要訣》

**中風攣縮**：夜合枝酒，夜合枝、柏枝、槐枝、桑枝、石榴枝各五兩，並生剉，糯米五升，黑豆五升，羌活二兩，防風五錢，細麵（《本草綱目》作紅麴）七斤半，先以水五斗煎五枝，取二斗五升，浸米豆蒸熟，入麵與防風、羌活，如常釀酒

法，封三七日，壓汁，每飲五合，勿過醉致吐，常令有酒氣也。《奇效良方》

**風痰擁逆：**木槿花曬乾，焙研，每服一二匙，空心沸湯下，白花尤良。《簡便方》

**半身不遂：**蠶沙二勺，以二袋盛之，蒸熟，更互熨患處，仍以羊肚、粳米煮粥，日食一枚，一日即止。

**大蓼酒方：**治風立有奇效。水天蓼一斤，去皮，細剉，以生絹袋盛。入好酒三斗，浸之。春夏一七日，秋冬二七日。每空心，日午、下晚各溫一盞飲，若常服，只飲一次。老幼臨時加減。《聖惠方》

**中風不省：**涎潮口噤，語言不出，手足亸曳，得病之日，硬進此藥，可使風退氣和，不成廢人。柏葉一握，去枝，蔥白一握連根，研如泥，無灰酒一升，煎一二十沸，溫服，如不飲酒，分作四五服，方進他藥。《楊氏家藏方》

**中風偏痺：**半身不遂者，用麻黃以湯煮，成糊攤紙上，貼不病一邊，上下令遍，但除七孔，其病處不糊，以竹蝨焙為末三錢，老人加麝香一錢，研勻，熱酒調服，就臥須臾，藥行如風聲，口吐出惡水，身出臭汗如膠，乃急去糊紙，別溫麻黃湯浴之，暖臥將息，淡食十日，手足如故也。《岣嶁神書》

**一切風疾：**用南燭樹，春夏取枝葉，秋冬取根皮，細剉五斤，水五斗，慢火煎取二斗，去滓，淨鍋慢火煎如稀飴，瓷瓶盛之，每溫酒服一匙，日三服。久服輕身、明目、黑髮、駐顏。《聖惠方》

**中風口喎：**皂莢五兩，去皮，為末，三年大醋和之，左塗右，右塗左，乾更上之。《外台秘要》

**中風口喎：**青松葉一斤，搗汁，清酒一斤，浸二宿，近火一宿，初服半升，漸至一升，頭面汗出，即止。《千金方》

**中風牙噤：**無門下藥者，開關散揩之。五月五日午時，用龍腦、天南星各等分，為末，每以一字揩齒，二三十遍，其口自開。

**中風口噤**：不開，涎潮壅上，皂莢一挺，去皮，豬脂塗，炙黃色，為末，每服一錢，溫酒調下，氣壯者二錢，以吐出風涎為度。《簡要濟眾方》

**中風口喎**：巴豆七枚，去皮，研，左塗右手心，右塗左手心，仍以暖水一盞，安藥上，須臾即正，洗去。《聖惠方》

**中風身直**：不得屈伸反覆者，取槐皮黃白者，切之，以酒或水六升，煮取二升，稍稍服之。《肘後方》

**暴風身冷**：暴風通身冰冷，如癱瘓者，用蠟半斤，銷之，塗舊絹帛上，隨患大小闊狹攤貼，並裹手足心。劉禹錫《續傳信方》《圖經本草》

**卒風不語**：穀枝葉剉細，煮酒沫出，隨多少，日日飲之。《肘後方》

**中風口噤**：竹瀝、薑汁各等分，日日飲之。《千金方》

**中風失音**：炒槐花，三更後，仰臥嚼咽。《世醫得效方》

**瀕湖白花蛇酒**：治中風、傷酒、半身不遂、口目喎斜、膚肉瘰（ㄨㄢˊ手中麻痺也）痺、骨節疼痛、年久疥癬、惡瘡風癩諸症。白花蛇一條，取龍頭虎口，黑質白花，尾有佛指甲，目光不陷者為真。以酒洗潤透，去骨刺，取肉四兩，真羌活二兩，當歸身二兩，真天麻二兩，真秦艽二兩，五加皮二兩，防風二兩，各剉勻，以生絹袋盛之，入金華酒罈內，懸起，安置入糯米生酒醅五壺浸袋，箬葉密封。安壇於大鍋內，水煮一日取起，埋陰地七日取出。每飲一二杯，仍以滓日乾，研末，酒糊丸梧子大，每服五十丸，用煮酒吞下，切忌見風犯欲及魚、羊、鵝、麵、發風之物。

**宜吐風痰**：用連殼蝦半斤，入蔥、薑、醬煮汁，先吃蝦，後吃汁，緊束其腹，以翎探引取吐。

**世傳白花蛇酒**：治諸風無新久，手足軟弱，口眼喎斜，語言謇澀，或筋脈攣急，肌肉頑痺，皮膚燥癢，骨節疼痛，或生惡瘡、疥癩等疾。用白花蛇一條，溫水洗淨，頭、尾各去三寸，酒浸，去骨刺，取淨肉一兩，入全蠍、當歸、防風、羌活各一錢，獨活、白芷、天麻、赤芍藥、甘草、升麻各五錢，剉碎，以絹袋盛貯。用糯米二斗蒸熟，如常造酒，以袋置缸中，待成取酒同袋密封，煮熟，置陰地七日出毒，每溫飲數杯，常令相續，此方乃蘄人板印，以侑蛇饋送者，不知所始之。《集簡方》

**大風龍膽膏**：治大風疾神效，用冬瓜一個，截去五寸長，去瓤，掘地坑深三尺，令淨，安瓜於內。以烏蛇膽一個，消梨一個，置於瓜上，以土隔蓋之。至三七日，看一度，瓜未甚壞，候七七日，三物俱化為水，在瓜皮內取出，每用一茶腳，以酒和服之，三兩次立癒。小可風疾，每服一匙頭。《博濟方》

**惡風入腹**：久腫惡風，入腹及女人新產風，入產戶內，如馬鞭噓吸，短氣咳嗽者，用鯉魚長一尺五寸，以尿浸一宿，平旦以木篦從頭至尾，文火炙熟，去皮，空心頓服，勿用鹽、醋。《外台秘要》

**中風癱瘓**：手足不舉，用穿山甲，左癱用右甲，右瘓用左甲，炮熟，大川烏頭炮熟，紅海蛤如棋子大者，各二兩，為末，每用半兩，搗蔥白汁和成濃厚餅，徑寸半，隨左右貼腳心，縛定密室安坐，以腳浸熱湯盆中，待身麻汗出，急去藥，宜謹避風，自然手足可舉。半月再行一次除根。忌口，遠色，調養，亦治諸風疾。《衛生寶鑑》

**中風口喎**：鱉血調烏頭末，塗之，待正，則即揭去。《肘後方》

**偏風口喎**：取白魚摩耳，左摩右，右摩左，正乃已。《外台秘要》

**口眼喎斜**：口內麻木者，用蜈蚣三條，一蜜炙，一酒浸，一紙裹煨，並去頭足，天南星一個切作四片，一蜜炙，一酒浸，一紙裹煨，一生用，半夏、白芷各五錢。通為末，入麝香少許，每服一錢，熱調下，日一服。《通變要法》

**癱瘓走痛**：用蠍虎，即蝘蜓一枚，炙黃，陳皮五分，罌粟

殼一錢，甘草、乳香、沒藥各二錢半，為末，每服三錢，水煎服。《醫學正傳》

**中風口喎**：向火取蜘蛛，摩偏急頰上，候正即止。《千金方》

**一切風痰**：白殭蠶七個，直者細研，薑汁調灌之。《勝金方》

**中風不語**：烏龜尿，點少許於舌下，神妙。《壽域方》

**癱緩偏風**：治癱緩偏風及諸風手腳不遂，腰腳無力者，驢皮膠微炙熟，先煮蔥豉粥一升別貯（貯，原缺，據《本草綱目》補）。又以水一升，煮香豉二合，去滓，入膠更煮七沸，膠烊如餳，頓服之，及暖吃蔥豉粥，如此三四劑，即止。若冷吃粥，令人嘔逆。《廣濟方》

**中風虛弱**：羊肚一具，粳米二合，和椒、薑、豉、蔥作羹食之。《飲膳正要》

**中風舌強**：不語，目睛不轉，煩熱。烏雌、雄雞一雙，治淨，以酒五升煮，取二升，去滓，分作三次，連服之，食蔥薑粥暖臥，取小汗。《飲膳正要》

**中風不省**：麝香二錢，研末，入清油二兩，和勻灌之，其人自蘇也。《濟生方》

**中風喎僻**：骨疼煩躁者，用烏驢皮毛，如常治淨蒸熟，入豉汁中，和五味煮食。《食醫心鏡》

**老人中風**：煩熱語澀，每用烏雄雞一隻，切，蔥白一握，煮臛，下麻汁五味，空心食之。《壽親養老書》

**中風癱緩**：追魂散，用五靈脂研末，以水飛去上面黑濁，下面砂石研末，每服二錢，熟酒調下，日一服，細服小續命湯。《奇效方》

**中風寒痺**：口噤不知人，以雞矢白一升，炒黃，入酒三升，攪，澄清飲。《葛氏方》

**中風不語**：舌根強硬，三年陳醬五合，人乳汁五合，相合研，以生布絞汁，隨時少少與服，良久當語。《聖惠方》

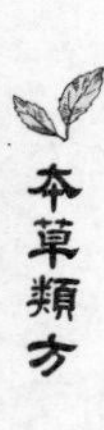

**大人風涎**：蠍一枚，薄荷葉包炙，為末，入硃砂、麝香少許，麥門冬煎湯，作一服調下。《湯氏寶書》

**治風順氣**：利腸寬中，用紫蘇子一升，微炒，杵，以生絹袋盛，於三斗清酒中浸三宿，暖飲之。《聖惠方》

**風毒骨痛**：在髓中，芍藥二兩，虎骨一兩，炙為末，夾絹袋，盛酒三升，漬五日，每服三合，日三服。《經驗方》

**沐髮中風**：亂髮如雞子大，無油器中熬焦黑，研，以好酒一盞沃之，入何首烏末二錢，灌之，少頃，再灌。《本草衍義》

**酒風汗出**：《時珍發明》按《素問》，黃帝曰：有病身熱懈惰，汗出如浴，惡風，少氣，此為何病？岐伯曰：病名酒風，治之以澤瀉、白朮各三五分，麋銜五分，合以三指撮為後飯。後飯者，先服藥也。

**大風熱疾**：《近效方》婆羅門僧療大風疾，併熱風，手足不遂，壓丹石熱毒，用硝石一兩，生烏麻油二大升，同納鐺中，以土墼蓋口，紙泥固濟，細火煎之。初煎氣腥，藥熟則香氣發，更以生脂麻油二大升和合，微煎之，以意斟量得所，即內不津器中。凡大風人，用紙屋子坐病人，外面燒火發汗，日服一大合，壯者日二服，三七日，頭面皰瘡皆減也。《圖經本草》

**三年中風**：松葉一斤，細切，以酒一斗，煮取三升，頓服汗出，立瘥。《千金方》

## 痙風第二

**破傷風病**：用火，命婦人取無根水一盞，入百霜調，捏作餅，放患處，三五換如神，此蔣亞香方也。《談野翁試驗方》

**白虎風痛**：日夜走注，百節如齧，炭灰五升，蚯蚓屎一升，紅花七捻，和熬，以醋拌之，用故佈包二包，更互熨痛處，取效。《聖惠方》

**破傷中風**：雄黃，白芷各等分，為末，酒煎灌之，即蘇。

《邵真人經驗方》

**破傷中風**：牙關緊急，天南星、防風各等分，為末，每服二三匙，童子小便五升，煎至四升，分二服，即止也。《經驗後方》

**破傷風病**：口噤身強，肉蓯蓉切片，曬乾，用一小盞，底上穿定，燒煙於瘡上薰之，累效。《衛生總錄》

**破傷風病**：黃連五錢，酒一盞，煎七分，入黃蠟三錢，溶化熱服之。高文虎《蓼花洲閒錄》

**破傷中風**：胡氏奪命散，又名玉真散，治打仆金刃傷，及破傷風，傷濕發病強直如癇狀者，天南星、防風各等分，為末，水調敷瘡，出水為妙，仍以溫酒調服一錢。已死心尚溫者，熱童便調灌二錢，鬥毆內傷墜壓者，酒和童便連灌三服，即蘇，亦可煎服。《三因方》

**破傷風瘡**：生天南星末，水調，塗瘡四周，水出有效。《普濟方》

**瘡腫傷風**：中水痛劇者，黍穰燒煙，薰令汗出，癒。《千金方》

**金創中風**：痙強欲死，生葛梗四大兩，以水三升，煮取一升，去滓，分服。口噤者，灌之。若干者，搗末，調三指撮，仍以此及竹瀝多服，取效。《廣利方》

**破傷中風**：桑瀝，好酒對和，溫服以醉為度，醒服消風散。《摘玄方》

**破傷風病**：威靈仙半兩，獨頭蒜一個，香油一錢，同搗爛，熱酒沖服，汗出即癒。《衛生易簡方》

**金瘡中風**：角弓反張，用杏仁杵碎，蒸令氣溜絞脂，服一小升，兼摩瘡上，良。《必效方》

**破傷風腫**：杏仁杵膏，厚塗上，燃燭遙灸之。《千金方》

**破傷風病**：蘇方木為散三錢，酒服立效，名獨聖散。《普濟方》

**金瘡中風**：角弓反張，取蒜一升，去心，無灰酒四升，煮

極爛，並滓服之，須臾得汗，即瘥。《外台秘要》

**破傷中風：**口噤。《千金方》用大豆一升，熬去腥氣，勿使太熟，杵末，蒸令氣遍，取下甑，以酒一升淋之，溫服一升取汗，敷膏瘡上，即癒。《經驗方》用黑豆四十枚，硃砂二十文，同研末，以酒半盞調服之。

**損瘡中風：**以麵作餛飩，包椒於灰中燒之，令熟，斷開口封於瘡上，冷即易之。孟詵《食療本草》

**諸瘡中風：**生蜀椒一升，以少麵和溲裹椒，勿令漏氣，分作兩裹，於塘灰火中燒熟，刺頭作孔，當瘡上罨之，使椒氣射入瘡中，冷則易之，須臾，瘡中出水及遍體出冷汗，即瘥也。《韋宙獨行方》

**破傷中風：**避陰槐枝上皮，旋刻一片安傷處，用艾灸皮上百壯，不痛者灸至痛，痛者灸至不痛，用火摩之。《普濟方》

**破傷中風：**凡閃脫折骨諸瘡，慎不可擋風用扇，中風則發痙，口噤、項急殺人，急飲竹瀝二三升，忌冷飲食及酒。竹瀝卒難得，可合十許束並燒取之。《外台秘要》

**破傷風搐：**口噤強直者，危氏香膠散。用魚膠燒存性一兩，麝香少許，為末，每服二錢，蘇木煎酒調下，仍煮一錢，封瘡口。

《保命集》治破傷風，有表證未解者，用江鰾半兩，炒焦，蜈蚣一對炙，研為末，以防風、羌活、獨活、川芎各等分，煎湯，調服一錢。

**破傷中風：**《普濟方》用乾蠍、麝香各一分，為末，敷患處，令風速癒。《聖惠方》用乾蠍酒炒，天麻各半兩，為末，以蟾酥二錢，湯化為糊和搗丸，綠豆大，每服一丸至二丸，豆淋酒下，甚者加至三升，取汗。

**破傷風：**牙關緊急，口噤不開，口面喎斜，肢體弛緩，用土虺蛇一條，去頭尾、腸皮、骨，醋炙，地龍五條，去泥，醋炙，天南星八錢重一枚，炮。上為末，醋煮麵糊丸，如綠豆大，每服三至五丸，生薑酒下，仍食稀粥，蔥白取汁（《本草

綱目》作「仍食稀蔥白粥，取汗」），即瘥。昔，宮使明光祖，向任統制官，被重傷，服此得效。《普濟方》

**破傷風病：**蟾酥一錢，湯化為糊，乾蠍酒炒、天麻各半兩，為末，合搗丸綠豆大，每服一丸至二丸，豆淋酒下。《聖惠方》

**破傷中風：**項強身直，定命散主之。用白花蛇、烏蛇，並取項後二寸，酒洗潤取肉，蜈蚣一條，全者炙。上為末，每服三錢，溫酒調服。《普濟方》

**破傷中風：**身如角弓反張，筋急口噤者，用守宮丸治之。守宮（考為壁虎。該動物晝守屋簷或洞中，故名）炙乾，去足七枚，天南星酒浸三日，曬乾一兩，膩粉半錢，為末，以薄麵糊丸綠豆大，每以七丸，酒灌下，少頃汗出得解，更與一服，再汗，即瘥。或加白附子一兩，以蜜丸。《聖惠方》

**破傷濕氣：**口噤強直，用牡蠣粉，酒服二錢，仍外敷之，取效。《三因方》

**破傷風病：**無問表裡，角弓反張，秋蟬一個，地膚子炒八分，麝香少許，為末，酒服二錢。《聖惠方》

**破傷風病：**用蟾二兩半，切剁如泥，入花椒一兩，同酒炒熟，再入酒一盞半，溫熱服之，少頃，通身汗出取效。

**破傷風病：**發熱，《醫學正傳》用蟬蛻炒研，酒服一錢，神效。《普濟方》用蟬蛻為末，蔥涎調塗破除，即時取去惡水，立效。名追風散。

**破傷中風：**欲死，《聖惠方》用蜈蚣研末，擦牙，追去涎沫，立瘥。

《儒門事親》用蜈蚣頭、烏頭尖、附子底、蠍梢各等分，為末，每用一字，或半字，熱酒灌之，仍貼瘡上，取汗癒。

**破傷風：**狼虎穿腸骨四錢，炙黃，桑花、蟬蛻各二錢，為末，每服一錢，米湯調下，若口乾者，不治。《經驗方》

**破傷風瘡：**作白痂無血者，殺人最急，以黃雀糞直者，研末，熱酒服半錢。《普濟方》

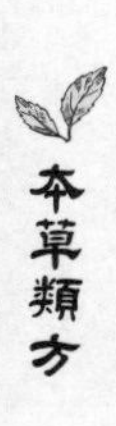

**破傷風水**：毒腫痛不可惡，麝香末一字，納瘡中，出盡膿水便效。《普濟方》

**破傷中風**：黃明膠燒存性，研末，酒服二錢，取汗。《普濟方》

**破傷風腫**：新殺豬肉，乘熱割片，貼患處，連換三片，其腫立消。《簡便方》

**破傷中風**：腰脊反張，牙緊口噤，四肢強直，用雞矢白一升，大豆五升，炒黃以酒沃之，微烹，令豆澄下，隨量飲，取汗避風。《經驗方》

**金瘡中風**：自己小便，只洗二三次，不妨入水。《聖惠方》

**破傷中風**：手足十指甲，香油炒、研，熱酒調，呷服之，汗出便好。

《普濟方》治破傷風，手足顫掉搐搖不已，用人手足指甲燒存性六錢，薑製天南星、獨活、丹砂各二錢，為末，分作二服，酒下，立效。

**破傷中風**：用病人耳中膜，並刮爪甲上末，唾調塗創口，立效。《儒門事親》

**破傷風病**：角弓反張，牙噤肢強，用鼠一頭和尾燒灰，以臘豬脂和敷之。《梅師方》

**破傷中風**：亂髮如雞子大，無油器中熬焦黑，研，以好酒一盞沃之，入何首烏二錢，灌之，少頃再灌。《本草衍義》

**金瘡中風**：口噤欲死，竹瀝半升，微微緩服。《廣利方》

**破傷風病**：《壽域方》用草烏頭為末，每以一二分，溫酒服之，出汗。《儒門事親》用草烏尖、白芷並生研末，每服半錢，冷酒一盞，入蔥白一根，同煎服，少頃，以蔥白熱粥投之，汗出即癒。

## 項強第三

**腎氣上攻**：頭項不能轉移，椒附丸，用大熟附子一枚，為末，每用二錢，以散二十粒，用白面填滿椒口，水一盞半，薑七片，煎七分，去椒入鹽，空心點服，椒氣下達，以引逆氣歸經也。《本事方》

**頸項強硬**：不得顧視，大豆一升，蒸變色，囊裹枕之。《千金方》

**項強身急**：取活鼠，去五臟，乘熟貼之，即瘥也。

**風襲項強**：不得顧視，穿地作坑，鍛赤，以水灑之令冷，鋪生桃葉於內。臥席上，以項著坑上，蒸至汗出，良久即瘥。《千金方》

**項強筋急**：不可轉側，肝腎二臟受風也。用宣州木瓜二個，取蓋去瓤，沒藥二兩，乳香二錢半，二味入木瓜內縛定。飯上蒸三四次，爛研成膏，每用三錢，入生地黃汁半盞，無灰酒二盞，暖化溫服。許叔微云：有人患此，自午後發，黃昏時定。予謂此必先從足起。少陰之筋自足至項，筋者肝之合。今日中至黃昏，陽中之陰，肺也。自離至兌，陰旺陽弱之時。故《靈寶畢法》云：離至乾，腎氣絕而肝氣弱，肝、腎二臟受邪，故發於此時。予授此及都梁丸，服之而癒。《本事方》

## 癲癇第四

**癲癇瘛瘲**：眼暗嚼舌，雌黃、黃丹炒各一兩，為末，入麝香少許，以牛乳汁半升熬成膏，和搗千下，丸麻子大，每溫水服三五丸。《直指方》

**風痰癇病**：化痰丸，生白礬一兩，細茶五錢，為末，煉蜜丸如梧子大，一歲十丸，茶湯下，大人五十丸，久服痰自大便中出，斷病根。《鄧筆峰雜興》

**暗風癇疾**：忽然仆地，不知人事，良久方醒，蛇黃火鍛，醋淬七次，為末，每調酒服二錢，數服癒深者，亦效。《世醫得效方》

**風痰癇疾**：金燈花根，似蒜者一個，以茶清，研如泥，日中時以茶調下，即臥日中，良久吐出雞子大物，永不發，如不

吐，以熱茶投之。《奇效良方》

**癎後虛腫**：小兒癎病瘥後，血氣上虛，熱在皮膚，身面俱腫。葳蕤、葵子、龍膽、茯苓、前胡各等分，為末，每服一錢，水煎服。《聖濟總錄》

**卒發癲狂**：葶藶一升，搗三千杵，取白犬血和丸，麻子大，酒服一丸，三服取瘥。《肘後方》

**癎黃如金**：好眠吐涎，茵陳蒿、白鮮皮各等分，水二鍾，煎服，日二服。《三十六黃方》

**風厥癲癎**：凡中風痰厥癲癎，驚風，痰涎上壅，牙關緊急，上視搐搦，並宜碧霞丹主之。烏頭尖、附子尖、蠍梢各七十個，石綠研九度，飛過十兩，為末，麵糊丸芡子大，每用一丸，薄荷汁半盞化下，更服溫酒半合，須臾，吐出痰涎為妙。小兒驚癎，加白殭蠶等分。《和劑局方》

**癲癎諸風**：熟艾於陰囊下，穀道正門當中間，隨年歲灸之。《斗門方》

**失心癲狂**：《經驗方》用真鬱金七兩，明礬三兩，為末，薄糊丸梧子大，每服五十丸，白湯下。有婦人癲狂十年，至人授此。初服心胸間有物脫去，神氣灑然，再服而蘇，此驚憂痰血，絡聚心竅所致。鬱金入心，去惡血，明礬化頑痰，故也。《時珍發明》

**治癎利痰**：天南星煨香一兩，硃砂一錢，為末，豬心血丸梧子大，每防風湯化下一丸。《普濟方》

**久近風癎**：凌霄花或根葉為末，每服三錢，溫酒下，服畢，解髮不住手梳，口噙冷水，溫則吐去，再噙，再梳，至二十日乃止，如此四十九日，絕根百無所忌。《方賢奇效方》

**心熱氣癎**：黑驢乳，暖服三合，日再服。《廣利方》

**五種風癎**：不問年月遠近，用蓖麻子仁二兩，黃連一兩，石膏水一碗，文武火煮之，乾即添水，三日兩夜，取出黃連，只有蓖麻子風乾，勿令見日，以竹刀，每個切作四段，每服二十段，食後則荊芥湯下，日二服，終身禁食豆，犯之必腹脹

死。《衛生方》

**癲癇心風**：遂心丹，治風痰迷心癲癇，及婦人心風血邪，用甘遂二錢，為末，以豬心取三管血和藥，入豬心內，縛定紙裹，煨熟取末，入辰砂末一錢，分作四丸，每服一丸，將心煎湯調下，大便下惡物為效，不下再服。《濟生方》

**風痰癲疾**：茶牙、梔子各一兩，煎濃汁一碗，服良久，探吐。《摘玄方》

**諸風癇疾**：生用烏頭，去皮二錢半，五靈脂半兩，為末，豬心血丸梧子大，每薑湯化服一丸。

**風癲發作**：則吐，耳如蟬鳴，引脅牽痛。天門冬去心皮，曝搗為末，酒服方寸匕，日三服，久服良。《外台秘要》

**卒然癇疾**：鉤藤、甘草炙各二錢，水五合，煎二合，每服棗許，日五夜三度。《聖惠方》

**癲癇風疾**：九節菖蒲，不聞雞犬者，去毛，水臼搗末。以黑豶（ㄈㄣˊ，閹割過的豬）豬心一個，切開，砂罐煮湯，調服三錢，日一服。《醫學正傳》

**痰迷心竅**：壽星丸，治心膽被驚，神不守舍，或痰迷心竅，恍惚健忘，妄言妄見，天南星一斤，先掘土坑一尺，以炭火三十斤燒赤，入酒五升，滲乾，乃安南星在內，盆覆定，以灰塞之，勿令走氣，次日取出，為末，琥珀一兩，硃砂二兩，為末。生薑汁打麵糊丸，梧子大，每服三十丸至五十丸，煎人參、石菖蒲湯下，一日三服。《和劑局方》

**風癇喉風**：咳嗽及遍身風疹，急中涎潮等症，不拘大人、小兒，此藥不大吐逆，只出涎水。瓜蒂為末，壯年服一字，老少半字，早晨井華水下。

一食頃，含砂糖一塊，良久，涎如水出，年深者出墨涎有塊，布水上也。涎盡，食粥一二日。如吐多，人困甚，即以麝香泡湯一盞飲之，即止。《經驗後方》

**諸風諸癇**：諸風膈痰，諸癇涎湧。用瓜蒂炒黃，為末，量人以酸齏（ㄐㄧ，原作「韲」，韲菜）水一盞，調下取吐。風

癇加蠍梢半錢；濕氣腫滿，加赤小豆末一錢；有蟲，加狗油五七點，雄黃一錢，甚者加芫花半錢，立吐蟲出。東垣《活法機要》

**風癇諸痰**：五癇膏，治諸風，取痰如神，大皂莢半斤，去皮、子，以蜜四兩塗上，慢火炙透，捶碎，以熱水浸一時，挼取汁，慢火熬成膏，入麝香少許，攤在夾綿紙上曬乾，剪作紙花，每用三四片，入淡漿水一小盞，沖洗淋下，以筒吹汁入鼻內，待痰涎流盡，吃脂麻餅一個，涎盡即癒，立效。《普濟方》

**風邪癇疾**：皂莢燒存性四兩，蒼耳根莖葉，日乾四兩，密陀僧一兩，為末，成丸梧子大，硃砂為衣，每服三四十丸，棗湯下，日二服，稍退，只服二十丸，名抵住丸。《永類鈐方》

**暗風癇疾**：用臘月烏鴉一個，鹽泥固濟瓶中，鍛過放冷，取出為末，入硃砂末半兩，每服一錢，酒下，日三服，不過十日癒。

又方：用渾烏鴉一個，瓶固鍛研，胡桃七枚，蒼耳心子七枚，為末，每服一錢，空心熱酒下。《保幼大全》

**久癲失志**：氣虛血弱者，紫河車治淨，爛煮食之。《劉氏經驗方》

**風癲百病**：麻子四升，水六升，猛火煮，令芽生，去滓，煎取二升，空心服之，或發或不發，或多言語，勿怪之，但令人摩手足，頃定，進三劑，癒。《千金方》

**虎睛丸**：治癇疾發作，涎潮搐搦，時作譫語，虎睛一對，微炒，犀角屑、大黃、遠志去心，各一兩，梔子仁半兩，為末，煉蜜丸綠豆大，每溫酒服二十丸。

**癲癇瘛瘲**：飛鴟頭三枚，鉛丹一斤，為末，蜜丸梧子大，每酒服三丸，日三次。《千金方》

**三十年癇**：苦參二斤，童子小便一斗二升，煎六升，和糯米及麵（《本草綱目》作「麴」），如常法作酒服，但腹中諸疾皆治，酒放二三年不壞，多作救人神藥。《聖惠方》

## 卒厥第五

**痰厥氣絕**：心頭尚溫者，千年石灰一合，水一盞，煎滾去清水，再用一盞，煎極滾，澄清灌之，少頃，痰下自蘇。《集玄方》

**鬼擊中惡**：鹽一盞，水二盞，和服，以冷水噀之，即蘇。《救急方》

**卒中屍遁**：其狀腹脹，急衝心，或塊起，或牽腰背者，是服鹽湯取吐。孫真人方

**中噁心痛**：或連腰臍，鹽如雞子大，青布裹燒赤，納酒中，頓服，當吐惡物癒。《甄權藥性論》

**熱厥氣痛**：玄明粉三錢，熱童尿調下。《集簡方》

**卒死壯熱**：礬石半斤，水一斗半，煮，湯液浸腳及踝，即得蘇也。《肘後方》

**婦人血厥**：人平居，無疾苦，忽如死人，身不動搖，目閉口噤，或微知人，眩冒，移時方悟，此名血厥，亦名鬱冒。出汗過多，血少，陽氣獨上，氣塞不行，故身如死，氣過血還，陰陽復通，故移時方悟。婦人尤多此證，宜服白薇湯，用白薇、當歸各一兩，人參半兩，甘草一錢半，每服五錢，水二盞，煎一盞，溫服。《本事方》

**睡死不寤**：蠡實根一握，杵爛，以水絞汁，稍稍灌之。《外台秘要》

**人卒暴死**：搗女青屑一錢，安咽中，以水或酒送下，立活也。《南嶽魏夫人內傳》

**卒中五屍**：其狀腹痛，脹急，不得氣息，上衝心胸，旁攻兩脅，或塊壘湧起，或牽引腰脊，此乃身中屍鬼接引為害，取屋上四角茅入銅器中，以三尺帛覆腹著器布上，燒茅令熱，隨痛追逐蹠下癢，即瘥也。《肘後方》

**卒中惡死**：卒死或先病，或平居寢臥，奄忽而死，皆是中惡，以薤汁灌入鼻中，便省。《肘後方》

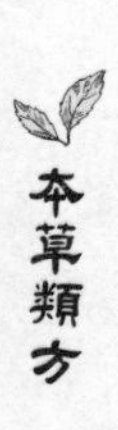

**中噁心痛**：苦參三兩，苦酒一升半，煮取八合，分二服。《肘後方》

**卒死不寤**：半夏末，吹鼻中，即活。《南嶽夫人紫靈魏元君方》

**吐利卒死及大人小兒卒**：腹皮青黑赤，不能喘息，即急用女青末納口中，酒送下。《子母秘錄》

**卒中五屍**：蒺藜子搗末，蜜丸胡豆大，每服二丸，日三服。《肘後方》

**卒然中惡**：搗韭汁，灌鼻中，便蘇。《食醫心鏡》

**諸冷極病**：醫所不治者，馬蘭子九升，洗淨，空腹服一合，酒下，日三服。《千金方》

**卒不得語**：煮豉汁，加入美酒服之。《肘後方》

**口卒噤瘖**：卒忤停屍，並用附子末吹入喉中，瘥。《千金翼方》

**卒然中惡**：大豆二七枚，雞子黃一個，酒半升和勻，頓服。《千金方》

**卒中惡死**：或先病，或平居寢臥，奄忽而死，皆是中惡，急取蔥心黃，刺入鼻孔中，男左女右，入七八寸，鼻目出血，即蘇。

又法：用蔥刺入耳中五寸，以鼻中血出，即可活也。如無血出，即不可活矣。相傳此扁鵲秘方也。《崔氏纂要》

**驚怖卒死**：溫酒灌之，即醒。

**中暍卒死**：井水和麵一大抄，服之。《千金方》

**鬼擊身青**：作痛，用金銀花一兩，水煎飲之。《李樓怪病奇方》

**鬼擊諸病**：卒然著人，如刀刺狀，胸脅腹內切痛，不可抑按，或吐血、鼻血、下血，一名鬼排，以醇酒吹兩鼻內，良。《肘後方》

**屍厥魘死**：屍厥之病，卒死脈猶動，聽其耳目中如微語聲，股間暖者是也。魘死之病，臥忽不寤，勿以火照，但痛齧

其踵，及足拇趾甲際，唾其面即蘇。仍以菖蒲末，吹鼻中，桂末納舌下，並以菖蒲根汁灌之。《肘後方》

**卒中客忤**：菖蒲根搗汁，含之，立止。《肘後方》

**五種屍病**：粳米二升，水六升，煮一沸服，日三。《肘後方》

**脫陽危症**：凡人大吐大泄之後，四肢厥冷，不省人事，或與女子交後，小腹腎痛，外腎搐縮，冷汗出，厥逆，須臾不救，先以蔥白炒熱，熨臍，後以蔥白三七莖擂爛，用酒煮灌之，陽氣即固。此華佗救卒病方也。

**風涎暴作**：氣塞倒仆，用瓜蒂為末，每用一二錢，膩粉一錢匕，以水半合，調灌良久，涎自出，不出含砂糖一塊，下嚥，即涎出也。《本草衍義》

**陰冷入腹**：有人陰冷，漸漸冷氣入陰囊腫滿，日夜疼悶欲死，以布裹椒包囊下，熱氣大通，日再易之，以消為度。《千金方》

**去鬼氣**：樗根一握，細切，以童兒小便二升，豉一合，浸一宿，絞汁，煎一沸，三五日一度，服之。《陳藏器本草》

**飛屍鬼擊**：中噁心痛，腹脹大便不通，走馬湯。用巴豆二枚，去皮心，熬黃杏仁二枚，以棉包錐碎，熱湯一合，捻取白汁，服之當下而癒，量老小用之。《外台秘要》

**中鬼昏厥**：四肢拳冷，目鼻出血，用久污溺衣燒灰，每服二錢，沸湯下，男用女，女用男。《濟急方》。

**辟鬼除邪**：阿魏棗許為末，以牛乳或肉汁煎五六沸服之，至暮以乳服安息香棗許，久者不過十日，忌一切菜。孫侍郎用之有效。《崔行功纂要》

**鬼魘不寤**：皂莢末，刀圭吹之，能起死人。《千金方》

**中忤中惡**：鬼氣其證，或暮夜登廁，或出郊外，驀然倒地，厥冷屈拳，口鼻出清血，須臾不救，似乎屍厥，但腹不鳴，心腹熱爾，勿移動，令人圍繞，燒火打鼓，或燒蘇合香、安息香、麝香之類，候醒乃移動，用犀角五錢，麝香、硃砂各

二錢五分，為末，每水調二錢服，即效。《華佗方》

**鬼擊卒死**：烏雞冠血，瀝口中令咽，仍破此雞，搨心下，冷乃棄之道邊，妙。《肘後方》

**卒死寢死**：治卒死，或寢臥奄忽而絕，皆是中惡，用雄雞冠血塗面上，乾則再上，仍吹入鼻中，並以灰營死人一周。《肘後方》

**卒死屍厥**：用白馬前蹄，夜目二枚，白馬尾十四莖，合燒，以苦酒丸如小豆大，白湯灌下二丸，須臾再服，即蘇。《肘後方》

**卒中惡死**：破白狗，搨心上即活。《肘後方》

**卒然忤死**：不能言，用雞冠血和真珠丸，小豆大，納三四丸，入口中，效。《肘後方》

**卒中惡死**：吐利不止，不知是何病，不拘大人、小兒，馬糞一丸，絞汁灌之，乾者水煮汁亦可，此扁鵲法也。《肘後方》

**卒中惡死**：或先病痛，或臥而忽絕，並取雄鴨，向死人口斷其頭，瀝血入口，外以竹筒吹其下部，極則易人，氣通即活也。《肘後方》

**卒中五屍**：仲景用豬脂一雞子，苦酒一升，煮沸灌之。《肘後方》

**中惡客忤**：項強欲死，麝香少許，乳汁塗兒口中，取效，醋調亦可。《廣利方》

**卒魘不寤**：以青牛蹄，或馬蹄於人頭上，即活。《肘後方》

**鬼排卒死**：用烏雄雞血塗心下，即蘇。《風俗通》

**卒死不省**：四肢不收，取牛洞（牛屎的別稱，主治水腫溲澀等症）一升，和溫酒灌之，或以濕者絞汁亦可，此扁鵲法也。《肘後方》

**鬼擊之病**：脅腹絞痛，或即吐血、衄血、下血，一名鬼排，白犬頭取熱血一升，飲之。《肘後百一方》

## 傷寒第六

**傷寒初起**：取熱湯飲之，候吐即止。《陳藏器本草》

**勞復食復**：欲死者，水服胡粉少許。《肘後方》

**初感風寒**：頭痛憎寒者，用水七碗，燒鍋令赤，投水於內，取起再燒，再投，如此七次，名沸湯，乘熱飲一碗，以衣被覆頭取汗，神效。《傷寒蘊要》

**傷寒譫語**：蚯蚓屎，涼水調服。《簡便方》

**傷寒陽毒**：狂言妄語，亂走毒氣在臟也。鐵粉二兩，龍膽草一兩，為末，磨刀水調服一錢，小兒五分。《全幼心鑑》

**傷寒發汗**：《外台秘要》治傷寒時氣瘟疫，頭痛壯熱，脈盛，始得一二日者，取真丹一兩，水一斗，煮一升，頓服，覆被取汗，忌生血物。《肘後方》用真丹末，酒調遍身塗之，向火坐得汗癒。

**傷寒咳逆**：服藥無效，雄黃二錢，酒一盞，煎七分，乘熱嗅其氣，即止。《活人心統》

**冬月感寒**：吳茱萸五錢，煎湯服之，取汗。

**傷寒衄血**：滑石末，飯丸梧子大，每服十丸，微嚼破，新水嚥下，立止。湯晦叔云：鼻衄，乃當汗不汗所致。其血紫黑時，不以多少，不可止之，且服溫和藥，調其營衛；待血鮮時，急服此藥止之也。《本事方》

**傷寒下痢**：便膿血不止，桃花湯主之。赤石脂一斤，一半全用，一半末用，乾薑一兩，粳米半升，水七升，煮米熟，去滓，每服（原書衍文多「三」字，《傷寒論》、《綱目》為七，無三，故刪除）七合，納末方寸匕，日（後缺「三」字，據《傷寒論》、《綱目》補）三服，癒乃止。《仲景方》

**傷寒發狂**：踰垣上屋，寒水石二錢，黃連一錢，為末，煎甘草冷服，名鵲石散。《本事方》

**傷寒發狂**：玄明粉二錢，硃砂一錢，末之，冷水服。《傷寒蘊要》

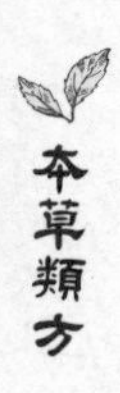

**百合病發**：已汗下復發者，百合七個，擘破，泉水浸一宿，赭石一兩，滑石三兩，泉水二鍾，煎一鍾，入百合汁，再煎一鍾，溫服。《傷寒蘊要》

**傷寒下痢**：不止，心下痞硬（原書後有「靳」字，《傷寒論》作「心下痞硬」，無「靳」字，文義不通，刪除），利在下焦者，赤石脂禹餘糧湯主之。赤石脂、禹餘糧各一斤，並碎之，水六升，煮取一升，去滓，分再服。仲景《傷寒論要》

**傷寒尿澀**：小腹脹滿，石燕為末，蔥白湯調半錢，脹通為度。《聖惠方》

**熱病生䘌**：下部有瘡，熬鹽熨之，不過三次。《梅師方》

**傷寒無汗**：代赭石、乾薑各等分，為末，熱醋調塗兩手心，合掌握定，夾於大腿內側，溫覆汗出，乃癒。《傷寒蘊要》

**陰證傷寒**：極冷厥逆，煩躁腹痛，無脈危極甚者，舶上硫黃為末，艾湯服三錢，就得睡汗出而癒。《本事方》

**涼膈驅積**：王旻山人，甘露飲治熱壅，涼胸膈驅積滯，蜀芒硝水一大斤，用蜜十二兩，冬加一兩，和勻，入新竹筒內，半筒以上即止，不得令滿，卻入炊甑中，令有藥處在飯內，其虛處出其上蒸之，候飯熟取出，綿濾入瓷缽中，竹篦攪勿停手，待凝收入瓷盒。每臥時含半匙，漸漸咽之。如要通轉即多服之。劉禹錫《傳信方》

**急傷寒病**：半夏四錢，生薑七片，酒一盞，煎服。《胡洽居上百病方》

**紅雪**：治煩熱，消宿食，解酒毒，開三焦，利五臟，除毒熱，破積滯，治傷寒狂躁，胃爛發斑，濕瘴腳氣，黃疸頭痛，目昏鼻塞，口瘡喉痺，重舌腸癰等病。用川朴硝十斤，煉去滓，羚羊角屑、黃芩、升麻各三兩，人參、赤芍藥、檳榔、枳殼麩炒、生甘草、淡竹葉、木香各二兩，木通、梔子、葛根、桑白皮、大青、藍葉各一兩半，蘇方木六兩，並剉片，水二斗五升，煎至九升，去滓，濾過煎沸，下硝不住手攪，待水汽將

盡，傾入器中欲凝，下硃砂一兩，麝香半兩，經宿成雪。每服一二錢，新汲水調下。欲行則熱湯化服一兩。《和劑局方》

**碧雪**：治一切積熱，天行時疾，發狂昏憒，或咽喉腫塞，口舌生瘡，心中煩躁，或大小便不通，胃火諸病。朴硝、芒硝、馬牙硝、硝石、石膏水飛、寒水石水飛各一斤，以甘草一斤煎水五升，入諸藥同煎，不住手攪，令硝熔得所，入青黛一斤，和勻，傾盆內經宿，結成雪為末。每含咽，或吹之，或水調服二三錢。欲通利，則熱水服一兩。《和劑局方》

**男女陰毒**：銀朱、輕粉各一錢，用五日獨頭蒜一枚，搗和作餅，貼手心，男左女右，兩手合定，放陰下，頃間，氣回汗出，即癒。但口中微有氣，即活。唐瑤《經驗方》

**交接勞復**：卵腫或縮入，腹痛欲絕，礬石一分，硝三分，大麥粥清服方寸匕，日三服，熱毒從二便出也。《肘後方》

**正陽丹**：治傷寒三日，頭痛壯熱，四肢不利。太陰玄精石、硝石、硫黃各二兩，硇砂二（《本草綱目》作「一」兩）兩，細研，入瓷瓶固濟，以火半斤，周一寸熁（ㄒㄧㄝˊ）之，約近半日，候藥青紫色，住火待冷取出，用臘月雪水拌勻，入罐子中，屋後北陰下陰乾，又入地埋二七日取出，細研麵糊和丸，雞頭子大，先用熱水浴後，以艾湯研下一丸，以衣蓋汗出為瘥。《圖經本草》

**陰陽二毒**：黑龍丹，用舶上硫黃一兩，柳木捶研二三日，巴豆一兩，和殼，計個數，用三升鐺子一口，將硫鋪底，安豆於上，以釅米醋半斤澆（原作「燒」，據《本草綱目》改）之，盞子緊合定，醋紙固縫，頻以醋潤之，文武火熬，候豆作聲，可一半為度，急將鐺子離火，即便入臼中搗細，再以醋兩茶腳洗，鐺中藥入臼，旋下蒸餅，搗丸雞頭子大。若是陰毒，用椒四十九粒，蔥白二莖，水一盞，煎六分，熱吞下一丸。陽毒，用豆豉四十九粒，蔥白一莖，水一盞，煎同前，吞下不得嚼破，經五六日方可服之。若未傳入，或未及日數，不可服。有孕婦人吐瀉，亦可服。《博濟方》

**傷寒氣喘**：不止，用赤蘇一把，水三升，煮一升，稍稍飲之。《肘後方》

**傷寒餘熱**：傷寒之後，邪入經絡，體瘦肌熱，推陳致新，解利傷寒、時氣伏暑，倉卒並治，不論長幼，柴胡四兩，甘草一兩，每用三錢，水一盞，煎服。許學士《本事方》

**傷寒勞復**：身熱，大小便赤如血色。用胡黃連一兩，山梔子二兩去殼，入蜜半兩，拌和炒，令微焦為末，用豬膽汁和丸梧子大，每服十丸，用生薑二片，烏梅一個，童子小便三合，浸半日，去滓，食後暖小便，令溫吞之，臥時再服，甚效。蘇頌《圖經本草》

**傷寒結胸**：天行病，四五日，結胸滿痛，壯熱，苦參一兩，以醋三升煮取一升二合，飲之，取吐，即癒。天行毒病，非苦參、醋藥不解，及溫覆取汗，良。《外台秘要》

**傷寒咽痛**：少陰證，甘草湯主之。用甘草二兩，蜜水炙，水二升，煮一升半，服五合，日二服。張仲景《傷寒論》

**傷寒心悸**：脈結代者，甘草二兩，水三升，煮一半，服七合，日一服。《傷寒類要》

**傷寒發狂**：草龍膽為末，入雞子清、白蜜化涼水，服二錢。《傷寒蘊要》

**傷寒腹脹**：陰陽不和也，桔梗半夏湯主之。桔梗、半夏、陳皮各三錢，薑五片，水二鍾，煎一鍾服。《南陽活人書》

**傷寒發狂**：驚怖恍惚，用撒法郎（藏紅花）二分，水一盞，浸一夕服之。天方國人所傳。王璽《醫林集要》

**傷寒狐惑食肛者**：蕙草（佩蘭）、黃連各四兩，㕮咀，以白酸漿一斗，浸一宿，煮取二升，分三服。《小品方》

**傷寒下痢**：蕙草湯，用蕙草、當歸各二兩，黃連四兩，水六升，煮二升，日三服。《范汪方》

**四時傷寒**：不正之氣，用水香薷為末，熱酒調服一二錢，取汁。《衛生易簡方》

**夾陰傷寒**：先因欲事，後感寒邪，陽衰陰盛，六脈沉伏，小腹絞痛，四肢逆冷，嘔吐清水，不假此藥，無以回陽。人參、乾薑（炮）各一兩，生附子一枚，破作八片，水四升半，煎一升，頓服。脈出身溫，即癒。吳綬《傷寒蘊要》

**傷寒壞證**：凡傷寒時疫，不問陰陽，老幼妊婦，誤服藥餌，困重垂死，脈沉伏不省人事，七日以後皆可服之，百不失一，此名奪命散，又名復脈湯。人參一兩，水二鍾，緊火煎一鍾，以井水浸冷服之，少頃鼻梁有汗出，脈復立瘥。蘇韜光侍郎云：用此救數十人。予作清流宰，縣倅申屠行輔之子婦，患時疫三十餘日，已成壞病，令服此藥而安。《百一選方》

**勞復食復**：欲死者，蘇葉煮汁二升，飲之，亦可入生薑、豆豉同煮飲。《肘後方》

**傷寒赤斑**：青黛二錢，水研服。《類證活人書》

**一切傷寒**：神白散，又名聖僧散，治時行一切傷寒，不問陰陽輕重，老少男女孕婦，皆可服之。用白芷一兩，生甘草半兩，薑三片，蔥白三寸，棗一枚，豉五十粒，水二碗，煎服取汗，不汗再服。病至十餘日，未得汗者，皆可服之。此藥可下人之好惡也，如煎得黑色，或誤打翻，即難癒；如煎得黃色，無不癒者。煎時要至誠，忌婦人、雞犬見。《衛生家寶方》

**傷寒勞復**：因交後卵腫，或縮入腹痛，蓼子一把，水挼汁，飲一升。《肘後方》

**陰陽易病**：傷寒初癒，交合陰陽，必病拘急，手足拳，小腹急熱，頭不能舉，名陰陽易，當汗之。滿四日難治，藍一把，雄鼠屎三十枚，水煎服，取汗。《聖惠方》（《本草綱目》出處作《肘後方》）

**傷寒勞復**：葵子二升，粱米一升，煮粥食，取汗立安。《聖惠方》

**傷寒時氣**：豬膏如彈丸，溫水化服，日三次。《肘後方》

**傷寒時氣**：瘟疫頭痛，壯熱脈盛，以乾艾葉三升，水一斗，煮一升，頓服，取汗。《肘後方》

**傷寒咽閉**：用生射干、豬脂各四兩，合煎令微焦，去滓，

每噙棗許，取瘥。龐安常《傷寒論》

**熱病發斑**：赤色煩痛，大青四物湯，用大青一兩，阿膠、甘草各二錢半，豉二合，分三服，每用水一盞半，煎一盞，入膠烊化服。又犀角大青湯，用大青七錢半，犀角二錢半，梔子十枚，豉二撮，分二服，每服水一盞半，煎八分，溫服。《類證活人書》

**傷寒勞復**：馬屎燒末，冷酒服方寸匕，便驗。《聖惠方》

**傷寒搐搦**：汗後，覆蓋不密，致腰背手足搐搦者，牛蒡根散主之。牛蒡根十條，麻黃、牛膝、天南星各六錢，剉於盆內，研細，好酒一升，同研，以新布絞取汁，以炭火半秤燒一地坑，令赤，掃淨，傾藥汁入坑內，再燒令黑色，取出於乳缽內，細研，每服一錢，溫酒下，日三服。朱肱《類證活人書》

**時氣餘熱**：不退，煩躁發渴，四肢無力，不能飲食，用牛蒡根搗汁，服一小盞效。《聖惠方》

**傷寒咽痛**：毒攻作腫，真茹爪甲大，納口中，嚼汁咽之，當微覺為佳。張文仲《備急方》

**傷寒時氣**：溫病初得，頭痛壯熱，脈盛者，用生荷根、葉，合搗絞汁，服三四升。《肘後方》

**時疾發黃**：狂悶煩熱，不識人者，大瓜蔞實黃者一枚，以新汲水九合，浸淘取汁，入蜜半合，朴硝八分，盡分再服（《本草綱目》作「合攪令消盡，分再服」），便瘥。蘇頌《圖經本草》

**傷寒雪煎**：麻黃十斤，去節，杏仁四升，去皮，熬大黃一斤十二兩，先以雪水五石四斗，漬麻黃於東向灶釜中三宿後，納大黃攪勻，桑薪煮至二石，去滓，納杏仁同煮，至六七斗絞去滓，置銅器中，更以雪水三斗合煎，令得二斗四升，藥成丸如彈子大。有病者，以沸白湯五合，研一丸服之，立汗出。不癒，再服一丸。封藥勿令洩氣。《千金方》

**勞復食復**：欲死，並以蘆根煮濃汁飲。《肘後方》

**傷寒動氣**：傷寒汗下後，臍左有動氣。防葵散，用防葵一

兩，木香、黃芩、柴胡各半兩，每服半兩，水一盞半，煎八分溫服。《雲岐子保命集》

**天行熱病**：初起一二日者，麻黃一大兩，去節，以水四升煮，去沫，取二升，去滓，著米一匙，及豉為稀粥，先以湯浴後，乃食粥，厚覆取汗，即癒。孟詵《必效方》

**少陰咽痛**：生瘡，不能言語，聲不出者，苦酒湯主之。半夏七枚打碎，雞子一枚，頭開一竅，去黃，納苦酒令小滿，入半夏在內，以子坐於炭火上，煎三沸，去滓，置杯中，時時咽之，極驗。未瘥，更作。張仲景《傷寒論》

**陰毒傷寒**：生草烏頭為末，以蔥頭醮藥納穀道中，名提盆散。王海藏《陰證略例》

**小結胸痛**：正在心下，按之則痛，脈浮滑者，小陷胸湯主之。半夏半升，黃連一兩，瓜蔞實大者一個，水六升，先煮瓜蔞取三升，去滓，納二味，煮取二升，分三服。張仲景《傷寒論》

**陰病惡寒**：傷寒已發汗不解，反惡寒者，虛也。芍藥甘草附子湯補之。芍藥三兩，甘草炙三兩，附子炮去皮一枚，水五升，煮取一升五合，分服。張仲景《傷寒論》

**熱病吐下**：身冷，脈微，發躁不止。附子炮一枚，去皮臍，分作八片，入鹽一錢，水一升，煎半升，溫服，立效。《經驗良方》

**時行發黃**：醋酒浸雞子一宿，吞其白數枚。《肘後方》

**陰盛格陽**：傷寒陰盛格陽，其人必躁熱，而不飲水，脈沉，手足厥逆者，是此證也。霹靂散，用大附子一枚，燒存性，為末，蜜水調服，逼散寒氣，然後熱氣上行而汗出，乃癒。《孫兆口訣》

**手足腫痛**：傷寒時氣，毒攻手足，腫痛欲斷，牛肉裹之，腫消痛止。《范汪方》

**少陰發熱**：少陰病始得，反發熱脈沉者，麻黃附子細辛湯發其汗。麻黃去節二兩，附子炮去皮一枚，細辛二兩，水一

斗，先煮麻黃去沫，乃納二味，同煮三升，分三服。張仲景《傷寒論》

**傷寒發躁**：傷寒下後又發其汗，晝夜煩躁不得眠，夜小安靜，不嘔不渴，無表證，脈沉微，身無大熱者，乾薑附子湯溫之。乾薑一兩，生附子一枚，去皮，破作八片，水三升，煮取一升，頓服。《傷寒論》

**男子陰易**：用硃砂末三兩者，薄酒和飲，令發汗即癒。《傷寒類要》

**少陰傷寒**：初得二三日，脈微細，但欲寐，小便色白者，麻黃附子甘草湯。微發其汗，麻黃去節二兩，甘草炙二兩，附子炮去皮一枚，水七升，先煮麻黃去沫，納二味，煮取三升，分作三服，取微汗。張仲景《傷寒論》

**傷寒痞滿**：病發於陰，而反下之，心下滿而不痛，按之濡，此為痞也。大黃黃連瀉心湯主之。大黃二兩，黃連一兩，以麻沸湯二升漬之，須臾，絞汁，分作二次溫服。張仲景《傷寒論》

**男子陰易**：黍米二兩煮，薄粥和酒飲，發汗即癒。《聖濟總錄》

**陰陽易病**：男子陰腫，小腹絞痛，頭重眼花，宜猳鼠屎湯煮之。用猳鼠屎十四枚，韭根一大把，水二盞，煮七分，去滓，再煎三沸，溫服。得汗癒，未汗再服。《類證活人書》

**傷寒不解**：傷寒不止（《本草綱目》作「傷寒汗出」），不解已三四日，胸中悶惡者，用豉一升，鹽一合，水四升，煮一升半，分服取吐，此秘法也。《梅師方》

**傷寒懊憹**：吐下後，心中懊憹，大下後身熱不去，心中痛者，並用梔子豉湯吐之，肥梔子十四枚，水二盞，煮一盞，入豉半兩，同煮七分，去滓服，得吐，止後服。《傷寒論》

**天行熱病**：白藥為末，漿水一盞，冷調二錢服，仰臥少頃，心悶或腹鳴，痛，當吐利數行，如不止，吃冷粥一碗止之。《聖濟總錄》（《本草綱目》作崔元亮《海上方》）

**傷寒發汗**：頌曰：葛洪《肘後方》云：傷寒有數種，庸人卒不能分別者，今取一藥兼療之。凡初覺頭痛身熱，脈洪，一二日，便以蔥豉湯治之。用蔥白一虎口，豉一升，綿裹，水三升，煮一升，頓服，不汗更作，加葛根三兩；再不汗，加麻黃三兩。《肘後方》又法：用蔥湯煮米粥，入鹽豉食之，取汗。又法：用豉一升，小男溺三升，煎一升，分服取汗。

**傷寒發黃**：生烏麻油一盞，水半盞，雞子白一枚，和攪服盡。《外台秘要》

**傷寒食復**：麴一餅，煮汁飲之，良。《傷寒類要方》

**傷寒脫陽**：小便不通，用茴香末，以生薑自然汁調，敷腹上，外用茴香末，入益元散服之。《摘玄方》

**百合變熱**：用百合一兩，滑石三兩，為末，飲服方寸匕，微利，乃良。《小品方》（《本草綱目》作《短劇方》）

**傷寒餘毒**：傷寒後，毒氣攻手足及身體虛腫，用豉五合，微炒，以酒一升半，同煎，五七沸，任性飲之。《簡要濟眾》

**偶感風寒**：脂麻炒焦，乘熱擂酒飲之，暖臥，取微汗出，良。

**陰毒傷寒**：百合煮濃汁，服一升，良。《孫真人食忌》

**傷寒勞復**：因交接者，腹痛卵腫，用蔥白搗爛，苦酒一盞，和服之。《千金方》

**感冒風寒**：初起，即用蔥白一握，淡豆豉半合，泡湯服之，取汗。《集簡方》

**陰毒傷寒**：危篤者，用黑豆炒乾，投酒熱飲，或灌之，吐則復飲，汗出為度。《居家必用》

**數種傷寒**：庸人不能分別，今取一藥，兼始天行時氣，初覺頭痛內熱，脈洪者，葛根四兩，水二升，入豉一升，煮取半升，服生薑汁尤佳。《傷寒知要》

**陰陽易病**：傷寒後，婦人得病雖瘥，未滿百日，不可與男合。為病拘急手足攣，腹痛欲死，丈夫名陰易，婦人名陽易，速宜汗之即癒。滿四日，不可治也。用乾薑四兩為末，每用半

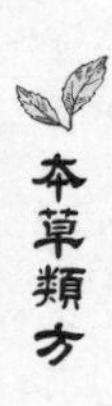

兩，白湯調服，覆衣被出汗後，手足伸，即癒。《傷寒類要方》

**傷寒變䘌：**四肢煩疼，不食多睡，羊桃十斤，搗熟，浸熱湯三斗，日正午時入坐，一炊久，不過三次癒。《千金方》

**傷寒結胸：**心腹硬痛，用牽牛頭末一錢，白糖化湯調下。《鄭氏家傳方》

**時氣煩渴：**生藕汁一盞，生蜜一合，和勻調服。《聖惠方》

**感寒無汗：**水調芥子末，填臍內，以熱物隔衣熨之，取汗出妙。楊起《簡便單方》

**夾驚傷寒：**紫背浮萍一錢，犀角屑半錢，鉤藤鉤三七個，為末，每服半錢，蜜水調下，連進三服，出汗為度。《聖濟總錄》

**傷寒狐惑：**張仲景曰：狐惑病，脈數，無熱微煩，默默但欲臥，汗出。初得三四日，目赤如鳩，七八日，目四眥黃黑，若能食者，膿已成也，赤小豆當歸散主之。赤小豆三升，水浸令芽出，當歸三兩，為末，漿水服方寸匕，日三服。《金匱要略方》

**陰證傷寒：**腹痛厥逆，芥菜子研末，水調貼臍上。《生生編》

**瘟病食勞：**杏仁五兩，酢二升，煎取一升，服之取汗，瘥。《傷寒類要方》

**傷寒毒攻：**手足腫痛，羊桃煮汁，入少鹽漬之。《肘後方》

**傷寒咳逆：**呃噫日夜不定者，用蓽澄茄、高良薑各等分，為末，每服二錢，水六分，煎十沸，入酢少許，服之。蘇頌《圖經本草》

**陰毒：**雞血沖熱酒飲。

**傷寒口乾：**生藕汁、生地黃汁、童子小便各半盞，煎溫服。龐安常《傷寒論》

**傷寒咳逆**：日夜不止，寒氣攻胃也，胡椒三十粒，打碎，麝香半錢，酒一鍾，煎半鍾，熱服。《聖惠方》

**傷寒痞滿**：陰病下早成痞，按之虛軟，而不痛，檳榔、枳實各等分，為末，每服二錢，黃連煎湯下。《宣明方》

**傷寒䘌瘡**：生下部者，烏梅肉三兩，炒為末，煉蜜丸梧子大，以石榴根皮煎湯，食前下三十丸。

**傷寒結胸**：已經汗下後者，檳榔二兩，酒二盞，煎一盞，分二服。龐安常《傷寒論》

**發散寒邪**：胡椒、丁香各七粒，碾碎，以蔥白搗膏，和塗兩手心，合掌握定，夾於大腿內側，溫覆取汗，則癒。《傷寒蘊要》

**傷寒熱病**：口乾咽痛，喜唾，大棗二十枚，烏梅十枚，搗，入蜜丸，含一杏核大（原作「杏仁」，據《本草綱目》改），咽汁甚效。《千金方》

**傷寒產後**：血暈（原作「運」，據《本草綱目》改）欲死，用荷葉、紅花、薑黃各等分，炒研末，童子小便，調服二錢。龐安常《傷寒論》

**風寒無汗**：發熱頭痛，核桃肉、蔥白、細茶、生薑各等分，搗爛，水一鍾，煎七分，熱服覆衣取汗。《談野翁試驗方》

**傷寒陰毒**：四肢逆冷，用茱萸一升，酒拌濕，絹袋二個，包蒸極熱，更互熨足心，候氣透，痛亦即止。《聖惠方》

**傷寒呃逆**：聲聞四鄰，四花青皮全者，研末，每服二錢，白湯下。《醫林集要》

**傷寒遺毒**：手足腫痛欲斷，黃柏五斤，水三升煮，漬之。《肘後方》

**傷寒口渴**：邪在臟也，豬苓湯主之。豬苓、茯苓、澤瀉、滑石、阿膠各一兩，以水四升，煮取二升，每服七合，日三服。嘔而思水者，亦主之。張仲景方。

**陰毒傷寒**：心結按之極痛，大小便閉，但出氣，少暖者，

急取巴豆十粒，研入面一錢，捻作餅，安臍內，以小艾柱灸五壯，氣達即通。此大師北山方也。《直指方》

**傷寒肢痛**：手足疼欲脫，取羊屎煮汁，漬之，瘥乃止。或和豬膏塗之，亦佳。《外台秘要》

**傷寒舌出**：巴豆一粒，去油取霜，以紙捻（原作「燃」，據《本草綱目》改）捲納入鼻中，舌即收上。《普濟方》

**傷寒胸痛**：傷寒後，卒胸膈閉痛。枳實麩炒，為末，米飯服二錢，日二服。嚴子礼《濟生方》

**傷寒勞復**：傷寒交接勞復，卵腫股痛，竹皮一升，水三升，煮汁五沸，服。朱肱《類證活人書》

**婦人勞復**：病初癒，有所勞動，致熱氣沖胸，手足搐搦拘急，如中風狀。淡竹青茹半斤，瓜蔞二兩，水二升，煎一升，分二服。朱肱《類證活人書》

**傷寒呃噫**：枳殼半兩，木香一錢，為末，每日湯服一錢，未止再服。《本事方》

**令病不復**：取女中下衣帶一尺，燒研末，飲服，即免勞復。《肘後方》

**傷寒初得**：不問陰陽，以皂莢一挺，肥者，燒赤為末，以水五合，和頓服之，陰病極效。

**傷寒陽毒**：狂亂甚者，青布一尺，浸冷水，貼其胸前。《類證活人書》

**傷寒舌出**：過寸者，梅花片腦半分，為末摻之，隨手即癒。洪邁《夷堅志》

**傷寒血結**：胸脹痛不可近，仲景無方，宜海蛤散主之。並刺期門穴。用海蛤、滑石、甘草各一兩，芒硝半兩，為末，每服二錢，雞子清調服，更服桂枝紅花湯，發其汗則癒。蓋膻中血聚，則小腸壅，小腸壅則血不行，服此則小腸通，則血流行，而胸膈利矣。朱肱《類證活人書》

**陽毒結胸**：按之極痛，或通而復結，喘促，大躁狂亂，取生地龍四條，洗淨研如泥，入生薑汁少許，蜜一匙，薄荷汁少

許，新汲水調服。若熱熾者，加片腦少許，即與揉心下，片時自然汗出而解。不應，再服一次，神效。《傷寒蘊要》

**百合變渴**：傷寒傳成百合病，如寒無寒，如熱無熱，欲臥不臥，欲行不行，欲食不食，口苦小便赤色，得藥則吐利，變成渴疾，久不瘥者，用牡蠣熬二兩，瓜蔞根二兩，為細末，每服方寸匕，用米飲調下，日三服取效。張仲景《金匱玉函方》

**傷寒文蛤散**：張仲景云：病在陽，當以汗解，反以冷水潠之，或灌之，更易煩熱，欲水不渴者，此散主之。文蛤五兩，為末，每服方寸匕，沸湯下，甚效。

**傷寒毒痢**：傷寒八九日，至十餘日，大煩渴作熱三焦，有瘡、下痢，或張口吐舌，目爛，口舌生瘡，不識人，用此除熱毒止痢。龍骨半斤，水一斗，煮四升，沉（原作「澄」，據《本草綱目》改）之井底。冷服五合，漸漸進之。《外台秘要》

**勞復卵腫**：或縮入腹中絞痛，身體重，頭不能舉，小腹急熱拘急欲死。用蚯蚓二十四枚，水一斗，煮取三升，頓服，取汗。或以蚯蚓數升，絞汁服之，並良。《肘後方》

**傷寒熱結**：六七日，狂亂，見鬼欲走，以大蚯（原缺蚯，後補）蚓半斤，去泥，用人溺煮汁飲，或生絞汁亦可。《肘後方》

**勞復食復**：篤病初起，受勞傷食，致復欲死者，鱉甲燒研，水服方寸匕。《肘後方》

**傷寒勞復**：《外台秘要》用雄鼠屎二十枚，豉五合，水二升，煮一升，頓服。《類證活人書》用鼠屎豉湯，治勞復發熱，用雄鼠屎二七枚，梔子十四枚，枳殼三枚，為粗末，水一盞，蔥白二寸，豉三十粒，煎一盞，分三服。

**男子陰易**：猳鼠屎湯。用猳鼠屎兩頭尖者，十四枚，韭根一大把，水二盞，煎一盞，溫服，得黏汗為效。未汗，再服。《類證活人書》

**預防勞復**：傷寒初癒，欲令不勞復者，頭垢燒，研水丸梧

子大，飲服一丸。《外台秘要》

**熱病勞復**：丈夫熱病後，交接復發，忽卵縮入腸，腸痛欲死，燒女人月經赤衣為末，熱水服方寸匕，即定。《扁鵲方》

**傷寒黃病**：髮髲（假髮）燒研，水服一寸匕，日三服。《傷寒類要》

**天行勞復**：含頭垢，棗核大一枚，良。《傷寒類要》

**陰陽易病**：用手足爪甲二十片，中衣襠一片，燒灰，分三服，溫酒下，男用女，女用男。

**傷寒搐搦**：寇宗奭曰：傷寒出汗不徹，手腳搐者，用海蛤、川烏頭各一兩，穿山甲二兩，為末，酒丸如彈子大，捏扁置所患足心下，別擘蔥白蓋藥，以帛纏定，於暖室中，熱水浸腳至膝上，水冷又添，候遍身汗出為度。凡三日一作，以知為度。

**陰毒卒痛**：用雄雞冠血，入熱酒中飲之，暖臥取汗。《傷寒蘊要》

**熱病譫狂**：用大黃五兩，剉，炒微赤為散，用臘月雪水五升，煎如膏，每服一字匙，冷水下。《聖惠方》

**傷寒發黃**：方同上。氣壯者，大黃一兩，水二升，漬一宿，平旦煎汁一升，入芒硝一兩，緩服，須臾當利下。《傷寒類要》

**傷寒發狂**：六七日熱極狂言，見鬼欲走。取桐皮削去黑，擘斷四寸一束，以酒五合，水一升，煮半升去滓，頓服。當吐下青黃汁數升，即瘥。《肘後方》

**傷寒發狂**：煩躁熱極，吞生雞子一枚，效。《食鑑》

**傷寒下**：生瘡，以蛇莓汁服二合，日三服，仍水漬烏梅令濃，入崖蜜飲之。《肘後方》

**少陰下利**：少陰病下利清穀，裡寒外熱，手足厥逆，脈微欲絕，身反不惡寒，其人面色赤，或腹痛，或乾嘔，或咽痛，或利止，脈不出者，通脈四逆湯主之。用大附子一個，去皮，生破八片，甘草炙二兩，乾薑三兩，水三升，煮一升，分溫再服，其脈即出者癒。面赤加蔥九莖；腹痛加芍藥二兩；嘔加生薑二兩；咽痛加桔梗一兩；利止，脈不出者，加人參二兩。張仲景《傷寒論》

## 瘟疫第七

**辟禳時疫**：半天河水飲之。《醫林集要》

**厭禳瘟疫**：臘旦除夜，以小豆、川椒各七七粒投井中，勿令人知，能卻瘟疫。又法：元旦，以大麻子三七粒，投井中。

**時氣欲死**：大錢百文，水一斗，煮八升，入麝香末三分，稍飲至盡，或吐或下，癒。《肘後方》

**時氣瘟病**：頭痛壯熱，脈大，始得一日者，比輪錢一百五十七文，水一斗，煮取七升，服汁，須臾，復以水五升，更煮一升，以水二升投中，合得三升，出錢，飲汁，當吐毒出也。《肘後方》

**辟禳瘟疫**：上品硃砂一兩，細研，蜜和丸麻子大，常以太歲日平旦，一家大小勿食諸物，向東各吞（原作「添」，據《本草綱目》改）三七丸，勿令近（原作「進」，據《本草綱目》改）齒，永無瘟疫。《外台秘要》

**辟瘴正陽**：丹砂三兩，水飛，每服半錢，溫蜜湯下。《普濟方》

**病後脅脹**：天行病後，兩脅脹滿，熬鹽熨之。《外台秘要》

**小腹痛滿**：天行病，小腹滿，不得小便，雌黃末蜜丸，納尿孔中入半寸。《肘後方》

**豌豆斑瘡**：比歲有病，天行發斑瘡頭面及身，須臾周匝，狀如火燒瘡，皆帶白漿，隨決隨生，不治數日必死，瘥後，瘢黯，彌歲方減，此惡毒之氣所為。云晉元帝時，此病自西北流起，名邊瘡，以蜜煎升麻，時時食之，並以水煮升麻，綿蘸拭洗之。葛洪《肘後方》

**溫病熱噦**：乃伏熱在胃，令人胸悶則氣逆，逆則噦，或大

下胃中虛冷，亦致噦也。茅根切，葛根切，各半斤，水三升，煎一升半，每注飲一盞，噦止即停。龐安常《傷寒論》

**天行發斑**：赤黑色，青木香一兩，水二升，煮一升服。《外台秘要》

**時疫流毒**：攻手足腫痛欲斷，用虎杖根剉，煮汁漬之。《肘後方》

**瘴氣成塊**：在腹不散，用蓽茇一兩，大黃一兩，並生為末，入麝香少許，煉蜜丸梧子大，每冷酒服三十丸。《永類鈐方》

**辟禳瘟疫**：正月上寅日，搗女青末，三角絳囊盛，繫帳中，大吉。《肘後方》

**辟除瘟疫**：豉和白朮，浸酒常服之。《梅師方》

**天行時疾**：生牛蒡根，搗汁五合，空腹分為二服，服訖，取桑葉一把，炙黃，以木一升，煮取五合，頓服，取汗（原作「汁」，據《本草綱目》改），無葉用枝。《孫真人食忌》

**天行煩亂**：凝雪湯，治天行毒病，七八日，熱積胸中，煩亂欲死，用芫花一斤，水三升，煮取一升半，漬故佈薄胸上，不過再三薄，熱則除，當溫四肢，護厥逆也。《千金方》

**項下熱腫**：俗名蛤蟆瘟，五葉藤搗敷之。《丹溪纂要》

**疫病不染**：五月五日午時，多採蒼耳嫩葉，陰乾收之，臨時為末，冷水服二錢，或水煎，舉家皆服，能辟邪惡。《千金方》

**禳解疫氣**：六月六日，採馬齒莧，曬乾，元旦煮熟，同鹽醋食之，可解疫癘氣。唐瑤《經驗方》

**瘟毒發斑**：黑膏治溫毒發斑、嘔逆。生地黃二兩六錢二字半，好豆豉一兩六錢二字半，以豬膏十兩合之，露一夜，煎減三分之一，絞去滓，入雄黃、麝香如豆大，攪勻，分作三服，毒從皮中出則癒，忌蕪荑。《千金方》

**辟禳瘟疫**：麻子仁、赤小豆各二七枚，除夜著井中，飲水，良。《龍魚河圖》

**熱瘴昏迷**：煩悶飲水不止，至危者，一服見效。生地黃根、生薄荷葉各等分，擂爛取自然汁，入麝香少許，井華水調下，覺心下頓涼，勿再服。《普濟方》

**天行豌瘡**：不拘人畜用，黍穰濃煮汁，洗之一莖者，是穄穰不可用。《千金方》

**辟禳瘟疫**：《五行書》云：正月朔旦及十五日，以赤小豆二七枚，麻子七枚，投井中，辟瘟疫甚效。又正月七日，新布囊盛赤小豆，置井中三日，取出，男吞七粒，女吞二七粒，竟年無病也。《肘後方》

**辟瘴不染**：生葛搗汁一小盞，服去熱毒氣也。《聖惠方》

**疫癘發腫**：大黑豆二合，炒熟，炙甘草一錢，水一盞，煎汁，時時飲之。《夷堅志》云：靖康二年春，京師大疫，有異人書此方於壁間，用之立驗也。

**辟厭疾病**：正月元旦，面東，以齏（細粉）水吞赤小豆三七枚，一年即無諸疾。又七月立秋日，日面西，以井華水吞赤小豆七枚，一秋不犯痢疾。

**天行餘毒**：手足腫痛欲斷，作坑三尺，燒熱灌酒，著屐居坑上，以衣壅之，勿令洩氣。《傷寒類要方》

**辟禳時氣**：以新布盛大豆一斗，納井中一宿，取出，每服七粒佳。《傷寒類要方》

**辟除瘟疫**：令不相染，以穄米為末，頓服之。《肘後方》

**時氣溫病**：初得頭痛，壯熱脈大，即以小蒜一升，並汁三合，頓服，不過再作，便癒。《肘後方》

**山嵐瘴氣**：生熟大蒜各七片，共食之，少頃，腹鳴或吐血，或大便泄，即癒。《攝生眾妙方》

**辟禳時疾**：立春後遇庚子日，溫蔓菁汁，合家大小並服之，不限多少，一年可免時疾。《神仙教子法》

**辟禳瘟疫**：每臘月二十四日，五更取第一汲井水，浸乳香，至元旦五更，溫熱，從小至大，每人以乳一塊，飲水三杯，則一年無時災。孔平仲云：此乃宣聖之方，孔氏七十餘代用之也。

**時氣溫病**：頭痛壯熱，初得一日，用生梓木削去黑皮，取黑白者，切一升，水二升五合煎汁，每服八合，取瘥。《肘後方》

**預辟瘴癘**：桃仁一斤，吳茱萸、青鹽各四兩，同炒熟，以新瓶密封一七，取出，揀去茱、鹽，將桃仁去皮尖，每嚼一二十枚。山居尤宜之。余居士《選奇方》

**溫病發噦**：因飲水多者，枇杷葉去毛，炙香，茅根各半斤，水四升，煎二升，稍稍飲之。龐安常方

**傷寒瘟疫**：已發、未發，用梨木皮，大甘草各一兩，黃秫穀一合，為末，鍋底灰一錢，每服三錢，白湯下，日二服，取癒。此蔡醫博方也。《黎居士簡易方》

**牛疫動頭**：巴豆二粒研，生麻油三兩，漿水半升，和灌之。《賈相公牛經》

**斷瘟不染**：以繩度所住戶中壁，屈繩結之，即不染也。《肘後方》

**瘴瘧寒熱**：相思子十四枚，水研服，取吐，立瘥。《千金方》

**時氣瘴疫**：取柏樹東南枝，曝乾，研末，每服一錢，新水調下，日三四服。《聖惠方》

**天行瘟疫**：松葉細切，酒服方寸匕，日三服，能辟五年瘟。《傷寒類要》

**痧證壯熱**：江南有痧證，狀如傷寒，頭痛壯熱，嘔惡，手足指末微厥，或腹痛悶亂，須臾，殺人。先用蠶蛻紙剪碎，安於瓶中，以碟蓋之，滾湯沃之，封固良久，乘熱服，暖臥取汗。《類證活人書》

**山嵐瘴氣**：水服麝香三分解之。《集簡方》

**預辟瘟疫**：鮑魚頭燒灰，方寸匕，合小豆末七枚，米飲服之。令瘟疫氣不相染也。《肘後方》

**熱病發狂**：傷寒時氣，溫病六七日，熱極發狂，見鬼欲

走，取白狗從背破取血，乘熱攤（原作「擔」，據《本草綱目》改）胸上，冷乃去之。此治垂死者亦活。無白犬，但純色者亦可。《肘後方》

**天行不解**：已汗者，用新生雞子五枚，傾盞中入水，一雞子攪渾，以水一升煮沸，投入少醬，啜之，令汗出，癒。許仁則方。

**時行黃疾**：時行發黃，用金色腳黃雌雞，治如食法，煮熟食之。並飲汁令盡，不過再作亦可，少許鹽豉。《肘後方》

**辟禳溫疫**：冬至日，取赤雄雞作，臘至立春日，煮食至盡，勿分他人。《肘後方》

**天行嘔逆**：食入即吐，雞子一枚，水煮三五沸，冷水浸，少頃吞之。《外台秘要》

**時疾陰腫**：囊及莖皆熱腫，以羊屎，黃柏汁洗之。《外台秘要》

**辟禳瘟疫**：以絳囊盛馬蹄屑佩之，男左女右。《肘後方》

**山嵐瘴氣**：羚羊角末，水服一錢。《集簡方》

**山嵐瘴氣**：犀角磨水服之，良。《集簡方》

**霧露瘴毒**：頭痛心煩，項強顫掉，欲吐，用新豬屎二升，酒一升，絞汁，暖服，取汗，瘥。《千金方》

## 中暑第八

**暑月暍死**：以熱湯徐徐灌之，小舉其頭，令湯入腹中，即蘇。《千金方》

**暑月暍死**：屋上雨畔瓦，熱熨心頭，冷即易之。《千金方》

**伏暑吐泄**：或吐，或泄，或瘧，小便赤，煩渴。玉液散，用桂府滑石，燒四兩，藿香一錢，丁香一錢，為末，米湯服二錢。《普濟方》

**伏暑水泄**：白龍丸，滑石火鍛過一兩，硫黃四錢，為末，麵糊丸，綠豆大，每用淡薑湯，隨大小服。《普濟方》

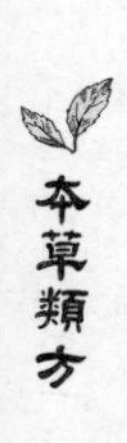

**伏暑瀉利**：及腸風下血，或酒毒下血，一服見效，遠年者，不過三服。硝石、舶上硫黃各一兩，白礬、滑石各半兩，飛面四兩，為末，滴水丸梧子大，每新汲水下三五十丸，名甘露丸。《普濟方》

**伏暑傷冷**：二氣交錯，中脘痞結，或泄或嘔，或霍亂厥逆；二氣丹；硫黃、硝石各等分，研末，石器炒成砂，再研，糯米糊丸梧子大，每服四十丸，新汲水下。《濟生方》

**伏暑吐瀉**：硫黃、滑石各等分，為末，每服一錢，米飲下，即止。《急救良方》

**伏暑發熱**：作渴嘔惡，及赤白痢，消渴，腸風酒毒，泄瀉諸病，並宜酒煮黃龍丸主之。川黃連一斤切，以好酒二升半煮，乾焙，研糊丸梧子大，每服五十丸，熱水下，日三服。《和劑局方》

**暑行目澀**：生龍膽搗汁一合，黃連浸汁一匙，和點之。《世醫得效方》

**暑月吐瀉**：滑石炒二兩，藿香二錢半，丁香五分，為末，每服一二錢，淅米（淘米）泔調服。《禹講師經驗》

**一切傷暑**：《和劑局方》：香薷飲，治暑月臥濕當風，或生冷不節，真邪相干，便致吐利，或發熱頭痛、體痛，或心腹痛，或轉筋，或乾嘔，或四肢逆冷，或煩悶欲死，並主之。用香薷一斤，厚朴薑汁炙、白扁豆微炒，各半斤，剉散，每服五錢，水二盞，酒半盞，煎一盞，水中沉冷，連進二服，立效。《類證活人書》：去扁豆，入黃連四兩，薑汁同炒黃色用。

**熱暍昏沉**：地黃汁一盞，服之。

**中暑發昏**：小青葉，井水浸，去泥，控乾，入砂糖，擂汁，急灌之。《壽域方》

**中暑毒死**：救生散，用新胡麻一升，微炒令黑，攤冷，為末，新汲水調服三錢，或丸彈子大，水下。《經驗後方》

**暑月吐瀉**：陳倉米二升，麥芽四兩，黃連四兩，切，同蒸熟，焙研，為末，水丸梧子大。每服百丸，白湯送下。

**暑月解毒**：桂苓丸，用肉桂去粗皮，不見火，茯苓去皮，等分，為細末，煉蜜丸龍眼大，每新汲水化服一丸。《和劑局方》

**益元散**：又名天水散、太白散、六一散。解中暑傷寒疫癘，飢飽勞損，憂愁思慮，驚恐悲怒，傳染，並汗後遺熱，勞復諸疾。兼解兩感傷寒，百藥酒食，邪熱毒。治五勞七傷，一切虛損，內傷陰痿，驚悸健忘，癇瘛煩滿，短氣痰嗽，肌肉疼痛，腹脹悶痛，淋閉澀痛，服石石淋。白滑石水飛過六兩，粉甘草一兩，為末，每服三錢，蜜少許，溫水調下。實熱用新汲水下；解利用蔥豉湯下；通乳用豬肉麵湯調下；催生用香油漿下。凡難產或死胎不下，皆由風熱燥澀結滯，緊斂不能舒緩故也。此藥力至，則結滯頓開而瘥矣。劉河間《傷寒直格》

**太陽中暍**：身熱頭痛，而脈微弱，此夏月傷冷水，水行皮中所致，瓜蒂二七個，水一升，煮五合，頓服，取吐。《金匱要略方》

**伏暑引飲**：消暑丸，脾胃不利，用半夏醋煮一斤，茯苓半斤，生甘草半斤，為末，薑汁麵糊丸，梧子大，每服五十丸，熱湯下。《和劑局方》

**中暑不省**：皂莢一兩，燒存性，甘草一兩，微炒，為末，溫水調一錢，灌之。《澹寮方》

**消暑止渴**：百藥煎、臘茶各等分，為末，烏梅肉搗和丸，如芡子大，每含一丸，名水瓢丸。《事林廣記》

**中暍昏悶**：夏月人在途中熱死，急移陰處，就掬道上熱土擁臍上作窩，令人溺滿，暖（原缺，據《本草綱目》補）氣透臍即蘇，乃服地漿、蒜水等藥。林億云：此法出自張仲景，其意殊絕，非常情所能及，《本草》所能關，實救急之大術也。蓋臍乃命蒂，暑暍傷氣，溫臍所以接其元氣之意。

## 中濕第九

**暑濕癱瘓**：四肢不能動，自然銅燒紅，酒浸一夜，川烏頭

炮、五靈脂、蒼朮酒浸各一兩，當歸二錢酒浸，為末，酒糊丸梧子大，每服七丸，酒下，覺四肢痲木即止。《陸氏積德堂方》

**風濕腳痛**：針砂、川烏頭，為末，和勻炒熟，綿包熨之。《摘玄方》

**濕溫多汗**：石膏、炙甘草各等分，為末，每服二錢匕，漿水調下。龐安常《傷寒論》

**風濕膝痛**：腳氣，風濕虛汗，少力，多痛，及陰汗，燒礬末一匙頭，投沸湯，淋澆痛處。《御藥院方》

**濕熱水病**：黃連末蜜丸梧子大，每服二丸至四五丸，飲下，日三四服。《范汪方》

**濕氣作痛**：白朮切片，煎汁熬膏，白湯點服。《集簡方》

**熱氣濕痺**：腹內激熱，用龜肉，同五味煮食之，微泄為效。《普濟方》

**中濕骨痛**：白朮一兩，酒三盞，煎一盞，頓服，不飲酒，以水煎之。《三因良方》

**濕氣身痛**：蒼朮泔浸，切、水煎，取濃汁熬膏，白湯點服。《簡便方》

**風寒濕痺**：四肢攣急，腳腫不可踐地，用紫蘇子二兩杵碎，以水三升，研取汁，煮粳米二合作粥，和蔥、椒、薑、豉食之。《聖惠方》

**氣濕痺痛**：腰膝痛，用牛膝葉一斤，切，以米三合於豉汁中，煮粥和鹽醬空腹食之。《聖惠方》

**蒼朮散**：治風濕，常服壯筋骨，明目。蒼朮一斤，粟米泔浸過，竹刀刮去皮，半斤以無灰酒浸，半斤以童子小便浸，春五、夏三、秋七、冬十日，取出。淨地上掘一坑，炭火鍛赤，去炭，將浸藥酒傾入坑內，卻放朮在中，以瓦器蓋定，泥封一宿，取出為末。每服一錢，空心溫酒或鹽湯下。

**風濕冷痺**：蒴藋葉火燎，厚鋪床上，趁熱眠於上，冷復易之，冬月取根，春碎熬熱用。《外台秘要》

**風濕臥床不起**：用金鳳花、柏子仁、朴硝、木瓜煎湯洗浴，每日二三次，內服獨活寄生湯。《吳旻扶壽精方》

**老人風濕**：久痺，筋攣骨痛，服此壯腎，潤皮毛，益氣力。牛蒡根一升切，生地黃一升切，大豆二升炒，以絹袋盛浸一斗酒中，五六日，任性空心溫服二三盞，日二服。《集驗方》

**風濕攣痺**：一切風氣，蒼耳子三兩炒，為末，以水一升半，煎取七合，去滓，呷之。《食醫心鏡》

**除風袪濕**：治脾胃虛弱，久積冷氣，飲食減少，用草烏頭一斤，蒼朮二斤，以去白陳皮半斤，生甘草四兩，黑豆三升，水一石，同煮乾，只揀烏、朮曬焙，為末，酒糊丸梧子大，焙乾收之。每空心溫酒下二三十丸，覺麻即漸減之。名烏朮丸。《集簡方》

**風虛濕痺**：醍醐二兩，溫酒每服一匙，效。《食醫心鏡》

**風寒濕痺**：麻木不仁，或手足不遂，生川烏頭末，每以香白米煮粥一碗，入末四錢，慢熬得所，下薑汁一匙，蜜三大匙，空腹啜之。或入薏苡仁末二錢。《左傳》云：風淫末病，謂四末也。脾主四肢，風淫客肝，則侵脾而四肢病也。此湯極有力，予每授人良驗。許學士《本事方》

**痰濕臂痛**：右邊者，南星製、蒼朮各等分，生薑三片，水煎服之。《摘玄方》

**風濕痺木**：黑神丸：草烏頭連皮生研、五靈脂各等分，為末，六月六日滴水丸彈子大。四十歲以下分六服，病甚一丸作二服，薄荷湯化下，覺微麻為度。《本事方》

**風濕走痛**：黑弩箭丸，用兩頭尖、五靈脂各一兩，乳香、沒藥、當歸各三錢，為末，醋糊丸梧子大，每服十丸至三十丸，臨臥溫酒下，忌油膩、濕面，孕婦勿服。《瑞竹堂經驗方》

**風濕相搏**：關節沉痛，微腫惡風，用防己一兩，黃耆二兩二錢半，白朮七錢半，炙甘草半兩，剉散，每服五錢，生薑四

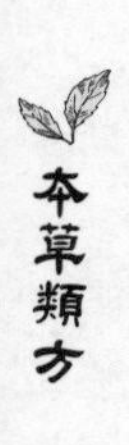

片，棗一枚，水一盞半，煎八分，溫服，良久再服，腹痛加芍藥。張仲景方

**風濕身疼：**日晡劇者，張仲景麻黃杏仁薏苡仁湯主之。麻黃三兩，杏仁二十枚，甘草、薏苡仁各一兩，以水四升煮，取二升，分再服。《金匱要略方》

**寒濕氣痛：**端午日收獨頭蒜，同辰粉搗塗之。唐瑤《經驗方》

**薏苡仁粥：**治久風濕痺，補正氣利腸胃，消水腫，除胸中邪氣，治筋脈拘攣，薏苡仁為末，同粳米煮粥，日日食之，良。

**風淫濕痺：**手足不舉，筋節攣疼，先與通關，次以全蠍七個，瓦炒，入麝香一字，研勻，酒三盞，空心調服，如覺已透，則止，如未透，再服。如病未盡除，自後專以婆蒿根洗淨，酒煎，日二服。《直指方》

**濕熱氣：**旱芹菜日乾，為末，糊丸梧子大，每服四十丸，空心溫酒下，大殺百蟲毒。《壽域神方》

## 火熱第十

**體如蟲行：**風熱也，鹽一斗，水一石，煎湯浴之，三四次，亦療一切風氣。《外台秘要》

**熱厥心痛：**或發，或止，久不癒，身熱足寒者，用延胡索去皮、金鈴子肉各等分，為末，每溫酒，或白湯下二錢。《聖惠方》

**肺中有火：**清金丸，用黃芩炒，為末，水丸梧子大，每服二三十丸，白湯下。《丹溪纂要》

**三補丸：**治上焦即熱，瀉五臟火，黃芩、黃連、黃柏各等分，為末，蒸餅丸梧子大，每日湯下二三十丸。《丹溪纂要》

**三黃丸：**孫思邈《千金方》云：巴郡太守奏加減三黃丸，療男子五癆七傷，消渴，不生肌肉，婦人帶下，手足寒熱，瀉五臟火。春三月，黃芩四兩，大黃三兩，黃連四兩。夏三月，

黃芩六兩，大黃一兩，黃連七兩。秋三月，黃芩六兩，大黃三兩，黃連三兩。冬三月，黃芩三兩，大黃五兩，黃連二兩。三物隨時合搗下篩，蜜丸烏豆大，米飲每服五丸，日三服。不知增至七丸，服一月病癒。久服，走及奔馬，人用有驗。禁食肉。《圖經本草》

**熱毒攻手**：腫痛欲脫，豬膏和羊屎塗之。《外台秘要》

**眉眶作痛**：風熱有痰，黃芩酒浸、白芷各等分，為末，每服二錢，茶下。《潔古家珍》

**急勞煩熱**：身體痠疼，用秦艽、柴胡各一兩，甘草五錢，為末，每服三錢，白湯調下。《聖惠方》

**三焦積熱**：玄參、黃連、大黃各一兩，為末，煉蜜丸梧子大，每服三四十丸，白湯下，小兒丸粟米大。丹溪方

**乳石發熱**：葳蕤三兩，炙甘草二兩，生犀角一兩，水四升，煮一升半，分三服。《聖惠方》

**發熱口乾**：小便澀，用葳蕤五兩，煎汁飲之。《外台秘要》

**骨節積熱**：漸漸黃瘦，黃連四分，切，以童子小便五大合，浸經宿，微煎三四沸，去滓，分作二服。《廣利方》

**心經實熱**：瀉心湯，用黃連七錢，水一盞半，煎一盞，食遠溫服，小兒減之。《和劑局方》

**陽毒發狂**：奔走不足，宜黃連、寒水石各等分，為末，每服三錢，濃煎甘草湯下。《衛生易簡方》

**肝火為痛**：黃連薑汁炒，為末，粥糊丸梧子大，每服二十丸，白湯下。左金丸，用黃連六兩，茱萸一兩，同炒為末，神麴糊丸梧子大，每服三四十丸，白湯下。丹溪方

**風熱上衝**：頭目暈眩，或胸中不利。川芎、槐子各一兩，為末，每服三錢，用茶清調下，胸中不利，以水煎服。張潔古《保命集》

**酸漿實丸**：治三焦腸胃伏熱，婦人胎熱難產，用酸漿實五兩，芡實三兩，馬藺子炒，大鹽榆白皮炒二兩，柴胡、黃芩、

瓜蔞根、茹各一兩，為末，煉蜜丸梧子大，每服三十丸，木香湯下。《聖濟總錄》

**風熱浮腫**：咽喉閉塞，牛蒡子一合，半生半熟，為末，熱酒服一寸匕。《經驗方》

**膚熱如燎**：時珍曰：予年二十時，因感冒咳嗽既久，且犯戒，遂病骨蒸發熱，膚如火燎，每日吐痰碗許，暑月煩渴，寢食幾廢，六脈浮洪，遍服柴胡、麥門冬、荊瀝諸藥，月餘益劇，皆以為必死矣。先君偶思李東垣，治肺熱如火燎，煩躁引飲而晝盛者，氣分熱也。宜一味黃芩湯，以瀉肺經氣分之火，遂安。方用黃芩一兩，水二鍾，煎一鍾，頓服，次日身熱盡退，而痰嗽皆癒。藥中肯綮，如鼓應桴，醫中之妙，有如此哉。《時珍發明》

**相火秘結**：大黃末一兩，牽牛頭末半兩，每服三錢，有厥冷者，酒服；無厥冷，五心煩，蜜湯服。《劉河間保命集》

**大風熱痰**：用黃老茄子大者，不計多少，以新瓶盛埋土中，經一年盡化為水，取出入苦參末，同丸梧子大，食已及臥時，酒下三十丸，甚效。此方出江南人傳。蘇頌《圖經本草》

**熱渴心悶**：溫水一盞，調麵一兩飲之。《聖濟總錄》

**大風熱疾**：《近效方》云：婆羅門僧療大風疾，並熱風手足不遂，壓丹石熱毒，用硝石一兩，生烏麻油二大升，同納鐺中，以土墼（土坯）蓋口，紙泥固濟，細火煎之，初煎氣腥，藥熟則香氣發，更以生脂麻油二大升，和合微煎之，以意斟量得所，即納不津器中。凡大風人，用紙屋子坐病人，外面燒火發汗，日服一大合，壯者日二服。三七日，頭面皰瘡皆滅也。《圖經本草》

**肺臟壅熱**：煩悶咳嗽者，新百合四兩，蜜和蒸軟，時時含一片，吞津。《聖惠方》

**熱氣結滯**：經年數發者，胡荽半斤，五月五日採，陰乾，水七升，煮取一升半，去滓，分服，未瘥，更服，春夏葉，秋冬根莖並可用。《必效方》

**預防熱病**：急黃賊風，葛粉二升，生地黃一升，香豉半升，為散，每食後米飲服方寸匕，日三服，有病五服。龐安常《傷寒論》

**乳石發熱**：烏豆二升，水九升，銅器煮五升汁，熬悶一升，飲之。《外台秘要》

**心熱尿赤**：面赤唇乾，咬牙口渴，導赤散，用木通、生地黃、炙甘草各等分，入水，竹葉七片，水煎服。錢氏方

**熱病餘毒**：攻手足疼痛，欲脫，用稻穰灰，煮汁漬之。《肘後方》

**大熱心悶**：槐子燒赤，酒服方寸匕。《千金方》

**乳石發動**：小便淋瀝，心神悶亂，船底青苔半雞子大煎汁，溫服，日三四次。《聖惠方》

**陰火為病**：大補丸，用黃柏去皮，鹽、酒炒褐為末，水丸梧子大。血虛，四物湯下。氣虛，四君子湯下。丹溪方

**胃脘火痛**：大山梔子七枚，或九枚，炒焦，水一盞，煎七分，入生薑汁飲之，立止。《丹溪纂要》

**天行熱毒**：攻手足腫痛欲斷，用母豬蹄一具，去皮，以水一斗，蔥白一握煮汁，入少鹽，漬之。《肘後方》

**寒熱注病**：《時珍發明》按《後漢書》云：有婦人病經年，世謂寒熱注病。十一月，華佗令坐石槽中，平旦用冷水灌云：當至百，始灌七十，冷顫欲死，灌者懼欲止，佗不許，灌至八十，熱氣乃蒸出，囂囂然，高二三尺，滿百灌，乃使燃火溫床，厚覆而臥，良久冷汗出，以粉撲之，而癒。

**火病惡寒**：《時珍發明》按《南史》云：將軍房伯玉服五石散十許劑，更患冷疾，夏月常復衣，徐嗣伯診之，曰：乃伏熱也，須以水發之，非冬月不可。十一月冰雪大盛時，令伯玉解衣坐石上，取新汲冷水，從頭澆之，盡二十斛，口噤氣絕。家人啼哭請止，嗣伯執撾諫者，又盡水百斛，伯玉始能動，背上彭彭有氣，俄而起坐，云熱不可忍，乞冷飲，嗣伯以水一升飲之，疾遂癒。自爾常發熱，冬月猶單衫，體更肥壯。時珍竊

謂二人所病，皆伏火之證。《素問》所謂：「諸噤鼓栗，皆屬於火也。」治法火鬱則發之。而二子乃於冬月平旦，澆以冷水者，冬至後陽氣在內也，平旦亦陽氣方盛時也，折之以寒，使熱氣鬱遏至極，激發而汗解，乃物不極不反，是亦發之之意。《素問》所謂正者正治，反者反治，逆而從之，從而逆之，疏通道路，令氣調和者也。春月則陽氣已泄，夏秋則陰氣在內，故必於十一月至後，乃可行之。二子之醫，可謂神矣。按：水皆新汲井泉水也。

**熱病下痢**：欲死者，龍骨半斤，研水一斗，煮取五升，候極冷，稍飲得汗，即癒效。《肘後方》

**乳石熱毒**：壅悶，頭痛口乾，便漩赤少者，用蜂房煮汁五合服，乳石末從小便中下，大效。《圖經》云：用蜂房十二分，炙，以水二升，煮八合，分服。

**熱病目暗**：因瘥後食五辛而致，用鯽魚作臛食之。《集驗方》

**消毒解熱**：生犀角尖磨濃汁，頻飲之。《小兒藥證直訣》

**風熱毒氣**：煎過牛乳一升，生牛乳一升，和勻，空腹服之，日三服。《千金方》

**熱病䘌**：上下用豬膽一枚，醋一合，煎沸，服䘌立死也。《梅師方》

**熱毒攻肢**：手足腫痛欲脫，以水煮馬屎汁，漬之。《外台秘要》

**大熱狂渴**：乾陳人屎為末，於陰地淨黃土中作五六寸小坑，將末三兩，匙於坑中，以新汲水調勻，良久澄清，細細與飲即解。世俗謂之地清。《本草衍義》

**服石發熱**：豬腎脂一具，勿中水，以火炙，取汁，每服三合，日夜五六服，石隨大便下。《聖濟總錄》

## 諸氣第十一

**走注氣痛**：車缸脂燒赤，濕布裹，熨病上。《千金方》

**一切走注**：氣痛不和，廣木香，溫水磨濃汁，入熱酒調服。《簡便方》

**一切冷氣**：積塊作痛，硫黃、焰硝各四兩，結砂、青皮、陳皮各四兩，為末，糊丸梧子大，每空心米飲下三十丸。鮑氏方

**膜外氣疼**：及氣塊。延胡索不限多少，為末，豬胰一具，切作塊子，炙熟，蘸末頻食之。《勝金方》

**升降諸氣**：治一切氣病，痞脹喘噦，噫酸煩悶，虛痛走注，常服開胃消痰，散壅思食，早行，山行，尤宜服之，去邪辟瘴。香附子炒四百兩，沉香十八兩，縮砂仁四十八兩，炙甘草一百二十兩，為末，每服一錢，入鹽少許，白湯點服。《和劑局方》

**一切氣疾**：心腹脹滿，噎塞噫氣，吞酸痰逆，嘔惡及宿酒不解，香附子一斤，縮砂仁八兩，炙甘草四兩，為末，每白湯入鹽點服，為粗末煎服亦可。名快氣湯。《和劑局方》

**升降諸氣**：藿香一兩，香附炒五兩，為末，每以白湯點服一錢。《經效濟世方》

**諸氣不調**：馬齒莧，煮粥食之。《食醫心鏡》

**中氣不省**：閉目不語，如中風狀。南木香為末，冬瓜子煎湯灌下三錢。痰盛者，加竹瀝、薑汁。《濟生方》

**交感丹**：凡人中年，精耗神衰，蓋由心血少，火不下降，腎氣憊，水不上升，致心腎隔絕，營衛不和，上則多驚，中則塞痞，飲食不下，下則虛冷遺精。愚醫徒知峻補下田，非惟不能生水滋陰，而反見衰悴。但服此方半年，屏去一切暖藥，絕嗜慾，然後習秘固溯流之術，其效不可殫述。俞通奉年五十一，遇鐵甕城申先生授此服之。老猶如少，年至八十五乃終也。因普示群生，同登壽域。香附子一斤，新水浸一宿，石上擦去毛，炒黃，茯神去皮木四兩，為末，煉蜜丸彈子大，每服一丸，侵早細嚼，以降氣湯下。降氣湯用香附子，如上法半兩，茯神二兩，炙甘草一兩半，為末，點沸湯服前藥。薩謙齋

《瑞竹堂經驗方》

**一切冷氣**：搶心切痛，發即欲死，久患心腹痛時發者，此可絕根。蓬莪朮二兩醋煮，木香一兩煨，為末，每服半錢，淡醋湯下。《衛生家寶方》

**感寒上氣**：蘇葉三兩，橘皮四兩，酒四升，煮一升半，分再服。《肘後方》

**順氣利腸**：紫蘇子、麻子仁各等分，研爛，水濾取汁，同米煮粥食之。《濟生方》

**心下結氣**：凡心下硬，按之則無，常覺膨滿，多食則吐，氣引前後，噫呃不除，由思慮過多，氣不以時而行則結滯，謂之結氣。人參一兩，橘皮去白四兩，為末，煉蜜丸梧子大，每米飲下五六十丸。《聖惠方》

**一切冷氣**：紫蘇子、高良薑、橘皮各等分，蜜丸梧子大。每服十丸，空心酒下。《藥性論》

**脾元氣痛**：發歇不可忍。用茱萸一兩，桃仁一兩，和炒茱萸焦，去茱萸，取桃仁去皮尖，研細，蔥白三莖，煨熟，酒浸溫服。《經驗方》

**諸般氣痛**：芫花，醋煮半兩，延胡索炒一兩半，為末，每服一錢，男子元臟痛，蔥酒下。瘧疾，烏梅湯下；婦人血氣痛，當歸酒下；諸氣痛，香附湯下；小腸氣痛，茴香湯下。《仁存方》

**血氣刺痛**：紅藍子一升，搗碎，以無灰酒一大升拌子，曝乾，重搗篩，蜜丸梧子大，空心酒下，四十丸。張仲景方

**升降諸氣**：暖則宣流，熟附子一大個，分作二服，水二盞，煎一盞，入沉香汁，溫服。《和劑局方》

**一切冷氣**：去風痰，定遍身疼痛，益元氣，強精力，固精益髓，令人少病。川烏頭一斤，用五升大瓷缽子盛，以童子小便浸七日，逐日添，令溢出，揀去壞者不用。余以竹刀切作四片，新汲水淘七次，乃浸之。日日換水，日足取焙為末，酒煮麵糊丸綠豆大，每服十丸，空心鹽湯下，少粥飯壓之。《經驗

方》

**一切積氣**：宿食不消，黑牽牛頭，為末四兩，用蘿蔔剜空，安末蓋定，紙封蒸熟，取出入白荳蔻末一錢，搗丸梧子大，每服一二十丸，白湯下。名順氣丸。《普濟方》

**走氣作痛**：用釅醋拌麩皮炒熱，袋盛熨之。《生生編》

**男婦氣痛**：不拘久近，威靈仙五兩，生韭根二錢半，烏藥五分，好酒一盞，雞子一個，灰火煨一宿，五更視雞子殼軟為度，去渣，溫服，以乾物壓之，側睡向塊邊。渣再煎，次日服，覺塊刺痛，是其驗也。《摘玄方》

**補血破氣**：追氣丸，治婦人血刺小腹痛不可忍，亦可常服。補血虛、破氣塊甚效。用芸苔子微炒，桂心各一兩，高良薑半兩，淡醋湯下，為末，醋糊丸梧子大，每淡醋湯下（原作缺「淡醋湯下」四字，據《本草綱目》補）五丸。沈存中《靈苑方》

**三焦滯氣**：陳麴炒，萊菔子炒，各等分，每用三錢，水煎，入麝香少許，服。《普濟方》

**腹冷氣起**：白芥子一升，微炒，研末，湯浸蒸餅。丸小豆大，每薑湯吞十丸，甚妙。《續傳信方》

**薏苡仁飯**：治冷氣，用薏苡仁舂熟，炊為飯食。氣味欲如麥飯乃佳。或煮粥亦好。《廣濟方》

**氣築奔衝**：不可忍，牛郎丸，用黑牽牛半兩，炒檳榔二錢半，為末，每服一錢，紫蘇湯下。《普濟方》

**一切血氣**：腹痛，用天仙藤五兩，炒焦，為末，每服加炒薑汁，童子小便和細酒調服。《經驗婦人方》

**奔豚氣痛**：薤白，搗汁飲之。《肘後方》

**本臟氣痛**：雞心檳榔，以小便磨半個服，或用熱酒調末一錢，服之。《斗門方》

**烏沉湯**：治一切氣、一切冷，補五臟，調中，壯陽暖腰膝，去邪氣，冷風痲痺，膀胱腎間冷氣，攻衝背膂，俯仰不利，風水毒腫，吐瀉轉筋，癥癖刺痛，中惡，心腹痛，鬼氣疰忤，天行瘴疫，婦人血氣痛。用天台烏藥一百兩，沉香五十兩，人參三兩，甘草爁（ㄌㄢˋ，烤，焚燒）四兩，為末，每服半錢，薑鹽湯空心點服。《和劑局方》

**男婦諸病**：香烏散，用香附、烏藥各等分，為末，每服一二錢，飲食不進，薑、棗湯下；瘧疾，乾薑、白鹽湯下；腹中有蟲，檳榔湯下；頭風虛腫，茶湯下；婦人冷氣，米飲下；產後血攻、心脾痛，童便下；婦人血海痛、男子疝氣，茴香湯下。《乾坤秘韞》

**一切氣痛**：不拘男女，冷氣、血氣、肥氣、息賁氣、伏梁氣、奔豚氣，搶心切痛，冷汗，喘息欲絕。天台烏藥小者，酒浸一夜，炒，茴香炒、青橘皮去白炒、高良薑炒，等分，為末，溫酒、童小便調下。《衛生家寶方》

**下焦冷氣**：乾陳皮一升，為末，蜜丸梧子大，每食前溫酒下三十丸。《食療本草》

**老人氣悶**：或心下結硬，腹中虛冷，陳皮一斤，杏仁五兩，去尖皮熬，少加蜜，搗和丸梧子大，每日食前，米飲下三十丸。《濟生方》

**膀胱諸氣**：檳榔十二枚，一生一熟，為末，酒煎服之良。此太醫院秦鳴鶴方也。《海藥本草》

**一切氣疾**：宿食不消，訶子一枚，入夜含之，至明嚼咽。又方：訶子三枚，濕紙包煨熟，去核，細嚼，以牛乳下。《千金方》

**奔豚氣痛**：枳實炙為末，飲下方寸匕，日三夜一。《外台秘要》

**五臟諸氣**：益少陰血。用梔子炒黑，研末，生薑同煎，飲之甚捷。《丹溪纂要》

**胸脅氣逆**：脹滿。茯苓一兩，人參半兩，每服三錢，水煎服，日三。《聖濟總錄》

**下一切氣**：詵曰：（原作「白」，據《本草綱目》改）：用大鱧一頭，開肚入胡椒末半兩，大蒜片三顆，縫合，同小豆一升煮熟，下蘿蔔三五顆，蔥一握，俱切碎，煮熟，空腹食之，至飽，並飲汁。至夜，泄惡氣無限也，五日更一作。

**抑結不散**：用龜下甲，酒炙五兩，側柏葉炒一兩半，香附童小便浸，炒一兩，為末，米糊丸梧子大，每空心，溫酒服一百丸。

**走注氣痛**：氣痛之病，忽有一處，如打仆之狀，不可忍，走注不定，靜時其處，冷如霜雪，此皆暴寒傷之也。以白酒煮楊柳白皮，暖熨之。有赤點處，去血，妙。凡諸卒腫急痛，熨之皆即止。《集驗方》

## 痰飲第十二

**痰結胸中**：不散。密陀僧一兩，醋、水各一盞，煎乾為末，每服二錢，以酒、水各一小盞，煎一盞，溫服，少頃當吐出痰涎為妙。《聖惠方》

**痰飲頭痛**：往來寒熱，雲母粉二兩，煉過，恆山一兩，為末，每服方寸匕，湯服取吐。忌生蔥、生菜。《深師方》

**痰氣結胸**：鶴頂丹，不問陰陽虛實，炒過，陷胸、瀉心等藥。用銀朱半兩，明礬一兩，同碾，以熨斗盛火，瓦盞盛藥熔化，急刮搓丸，每服一錢，真茶入薑汁少許服之，心上隱隱有聲，結胸自散，不動臟腑，不傷真氣。明礬化痰，銀朱破積，故也。曾世榮《活幼全書》

**停痰在胃**：喘息不通，呼吸欲絕。雌黃一兩，雄黃一錢，為末，化蠟丸彈子大，每服一丸，半夜時，投熟糯米粥中食之。《濟生方》

**痰飲吐水**：無時節者，其原因冷飲過度，遂令脾胃氣弱，不能消化飲食，飲食入胃，皆變成冷水，反吐不停，赤石脂散主之。赤石脂一斤，搗篩，服方寸匕，酒飲自任，稍加至三匕（原作「七」，據《本草綱目》改）。服盡一斤，則終身不吐痰水，又不下痢，補五臟，令人肥健。有人痰飲，服諸藥不效，用此遂癒。《千金翼方》

**頑痰不化**：石青一兩，石綠半兩，並水飛為末，麵糊丸綠豆大，每服十丸，溫水下，吐去痰一二碗，不損人。《瑞竹堂經驗方》

**胸中痰飲**：傷寒熱病，瘧疾須吐者，並以鹽湯吐之。《外台秘要》

**胸中痰澼**：頭痛不欲食，礬石一兩，水二升，煮一升，納蜜半合，頻服，須臾大吐。未吐，飲少熱湯引之。《外台秘要》

**滾痰丸**：通治痰為百病，惟水瀉、雙娠者不可服。礞石、焰硝各二兩，鍛過研飛，曬乾一兩，大黃酒蒸八兩，黃芩酒洗八兩，沉香五錢，為末，水丸梧子大，常服一二十丸，欲利大便，則服一二百丸，溫水下。王隱君《養生主論》

**化痰降氣**：止咳解鬱，消食除脹，有奇效。用貝母去心一兩，薑製濃朴半兩，蜜丸梧子大，每白湯下五十丸。《鄧筆峰雜興》

**停痰宿飲**：風氣上攻，胸膈不利，香附、皂莢水浸，半夏各一兩，白礬末半兩，薑汁麵糊丸梧子大，每服三四十丸，薑湯隨時下。《直指方》

**痰氣膈脹**：砂仁搗碎，以蘿蔔汁浸透，焙乾，為末，每服一二錢，食遠沸湯服。《簡便方》

**五飲酒癖**：①留飲，水停心下。②癖飲，水在兩脅下。③痰飲，水在胃中。④溢飲，水在五臟間。⑤流飲，水在腸間。皆因飲食冒寒，或飲茶過多致此。倍朮丸，用白朮一斤，乾薑炮、桂心各半斤，為末，蜜丸梧子大，每溫水服二三十丸。《和劑局方》

**生犀丸**：宋真宗賜高相國，去痰清目，進飲食，生犀丸。用川芎十兩，緊小者粟米泔浸二日換，切片子，日乾為末，分作兩料入麝、腦各一分，生犀半兩，重湯煮，蜜和丸小彈子大，茶、酒嚼下一丸。痰，加硃砂半兩；膈痰，加牛黃一分、水飛鐵粉一分。頭目昏，加細辛一分。口眼喎斜，加炮天南星

一分。《御藥院方》

**清上化痰**：利咽膈，治風熱，以薄荷末煉蜜丸，芡子大，每噙一丸。白砂糖和之亦可。《簡便單方》

**控涎丹**：治痰涎留在胸膈上下，變為諸病，或頸項、胸背、腰脅、手足胯髀隱痛不可忍，筋骨牽引，及皮膚痲痺，似乎癱瘓，不可誤作風氣、風毒，及瘡疽施治。又治頭痛不可舉，或睡中流涎，或咳唾喘息，或痰迷心竅，並宜此藥。數服痰涎自失，諸疾尋癒。紫大戟、白甘遂、白芥子微炒，各一兩，為末，薑汁打麵糊丸梧子大，每服七丸，或二十丸，以津液嚥下。若取利，則服五六十丸。《三因方》

**諸風痰飲**：藜蘆十分，鬱金一分，為末，每以一字，溫漿水一盞，和服探吐。《經驗方》

**胸中痰飲**：恆山、甘草各一兩，水五升，煮取一升，去滓，入蜜二合，溫服七合，取吐。不吐更服。《千金方》

**停痰冷飲**：吐逆，橘皮半夏湯。用半夏水煮熟，陳橘皮一兩，每服四錢，生薑七片，水二盞，煎一盞，溫服。《和劑局方》

**結痰不出**：語音不清，年久者亦宜，玉粉丸。半夏半兩，桂心一字，草烏頭半字，為末，薑汁浸蒸餅，丸芡子大，每服一丸，夜臥含咽。《活法機要》

**停痰留飲**：胸膈滿悶，氣短噁心，飲食不下，或吐痰水，茯苓半夏湯。用半夏湯泡五兩，茯苓三兩，每服四錢，薑七片，水一鍾半，煎七分，甚捷徑。《和劑局方》

**中焦痰涎**：利咽清頭目，進飲食，半夏湯泡七次四兩，枯礬一兩，為末，薑汁打糊，或煮棗肉和丸，梧子大，每薑湯下十五丸，寒痰加丁香五錢；熱痰加寒水石服四兩，名玉液丸。《和劑局方》

**膈壅風痰**：半夏半斤，酸漿浸一宿，溫湯洗七（原作「五」，據《本草綱目》改）遍，去惡氣，日乾為末，漿水搜作餅，日乾再研，為末，每五兩，入生龍腦一錢，以漿水濃腳

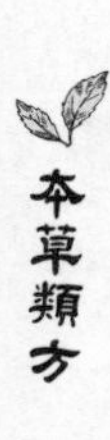

和丸，雞頭子大，紗袋盛，避風處陰乾，每服一丸，好茶或薄荷湯嚼下。《御藥院方》

**風痰濕痰**：青壺丸，半夏一斤，天南星半兩，各湯泡，曬乾，為末，薑汁和作餅，焙乾，入神麴半兩，白朮末四兩，枳實末二兩，薑汁麵糊丸梧子大，每服五十丸，薑湯下。葉氏方

**化痰鎮心**：祛風利膈，辰砂半夏丸。用半夏一斤，湯泡七次，為末篩過，以水浸三日，生絹濾去滓，澄清去水，曬乾一兩，入辰砂一錢，薑汁打糊丸梧子大，每薑湯下七十丸。此周府方也。《袖珍方》

**法製半夏**：清痰化飲，壯脾順氣，用大半夏，湯洗七次，焙乾再洗，如此七轉，以濃米泔浸一日夜，每一兩用白礬一兩半，溫水化，浸五日，焙乾，以鉛霜一錢，溫水化，又浸七日，以漿水慢火內煮沸，焙乾收之，每嚼一二粒，薑湯送化下。《御藥院方》

**紅半夏法**：消風熱，清痰涎，降氣利咽，大半夏，湯浸焙製，如上法，每一兩入龍腦五分，硃砂為衣染之，先鋪燈草一重，約一指厚，排半夏於上，再以燈草蓋一指厚，以炒豆焙之，候乾取出，每嚼一兩粒，溫水送下。《御藥院方》

**心下留飲**：堅滿，脈伏，其人欲自利反快，甘遂半夏湯。用甘遂大者三枚，半夏十二個，以水一升，煮半升，去滓，入芍藥五枚，甘草一節，水二升，煮半升，去滓，以蜜半升同煎八合，頓服取利。張仲景《金匱玉函方》

**痰為百病**：滾痰丸，治痰為百病，惟水瀉、胎前產後不可服用。大黃酒浸蒸熟，切曬八兩，生黃芩八兩，沉香半兩，青礞石二兩，以焰硝二兩，同入砂罐固濟，鍛紅研末二兩，上各取末，以水和丸梧子大，常服一二十丸，小病五六十丸，緩病七八十丸，急病一百二十丸，溫水吞下，即臥勿動，候藥逐上焦痰滯。次日先下糟粕，次下痰涎，未下再服。王隱君歲合四十餘斤，癒疾數萬也。《養生主論》

**胸膂痰飲**：白芥子五錢，白朮一兩，為末，棗肉和搗丸，

梧子大，每白湯服五十丸。《摘玄方》

**清痰利膈**：治咳嗽，用肥大瓜蔞，洗取子，切焙，半夏四十九個，湯洗十次，捶焙等分，為末，用洗瓜蔞水並瓤同熬成膏，和丸梧子大，每薑湯下三五十丸，良。楊文蔚方

**胸中痺痛**：引背，喘息咳唾，短氣，寸脈沉遲，關上緊數。用大瓜蔞實一枚切，薤白半斤，以白酒七斤，煮二升，分再服，加半夏四兩，更善。張仲景《金匱要略方》

**飲酒痰澼**：兩脅脹痛，時復嘔吐，腹中如水聲，瓜蔞實去殼，焙一兩，神麴炒半兩，為末，每服二錢，蔥白湯下。《聖惠方》

**胸痺痰嗽**：胸痛徹背，心腹痞滿，氣不得通及治痰嗽，大瓜蔞去瓤，取子炒熟，和殼研末，麵糊丸梧子大，每水飲下二三十丸，日二服。《杜壬方》

**清氣化痰**：三仙丸，治中脘氣滯，痰涎煩悶，頭目不清，生南星去皮，半夏各五兩，並湯泡七次，為末，自然薑汁和作餅，鋪竹篩內，以楮葉包覆（原作「伏」，據《本草綱目》改），待生黃成麴曬乾，每用二兩，入香附末一兩，糊丸梧子大，每服四十丸，食後薑湯下。《百一選方》

**留飲宿食**：桑耳二兩，巴豆一兩去皮，五升米蒸過，和棗膏，搗丸麻子大，每服一二丸，取利止。《范汪方》

**膈間支飲**：其人喘滿，心下痞悶，面黧黑，其脈沉緊，得之數十日，醫吐、下之不癒，木防己湯主之。虛者即癒，實者，三日復與（《本草綱目》作「復發」）之，不癒，去石膏，加茯苓芒硝主之。用木防己三兩，人參四兩，桂枝二兩，石膏雞子大十二枚，水六升，煮三升，分服。張仲景方

**痰飲宿水**：桃花散，收桃花陰乾，為末，溫酒服一合，取利，覺虛食少粥，不以轉下藥也。崔行功《纂要方》

**諸水飲病**：張子和云：病水之人，如長川氾濫，非杯杓可取，必以神禹決水之法治之，故名禹功散。用黑牽牛頭末四兩，茴香一兩，炒為末，每服一二錢，以生薑自然汁調下，當

轉下氣也。《儒門事親》

**停痰宿飲**：喘咳嘔逆，全不入食。威靈仙焙，半夏薑汁浸，焙為末，用皂莢水熬膏，丸綠豆大，每服七丸至十丸，薑湯下，一日三服，一月為驗，忌茶、麵。

**上焦痰熱**：藕汁、梨汁各半盞，和服。《簡便方》

**痰涎為害**：檳榔為末，白湯每服一錢。《御藥院方》

**留飲腹痛**：椒目二兩，巴豆一兩，去皮心，熬搗，以棗膏和丸麻子大，每服二丸，吞下，其痛即止。又方：椒目十四枚，巴豆一枚，豉十六枚，合搗為二丸。服之，取吐利。《肘後方》

**痰膈氣脹**：陳皮三錢，水煎，熱服。《簡便方》

**潤下丸**：治濕痰因火泛上，停滯胸膈，咳唾稠黏，陳橘皮半斤，入砂鍋內，下鹽五錢，化水淹過，煮乾，粉甘草二兩，去皮蜜炙，各取淨末蒸餅，和丸梧桐子大，每服百丸，白湯下。丹溪方

**一切痰氣**：皂莢燒存性、蘿蔔子炒各等分，薑汁入煉，蜜丸梧子大，每服五七十丸，白湯下。《簡便方》

**胸中痰結**：皂莢三十挺，去皮切，水五升，浸一夜，挼取汁，慢熬至可丸，丸梧子大，每食後，鹽漿水下十丸。又釣痰膏，用半夏醋煮過，以皂莢膏和勻，入明礬少許，以柿餅搗膏丸如彈子，噙之。《聖惠方》

**痰飲咳嗽**：用真蚌粉，新瓦炒紅，入青黛少許，用淡齏水滴麻油數點，調服二錢。《類編》云：徽宗時，李防禦為入內醫官時，有寵妃病痰嗽終夕不寐，面浮如盤，徽宗呼李治之。詔令供狀，三日不效當誅。李憂惶技窮，與妻泣別，忽聞外叫賣：咳嗽藥一文一帖，吃了即得睡。李市一帖視之，其色淺碧，恐藥性獷悍，並二服自試之，無他，乃取三帖為一，入內授妃服之，是夕嗽止，比曉面消，內侍走報，天顏大喜，賜金帛值萬緡（ㄇㄧㄣˊ 指成串的銅錢，每串一千文）。李恐索方，乃尋訪前賣藥人，飲以酒，厚價求之，則此方也。云：自少時

從軍，見主帥有此方，剽得以度餘生耳。

**清氣化痰**：百藥煎細茶各一兩，荊芥穗五錢，海螵蛸一錢，蜜丸芡子大，每服噙一丸，妙。《鄧筆峰雜興》

**積聚痰涎**：結於胸膈之間，心腹疼痛，日夜不止，或乾嘔噦食者，炒粉丸主之。用蚌粉一兩，以巴豆七粒同炒赤，去豆不用，醋和粉丸梧子大，每服二十丸，薑酒下。丈夫臍腹痛，茴香湯下；女人血氣痛，童小便和酒下。《直指方》

**痰血凝結**：紫芝丸，用五靈脂水飛，半夏湯泡各等分，為末，薑汁浸蒸餅，丸梧桐子大，每飲下二十丸。《肘後百一方》

**吳仙丹方**：《時珍發明》按《朱氏集驗方》云：中丞常子正苦痰飲，每食飽，或陰晴節變率同，十日一發，頭疼背寒，嘔吐酸汁，即數日伏枕不食，服藥罔效。宣和初，為順昌司祿，於太守蔡達道席上，得吳仙丹方服之，遂不再作，每遇飲食過多腹滿，服五七十丸便已。少頃，小便作茱萸氣，酒飲皆隨小水而去。前後痰藥甚眾，無及此者。用吳茱萸湯泡七次、茯苓各等分，為末，煉蜜丸梧子大，每熟水下五十丸。

《梅楊卿方》只用茱萸酒浸三宿，以茯苓末拌之，日乾，每吞百粒，溫酒下。又咽喉口舌生瘡者，以茱萸末醋調貼兩足心，移夜便癒。其性雖熱，而能引熱下行，蓋亦從治之義。而謂茱萸之性上行，不下行者，似不然也。有人治小兒痘瘡口噤者，齧茱萸一二粒，抹之，即開，亦取其辛散耳。

**化痰利氣**：三仙丸。（因與前節「清氣化痰」內容一樣，故不再重複。）

## 脾胃第十三

**飲酒成癖**：酒徵丸，治飲酒過度，頭旋噁心嘔吐，及酒積停於胃間，遇飲即吐，久而成癖。雄黃皂角子大六個，巴豆連皮油十五個，蠍梢十五個，同研，入白面五兩半，滴水丸豌豆大，將乾，入鍋內炒香，將一粒放水試之，浮，則取起收之，

每服二丸，溫酒下。《和劑局方》

**飲酒不醉**：先服盆砂二錢，妙。《相感志》

**食物過飽**：不消，遂成痞膈，馬牙硝一兩，吳茱萸半斤，煎汁投硝，乘熱服之，良久未轉，更進一服，立效。竇郡在常州，此方得效也。《經驗方》

**飲酒不醉**：凡飲酒，先食鹽一匕，則後飲必倍。《肘後方》

**酒肉過多**：脹滿不快，用鹽花擦牙，溫水漱下二三次，即如湯沃雪也。《簡便方》

**憂鬱不伸**：胸膈不寬，貝母去心，薑汁炒研，薑汁麵糊丸，每次七十丸，徵士鎖甲煎湯下。《集效方》

**脾虛下白**：脾胃虛冷，停水滯氣，凝成白涕下出。舶上硫黃一兩，研末，炒麵一分，同研，滴冷熱水，丸梧子大。每米湯下五十丸。《楊子建護命方》

**參朮膏**：治一切脾胃虛損，益元氣。白朮一斤，人參四兩，切片，以流水十五碗，浸一夜，桑柴文武火煎，取濃汁熬膏，入煉蜜收之，每以白湯點服。《集簡方》

**元臟腹冷**：香附子炒，為末，每用二錢，薑鹽同煎服。《普濟方》

**胸膈煩悶**：白朮末，水服方寸匕。《千金方》

**大人羸瘦**：甘草炙三兩，每日以小便煮三四沸，頻服之，良。《外台秘要》

**養脾溫胃**：去冷消痰，寬胸下氣，大治心脾疼，及一切冷物所（原缺冷所二字，據《本草綱目》補）傷。用高良薑、乾薑各等分，炮，研末，麵糊丸梧子大，每食後，橘皮湯下十五丸，妊婦勿服。《和劑局方》

**心脾冷痛**：高良薑丸。用高良薑四兩，切片，分作四分，一兩用陳廩米半合，炒黃，去米一兩，用陳壁土半兩，炒黃去土；一兩用巴豆三十四個，炒黃去豆；一兩，用斑蝥三十四個，炒黃去蝥，吳茱萸一兩，酒浸一夜，同薑再炒，為末，以

浸茱酒打糊丸梧子大，每空心薑湯下五十丸。《永類鈐方》

用高良薑三錢，五靈脂六錢，為末，每服三錢，醋湯調下。

**胃弱嘔逆**：不食，用草荳蔻仁二枚，高良薑半兩，水一盞，煮取汁入生薑汁半合，和白麵作拔刀，以羊肉臛汁煮熟，空心食之。《普濟方》

**胃冷噁心**：凡食即吐，用白荳蔻子三枚，搗細，好酒一盞溫服，並飲數服佳。張文仲《備急方》

**暖胃除痰**：進食、消食，肉荳蔻二個，半夏薑汁炒五錢，木香二錢半，為末，蒸餅丸芥子大，每食後津液下五丸、十丸。《普濟方》

**胃冷口酸**：流清水，心下連臍痛，用蓽茇半兩，厚朴薑汁浸炙一兩，為末，入熱鯽魚肉，研和丸綠豆大，每米飲下二十丸，立效。《余居士選奇方》

**蒼朮膏**：《鄧筆峰雜興》除風濕健脾胃，變白駐顏，補虛損大有功效。蒼朮新者刮去皮，薄切，米泔水浸二日，一日一換，取出，以井華水浸過二寸，春、秋五日，夏三日，冬七日，漉出，以生絹袋盛之，放在一半原水中，揉洗津液出，扭乾將渣又搗爛，袋盛於一半原水中，揉至汁盡為度，將汁入大砂鍋中，慢火熬成膏，每一斤入白蜜四兩，熬二炷香，每膏一斤，入水澄白茯苓末半斤，攪勻瓶收。每服三匙，清（原作「侵」，據《本草綱目》改）早、臨臥各一服，以溫酒送下。忌醋及酸物、桃李、雀蛤、菘菜、青魚等物。

吳球《活人心統》蒼朮膏，治脾經濕氣，少食，足腫無力，傷食，酒色過度，勞逸有傷，骨熱，用鮮白蒼朮二十斤，浸刮去粗皮，曬切，以米泔浸一宿，取出，同溪水一石，大砂鍋慢火煎半乾，去渣，再入石楠葉三斤，刷去紅衣，楮實子一斤，川當歸半斤，甘草四兩切，同煎黃色，濾去滓，再煎如稀粥，乃入白蜜三斤，熬成膏，每服五錢，空心，好酒調服。

**面黃食少**：男、婦面無血色，食少嗜臥，蒼朮一斤，熟地黃半斤，乾薑炮，冬（原作「各」據《本草綱目》改）一兩，春秋七錢，夏五錢，為末，糊丸梧子大，每溫水下五十丸。《濟生拔萃方》

**四君子湯**：治脾胃氣虛，不思飲食，諸病氣虛者，以此為主。人參一錢，白朮二錢，白茯苓一錢，炙甘草五分，薑三片，棗一枚，水二鍾，煎一鍾，食前溫服，隨證加減。《和劑局方》

**固真丹**：《瑞竹堂經驗方》固真丹，燥濕養脾，助胃固真。茆山蒼朮，刮淨一斤，分作四分，一分用青鹽一兩炒；一分用川椒一兩炒；一分用川楝子一兩炒；一分用小茴香、補骨脂，各一兩炒，並揀朮研末，酒煮麵糊丸梧子大，每空心，米飲下五十丸。

《乾坤生意》平補固真丹，治元臟久虛，遺精白濁，婦人赤白帶下崩漏。金州蒼朮刮淨一斤，分作四分，一分川椒一兩炒；一分補骨脂一兩炒；一分茴香、食鹽各一兩炒；一分川楝肉一兩炒。取淨朮為末，入白茯苓末二兩，酒洗當歸末二兩，酒煮，麵糊丸梧子大，每空心，鹽酒下五十丸。

**交加丸**：升水降火，除百病，蒼朮刮淨一斤，分作四分，一分米泔浸炒；一分鹽水浸炒；一分川椒炒；一分破補骨脂。黃柏皮刮淨一斤，分作四分，一分酒炒；一分童尿浸炒；一分小茴香炒；一分生用。揀去各藥，只取朮、柏為末，煉蜜丸梧子大，每服六十丸，空心鹽湯下。《鄧筆峰雜興》

**治中湯**：頌曰：張仲景治胸痺、心中痞堅，留氣結胸，胸滿脅下，逆氣搶心，治中湯主之，即理中湯。人參、白朮、乾薑、甘草各三兩。四味以水八升，煮三升，每服一升，日三服，隨證加減。此方自晉宋以後，至唐名醫治心腹病者，無不用之，或作湯，或蜜丸，或為散，皆有奇效。胡洽居士，治霍亂謂之溫中湯。陶隱居《肘後百一方》云：霍亂余藥，乃或難求，而治中湯、四順湯、厚朴湯不可暫缺，常須預合自隨也。唐石泉公王方慶云：數方不惟霍亂可醫，諸病皆療也。四順湯用人參、甘草、乾薑、附子炮各二兩，水六升，煎二升半，分四服。

**胃虛噁心**：或嘔吐有痰。人參一兩，水二盞，煎一盞，入竹瀝一杯，薑汁三匙，食遠溫服，以知為度，老人尤宜。《簡便方》

**開胃化痰**：不思飲食，不拘大人、小兒。人參焙二兩，半夏薑汁浸，焙五錢，為末，飛羅麵作糊丸綠豆大，食後薑湯下三五十丸，日三服。《聖惠方》加陳皮五錢。《經驗後方》

**白朮膏**：服食滋補，止久瀉痢，上好白朮十斤，切片，入瓦鍋內，水淹過二寸，文武火煎至一半，傾汁入器內，以渣再煎，如此三次，乃取前後汁，同熬成膏，入器中一夜，傾去上面清水，收之，每服二三匙，蜜湯調下。《千金良方》

**補脾滋腎**：生精強骨，真仙方也。蒼朮去皮五斤，為末，米泔水漂，澄取底用，脂麻二升半，去殼研爛，絹袋濾去渣，澄漿，拌朮曝乾，每服三錢，米湯或酒空心調服。《集效方》

**胃寒氣滿**：不能傳化，易飢不能食。人參末二錢，生附子末半錢，生薑二錢，水七合，煎二合，雞子清一枚，打轉空心服之。《聖濟總錄》

**酒醉不醒**：九月九日，真菊花為末，飲服方寸匕。《外台秘要》

**腹中虛冷**：不能飲食，食輒不消，羸弱生病。朮二斤，麴一斤，炒為末，蜜丸梧子大，每服三十丸，米湯下，日三服。大冷加乾薑三兩，腹痛加當歸三兩，羸弱加甘草二兩。《肘後方》

**脾胃冷痛**：白艾末沸湯，服二錢。《衛生易簡方》

**脾胃虛弱**：不思飲食，生薑半斤，取汁，白蜜十兩，人參末四兩，銀鍋煎成膏，每米飲調服一匙。《普濟方》

**蓼汁酒**：治胃脘冷不能飲食，耳目不聰明，四肢有氣，冬臥足冷。八月三日，取蓼日乾，如五升大六十把，水六石，煮取一石，去滓，拌米飯，如造酒法，待熟，日飲之。十日後，

目明氣壯也。《千金方》

**不老丹**：補脾益腎，服之，七十亦無白髮。茅山蒼朮刮淨，米泔浸軟，切片四斤：一斤酒浸焙，一斤醋浸焙，一斤鹽四兩炒，一斤椒四兩炒。赤、白何首烏各二斤，泔浸，竹刀刮切，以黑豆、紅棗各五升，同蒸至豆爛，曝乾，地骨皮去骨一斤，各取淨末，以桑葚汁和成劑，鋪盆內汁高三指，日曬夜露，取日月精華，待乾，以石臼搗末，煉蜜和丸梧子大，每空心酒服一百丸。此皇甫敬之方也。王海藏《醫壘元戎》

**脾虛濕腫**：大附子五枚，去皮四破，以赤小豆半升，藏附子於中，慢火煮熟，去豆焙，研末，以薏苡仁粉打糊丸梧子大，每服十丸，蘿蔔湯下。《朱氏集驗方》

**消痰開胃**：去胸膈壅滯，《斗門方》用半夏湯洗，炮焙乾，為末。自然薑汁和作餅，濕紙裹煨香，以熟水二盞，同餅二錢，入鹽五分，煎一盞，服之。大壓痰毒，及治酒食傷極驗。《經驗方》用半夏、天南星各二兩，為末，水五升，入壇內浸一宿，去清水，焙乾，重研，每服二錢，水二盞，薑三片，煎服。

**痞塊疳積**：五靈脂炒煙盡，真阿魏去砂，研等分，用黃雄狗膽汁和丸黍米大。空心津咽三十丸，忌羊肉、醋、麵。《簡便方》

**脾癖疳積**：不拘大人、小兒，錦紋大黃三兩，為末，醋一盞，砂鍋內文武火熬成膏，傾瓦上，日曬夜露三日，再研。用舶上硫黃一兩，形如琥珀者，官粉一兩，同研勻。十歲以下小兒半錢，大人一錢半，米飲下，忌一切生、冷、魚肉，只食白粥半月。如一服不癒，半月之後再服。若不忌口，不如勿服。《聖濟總錄》

**胃冷有痰**：脾弱嘔吐，生附子、半夏各二錢，薑十片，水二盞，煎七分，空心溫服。一方，並炮熟加木香五分。《奇效良方》

**飲酒發熱**：瓜蔞仁（《本草綱目》作瓜蔞根）、青黛各等

分，研末，薑汁蜂蜜研膏，日食數匙。一男子年二十病此，服之而癒。《摘玄方》

**溫中散滯**：消導飲食，天南星炮，高良薑炮，各一兩，砂仁二錢半，為末，薑汁糊丸梧子大，每薑湯下五十丸。《和劑局方》

**酒積酒毒**：服此即解。天南星丸，用正端天南星一斤，土坑燒赤，沃酒一斗入坑，放南星，盆覆，泥固濟，一夜取出，酒和水洗淨，切片，焙乾為末，入硃砂末一兩，薑汁麵糊丸梧子大，每服五十丸，薑湯下。蔡丞相、呂丞相嘗用有驗。《楊氏家藏方》

**飲酒不醉**：小豆花葉陰乾百日，為末，水服方寸匕，或加葛花等分。《千金方》

**健胃思食**：消食丸，治脾胃俱虛，不能消化水穀，胸膈痞悶，腹脅膨脹，連年累月，食減嗜臥，口苦無味。神麴六兩，麥糵炒三兩，乾薑炮四兩，烏梅肉焙四兩，為末，蜜丸梧子大，每米飲服五十丸，日三服。《和劑局方》

**心脾冷痛**：暖胃消痰，二薑丸。用乾薑、高良薑各等分，炮，研末，糊丸梧子大，每食後，豬皮湯下三十丸。《和劑局方》

**補脾益胃**：羊肉湯，入青粱米，蔥鹽，煮粥食。《飲膳正要》

**脾胃虛弱**：平胃散等分，末一斤，入乾糖糟炒二斤半，生薑一斤半，紅棗三百個，煮取肉焙乾，通為末。逐日點湯服。《摘玄方》

**啟脾進食**：穀神丸，用穀柏四兩，為末，入薑汁，鹽少許，和作餅，焙乾，入炙甘草、砂仁、白朮、麩炒各一兩，為末，白湯點服之，或丸服。《澹寮方》

**脾胃虛弱**：不思飲食，山茱萸、白朮各一兩，人參七錢半，為末，水糊丸小豆大，每米飲下四五十丸。《普濟方》

**開胃進食**：茴香二兩，生薑四兩，同搗勻入淨器內，濕紙

蓋一宿，次以銀石器中，文武火炒黃焦，為末，酒糊丸梧子大。每服十丸至二十五丸，溫酒下。《經驗方》

**食飽煩脹**：但欲臥者，大麥麵熬微香，每白湯服方寸匕，佳。《肘後方》

**胃虛風熱**：不能食，用薑汁半杯，生地黃汁少許，蜜一匙，水二合，和服之。《食療本草》

**脾弱不食**：餌此當食，大豆黃二升，大麻子三升，熬香，為末，每服一合，飲下，日四五服，任意。《千金方》

**壯脾進食**：療痞滿暑泄，麴朮丸。用神麴炒，蒼朮泔製炒，各等分為末，糊丸梧子大，每米飲服五十丸。冷者加乾薑，或吳茱萸。《肘後百一方》

**脾胃虛弱**：飲食減少，易傷難化，無力肌瘦，用乾薑頻研四兩，以白餳切塊，水浴過，入鐵銚溶化，和丸梧子大，每空心米飲下三十丸。《十便方》

**酒醉不醒**：菘菜子二合，細研，井華水一盞，調為二服。《聖惠方》

**一切食停**：氣滿膨脹，用紅杏仁三百粒，巴豆二十粒，同炒色變，去豆不用，研杏為末，橘皮湯調下。《楊氏家藏方》

**脾胃虛冷**：不下食，傾久羸弱成瘵者，用溫州白乾薑，漿水煮透，取出焙乾搗末，陳倉米煮粥飲，丸梧子大，每服三五十丸，白湯下，其效如神。蘇頌《圖經本草》

**酒醉不醒**：生葛汁，飲二升便瘉。《千金方》

**多食易飢**：綠豆、黃麥、糯米各一升，炒熟磨粉，每以白湯服一杯，三五日見效。

**燒酒醉死**：心頭熱者，用熱豆腐，細切片，遍身貼之，貼冷即換之，甦醒乃止。

**久泄胃弱**：黃米炒為粉，每用數匙，砂糖拌食。《簡便方》

**快膈進食**：麥櫱四兩，神麴二兩，白朮、橘皮各一兩，為末，蒸餅丸梧子大，每人參湯下三五十丸效。

**食狗不消**：心下堅脹，口乾發熱，妄語。杏仁一升，去皮尖，水三升，煎沸，去渣，取汁，分三服，下肉為度。《梅師方》

**斷酒不飲**：酒七升，硃砂半兩，瓶浸緊封，安豬圈內，任豬搖動七日，取出頓飲。又方：正月一日，酒五升，淋碓頭杵下，取飲之。《千金方》

**大醉不堪**：連日病困者，蔓菁菜，入少米煮熟，去滓，冷飲之，良。《肘後方》

**腹中虛冷**：食輒不消，羸瘦弱乏，因生百疾，大麥蘗五升，小麥半斤，豉五合，杏仁二升，熬黃香，搗篩，糊丸彈子大，每服一丸，白湯下。《肘後方》

**飲酒癖氣**：乾蔓菁根二七枚，蒸三遍，碾末，酒後水服二錢，即無酒氣也。《千金方》

**斷酒不飲**：蠐螬研末，酒服，不飲。《千金方》

**食桃成病**：桃梟燒灰二錢，水服取吐，即癒。陸光祿說：有人食桃不消作病時，於林間得槁桃燒服，登時吐出，即癒。此以類相攻也。張文仲《備急方》

**中酒成病**：豉、蔥白各半升，水二升，煮一升，頓服。《千金方》

**酒醉不醒**：用水中螺蚌，蔥豉煮食，飲汁即解。《肘後方》

**食物作酸**：蘿蔔生嚼數片，或生菜嚼之亦佳，絕妙。乾者、熟者、鹽醃者，及人胃冷者，皆不效。《集簡方》

**胃虛不克**：神麴半斤，麥芽五升，杏仁一升，各炒為末，煉蜜丸彈子大，每食後嚼化一丸。《普濟方》

**三焦壅塞**：治三焦不順，胸膈壅塞，頭昏目眩，涕唾痰涎，精神不爽，利膈丸。用牽牛子四兩，半生，半炒，不蛀皂角，酥炙，二兩，為末，生薑自然汁煮糊丸梧子大，每服二十丸，荊芥湯下。《博濟方》

**久泄食減**：糯米一升，水浸一宿，瀝乾，慢炒熟，磨篩，

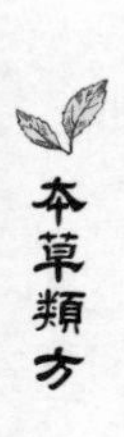

入懷慶山藥一兩，每日清晨用半盞，入砂糖二匙，胡椒末少許，以極滾湯調食，其味極佳，大有滋補，久服令人精暖有子，秘方也。《松篁經驗方》

**補中益氣**：羊肉一腳，熬湯入河西稷米，蔥鹽煮粥食之。《飲膳正要》

**冷勞減食**：漸至黑瘦。用桃仁五百顆，吳茱萸三兩，同入鐵鐺中，微火炒一炊久，將桃仁去皮，微黃色即漸加火，待微煙出，即乘熱收入新瓶內，厚紙封住，勿令洩氣，每日空心，取桃仁二十粒，去皮嚼之，以溫酒下，至重者服五百粒，癒。《聖惠方》

**化食消痰**：胸中熱氣，用橘皮半兩，微熬為末，水煎代茶細呷。《食醫心鏡》

**法製青皮**：常服，安神調氣，消食解酒，益胃，不拘老人、小兒。宋仁宗每食後，咀數片，乃邢和璞真人所獻，名萬年草，劉跂改名延年草，仁宗以賜呂丞相。用青皮一斤，浸去苦味，去瓤，煉淨，白鹽花五兩，炙甘草六兩，舶茴香四兩，甜水一斗，煮之，不住攪，勿令著底，候水盡，慢火焙乾，勿令焦，去甘草、茴香，只取青皮，密收用。《衛生易簡方》

**香橙湯**：寬中快氣，消酒。用橙皮二斤，切片，生薑五兩，切焙，擂爛，入炙甘草末一兩，檀香末半兩，合作小餅，每嚼一餅，沸湯入鹽送下。《奇效良方》

**食茶面黃**：川椒紅炒，研末，糊丸梧子大，每服十丸，茶湯下。《簡便方》

**腹薄食減**：凡男女脾虛腹薄，食不消化，面上黑點者，用柿三斤，酥一斤，蜜半斤，以酥、蜜煎勻，下柿煮十餘沸，用不津器貯之，每日空腹食三四枚，甚良。孟詵《食療本草》

**食肉不消**：山楂（原作「樝」，古同楂）肉四兩，水煮食之，並飲其汁。《簡便方》

**快膈湯**：治冷膈氣，及酒食後飽滿，用青橘皮一斤，作四分，四兩用鹽湯浸，四兩用百沸湯浸，四兩用醋浸，四兩用酒浸，各三日，取出去白，切絲，以鹽一兩，炒微焦，研末，每用二錢，以茶末五分，水煎，溫服，亦可點服。

**食果腹脹**：不拘老小，用桂末飯和丸綠豆大，吞五六丸，白湯下，未消再服。《經驗方》

**脾胃虛弱**：胸膈不快，不進飲食。用華澄茄為末，薑汁打神麴糊丸梧子大，每薑湯下七十丸，日二服。《濟生方》

**嗜茶成癖**：一人病此，一方士令以新鞋盛茶，令滿，任意食盡，再盛一鞋，如此三度，自不吃也。男用女鞋，女用男鞋，用之果癒也。《簡便方》

**虛冷短氣**：川椒三兩，去目並合口者，以生絹袋盛，浸無灰酒五升中三日，隨性飲之。

**腹內虛冷**：用生椒，擇去不折者，用四十粒，以漿水浸一宿，令合口，空心新汲水吞下。久服暖臟腑，駐顏，黑髮，明目，令人思飲食。《斗門方》

**理脾快氣**：青橘皮一斤，日乾焙，研末，甘草末一兩，檀香末半兩，和勻收之。每用一二錢，入鹽少許，白湯點服。

**大腸濕悶**：腸胃有濕，大便秘塞，大檳榔一枚，麥門冬湯，磨汁溫服，或以蜜湯調末二錢服亦可。《普濟方》

**調和胃氣**：以乾棗去核，緩火逼燥，為末，入少生薑末，白湯點服。調和胃氣甚良。《本草衍義》

**寬中丸**：治脾氣不和，冷氣客於中，壅遏不通，是為脹滿。用橘皮四兩，白朮二兩，為末，酒糊丸梧子大，每食前木香湯下三十丸，日三服。《是齋指迷方》

**好食茶葉**：面黃者，每日食榧子七枚，以癒為度。《簡便方》

**斷酒不飲**：以酒漬氈屋一宿，平旦飲得吐即止也。《千金方》

**厚朴煎丸**：孫兆甫云：補腎不如補脾，脾胃氣壯則能飲食，飲食既進，則益營衛，養精血，滋骨髓。是以《素問》云：精不足者補之以味，形不足者補之以氣。此藥大補脾胃虛損，溫中降氣，化痰進食，去冷飲嘔吐、泄瀉等證。用厚朴去皮，剉片，用生薑二斤，連皮切片，以水五升同煮乾，去薑焙朴，以乾薑四兩，甘草二兩，再同厚朴，以水五升，煮乾去草，焙薑、朴為末。用棗肉、生薑同煮熟，去薑搗棗，和丸梧子大，每服五十丸，米飲下。一方加熟附子。《百一選方》

**寒澼宿食**：不消，大便閉塞，巴豆仁一升，清酒五升，煮三日三夜，研熟，合酒微火煎，令可丸如豌豆大，每服一丸。水下欲吐者，二丸。《千金方》

**脾胃虛弱**：不思飲食，食下不化，病似翻胃噎膈。清明日，取柳枝一大把熬湯，煮小米作飯，灑麵滾成珠子，曬乾袋懸風處，每用燒滾水隨意下米，米沉住火，少時米浮，取看無硬心則熟，可頓食之，久則麵散不黏矣，名曰絡索米。楊起《簡便方》

**脾胃虛弱**：噁心不欲飲食，虎肉半斤，切以蔥、椒、醬調炙熟，空心冷食。《壽親養老書》

**下氣消食**：訶子一枚，為末，瓦器中水飛一大升，煎三兩，沸下藥，更煎三五沸，如麴鹿色，入少鹽，飲之。《食醫心鏡》

**脾胃氣泄**：久患不止，蕪荑五兩，搗末，飯丸梧子大，每日空心，午飯前陳米飲下三十丸，久服去三屍，益神駐顏，此方得之章鐐，曾用得力。王紹顏《續傳信方》

**鶻突羹**：治脾胃虛冷，不下食，以鯽魚半斤，切碎，用沸豉汁投之，入胡椒、蒔蘿、薑、橘末，空心食之。《食醫心鏡》

**象骨散**：治脾胃虛弱，水穀不消，噫氣吞酸，吐食霍亂，泄瀉膿血，臍腹疼痛，裡急頻併，不思飲食諸證。用象骨四兩炒，肉荳蔻炮、枳殼炒各一兩，訶子肉炮，甘草各二兩，乾薑半兩炒，為末，每服三錢，水一盞半，煎至八分，和滓熱服，食前，日三次。《宣明方》

**諸果成積**：傷脾作脹，氣急。用麝香一錢，生桂末一兩，飯和丸綠豆大，大人十五丸，小兒七丸，白湯下。蓋果得麝則落水，得桂即枯（《本草綱目》作「果得麝則落、木得桂即枯」），故也。《濟生方》

**飲酒成泄**：骨立不能食，但飲酒即泄，用嫩鹿茸酥炙，肉蓯蓉煨一兩，生麝香五分，為末，陳白米飯，丸梧子大，每米飲下五十丸。名香茸丸。《普濟方》

**補中益氣**：羊肚（原作「脂」，據《本草綱目》改）一枚，羊腎四枚，地黃三兩，乾薑、昆布、地骨皮各二兩，白朮、桂心、人參、厚朴、海藻各一兩五錢，甘草、秦椒各六錢，為末，同腎入肚中，縫合蒸熟，搗爛曬為末，酒服方寸匕。《千金方》

**化食消氣**：五靈脂一兩，木香半兩，巴豆四十枚，煨熟去油，為末，糊丸綠豆大，每白湯下五丸。《普濟方》

**脾胃弱乏**：人痿黃瘦，黃雌雞肉五兩，白麵七兩，切肉作餛飩，下五味煮熟，空心服之。日一作，益顏色，補臟腑。《壽親養老書》

**消導酒積**：雞膍胵、乾葛為末，各等分，麵糊丸梧子大，每服五十丸，酒下。《袖珍方》

**壯胃健脾**：羊肉三斤，切，粱米二升，同煮，下五味作粥食。《飲膳正要》

**脾虛吐食**：羊肉半斤作生，以蒜、韭、醬、豉、五味和拌，空腹食之。《食醫心鏡》

**老人胃弱**：羊脊骨一具，捶碎，水五升，煎取汁二升，入青粱米四合，煮粥常食。《食治方》

**斷酒不飲**：臘鼠頭燒灰，柳花末各等分，每睡時酒服一杯。《千金方》

**飲酒欲斷**：刮馬汗，和酒服之。《千金方》

**豬胰酒**：治冷痢，久不瘥，此是脾氣不足，暴冷入脾，舌上生瘡，飲食無味，或食下還吐，小腹雷鳴，時時心悶，乾皮細起，膝脛痠痛，羸瘦漸成鬼氣，及婦人血氣不通，逆飯憂煩，四肢無力，丈夫痃癖，兩肋虛脹，變為水氣，服之皆效。此法出於傳屍方。取豬胰一具，細切，與青蒿葉相和，以無灰酒一大升，微火溫之，藥熟納胰中，使消盡。又取桂心末一小兩，納酒中，每旦溫服一小盞，午夜各再一服，甚驗。忌麵、油膩等食。崔元亮《海上方》

**脾胃虛冷**：腹滿刺痛，肥狗肉半斤，以水同鹽、豉煮粥，頻食一兩頓。《食醫心鏡》

**酒積面黃**：腹脹不消，豬腰子一個，劈開七刀，葛根粉一錢，摻上合定，每邊炙三遍，用手分作六塊，空心喫之，米湯送下。《聖濟總錄》（《本草綱目》作《普濟方》）

**食即汗出**：乃脾胃氣虛也，豬肝一斤，薄切，瓦焙乾，為末，煮白粥，布絞汁，眾手丸梧子大，空心飲下五十丸，日五服。《食醫心鏡》

**飲酒不醉**：取赤黍，漬以狐血陰乾，酒飲時取一丸。置舌下含之，令人不醉。《萬畢術方》

**食椒閉氣**：京棗食之，即解也。《百一選方》

**食瓜過傷**：瓜皮煎湯解之，諸瓜皆同。《事林廣集》

**食梨過傷**：梨葉煎汁解之。《黃記》

**過食脯臘**：筋痛悶絕，漿水煮粥，入黃鷹屎，和食。孫真人方

**飲酒穿腸**：飲酒過度，欲至穿腸者，用驢蹄硬處削下，水煮濃汁，冷飲之。襄州散將樂小蠻，得此方有效。《經驗方》

**嗜酒不已**：氈中蒼耳子七枚，燒灰投酒中，飲之即不嗜。《陳藏器本草》

**飲水停滯**：大熱行極，及食熱餅後，飲冷水過多，不消停滯在胸，不利，呼吸喘息者，杜衡三分，瓜蒂二分，人參一分，為末，湯服一錢，日二服，取吐為度。《肘後方》

# 卷之二

## 吞酸嘈雜第十四

**食積痰火**：瀉肺火、胃火，白石膏火鍛，出火毒，半斤，為末，醋和丸梧子大，每服四五十丸，白湯下。丹溪方

**食已吞酸**：胃氣虛冷者，吳茱萸湯泡七次焙，乾薑炮，各等分，為末，湯服一錢。《聖惠方》

**醋心吐水**：檳榔四兩，橘皮一兩，為末，每服方寸匕，空心，生蜜湯調下。《梅師方》

**醋心上攻**：如濃酸，用茱萸一合，水三盞，煎七分，頓服。近有人心如蜇破，服此，二十年不發也。累用有效。《兵部手集》

**嘈雜吐水**：真橘皮去白，為末，五更安五分於掌心，舐之，即睡，三日必效，皮不真則不驗。《怪證奇方》

**食物醋心**：胡桃爛嚼，以生薑湯下，立止。《傳信適用方》

## 噎膈第十五

**噎疾**：古冢內罐罌中水，但得飲之，即癒，極有神效。《壽域神方》

**噎膈反胃**：《鄧才清興》用北庭砂二錢，水和蕎麥麵包煨之，鍛焦，待冷取中間濕者，焙乾一錢，入檳榔二錢，丁香二個，研勻，每服七釐，燒酒送下，日三服，癒即止。後吃白粥半月，仍服助胃丸藥。

孫天仁《集效方》用北庭砂二兩，一兩用人言末，一兩同入罐內，文武火升三炷香，取出。燈盞上末一兩，以黃丹末一兩，同入罐內，如上法升過，取末，用桑灰霜一兩，研勻，每

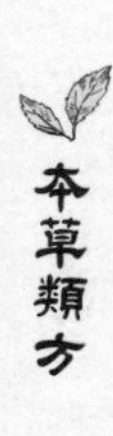

服三分，燒酒下，癒即止。又方：平胃散各一錢，入硇砂、生薑各五分，為末，沸湯點服二錢，當吐出黑物如石，屢驗。（按：北庭砂，即硇砂）

**噎食膈氣**：馬蹄香，即沉香，四兩為末，好酒三升，熬膏，每服二匙，好酒調下，日三服。《集效方》

**噎膈拒食**：端午採頭次紅花，無灰酒拌，焙乾，血竭瓜子樣者，各等分為末，無灰酒一盞，隔湯頓熱，徐咽，初服二分，次日四分，三日五分。楊起《簡便方》

**噎食不下**：鳳仙花子酒浸三宿，曬乾為末，酒丸綠豆大，每服八粒，溫酒下，不可多用，即急性子也。《摘玄方》

**五噎吐逆**：心膈氣滯，煩悶不下，食蘆根五兩，剉，以水三大盞，煮取二盞，去滓，溫服。《金匱玉函方》

**膈氣哽噎**：甘遂面煨五錢，南木香一錢，為末。壯者一錢，弱者五分，水酒調下。《怪病奇方》

**噎食不下**：赤稻細梢燒灰，滾湯一碗，隔絹淋汁三次，取汁，入丁香一枚，白荳蔻半枚，米一盞，煮粥食，神效。《摘玄方》

**噎食**：蕎麥秸燒灰，淋汁入鍋內，煎取白霜一錢，入蓬砂一錢，研末，每酒服半錢。《海上方》

**膈氣**：生桑寄生，搗汁一錢，服之。《集簡方》

**噎塞膈氣**：威靈仙一把，醋、蜜各半碗，煎五分，服之，吐出宿痰，癒。唐瑤《經驗方》

**噎食病**：白鵝尾毛燒灰，米湯每服一錢。

**膈氣噎塞**：飲食不下，用碓嘴上細糠，蜜丸彈子大，時時含咽津液。《聖惠方》

**梅核膈氣**：取半青半黃梅子，每個用鹽一兩醃一日夜，曬乾，又浸又曬，至水盡乃止。用青錢三個，夾二梅，麻線縛定，通裝瓷罐內，封埋地下，百日取出，每用一枚，含之咽汁，入喉即消，收一年者，治一人，二年者，治二人，其妙絕倫。《龔氏經驗方》

**卒然食噎**：橘皮一兩，湯浸去瓤，焙為末，以水一大盞，煎半盞，熱服。《食醫心鏡》

**膈氣疼痛**：白玉散，用壁上陳白螺螄燒研，每服一錢，酒下甚效。孫氏方

**食哽**：鷹糞燒灰，水服方寸匕。《外台秘要》

**噎膈吐食**：用蛇含蛤蟆，泥包，鍛存性，研末，每服一錢，酒下。《壽域方》

**噎膈**：用蛇含蛤蟆，泥包，燒存性，研末，米飲服。

**噎塞不通**：寡婦木梳一枚，燒灰，煎鎖匙湯，調下三錢。《生生篇》

**噎塞不通**：羚羊角屑，為末，飲服方寸匕，並以角摩噎上。《外台秘要》

**膈氣吐食**：用地牛兒二個，推屎蟲一公一母，同入罐中，待蟲食盡牛兒，以泥裹煨存性用，去泥，陳皮二錢，以巴豆同炒過，去豆，將陳皮及蟲為末，每用一二分，吹入咽中，吐痰三四次，即癒。《集效方》

**膈氣吐食**：用大鯽魚去腸，留鱗，切大蒜片，填滿，紙包十重，泥封，曬半乾，炭火煨熟，取肉和平胃散末一兩，杵丸梧子大，密收，每服三十丸，米飲下。《經驗方》

**噎膈不食**：黃犬，乾餓數日，用生粟或米乾飼之，俟其下糞，淘洗米令淨，煮粥，入薤白一握泡熟，去薤，入沉香末二錢，食之。《永類鈐方》

**反胃噎膈**：大力奪命丸，牛蒡草、杵頭糠各半斤，糯米一升，為末，取黃母牛涎和丸，龍眼大，煮熟食之，入砂糖二兩尤妙。《醫學正傳》

**老人噎食**：不通，黃雌雞肉四兩，切，茯苓二兩，白麵六兩，作餛飩，入豉汁煮食，三五服效。《壽親養老書》

**噎食病**：數月不癒者，狗寶為末，每服一分，以威靈仙二兩，鹽二錢，搗如泥，漿水一鍾，攪勻，去滓，調服，日二服，不過三日癒，後服補藥。《杏林摘要》

**氣噎不通**：雞嗉兩枚，連食以濕紙包，黃泥固，鍛存性，為末，入木香、沉香、丁香末各一錢，棗肉和丸梧子大，每服下三丸。

**噎食不下**：用生人膽一個，盛糯米令滿，入麝香少許，突上陰乾，一半青者，治膈；一半黑者，治噎。並為末，每服十五粒，膈用陳皮湯下。噎用通草湯下。俱出《普濟方》

**噎膈反胃**：諸藥不效，真阿魏一錢，野外乾人屎三錢，為末，五更以薑片蘸食，能起死人。乃趙玉淵（原作「囦」，古同淵）方也。《永類鈐方》

**膈氣不食**：天靈蓋七個，每個用黑豆四十九粒，層層隔封，水火升降，楊梅色，冷定取出，去豆不用，研末，每服一錢，溫酒下。《集效方》

**噎膈反胃**：秋石每用一錢，白湯下，妙。《醫方摘要》

**噎食**：取鵰鳥未生毛者，一對，用黃泥固濟，鍛存性，為末，每服一匙，以溫酒服。《壽域方》

## 反胃第十六

**翻胃吐食**：男婦皆治，白善土鍛赤，以米醋一升，淬之，再鍛再淬，醋乾為度，取一兩研，乾薑二錢半炮，為末，每服一錢，調下服，至一斤以上為妙。《千金翼方》

**反胃吐食**：蝟皮燒灰，酒服，或煮汁，或五味淹炙食。《普濟方》

**反胃轉食**：地龍糞一兩，木香三錢，大黃七錢，為末，每服五錢，無根水調服。忌煎煿酒醋、椒薑熱物，一二服，其效如神。邵真人《經驗方》

**反胃吐食**：灶中土年久者，為末，米飲服三袋，經驗。《百一選方》

**翻胃吐食**：樑上塵，黑驢尿調服之。《集簡方》

**反胃噦逆**：黑鉛化汁，以柳木（原作「椰水」，據《本草綱目》改）搥研成粉一兩，入米醋一升，砂鍋熬膏，入蒸餅末

少許，搗丸小豆大，每服一丸，薑湯下。《聖濟總錄》

**多年反胃**：不止，紫背鉛二兩，石亭脂二兩，鹽滷汁五兩，燒鉛以滷汁淬盡，與亭脂同炒，焰起挑於水上，焰止研勻，蒸餅和丸梧子大，每服二十丸，煎石蓮乾柿湯下。《聖濟總錄》

**反胃氣逆**：胃虛，鉛丹二兩，白礬二兩，生石亭脂半兩，以丹、礬研勻，入乾鍋內，以炭半稱鍛赤，更養一夜，出毒兩日，入石亭脂同研，粟米飯和丸綠豆大，每日米飲下十五丸。《聖濟總錄》

**脾疼反胃**：靈砂一兩，蚌粉一兩，同炒赤，丁香、胡椒各四十九粒，為末，自然薑汁煮，半夏粉糊丸梧子大，每薑湯下二十丸。《普濟方》

**反胃吐食**：雌黃一分，甘草生半分，為末，飯丸梧子大，以五葉草、糯米煎湯，每服四丸。《聖濟總錄》

**反胃吐食**：絕好赤石脂，為末，蜜丸梧子大，每空心薑湯下一二十丸，先以巴豆仁一枚，勿令破，以津吞之，後乃服藥。《聖惠方》

**反胃嘔吐**：白礬、硫黃各二兩，銚內燒過，入硃砂一分，為末，麵糊丸小豆大。每薑湯下十五丸。又方：白礬三兩，蒸餅丸梧子大，每空心，米飲服十五丸。《普濟方》

**反胃上氣**：食入即吐，茅根、蘆根各二兩，水四升，煮二升，頓服，得下良。《聖濟總錄》

**反胃噁心**：藥食不下，京三棱炮一兩半，丁香三分，為末，每服一錢，沸湯點服。《聖濟總錄》

**脾虛反胃**：白荳蔻、縮砂仁各二兩，丁香一兩，陳廩米一升，黃土炒焦，去土研細，薑汁和丸梧子大。每服百丸，薑湯下，名太倉丸。《濟生方》

**反胃嘔吐**：飲食入口即吐，困弱無力，垂死者，上黨人參三大兩，拍破，水一大升，煮取四合，熱服，日再服。兼以人參汁，入粟米、雞子白、薤白，煮粥與啖（原作「噉」，古同啖）。李直方司勳，於漢南患此，兩月餘，諸方不瘥，遂與此方，當時便定，後十餘日遂入京師，絳每與名醫論此藥，難可為儔也。李絳《兵部手集》

**血風反胃**：香白芷一兩，切片，瓦炒黃，為末，用豬血七片，沸湯泡七次，蘸末食之，日一次。《婦人良方》

**翻胃吐食**：白麵二斤半，蒸作大饅頭一個，頭上開口，剜空，將皀礬填滿，以新瓦圍住，鹽泥封固，挖土窯安放，文武火燒一日夜，取出研末，棗肉為丸梧子大，每服二十丸，空心酒、湯任下，忌酒色。《醫方摘要》

**反胃上氣**：蘆根、茅根各二兩，水四升，煮二升，分服。《千金方》

**反胃吐食**：火杴草（杴：ㄒㄧㄢ，同「鍁」，豨薟草）焙為末，蜜丸梧子大，每沸湯下五十丸。《百一選方》

**反胃吐食**：芥子末，酒服方寸匕，日三服。《千金方》

**久冷反胃**：《經驗方》用大附子一個，生薑一兩，剉細同煮，研如麵糊，每米飲化服一錢。

《衛生家寶方》用薑汁打糊，和附子末為丸，大黃為衣，每溫水服十丸。

《斗門方》用大附子一個，坐於磚上，四面著火漸逼，以生薑自然汁淬之，依前再逼，再淬，約薑汁盡半碗乃止，研末，每服一錢，粟米飲下，不過三服瘥。或以豬腰子切片，炙熟蘸食。

《方便集》用大附子一個，切下頭子，剜一竅，安丁香四十九個在內，仍合定線扎，入砂銚內，以薑汁浸過，文火熬乾，為末，每挑少許，置掌心舐吃，日十數次。忌毒物、生冷。

**反胃吐食**：馬雹兒，燈上燒存性一錢，入好棗肉，平胃散末二錢，酒服，食即可下。即野甜瓜，北方多有之。《丹溪纂要》

**虛寒反胃**：神麴六兩，麥蘗炒三兩，乾薑炮四兩，烏梅肉

焙四兩，為末，蜜丸梧子大，每服五十丸，米飲下，日三服。《和劑局方》

**反胃咳噫**：生薑四兩，搗爛，入蘭香葉一兩，椒末一錢，鹽和麵四兩，裹作燒餅，煨熟，空心吃，不過兩三度，效。反胃入甘蔗汁和之。《普濟方》

**反胃膈氣**：不下食者，太倉散，用倉米或白米，日西時以水微拌濕，自想日氣如在米中。次日曬乾，袋盛掛風處，每以一撮水煎，和汁飲之，即時便下。又方：陳倉米炊飯，焙研，每五兩入沉香末半兩，和勻，每米飲服二三錢。《普濟方》

**反胃吐食**：脾胃氣弱，食不消化，湯飲不下，用粟米半升，杵粉，水丸梧子大，七枚煮熟，入少鹽，空心和汁吞下。或云：納醋中吞之，得下便已。《食醫心鏡》

**反胃羸弱**：《兵部手集》用母薑二斤，搗汁作粥食。

《傳信適用方》用生薑切片，麻油煎過，為末，軟柿蘸末嚼咽。

**反胃吐食**：罌粟粥，用白罌粟米三合，人參末三大錢，生山芋五寸，細切，研，三物以水二升三合，煮取六合，入生薑汁及鹽花少許和勻，分服，不計早晚，亦不妨別服湯丸。《圖經本草》

**反胃吐痰**：柳樹蕈五七個，煎湯服，即癒。《活人心統》

**反胃噎疾**：蘿蔔蜜煎浸，細細嚼咽，良。《普濟方》

**反胃上氣**：白芥子末，酒服二錢。《普濟方》

**反胃吐食**：乾柿三枚，連蒂搗爛，酒服甚效。切勿以它藥雜之。

**反胃吐食**：棠梨葉，油炒去刺，為末。每旦酒服一錢。《山居四要》

**反胃吐食**：松節煎酒，細飲之。《肘後百一方》

**反胃關格**：氣噎不通，丁香、木香各一兩，每服四錢，水一盞半，煎一盞，先以黃泥做成碗，濾藥汁於內，食前服。此方，乃掾史吳安之傳於都事蓋耘夫有效，試之果然。土碗，取

其助脾也。《德生堂經驗方》

**反胃吐食**：戴原禮方：用胡椒醋浸，日乾，如此七次，為末，酒糊丸梧子大，每服三四十丸，醋湯下。

《聖惠方》用胡椒七錢半，煨薑一兩，水煎分二服。

《百一選方》用胡椒，半夏湯泡，各等分，為末，薑汁糊丸梧子大，每薑湯下三十丸。

**朝食暮吐**：丁香十五個研末，甘蔗汁、薑汁和丸，蓮子大。噙咽之。《摘玄方》

**反胃吐食**：吐出黑汁，治不癒者。用蓽澄茄末，米糊丸梧子大，每薑湯下三四十丸。日一服，癒後服平胃散三百帖。《永類鈐方》

**反胃轉食**：藥物不下，用大雪梨一個，以丁香十五粒，刺入梨內，以濕紙包四五層，煨熟食之。《聖濟總錄》

**反胃吐食**：真橘皮，以日照西壁土炒香，為末，每服二錢，生薑三片，棗肉一枚，水二鍾，煎一鍾，溫服。《直指方》

**反胃吐食**：《袖珍方》用母丁香一兩，為末，以鹽梅入搗和丸，芡子大，每噙一丸。

《聖惠方》用母丁香、神麴炒香各等分，為末，米飲服一錢。

**反胃吐食**：朝食暮吐，暮食朝吐，旋食旋吐，用甘蔗汁七升，生薑汁一升，和勻，日日細呷之。《梅師方》

**反胃吐食**：大棗一枚，去核，用斑蝥一枚，去頭翅，入在內煨熟，去蝥，空心食之，白湯下，良。

**反胃吐食**：石蓮肉為末，入少肉荳蔻末，米湯調服之。《直指方》

**反胃止瀉**：厚朴、薑汁炙焦黑，為末，以陳米飲調服二錢匕，日三服。《斗門方》

**反胃吐食**：千葉白槿花，陰乾為末，陳糯米湯，調送四五口，不轉，再服。《袖珍方》

**反胃吐食**：千捶花一枚，燒研，酒服。《衛生易簡方》

**反胃吐食**：用大鯉魚一頭，童便浸一夜，炮焦研末，同米煮粥食之。《壽域方》

**反胃吐食**：用黃蜆殼，並田螺殼，並取久在泥中者，各等分，炒成白灰，每一兩入白梅肉四個，搗和為丸，再入砂盒子內，蓋定泥固，鍛存性，研細末，每服二錢。用人參縮砂湯調下，不然，用陳米飲調服亦可。凡覺心腹脹痛，將發反胃，即以此藥治之。《肘後百一方》

**反胃膈氣**：地塘蟲，即壁虎也，七個，砂鍋炒焦，木香、人參、硃砂各一錢半，乳香一錢為末，蜜丸梧子大，每服七丸，木香湯下，早晚各一服。《丹溪摘玄》

**反胃嘔噎**：田螺洗淨，水養待吐泥，澄取曬半乾，丸梧子大，每服三十丸，火香湯下，爛殼研服亦可。《經驗方》

**反胃吐食**：用真正蛤粉，每服秤過二錢，搗生薑汁一盞，再入米醋同調送下。《急救良方》

**反胃吐食**：蠶繭十個，煮汁烹雞子三枚食之，以無灰酒下，日二服，神效。《惠濟方》（《本草綱目》作《普濟方》）

**反胃吐食**：用大鯽魚一尾，去腸留鱗，入綠礬末，令滿泥固，鍛存性，研末，每米飲服一錢，日二服。《本事方》

**反胃膈氣**：丁丹崖祖傳狗寶丸，用硫黃、水銀各一錢，同炒成金色，入狗寶二錢，為末，以雞卵一枚，去白留黃，和藥攪勻，紙封泥固，煻火煨半日，取出研細，每服五分，燒酒調服，不過三服見效。《楊氏頤真堂方》

**反胃吐食**：用烏雄雞一隻，治如食法，入胡荽子半斤在腹內，烹食二隻，癒。

**反胃吐食**：雞膍胵一具，燒存性，酒調服，男用雌，女用雄。《千金方》

**反胃嘔食**：羊糞五錢，童子小便一大盞，煎六分，去渣，分三服。《聖惠方》

**反胃吐食**：不拘丈夫、婦人、老少，遠年近日，用五靈脂末，黃犬膽汁和丸，龍眼大，每服一丸，好酒半盞磨化服。不過三服，即效。《本事方》

**一切反胃**：虎脂半斤切，清油一斤，瓦瓶浸一月，密封，勿令洩氣。每以油一兩，入無灰酒一盞，溫服，以瘥為度。油盡再添。《壽域方》

**虛冷反胃**：羊肉去脂作生，以蒜薤空腹食之，立效。《外台秘要》

**反胃吐食**：以烏骨雞一隻，與水飲四五日，勿與食，將五蒲蛇二條，竹刀切與食，待雞下糞，取陰乾，為末，水丸粟米大，每服一分，桃仁湯下，五七服即癒。《證治發明》

**噎膈反胃**：《醫學集成》用糯米末，以牛涎拌作小丸，煮熟食。

《世醫得效方》香牛飲，用牛涎一盞，入麝香少許，銀盞頓熱，先以帛緊束胃脘，令氣喘，解開乘熱飲之，仍以丁香汁入粥與食。

《普濟方》千轉丹，用牛涎、好蜜各半斤，木鱉仁三十個，研末，入銅器熬稠，每以兩匙和粥與食，日三服。

**反胃嘔吐**：水不能停，黑鉛、水銀各一錢，結砂、舶硫黃各五錢，官桂一錢，為末，每服六錢，一半米湯，一半自然薑汁，調作一處服。《聖濟總錄》

**嘔吐反胃**：大半夏湯，半夏三升，人參三兩，白蜜一升，水一斗二升和，揚之一百二十遍，煮取三升半，溫服一升，日再服。亦治膈間支飲。《金匱要略方》

## 嘔吐第十七

**服藥過劑**：卒嘔不已，飲新汲水一升。《肘後方》

**嘔吐陽厥**：卒死者，飲新汲水二升佳。《千金方》

**吐逆不止**：碧霞丹，用北黃丹四兩，米醋半升，煎乾，炭火三秤，就銚內鍛紅，冷定為末，粟米飯丸梧子大，每服七

丸，醋湯下。《集驗方》

**諸般吐逆**：用硫黃半兩，水銀一錢，研末，薑汁糊丸小豆大。三歲三丸，冷水下；大人三四十丸。鄭氏《小兒方》

**暴得吐逆**：不下食，生滑石末二錢匕，溫水服，仍以細麵半盞壓定。《本草衍義》

**人忽噁心**：多嚼白荳蔻子最佳。《肘後方》

**冷痰噁心**：蓽茇一兩，為末，食前用米湯服半錢。《聖惠方》

**食入即吐**：人參半夏湯，用人參一兩，半夏一兩五錢，生薑十片，水一斗，以勺揚二百四十遍，取三升，入白蜜三合，煮一升半，分服。張仲景《金匱玉函方》

**口吐清水**：乾蘄艾煎湯啜之。《怪病奇方》

**胃寒嘔惡**：不能腐熟水穀，食即嘔吐，人參、丁香、藿香各二錢半，橘皮五錢，生薑三片，水二盞，煎一盞，溫服。《拔萃方》

**乾嘔不息**：葛根，搗汁，服一升，瘥。《肘後方》

**支飲作嘔**：嘔家本渴，不渴者，心下有支飲也。或似喘不喘，似嘔不嘔，似噦不噦，心下憒憒，並宜小半夏湯。用半夏湯泡七次一升，生薑半升，水七升，煮一升五合，分服。張仲景《金匱要略方》

**嘔逆厥逆**：內有寒痰，半夏一升，洗滑焙研，小麥麵一升，水和作彈丸，水煮熟，初吞四五枚，日三服。稍增至十五枚，旋煮旋吞，覺病減，再作。忌羊肉、餳糖，乃許仁則方也。《外台秘要》

**中酒嘔逆**：赤小豆煮汁，徐徐飲之。《食鑑本草》

**食已即吐**：胸中有火也。大黃一兩，甘草二錢半，水一升，煮半升，溫服。張仲景《金匱玉函方》

**吐瀉不止**：四肢厥逆，虛風不省人事，服此則陽回，名回陽散。大南星為末，每服三錢，京棗三枚，水二鍾，煎八分，溫服。未省，再服。又方：醋調南星末，貼足心。《普濟方》

**吐逆酸水**：羊屎十枚，酒二合，煎一合，頓服，未定更服之。《兵部手集》

**乾嘔不息**：蔗汁溫服半升，日三次，入薑汁更佳。《肘後方》

**上氣嘔吐**：芥子末，蜜丸梧子大，井華水，寅時下七丸，申時再服。《千金方》

**噫吐酸漿**：漿水煎頭垢豆許，服一杯效。《普濟方》

**嘔吐不止**：生薑二兩，醋漿二合，銀器煎取四合，連滓呷之。又殺腹內長蟲。《食醫心鏡》

**嘔吐胸滿**：吳茱萸湯，用吳茱萸一升，棗十二枚，生薑一大兩，人參一兩，以水五升，煎三升，每服七合，日三服。仲景方

**嘔吐痰水**：白檳榔一顆，烘乾，橘皮二錢半，炙，為末，水一盞，煎半盞，溫服。《千金方》

**嘔逆不食**：訶子皮二兩，炒研，糊丸梧桐子大，空心湯服二十丸，日三服。《廣濟方》

**胃熱吐食**：清膈散，用蟬蛻五十個，去泥，滑石一兩，為末，每服二錢，水一盞，入蜜調服。《衛生家寶方》

**嘔逆不止**：不拘男女，連日粥飲，湯藥不能下者，即效。五靈脂治淨，為末，狗膽汁和丸，芡子大，每服一丸，煎生薑，酒磨化，猛口熱吞，不得漱口，急將溫粥少許壓之。《經驗方》

**食後喜嘔**：鹿角燒末二兩，人參一兩，為末，薑湯服方寸匕，日三服。《肘後方》

**嘔逆不止**：真火酒一杯，新汲井水一杯，和服甚妙。《集簡方》

**嘔逆不止**：𪎭仁杵，熬水研取汁，著少鹽吃，立效。李諫議常用，極妙。《外台秘要》

**胃冷嘔逆**：氣厥不通，母丁香三個，陳橘皮一塊，去白，焙，水煎熱服。《十便良方》

**痰壅嘔逆**：心胸滿悶，不下飲食。厚朴一兩，薑汁炙黃，為末，非時米飲調下二錢匕。《聖惠方》

**病後嘔逆**：天行病後，嘔逆，食即反出，用青羊肝作生淡食，不過三度，食不出矣。《外台秘要》

## 噦啘第十八

**虛寒嘔噦**：飲食不下，細辛去葉半兩，丁香二錢半，為末，每服一錢，柿蒂湯下。

**溫病冷啘**：因熱甚飲水，成暴令啘者，茅根切，枇杷葉拭去毛，炙香，各半斤，水四升，煎二升，去滓，稍稍飲之。龐安常《傷寒卒病論》

**卒啘不止**：香蘇濃煮，頓服三升，良。《千金方》

**嘔噦不止**：厥逆者，蘆根三斤切，水煮濃汁，頻飲二升，必效。若以童子小便，煮服不過三升癒。《肘後方》

**噦逆欲死**：半夏生薑主之，用半夏湯炮七次一升，生薑半升，水一升五合，分服。張仲景《金匱要略方》

**嘔噦眩悸**：穀不得下，半夏加茯苓湯，半夏一升，生薑半斤，茯苓三兩切，以水七升，煎一升半，分溫服之。《金匱要略方》

**傷寒乾啘**：半夏熟洗，研末，生薑湯服一錢匕。《梅師方》

**嘔啘不止**：白油麻一大合，清油半升，煎取三合，去麻溫服。《近效方》

**胃寒噦逆**：藿香半夏湯。用半夏湯泡，炒黃二兩，藿香葉一兩，丁香半兩，每服四錢，水一盞，薑七片，煎服。《和劑局方》

**嘔啘不止**：醋和麵作彈丸二三十枚，以沸湯煮熟，漉去，投漿水中，待溫吞三兩枚，噦定，即不用再吞，未定，至晚再吞。《兵部手集》

**心痞嘔噦**：生薑八兩，水三升，煮一升，半夏五合，洗，

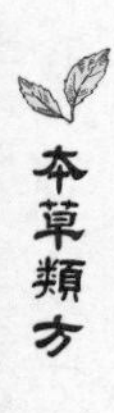

水五升，煮一升，取汁，同煮一升半，分再服。《千金方》

**卒啘不止**：粢米粉，井華水服之，良。《肘後方》

**噦逆不止**：石蓮肉六枚，炒赤黃色，研末，冷熱水半盞，和服便止。蘇頌《圖經本草》

**腎氣上噦**：腎氣自腹中起，上築於咽喉，逆氣連屬而不能出，或至數十聲，上下不得喘息，此由寒傷胃脘，腎虛氣逆，上乘於胃，與氣相併。《難經》謂之噦。《素問》云：病深者，其聲噦，宜服此方，如不止，灸期門、關元、腎俞穴，用吳茱萸醋炒熱，橘皮、附子去皮各一兩，為末，麵糊丸梧子大，每薑湯下七十丸。《孫氏仁存方》

**反胃嘔噦**：枇杷葉去毛炙、丁香各一兩，人參二兩，每服三錢，水一盞，薑三片，煎服。《聖惠方》

**反胃嘔噦**：乾棗葉一兩，藿香半兩，丁香二錢半，每服二錢，薑三片，水一盞，煎服。《聖惠方》

## 呃逆第十九

**咳逆打呃**：硫黃燒煙，嗅之立止。《醫方摘要》

**噫不下食**：取崖蜜含，微微嚥下。《廣利方》

**暴逆上氣**：嚼薑兩三片，屢效。《本草衍義》

**乾嘔厥逆**：頻嚼生薑，嘔家聖藥也。

**咳逆不止**：《濟生》柿蒂散，治咳逆胸滿。用柿蒂、丁香各二錢，生薑五片，水煎服，或為末，白湯點服。潔古加人參一錢，治虛人咳逆。

《三因方》加高良薑、甘草各等分。

《衛生寶鑑》加青皮、陳皮。

《衛生易簡方》加半夏、生薑。

**呃噫不止**：川椒四兩，炒研，麵糊丸梧子大，每服十丸，醋湯下，神效。邵以正《經驗方》

**諸氣呃噫**：橘皮二兩，去瓤，水一升，煎五合，頓服，或加枳殼，尤良。《孫尚藥方》

**胃冷久呃**：沉香、紫蘇、白荳蔻仁各一錢，為末，每柿蒂湯服五七分。吳球《活人心統》

**呃逆不止**：荔枝七個，連皮核燒存性，為末，白湯調下，立止。楊拱《醫方摘要》

**陰證呃逆**：乳香，同硫黃燒煙嗅之。《傷寒蘊要》

**傷寒呃逆**：丁香一兩，乾柿蒂焙一兩，為末，每服一錢，煎人參湯下。《簡要濟眾方》

**呃逆不止**：黃蠟燒煙，薰二三次，即止。《醫方摘要》

## 霍亂第二十

**霍亂吐瀉**：勿食熱物，飲冷水一碗，仍以水一盆浸兩足，立止。《救急良方》

**乾霍亂病**：不吐不利，脹痛欲死，地漿三五盞，服即癒。大忌米湯。《千金方》

**霍亂吐下**：酸漿水，煎乾薑屑呷之。《兵部手集》

**絞腸痧痛**：欲死者，用馬糞煮汁飲之，立癒。《經驗方》

**霍亂煩悶**：向陽壁土，煮汁服。《聖濟總錄》

**絞腸痧痛**：陰陽腹痛，手足冷，但身上有紅點，以燈草醮油點火，焠於點上。《濟急方》

**霍亂吐下**：鍋底墨煤半錢，灶（原作「皂」，據《本草綱目》改）額上墨半錢，百沸湯一盞，急攪數千下，以碗覆之，通口服，一二口立止。《經驗方》

**霍亂吐利**：屋下倒掛塵，滾湯泡，澄清服，即止。《衛生易簡方》

**霍亂煩渴**：蓼子一兩，香薷二兩。每服二錢，水煎服。《聖濟總錄》

**霍亂不通**：脹悶欲死，因傷飽取涼者，用雄雀糞二十一粒，研末，溫酒服，未效，再服。《聖濟總錄》

**霍亂困篤**：童女月經衣和血燒灰，酒服方寸匕，百方不瘥者用之。《千金方》

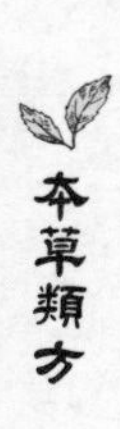

**乾霍亂病**：脹滿煩躁，亂髮一團燒灰，鹽湯二升和服，取吐。《十便良方》

**霍亂吐逆**：不問虛實冷熱，二氣散，一名青金丹。用水銀、硫黃各等分，研不見星，每服一字至半錢，生薑湯調下。《小兒藥證直訣》

**霍亂煩滿**：氣逆腹脹，手足厥冷，不灰木、陽起石鍛、阿魏各半兩，巴豆去心，杏仁去皮，各二十五個，為末，粟飯丸櫻桃大，穿一孔，每服一丸，燈上燒煙盡，研末，薑湯下，以利為度。《聖濟總錄》

**乾霍亂病**：千年石灰、砂糖，水調服二錢，或淡醋湯亦可，名落盞湯。《摘玄方》

**冷熱霍亂**：分利陰陽，玄精石、半夏各一兩，硫黃三錢，為末，麵糊丸梧子大，每米飲服三十丸。《指南方》

**霍亂腹痛**：炒鹽一包，熨其心腹，令氣透，又以一包熨其背。《救急方》

**絞腸痧痛**：童子小便服之，即止。《聖惠方》

**霍亂吐瀉**：硫黃一兩，胡椒五錢，為末，黃蠟一兩，化丸皂子大，每涼水下一丸。《聖惠方》

**霍亂吐瀉**：垂死者，服之回生。用藿香葉、陳皮各半兩，水二盞，煎一盞，溫服。《百一選方》

**霍亂吐瀉**：枯白礬末一錢，百沸湯調下。《華佗危病方》

**霍亂吐利**：肉荳蔻為末，薑湯服一錢。《普濟方》

**霍亂嘔甚**：火炙高良薑，令焦香，每用五兩，以酒一升，煮三四沸，頓服，亦治腹痛中惡。《外台秘要》

**霍亂腹痛**：高良薑一兩，剉，以水三大盞，煎二盞半，去滓，入粳米一合，煮粥食之，便止。《聖惠方》

**霍亂煩渴**：草荳蔻、黃連各一錢半，烏豆五十粒，生薑三片，水煎服之。《聖濟總錄》

**霍亂成痢**：劉寄奴草，煎汁飲。《聖濟總錄》

**霍亂嘔惡**：人參二兩，水一盞半，煎汁一盞，入雞子白一

枚，再煎，溫服。一加丁香。《衛生家寶方》

**霍亂腹滿**：未得吐下，用生蘇搗汁飲之佳。乾蘇煮汁亦可。《肘後方》

**絞腸痧痛**：馬藍根葉，細嚼咽汁，立安。《壽域方》

**霍亂煩悶**：人參五錢，桂心半錢，水二盞，煎服。《聖惠方》

**霍亂困篤**：雞蘇三兩，水二升，煎一升，分三服。《聖惠方》

**霍亂吐瀉**：煩躁不止，人參二兩，橘皮三兩，生薑一兩，水六升，煮三升，分三服。《聖濟總錄》

**霍亂吐利**：扁竹入豉汁中，下五味煮羹食。《食醫心鏡》

**霍亂吐下**：不止，以艾一把，水三升，煮一升，頓服。《外台秘要》

**霍亂脹痛**：蘆根一升，生薑一升，橘皮五兩，水八升，煎三升，分服。《聖惠方》

**霍亂煩渴**：蘆葉一握，水煎服。又方：蘆葉五錢，糯米二錢半，竹茹一錢，水煎，入薑汁、蜜各半合，煎兩沸，時時呷之。《聖惠方》

**霍亂煩悶**：蘆根三錢，麥門冬一錢，水煎服。《千金方》

**霍亂腹脹**：半夏、肉桂各等分，為末，水服方寸匕。《肘後方》

**乾霍亂病**：心腹脹痛，蘆蓬茸一把，水煮濃汁，每服一升。《小品方》

**絞腸痧痛**：蕎麥麵一撮，炒黃，水烹服。《簡便方》

**霍亂吐瀉**：不止，附子重七錢者，泡去皮臍，為末，每服四錢，水二盞，鹽半錢，煎一盞，溫服立止。孫兆《秘寶方》

**霍亂吐利**：扁豆、香薷各一升，水六升，煮一升，分服。《千金方》

**霍亂心煩**：蘆根炙一兩半，水萍焙，人參、枇杷葉炙，各一兩，每服五錢，入薤白四寸，酒煎，溫服。《聖惠方》

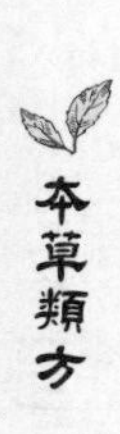

**霍亂吐瀉**：煩渴欲絕，用糯米二合，研粉，入水二盞，研汁，和淡竹瀝一合，頓服。《普濟方》

**霍亂吐利**：鹽醋煎服甚良。《如宜方》

**霍亂吐利**：綠豆粉，白糖各二兩，新汲水調服，即癒。《生生篇》

**霍亂脹痛**：生菖蒲剉四兩，水和搗汁，分溫四服。《聖惠方》

**霍亂脹痛**：大豆生研，水服方寸匕。《普濟方》

**霍亂脹痛**：蕪菁子，水煮汁飲之。《集簡方》

**霍亂吐利**：防己、白芷等分，為末，新汲水服二錢。《聖惠方》

**霍亂腹脹**：不得吐下，用生薑一斤，水七升，煮二升，分三服。《肘後方》

**霍亂乾嘔**：以薤一虎口，以水三升，煮取一半，頓服。不過三作，即已。《韋宙獨行方》

**霍亂吐利**：梨枝煮汁飲。《聖惠方》

**霍亂吐瀉**：芥子搗細，水和敷臍上。《聖濟總錄》

**霍亂吐利**：豌豆三合，香菜，即香薷三兩，為末，水三盞，煎一盞，分二服。《聖惠方》

**霍亂大渴**：能殺人，以黃倉米三升，水一斗，煮汁澄清飲，良。《永類鈐方》

**霍亂煩脹**：未得吐下，以好苦酒三升飲之。《千金方》

**霍亂腹痛**：桃葉三升切，水五升，煮一升，分二服。《外台秘要》

**乾濕霍亂**：轉筋，用大蒜搗塗足心，立癒。《永類鈐方》

**霍亂煩躁**：黃粱米粉半升，水升半，和攪，如白粉，頓服。《外台秘要》

**霍亂吐利**：山豆根末，橘皮湯下，三錢。

**霍亂欲死**：生薑五兩，牛兒屎一升，水四升，煎二升，分再服，即止。《梅師方》

**霍亂吐利**：鹽梅煎湯，細細飲之。《如宜方》

**霍亂脹滿**：不得吐下，名乾霍亂，小蒜一升，水三升，煮一升，頓服。《肘後方》

**中惡霍亂**：海桐皮煮汁服之。《聖濟總錄》

**霍亂大渴**：不止，多飲則殺人，黃粱米五升，水一斗煮三升，稍稍飲之。《肘後方》（與前「霍亂大渴」類同，方始自不同）

**霍亂吐利**：生藕搗汁服。《聖惠方》

**乾霍亂病**：心腹脹痛，不吐不利，煩悶欲死，用檳榔末五錢，童子小便半盞，水一盞，煎服。《聖濟總錄》

**霍亂吐瀉**：不拘男女，但有一點胃氣存者，服之再生。廣陳皮，去白五錢，真藿香五錢，水二盞，煎一盞，時時溫服。出《百一選方》。

《聖惠方》用陳橘皮末二錢，湯點服，不省者，灌之。仍燒磚澆醋，布裹磚，安心熨之，便活。

**霍亂煩渴**：不止，糯米三合，水五升，蜜一合，研汁分服，或煮汁服。《楊氏產乳》

**乾霍亂痛**：不吐不下，丁香十四枚，研末，以沸湯一升和之，頓服，不瘥，更作。孫思邈《千金方》

**霍亂吐利**：孫真人，用胡椒三十粒，以飲吞之。《直指方》用胡椒四十九粒，綠豆一百四十九粒，研勻，木瓜湯服一錢。

**霍亂煩悶**：茶末一錢，煎水調，乾薑末一錢，服之，即安。《聖濟總錄》

**霍亂腹痛**：木瓜五錢，桑葉三片，棗肉一枚，水煎服。《聖惠方》

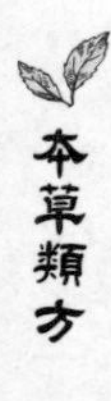


**霍亂煩渴**：藕汁一鍾，薑汁半鍾，和勻飲。《聖濟總錄》

**霍亂吐瀉**：出路在家應急方，用路旁破草鞋，去兩頭，洗三四次，水煎湯一碗，滾服之，即癒。《事海文山》

**乾霍亂病**：心腹脹痛，不吐不利，欲死。巴豆一枚，去皮心，熱水研服，得吐利，即定也。

**霍亂吐利**：偷本人頭穢（原作「繪」，古通假字），以百沸湯泡汁，服一呷，勿令知之。《集玄方》

**霍亂腹痛**：厚朴湯，用厚朴炙四兩，桂心二兩，枳實五枚，生薑二兩，水六升，煎取二升，分二服，此陶隱君方也。唐石泉公王方慶《廣南方》云：此方不惟治霍亂，諸病皆治。《聖惠方》用厚朴、薑汁炙，研末，新汲水服二錢，如神。

**中惡霍亂**：麝香一錢，醋半盞調服。《聖惠方》

**霍亂煩悶**：槐葉、桑葉各一錢，炙甘草三分，水煎服之。《聖惠方》

**絞腸痧痛**：用母豬生兒時拋下糞，日乾為末，以白湯調服。

**伏暑霍亂**：傷冷、吐利、煩渴。水浸丹用巴豆二十個，去皮、心及油，黃丹炒研一兩二錢半，化黃蠟和丸，綠豆大，每服五七丸，水浸少頃，別以新汲水吞下。《和劑局方》

**風痰霍亂**：食不消，大便澀。訶子三枚，取皮為末，和酒頓服，三五次妙。《外台秘要》

**霍亂厥逆**：服烏牛尿二升。《千金方》

**霍亂吐利**：蠟一彈丸，熱酒一升，化服即止。《肘後方》

**霍亂乾嘔**：不止，吳茱萸泡炒，乾薑炮，各等分，水煎服之。《聖濟總錄》

**霍亂吐利**：不止，用烏牛齝草一團，人參、生薑各三兩，甜漿水一升半，煮汁五合服。《劉涓子鬼遺方》

**霍亂吐下**：不止，四肢逆冷。《外台秘要》用黃牛屎半升，水二升，煮三四沸，服半升，止。

《聖惠方》用烏牛糞絞汁一合，以百日兒乳汁一合和，溫服。

## 泄瀉第二十一

**水泄不化**：日夜不止，白堊（ㄜˋ，色土也）鍛，乾薑

炮，各一兩，楮葉生研二兩，為末，糊丸綠豆大，每米湯下二十丸。《普濟方》

**水瀉腹鳴**：如雷，有火者，石膏火鍛，倉米飯和丸梧子大，黃丹為衣，米飲下二十丸，不二服，效。《李樓怪病奇方》

**大腸寒滑**：小便精出，赤石脂、乾薑各一兩，胡椒半兩，為末，醋糊丸梧子大，每空心，米飲下五七十丸。有人病此，熱藥服至一斗二升，不效，或教服此，終四劑而癒。《本草衍義》

**大腸冷滑**：不止，鐘乳粉一兩，肉荳蔻煨半兩，為末，煮棗肉丸梧子大，每服七十丸，空心米飲下。《濟生方》

**水瀉不止**：風化石灰一兩，白茯苓三兩，為末，糊丸梧子大，每服二三十丸，空心，米飲下，絕妙。《集玄方》

**伏暑泄瀉**：玉華丹，白礬鍛為末，醋糊為丸，量大小，用木瓜湯下。《經驗方》

**老人泄瀉**：乾膏一兩，薑湯泡化，代飯。《簡便方》

**老人泄瀉**：不止，枯白礬一兩，訶子煨七錢半，為末，米飲服二錢，取癒。《聖惠方》

**泄瀉下痢**：白龍丹，用明礬枯過，為末，飛羅麵醋打糊丸梧子大，每服二三十丸。白痢，薑湯下；赤痢，甘草湯下；泄瀉，米湯下。《經驗方》

**冷勞瀉痢**：食少，諸藥不效，白礬三兩燒，羊肝一具去脂，釅醋三升煮爛，擂泥和丸梧子大，每服二十丸，米飲下，早夜各一服。《普濟方》

**元臟久冷**：腹痛虛泄，裡急。玉粉丹，用生硫黃五兩，青鹽一兩，細研，以蒸餅丸綠豆大，每服五丸，空心熱酒下，以食壓之。《經驗方》

**暴泄引飲**：秦艽二兩，甘草炙半兩，每服三錢，水煎服。《聖惠方》

**元臟冷泄**：腹痛虛極，硫黃一兩，黃蠟化丸梧子大，每服

五丸，新汲水下。一加青鹽二錢，蒸餅和丸，酒下。《普濟方》

**冷勞腸泄**：不止，神效太乙丹，禹餘糧四兩，火鍛醋淬，烏頭一兩，冷水浸一夜，去皮、臍，焙為末，醋糊丸梧子大，每食前溫水下五丸。《聖惠方》

**氣虛暴泄**：日夜三二十行，腹痛不止，夏月路行，備急最妙。朝真丹，用硫黃二兩，枯礬半兩，研細，水浸蒸餅，丸梧子大，硃砂為衣，每服十五丸至二十丸，溫水下，或鹽湯任下。孫尚藥《秘寶方》

**水泄脾泄**：神聖香薑散，宣連一兩，生薑四兩，同以文火炒，至薑脆，各自揀出，為末。水泄，用薑末；脾泄，用連末，每服二錢，空心白湯下。甚者，不過二服。亦治痢疾。《博濟方》

**中寒水瀉**：乾薑炮，研末，粥飲服二錢，即效。《千金方》

**脾積食泄**：用黃連二兩，為末，大蒜搗和丸梧子大，每服五十丸，白湯下。《活人心統》

**老小滑瀉**：白朮半斤，黃土炒過，山藥四兩炒，為末，飯丸，量人大小，米湯服，或加人參三錢。《集簡方》

**老人常瀉**：白朮二兩，黃土拌蒸，焙乾，去土。蒼朮五錢，泔浸炒，茯苓一兩，為末，米糊丸梧子大，每米湯下七八十丸。《簡便方》

**濕瀉暑瀉**：白朮、車前子各等分，炒為末，白湯下二三錢。《簡便方》

**泄瀉暴痢**：大蒜搗，貼兩足心，亦可貼臍中。《千金方》

**脾虛泄瀉**：白朮五錢，白芍藥一兩，冬月用肉荳蔻煨，為末，米飯丸梧子大，每米飲下五十丸，日二服。《丹溪心法》

**久泄滑腸**：白朮炒、茯苓各一兩，糯米炒二兩，為末，棗肉拌食，或丸服之。《簡便方》

**寒濕泄瀉**：小便清者，以頭燒酒飲之，即止。

**脾洩氣痢**：肉荳蔻一顆，米醋調麵裹煨，令焦黃，和麵研末，更以鐺子炒，研末一兩，相和，又以陳倉米炒焦，為末，和勻，每以二錢煎作飲，調前二味三錢，旦暮各一服，便瘥。《傳信方》

**老人虛瀉**：肉荳蔻三錢，面裹煨熟，去面研，乳香一兩，為末，陳米粉糊丸，梧子大，每服五七十丸，米飲下。此乃常州侯教授所傳方。《瑞竹堂經驗方》

**久泄不止**：肉荳蔻煨一兩，木香二錢半，為末，棗肉和丸，米飲服四五十丸。又方：肉荳蔻煨一兩，熟附子七錢，為末，糊丸，米飲服四五十丸。又方：肉荳蔻煨，罌粟殼炙各等分，為末，醋糊丸，米飲服四五十丸。並《百一選方》

**暴泄身冷**：自汗，甚則欲嘔，小便清，脈微弱，宜已寒丸治之。蓽茇、肉桂各二錢半，高良薑、乾薑各三錢半，為末，糊丸梧子大，每服二三十丸，薑湯下。《和劑局方》

**脾虛瀉痢**：青粱米半升，神麴一合，日日煮粥食，即癒。《壽親養老書》

**暑月暴泄**：壯脾溫胃，飲食所傷。麴朮丸，用神麴炒，蒼朮，米泔浸一夜，焙等分，為末，糊丸梧子大，每服三五十丸，米飲下。《和劑局方》

**脾腎虛瀉**：二神丸，用補骨脂炒半斤，肉荳蔻生用四兩，為末。肥棗肉，研膏，和丸梧子大，每空心米飲服五七十丸。《本事方》加木香二兩，名三神丸。

**冷勞瀉痢**：漏蘆一兩，艾葉炒四兩，為末，米醋三升，入藥末一半，同熬成膏，入後末和丸梧子大，每溫水下三十丸。《聖濟總錄》

**脾濕水瀉**：注下，困弱無力，水穀不化，腹痛甚者，蒼朮二兩，白芍藥一兩，黃芩半兩，淡桂二錢，每服一兩，水一盞半，煎一盞，溫服，脈弦頭微痛，去芍藥，加防風二兩。《保命集》

**暴泄不止**：陳艾一把，生薑一塊，水煎熱服。《生生篇》

**驟然水瀉**：日夜不止，欲死，不拘男婦，用五月五日採麻葉陰乾，為末，每服二錢，冷水調下，勿吃熱物，令人悶倒，只吃冷物，小兒半錢。《楊子健護命方》

**風寒泄瀉**：火枕（古同「鍁」，《本草綱目》豨薟草，一名火枕。）丸治風氣行於腸胃，泄瀉。火枕草為末，醋糊丸梧子大，每服三十丸，白湯下。《聖濟總錄》

**水瀉日久**：青州乾棗十個，去核，入莨菪子，填滿紮定，燒存性，每粟米飲服一錢。《聖惠方》

**水瀉不止**：木鱉仁五個，母丁香五個，麝香一分，研末，米湯調作膏，納臍中貼之，外以膏藥護住。《吳旻扶壽精方》

**冷氣洞泄**：生用烏頭一兩，木香半兩，為末，醋調丸梧子大，每陳皮湯下二十丸。《本事方》

**水泄久痢**：川烏頭二枚，一生用，一以黑豆半合約煮熟，研丸綠豆大。每服五丸，黃連湯下。《普濟方》

**臟寒脾泄**：及老人中氣不足，久泄不止，肉荳蔻二兩，煨熟，大附子，去皮臍一兩五錢，為末，粥丸梧子大，每服八十丸，蓮肉煎湯下。

《十便良方》治脾胃虛冷，大腸滑泄，米穀不化乏力，用大附子十兩，連皮同大棗二斤，於石器內，以水煮一日，常令水過兩指，取出每個切作三片，再同煮半日，削去皮，切焙，為末，別以棗肉和丸梧子大，每空心，米飲服三四十丸。

**老人虛泄**：不禁熟附子一兩，赤石脂一兩，為末，醋糊丸梧子大，米飲下五十丸。《楊氏家藏方》

**水瀉寒痢**：大草烏一兩，以一半生研，一半燒灰，醋糊和丸綠豆大，每服七丸，井華水下。忌生、冷、魚、肉。《十便良方》

**濕熱虛泄**：山藥、蒼朮各等分，飯丸米飲服，大人、小兒皆宜。《經驗方》

**瀉痢不固**：白麵一斤，炒焦黃，每日空心溫水服一二匙。《飲膳正要》

**一切瀉痢**：白扁豆花正開者，擇淨勿洗，以滾湯淪過，和小豬脊肉一條，蔥一根，胡椒七粒，醬汁拌勻，就以淪豆花汁和麵，包作小餛飩，炙熟食之。《必用食治方》

**暴泄不止**：神麴炒二兩，吳茱萸湯泡，炒，半兩為末，醋糊丸梧子大，每服五十丸，米飲下。《百一選方》

**五更腎泄**：凡人，每至五更即溏泄一二次，經年不止者，名曰腎泄。蓋陰盛而然，脾惡濕，濕則濡而困，困則不能治水，水性下流，則腎水不足，用五味子以強腎水，養五臟；吳茱萸以除脾濕，則泄自止矣。五味子去梗二兩，茱萸湯泡七次五錢，同炒香，為末，每旦陳米飲服二錢。許叔微《本事方》

**水泄不止**：罌粟殼一枚，去蒂膜，烏梅肉、大棗肉各十枚，水一盞，煎七分，溫服。《經驗方》

**暑毒瀉痢**：《時珍發明》，按洪邁《夷堅志》云：虞雍公允文感暑痢，連月不瘥。忽夢至一處，見一人如仙官，庭之坐，壁間有藥方，其辭云：暑毒在脾，濕氣連腳，不泄則痢，不痢則瘧，獨煉雄黃，蒸餅和藥，別作治療，醫家大錯。公依方用雄黃，水飛九度，竹筒盛蒸七次，研末蒸餅和丸梧子大，每甘草湯下七丸，日三服，果癒。

**久瀉虛痢**：腹痛者，榼子丸治之，榼子、肉荳蔻各一兩，陳米飲下五十丸，日三服。《普濟方》

**瀉痢口渴**：烏梅煎湯，日飲代茶。《扶壽精方》水瀉奶（原作「妳」，據《本草綱目》改）疳：椒一分，去目，碾末，酥調，少少塗腦上，日三度。《姚和仲延齡方》

**老小泄瀉**：小兒水瀉及人年五十以上患瀉，用椒二兩，醋二升，煮醋盡慢火焙乾，碾末瓷器貯之，每服二錢匕，酒及米飲下。譚氏方

**夏月濕瀉**：川椒炒取紅，肉荳蔻煨，各一兩，為末，粳米飯丸梧桐子大。每量人米飲服百丸。

**餐瀉不化**：及久痢小椒一兩炒，蒼朮二兩土炒，碾末，醋糊丸梧桐子大，每米飲服五十丸。《普濟方》

**夏月冷瀉**：及霍亂用胡椒碾末，飯丸梧子大，每米飲下四十丸。《衛生易簡方》

**脾泄腸滑**：石蓮肉炒，為末，每服二錢，陳倉米調下，便覺思食甚妙，加入香連丸尤好。丹溪方

**久瀉不止**：黑神散，用酸石榴一個，鍛煙盡，出火毒一夜，研末，仍以酸石榴一塊，煎湯服，神效無比。《普濟方》

**夏月水瀉**：不止，巴豆一粒，針頭燒存性，化蠟和作一丸，倒流水下。《世醫得效方》

**暑月水瀉**：五倍子末，飯丸黃豆大，每服二十丸，荷葉煎水下，即時見效。《余居士選奇方》

**泄瀉不止**：白龍骨、白石蠟各等分，為末，水丸梧子大，紫蘇木瓜湯下，量大人、小兒用。《全幼心鑑》

**下痢水泄**：吳茱萸泡炒，黃連炒，各二錢，水煎服，未止再服。《聖惠方》

**臟寒泄瀉**：體倦食減，用豬大臟一條，去脂洗淨，以吳茱萸末填滿，縛定蒸熟，搗丸梧子大，每服五十丸，米飲下。《奇效良方》

**脾虛滑瀉**：烏骨母雞一隻，治淨，用荳蔻一兩，草果二枚，燒存性，摻入雞腹內，紮定煮熟，空心食之。

**水泄多時**：羚羊角一枚，白礬末填滿，燒存性，為末，每新汲水服二錢。《聖惠方》

**水瀉不止**：用豶（同「豮」，閹割過的豬）豬肚一枚，入蒜煮爛，搗膏丸梧子大，每米飲服三十丸。丁必卿云：予次日五更必水瀉一次，百藥不效，用此方，入平胃散末三兩，丸服，遂安。《普濟方》

**久泄不止**：豬腎一個，批開，摻骨碎補末，煨熟食之，神效。《集簡方》

**臟寒泄瀉**：倦怠減食，吳茱萸湯泡過，炒，豬臟半條，去脂洗淨，裝滿紮定，文火煮熟，搗丸梧子大，每服五十丸，米飲下，日二服。《普濟方》

**或瀉或止**：久而不癒。二聖丸用黃連、黃柏末各一兩，以豬膽煮熟，和丸如綠豆大，量兒大小，每米飲服之。《總微論》

**多年脾泄**：老人多此，謂之水土同化。吳茱萸三錢泡過，入水煎汁，入鹽少許，通口服。蓋茱萸能暖膀胱水道，既清大腸，自固他藥，雖熱不能分解清濁也。《孫氏仁存方》

**伏熱吐瀉**：陰陽丸，用硫黃半兩，水銀一錢，研末，薑汁糊丸小豆大，三歲三丸，冷水下，大人三四十丸。《鄭氏小兒方》

## 痢疾第二十二

**赤白下痢**：薑墨丸，用乾薑、好墨各五兩，為末，醋漿和丸梧子大，每服三四十丸，米飲下，日夜六七服癒。《肘後方》

**挾熱下痢**：膿血，灶突中墨、黃連各一兩，為末，每酒下二錢，日二服。《聖惠方》

**暴作瀉痢**：百草霜末，米飲調二錢。《續十全方》

**赤白久痢**：積年不癒，飲調雲母粉方寸匕，服二服，立見神效。《千金方》

**一切痢下**：初起，一服如神，名鐵刷丸，百草霜三錢，金墨一錢，半夏七分，巴豆煮十四粒，研勻，黃蠟三錢，同香油化開，和成劑，量大小，每服三五丸，或四五十丸，薑湯下。《潛江方》

**赤白痢下**：黃丹炒紫、黃連炒各等分，為末，以糊丸麻子大，每服五十丸，生薑甘草湯下。《普濟方》

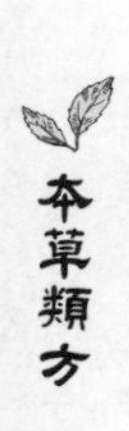

**泄瀉下痢**：赤白，用棗肉搗爛，入黃丹、白礬各皂子大，粳米飯一團，和丸彈子大，鐵線穿於燈上，燒過為末，米飲服之。《摘玄方》

**虛寒下痢**：腸滑不禁，針砂七錢半，官桂一錢，枯礬一錢，為末，以涼水調攤臍上下，縛之，當覺大熱，以水潤（原

作「任」，據《本草綱目》改）之，可用三四次，名玉胞肚。《孫氏仁存方》

**赤白下痢**：密陀僧三兩，燒黃色，研粉，每服一錢，醋茶下，日三服。《聖惠方》

**下痢肛痛**：不可忍者，熬鹽包坐熨之。《肘後方》

**血痢腹痛**：膩粉五錢，定粉三錢，同研，水浸，蒸餅心少許，和丸綠豆大，每服七丸，或十丸，艾一枝，水一盞，煎湯下。《秘寶方》

**赤痢不止**：胡桃仁、枳殼各七個，皂角不蛀者一挺。新瓦上燒存性，研為細末，分作八服，每臨臥時一服，二更一服，五更一服，芥末茶下。《聖濟總錄》

**久泄久痢**：白石脂、乾薑各等分，研，百沸湯和麵，為稀糊搜之，並手丸梧子大，每米飲下三十丸。《斗門方》

**老人氣痢虛冷**：赤石脂五兩水飛，白麵六兩，水煮熟，入蔥醬作臛，空心食三四次，即癒。《壽親養老書》

**冷痢腹痛**：下白凍如魚腦，桃花丸，赤石脂鍛、乾薑炮各等分，為末，蒸餅和丸，量大小服，日三服。《和劑局方》

**痢後脫肛**：赤石脂、伏龍肝為末，敷之。一加白礬。《小兒藥證直訣》

**赤白下痢**：赤石脂末，飲服一錢。《普濟方》

**血痢十年**：石灰三升，熬黃水一斗，投之澄清，一服一升，日三服。崔知悌方

**一切積痢**：砒霜、黃丹各等分，蠟和收旋丸綠豆大，每米飲下三丸。《普濟方》

**氣痢不止**：巴石丸，取白礬一大斤，以炭火淨地燒，令汁盡，其色如雪，謂之巴石。取一兩研末，熟豬肝作丸梧子大，空腹，量人加減，水牛肝更佳。如素食人，以蒸餅為丸，或云：白礬中青黑者，名巴石。劉禹錫《傳信方》

**休息下痢**：經一二年不瘥，羸瘦衰弱，砒霜成塊者，為末，黃蠟，各半兩，化蠟入砒，以柳條攪，焦則換，至七條，

取起收之，每旋丸梧子大，冷水送下。小兒，黍米大。《和劑局方》

**赤白痢下**：白礬飛過，為末，好醋、飛羅麵為丸梧子大。赤痢，甘草湯；白痢，乾薑湯下。《生生方》

**一切積痢**：靈砂丹，用硇砂、硃砂各二錢半，為末，用黃蠟半兩，巴豆仁三七粒，去膜，同入石器內，重湯煮一伏時，候豆紫色為度，去二七粒止，將一七粒同二砂研勻，溶蠟和收，每旋丸綠豆大，或三丸、五丸，淡薑湯下。《本事方》

**血痢不止**：白鹽紙包，燒研，調粥吃三四次，即止也。《救急方》

**積熱下痢**：柴胡、黃芩各等分，半酒半水，煎七分，浸冷，空心服之。《濟急方》

**熱痢腹痛**：胡黃連末，飯丸梧子大，每米湯下三十丸。《鮮於樞鉤玄》

**血痢不止**：胡黃連、烏梅肉、灶下土各等分，為末，蠟茶清下。《普濟方》

**血痢不止**：木賊五錢，水煎溫服，一日一服。《聖惠方》

**下痢虛寒**：硫黃半兩，蓖麻仁七個，為末，填臍中，以衣隔，熱湯熨之，止乃已。《孫氏仁存方》

**協熱下痢**：赤白，用硫黃、蛤粉各等分，為末，糊丸梧子大，每服十五丸，米飲下。《指南方》

**紫參湯**：治痢下，紫參半斤，水五升，煎二升，入甘草二兩，煎取半升，分三服。張仲景《金匱玉函》

**血痢不止**：苦參炒焦，為末，水丸梧子大，每服十五丸，米飲下。《孫氏仁存方》

**赤痢血痢**：三七三錢，研末，米泔水調服，即癒。《集簡方》

**噤口痢疾**：蕎麥麵，每服二錢，砂糖水調下。《坦仙方》

**濕痢腸風**：《百一選方》變通丸，治赤白下痢，日夜無度，及腸風下血，用川黃連去毛、吳茱萸湯泡過各二兩，同炒香，揀出各為末，粟米飯和丸梧子大，各收，每服三十丸。赤痢，甘草湯下黃連丸。白痢，薑湯下茱萸丸。赤白痢，各用十五丸，米湯下。此乃浙西河山純老方，救人甚效。

《和劑局方》戊己丸，治脾胃受濕，下痢腹痛，米穀不化，用二味加白芍藥同炒研，蒸餅和丸服。

**熱毒血痢**：宣黃連一兩，水二升，煮取半升，露一宿，空腹熱服，少臥將息，一二日即止。《千金方》

**赤白暴痢**：如鵝鴨肝者，痛不可忍。用黃連、黃芩各一兩，水二升，煎一升，分三次熱服。《經驗方》

**五痔八痢**：四治黃連丸，用連珠黃連一斤，分作四分，一分用酒浸炒，一分用自然薑汁炒，一分用吳茱萸湯浸炒，一分用益智仁同炒，去益智，研末，白芍藥酒煮，切焙四兩，使君子仁焙四兩，廣木香二兩，為末，蒸餅和丸綠豆大，每服三十丸，米飲食前下，日三服，忌豬肉、冷水。《韓氏醫通》

**治痢香連丸**：李絳《兵部手集》治赤白諸痢，裡急後重，腹痛，用宣黃連、青木香等分，擣篩，白蜜丸梧子大，每服二三十丸，空腹飲下，日再服，其效如神。久冷者，以煨蒜擣和丸之。不拘大人嬰孺皆效。

《衛生易簡方》黃連茱萸炒過四兩，木香面煨一兩，粟米飯丸。錢仲陽香連丸，治小兒冷熱痢，加煨熟訶子肉。又治小兒瀉痢，加煨熟肉荳蔻。又治小兒氣虛瀉痢腹痛，加白附子尖。劉河間治久痢，加龍骨。朱丹溪治噤口痢，加石蓮肉。王氏治痢湯，加烏梅肉，以阿膠化和為丸。

**赤白下痢**：蔥白一握，細切，和米煮粥，日日食之。《食醫心鏡》

**血痢不止**：鳳尾草根，即貫眾五錢，煎酒服。陳解元吉言所傳。《集簡方》

**休息久痢**：白豆腐醋煎，食之，即癒。《普濟方》

**冷熱諸痢**：胡洽九盞湯，治下痢，不問冷熱、赤白，穀滯休息久下，悉主之。黃連長三寸，三十枝（《本草綱目》作

「枚」），重一兩半，龍骨如棋子大四枚，重一兩，大附子一枚，乾薑一兩半，膠一兩半，細切，以水五合，著銅器中，去火三寸煎沸，便取下，坐土上，沸止，又上水五合，如此九上九下。納諸藥入水內，再煎沸，輒取下，沸止又上，九上九下，度可得一升，頓服即止，妙。《圖經本草》

**血痢不止**：薄荷葉煎湯，常服。《普濟方》

**諸痢脾泄**：臟毒下血，雅州黃連半斤，去毛切，裝肥豬大腸內，紮定，入砂鍋中，以水酒煮爛，取連焙研末，搗腸和丸梧子大。每服百丸，米湯下，極效。《直指方》

**下痢腹痛**：赤白痢下，令人下部疼重，故名重下，日夜數十行，臍腹絞痛，以黃連一斤，酒五升，煮取一升半，分再服，當止絞痛也。《肘後方》

**熱痢不止**：車前葉搗汁，入蜜一合煎，溫服。《聖惠方》

**赤痢久下**：累治不瘥。黃連一兩，雞子白和為餅，炙紫為末，以漿水三升，慢火煎成膏，每服半合，溫米飲下。一方：只以雞子白和丸服。《勝金方》

**傷寒下痢**：不能食者，黃連一斤，烏梅二十枚，去核，炙燥，為末，蠟一棋子大，蜜一升，合煎，和丸梧子大，一服二十丸，日三服。又方：黃連二兩，熟艾如鴨子大一團，水三升，煮取一升，頓服立止。並《肘後方》

**氣痢後重**：裡急或下泄。杜壬方薑連散，用宣連一兩，乾薑半兩，各為末收，每用連一錢，薑半錢，和勻，空心溫酒下，或米飲下，神妙。《濟生方》秘傳香連丸，用黃連四兩，木香二兩，生薑四兩（原缺後二字，據《本草綱目》補），以薑鋪砂鍋底，次鋪連，上鋪香，新汲水三碗，煮焙研，醋調倉米糊為丸，如常，日服五次。

**血痢產痢**：冬葵子為末，每服二錢，入臘茶一錢，沸湯調服，日三服。《聖惠方》

**赤白久痢**：並無寒熱，只日久不止，用黃連四十九個，鹽梅七個，入新瓶內燒煙盡，熱研，每服二錢，鹽米湯下。楊子

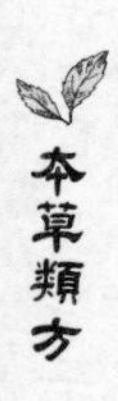

建《護命方》

**下痢口渴**：引飲無度，麥門冬去心三兩，烏梅肉二十個，細剉，以水一升，煮取七合，細細呷之。《必效方》

**熱毒赤痢**：黃連二兩切，瓦焙令焦，當歸一兩，焙為末，入麝香少許，每服二錢，陳米飲下。佛智和尚在閩，以此濟人。《本事方》

**下痢咽腫**：春夏病，此宜用白頭翁、黃連各一兩，木香二兩，水五升，煎一升半，分三服。《聖惠方》

**白頭翁湯**：治熱痢下重，用白頭翁二兩，黃連、黃柏、秦皮各三兩，水七升，煮二升，每服一升，不癒更服。婦人產後痢虛極者，加甘草、阿膠各二兩。仲景《金匱玉函方》

**赤白下痢**：骨立者，地榆一斤，水三升，煮一升半，去滓再煎，如稠餳，絞濾，空腹服三合，日再服。崔元亮《海上方》

**赤白痢下**：崔宣州衍所傳方，用甘草一尺，炙，劈破，以淡漿水蘸，（《本草綱目》後有「三二度，又以慢火炙之，後用生薑去皮半兩，二味以漿」）水一升半，煎取八合，服之立效。《梅師方》用甘草一兩炙，肉荳蔻七個，煨剉，以水三升，煎一升，分服。

**一切下痢**：不拘丈夫、婦人、小兒。木香一塊，方圓一寸，黃連半兩，二味用水半升，同煎乾，去黃連，薄切木香，焙乾為末，分作三服，第一服橘皮湯下，二服陳米飲下，三服甘草湯下。此乃李景純所傳。有一婦人久痢將死，夢中觀音授此方，服之而癒也。孫兆《秘寶方》

**冷痢腹痛**：不能食者，肉荳蔻一兩，去皮，醋和麵裹煨，搗末，每服一錢，粥飲調下。《聖惠方》

**久痢不止**：當歸二兩，吳茱萸一兩，同炒香，去萸不用，為末，蜜丸梧子大，每服三十丸，米飲下，名勝金丸。《普濟方》

**冷滑下痢**：不禁虛羸，用縮砂仁熬為末，以羊子肝薄切摻之，瓦上焙乾，為末，入乾薑末等分，飯丸梧子大，每服四十丸，白湯下，日二服。又方：縮砂仁、炮附子、乾薑、厚朴、陳橘皮各等分，為末，飯丸梧子大，每服四十丸，米飲下，日二服。並《藥性論》

**赤白下痢**：龍牙草五錢，陳茶一撮，水煎神效。《醫方摘要》

**飧瀉久痢**：椒朮丸，用蒼朮二兩，角椒一兩，為末，醋糊丸梧子大，每服二十丸，食前溫水下，惡痢久者加桂。《保命集》

**水瀉久痢**：補骨脂炒一兩，罌粟殼炙四兩，為末，煉蜜丸彈子大，每服一丸，薑、棗同水煎服。《百一選方》

**老人虛痢**：不止，不能飲食，上黨人參一兩，鹿角去皮，炒研五錢，為末，每服方寸匕，米湯調下，日三服。《十便良方》

**下痢噤口**：獨將軍草根，有珠如豆者，取珠搗汁三匙，以白酒半杯和服。

**下痢噤口**：人參、蓮肉各三錢，以井華水二盞，煎一盞，細細呷之，或加薑汁，炒黃連三錢。《經驗良方》

**冷痢厥逆**：六脈沉細，人參、大附子各一兩半，每服半兩，生薑十片，丁香十五粒，粳米一撮，水二盞，煎七分，空心溫服。《經驗方》

**血痢不止**：地膚子五兩，地榆、黃芩各一兩，為末，每服方寸匕，溫水調下。《聖惠方》

**五色諸痢**：返魂丹，用零陵香草去根，以鹽酒浸半月，炒乾，每兩入廣木香一錢半，為末。裡急腹痛者，用冷水服一錢半，通了三四次，用熱米湯服一錢半，止痢。只忌生梨一味。《集簡方》

**下痢赤白**：藍姑草，即淡竹葉菜，煎湯日服之。《活幼全書》

**赤白下痢**：雞冠花煎酒服，赤用紅，白用白。《集簡方》

**積熱瀉痢**：冬瓜葉嫩心，托麵煎餅食之。《海上方》

**赤白雜痢**：困重者，益母草日乾，陳鹽梅燒存性，等分為末，每服三錢，白痢乾薑湯下，赤痢甘草湯下，名二靈散。《衛生家寶方》

**下痢腹痛**：華老年五十餘，病下痢腹痛，垂死已備棺木。予用此藥三錢，米飲服之，痛即減十之五，調理而安，即延胡索末三錢，溫酒調下。蓋延胡索味苦，微辛，氣溫入手足太陰、厥陰四經，能行血中氣滯，氣中血滯，故專治一身上下諸痛，用之中的，妙不可言，活血化氣，第一品藥也。《時珍發明》

**赤白下痢**：蒼耳草不拘多少，洗淨，用水煮爛去滓，入蜜，用武火熬成膏，每服一二匙，白湯下。《醫方摘玄》

**老小白痢**：艾薑丸，用陳北艾四兩，乾薑三兩，為末，醋煮倉米，糊丸梧子大，每服七十丸，空心米飲下，甚有奇效。《永類鈐方》

**熱病下痢**：困篤者，大青湯。用大青四兩，甘草、赤石脂各三兩，膠二兩，豉八合，水一斗，煮三升，分三服，不過二劑，瘥。《肘後方》

**諸痢久下**：艾葉、陳皮各等分，煎湯服之，亦可為末，酒煮爛飯和丸，每鹽湯下二三十丸。《聖濟總錄》

**赤白下痢**：腹痛，腸滑後重，大黃煨半兩，莨菪子炒黑一撮，為末，每服一錢，米飲下。《普濟方》

**冷疳痢下**：莨菪子為末，臘豬脂和丸，綿裹棗許，導下部，因痢出，更納新者，不過三度，瘥。孟詵《必效方》

**諸痢初起**：大黃煨熟、當歸各二三錢，壯人各一兩，水煎服，取利或加檳榔。《集簡方》

**痢下腸蠱**：凡痢下，應先白後赤，若先赤後白為陽蠱，牛膝二兩，搗碎，以酒一升，漬一宿，每服一兩杯，日三服。《肘後方》

**赤白痢下**：五月五日採青蒿、艾葉各等分，同豆豉搗作

餅，日乾，名蒿豉丹（原作「日」，據《本草綱目》改），每用一餅，以水一盞半煎服。《聖濟總錄》

**水痢百病**：張文仲《備急方》用馬藺子，以六月六日麵熬各等分，為末，空心，米飲服方寸匕，如無六月六日麵，常麵亦可，牛骨灰亦可。又方：馬藺子、乾薑、黃連各等分，為散，熟湯服二方寸匕，入腹即斷也。冷、熱皆治。常用神效，不得輕之。忌豬肉、冷水。

**赤白下痢**：陰陽交滯，不問赤白，劉寄奴、烏梅、白薑各等分，水煎服。赤加梅，白加薑。《如宜方》

**久痢不止**：變種種痢，兼脫肛。莨菪丸，用莨菪子一升，淘去浮者，煮令芽出，曬乾炒黃黑色，青州棗一升，去皮核，釅醋二升，同煮搗膏，丸梧子大，每服二十丸，食前米飲下。《聖惠方》

**痢疾噤口**：木鱉仁六個，研泥分作二分，用麵燒餅一個，切作兩半，只用半餅作一竅，納藥在內，乘熱覆在病患臍上，一時再換半個熱餅，其痢即止，遂思飲食。邵真人《經驗方》

**久痢休息**：熟附子半兩，研末，雞子白二枚，搗和丸梧子大，傾入沸湯煮數沸，漉出，作兩服，米飲下。《聖濟總錄》

**熱痢裡急**：大黃一兩，浸酒半日，煎服取利。《集簡方》

**瀉痢注下**：三神丸，治清濁不分，泄瀉注下，或赤或白，腹臍刺痛，裡急後重，用草烏頭三個，去皮尖，以一個火炮，一個醋煮，一個燒灰，為末，醋糊丸綠豆大，每服二十丸，水瀉，流水下。赤痢，甘草湯下。白痢，薑湯下。忌魚腥、生、冷。《和劑局方》

**久痢赤白**：獨聖丸，用川烏頭一個，灰火燒煙欲盡，取出地上，盞蓋良久，研末，酒化蠟丸，如大麻子大，每服三丸。赤痢，黃連、甘草、黑豆煎湯，放冷吞下。白痢，甘草、黑豆煎湯，冷吞。如瀉及肚痛，以水吞下。並空心服之。忌熱物。《經驗後方》

**下痢噤口**：山藥半生半炒，為末，每服二錢，米飲下。

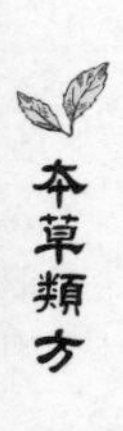

《衛生易簡方》

**赤痢不止**：薤同黃柏煮汁服之。陳藏器方

**下痢赤白**：金剛根、臘茶各等分，為末，白梅肉擣丸芡子大，每服五七丸，小兒三丸。白痢，甘草湯下。赤痢，烏梅湯下。《衛生易簡方》

**久痢五色**：大熟瓜蔞一個，鍛存性，出火毒，為末，作一服，溫酒服之。胡大卿一仆，患痢半年，杭州一道人傳此而癒。《本事方》

**冷痢不止**：生薑煨，研為末，共乾薑末等分，以醋和麵作餛飩，先以水煮，又以清飲煮過，停冷吞二七枚，以粥送下，日一度。孟詵《食療本草》

**酒痢腸風**：黑散子，治風入臟，或食毒積熱，大便鮮血疼痛，肛出，或久患酒痢，木饅頭燒存性，棕櫚皮燒存性，烏梅去核，粉草炙，各等分，為末，每服二錢，水一盞，煎服。《和劑局方》

**血痢下血**：木耳炒研五錢，酒服即可，亦用井華水服，或以水煮鹽、醋食之，以汁送下。《普濟方》

**下痢噤口**：糯穀一升，炒出白花，去殼，用薑汁拌濕，再炒，為末，每服一匙，湯下，三服即止。《經驗良方》

**下痢赤白**：治營衛氣虛，風邪襲入腸胃之間，便痢赤白，臍腹㽲痛，裡急後重，煩渴脹滿，不進飲食，用乾薑蒸餅，蜜拌炒二兩，御米殼，蜜炒四兩，為末，煉蜜丸芡子大，每服一丸，水一盞，煎化熱服。《傳信適用妙方》

**水穀痢疾**：韭葉作羹、粥、炸炒，任食之，良。《食醫心鏡》

**濕熱瀉痢**：丹溪青六丸，用六一散，加炒紅麴五錢，為末，蒸餅和丸梧子大，每服五七十丸，白湯下，日三服。《丹溪心法》

**赤白痢下**：鴉片、木香、黃連、白朮各一分，研末，飯丸小豆大，壯者一分，老幼半分，空心米飲下，忌酸物、生冷、

油膩、茶、酒、麵，無不止者。口渴，略飲米湯。一方：罌粟花未開時，外有兩片青葉包之，花開即落，收取為末，每米飲服一錢，神效。赤痢，用紅花者；白痢，用白花者。

**傷寒暴痢**：《藥性論》曰：以豉一升，薤白一握，水三升煮，薤熟納豉，更煮色黑，去豉，分為二服。

**赤痢不止**：以大麻子水研，濾汁煮綠豆食之極效，粥食亦可。《必效方》

**久痢不止**：罌粟殼醋炙為末，蜜丸彈子大，每服一丸，水一盞，薑三片，煎八分，溫服。又方：罌粟殼十兩，去膜分作三分，一分醋炒；一分蜜炒；一分生用。並為末，蜜丸芡子大，每服三十丸，米湯下。

《集要》百中散，用罌粟殼蜜炙，厚朴薑製，各四兩，為細末，每服一錢，米飲下，忌生冷。

**下痢噤口**：蘿蔔搗汁一小盞，蜜一盞，水一盞，同煎，早一服，午一服，日晡米飲吞阿膠丸百粒。如無蘿蔔，以子擂汁亦可。一方：加枯礬七分，同煎。一方：只用蘿蔔菜煎湯，日日飲之。

《普濟方》用蘿蔔片，不拘新舊，染蜜噙之，咽汁，味淡再換，覺思食，以肉煮粥與食，不可過多。

**血痢不止**：《必效方》用麻子仁汁煮綠豆，空心食，極效。《外台秘要》

**瀉痢赤白**：罌粟子炒，罌粟殼炙，各等分為末，煉蜜丸梧子大，每服三十丸，米飲下，有人經驗。《百一選方》

**久痢久瀉**：陳石榴皮酢者，焙研細末，每服二錢，米飲下，患二三年，或二三月，百方不效，服之便止，不可輕忽之也。《普濟方》

**血痢不止**：地錦草曬研，每服二錢，空心米飲下。《乾坤生意》

**下痢噤口**：及小兒瀉痢，用大蒜搗，貼兩足心，貼臍中亦可。《千金方》

**赤白下痢**：山豆根末蜜丸梧子大，每服二十丸，空腹白湯下，三服自止。《備急方》

**酒痢便血**：腹痛，或如魚腦五色者，乾絲瓜一枚，連皮燒研，空心酒服二錢。一方：煨食之，俗名魚鰦是也。《經驗良方》

**赤痢熱躁**：粳米半升，水研取汁，入油瓷瓶中，蠟紙封口，沉井底一夜，平旦服之。吳內翰家乳母病此，服之有效。《普濟方》

**新久瀉痢**：乾木耳一兩炒，鹿角膠二錢半炒，為末，每服三錢，溫酒調下，日二服。《御藥院方》

**寒痢白色**：炒麵，每以方寸匕入粥中食之，能療日瀉百行，師不救者。《外台秘要》

**熱毒血痢**：忍冬藤濃煎飲。《聖惠方》

**熱痢便血**：罌粟殼醋炙一兩，陳皮半兩，為末，每服三錢，烏梅湯下。《普濟方》

**赤痢臍痛**：黑豆、茱萸子二件，搓摩，吞嚥之，良。《經驗方》

**久痢成疳**：葛勒蔓（纏繞草本，莖、枝、葉柄均具倒鈎刺。《釋名》稱葎草，味甘、苦、寒。主治淋證、久痢、瘧疾等症）末，以管吹入肛門中，不過數次，如神。

**血痢不止**：用豉、大蒜各等分。杵丸梧子大。每服三十丸，鹽湯下。《博濟方》

**赤白痢下**：薤白一握，同水煮粥，日食之。《食醫心鏡》

**痢及瀉血**：胡荽子一合，炒搗末，每服二錢。赤痢，砂糖水下。白痢，薑湯下（原脫下，據《本草綱目》補）。瀉血，白湯下，日二服。《普濟方》

**久痢不止**：茄根燒灰、石榴皮各等分，為末，以砂糖水服之。《簡便單方》

**赤白下痢**：用酢榴根東生者一握，久乾，水二大盞，濃煎一盞，服之。《斗門方》

**血痢不止**：乾薑燒黑存性，放冷為末，每服一錢，米飲下，神妙。《姚氏集驗方》

**血痢如刺**：《藥性論》曰：以豉一升，水漬相淹，煎兩沸，絞汁頓服，不瘥再作。

**五色痢疾**：蝟皮燒灰，酒服二錢。《壽域方》

**赤痢不止**：秫米一把，鯽魚酢二臠，薤白一虎口，煮粥食之。《普濟方》

**水穀痢疾**：小豆一合，熔蠟三兩，頓服取效。《必效方》

**久痢**：阿芙蓉小豆許，空心溫水化下，日一服，忌蔥、蒜、漿水，若渴，飲蜜水解之。

**寒痢青色**：乾薑切，大豆大，每米飲服六七枚，日三夜一，累用得效。《肘後方》

**赤白痢下**：水穀不消，以面熬粟米粥，服方寸匕，日四五服。《肘後方》

**下痢赤白**：荷葉燒研，每服二錢，紅痢蜜湯下；白痢砂糖湯下。

**水痢不止**：大豆一升炒，白朮半兩，為末，每服三錢，米飲下。《指南方》

**下痢不止**：楊梅燒研，每米飲服二錢，日二服。《普濟方》

**水痢百起**：六月六日麴炒黃、馬藺子各等分，為末，米飲服方寸匕，無馬藺子，用牛骨灰代之。《普濟方》

**血痢不止**：地榆曬研為末。每服二錢，摻在羊血上，炙熟食之，以捻頭煎湯送下。或以地榆煮葉，熬如飴狀，一服三合，捻頭湯化下。

**熱毒下痢**：蒲根二兩，粟米二合，水煎服，日二次。《聖濟總錄》

**臟毒赤白**：地錦草洗，曝乾為末，米飲服一錢，立止。《經驗方》

**血痢不止**：日夜百餘行者，橡實二兩，楮葉炙一兩，縮砂

仁半兩，共為末，每服一錢，食前，烏梅湯調下。《聖惠方》

**裡急後重：**不蛀皂莢子，米糠炒過，枳殼，各等分，為末，飯丸梧子大，每米飲下三十丸。《普濟方》

**赤白久痢：**不拘大人、小兒，用新槲皮一斤，去裡皮，切，以水一斗，煎取五升，去滓，煎膏，和酒服。

**赤痢腹痛：**《直指方》用陳白梅、同真茶蜜水各半，煎飲之。

《聖惠方》用烏梅肉、炒黃連各四兩，為末，日三服。

**久痢不止：**腸垢已出。《肘後方》用烏梅二十個，水一盞，煎六分，食前分二服。

《袖珍方》用烏梅肉、白梅肉各七個，搗爛，入乳香末少許，杵丸梧桐子大，每服二三十丸，茶湯下，日三服。

**下痢噤口：**砂糖半斤，烏梅一個，水二碗，煎一碗，時時飲下。《摘玄方》

**便痢膿血：**烏梅一兩，去核燒過，為末，每服二錢，米飲下，立止。《聖濟總錄》

**赤白痢：**荔枝殼，橡斗殼炒，石榴皮炒，甘草炙，各等分，每以半兩，水一盞半，煎七分，溫服，日二服。《普濟方》

**腸滑久痢：**黑神散，用酸石榴一個，鍛煙盡，出火毒一夜，研末，仍以酸石榴一塊，煎湯，服神效無比。《普濟方》

**久冷下痢：**或不痢，腰腹若冷，用蜀椒三升，酢漬一宿，面三升，同椒一升，拌作粥食，不過三升，瘥。《千金方》

**水痢不止：**林檎半熟者，十枚，水二升，煎一升，併林檎食之。《食醫心鏡》

**大腸冷痢：**牸牛角鰓燒灰，飲服二錢，日二次。

**赤白痢下：**腹痛，食不消化者。《食療本草》用酸石榴皮炙黃，為末，棗肉或粟米飯和丸，梧子大，每空腹飲服三十丸，日三服，以知為度。如覺寒滑加附子，赤石脂各一倍。

《肘後方》用皮燒存性，為末，每米飲服方寸匕，日三服，效乃止。

**血痢瀉血**：烏藥燒存性，研，陳米飯丸梧子大，每米飲下三十丸。《普濟方》

**赤白重下**：葛氏用豆豉熬小焦，搗服一合，日三服，或炒焦，以水浸汁服亦瘥。

**水穀下利**：日夜百餘行者，橡實二兩，楮葉炙一兩，為末，每服一錢，食前烏梅湯調下。《聖惠方》

**赤白下痢**：胡椒、綠豆各一歲一粒，為末，糊丸梧子大，紅用生薑，白用米湯下。《集簡方》

**腸滑久痢**：神妙無比也。用石榴一個，劈破，炭火簇燒存性，出火毒，為末，每服一錢，別以酸石榴一瓣，水一盞煎湯，調服。《經驗方》

**久痢不止**：槲白皮，薑汁炙五度，一兩，乾薑炮半兩，為末，每服二錢，米飲酒下。《聖濟總錄》

**痢血五色**：或膿，或水，冷熱不調，酸石榴五枚，連子搗汁二升，每服三合，神妙。《聖濟總錄》

**血痢不止**：荷葉蒂，水煮汁服之。《普濟方》

**熱毒下痢**：孟詵曰：赤白下痢，以好茶一斤，炙搗末，濃煎一二盞服。久患痢者，亦宜服之。

《直指方》用臘茶，赤痢，以蜜水煎服。白痢，以黃連皮，自然薑汁同水煎服，二三服即癒。

《經驗良方》用臘茶二錢，湯點七分，入麻油，一蜆殼和服，須臾，腹痛，大下即止，一少年用之有效。一方：臘茶末，以白梅肉和丸。一方：建茶合醋，煎熱服即止。

**下痢不止**：諸藥不效，服此三服，宿垢去盡，即變黃色，屢驗。皂莢子，瓦焙為末，米糊丸梧子大，每服四五丸，陳茶下。《醫方摘要》

**久痢噤口**：石蓮肉炒為末，每服二錢，陳倉米調下，便覺，思食甚妙，加入香連丸尤妙。《丹溪心法》

**熱瀉下痢**：五倍子一兩，枯礬五錢，為末，糊丸梧子大，

每服五十丸，米湯送下。《鄧筆峰雜興》

**三十年痢**：赤松上蒼皮一斗，為末，麵粥和服一升，日三服，不過一斗，救人。《聖惠方》

**下痢赤白**：午日午時，取完好荸薺洗淨，拭乾，勿令損破於瓶內，入好燒酒浸之，黃泥密封，收貯遇有患者，取二枚細嚼，空心，用厚酒送下。《唐瑤經驗方》

**氣痢不止**：寒食一百五日，採木蓼暴乾，用時為末，粥飲服一錢。《聖惠方》

**下痢清血**：腹中刺痛，椿根白皮洗，刮曬，研，醋糊丸梧子大，每空心米飲下三四十丸，一加蒼朮，枳殼減半。《經驗方》

**血痢不止**：白紙三張，裹鹽一匙，燒赤、研末，分三服，米飯下。《聖惠方》

**下痢噤口**：肥皂莢一枚，以鹽實其內，燒存性為末，以少許入白米粥內食之，即效。《乾坤生意》

**血痢下血**：臘月日未出時，取背陰地北引樗根皮，東流水洗淨，掛風處陰乾，為末，每服二兩，入寒食麵一兩，新汲水丸梧子大，陰乾，每服三十丸，水煮滾傾出，溫水送下，忌見日，則無效，名如神丸。《普濟方》

**傷風下痢**：風傷久不已，而下痢膿血，日數十度，用皂莢刺，枳實麩炒，槐花生用，各半兩，為末，煉蜜丸梧子大，每服三十丸，米湯下，日二服。《袖珍方》

**老少瘴痢**：日夜百餘者，取於楮葉三兩，熬搗為末，每服方寸匕，烏梅湯下，日再服。取羊肉裹末納肛中，痢出即止。《楊炎南行方》

**順氣止痢**：枳殼炒二兩四錢，甘草六錢，為末，每沸湯服二錢。《嬰童百問》

**水穀痢下**：棕櫚皮燒研，水服方寸匕。《近效方》

**一切瀉痢**：脈浮洪者，多日難已；脈微小者，服之立止，名勝金膏。巴豆皮，楮葉同燒存性，研，化蠟丸綠豆大，每甘

草湯下五丸。《宣明方》

**赤白痢**：五六年者，荊瀝，每日服五合。《外台秘要》

**熱毒血痢**：梔子十四枚，去皮搗末，蜜丸梧子大，每三丸，日三服，大效。亦可水煎服。《肘後方》

**休息痢疾**：日夜無度，腥臭不可近，臍腹撮痛，《東垣脾胃論》用椿根白皮、訶子各半兩，母丁香三十個，為末，醋糊丸梧子大，每服五十丸，米飲下。《唐瑤經驗方》用椿根白皮，東南行者，長流水內漂三日，去黃皮，焙為末，每一兩，加木香兩錢，粳米飯為丸，每服一錢二分，空服米飲下。

**氣痢赤白**：巴豆一兩，去皮心，熬研，以熱豬肝丸綠豆大，空心米飯下三四丸，量人用，此乃鄭獬侍御所傳方也。《經驗方》

**血痢連年**：秦皮、鼠尾草、薔薇根各等分，以水煎取汁，銅器重釜，煎成丸如梧子大，每服五六丸，日二服，消增以知為度，亦可煎飲。《千金方》

**下痢水穀**：久不瘥者，厚朴三兩，黃連三兩，水三升，煎一升，空心細服。《梅師方》

**水瀉下痢**：訶子炮三分，肉荳蔻一分，為末，米飲每服二錢。《聖惠方》

**久痢不止**：嚴緊絕妙方，罌粟殼醋炒、金櫻花葉子各等分，為末，蜜丸芡子大，每服五七丸，陳皮煎湯化下。《普濟方》

**髒毒下痢**：赤白，用香椿洗，刮去皮，日乾為末，飲下一錢，立效。《經驗方》

**滑痢不止**：用五倍子，醋炒七次，為末，米湯送下。

**赤白下痢**：訶子十二個，六生六煨，去核，焙為末。赤痢，生甘草湯下。白痢，炙甘草湯下，不過再服。《濟急方》

**血痢不止**：沒石子一兩，為末，飯丸小豆大，每食前米飯下，五十丸。《普濟方》

**脾泄久痢**：五倍子炒半斤，倉米炒一升，白丁香、細辛、

木香各三錢，花椒五錢，為末，每服一錢，蜜湯下，日二服，忌生冷、魚肉。《集靈方》

**飱泄滑痢**：五倍子一兩，半生半燒，為末，糊丸梧子大，每服二十丸。紅痢，燒酒下。白痢，水酒下。水泄，米湯下。《集靈方》用五倍子末，每米飲服一錢。

**水穀下痢**：日夜百餘行者，橡實二兩，楮葉炙一兩，為末，每服一錢，食前烏梅湯調下。《聖惠方》

**下痢轉白**：訶子三個，二炮一生，為末，沸湯調服。水痢加甘草末一錢。《普濟方》

**赤痢不止**：文蛤炒研末，水浸烏梅肉，和丸梧子大，每服七十丸，烏梅湯下。

**積滯瀉痢**：腹痛裡急，杏仁去皮尖，巴豆去皮心，各四十九個，同燒存性，研泥溶蠟，和丸綠豆大，每服二三丸，煎大黃湯下，間日一服，一加百草霜三錢。《宣明方》

**下痢裡急**：穿山甲、蛤粉各等分，同炒研末，每服一錢空心，溫酒下。《普濟方》

**赤痢臍痛**：茱萸合黑豆湯吞下。《千金方》

**久痢噤口**：病勢欲死，用金絲鯉魚尾，重一二斤者，如常治淨，用鹽、醬、蔥，必入胡椒末三四錢，煮熟，置病人前嗅之，欲吃隨意，連湯食一飽，病即除根，屢治有效。《楊拱醫方摘要》

**仲景調氣飲**：治赤白痢，小腹痛不可忍，下重，或面青手足俱變者，用黃蠟三錢，阿膠三錢，同溶化入黃連末五錢，攪均分三次，熱服神效。《金匱要略方》

**血痢內熱**：海蛤末，蜜水調服二錢，日二服。《傳信方》

**千金膠蠟湯**：治熱痢及婦人產後下痢，用蠟二棋子大，阿膠二錢，當歸二錢半，黃連三錢，黃柏一錢，陳廩米半升，水三盅，煮米至一升，去米入藥，煎至一盅，溫服神效。《千金方》

**久痢休息**：不止者，龍骨四兩，打碎，水五升，煮取二升

半，分五服冷飲，仍以米飲和丸，每服十丸。《肘後方》

**赤白下痢**：《和劑局方》戊己丸，治脾胃受濕下痢，腹痛，米穀不化。用吳茱萸、黃連、白芍藥各一兩，同炒為末，蒸餅丸梧子大，每服二三丸，米飲下。

《百一選方》變通丸治赤白痢，日夜無度，及腸風下血，用川黃連二兩，吳茱萸二兩，湯泡七次，同炒香揀出，各自為末，粟米飯丸梧子大，另收，每服三十丸。赤痢，甘草湯下黃連丸。白痢，乾薑湯下茱萸丸。赤白痢，各用十五丸，米湯下。此乃浙西河山，純老以傳蘇韜光者，救人甚效。

《鄧筆峰雜興》二色丸，治痢及水泄腸風，用吳茱萸二兩，黃連二兩，同炒香，各自為末，以百草霜二兩同黃連作丸，以白芍藥末二兩，同吳茱萸作丸，各用飯丸梧子大，各收每服五十丸。赤痢，烏梅湯下連霜丸。白痢，米飯下茱芍丸。赤白痢，各半服之。

**赤白下痢**：黑牛散，治赤白痢、噤口痢及泄瀉。用黑牛兒，即蜣螂，一名鐵甲將軍，燒研，每服半錢，或一錢，燒酒調服。小兒以黃酒服，立效。《李延壽方》

**水穀下痢**：及每至立秋前後，即患痢兼腰痛，取樗根一大兩，檮篩以後，好麵捻作餛飩，如皂子大，水煮熟，每日空心服十枚，並無禁忌，神良。《傳信方》

**噤口痢疾**：用大田螺二枚，搗爛，入麝香三分，作餅，烘熱貼臍間，半日，熱氣下行，即思食矣，甚效。丹溪方

**熱痢不止**：鯽魚鮓二臠切，秫米一把，薤白一虎口，切，合煮粥食之。《聖惠方》

**氣痢水瀉**：訶子十枚，麵裹塘火煨熟，去核，研末，粥飲頓服亦可，飯丸服，一加木香。又長服方：訶子、陳橘皮、厚朴各三兩，搗篩，蜜丸大如梧子，每服二三十丸，白湯下。《圖經本草》

**痢及瀉血**：烏龜肉，以砂糖水拌椒，和炙煮食之。多度即癒。《普濟方》

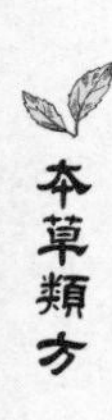

**酒痢下血**：百藥煎、五倍子、陳槐花各等分，焙研末，酒糊丸梧子大，每服五十丸，米飲送下。《本事方》

**赤白下痢**：臘月，狗膽一百枚，每枚入黑豆充滿，麝香少許，每服一枚，赤以甘草湯，白以乾薑湯送下。《奇效良方》

**赤白痢疾**：黃連阿膠丸，治腸胃氣虛，冷熱不調，下痢赤白，裡急後重，腹痛，小便不利。用阿膠炒過，水化成膏一兩，黃連三兩，茯苓二兩，為末，搗丸梧子大，每服五十丸，粟米湯下，日三服。《和劑局方》

**少陰下痢**：不止，厥逆無脈，乾嘔者，以白通湯加豬膽汁主之。蔥白四莖，乾薑一兩，生附子一枚，水三升，煮一升，入人尿五合，豬膽汁一合，分服。仲景《傷寒論》

**休息痢**：五十日以上，一二年不瘥，變成疳下，如果疳淀者，用生羊肝一具，切絲，入三年醋中，吞以薑薤，同食亦可，不過二三具。《外台秘要》

**噤口痢疾**：雞內金，焙研，乳汁服之。

**下痢鮮血**：犀角、地榆、生地黃各一兩，為末，煉蜜丸彈子大，每服一丸，水一升，煎五合，去滓，溫服。《聖惠方》

**赤白痢下**：白雄雞一隻，如常作臛及餛飩，空心食。《食醫心鏡》

**下痢紅白**：臘豬骨燒存性，研末，溫酒調服二錢。

**血痢不止**：乳腐一兩，漿水一鍾，煎服。《普濟方》

**脾虛滑痢**：用黃雄雞一隻，炙以鹽醋塗，煮熟食之。《食醫心鏡》

**水穀痢疾**：牛骨灰，同六月六日麵炒各等分，為末，飲服方寸匕，乃御傳方也。張文仲方

**下痢赤白**：生雞子一個，取白攤連紙上，日乾折作四重，包肥烏梅十個，安熨斗中，以白炭燒存性，取出碗，覆冷定，研末，入水銀粉少許，大人分二服，小兒三服，空心井華水調下，如覺微利，不須再服。《證類本草》

**胃寒下痢**：羊肉一片，莨菪子末一兩，和以綿裹納下部，

二度瘥。《外台秘要》

**霍亂成痢**：劉寄奴草煎汁飲。《聖濟總錄》

**虛痢危困**：因血氣衰弱者，鹿茸酥炙一兩，為末，入麝香五分，以燈心煮棗肉，和丸梧子大，每空心飲下，三五十丸。《濟生方》

**下痢腹痛**：羊脂、阿膠、蠟各二兩，黍米二升，煮粥食之。《千金方》

**休息痢疾**：經年不癒，取大蟲骨炙黃焦，搗末，飲服方寸匕，日三服，取效。張文仲方

**赤白痢下**：臘月取雀兒，去腸肚皮毛，以巴豆仁一枚，入肚內，瓶固濟，鍛存性，研末，以好酒煮黃蠟百沸，取蠟和丸梧子大，每服一二十丸。紅痢，甘草湯下。白痢，乾薑湯下。《普濟方》

**下痢噤口**：黃雄雞一隻，如常為臛作溫餛飩，空心食之。《食醫心鏡》（註：與前「赤白下痢」一段同，故省略）

**噤口痢疾**：腊肉脯，煨熟食之妙。《李樓怪病奇方》

**赤白下痢**：十二月豬膽百枚，俱盛黑豆入內著，麝香少許，陰乾，每月五七粒，為末，生薑湯調服。《奇效方》

**下痢腹痛**：狗肝一具切，入米一升，煮粥和五味食。《食醫心鏡》

**濕下痢**：不止，乾嘔，羸瘦多睡，面赤，豬膽汁和薑汁，釅醋同灌下部，捻令醋氣上至咽喉，乃至，當下五色惡物及蟲而癒也。《本草拾遺》

**赤白痢下**：頻數腸痛，定粉一兩，雞子清和炙焦，為末，冷水服一錢。《肘後方》

**脾虛下痢**：日夜不止，野雞一隻，如食法，入橘皮、蔥、椒、五味，和作餛飩煮，空心食之。《食醫心鏡》

**赤白下痢**：雞卵一枚，取黃去白，入胡粉滿殼，燒存性，以酒服一錢匕。《葛氏方》

**洞注下痢**：羊骨灰，水服方寸匕。《千金方》

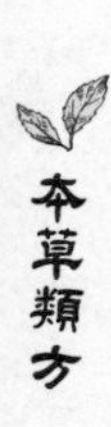

**赤白久痢**：臘月狗骨頭一兩半，燒灰，紫筍茶末一兩，為末，每服二錢，米飯下。《聖惠方》

**久痢赤白**：馬糞一丸，燒灰水服。《肘後方》

**赤白下痢**：腹痛用豬腎二枚，研爛，入陳皮椒醬作餛飩，空心食之。《食醫心鏡》

**下痢休息**：杏仁去皮，麵炒，研，以豬肝一具切片，水洗血淨，置淨鍋中，一重肝，一重杏仁鋪盡，以童便二升，同煎乾，放冷，任意食之。《聖惠方》

**休息痢疾**：豬肝一具，切片，杏仁炒一兩，於淨鍋內，一重肝，一重杏仁，入童子小便二升，文火煎乾，取食，日一次。《千金方》

**協熱血痢**：急救用豬大腸一條，入芫荽在內，煮食。《奇效》用豬臟入黃連末在內，煮爛，搗丸梧子大，每米飲服三十丸。又方：豬臟入槐花末，令滿縛定，以醋煮爛，搗為丸如梧桐子大，每服二十丸，溫酒下。

**滑痢不止**：倦怠，減食，吳茱萸湯泡過，炒豬臟半條，去脂洗淨，裝滿紮定，文火煮熟，搗丸梧子大，每服五十丸，米飲下，日二服。《普濟方》

**毒痢膿血**：六脈微小，並無寒熱，宜以桑寄生二兩，防風、川芎各二錢半，炙甘草三錢，為末，每服二錢，水一盞，煎八分，和滓服。《楊子建護命方》

**冷痢白凍**：日夜不止，欲死，不拘男婦，用五月五日採麻葉，陰乾為末，每服二錢，冷水調下，勿吃熱物，令人悶倒，只吃冷物，小兒半錢。《楊子建護命方》

**血痢不止**：蛇含石二枚，火鍛醋淬，研末，每服三錢，米飲下。《普濟方》

**久痢休息**：時止時作，鼠尾草花，搗末，飲服一錢。《聖惠方》

**下痢噤口**：紅水槿花去蒂，陰乾為末，先煎麵餅二個，為末，食之。《濟急方》

## 瘧疾第二十三

**寒熱瘧疾**：秋後霜一錢半，熱酒服之。《集玄方》

**斷截熱瘧**：《邵氏青囊方》，用五月五日午時，取蚯蚓糞以面和丸，梧子大，硃砂為衣，每服三丸，無根水下，忌生冷，即止皆效。或加菖蒲末，獨頭蒜同丸。

**寒熱瘧疾**：體虛汗多者，黃丹、百草霜各等分，為末，發日空心米飲服三錢，不過二服癒。或糊丸，或蒜丸皆效。

《肘後方》用飛炒黃丹一兩，恆山末三兩，蜜丸梧子大，每服五十丸，溫酒下，平旦及未發，將發時各一服，無不效。

《普濟方》端午日用黃丹炒二兩，獨頭蒜一百個，搗丸梧子大，每服九丸，空心，長流水面東下，二三發後，乃用神效。亦治痢疾。

《三因方》用黃丹炒，糊丸芡子大，每棗子一枚，去核包一枚，紙裹煨熟食之。

**溫瘧不止**：黃丹炒半兩，青蒿，童尿浸二兩，為末，每服二錢，寒多酒服，熱多茶服。《孫氏仁存方》

**牡瘧多寒**：雲母燒二日夜，龍骨、蜀漆燒，去腥各等分，為散末。發前，漿水服半錢。仲景《金匱方》

**瘧疾寒熱**：一日一發，或二三發，或三日一發。古城石灰二錢，頭垢、五靈脂各一錢，研末，飯丸皂子大，每服一丸，五更無根水下，即止。《集玄方》

**寒熱痁疾**：孫真宗《秘寶方》，用信砒二兩，研粉，寒水石三兩，別搗末，用生鐵銚一個，鋪石末後，鋪砒在上，又以石末蓋之，厚盞覆定，醋糊紙條，密封十餘重，炭火一斤，鍛之，待紙條黑時取出，候冷刮盞上，砒末乳細，粟米飯丸綠豆大，辰砂為衣，每用三四丸。小兒一二丸，發日早，以臘茶清下，一日不得食熱物。男人患，女人著藥入口中；女人患，男人著藥入口中。

《本事方》用人言（砒石，一名信石，信砒，折「信」字

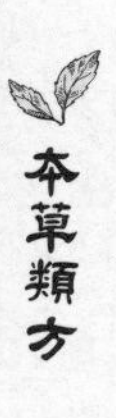

為「人」「言」，故名）一錢，綠豆末一兩，為末，無根水，丸綠豆大，黃丹為衣，陰乾。發日，五更冷水下五七丸。

《衛生寶鑑》一剪金，用人言、醋煮硫黃、綠豆各等分。為末，每一豆許，用紅絹包之，採絲紮定，每剪一粒，新汲水空心呑下，治瘧聖藥也。

《醫壘元戎》九轉靈砂丹，用砒霜、黃丹、紫河車各一錢，為末，雄黑丹一百粒，水浸一夜，研泥和丸梧子、綠豆、黍米三樣大，每服一二十丸。發日五更向東，無根水下，紫河車。綠豆、黑豆皆解砒毒也。

《本草權度》不二散，用砒一錢，麵二兩，和匀，香油一斤，煎黃色，以草紙壓去油，入茶三兩，為末，每服一錢，發日早冷茶下。

**瘴瘧鬼症食症**：蛇含石末一兩，信石末一兩，研匀，入水火鼎內，上以盞蓋，六一泥固濟，鍛至藥升在盞，刮下，為末，米糕糊丸綠豆大，雄黃為衣，每服一丸，黑豆研水，五更送下。《摘玄方》

**痁瘧疲瘵**：《時珍發明》野史云：盧絳中病痁疾，疲瘵忽夢白衣婦人云：食蔗可癒，及旦買蔗數挺食之，翌日疾癒。此亦助脾和中之驗與。

**久瘧不止**：鮑氏方用硫黃、硃砂各等分，為末，每服二錢，臘茶清，發日五更服，當日或大作，或不作，皆其效也。寒多倍硫，熱多倍砂。朱氏方用硫黃，臘茶各等分，為末。發日早冷水服二錢，二服效，寒多加硫，熱多加茶。

**諸瘧寒熱**：赤腳馬蘭搗汁，入水少許，發日早服，或入砂糖亦可。《聖濟總錄》

**氣虛瘴瘧**：熱少寒多，或單寒不熱，或虛熱不寒，用草果仁、熟附子各等分，水一盞，薑七片，棗一枚，煎半盞服，名果附湯。《濟生方》

**脾虛寒瘧**：寒多熱少，飲食不思，用高良薑、麻油炒、乾薑炮各一兩，為末，每服五錢，用豬膽汁調成膏之。臨發時，熱酒調服，以膽汁和丸，每服四十丸，酒下亦佳。吳並內翰政和、丁酉居全椒縣，歲瘧大作，用此救人，以百計。張大亨病此甚，欲致仕亦服之瘉。大抵寒發於膽，用豬膽引二薑，入膽去寒而燥脾胃，一寒一熱，陰陽相制，所以作效也。一方：只用二薑，半生半炮，各半兩，穿山甲炮三錢，為末，每服二錢，豬腎煮酒下。《朱氏集驗方》

**虛瘧自汗**：不止，用草果一枚，麵裹煨熟，連麵研入，平胃散二錢，水煎服。《經效濟世方》

**脾寒瘧疾**：寒多熱少，或單寒不熱，或大便泄，而小便多，不能食用，草果仁、熟附子各二錢半，生薑七片，棗肉二枚，水三盞，煎一盞，溫服。《醫方大成》

**溫瘧不止**：當歸一兩，水煎飲，日一服。《聖濟總錄》

**瘧痰寒熱**：馬鞭草搗汁五合，酒一合，分二服。《千金方》

**瘧疾寒熱**：礬紅、獨頭蒜煨各等分，搗丸芡子大，每白湯嚼下一丸，端午日合之。《普濟方》

**虛瘧發熱**：人參二錢二分，雄黃五錢，為末，端午日，用稷尖搗丸梧子大，發日侵晨，井華水吞下七丸，發前再服，忌諸般熱物，立效。一方：加神麴等分。《丹溪纂要》

**少陰瘧疾**：嘔吐，綠礬一錢，乾薑炮、半夏薑製各半兩，為末，每服半錢，發日早以醋湯下。《聖濟總錄》

**瘧疾不止**：蒴藋一大握，炙令赤色，以水濃煎一盞，欲發前服。《斗門方》

**痎瘧邪熱**：冬葵子陰乾，為末，酒服二錢，午日取花，挼手亦去瘧。《聖惠方》

**瘧疾寒熱**：《肘後方》用青蒿一握，水二升，搗汁服之。《孫氏仁存方》用五月五日天未明時，採青蒿陰乾四兩，桂心一兩，為末，未發前酒服二錢。

《經驗方》用端午日，採青蒿葉陰乾、桂心各等分，為末，每服一錢，先寒用熱酒，先熱用冷酒，發日五更服之，切忌發物。

**老瘧積久**：不止者，長牛膝一握，生切，以水六升，煮二升，分三服，清早一服，未發前一服，臨發時一服。《外台秘要》

**溫瘧痰甚**：但熱不寒，用青蒿二兩，童子小便浸，焙黃丹半兩，為末，每服二錢，白湯調下。《孫氏仁存方》

**痎瘧邪熱**：蜀葵花白者，陰乾為末，服之。午日取花，挼手亦能去症。蘇頌《圖經本草》

**老瘧不斷**：牛膝莖葉一把，切，以酒三升，漬服，令微有酒氣不即斷，更作，不過三劑止。《肘後方》

**瘧疾寒熱**：齊頭蒿根、滴滴金根（考《藥性備要》為天胡荽根，而《本草綱目》為旋覆花根）各一把，擂，生酒一鍾，未發前服，以滓敷寸口，男左女右，二日便止。《海上方》

**溫瘧熱多**：恆山一錢，小麥三錢，淡竹葉二錢，水煎，五更服甚良。《藥性論》

**久瘧不瘥**：蒼耳子，或根莖亦可，焙研末，酒糊丸梧子大，每酒服三十丸，日二服。生者搗汁服亦可。《集驗方》

**久瘧結癖**：在腹脅堅痛者，芫花炒二兩，硃砂五錢，為末，蜜丸梧子大，每服十丸，棗湯下。《直指方》

**瘧疾渴甚**：童便和蜜，煎沸，頓服。《簡便方》

**瘧發無時**：胡椒、吳茱萸、高良薑各二錢，為末，以豬脾一條，作膾炒熟，一半流藥，一半不流，以黑記定，並作餛飩，煮熟。有藥者吞之，無藥者嚼下，一服效。《衛生家寶方》

**繫背截瘧**：旱蓮草捶爛，男左女右，置寸口上，以古文錢壓定，帛繫住良久，起小泡，謂之天灸，其瘧即止，甚效。《五執中資生經》

**三十年瘧**：《肘後方》治三十年老症，及積年久症，常山、黃連各一兩，酒三升，漬一宿，以瓦釜煮，取一升半，發日早服五合，發時再服，熱當吐，冷當利，無不瘥者。

張文仲《備急方》用恆山一兩半，龍骨五錢，附子炮二錢半，大黃一兩，為末，雞子黃和丸梧子大，未發時五丸，將發時五丸，白湯下，支太醫云：此方神驗，無不斷者。

**牡瘧獨熱**：不冷者，蜀漆一錢半，甘草一錢，麻黃二錢，牡蠣粉二錢，水二鍾，先煎。麻黃、蜀漆去沫，入藥再煎至一鍾，未發前溫服，得吐則止。王燾《外台秘要》

**牡瘧獨寒**：不熱者，蜀漆散。用蜀漆、雲母鍛三日夜，龍骨各二錢，為末，每服半錢，臨發日旦一服，發前一服，酢漿水調下，溫瘧又加蜀漆一錢。張仲景《金匱要略方》

**瘧疾不止**：莨菪根燒灰，水服一合，量人強弱用。《千金方》

**瘴瘧寒熱**：劉長春《經驗方》，常山一寸，草果一枚，熱酒一碗，浸一夜，五更望東服之。蓋臥酒醒即癒。

淡埜翁《試驗方》，用常山、檳榔、甘草各二錢，黑豆一百粒，水煎服之，乃彭司寇所傳。

葛雅川《肘後方》，用常山、黃連、香豉各一兩，附子炮七錢，搗末，蜜丸梧子大，空腹飲服四丸，欲發時三丸，至午後乃食。

**厥陰肝瘧**：寒多熱少，喘息如死狀，或小腹滿，小便如膿，不問久近，不吐不泄，如神。恆山一兩，醋浸一夜，瓦器煮乾，每用三錢，水一盞，煎半盞，五更冷服。《濟急方》

**截瘧諸酒**：《肘後方》用常山一兩，酒一升，漬二三日，分作三服，平旦一服，少頃，再服。臨發又服，或加甘草煮服之。

《宋俠經心錄》，醇醨湯治間日瘧，支太醫云：乃桂廣州方也，甚驗。恆山一錢二分，大黃二錢半，炙甘草一錢二分，水一盞，煎減半，日出未發時，溫服。

虞搏《醫學正傳》治久瘧不止，常山一錢半，檳榔一錢，丁香五分，烏梅一個，酒一盞，浸一宿，五更飲之，一服便止，永不再發，如神。

**少陰腎瘧**：淒淒然寒，手足寒，腰背痛，大便難，目眴眴然。恆山二錢半，豉半兩，烏梅一錢，竹葉一錢半，蔥白三根，水一升半，煎一升，發前三服。《千金方》

**太陰肺瘧**：痰聚胸中，病至令人心寒，寒甚乃熱，熱間善驚，如有所見。恆山三錢，甘草半錢，秫米三十五粒，水二鍾，煎一鍾，發日早分三次服。《千金方》

**截瘧諸湯**：《外台秘要》用常山三兩，漿水三升，浸一宿，煎取一升，欲發前頓服，取吐。

《肘後方》用常山三兩，漿水三升浸一宿，煎取一升，欲發前頓服，取吐。《肘後方》用常山一兩，秫米一百粒，水六升，煮三升，分三服，先夜未發，臨發時服盡。

《養生主論》王隱居驅症湯云：予用此四十年，奇效不能盡述，切勿加減，萬一無吐者，常山酒煮曬乾，知母、貝母、草果各一錢半，水一盅半，煎半熟，五更熱服，渣以酒浸，發前服。

**痰瘧積症**：藜蘆、皂莢炙各一兩，巴豆二十五枚，熬黃研末，蜜丸小豆大，每空心服一丸，未發時一丸，臨發時又服一丸，勿用飲食。《肘後方》

**久瘧有母**：木鱉子、穿山甲炮各等分，為末，每服三錢，空心溫酒下。《醫方摘要》

**截瘧諸丸**：《千金方》恆山丸，治數年不瘥者，兩劑瘥。一月以來者，一劑瘥。恆山三兩，研末，雞子白和丸梧子大，瓦器煮熟，殺腥氣，則取曬乾收之，每服二十丸，竹葉湯下，五更一服，天明一服，發前一服，或葉，或否，即吐。

《肘後方》丹砂丸，恆山搗末三兩，真丹一兩，研，白蜜和杵百下，丸梧子大，先發時三丸，少頃，再服三丸，臨時服三丸，酒下無不斷者。

曾世榮《活動心書》黃丹丸，治大小久症，恆山三兩，黃丹半兩，烏梅連核，瓦焙一兩，為末，糯米粉糊丸梧子大，每服三五十丸，涼酒下，隔一夜一服，平旦一服，午後方食。

葛洪《肘後方》，用恆山三兩，知母一兩，甘草半兩，擣末米丸梧子大，先服時服十丸，次服七丸，後服五六丸，以瘥為度。

《和劑局方》瞻仰丸，治一切症。常山四兩炒存性，草果二兩炒存性，為末，薄糊丸梧子大，每臥時冷酒服五十丸，五更再服，忌鵝羊物。又勝金丸，治一切症，胸膈停痰，發不癒者。常山八兩，酒浸蒸焙，檳榔二兩，生研末，糊丸梧子大，如上法服。

《集簡方》二聖丸，治諸症，不拘遠近、大小。雞骨、恆山、雞心、檳榔各一兩，生研鯪鯉，煨焦一兩半，為末，糯粉糊丸綠豆大，黃丹為衣，每服三五十丸，如上法服。

**勞瘧劣弱**：烏梅十四枚、豆豉二合、桃柳枝各一虎口，甘草三寸，生薑一塊，以童子小便二升，煎一半，溫服即止。《圖經本草》

**久瘧痰多**：不食，欲吐不吐，藜蘆末半錢，溫齏水調下，探吐。《保命集》

**瘧疾寒熱**：瓜蒂二枚，水半盞，浸一宿，頓服，取吐癒。《千金方》

**寒瘧積症**：巴豆一枚，去心皮，射罔去皮，如巴豆大，大棗去皮一枚，擣成丸梧子大，清旦先發時，各服一丸，白湯下。《肘後方》

**寒熱瘧疾**：附子一枚，重五錢者，面煨，人參、丹砂各一錢，為末，煉蜜丸梧子大，每服二十丸，未發前連進三服，中病則吐，或身體麻木，未中病，來日再服。龐安常《傷寒論》

**瘧疾寒熱**：煮豉湯，飲數升，得大吐，即癒。《肘後方》

**脾寒厥症**：先寒後熱，名寒症。但寒不熱，面色黑者，名厥症。寒多熱少，面黃腹痛，名脾症。三者並宜服此，賈耘老用之二十年，累試有效。不蛀草烏頭，削去皮，沸湯泡二七度，以盞蓋良久，切、焙研，稀糊丸梧子大，每服三十丸，薑十片，棗三枚，蔥三根，煎湯清早服，以棗壓之，如人行十

里，汗，再一服，絕勿飲湯，便不發也。《蘇東坡良方》

**瘧疾寒熱**：青皮一兩，燒存性，研末，發前溫酒服一錢，臨時再服。《聖惠方》

**脾寒瘧疾**：《濟生方》云：五臟氣虛，陰陽相勝，發為痎症，寒多熱少，或但寒不熱，宜七棗湯主之。用附子一枚，炮七次，鹽湯浸七次，去皮臍，分作二服，水一碗，生薑七片，棗七枚，煎七分，露一宿，發日空心服，未久再進一服。

王璆《百一選方》云：寒痎宜附子，風寒宜烏頭。若用烏頭則寒多者，火炮七次，熱多者，湯炮七次，去皮，焙乾，如上法。用烏頭性熱，炮多則熱散也。又果附湯，用熟附子去皮、草果仁各二錢，半水一盞，薑七片，棗一枚，煎七分，發日早溫服。

《肘後方》臨發時，以醋和附子塗於背上。

**瘴症寒熱**：冷瘴，寒熱往來，頭痛身疼，嘔痎，或汗多，引飲或自利煩躁，宜薑附湯主之。大附子一枚，四破，每以一片，水一盞，生薑十片，煎七分，溫服。

李待制云：此方極妙。

章傑云：嶺南以啞瘴為危急，不過一二日而死，醫謂極熱感寒也。用生附子一味，治之多癒，得非以熱攻熱，而發散寒邪乎，真起死回生之藥也。《嶺南衛生方》

**新久瘧疾**：用葛葎草一握，一名勒蔓，去兩頭，秋冬用乾者，恆山末各等分，以淡漿水二大盞，浸藥，星月下露一宿，五更煎一盞，分二服，以吐痎癒。

**熱瘧不止**：翹搖杵汁，服之。《廣利方》

**男女瘧疾**：馬齒莧搗紫敷寸口，男左女右。

**止截瘧疾**：小蒜不拘多少，研泥，入黃丹少許，丸如芡子大，每服一丸，面東新汲水下。唐慎微方

**瘴瘧發熱**：連背項者，茴香子搗汁服之。孫真人方

**脾寒瘧疾**：石胡荽一把，杵汁半碗，入酒半碗，和服甚效。《集簡方》

**諸瘧久瘧**：用三姓人家寒食麵各一合，五月五日午時，採青蒿搗擂自然汁，和丸綠豆大，臨發日早，無根水一丸。一方：加炒黃丹少許。《德生堂方》

**治瘧不止**：火麻葉不問榮枯，鍋內文武火慢炒香，取起以紙蓋之，令出汗盡，為末，臨發前用茶或酒下，移病人原睡處，其狀如醉，醒即癒。

又方：火麻葉如上法，為末一兩，加縮砂、丁香、陳皮，亦各半兩，酒糊丸梧子大，每酒茶任下五七丸，能治諸症壯元氣。《普濟方》

**肺瘧寒熱**：痰聚胸中，病至令人心寒，寒甚乃熱，善驚如有所見。恆山三錢，甘草半錢，秫米三十五粒，水煎，未發時分作三次服。《千金方》

**寒瘧冷痢**：端午日，以獨頭蒜十個，黃丹二錢，搗丸梧子大，每服九丸，長流水下，甚妙。《普濟方》

**瘧疾寒熱**：脾胃聚痰，發為寒熱，生薑四兩，搗自然汁，一酒杯，露一夜，於發日五更面北立飲，即止。未止，再服。《衛生易簡方》

**脾寒瘧疾**：《外台秘要》用乾薑、高良薑各等分，為末，每服一錢，水一盞，煎至七分服。又乾薑炒黑，為末，臨發時，以溫酒服三錢匕。

**鬼瘧寒熱**：樹上白乾桃子二七枚，為末，滴水丸梧子大，硃砂為衣，每服一丸，侵晨面東井華水下，良。《聖濟總錄》

**瘧疾不已**：桃花為末，酒服方寸匕，良。《梅師方》

**瘧疾寒熱**：翻白草根五七個，煎酒服之。

**斷截瘧疾**：《肘後方》用獨頭蒜炭上燒之，酒服方寸匕。

《簡便方》用桃仁半片放內關穴上，將獨頭蒜搗爛罨之，縛住男左女右，即止。隣姬用此治人屢效。

《普濟方》端午日取獨頭蒜煨熟，入礬紅等分，搗丸芡子大，每日白湯嚼下一丸。

**五種瘧疾**：家寶通神丸，用神桃，即桃奴十四枚，巴豆七粒，黑豆一兩，研勻以冷水和丸，梧子大，硃砂為衣，發日五更，念藥王菩薩七遍，井華水下一丸，立瘥。不過二次，妙不可言。《養生主論》

**瘧疾寒熱**：桃仁一百枚，去皮尖，乳缽內研成膏，不得犯生水，入黃丹三錢，丸梧子大，每服三丸，當發日，面北溫酒吞下，五月五日午時合之。忌雞犬、婦人見。《證類本草》

**寒熱瘧疾**：體虛汗多者，黃丹、百草霜各等分，為末，發日空心，米飲服三錢，不過二服癒，或糊丸，或蒜丸，皆效。

《肘後方》用飛炒黃丹二兩，恆山末三兩，蜜丸梧子大，每服五十丸，溫酒下，平旦及未發，將發時各一服，無不效。

《普濟方》端午日，用黃丹炒二兩，獨頭蒜一百個搗丸梧子大，每服九丸，空心長流水，面東下二三，發後乃用神效，亦治痢疾。

《三因方》用黃丹炒、建茶各等分，為末，溫酒服二錢。又黃丹飛焙麵糊丸芡子大，每棗子一枚，去核包一丸，紙裹煨熟食之。

**鬼瘧日發**：鬼箭羽、鯪鯉甲燒灰各二錢半，為末，每以一字，發時鼻。又法：鬼箭羽末一分，砒霜一錢，五靈脂一兩，為末，發時冷水服一錢。《聖濟總錄》

**脾寒諸症**：不拘老少、孕婦，只兩服便止，真橘皮去白切，生薑自然汁浸過一指，銀器內重湯煮，乾焙研末每服三錢，用隔年青州棗十個，水一盞，煎半盞，發前服，以棗下之。《適用方》

**咒棗治症**：執棗一枚，咒曰：吾有棗一枚，一心歸大道，憂他或憂降，或劈火燒之，念七遍，吹棗上，與病人食之，即癒。《岣嶁神書》

**食瘧積瘧**：巴豆去皮心二錢，皂莢去皮子六錢，搗丸綠豆大，一服一丸，冷湯下。《肘後方》

**痎瘧寒熱**：阿魏、胭脂各一豆大，研勻，以蒜膏和覆虎口上，男左女右。《聖濟總錄》

**瘧疾不止**：故鞋底去兩頭，燒灰，井華水服之。《千金方》

**鬼瘧來去**：畫鍾馗（傳說中能打鬼的神，舊時民間家中常掛此像，認為能驅邪除病）紙燒灰二錢，阿魏、砒霜、丹砂各一皂子大，為末，寒食麵和丸小豆大，每服一丸。發時冷水下，正月十五日，五月初五日修合。《聖濟總錄》

**截瘧**：五月五日，取花蜘蛛曬乾，絳囊盛之，臨期男左女右，繫臂上，勿令知之。《普濟方》

**止截瘧疾**：《葛洪方》用蜘蛛一枚，同飯搗丸吞下。

《楊氏家藏方》用蜘蛛一枚，著蘆管中，蜜塞綰嘎上，勿令患人知之。

《海上方》用蜘蛛三五枚，綿包繫寸口上。

《宣明方》用大蜘蛛三枚，信砒一錢，雄黑豆四十九粒，為末，滴水為丸豌豆大，先夜以一丸獻於北斗下，次早紙裹插耳內，立見神聖，一丸可醫二人。

**寒熱瘧疾**：豬膏丸，治瘧疾發渴，往來不定，臘豬膏二兩，獨角仙一枚，獨頭蒜一個，樓蔥一握，五月五日，三家粽尖。於五月五日五更時，淨處露頭赤腳，舌抵上顎，回面向北，搗一千丸皂子大，每以新綿裹一丸，繫臂上，男左女右。《聖惠方》

**老瘧勞瘧**：用鱉甲醋炙，研末，酒服方寸匕，隔夜一服，清早一服，臨時一服，無不斷者，入雄黃少許，更佳。《肘後方》

**瘧疾不止**：白殭蠶直者一個，切作七段，綿裹為丸，硃砂為衣，作一服，日未出時，面向東，用桃李枝七寸，煎湯吞下。《御藥院方》

**老瘧不止**：龍骨末方寸匕，先發一時，酒一升半，煮三沸，及熱服盡，溫覆取汁，即效。《肘後方》

**熱瘧不寒**：穿山甲一兩，乾棗十個，同燒存性，為末，每服二錢，發日五更，井華水服。《楊氏家藏方》

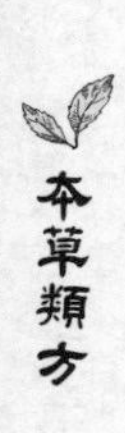

**佩禳瘧疾**：五月五日，收大蛤蟆曬乾，紙封絳囊貯之。男左女右，繫臂上，勿令知之。《楊氏家藏方》

**瘧疾寒熱**：牡蠣粉、杜仲各等分，為末，蜜丸梧子大，每服五十丸，溫水下。《普濟方》

**瘧疾不止**：不拘久遠，車軸垢水洗下，麵和丸彈子大，作燒餅，未發時食一枚，發時又食一枚。《聖惠方》

**瘧疾不止**：龜板燒存性，研末，酒服方寸匕。《海上方》

**厭瘧疾**：藏器曰：燕屎方寸匕，發日平旦和酒一升，令病人兩手捧住吸氣，慎勿入口，害人。

**邪瘧時作**：生虎睛一枚，臘月豬血少許，硃砂、阿魏各一分，為末，端午日取粽尖七枚，和丸黍米大，每棉包一丸，塞耳中，男左女右。《聖惠方》

**五瘧不止**：《聖惠方》用夜明砂末，每冷茶服一錢，立效。又方：治症發作無時，經久不瘥，用蝙蝠糞五十粒，硃砂半兩，麝香一錢，為末，糯米飯丸小豆大，未發時，白湯下十丸。

**鬼瘧經久**：或發或止，野貓肝一具，瓶盛熱肝血浸之，封口懸乾，去血取肝，研末，猢猻頭骨、虎頭骨、狗頭骨各一兩，麝香一分，為末，醋糊丸芡子大。發時手把一丸嗅之，仍以緋帛包一丸，繫中指上。《聖惠方》

**狐膽丸**：治邪瘧發作無時，狐膽一個，硃砂、砒霜各半兩，阿魏、麝香、黃丹、蒙豆粉各一分，為末，五月五日，午時粽子尖，和丸梧子大，空心，及發前冷醋湯服二丸，忌熱物。《聖惠方》

**久瘧不止**：伏翼丸，用蝙蝠一枚炙，蛇蛻皮一條，燒蜘蛛一枚，去足，炙鱉甲一枚，醋炙，麝香半錢，為末，五月五日，午時研勻，入煉蜜和丸麻子大，每溫酒下五丸。《聖惠方》

**久瘧不止**：或一日二發，或一日二三發，或二三日一發，用五靈脂、頭垢各一錢，古城石灰二錢，無根水下，即止，神

效方也。《海上方》

**鬼瘧不止**：用白驢蹄剉炒，砒霜各二分，大黃四兩，綠豆三分，雄黃一分，硃砂半分，研丸梧子大，未發，平旦冷水服二丸，即止，七日忌油。《肘後方》

**勞瘧瘴瘧**：野狐肝一具，陰乾，重五日五更初北斗下受氣，為末，粳米作丸綠豆大，每以一丸，緋帛裹繫手中指，男左女右。《聖惠方》

**久瘧不止**：雄野雞屎、熊膽、五靈脂、恆山各等分，為末，醋糊丸黑豆大。正發時，冷水下一丸。《聖惠方》

**久瘧不止**：《范汪方》用蝙蝠七個，去頭、翅、足，搗千下，丸梧子大，每服一丸，清湯下，雞鳴時一丸，日中一丸。

**勞瘧瘴瘧**：久不癒，用白狗糞燒灰，發前冷水服二錢。《聖惠方》

**邪氣瘧疾**：《外台秘要》用黑牛尾燒末，酒服方寸匕，日三服。一用牯中陰毛七根，黃荊七片，縛內關上，亦效。

**虛寒瘧疾**：羊肉，作臛餅飽食之，更飲酒暖臥，取汗，燕國公常見有效。《集驗方》

**鬼瘧**：進退不定，用猢猻頭骨一枚，燒研空心，溫酒服一錢，臨發再服。《聖惠方》

**虛寒瘧疾**：黃狗肉煮臛，入五味食之。

**鬼疟進退**：不定者，用人膽、硃砂、雄黃、麝香各等分，為末，醋糊丸綠豆大，每綿裹一丸，納鼻中，即瘥。男左女右，一丸可治二人。《聖惠方》

**久疟連年**：用生人膽一個，盛糯米令滿，入麝香少許，突上陰乾。一半青者，治疟；一半黑者，治噎。為末，每服十五粒。疟用陳皮湯下，噎用通草湯下。《普濟方》

**瘴癘諸疟**：無問新久，童子小便一升，入白蜜二匙，攪去白沫，頓服取吐，碧綠痰出為妙。若不然，終不除也。《聖惠方》

**諸疟寒熱**：天靈蓋鍛研末，服一字，取效。《聖惠方》

## 心下第二十四

**枳朮湯**：心下堅大如盤，邊如旋杯，水飲所作寒，氣不足，則手足厥逆，腹滿腸鳴，相逐陽氣不通，即手冷，陰氣不通，即骨疼，陽前通則惡寒，陰前通則痺不仁，陰陽相得，其氣乃行，大氣一轉，其氣乃散，實則矢氣，虛則遺尿，名曰氣分，宜此主之。白朮一兩，枳實七個，水五升，煮三升，分三服，胸中軟，即散。張仲景《金匱玉函方》

**腹中痞積**：牛肉四兩切片，以風化石灰一錢，擦上。蒸熟食，常食痞積自乾。《經驗秘方》

**枳朮丸**：消痞強胃，久服令人食自不停也。白朮一兩，黃壁炒過，去土，枳實麩炒，去麩一兩，為末，荷葉包飯，燒熟搗和丸梧子大，每服五十丸，白湯下，氣滯加橘皮一兩；有火加黃連一兩；有痰加半夏一兩；有寒加乾薑五錢，木香三錢；有食加神麴、麥蘗各五錢。《潔古家珍》

**腹中痞積**：水紅花子一碗，以水三碗，用桑柴，文武火煎成膏，量痞大小攤貼，仍以酒調膏服。忌腥、葷、油膩之物。劉松石《保壽堂方》

**下早成痞**：傷寒陰證下早成痞，心下滿而不痛，按之虛軟。枳殼、檳榔各等分，為末，每服三錢，黃連湯調下。《宣明方》

**癖痞腹脹及堅硬如杯碗者**：用水紅花子一升，另研蒜三十個，去皮，研狗腦一個，皮硝四兩，石臼搗爛，一在患處上，用油紙以長帛束之，酉時貼之，次日辰時取之，未效再貼，二三次倘有膿潰，勿怪，仍看虛實，日逐間服錢氏白餅子、紫霜丸、塌氣丸、消積丸利之，磨之，服至半月，甚者一月，無不瘥矣。以喘滿者，為實；不喘者，為虛。《簡氏經驗方》

**老人膈痞**：不下飲食，用羊肉四兩切，白麵六兩，橘皮末一分，薑汁搜，如常法，入五味作臛食，每日一次，大效。《多能鄙事》

**脾積皮氣**：牛腦丸，治男婦脾積，痞病大有神效。黃（母牛）牛腦子一個，去皮筋擂爛，皮硝末一斤，蒸餅六個，曬研和勻，糊丸梧子大，每服三十丸，空心好酒下，日三服，百日有驗。《聖濟總錄》

**腹中痞積**：威靈仙、楮桃兒各一兩，為末，每服酒服三錢，名化鐵丸。《普濟方》

**中焦熱痞**：善忘不禁，茹二分，甘草炙二兩，消石為末，每服一錢，雞鳴時溫酒下，以知為度。《聖惠方》

**痞證發熱**：盜汗，胸背疼痛，甘遂麵包煨，漿水煮十沸，去麵，以細糠火炒黃，為末，大人三錢，小兒一錢，冷蜜水，臥時服，忌油膩、魚肉。《普濟方》

**腹中痞塊**：木鱉子仁五兩，用豬腰子二副，批開，入在內，籤定煨熟，同搗爛，入黃連三錢，末蒸餅和丸綠豆大，每白湯下三十丸。《醫方集成》

**一切壅滯**：《經驗方》治風熱積壅化痰涎，治痞悶，消食化氣，導血用大黃四兩，牽牛子半炒半生四兩，為末，煉蜜丸如梧子大，每服十丸，白湯下，並不損人，如要微利，加一二十丸。

《衛生寶鑑》用皂莢熬膏和丸，名墜痰丸。又名金真丸。金宣宗服之有驗，賜名保安丸。

**痞塊心痛**：殭蠶末二錢，白馬尿調服，病敷塊上。《摘玄方》

**腹中痞硬**：夏秋之夜，露坐夜，久腹中痞，如群石在腹，用大豆半升，生薑八分，水三升，煎一升已，來頓服瘥。《經驗方》

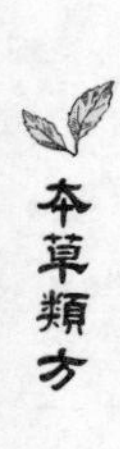

**冷痰痞滿**：黑芥子、白芥子、大戟、甘遂、胡椒、桂心各等分，為末，糊丸梧子大，每服十丸，薑湯下，名黑芥丸。《普濟方》

**腹滿癖堅**：如石積年不損者，《必效方》用白楊木東枝，去粗皮，辟風細剉，五升熬黃，以酒五升淋訖，用絹袋盛滓，

還納酒中，密封再宿，每服一合，日三服。《外台秘要》

**痞塊有積**：阿魏五錢，五靈脂炒煙盡五錢，為末，以黃雄狗膽汁和丸，黍米大，空心，唾津送下三十丸。忌羊肉、醋、面。《扶壽精方》

**胸痺結胸**：胸痺心下痞堅，留氣結胸，脅下逆氣搶心，枳實薤白湯主之。陳枳實四枚，厚朴四兩，薤白半斤，瓜蔞一枚，桂一兩，以水五升，先溫三服，當癒。張仲景《金匱要略方》

**腹中痞塊**：大黃十兩，為散，醋三升，蜜兩匙和煎，丸梧子大，每服三十丸，生薑湯下，吐利為度。《外台秘要》

**腹脅痞塊**：雄黃一兩，白礬一兩，為末，麵糊調膏，攤貼即見效，未效再貼，待大便數百斤之狀，乃癒，秘方。《集玄方》

**痞氣胸滿**：口乾肌瘦，食減，或時壯熱，石三棱、荊三棱、雞爪三棱、並炮蓬莪茂三枚，檳榔一枚，青橘皮五十片，醋浸，去白陳倉米一合，醋浸淘過，巴豆五十個，去皮同青皮、倉米炒乾，去豆為末，糊丸綠豆大，每米飲下三丸，日一服。《聖濟總錄》

**腹中痞塊**：齊葉獨頭蒜，穿山甲末，食鹽同以好醋搗成餅，量痞大小貼之，兩炷香為度，其痞化為膿血從大便出。劉松石《保壽堂方》

**脾積痞塊**：豬脾七個，每個用新針一個刺爛，以皮硝一錢，擦之七個，並同以瓷器盛七日，鐵器焙乾。

又用水紅花子七錢，同搗為末，以無灰酒，空心調下，一年以下者，一服可癒；五年以下者，二服；十年以下者，三服。《保壽堂方》

**腹中痞塊**：皮硝一兩，獨頭蒜一個，大黃末八分，搗作餅貼於患處，以消為度。《邵氏經驗方》

## 脹滿第二十五

**腹脹氣滿**：黑鹽，酒服六銖。《後魏書》

**心腹脹堅**：痛悶欲死，鹽五合，水一升，煎服。吐下即定，不吐更服。《梅師方》

**脾虛脹滿**：脾氣不和，冷氣客於中，壅遏不通，是為脹滿。寬中丸，用白朮二兩，橘皮四兩，為末，酒糊丸梧子大，每食前，木香湯送下三十丸，效。《指迷方》

**胸滿不痛**：桔梗、枳殼各等分，水二鍾，煎一鍾，溫服。《類證活人書》

**心腹脹滿**：短氣用草荳蔻一兩，去皮為末，以木瓜生薑湯調服，半錢。《千金方》

**腹痛脹滿**：草果二個，酒煎服之。《直指方》

**腹脹忽瀉**：日夜不止，諸藥不效，此氣脫也。用益智仁二兩，濃煎飲之，立癒。《世醫得效方》

**腹中緊脹**：白糖，以酒三升，煮服之。不過再服。《子母秘錄》

**腹脹積聚**：葶藶子一升，熬以酒五升，浸七日，日服三合。《千金方》

**臌脹煩渴**：身乾黑瘦，馬鞭草細剉，曝乾，勿見火，以酒或水同煮，至味出去滓，溫服，以六月中旬，雷鳴時採者有效。《衛生易簡方》

**血氣脹滿**：劉寄奴穗實，為末，每服三錢，酒煎服，不可過多，令人吐利，此破血之仙藥也。《衛生易簡方》

**水蠱脹滿**：芫花、枳實各等分，以醋煮，芫花至爛，乃下枳殼煮爛，搗丸梧子大，每服三十丸，白湯下。《普濟方》

**關格脹滿**：大小便不通，欲死者，《肘後方》用葵子二升，水四升，煮取一升，納豬脂一雞子，頓服。

《千金方》用葵子為末，豬脂和丸梧子大，每服五十丸，效止。

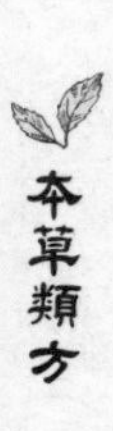

**腎臟虛冷**：腹脅脹滿，葫蘆巴炒二兩，熟附子、硫黃各七錢五分，為末，酒煮麵糊丸梧桐子大，每鹽湯下三四十丸。《聖濟總錄》

**百合腹脹**：作痛者，用百合炒為末，每飲服方寸匕，日二服。《小品方》

**水氣脹滿**：蓖麻子仁研，水解得三合，清旦一頓服盡。日中當下青黃水也。或云：壯人只可服五粒。《外台秘要》

**水蠱喘脹**：甘遂、大戟各一兩，慢火炙研，每服一字，水半盞，煎三五沸，服。不過十服。《聖濟總錄》

**諸積鼓脹**：食積、氣積、血積之類。石菖蒲八兩，剉，班蝥四兩，去翅足，同炒黃，去斑蝥，不用以布袋盛，拽去蝥末，為末，粗糊丸梧子大，每服三五十丸，溫白湯下，治腫脹尤妙，或入香附末二錢。《奇效方》

**氣脹氣蠱**：萊菔子研，以水絞汁浸，宿砂一兩，一夜炒乾，又浸、又炒，凡七次，為末，每米飲服一錢，如神。《朱氏集驗方》

**水病肚脹**：四肢浮腫，用胡瓜一個，破開連子，以醋煮一半至爛，空心俱食之，須臾，下水也。《千金方》

**大水脹滿**：頭面洪大，用瑩淨好苦瓠、白瓠捻如豆粒，以麵裹煮一沸，空心服七枚，至午當出水一升，二日水自出不止，大瘦乃瘥。二年內忌鹼物。《聖惠方》用苦葫蘆（原作「壺盧」，異體字）瓠一兩，微炒為末，每日粥飲服一錢。

**腹脹黃腫**：用亞腰葫蘆連子燒存性，每服一個，食前溫酒下，不飲酒者，白湯下，十餘日見效。《簡便方》

**中滿鼓脹**：用三五年陳葫蘆瓠一個，以糯米一斗，作酒待熟，以瓠於炭火炙熟，入酒浸之，如此三五次，將瓠燒存性，研末，每服三錢，酒下神效。《余居士選奇方》

**關格脹滿**：大小便不通，獨頭蒜燒熟，去皮，綿裹納下部，氣立通也。《外台秘要》

**濕氣中滿**：足脛微腫，小便不利，氣急咳嗽，黑牽牛末一

兩，厚朴製半兩，為末，每服二錢，薑湯下，或臨時水丸，每棗湯下三十丸。《普濟方》

**水蠱腹脹：**老絲瓜去皮一枚，剪碎、巴豆十四粒同炒，豆黃去豆，以瓜同陳倉米再炒熟，去瓜研米，為末，糊丸梧子大，每服百丸，白湯下。蓋米收胃氣，巴豆還水，絲瓜像人脈絡，借其氣以引之也。此乃無時，杭州名醫宋會之之方。《鮮于樞鉤玄》

**腹中脹滿：**綿裹煨薑納下部，冷即易之。《梅師方》

**心腹虛脹：**手足厥逆，或飲苦寒之劑，多未食，先嘔不思，飲食山藥半生半炒，為末，米飲服二錢，一日二服，大有功效。忌鐵器、生冷。《普濟方》

**天行病後脹滿：**兩脅刺脹，臍下如水腫，以構樹枝汁，隨意服之，小便利即消。《外台秘要》

**水腫脹滿：**水不下則滿溢，水下則虛竭，還脹十無一活，宜用桑葚酒治之。桑心皮切，以水二斗，煮汁一斗，入桑葚再煮，取五升，以糯飯五升，釀酒飲。《普濟方》

**中滿洞瀉：**厚朴、乾薑各等分，為末，蜜丸梧子大，每服五十丸，米飲下。鮑氏方

**男女氣脹：**心悶，飲食不下，冷熱相攻，久患不癒。厚朴，薑汁炙焦黑，為末，以陳米飲調服二錢，七日三服。《斗門方》

**腹脹脈數：**厚朴三物湯，用厚朴半斤，枳實五枚，以水一斗二升，煎取五升，入大黃四兩，再煎三升，溫服一升，轉動更服，不動勿服。張仲景《金匱要略方》

**腹痛脹滿：**厚朴七物湯，用厚朴半斤，炙（原作「制」改）甘草，大黃各三兩，棗十枚，大枳實五枚，桂枝二兩，生薑五兩，以水一斗，煎取四升，溫服八合，日三嘔者，加半夏五合。《金匱要略方》

**胸腹脹滿：**欲令捜者，豬牙皂莢相續量，長一尺，微火煨去皮子，搗篩蜜丸大如梧子，服時先吃羊肉兩臠汁三兩口後，

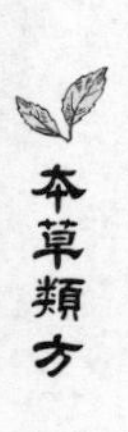

以肉汁、香藥十丸，以快利為度，覺得力更服，以利清水，即止藥，瘥後一月，不得食肉及諸油膩。崔元亮《海上方》

**老幼腹脹**：血氣凝滯，用此寬腸順氣，名四妙丸。商州枳殼，厚而綠背者，去穰四兩，分作四分。一兩用蒼朮一兩同炒；一兩用蘿蔔子一兩同炒；一兩用乾漆一兩同炒；一兩用茴香一兩同炒黃。去四味，只取枳殼為末，以四味煎汁，煮麵糊和丸梧子大，每食後，米飲下五十丸。《簡易方》

**水蠱腹大**：動搖有水聲，皮膚黑色，用乾青蛙二枚，以酥炒乾，螻蛄七枚炒，苦葫蘆半兩炒，為末，每空心溫酒服二錢。不過三服。《聖惠方》

**水腫脹滿**：赤尾鯉魚一斤，破開不見水及鹽，以生礬五錢研末，入腹內，火紙包裹，外以黃土泥包，放灶內煨熟取出，去紙泥，送粥食。頭者，上消食，身尾者，下消食，一日用盡，屢試經驗。《楊拱醫方摘要》

**腹大如箕**：用蜈蚣三五條，酒炙研末，每服一錢，以雞子二個，打開入末在內，攪勻紙糊，沸湯煮熟食之，日一服，連進三服瘳。《活人心統》

**少小腹脹**：車轂中脂和輪下土，如彈丸吞之，立癒。《千金方》

**牽牛酒**：治一切肚腹、四肢腫脹，不拘鼓脹、氣脹、濕脹、水脹等。有峨眉一僧，用此治人得效。其人牽牛來謝，故名。用乾雞矢一升，炒黃，以酒醅三碗，煮一碗。濾汁飲之，少頃，腹中氣大轉動，利下，即自腳下皮皺消也。未盡隔日再作。仍以田螺二枚，滾酒瀹（ㄩㄝ，漬也），食後用白粥調理。《積善堂經驗方》

**心腹脹滿**：野雞一隻，不拘雄雌，茴香炒，馬芹子炒，川椒、陳皮、生薑各等分，用醋，以一夜蒸餅，和雞肉作餡料，外以面皮包，作餛飩，煮熟食，仍早服嘉禾散，辰服此，午服導氣枳殼丸。《朱氏集驗方》

**癥癖鼓脹**：烏牛尿一升，微火煎如稠飴糖，空心服棗許當

鳴，轉病出，隔日更服之。《千金翼方》

**積聚脹滿**：白馬糞同蒜搗膏，敷患處效。《活人心統》

**胸脅通滿**：羚羊角燒末，水服方寸匕。《子母秘錄》

**中滿腹脹**：旦食不能，暮食用不著，鹽水豬血漉去水，曬乾為末，酒服取泄，甚效。《李樓怪病奇方》

**浮腫脹滿**：不食，用豬脊肉一塊切，生以蒜薤食之。《食醫心鏡》

**久患氣脹**：烏牛尿一升，空心溫服，氣散止。《廣濟方》

**氣水鼓脹**：狗肉一斤切，和米煮粥，空腹食之。《食醫心鏡》

**浮腫脹滿**：不下食，豬肝一具，洗切，著蔥豉，薑椒炙食之，或單煮羹亦可。《食醫心鏡》

**水蠱腹大**：動搖水聲，皮膚黑，用鬼扇根搗汁，服一杯水，即下。《肘後方》

**水氣鼓脹**：大小便澀，羊桃根、桑白皮、木通、大戟炒各半斤，剉，水一斗，煮五升，熬和稀餳，每空心茶服一匙，二便利，食粥補之。《聖惠方》

**大腹水盅**：馬鞭草、鼠尾草各十斤，水一擔，煮取五升，去滓，再煎，令稠，以粉和丸大豆大，每服二三丸，加至四五丸，神驗。《肘後方》

**水氣脹滿**：椒目炒，搗如膏，每酒服方寸匕。《千金方》

**水蠱脹滿**：白牽牛、黑牽牛，各取頭末二錢，大麥麵四兩，和作燒餅，臥時烙熟食之，以茶下，降氣為驗。《宣明方》

**水蠱腹大**：動搖有聲，皮膚黑者，用赤小豆三升，白茅根一握，水煮，食豆以消為度。《肘後方》

**水蠱腹大**：有聲而皮色黑者，山豆根末，酒服二錢。《聖惠方》

**十種蠱氣**：苦丁香為末，棗肉和丸梧子大，每服二十丸，棗湯下，甚效。《瑞竹堂經驗方》

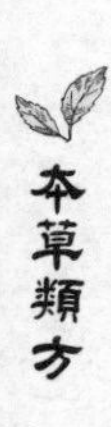

**水蠱大腹**：動搖水聲，皮膚色黑。巴豆丸十枚，去心皮，熬黃，杏仁六十枚，去皮尖，熬黃，搗丸如豆大，水下一丸，以利為度，勿飲酒。張文仲《備急方》

**水氣蠱脹**：楮實子丸，以潔淨釜，用楮實子一斗，水二斗，熬成膏，茯苓三兩，白丁香一兩半，為末，以膏和丸梧子大，從少至多，服至小便清利，脹減為度，後服理中湯養之。忌甘苦、峻補及發動之物。張潔古《活法機要》

## 諸腫第二十六

**水腫浮滿**：烏錫（又名黑錫，屬鉛一種）五兩，皂莢一挺炙，酒二斗，煮六沸，頓服，至小便出二三升，即消。《千金翼方》

**水腫尿少**：針砂醋煮，炒乾，豬苓、生地龍各三錢，為末，蔥涎研和，敷臍中，約一寸，厚縛之，待小便多為度，日二易之。入甘遂更妙。《德生堂方》

**石水腫堅脹滿**：用白石英二兩，捶豆，大瓷瓶盛好，酒二斗浸之，以泥重封，將馬糞及糠火燒之，常令小沸，從卯至午住火，次日暖一中盞飲之，日三度，酒盡可再燒一度。《聖惠方》

**水氣腫滿**：貢粉一錢，烏雞子去黃，盛粉蒸餅，包蒸熟取出，苦葶藶一錢，同蒸餅，杵丸綠豆大，每車前湯下三五丸，日三服，神效。《醫壘元戎》

**酒腫虛腫**：香附子，艾米醋煮乾，焙研為末，米醋糊丸，服久之敗水從小便出，神效。《經驗方》

**水腫上氣**：咳嗽腹脹，薰黃一兩，款冬花二分，熟艾一分，以蠟紙鋪艾，酒二末子上，荻管捲成筒，燒煙，吸咽二十口，則瘥。三日盡一劑，百日斷鹽醋。《外台秘要》

**正水腫病**：大便利者，銀朱半兩，硫黃煨四兩，為末，麵糊丸梧子大，每飯下三十丸。《普濟方》

**黃腫水腫**：推車丸，用明礬二兩，青礬一兩，白麵半斤，

同炒令赤，以醋煮米粉，糊為丸，棗湯下之三十丸。《濟急方》

**通身水腫**：薑石燒赤，納黑牛尿中，熱服，日飲一升。《千金方》

**水腫**：黃環根曬乾，每服五錢，水煎服，小便利為效。《儒門事親》

**虛後水腫**：因飲水多，小便不利，用白茅根一大把，小豆三升，水三升，煮乾，去茅食豆水，隨小便下也。《肘後方》

**四肢腫病**：白朮三兩，㕮咀，每服半兩，水一盞半，大棗三枚，煎九份，溫服，日三四服，不拘時候。《本事方》

**氣虛浮腫**：香附子一斤，童子小便浸三日，焙為末，糊丸，每米飲下四五十丸，日二服。《丹溪心法》

**水病洪腫**：《胡洽居士》香薷煎，用乾香薷五十斤，剉，入釜中，以水淹過三寸，煮使氣力都盡，去滓澄之，微火煎至可丸，丸如梧子大，一服五丸，日三服，日漸增之，以小便利則癒。蘇頌《圖經本草》

**通身水腫**：深師薷朮丸，治暴水、風水、氣水、通身皆腫，服至小便利為效。用香薷葉一斤，水一斗熬極爛，去滓，再熬成膏，加白朮末七兩，和丸梧子大，每服十丸，米飲下，日五夜一服。《外台秘要》

**通身浮腫**：杜蒺藜，日日煎湯洗之。《聖惠方》

**水腫尿澀**：馬蘭菜一虎口，黑豆、小麥各一撮，水、酒各一鍾，煎一鍾，食前溫服，以利小水，四五日癒。《簡便方》

**遍身腹滿**：陰亦腫者，用縮砂仁、土狗各一個，等分研和，老酒服之。《直指方》

**大腹水腫**：《肘後方》用苦葶藶二升，炒為末，割鶡雄雞血及頭，合搗丸梧子大，每小豆湯下十丸，日三服。又方：葶藶二升，春酒五升，漬一夜，稍服一合，小便當利。又方：葶藶一兩，杏仁二十枚，併熬黃色，搗，分十服，小便去，當瘥。

**通身腫滿**：苦葶藶炒四兩，為末，棗肉和丸梧子大，每服十五丸，桑根皮湯下，日三服，此方人不甚信，試之自驗。

**陽水暴腫**：面赤煩渴，喘急，小便澀，其效如神。甜葶藶一兩半，炒研末，漢防己末二兩，以綠頭鴨血及頭合搗杵丸，梧子大，甚者，空腹白湯下十丸。輕者，五丸，日三四服，五日止。小便利為驗。一加豬苓末二兩。《外台秘要》

**大腹水腫**：馬鞭草、鼠尾草各十斤，水一擔，煮取五斗，去滓，再煎令稠，以粉和丸大豆大，每服二三丸，加至四五丸，神效。《肘後方》

**通身水腫**：鹿蔥根葉曬乾，為末，每服二錢，入席下塵半錢，食前米飲服。《聖惠方》鹿蔥乃萱草也。

**水腫尿澀**：《梅師方》用甜葶藶二兩，炒為末，以大棗二十枚，水一大升，煎一升，去棗，入葶藶末，煎至可丸如梧子大，每飲服六十丸，漸加以微利為度。

崔氏方用葶藶三兩，絹包飯上蒸熟，搗萬杵，丸梧子大，不須蜜和，每服五丸，漸加至七丸，以微利為佳，不可多服，令人不堪。若氣發服之，得利氣下，即止。水氣無比，蕭駙馬，水腫服此，得瘥。

《外科精義》治男婦大小頭面，手足腫，用苦葶藶炒研，棗肉和丸小豆大，每服十丸，煎麻子湯下，日三服，五七日小便多則消腫也。忌鹼酸生冷。

**脾濕腫滿**：腹脹如鼓，喘不得臥，海金沙散：用海金沙三錢，白米四兩，甘草半兩，黑牽牛頭末一兩半，為末，每服一錢，煎倒流水調下，得利為妙。東垣《蘭室秘藏》

**渾身水腫**：坐臥不得，取蒴藋根去皮，搗汁一合，和酒，暖服，當微吐利。《梅師方》

**大腹水腫**：小便不利，蒼耳子灰、葶藶末各等分，每服二錢，水下，日二服。《千金方》

**身面卒腫**：生豬肝一具，細切，醋洗入蒜，醋食之，勿用鹽。

**風水身腫**：欲裂，鼠黏子二兩，炒研，為末，每溫水服二錢，日三服。《聖惠方》

**水腫支飲**：及癖，飲用十棗湯，加大黃、甘草、五物各一兩，大棗十枚，同煮，如法服。一方：加芒硝一兩。《胡洽百病方》

**水腫腹大如鼓，或遍身浮腫**：用棗一斗，入鍋內，以水浸過，用大戟根苗蓋之，瓦盆合定，煮熟取棗，無時食之，棗盡夾爽癒。又大戟散，用大戟、白牽牛、木香各等分，為末，每服一錢，以豬腰子一對，批開摻末在內，濕紙煨熟、空心食之，左則塌左，右則塌右。張潔古《活法機要》

**水病腫滿**：不問年月淺深，大戟、當歸、橘皮各一兩切，以水二升，煮取七合，頓服，利下水二三升，勿怪至重者，不過再服，便瘥。禁毒食一年，永不復作此。方出張尚客。李絳《兵部手集》

**十腫水氣**：澤漆十斤，夏月取嫩莖葉，入水一斗，研汁約二斗，於銀鍋內慢火熬，如稀錫入瓶內收，每日空心，溫酒調下一匙，以癒為度。《聖惠方》

**腫滿洪大**：防葵研末，溫酒服一刀圭，至二三服，目瞤及小不仁為效。《肘後方》

**水腫**：脈沉屬少陰，其脈浮者，為氣虛，脹者，為氣，皆非水也。麻黃附子湯汗之。麻黃三兩，水七升，煮去沫，入甘草二兩，附子炮一枚，煮取二升半，每服八分，日三服，取汗。張仲景《金匱要略方》

**水氣腫脹**：大戟一兩，廣木香半兩為末，五更酒服一錢半，取下碧水後，以粥補之，忌鹼物。

《簡便方》用大戟燒存性，研末，每空心酒服一錢匕。

**裡水黃腫**：張仲景云：一身面目黃腫，其脈沉，小便不利，甘草麻黃湯主之。麻黃四兩，水五升，煮取沫，入甘草二兩，煮取三升，每服一升，重覆汗出，不汗再服，慎風寒。

《千金方》云：有患氣急久，不瘥變成水病，從腰以上腫者，宜以此發汗。

**水氣蠱病**：生鮮貓眼睛草，曬乾為末，棗肉丸彈子大，每服二丸，白湯化下，日二服，覺腹中暖，小便利為度。《乾坤秘韞》

**水腫喘急**：小便澀及水蠱，大戟炒二兩，乾薑炮半兩，為散，每服三錢，薑湯下，大小便利為度。《聖濟總錄》

**腎水流注**：胻膝攣急，四肢腫痛。用甘遂二錢，生研為末，以豬腎一枚，分為七臠，加木香四錢，每用二錢，煨熟溫酒嚼下，當利黃水為驗。《御藥院方》

**水氣腫病**：《外台秘要》用白商陸根，去皮切如豆大，一大盞，以水二升，煮一升，更以粒米一大盞，同煮成粥，每日空心服之，取微利，不得雜食。

《千金髓》用白商陸六兩，取汁半合，和酒半升，看人與服，當利下水取效。

《梅師方》用白商陸一升，羊肉六兩，水一斗，煮取六升，去滓，和蔥作臛食之。

**陽水腫脹**：續隨子炒去油三兩，大黃一兩，為末，酒水丸綠豆大，每白湯下五十丸，以去陳莝。《摘玄方》

**水腫腹滿**：甘遂炒二錢二分，黑牽牛一兩半，為末，水煎時呷之。《普濟方》

**水氣腫脹**：聯步一兩，去殼研，壓去油，重研末，分作七服，每治一人，用一服。丈夫生餅子酒下，婦人荊芥湯下，五更服之。當下利至曉自止，後以厚朴湯補之。頻吃益善，忌鹽、醋一百日，乃不復作。聯步，即續隨子也（異名千金子）。《斗門方》

**卒然腫滿**：用豬腎批開，入甘遂末一錢，紙裹煨熟，食以小便利，為效，否則再服。《肘後方》

**身面腫滿**：雞子黃白相和，塗腫處，乾再上。《肘後方》

**膜外水氣**：甘遂末、大麥麵各半兩，水和作餅，燒熟食之，取利。《聖濟總錄》

**身面洪腫**：甘遂二錢，生研為末，以豬腎一枚，分為七臠，入末在內，濕紙包，煨令熟，食之，日一服，至四五服。當覺腹鳴，小便利，是其效也。《肘後方》

**水腫喘急**：大小便不通，十棗丸，用甘遂、大戟、芫花各等分，為末，以棗肉和丸梧子大，每服四十丸，侵晨熱湯下，利去黃水為度，否則次午再服。《三因方》

**婦人血結**：婦人少婦滿，如敦狀，小便微難，而不渴，此為水與血俱結在血室。大黃二兩，甘遂、阿膠各二兩，水一升半，煮半升，頓服，其血當下。張仲景方

**膜外水氣**：人參麵、甘遂末各半兩，水和作餅，炙熟食，取利。《聖濟總錄》

**正水脹急**：大小不利，欲死。甘遂五錢，半生半炒，胭脂坯子十文研勻，每以一錢，白麵四兩，水和作棋子大，水煮令浮，淡食之，大小便利後，用平胃散加熟附子，每以二錢，煎服。《普濟方》

**陰水腫滿**：烏頭一升，桑白皮五升，水五升，煮一升，去滓，銅器盛之，重湯煎至可丸，丸小豆大，每服三五丸，取小便利為佳。忌油膩、酒面魚肉。又方：大附子，童便浸三日，夜逐日換尿，以布擦去皮，搗如泥，酒糊和丸小豆大，每服三十丸，煎流氣飲送下。《普濟方》

**腫疾喘滿**：大人、小兒、男女腫，因積得，既取積而腫，再作小便不利。若再用利藥，性寒而小便愈不通矣。醫者到此多束手，蓋中焦、下焦氣不升降，為寒痞隔，故水凝而不通，惟服沉附湯，則小便自通，喘滿自癒。用生附子一個，去皮臍，切片，生薑十片，入沉香一錢，磨水同煎，食前冷飲附子，雖三五十枚，亦無害。小兒每服三錢，水煎服。《朱氏集驗方》

**水腫腹大**：喘急，馬兜鈴煎湯，日服之。《千金方》

**陰水陽水**：黑牽牛頭末三兩，大黃末三兩，陳米飯鍋糕一兩，為末，糊丸梧子大，每服五十丸，薑湯下，欲利服百丸。

《醫方捷徑》

**小腹堅大**：如盤，胸滿食不能消化，用面末湯服方寸匕，日三服。《千金方》

**水腫尿澀**：牽牛末，每服方寸匕，以小便利為度。《千金方》

**痳子仁粥**：治風水腹大，腰臍重痛，不可轉動。用冬痳子半斤，研碎水濾，取汁入粳米二合，煮稀粥，下蔥椒鹽豉，空心食。《食醫心鏡》

**皮水胕腫**：按之沒指，不惡風，水氣在皮膚中，四肢聶聶動者，防己茯苓湯主之。防己、黃耆、桂枝各三兩，茯苓六兩，甘草三兩，每服一兩，水一升，煎半升服，日二服。張仲景方。

**水腫煩渴**：小便少者，冬瓜白瓤，水煮汁，淡飲之。《聖濟總錄》

**通身水腫**：以黍莖掃，煮湯浴之。

**水氣腫滿**：大蒜、田螺、車前子各等分，熬膏攤臍中，水從便漩而下，數日即癒。象山民人患水腫，有效。《仇遠稗史》

**十水腫喘**：生大戟一錢，蕎麥麵二錢，水和作餅，炙熟為末，空心茶服，以大小便和為度。《聖惠方》

**水蠱洪腫**：苦瓠瓤一枚，水二升，煮至一升，煎至可丸如小豆大，每米飲下十丸，待小便利，作小豆糕食，勿飲水。

**遍身黃腫**：掘新鮮百條根洗，搗罨臍上，以糯米飯半升，拌水酒半合，揉軟，蓋在藥上，以帛包住，待一二日後，口內作酒氣，則水從小便中出，腫自消也。百條根，一名天門冬，一名百妳，狀如蔥頭，其苗葉柔細，一根下有百餘個數。《楊氏經驗方》

**身面浮腫**：小便不利，喘息。用胡蔥十莖，赤小豆三合，硝石一兩，以水五升，煮蔥豆至熟，同擂成膏，每空心，溫酒服半匙。《聖惠方》

**十種水氣**：浮腫喘滿，用大冬瓜一枚，切蓋去瓤，以赤小豆填滿，蓋合簽定，以紙筋泥固濟，日乾用糯糠兩大籮，入瓜在內，煨至火盡，取出切片，同豆焙乾，為末，水糊丸梧子大，每服七十丸，煎冬瓜子湯下，日三服，小便利為度。《楊氏家藏方》

**水病危急**：冬瓜不拘多少，任意吃之，神效無比。《兵部手集》

**水氣腫脹**：頌曰：用赤小豆五合，大蒜一顆，生薑五錢，商陸根一條，並碎破，同水煮爛，去藥，空心食豆，旋旋啜汁，令盡腫立消也。

《韋宙獨行方》治水腫，從腳起入腹則殺人。赤小豆一斗，煮極爛，取汁五升，溫漬足膝，若已入腹，但食小豆，勿雜食亦癒。

《梅師方》治水腫以東行花、桑枝燒灰一升，淋汁煮赤小豆一升，以代飯，良。

**遍身浮腫**：出了子蘿蔔，浮麥等分，浸湯飲之。《聖濟總錄》

**石水腹腫**：四肢皆瘦削，用苦瓠膜炒一兩，杏仁半兩，炒去皮尖，為末，糊丸小豆大，每飲下十丸，日三服，水下止。《聖濟總錄》

**新久水腫**：大豆一斗，清水一斗，煮取八升，去豆，八薄酒八升，再煎取八升，服之。再三服，水當從小便中出。《范汪方》

**十種水氣**：用綠豆二合半，大附子一隻，去皮臍，切作兩片，水三碗，煮熟，空心臥時食豆，次日將附子二片，作四片，再以綠豆二合半，如前煮食，第三日別以綠豆、附子，如前煮食，第四日如第二日法煮食，水從小便下，腫自消。未消再服。忌生冷、毒物、鹽酒，六十日無不效者。《朱氏集驗方》

**身面浮腫**：《千金方》用烏豆一升，水五升，煮汁三升，入酒五升，更煮三升，分溫三服。不瘥再合。

王璆《百一選方》，用烏豆煮至皮乾，為末，每服二錢，米飲下。建炎初，吳內翰女孫忽發腫凸，吳檢《外台秘要》得此方，服之，立癒。

**風水惡風**：汗出身重，脈浮，防己黃耆湯主之。防己一兩，黃耆二兩二錢半，白朮七錢半，炙甘草半兩，剉散，每服五錢，生薑四片，棗一枚，水一盞半，煎八分，溫服，良久再服，腹痛加芍藥。張仲景方

**水陰病腫**：蔥根白皮煮汁，服一盞，當下水出，病已。困者，取根搗爛，坐之，取氣水自下。《聖濟總錄》

**水氣洪腫**：小便不利，浮萍日乾，為末，每服方寸匕，白湯下，日二服。《聖惠方》

**身體卒腫**：醋和蚯蚓屎，敷之。《千金方》

**水腫喘急**：用鬱李仁二兩，研以水，濾汁，煮薏苡仁飯，日二食之。《韋宙獨行方》

**水病腫滿**：喘急，大小便澀。大豆黃捲醋炒，大黃炒各等分，為細末，蔥橘皮湯服二錢，平明以和為度。《聖濟總錄》

**水氣浮腫**：氣促、坐臥不得。用牽牛子二兩，微炒搗末，以烏牛尿浸一宿，平旦入蔥白一握，煎十餘沸，空心分二服，水從小便中出。《聖惠方》

**通身水腫**：苦瓠膜炒二兩，苦葶藶五分，搗合丸，小豆大，每服五丸，日三服，水下止。又用苦瓠膜五分，大棗七枚，搗丸，一服三丸，如人行十里許，又服三丸，水出，更服一丸，即止。並《千金方》。

**喘促浮腫**：小便淋瀝。用杏仁一兩，去皮尖，熬研和米煮粥，空心吃二合妙。《食醫心鏡》

**水病足腫**：蔥莖葉煮湯，漬之，日三五次妙。《韋宙獨行方》

**陽水浮腫**：敗荷葉燒存性，研末，每服二錢，米飲調下，日三服。《證治要訣》

**水腫自足起**：削楠木，桐木煮汁，漬足，並飲少許，日日為之。《肘後方》

**水氣浮腫**：蘇合香、白粉、水銀各等分，搗匀，蜜丸小豆大，每服二丸，白湯下，當下水出。《肘後方》

**水腫**：葡萄嫩心十四個，螻蛄七個，去頭尾，同研，露七日曝乾，為末，每服半錢，淡酒調下，暑月尤佳。《潔古保命集》

**水氣滿急**：烏梅、大棗各三枚，水四升，煮二升，納蜜和匀，含咽之。《聖濟總錄》

**身面浮腫**：取瓜蒂、丁香、赤小豆各七枚，為末，吹少許入鼻，少時流出黃水，隔一日用瘥，乃止。孟詵《食療本草》

**腎熱肢腫拘急**：茱萸根一合半，桑白皮三合，酒二升，煮一升，日二服。《普濟方》

**身體暴腫**：榆皮搗末，同米作粥，食之小便良。《備急方》

**身面水腫**：坐臥不得。取東引花、桑枝燒灰，淋汁煮赤小豆，每飢即飽食之，不得吃湯飲。《梅師方》

**男婦腫疾**：不拘久近，暴風入腹，婦人新產，上縁風入臟內，腹中如馬鞭，短氣。楮皮枝葉一大束，切煮汁釀酒，不斷飲之，不過四日即退，可常服之。《千金方》

**膀胱石水**：四肢瘦削，小腹脹滿，構根白皮、桑根白皮各二升，白朮四兩，黑大豆五升，流水一斗，煮四升，入清酒二升，再煮至三升，日再一匕服之。《集驗方》

**通身腫滿**：小便不利，豬苓五兩，為末，熟水服方寸匕，日三服。《楊氏產乳》

**通身水腫**：欅樹皮煮汁，日飲。《聖惠方》

**身面卒腫洪滿**：用皂莢去皮，炙黃，剉三升，酒一斗漬透煮沸，每服一升，一日三服。《肘後方》

**風水腫浮**：一身盡浮。楮皮散，用楮皮、豬苓、木通各二錢，桑白皮三錢，陳皮、橘皮各一錢，生薑三片，水二鍾煎

服，日一劑。《聖濟總錄》

**手足腫浮**：桐葉煮汁漬之，並飲少許，或加小豆尤妙。《聖惠方》

**水腫尿濕**：茯苓皮、椒目各等分，煎湯日飲，取效。《普濟方》

**熱水腫疾**：山梔子仁，炒研，米飲服三錢，若上焦熱者，連殼用。《丹溪纂要》

**通身水腫**：楮枝葉煎汁，如餳空腹服一匕，日三服。《聖惠方》

**腫自足起**：生豬肝一具，細切，醋洗入蒜、醋煮食，勿用鹽。

**水氣虛腫**：小便澀，烏白皮、檳榔、木通各一兩，為末，每服二錢，米飲下。《聖惠方》

**石水肢瘦**：其腹一大者，海蛤丸主之。海蛤鍛粉，防己各七錢半，葶藶、赤茯苓、桑白皮各一兩，陳橘皮、鬱李仁各半兩，為末，蜜丸如梧子大，每米飲下五十丸，日二次。《聖濟總錄》

**十種水病**：腹滿喘促，不得臥。《聖惠方》以螻蛄五枚，焙乾為末，食前，白湯服一錢，小便利為效。楊氏加甘遂末一錢，商陸汁一匙，取洗水為效，忌鹽一百日。小便秘者，

《聖惠方》用螻蛄下截，焙研水服半錢，立通。

《保命集》用螻蛄一個，葡萄心七個同研，露一夜，日乾研末，酒服。

《乾坤秘韞》用端午節日，取螻蛄陰乾，分頭尾焙收。治上身用頭末七個，治中用腹末七個，治下用尾末七個，食前酒服。

**大腹水病**：《肘後方》用螻蛄炙熟，日食十個。

《普濟方》半邊散治水病，用大蒜、芫花、甘遂、大黃各三錢，為末，以土狗七枚，五月能飛者，搗蔥鋪泥瓦上焙之，待乾去翅足，每個剪作兩邊，分左右記收。欲退左，即以左邊

七片焙研，入前末二錢，以淡竹葉、天門冬煎湯，五更調服，候左，退三日後服。右邊如前法。

**蛤饌**：治水腫。用活蛙三個，每個口內安銅錢一個，上著胡黃連末少許，以雄豬肚一個，茶油洗淨，包蛙紮定煮一宿，取出去皮腸食肉，並豬肚以酒送下。忌酸、鹼、魚、麵、雞、鵝、羊肉，宜食豬鴨。《壽域方》

**水氣浮腫**：用黃顙三尾，綠豆一合，大蒜三瓣，水煮爛，去魚食豆，以汁調商陸末一錢，服其水化為清氣，而清詩云：一頭黃顙入須魚，綠豆同煮一合餘，白煮作羹成頓服，管教水腫自消除。《集要方》

**鼻消水**：面浮甚者，用土狗一個，輕粉二分半，為末，每嗅少許，入鼻內，黃水出盡為妙。《楊氏家藏方》

**十腫水氣垂死**：鱧魚一斤，重者煮汁，和冬瓜、蔥白作羹食。《食醫心鏡》

**氣腫濕腫**：用海蛤、海帶、海藻、海螵蛸、海昆布、鳧茨、荔枝殼等分，流水煎服，日二次。何氏方

**卒病水腫**：用鯽魚三尾，去腸留鱗，以商陸、赤小豆各等分，填滿紮定，水三升，煮糜去魚、食豆飲汁，二日一作，不過三次，小便利癒。《肘後方》

**水陰腫滿**：陳藏器曰：用海蛤、杏仁、漢防已、棗肉各二兩，葶藶六兩，為末，研丸梧子大，一服十丸，服至利下水為妙。

**水腫發熱**：小便不通者，海蛤湯主之。海蛤、木通、豬苓、澤瀉、滑石、黃葵子、桑白皮各一錢，燈心三分，水煎服，日二服。《聖惠方》

**水氣浮腫**：用大田螺、大蒜、車前子各等分，搗膏貼臍上，水從便旋而下。象山縣民病此，得是方而癒。《仇遠稗史》

**氣虛水腫**：昔滁州酒庫攢司陳通患水腫垂死，諸醫不治。一嫗，令以大蒜十個，搗如丸泥入蛤粉，服盡，小便下數桶而

癒。《普濟方》

**水病囊腫**：牡蠣鍛粉三兩，乾薑炮一兩，研末，冷水調糊掃上，須臾，囊熱如火乾，則再上，小便利即癒。一方：用蔥汁、白麵同調，小兒不用乾薑。初虞世《古今錄驗方》

**水鼓石水**：腹脹身腫者，以肥鼠一枚，取肉煮粥，空心食之兩三頓，即癒。《食醫心鏡》

**水氣腫滿**：人尿，煎令可丸，每服一小豆大，日三服。《千金方》

**水腫**：《范汪方》用大鯉魚一頭，醋三升，煮乾食，一日一作。

《外台秘要》用大鯉魚一尾，赤小豆一升，水二斗，煮食飲汁，一頓服盡，當下利盡，即瘥。

**雞矢醴**：《普濟方》云：治鼓脹，旦食不能，暮食由脾虛不能制水，水反勝上，水穀不運，氣不宣流，故令中滿，其脈沉實而滑，宜雞矢醴主之。

何大英云：諸腹脹大，皆屬於熱，精氣不得滲入，膀胱別走於腑，溢於皮裡膜外，故成脹滿，小便短澀。雞矢性虛，利小便，誠萬金不傳之寶也。用臘月乾雞矢白半斤，袋盛以酒醅一斗，漬七日，溫服三杯，日三服或為末，服二錢亦可。

《宣明方》用雞矢、桃仁、大黃各一錢，水煎服。

《醫學正傳》用雞矢炒研，沸湯淋汁，調木香、檳榔末二錢服。又方：用雞矢、川芎各等分，為末，酒糊丸服。

**鴨頭丸**：治陰水，暴腫面赤，煩躁喘急，小便澀，其效如神，此裴河東方也。用甜葶藶炒二兩，熬膏，漢防己末二兩，以綠頭鴨血同頭全搗三千杵，丸梧子大，每木通湯下七十丸，日三服。一加豬苓一兩。《外台秘要》

**大腹水病**：小便短少，《肘後百一方》用青頭雄鴨煮汁飲，厚蓋取汗。

《食醫心鏡》治十種水病垂死，用青頭鴨一隻，如常治，切和米併五味煮作粥食。又方：用白鴨一隻治淨，以豉半升同薑椒，又鴨腹中縫定，蒸熟食之。

**浮腫尿濕**：肥狗肉五斤，熟蒸，空腹食之。《食醫心鏡》

**水腫尿短**：青羚羊肺一具，微煠切曝，為末，莨菪子一升，以三年醋漬，搗爛，蜜丸梧子大，食後麥門冬飲服四丸，日三服，小便大利佳。《千金方》

**陰卒腫痛**：雞翮六枝，燒存性，蛇床子末等分，隨左右敷之。《肘後方》

**水癖水腫**：憲曰：腹中水癖、水腫，以黃雄雞一隻，如常洗淨，和赤小豆一升，同煮汁飲，日二夜一。

**水腫尿澀**：《小品方》用烏犍牛尿半升，空腹飲，小便利良。

《肘後方》用黃犍牛尿，每三升，老幼減半。

**水氣浮腫**：小豆一升，白雄雞一隻，治如食法，以水三斗，煮熟食之，飲汁令盡。《肘後方》

**身腫攻心**：用生豬肉，以漿水洗，壓乾切，膾蒜薤啖之，一日三次，下氣去風，乃外國方也。張文仲方

**水腫尿濕**：牛肉一斤，熟蒸，以薑醋空心食之。《食醫心鏡》

**水腫溲澀**：黃牛尿一升，絞汁飲，溲利瘥，勿食鹽。《梅師方》

**身面浮腫**：商陸一升，水二斗，煮取一斗，去滓，羊肉一斤，切入肉，煮熟下蔥豉，五味調和，如臛法食之。《肘後方》

**水腫**：脹滿小便澀者，用水牛蹄一具，去毛煮汁作羹，切食之。或以水牛尾條切作臘食，或煮亦佳。《食醫心鏡》

**水腫溲澀**：豬肝尖三塊，綠豆四撮，陳倉米一合，同水煮粥食，毒從小便出也。

**水腫蠱脹**：《時珍發明》羚羊肺，《本草綱目》不收。《千金翼方》載太醫山璉，治韋可業水腫，莨菪丸用之。蓋取其引藥入肺，以通小便之上源也。其方用羚羊肺一具，沸湯微

炸過，曝乾為末，萛若子一升，用三年醋，浸一伏時蒸熟，搗爛和丸梧子大，每用四十丸，麥門冬湯食後服，候口中乾，妄語為驗，數日小便大利，即瘥。無羚羊，以青羊肺代之，亦可。

**風水浮腫**：羌活、蘿蔔子炒香，只取羌活為末，每服二錢，溫酒調下，一日一服，二日二服，三日三服。嘉興張昌明所傳。許學士《本事方》

**腫滿腹大**：四肢枯瘦，尿澀。用甜葶藶炒薺菜根等分，為末，煉蜜為丸彈子大，每服一丸，陳皮湯下，只二三丸，小便清，十餘丸，腹如故。《三因方》

**脾濕腫滿**：腹脹如鼓，喘下不得臥。海金沙散，用海金沙三錢，白朮四兩，甘草半兩，黑牽牛頭末一兩半，為末，每服一錢，煎倒流水調下，得利為妙。東垣《蘭室秘藏》

**腫滿氣急不得臥**：用鬱李仁一大合，搗末和面作餅，吃入口，即大便通，洩氣便瘉。《楊氏產乳》

**腫滿入腹**：脹急，皂莢去皮子，炙黃為末，酒一斗，器煮沸，服一斗，日三服。《肘後方》。

# 卷之三

## 黃疸第二十七

**脾勞黃疸**：針砂四兩，醋炒七次，乾漆燒存性二錢，香附三錢，平胃散，五錢為末，蒸餅丸梧子大，任湯使下。《摘玄方》

**濕熱黃疸**：燈草根四兩，酒水各半，入瓶內，煮半日，露一夜，溫服。《集玄方》

**女勞黃疸**：日晡發熱，惡寒，小腹急，大便溏黑，額黑，滑石、石膏各等分，研末，大麥汁，服方寸匕，日三服，小便大利，癒。腹滿者，難治。《千金方》

**女勞黃疸**：黃家，日晡發熱，而反惡寒，膀胱急，少腹滿，目盡黃，額上黑，足下熱，因作黑疸。其腹脹如水狀，大便必黑，時溏，此女勞之病，非水也。自大勞、大熱交接後，入水所致，腹滿者難治。用礬石燒、消石熬黃各等分為散，以大麥粥汁和服方寸匕，日三服。病從大小便去，小便黃，大便黑，是其候也。張仲景《金匱要略方》

**婦人黃疸**：經水不調，房事觸犯所致，白礬、黃蠟各半兩，陳橘皮三錢為末，化蠟丸梧子大，每服五十丸，以滋血湯或調經湯下。《濟陰方》

**谷疸勞疸**：谷疸因食而得，勞疸因勞而得，用龍膽一兩，苦參三兩為末，牛膽汁和丸梧子大，先食以麥飲服五丸，日三服。不癒，稍曾勞疸，加龍膽一兩，梔子仁三七枚，以豬膽和丸。《刪繁方》

**女勞黃疸**：因大熱、大勞交接後，入水所致。發熱惡寒，小腹滿急，小便難，用膏發煎治之。豬膏半斤，亂髮雞子大三枚，和煎矣，分再服，病從小便中出也。《肘後方》

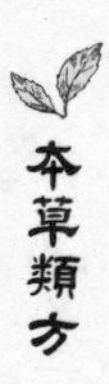

**五種黃疸**：崔元亮《海上方》云：凡黃有數種：傷酒發黃，誤食鼠糞亦作黃；因勞發黃，多痰涕，目有赤脈，益憔悴，或面赤噁心者也。用秦艽一大兩，剉作兩貼。每貼用酒半升，浸絞取汁，空腹服，或利便止。就中飲酒人易治，屢用得力。

《貞元廣利方》治黃病，內外皆黃，小便赤，心煩口乾者。以秦艽三兩，牛乳一大升，煮取七合，分溫再服。此方出於許仁則。又孫真人方：加芒硝六錢。

**濕熱黃疸**：柴胡一兩，甘草三錢半，作一劑，以水一碗，白茅根一握，煎至七分，任意時時服盡。孫尚藥《秘寶方》

**婦人血黃**：黃茄子，竹刀切，陰乾為末，每服二錢，溫酒調下。《摘玄方》

**谷疸食勞**：頭眩，心怫鬱不安而發黃，由失飢太食，胃氣衝薰所致。苦參二兩，龍膽一合，為末，牛膽丸梧子大，生大麥苗汁服五丸，日三服。《肘後方》

**酒疸黃疾**：心下懊痛，足脛滿，小便黃，飲酒髮赤黑黃斑，由大醉當風，入水所致。黃耆二兩、木蘭一兩為末，酒服方寸匕，日三服。《肘後方》

**黃疸腫疾**：藜蘆灰中炮為末，水服半錢匕，小吐，不過數服，效。

**五種黃病**：黃疸、谷疸、酒疸、女疸、勞疸也。黃汗者，乃大汗出入水所致，身體微腫，汗出如黃柏汁，用生茅根一把，細切，以豬肉一斤，合作羹食。《肘後方》

**白黃色枯**：舌縮，恍惚若語亂者死，當歸、白朮各二兩，水煎，入生地苄汁，蜜和服。《三十六黃方》

**血證黃腫**：綠礬四兩，百草霜一升，炒麵半斤，為末，砂糖和丸梧子大，每服三四十丸，食後薑湯下，鄭時舉所傳。

又方：小麥淘淨一斤，皂礬半斤，同炒黃為末，黑棗肉半斤搗匀，米醋打糊丸梧子大，每薑湯下八九十丸，日三服。《簡便方》

**急黃黃疸及內黃，腹結不通**：用蔓菁子搗末，水絞汁，服當得嚏，鼻中出黃水，及下利則癒。以子壓油，每服一盞，更佳。陳藏器《本草拾遺》

**熱黃便結**：用蕪菁子搗末，水和絞汁服，少頃，當瀉一切惡物、沙石、草發並出。孟詵《食療本草》

**濕熱發黃**：生薑時時周身擦之，其黃自退也。一方：加茵陳蒿，尤妙。《傷寒搥法》

**脾病黃腫**：青礬四兩，鍛成赤珠子，當歸四兩，酒酻浸七日，焙，百草霜三兩，為末，以浸藥酒，打糊丸梧子大，每服五丸至七丸，溫水下一月後，黃去立效，此方祖傳七世。又方：綠礬四兩，百草霜、五倍子各一兩，木香一錢，為末，酒煎，飛麵丸如梧子大，每空心酒下五丸。又方：平胃散，青礬二兩為末，醋糊丸米飲下。或加烏沉湯四兩，酒糊丸亦可。《活法機要》

**黃疸疾**：漆草一把，搗汁和酒服，不過三五次，即癒。《摘玄方》

**酒黃水腫**：黃腫積痛，青礬半斤，醋一大盞，和勻，瓦盆內，鍛乾為度。平胃散、烏藥順氣散各半兩為末，醋煮糊丸梧子大，每酒或薑湯下二三十丸，不忌口，加鍋灰。趙原楊《濟急方》

**黃疸如金**：睛黃，小便赤，用生蔓菁子末，熟水服方寸匕，日三服。《孫真人食忌》

**食勞黃病**：身目俱黃，青礬鍋內安炭，鍛赤，米醋拌為末，棗肉和丸梧子大，每服二三十丸，食後薑湯下。《救急方》

**遍身黃疸**：茵陳蒿一把，同生薑一塊，搗爛，於胸前、四肢，日日擦之。

**黃疸內熱**：地丁末，酒服三錢。《乾坤秘韞》

**熱黃疸疾**：扁竹搗汁，頓服一升，多年者，再服之。《藥性論》

**急黃病**：苦瓜一枚，開孔，以水煮之，攪拌汁滴入鼻中，去黃水。陳藏器方

**男子酒疸**：用茵陳蒿四根，梔子七個大，大田螺一個連殼搗爛，以百沸白酒一大盞，沖汁飲之，秘方也。

**茵陳羹**：除大熱、黃疸、傷寒、頭痛、風熱、瘴瘧，利小便，以茵陳細切，煮羹食之，生食亦宜。《食醫心鏡》

**五般急黃**：山豆根為末，水服二錢，若帶蠱氣，以酒下。

**酒疸尿黃**：髮黃，心懊痛，足脛滿。芫花、椒目各等分，燒末，水服半錢，日二服。《肘後方》

**火黃身熱**：午後卻涼，身有赤點，或黑點者，不可治。宜烙手足心、背心、百會、下廉。內服紫草湯：紫草、吳藍各一兩，木香、黃連各一兩，水煎服。《三十六黃方》

**黑黃急病**：黑黃，面黑黃，身如土色，不妨食，脈沉，若青脈入口者死。宜烙口中黑脈、耳會（《本草綱目》作「百會」，後多「絕骨」）、玉泉、章門、心俞。用生鬼臼搗汁一小盞服。乾者為末，水服。《三十六黃方》

**傷寒黃疸**：表熱者，麻黃醇酒湯主之。麻黃一把去節綿裹，美酒五升，煮取半升，頓服取小汗。春月用水煮。《千金方》

**黃疸喘滿**：小便自利，不可除熱。半夏、生薑各半斤，水七升，煮一升五合，分再服。有人氣結而死，心下暖，以此少許入口，遂活。張仲景方

**酒疸脾黃**：木鱉子，磨，醋服一二盞，見利效。《劉長春濟急方》

**黃疸如金**：薏苡根，煎湯頻服。

**黑疸危疾**：瓜蔞根一斤，搗汁六合，頓服，隨有黃水從小便出，如不出，再服。《簡便方》

**酒黃疸疾**：眼黃脾熱，用青瓜蔞，焙，研，每服一錢，水半盞煎，臥時服，五更瀉下黃物立可，名逐黃散。《普濟方》

**黃疸變黑**：醫所不能治，用土瓜根汁，平旦溫服一小升，

午刻，黃水當從小便出，不出再服。

**陰黃疸疾**：或黃汗染衣，涕唾皆黃，用好黃蒸二升，每夜以水二升浸，微暖於銅器中，平旦絞汁半升，極效。《必效方》

**腎黃如金**：萵苣子一合，細研，水一盞，煎五分服。《外台秘要》

**食積黃疸**：絲瓜、蓮子，燒存性，為末，每服二錢，因麵得病，麵湯下；因酒得病，溫酒下；連進數服癒。《衛生易簡方》

**黃汗染衣**：涕唾皆黃，用蔓菁子搗末，平旦以井華水服一匙，日再服，加至兩匙，以知為度。每夜以帛浸小便，逐日看之，漸白則瘥，不過服五升已來也。《外台秘要》

**黃疸腫滿**：苦葫蘆瓤如大棗許，以童子小便二合，浸之一時，取兩酸棗大，納兩鼻中，深吸氣，待黃水出，良。又方：用瓠瓤熬黃，為末，每服半錢，日一服，十日癒。然有吐者，當詳之。《傷寒類要》

**脾勞黃疸**：如聖丸，用草血竭、羊羶草、桔梗、蒼朮各一兩，甘草五錢，為末，先以陳醋二碗，入鍋內，皂礬四兩，煎熬良久，下藥末，再入白麵，不拘多少，和成一塊，丸如小豆大，每服三五十丸，空腹醋湯下，一日二服，數日，面色復舊也。《乾坤秘韞》

**遍身如金**：瓜蒂四十九枚、丁香四十九枚，坩堝內，燒存性，為末，每用一字，吹鼻，取出黃水，亦可揩牙、追涎。《經驗方》

**酒疸發斑**：赤黑黃色，心下懊痛，足脛腫滿，小便黃，由大醉當風，入水所致，用木蘭皮一兩，黃耆二兩，為末，酒服方寸匕，日三服。《肘後方》

**急黃喘急**：心上堅硬，欲得水吃者，瓜蒂二小合，赤小豆一合，研末，暖漿水五合，服方寸匕，一炊久當吐，不吐再服，吹鼻取水即可。《傷寒類要》

**熱病發黃**：瓜蒂為末，以大豆許吹鼻中，輕則半日，重則一日，流取黃水，乃癒。《千金翼方》

**黃疸陰黃**：並取瓜蒂、赤小豆、丁香各七枚，為末，吹豆許入鼻，少時黃水流出，隔日一用，瘥乃止。孟詵《食療本草》

**食氣黃腫**：氣喘胸滿，用不蛀皂角去皮、子，醋塗炙焦為末，一錢，巴豆七枚，去油、膜，以淡醋研好墨，和丸麻子大，每服三丸，食後陳橘皮湯下，日三服，隔二日增一丸，以癒為度。《經驗方》

**時行發黃**：竹葉五升，切小麥七升，石膏三兩，水一斗半，煮取七升，細服，盡劑癒。《肘後方》

**房勞黃病**：體重不眠，眼赤如珠，心下塊起，若瘕，十死一生，宜烙舌下，灸心俞、關元二七壯，以婦人內衣燒灰，酒服二錢。《三十六黃方》

**黃疸初起**：柳枝煮濃汁半升，頓服。《外台秘要》

**酒疸諸疸**：用田螺將水養數日，去泥取出，生搗爛，入好酒內，用布帛濾過，將汁飲之，日三服，自效。《壽域方》

**黃疸吐血**：病後，身面俱黃，吐血成盆，諸藥不效，用螺十個，水漂去泥，搗爛露一夜，五更取，清服二三次，血止即癒。一人病此，用之經驗。《小山怪證方》

**濕熱黃疸**：蟹，燒存性，研末，酒糊丸如梧子大，每服五十丸，白湯下，日服二次。《集簡方》

**三十六黃**：急救方。用雞子一顆，連殼燒灰，研酢一合，和之溫服，鼻中蟲出為效。身體極黃者，不過三枚，神效。《外台秘要》

**谷疸食黃**：用牛膽汁一枚，苦參三兩，龍膽草一兩，為末，和少蜜丸梧子大，每薑湯下五十丸。

**黃疸困篤**：用半斤大雄雞，背上破開，不去毛，帶熱血，合患胸前，冷則換之，日換數雞，拔去積毒即癒，此雞有毒，人不可食，犬亦不可食也。《唐瑤經驗方》

**濕熱黃病**：黃牛糞日乾為末，麵糊丸梧子大，每食前，白湯下七十丸。《簡便方》

**五種疸疾**：黃疸、谷疸、酒疸、黑疸、女勞疸黃，汗如黃柏汁，用豬一斤，溫熱服，日三服，當利乃癒。

**走精黃病**：面目俱黃，多睡，舌紫甚，面裂，若爪甲黑者死。用豉半兩，牛脂一兩，煎過，綿裹烙舌，去黑皮一重，濃煎豉湯飲之。《三十六黃方》

**酒積黃腫**：五靈脂末一兩，麝香少許，飯丸小豆大，每米飲下一丸。《普濟方》

**面目黃疸**：雞矢白、小豆、秫米各二分，為末，分作三服，水下當有黃汁出也。《肘後方》

**黃疸酒疸**：小螺螄，養去泥土，日日煮食，飲汁有效。《永類鈐方》

**黃疸尿赤**：亂髮灰水服一錢，日三次，秘方也，《肘後方》

**女勞黃疸**：氣短聲沉，用女人月經和血衣燒灰，酒服方寸匕，一日再服，三日瘥。孟詵《必效方》

## 腳氣第二十八

**寒濕腳氣**：磚燒紅，以陳臭米泔水淬之，乘熱布包三塊，用膝夾住，棉被覆之，三五次癒。《扶壽》

**腳腿紅腫**：熱如火炙，俗云：赤游風，用鐵鏽水塗，解之。《聖惠方》

**腳氣衝心**：白礬三兩，水一斗五升，煎沸，浸洗。《千金方》

**風氣腳弱**：孔公孽二升，石斛五兩，酒二斗，浸服。《肘後方》

**腳氣衝心**：白礬三兩，水一斗五升，煎沸，浸洗。《千金方》

**風氣腳弱**：孔公孽二升，石斛五兩，酒二斗，浸服。《肘

後方》

**腳氣腫痛**：白芷、芥子各等分，為末，薑汁和塗之，效。《醫方摘要》

**腳氣痛楚**：無名異末化牛皮膠，調塗之，頻換。《衛生易簡方》

**遠行足趼**：水調，半夏末塗之，一宿即沒也。《集簡方》

**風冷腳氣**：白礬石鍛二斤，酒三斗，漬三日，稍稍飲之。《肘後方》

**腫從腳起**：豉汁飲之，以滓敷之。《肘後方》

**風毒腳氣**：痺弱，硫黃末三兩，鐘乳五升，煮沸，入水煎至三升，每服三合。

又法：鐘乳三升，煎一升半，以五合調硫黃末一兩服，厚蓋取汗，勿見風，未汗再服。將息調理數日，更服。北人用此多效，亦可煎為丸服。《肘後方》

**腳氣疼痛**：每夜用鹽擦腿膝至足甲，淹少時，以熱湯泡洗，有一人病此會用驗。《急救方》

**風濕腳氣**：石亭脂生用一兩，川烏頭生一兩，無名異二兩，為末，蔥白自然汁，和丸梧子大，每服一錢，空心淡茶生蔥吞下，日一服。《瑞竹堂經驗方》

**一切腳氣**：鹽三升蒸熱，分裹近壁，以腳踏之，令腳心熱。又和槐白皮蒸之，尤良，夜夜用之。《食療本草》

**腳縫出水**：好黃丹入花乳石末摻之。《談野翁試驗方》

**腳心腫痛**：因久行久立致者，以水和蚯蚓糞厚敷，一夜即癒。《永類鈐方》

**腳丫濕爛**：荊芥葉，搗敷之。《簡便方》

**雞眼肉刺**：枯礬、黃丹、朴硝各等分為末，擦之，次日浴二三次，即癒。《多能鄙事》

**女人扎足**：脫骨湯，用杏仁一錢、桑白皮四錢，水五碗，新瓶煎三碗，入朴硝五錢、乳香一錢，封口煎化，置足於上，先薰後洗，三日一作，十餘次後。軟若束綿也。《閨閣事宜》

**病後足腫**：但節食以養胃氣，外用狗脊煎湯，漬洗。《吳綏蘊要》

**纏腳生瘡**：荊芥燒灰，蔥汁調敷，先以甘草湯洗之。《摘玄方》

**腳氣腫痛**：用白芍藥六兩、甘草一兩為末，白湯點服。《事林廣記》

**腳氣欲吐**：蘇恭曰：凡患腳氣人，每旦飽食，午後少食，日晚不食，若飢可食豉粥，若覺不消，欲致霍亂者，即以高良薑一兩、水三升煮一升，頓服盡即消。若卒無者，以母薑一兩代之，清酒煎服，雖不及高良薑，亦甚效也。

**風濕腳氣**：紫蘇子、高良薑、橘皮各等分，蜜丸梧子大，每服十丸，空心酒下。《藥性論》

**寒濕腳氣**：腿膝疼痛，行步無力，胡蘆巴酒浸一宿，焙破，故紙炒香各四兩為末，以木瓜切頂、去瓤，安藥在內，令滿用頂合住籤定爛蒸，搗丸梧子大，每服七十丸，空心溫酒下。《楊氏家藏方》

**腳氣脛腫**：骨疼，蒴藋根研碎和酒酢共三分，根下合蒸熟，封裹腫上，一二日即消。亦治不仁。《千金方》

**濕氣腳軟**：商陸（原作「樟柳」）根切小豆大，煮熟，更以綠豆同煮為飯，每日食之，以瘥為度，最效。《斗門方》

**腳氣赤腫**：行步腳痛，貓兒眼睛草、鷺藤、蜂巢各等分，每服一兩，水五盞煎三盞，薰洗之。《衛生易簡方》

**腳氣作痛**：蓖麻子七粒，去殼研爛，同蘇合香丸，貼足心，痛即止也。《外台秘要》

**趾間肉刺**：莨菪根搗汁塗之。《雷公炮炙論》序云：腳生肉刺，裩繫菪根，謂繫於裩帶上也。

**腳氣腫痛**：腎臟風氣攻注於下部，瘡瘍，甘遂半兩、木鱉子仁四個為末，豬腰子一個，去皮膜，切片，用藥四錢，摻在內，濕紙包，煨熟空心食之，米飲下服後便伸兩足，大便行後，吃白粥二三日為妙。《本事方》

**手腳痠痛**：微腫，用脂麻熬研五升，酒一升，浸一宿，隨意飲。《外台秘要》

**腳氣腿腫**：久不瘥者，黑附子一個，生去皮臍為散，生薑汁調為膏塗之，藥乾再塗，腫消為度。《簡要濟眾》

**腳氣腫痛**：木鱉子仁，每個作兩邊麩炒過，切碎再炒，去油盡為度，每兩入厚桂半兩為末，熱酒服二錢，令醉得汗癒，孟秘授方也。《永類鈐方》

**腳氣腹痹**：大麻仁一升，研碎，酒三升，漬三宿，溫服大良。《外台秘要》

**濕滯足腫**：早輕晚重，用草烏頭一兩，以生薑一兩同研，交感一宿。蒼朮一兩，以蔥白一兩同研，各焙乾為末，酒糊丸梧子大，每服五十丸酒下。《如宜方》

**腳氣衝心**：吳茱萸、生薑擂汁，飲甚良。孟詵方

**風毒腳弱**：痺滿上氣，田舍貧家，用此方最良。菝葜洗剉一斤，以水三斤，煮取九斗，漬面去滓，取一斤，漬飲如常，釀酒任意，日飲之。《肘後方》

**遠行腳腫**：草烏、細辛、防風各等分為末，摻鞋底內，如草鞋，以水微濕摻之，用之可行千里，甚妙。《經驗方》

**腳氣掣痛**：或胯間有核，生草烏頭、大黃、木鱉子作末，薑汁煎，茶調貼之。又方：草烏一味為末，以薑汁或酒糟同搗貼之。《永類鈐方》

**腳氣衝心**：煩悶不識人，以大豆一升、水三升，濃煮汁服，未定再服。《廣利方》

**腰腳疼痛**：新胡麻一升，熬香杵末，日服一小升，服至一斗，永瘥。溫酒、蜜湯、薑汁皆可下。《千金方》

**丈夫腳冷不隨不能行者**：用醇酒三斗，水三斗，入甕中，灰火溫之，漬腳至膝，常著灰火，勿令冷，三日止。《千金方》

**腳氣走痛**：蘿蔔煎湯洗之，仍以蘿蔔曬乾為末，鋪襪內。《聖濟總錄》

**腳氣作痛**：筋骨引痛，白鷺藤，即金銀花，為末，每服二錢，熱酒調下。《衛生易簡方》

**腳氣浮腫**：心腹脹滿，小便澀少，馬齒草和少粳米醬汁，煮食之。《食醫心鏡》

**腳趾濕爛**：用蚌蛤粉乾擦之。《壽域方》

**腳氣衝心**：黍穰一石，煮汁，入椒目一升，更煎十沸，漬腳三四度，癒。

**腳丫濕爛**：茶葉嚼爛敷之，有效。《攝生方》

**腳氣入腹**：脹滿喘急，用威靈仙末，每服二錢，酒下，痛減一分，則藥亦減一分。《簡便方》

**腳氣腫痛**：桃花一升，陰乾為末，每溫酒細呷之，一宿即消。《外台秘要》

**趾間雞眼**：割破出血，以血見愁草搗敷之。《乾坤秘蘊》

**風毒腳氣捻之沒指者**：牽牛子搗末，蜜丸小豆大，每服五丸，生薑湯下，取小便利乃止，亦可呑之，其子黑色，正如小核。《肘後方》

**腳氣腫渴**：大麻仁熬香，水研取一升，再入水三升，煮一升，入赤小豆一升，煮熟食豆飲汁。《外台秘要》

**夏月趾腫不能行走者**：九月收茄根，懸簷下，逐日煎湯洗之。《簡便方》

**腳氣作痛**：白芷、白芥子各等分，為末，薑汁和，塗之效。《醫方摘要》

**腳氣腫急**：用木瓜切片，囊盛踏之。廣德顧安中患腳氣，筋急腿腫，因附舟以足，閣一袋上，漸覺不痛，乃問舟子袋中何物？曰：宣州木瓜也。及歸，製木瓜袋用之，頓癒。《名醫別錄》

**腳氣脹滿**：非冷非熱，或老人、弱人病用此。用檳榔仁為末，以檳榔殼煎汁，或茶飲蘇湯，或豉湯調服二錢，甚利。《外台秘要》

**腳筋攣**：用木瓜數枚，以酒水各半，煮爛搗膏，乘熱貼於

痛處，以帛裹之，冷即換，日三五度。《食療本草》

**寒濕腳氣：**川椒二三升，疏布囊盛之，日以踏腳，貴人所用。《大全良方》

**腳膝浮腫：**荷葉心、藁本各等分，煎湯，淋洗之。《永類鈐方》

**腳氣衝心：**悶亂不識人，用白檳榔十二枚，為末，分二服，空心暖小便，五合調下，日二服，或入薑汁，溫酒同服。《廣利方》

**腳氣衝心或心下結硬，腹中虛冷：**陳皮一斤，和杏仁五兩，去皮尖，熬，少加蜜丸如梧桐子大，每日食前米飲下三十丸。孟詵《食療本草》

**腰腳風痛：**不能履地。皂莢子一千二百個，洗淨，以少酥熬香，為末，蜜丸梧子大，每空心以蒺藜子、酸棗仁湯下三十丸。《千金方》

**腳氣掣痛：**鄉村無藥，初發時即取土烏藥，不犯鐵器，布揩去土，瓷瓦刮屑，好酒浸一宿，次早空心溫服，溏泄即癒，入麝少許尤佳。痛入腹者，以烏藥同雞子，瓦罐中水煮一日，去雞子切片，蘸食以湯送下，甚效。《永類鈐方》

**腳氣壅痛：**以沙牛尿一盞，磨檳榔一枚，空心暖服。《梅師腳氣論》

**腫從腳起：**削桐木煮汁，漬之，並飲少許。《肘後方》

**足趾雞眼：**作痛作瘡，地骨皮同紅花研細，敷之，次日即癒。《閨閣事宜》

**新久腳氣：**血竭、乳香各等分，同研，以木瓜一個，剜孔入藥在內，以麵厚裹，砂鍋煮爛，連麵搗丸梧子大，每溫酒服三十丸，忌生冷。《奇效方》

**腳趾雞眼：**先挑破，取黑白蝨各一枚，置於上敷之，數用自癒也。《便民圖纂》

**腳多汗濕：**楊花著鞋及襪內穿之。《摘玄方》

**腳氣腫痛：**蘇方木、白鷺藤各等分，細剉，入定粉少許，

水二斗，煎一斗五升，先薰後洗。《普濟方》

**腳氣浮腫**：心腹滿，大小便不通，氣急喘息者，鬱李仁十二分，搗爛，水研絞汁，薏苡仁搗如粟大，一合，同煮粥食之。《韋宙獨行方》

**男婦腳氣**：骨節皮膚腫濕疼痛，服此進飲食，健力氣，不忘事名。五加皮四兩，酒浸，遠志去心四兩，酒浸，並春秋三日、夏二日、冬四日，日乾為末，以浸酒為糊丸，梧子大，每服四五十丸，空心溫酒下，藥酒壞別，用酒為糊。《瑞竹堂經驗方》

**行路足腫**：被石墊傷者，草鞋浸尿缸內半日，以磚一塊燒紅，置鞋於上，將足踏之，令熱氣入皮裡即消。《救急方》

**足趾肉刺**：無食子三枚，肥皂莢一挺，燒存性，為末，醋和敷之，立效。《奇效方》

**水氣腳氣**：桑條二兩炒香，以水一升，煎二合，每日空心服之，亦無禁忌。《聖濟總錄》

**腳氣腫痛**：皂莢、赤小豆為末，酒醋調，貼腫處。《永類鈐方》

**腳氣風痺**：松葉酒，治十二風痺不能行。服更生散四劑，及眾療不得力，服此一劑，便能行遠，不過兩劑。松葉六十斤，細剉，以水四石，煮取四斗九升，以米五斗釀。如常法：別煮松葉汁，以漬米並饋飯，泥釀封頭，七日發，澄飲之取醉，得此酒力者甚眾。《千金方》

**寒濕腳氣**：牛皮膠一塊，細切面炒成珠，研末，每服一錢，酒下其痛立止。萬氏方

**寒濕腳氣**：疼不可忍，用團魚二個，水二斗，煮一斗，去魚取汁，加蒼耳、蒼朮、尋風藤各半斤，煎至七升，去滓，以盆盛燻蒸，待溫浸洗，神效。《乾坤生意》

**腳氣攻注**：用生大田螺搗爛，敷兩股上，便覺冷趨至足而安。又可敷丹田，利小便，董守約會用有效。《稗史》

**屍腳拆裂**：烊膠著布上，烘貼之。《千金方》

**陷甲入肉**：痛苦，用蛇皮一具燒灰，雞黃一彈丸同研末，先以溫漿洗瘡、針破貼之。《初虞世方》

**代指作痛**：崔氏云：代指乃五臟熱注，而然刺熱湯中七度，刺冷水中三度，即以羊膽塗之，立癒甚效。《外台秘要》

**屍腳拆裂**：無冬夏者，雞屎煮湯漬半日，取瘥乃止。《千金方》

**腳底木硬**：牛皮膠、生薑汁化開，調南星末，塗之烘物慰之。

**腳氣脹滿**：尿澀，取烏犢牛尿一升，一日分服，消乃止。《楊炎南行方》

**下註腳瘡**：鹿角，燒存性，入輕粉同研，油調塗之。《集要方》

**腳氣疼痛**：羊角一副，燒過為末，熱酒調塗，以帛裹之，取汁永不發也。

**足趾肉刺**：刺破，以新酒酢，和羊腦塗之，一合癒。《古今錄驗方》

**雞眼作痛**：剝去皮，以雞湯洗之。《簡便方》

**腳氣痺弱**：牛乳五升、硫黃三兩，煎取三升，每服三合，羊乳亦可。或以牛乳五合，煎調硫黃末一兩服，取汁尤良。《肘後方》

**風毒腳氣**：以銅器取烏犢牛尿三升，飲之，小便利則消。《肘後方》

**風毒腳氣**：豬肝作生膾，食之取利。

**腰痛腳氣**：木瓜湯治腰膝痛、腳氣，羊肉一腳、草果五枚，粳米二升，回回豆，即胡豆半升，木瓜一斤取汁，入砂糖四兩，鹽少許，煮肉食之。《飲膳正要》

**腳跟腫痛**：不能著地。用黃牛屎，入鹽炒熱，罨之。《王永輔惠濟方》

**腳氣風痺**：五緩筋急，用熊肉半斤，切，入豉汁中和蔥、薑、椒、鹽作醃臘，空腹食之。並《食醫心鏡》

**腳氣煩悶**：用烏雄雞一支，治如食法，入米作羹食。《壽親養老書》

**消除腳氣**：每寅日割手足甲，少侵肉去腳氣。《外台秘要》

**腳氣成漏**：跟有一孔，深半寸許，其痛異常，用人中白蝦，有水出滴入瘡口。戴原禮《證治要訣》

**老人腳氣**：豬肚一枚，洗淨切作片，以水洗布絞乾，和蒜、椒、醬、醋五味常食，亦治熱勞。《壽親養老書》

**老人腳氣**：嘔逆者，用豬腎一對，以醋、蒜、五味治，食之，日作一服，或以蔥白、粳米同煮粥食亦可。《奉親養老書》

**嵌甲疼痛**：血竭末敷之。

**嵌甲**：胡桃皮燒灰貼。

**嵌甲作痛**：不能行履者，濃煎陳皮湯，浸良久，甲肉自離，輕手剪去，以虎骨末敷之，即安。《醫林集要》

## 痿第二十九

**風虛冷痺**：諸陽不足及腎虛耳聾，益精保神，白石英三兩，坩堝內，火鍛酒淬三次，入瓶中密封勿洩氣。每早溫服一鍾，以少飯壓之。

一法：磁石火鍛醋淬五次、白石英各五兩，絹袋盛浸一升酒中，五六日溫服，將盡更添酒。《千金翼方》

**風痺暖手**：鐵砂四兩、硇砂三錢、黑腳白礬六錢，研末，以熱醋或水拌濕，油紙裹置袋內，任意執之，冷再拌。《聖濟總錄》

**風濕痺痛**：手足身體收攝不遂，肢節疼痛，言語謇澀，躑躅花，以酒拌蒸一炊久，曬乾為末，每以牛乳一合，酒二合，調服五分。《聖惠方》

**足躄筋急**：桂末，白酒和塗之，一日一上。皇甫謐《甲乙經》

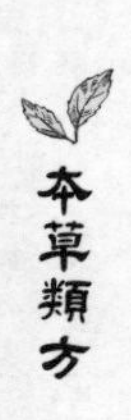

## 轉筋第三十

**轉筋入腹**：釜底墨末，和酒服一錢。《肘後方》

**霍亂轉筋**：腹痛，木香末一錢、木瓜汁一盞，入熱酒調服。《聖濟總錄》

**肝虛轉筋**：肝臟氣虛，風冷搏於筋，遍體轉筋，入腹不可忍，熱湯三斗，入鹽半斤，稍熱漬之。《聖惠方》

**霍亂轉筋**：蓼葉一升、水三升，煮取汁二升，入香豉一升，更煮一升半，分三服。《藥性論》

**肝虛轉筋**：吐瀉。赤蓼莖葉切三合，水一盞，酒三合，煎至四合，分二服。《聖惠方》

**霍亂轉筋**：入腹殺人，以小蒜、鹽各一兩，搗敷臍中，灸七壯，立止。《聖濟總錄》

**霍亂轉筋**：白扁豆為末，醋和服。《普濟方》

**腳肚轉筋**：大蒜擦足心，令熱即安，仍以冷水食一瓣。《攝生方》

**霍亂轉筋**：以暖物裹腳後，以柏木片煮湯淋之。《經驗方》

**足上轉筋**：以故綿浸醋中甑，蒸熱裹之，冷即易勿停取，瘥止。《外台秘要》

**霍亂轉筋**：入腹欲死，生薑三兩，搗酒一升，煮三兩，沸服仍以薑搗貼痛處。《外台秘要》

**霍亂轉筋**：木瓜一兩，酒一升煎服。不飲酒者煮湯服，仍煎湯浸青布裹其足。《聖惠方》

**轉筋攣急**：松節一兩，剉如米大，乳香一錢，銀石器慢火炒焦，存一二分性，出火毒，研末每服一二錢，熱木瓜酒調下，一應筋病皆治之。孫用和《秘寶方》

**轉筋入腹**：茱萸炒一兩，酒二盞，煎一盞，分二服，得下即安。《聖濟總錄》

**霍亂轉筋腹痛**：以苦酒煮絮裹之。《聖惠方》

**霍亂轉筋**：入腹無可奈何者，以酢煮青布搽之，冷則易。《千金方》

**霍亂轉筋**：皂莢末，吹豆許入鼻，取嚏即安。《深師方》

**腳上轉筋**：劉禹錫《續傳信方》，用蠟半斤，削之，塗舊絹帛上，隨患大小闊狹。乘熱纏腳，貼當腳心，便著襪裹之，冷即易，仍貼兩手心。《圖經本草》

**霍亂轉筋**：故麻鞋底燒赤，投酒中，煮取汁服。《陳藏器本草》

**霍亂轉筋**：柏葉搗爛，裹腳上及煎汁淋之。《聖惠方》

**霍亂轉筋**：心腹脹滿，未得吐下。梔子二七枚，燒研，熱酒服之，立癒。《肘後方》

**腳肚轉筋**：蜈蚣，燒豬脂和敷。《肘後方》

**霍亂轉筋**：入腹，煩悶。桑葉一握，煎飲一二服，立定。《聖惠方》

**霍亂轉筋**：入腹痛，用敗小梳一枚，燒灰酒服，永瘥。《千金方》

**霍亂轉筋**：垂死者，敗蒲蓆一握，切漿水一盞，煮汁溫服。《聖惠方》

**霍亂轉筋**：入腹痛，車輪中脂塗足心。《千金方》

**轉筋入腹**：其人臂腳直，其脈上下行，微弦，用雞屎白為末，取方寸匕，水六合，和溫服，癒。張仲景方

**霍亂轉筋**：青銅錢四十九枚，木瓜一兩，烏梅炒五枚，水二盞煎，分溫服。《聖濟總錄》

**霍亂轉筋**：身冷心下微溫者，硃砂研二兩、蠟三兩和丸，著火籠中薰之，周圍厚覆，勿令煙泄，兼床下著火，令腹微暖良久，當汗出而蘇。《外台秘要》

**霍亂轉筋**：以器盛湯熨之，仍令蹋器使足底熱，撤冷則易。《嘉祐本草》

**霍亂轉筋**：欲死氣絕，腹有暖氣者，以鹽填臍中，灸鹽上七壯，即蘇。《救急方》

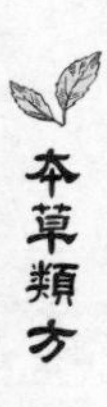

## 喘急第三十一

**一切齁鼾**：處州瓷器為末，發時用二錢，以手指點津液，蘸藥點舌下嚥之，即效。《普濟方》

**傷水喘急**：因年少飲冷水，驚恐所致者。古文錢七枚洗淨，白梅七個，水一鍾，同浸一宿，空心一呷，良久得吐，效。《孫氏仁存方》

**肺虛喘急連年不息**：生鐘孔粉，光明者五錢，蠟三兩化和飯甑內，蒸熟研丸梧子大，每溫水下一丸。《聖濟總錄》

**熱盛喘嗽**：石膏二兩，甘草炙半兩，為末，每服三錢，生薑蜜調下。《普濟方》

**痰熱喘嗽**：痰濕如泉，石膏、寒水石各五錢，為末，每人參湯服三錢。《保命集》

**定喘下氣**：補心腎，神祕散，用白仙茅半兩，米泔浸三宿，曬炒，玄參二錢半，阿膠一兩半炒，雞內金一兩燒為末，每服二錢，糯米飲空心下，日二服。《三因方》

**痰氣哮喘**：馬蹄香焙研，每服二三錢，正發時淡醋調下，少頃，吐出痰涎為驗。《普濟方》

**肺熱氣喘**：生茅根一握，㕮咀水二盞，煎一盞，食後溫服甚者，三服止，名如神湯。《聖惠方》

**痰嗽喘急**：桔梗一兩半，為末，用童子小便半升，煎四合去滓，溫服。《簡要濟眾方》

**咳逆短氣**：紫蘇莖葉二錢，人參一錢，水一鍾，煎服。《普濟方》

**上氣咳逆**：紫蘇子入水研，濾汁同粳米煮粥食。《簡便方》

**陽虛氣喘，自汗盜汗，氣短頭暈**：人參五錢，熟附子一兩，分作四貼，以生薑十片，流水二盞，煎一盞，時遠溫服。《濟生方》

**喘急欲絕**：上氣鳴息者，人參末，湯服方寸匕，日五六服

效。《肘後方》

**肺濕痰喘**：甜葶藶炒為末，棗肉丸服。《摘玄方》

**肺壅喘急**：不得臥，葶藶大棗瀉肺湯主之。葶藶炒黃，搗末蜜丸彈丸大，每用大棗二十枚，水三升，煎服二升，乃入葶藶一丸，更煎服一升，頓服，亦主支飲不得息。仲景《金匱玉函方》

**喘嗽失音**：暴傷寒冷，喘嗽失音。取芫花連根，一虎口切，暴乾令病人以薦自裹，舂令灰飛揚入其七孔中，當眼淚出口鼻，皆辣。待芫根盡乃止，其病即癒。《古今錄驗方》

**喉喘咳嗽**：蓖麻子去殼，炒熟，揀甜者食之，須多服見效，終身不可食炒豆。《衛生易簡方》

**風痰喘急**：十緡湯，用半夏湯洗七個，甘草炙，皂莢炒各一錢，薑二片，水一盞，煎七分溫服。《和劑局方》

**痰喘氣急**：瓜蔞二個，白礬一棗大，同燒存性，研末，以熟蘿蔔蘸食之，藥盡病除。《普濟方》

**失血喘急**：吐血、下血，崩中帶下，喘急痰嘔，中滿宿瘀，用半夏捶扁，以薑汁和麵包煨黃，研末，米糊丸梧子大，每服三十丸，白湯下。《直指方》

**喘息欲急**：韭汁飲一升，效。

**風痰喘逆**：兀兀欲吐，眩暈欲倒。半夏一兩，雄黃三錢為末，薑汁浸蒸餅丸梧子大，每服三十丸，薑湯下，已吐者加檳榔。《活法機要》

**忽喘悶絕**：不能語言、涎流吐逆、牙齒動搖，氣出轉大，絕而復甦，名傷寒並熱霍亂。大黃、人參各半兩，水二盞，煎一盞，熱服可安。《世醫得效方》

**肺氣喘急**：馬兜鈴二兩，去殼及膜酥，半兩，入碗內拌勻，慢火炒乾，甘草炙一兩，為末，每服一錢，水一盞，煎六分，溫服或噙之。《簡要濟眾》

**痰氣喘急**：生山藥搗爛半碗，入甘蔗汁半碗和勻，頓熱飲之，立止。《簡便單方》

**上氣喘急**：杏仁、桃仁各半兩，去皮尖炒研，用水調。生面和丸梧子大，每服十丸，薑蜜湯下，微利為度。《聖濟總錄》

**痰氣喘息**：蘿蔔子同皂莢燒存性，等分為末，薑汁和煉蜜丸，梧子大，每服五七十丸，白湯下。《簡便單方》

**齁喘痰促**：遇厚味即發者，蘿蔔子淘淨，蒸熟曬研，薑汁浸蒸餅丸，綠豆大，每服三十丸，以口津嚥下，日三服，名清金丸。《醫學集成》

**高年氣喘**：蘿蔔子炒研為末，蜜丸梧子大，每服五十丸，白湯下。《濟生秘覽》

**寒痰喉喘**：野芫荽研汁，和酒服即佳。《集簡方》

**齁喘痰積**：凡雨天便發，坐臥不得，飲食不進，乃肺竅久積，冷痰遇陰氣觸動則發也，用此一服即癒。服至七八次即出惡痰。數升藥性亦隨而出，即斷根矣。用江西淡豆豉一兩，蒸熟搗如泥，入砒霜末一錢，枯白礬三錢，丸綠豆大，每用冷茶、冷水送下七丸，甚者九丸。小兒五丸即高枕仰臥，忌食熱物等。《皆效方》

**久患肺氣**：喘急至咳甚者，不過二劑，永瘥。杏仁去皮尖二兩，童子小便浸一日一換，夏月三四換，滿半月取出，焙乾研細，每服一棗大，薄荷一葉，蜜一雞子大，水一鍾，煎七分，食後溫服。忌腥物。《勝金方》

**痰嗽並喘**：五味子、白礬，等分為末，每服三錢，以生豬肺炙熟，蘸末細嚼，白湯下。漢陽庫兵黃六病，此百藥不效，於岳陽遇一道人，傳此兩服，病遂不發。《普濟方》

**傷寒喘急**：防己、人參，等分為末，桑白湯服二錢，不拘老小。

**哮喘痰嗽**：鴨掌散，銀杏一個，麻黃二錢半，甘草炙二錢，水一盅半，煎八分，臥時服。又金陵一鋪，治哮喘，白果定喘湯服之，無不效者，其人以此起家，其方：白果二十一個炒黃，麻黃三錢，蘇子二錢，款冬花法製、半夏、桑白皮蜜炙

各二錢，杏仁去皮尖、黃芩微炒各一錢半，甘草一錢，水三鍾煎二鍾，隨時分作二服，不用薑。併《攝生方》

**喘嗽齁**：不拘大人、小兒，用糯米泔少許，磨茶子滴入鼻中，令吸入口、服之口，咬竹筒少頃，涎出如線，不過兩三次，絕根屢驗。《經驗良方》

**齁喘痰氣**：苦丁香三個為末，水調服，吐痰即止。《朱氏集驗方》

**上氣喘急**：杏仁、桃仁各半兩，去皮尖，炒研，用水調生麵和丸，梧子大，每服十丸，薑蜜湯下，微利為度。《聖濟總錄》

**上氣喘嗽**：煩熱食即吐逆，用砂糖、薑汁，等分相和，慢煎二十沸，每咽半匙取效。

**上氣喘急**：時有咳嗽，茶之、百合，等分為末，蜜丸梧子大，每服七丸，新汲水下。《聖惠方》

**吐血喘嗽**：用青羚羊角二枚，炙焦桂末二兩，併為末，每服方寸匕，糯米飲下，日三服。周憲王《普濟方》

**寒嗽痰喘**：白果七個煨熟，以熟艾作七丸，每果入艾一丸，紙包再煨香，去艾吃。《秘蘊方》

**痰喘氣急**：梨剜空，納小黑豆令滿，留蓋合住緊定，糠火煨熟，搗作餅，每日食之至效。《摘玄方》

**老人喘嗽**：氣促睡臥不得，服此立定。胡桃肉去皮、杏仁去皮尖、生薑各一兩，研膏入煉蜜少許，和丸彈子大，每臥時嚼一丸，生薑湯下。《普濟方》

**鹽齁痰喘**：柏樹皮去粗，搗汁和飛麵作餅，烙熟，早晨與兒吃三四個，待吐下鹽涎乃住，如不行，熱茶催之。《摘玄方》

**上氣喘急**：故錦一寸，燒灰茶服神效。《普濟方》

**寒痰氣喘**：青橘皮一片展開，入剛子一個，麻紮定，火上燒存性，研末，薑汁和酒一盅，呷服。天台李翰林用此治，莫秀才到口便止，神方也。《張杲醫說》

**齁喘不止**：楡白皮陰乾，焙為末，每日旦夜，用水五合，末二錢，煎如膠服。《食療本草》

**喘嗽面浮**：併四肢浮者，蛤蜊一雌一雄，頭尾全者，清酒和蜜塗之，炙熟。紫團人參似人形者半兩，為末，化蠟四兩和作六餅，每煮糯米薄粥一盞，投一餅，攪化細細熱呷之。《普濟方》

**風痰喘嗽**：夜不能臥，白殭蠶炒研、好茶末各一兩，為末，每用五錢，臥時泡沸湯服。《瑞竹堂經驗方》

**痰喘咳嗽**：用白蜆殼多年陳者，燒過存性，為極細末，以米飲調服一錢，日三服。《急救方》

**年深哮喘**：雞子略敲損，浸尿缸中三四日，煮食能去風痰。《集成方》

**肺風喘促**：涎潮眼鼠，用透明阿膠切炒，以紫蘇、烏梅肉焙研各等分，水煎服之。《直指方》

**水氣喘促**：小便澀，用沙牛尿一斗，訶子皮末半斤，先以銅器熬尿至三升，入末熬至可丸，丸梧子大，每服茶下三十丸，日三服，當下水及惡物為效。《普濟方》

**火咳喘急**：豬蹄甲四十九枚，以瓶子盛之，安天南星一枚，蓋之鹽泥固濟，鍛煙出為度，取出入款冬花半兩，麝香、龍腦，少許，研勻，每服一錢，食後煎桑白皮湯下，名黑金散。《聖濟總錄》

**齁哮痰咳**：貓糞燒灰，砂糖湯服一錢。《葉氏摘要》

**定喘化痰**：用豬蹄甲四十九個洗淨，每甲納半夏、白礬各一字，罐盛固濟，鍛赤為末，入麝香一錢匕，每用糯米飲下半錢。《經驗良方》

**肺氣齁喘**：豬爪甲二枚，燒灰研，入麝香一分同研，茶服。《普濟方》

**痰齁發喘**：貓頭骨燒灰，酒服三錢，便止。《醫學正傳》

**連年肺氣**：豬腰一具，膩粉一兩，瓷瓶固濟，上留小孔，鍛煙盡，為末，每服二錢，白水下。

**痰喘氣息**：生山藥搗爛半碗，入甘蔗汁半碗，和匀，燉熱服之，立效。《簡便方》

**痰喘咳嗽**：不能睡臥。好茶末一兩，白殭蠶一兩，為末，放碗內蓋定，傾沸湯一小盞，臨臥再添湯，點服。《瑞竹堂經驗方》

**痰喘咳嗽**：長皂莢三條，去皮子，一莢入巴豆十粒，一莢入半夏十粒，一莢入杏仁十粒，用薑汁制杏仁，麻油制巴豆，蜜制半夏，一處火炙黃色，為末，每用一字安手心，臨臥以薑汁調之，吃下神效。《余居士選奇方》

**咳嗽氣喘**：用鯉魚一頭，去鱗紙裹炮熟，去刺研末，同糯米煮粥空心服。《食醫心鏡》

**上氣咳逆**：砂仁洗淨，炒研，生薑連皮等分，搗爛，熱酒，食遠泡服。《簡便方》

**上氣喘息**：蓬莪朮五錢、酒一盞半，煎入分服。《保生方》

**久嗽痰喘**：蘿蔔子炒、杏仁去皮尖炒，等分，蒸餅丸麻子大，每服三五丸，時時津咽。《醫學集成》

**咳逆上氣**：唾濁不得臥。皂莢丸：用皂莢炙去皮子，研末，蜜丸梧子大，每服一丸，棗膏湯下，日三夜一服。張仲景方。

**咳逆上氣**：不拘大人、小兒，以杏仁三升，去皮尖炒黃，研膏入蜜一升，杵熟每食前含之咽汁。《千金方》

## 咳嗽第三十二

**肺氣咳嗽**：豬肚一具、苦酒煮食，不過二服。《肘後方》

**卒暴咳嗽**：白善土粉白礬一兩，為末，薑汁糊丸梧子大，臨臥薑湯服二十丸。《普濟方》

**卒然咳嗽**：釜月土一分，豉七分，搗丸梧子大，每飲下四十丸。《肘後方》

**老嗽不止**：故茅屋上陳年久著煙火者，和石黃、款冬花、

婦人月經衣帶，為末，水和塗茅上，待乾入竹筒中，燒煙，吸咽，無不瘥也。《陳藏器本草》

**卒然咳嗽**：爐中鉛屑、桂心、皂莢各等分為末，蜜丸如梧子大，每飲下十五丸，忌蔥。《備急方》

**咳嗽薰法**：薰黃一兩，以蠟紙調卷作筒十枚，燒煙，吸咽取吐止，一日一薰，惟食白粥七日後，以羊肉羹補之。《千金方》

**三十年呷嗽**：薰黃、木香、莨菪子各等分，為末，羊脂塗青紙上，以末鋪之，竹筒燒煙吸之。崔氏方

**肺勞咳嗽**：雄黃一兩，入瓦合內，不固濟，坐地上，以火焙之，厚二寸，以炭一斤，簇定頂，火鍛三分去一，退火出毒，為末，糖酥和丸粟米大，每日空心，杏仁湯下三丸。《斗門方》

**肺燥咳嗽**：蘇游鳳髓湯：用松子仁一兩，胡桃仁二兩研膏，和熟蜜半兩收之，每服二錢，食後沸湯點服。《外台秘要》

**一切勞嗽**：胸膈痞滿。焚香透膈散：用鵝管石、雄黃、佛耳草、款冬花各等分，為末，每用一錢，安香爐上焚之，以筒吸菸入喉中，日二次。《宣明方》

**老小暴嗽**：石灰一兩、蛤粉四錢為末，蒸餅丸豌豆大，焙乾，每服三十丸，溫齏汁下。《普濟方》

**咳嗽不止**：浮石末，湯服或蜜丸服。《肘後方》

**肺熱咳嗽**：沙參半兩，水煎服之。《衛生易簡方》

**肺熱咳嗽**：臥時盛者，不灰木一兩半，太陰玄精石二兩，甘草炙半兩，貝母一兩半，天南星、白礬水煮過各半兩，為末，每服半錢薑湯下。《聖濟總錄》

**哮呷有聲**：臥睡不得，土朱末米醋調，時時進一二服。《普濟方》

**氣熱咳嗽**：石韋、檳榔，等分，為末，薑湯服二錢。《聖濟總錄》

**久患呷呷**：咳嗽，喉嚨作聲不得眠，白前焙搗為末，每溫酒服二錢。《深師方》

**久咳上氣**：體腫、短氣、脹滿，晝夜倚壁不得臥，常作水雞聲者，白前湯主之。白前二兩，紫菀、半夏各三兩，大戟七合，以水一斗漬一宿，煮取三升，分作數服，禁食羊肉、糖稀，大佳。《深師方》

**化痰治嗽**：白礬二兩，生參末一兩，苦醋二升，熬為膏子，以油紙包收，旋丸豌豆大，每用一丸放舌下，其嗽立止，痰即消。定西侯方：只用白礬末，醋糊丸梧子大，每睡時茶下二三十丸。

《醫方摘要》用明礬半生半燒，山梔子炒黑，等分為末，薑汁糊為丸，如上服。

《鄧筆峰雜興》用白明礬，建茶各等分，為末，糊丸服。

**老小咳嗽**：延胡索一兩、枯礬二錢半，為末，每服三錢，軟餳一塊和含之。《孫氏仁存方》

**久近痰嗽**：自胸膈下塞，停飲至於臟腑。用知母、貝母各一兩為末，巴豆三十枚，去油研勻，每服一字，用薑三片，二面蘸藥細嚼嚥下，便睡，次早必瀉一行，其嗽立止。壯人乃用之一方，不用巴豆。《醫學集成》

**久嗽氣急**：知母去毛，切五錢，隔紙炒杏仁，薑水泡去皮尖，焙五錢，以水一盅半，煎一盅，食遠溫服，次以蘿蔔子、杏仁各等分為末，米糊丸服五十丸，薑湯下，以絕根。《鄧筆峰雜興》

**三焦咳嗽**：腹滿不飲食，氣不順。淫羊藿、覆盆子、五味子各炒一兩，為末，煉蜜丸梧子大，每薑茶下二十丸。《聖濟總錄》

**年深咳嗽**：出膿血，貫眾、蘇方木各等分，每服三錢，水一盞，生薑三片煎服，日二服。久咳漸成勞疾，鳳尾草為末，用魚鮓蘸食之。《聖惠方》

**咳嗽膿血**：咽乾乃虛中有熱，不可服涼藥，以好黃耆四

兩、甘草一兩，為末，每服二錢，點湯服。《席延賞方》

**止嗽化痰**：人參末一兩、明礬二兩，以濃醋二升，熬礬成膏，人參末煉蜜和收，每以豌豆大一丸放舌下，其嗽即止，痰自消。《簡便方》

**肺虛久嗽**：人參末二兩、鹿角膠炙研一兩，每服三錢，用薄荷豉湯一盞，蔥少許入銚子，煎一二沸，傾入盞內，遇咳時溫呷三五口，甚佳。《食療本草》

**久嗽不瘥**：紫菀、款冬花各一兩，百部半兩，搗羅為末，每服三錢，薑三片，烏梅一個，煎湯調下，日二服甚佳。《圖經本草》

**肺傷咳嗽**：紫菀五錢，水一盞，煎七分，溫服，日三次。《衛生易簡方》

**痰飲咳嗽**：含奇丸，用曹州葶藶子一兩，紙襯炒令黑，知母一兩，貝母一兩為末，棗肉半兩，炒糖一兩半，和丸彈丸大，每以新綿裹一丸，含之咽津，甚者不過三丸。《篋中方》

**上氣咳嗽**：呷呀息氣，喉中作聲，唾黏以藍葉水浸，搗汁一升，空腹頻服，須臾，以杏仁研汁煮粥，食之一兩日，將息依前法更服，吐痰盡方瘥。《梅師方》

**咳嗽上氣**：不得臥，或遍身氣腫，或單面腫鼓、足腫並主之。葶藶子三升，微火熬，研，以絹袋盛，浸清酒五升中，冬七日，夏三日，初服如桃許大，日三夜一、冬月日二夜二，量其氣力，取微利下為度。患急者不待日滿，亦可絞服。崔知悌方

**寒熱痰嗽**：初起者，燒薑一塊，含咽之。《本草衍義》

**痰哮咳嗽**：苧根鍛存性為末，生豆腐蘸三五錢，食即效，未全可以肥豬肉三片，蘸食甚妙。《醫學正傳》

**卒得咳嗽**：芫花一升，水三升，煮汁一升，以棗十四枚煮汁干，日五枚，必癒。《肘後方》

**卒嗽有痰**：芫花一兩炒，水一升，煮四沸，去渣，白糖入半斤，每服棗許，勿食酸鹹物。張文仲《備急方》

**肺咳上氣**：脈沉者，澤漆湯主之。澤漆三斤，以東流水五斗，煮取一斗五升，去滓，入半夏半升，紫參、白前、生薑各五兩，甘草、黃芩、人參、桂心各三兩，煎取五升，每服五合，日三服。張仲景《金匱要略方》

**肺虛久嗽**：木鱉子、款冬花各一兩為末，每用三錢，焚之吸煙，良久吐涎，以茶潤喉，如此五六次後，服補肺藥。一方：木鱉子一個，雄黃一錢。《聖濟總錄》

**年久呷嗽**：至三十年者，莨菪子、木香薰黃，等分，為末，以羊脂塗青紙上，撒末於上，捲作筒，燒煙薰吸之。《崔行功纂要方》

**久嗽不止**：有膿血。莨菪子五錢，淘去浮者，煮令芽出，炒研真酥，一雞子大，大棗七枚同煎，令酥盡取棗，日食三枚。又方：莨菪子三撮吞之，日五六度，光祿李丞，服之神效。孟詵《必效方》

**熱痰咳嗽**：煩熱面赤，口燥，心痛，脈洪數者，小黃丸。用半夏、天南星各一兩，黃芩一兩半，為末，薑汁浸，蒸餅丸梧子大，每服五七十丸，食後薑湯下。潔古《活法機要》

**久患咳噫**：生薑汁半合，蜜一匙，煎溫，呷三服，癒。《外台秘要》

**濕痰咳嗽**：面黃體重，嗜臥驚，兼食不消，脈緩者。白朮丸：用半夏、南星各一兩，白朮一兩半，為末，薄糊丸梧子大，每服五七十丸，薑湯下。《活法機要》

**氣痰咳嗽**：面白氣促，灑淅惡寒，愁憂不樂，脈澀者。豆粉丸：用半夏、南星各一兩，官桂半兩，為末，糊丸梧子大，每服五十丸，薑湯下。《活法機要》

**肺熱痰嗽**：製半夏、瓜蔞仁各一兩，為末，薑汁打糊丸梧子大，每服二三十丸，白湯下。或以瓜蔞瓤煮熟丸。《濟生方》

**上焦熱痰咳嗽**：製過半夏一兩，黃芩末二錢，薑汁打糊丸綠豆大，每服七十丸，淡薑湯食後服此。憲王親製方也。《袖

珍方》

**天門冬膏**：去積聚，風痰，補肺，療咳嗽，失血，潤五臟，殺三蟲伏屍，除瘟疫，輕身益氣，令人不飢。以天門冬流水泡過，去皮心，搗爛取汁，砂鍋文武炭火煮，勿令大沸，以十斤為率，熬至三斤，卻入蜜四兩，熬至滴水不散，瓶盛，埋土中一七，去火毒，每日早晚，白湯調服一匙，若動大便以酒服之。《醫方摘要》

**氣痰咳嗽**：玉粉丸，南星麯、半夏麯、陳橘皮各一兩，為末，自然薑汁打糊丸，梧子大，每服四十丸，薑湯下。寒痰，去橘皮加官桂。東垣《蘭室秘藏》

**上氣痰嗽**：喘促唾膿血，以萊菔子一合，研細煎湯，食上服之。《食醫心鏡》

**風痰咳嗽**：大天南星一枚，炮製研末，每服一錢，水一盞，薑三片煎五分，溫服，每日早、午、晚各一服。《千金搏濟》

**酒痰咳嗽**：用此救肺，瓜蔞仁、青黛各等分，研末，薑汁蜜丸芡子大，每噙一丸。《丹溪心法》

**咳嗽有痰**：熟瓜蔞十個，明礬二兩，搗和餅，陰乾研末，糊丸梧子大，每薑湯下五七十丸。《醫方摘要》

**久咳虛嗽**：賈同知百勞散，治咳嗽多年，自汗用罌粟殼二兩半，去蒂膜。醋炒、取一兩與烏梅半兩焙為末，每服二錢，臥時白湯下。《宣明方》

**冷氣咳嗽**：結脹者，乾薑末，熟酒調服半錢，或餳糖丸噙。《集驗方》

**暴咳嗽**：張文仲方，用百部根漬酒，每溫服一升，日三服。葛洪十全方，用百部藤根搗自然汁，和蜜等分，沸湯煎膏噙咽。

《普濟方》治卒咳不止，用百部懸火上炙乾，每含咽汁，勿令人知。

**肺痰咳嗽**：萊菔子半升，淘淨焙乾，炒黃為末，以糖和丸

芡子大，綿裹含之，咽汁甚妙。《勝金方》

**虛熱咳嗽**：天花粉一兩，人參三錢，為末，每服一錢，米湯下。《集簡方》

**上氣咳嗽**：煩滿，用豬肉切作捶子，豬脂煎熟食之。《食醫心鏡》

**三十年嗽**：百部根二十斤搗取汁，煎如飴，服方寸匕，日三服，深師方：加蜜二斤。《外台秘要》加飴一斤。《千金方》

**咳嗽不止**：蝙蝠去翅足，燒研，為末，一錢，食後白湯下。《壽域方》

**熱咳不止**：用濃茶湯一鍾，蜜一盅，大熟瓜蔞一個，去皮，將瓤入茶蜜湯洗去子，以碗盛於飯上蒸，至飯熟取出，時時挑三四匙咽之。《摘玄方》

**乾咳無痰**：熟瓜蔞搗爛，絞汁入蜜，等分，加白礬一錢，熬膏，頻含咽汁。《簡便方》

**肺熱痰咳**：胸膈塞滿，用瓜蔞仁，半夏湯泡七次焙研，各一兩，薑汁打麵糊丸梧子大，每服五十丸，食後薑湯下。嚴用和《濟生方》

**久嗽肺脹**：五味子二兩，罌粟殼白湯炒過半兩，為末，白湯丸彈子大，每服一丸，水煎服。《衛生家寶方》

**寒痰咳嗽**：燒酒四兩，豬脂蜜香、油茶末各四兩，同浸酒內煮成一處，每日挑食，以茶下之取效。

**痰咳不止**：瓜蔞仁一兩、文蛤七分，為末，以薑汁澄濃腳，丸彈子大，噙之。《摘玄方》

**卒然咳嗽**：桃仁三升，去皮杵著器中，密封蒸熟，日乾絹袋盛，浸二斗，酒中七日，可飲四五合。

**化痰止嗽**：天羅即絲瓜燒存性，棗肉和丸彈子大，每服一丸，溫酒化下。《攝生眾妙方》

**上氣咳嗽**：胸滿氣喘，桃仁三兩去皮尖，以水一大升，研汁和粳米二合，煮粥食之。《食醫心鏡》

**補肺丸**：治咳嗽，用杏仁二大升，山中者不用，去雙仁者，以童子小便二斗，浸春夏七日，秋冬二十七日，連皮尖於砂盆中，研濾取汁，煮令魚眼沸，候軟如麵糊即成，以粗布攤曝之可丸，即丸服之，食前後總須服三五十丸，茶酒任下，忌白水粥。《傳信方》

**卒然咳嗽**：烏雄雞四支，治如食法，酒漬半日飲之。《肘後方》

**久嗽不止**：穀氣素壯人，用之效。罌粟殼去筋，蜜炙為末，每服五分，蜜湯下。《世醫得效方》

**咳嗽寒熱**：旦夕加重，少喜多嗔，面色不潤，忽進忽退，日漸少食，脈弦緊者。杏仁半斤去皮尖，童子小便浸七日，漉出溫水，淘洗砂盆內，研如泥，以小便三升，煎如膏，每服一錢，熟水下，婦人室女，服之尤妙。《千金方》

**咳嗽不止**：生薑五兩，糖稀半升，火煎熟，食盡瘉。叚侍御用之有效。《初虞世必效方》

**久咳不止**：丹溪方用五味子五錢、甘草一錢半，五倍子風化，硝石各二錢為末，乾噙。

《攝生方》用五味子一兩、真茶四錢，曬研為末，以甘草二錢，煎膏丸綠豆大，每服三十丸，沸湯下，數日即瘉也。

**久嗽不止**：馬勃為末，蜜丸梧子大，每服二十丸，白湯下，即瘉。《普濟方》

**咳嗽上氣**：蕎麥粉四兩，茶末二錢，生蜜二兩，水二碗，順手攪千下，飲之良，下氣不止，即瘉。《儒門事親》

**咳嗽上氣**：用合州乾薑炮、皂莢炮去皮子及蛀者，桂心紫色者去皮，並搗篩等分，煉白蜜和末，搗三千杵，丸梧子大，每飲服三丸，嗽發即服。日三五服，禁食蔥、麵、油膩，其效如神。禹錫在淮南與李亞同幕府，李每治人而不出方，誚其吝，李曰：凡人患嗽多進冷藥，若見此方用藥熱燥，必不肯服，故但出藥即多效也，試之信然。《傳信方》

**久嗽暴嗽**：金粟丸，用葉子雌黃一兩，研以紙筋泥固濟小盒子一個，令乾盛藥，水調赤石脂封口，更以泥封待乾，架在地上，炭火十斤簇鍛，候火消三分去一，去火候，冷取出當如鏡面光明，紅色缽內細研，蒸餅丸粟米大，每服三丸、五丸，甘草水服，服後睡良久妙。《勝金方》

**卒得咳嗽**：頌曰：崔元亮《海上方》，用好梨去核搗汁一碗，入椒四十粒，煎一沸，去滓，納黑餳一大兩，消訖細細含咽立定。憲曰：用梨一顆，刺五十孔，每孔納椒一粒，面裹灰火煨熟，停冷去椒食之。又方：去核納酥蜜，麵裹燒熟，冷食之。又方：切片酥煎食之。又方：搗汁一升，入酥蜜各一兩，地黃汁一升，煎成含咽。凡治嗽，須喘急定時冷食之，若熱食反傷肺，令嗽更劇，不可救也。若反可作羊肉湯餅，飽食之即佳。

**瘦病咳嗽**：豬膽和人溺，薑汁、橘皮、訶子、梨皮同煮汁飲之。《拾遺方》

**咳嗽失聲**：白果仁四兩，白茯苓、桑白皮各二兩，烏豆半升，沙蜜半斤，煮熟日乾為末，以乳汁半碗，拌濕九蒸九曬，丸如綠豆大，每服三五十丸，白湯下，神效。余居士方

**上氣咳嗽**：豬肪四兩，煮百沸以來切，和醬醋食之。《食醫心鏡》

**久嗽不止**：核桃仁五十個，煮熟去皮，人參五兩，杏仁三百五十個，煮熟去皮，研勻入煉蜜丸梧子大，每個空心細嚼一丸，人參湯下，臨臥再服。蕭大尹方

**上氣咳嗽**：治傷中筋脈急，上氣咳嗽者，用棗二十枚去核，以酥，微火煎入棗肉中，滓盡酥取收之，常含一枚，微微咽之，取瘥。《聖惠方》

**久咳不已**：烏梅肉微炒，罌粟殼去筋膜，蜜炒等分，為末，每服二錢，睡時蜜湯調下。

**急勞咳嗽**：煩熱，用桃仁三兩去皮尖，豬肝一枚，童子小便五升，同煮乾，於木臼內搗爛，入蒸餅和丸梧子大，每溫水下三十丸。《聖惠方》

**經年氣嗽**：橘皮、神麴、生薑焙乾各等分為末，蒸餅和丸梧子大，每服三五十丸，食後、夜臥各一服，有人患此服之。兼舊患膀胱氣虛皆癒也。《本草衍義》

**痰氣咳嗽**：用香欒去核，切砂瓶內，浸酒封固一夜，煮爛蜜拌勻，時時含咽。

**卒寒咳嗽**：皂莢燒研，豉湯服二錢。《千金方》

**虛熱咳嗽**：口乾涕唾，用甘蔗汁一升半，青粱米四合煮粥，日食二次，極潤心肺。董氏方

**久嗽欲死**：許明則有效方，用厚榆皮削如指大，長尺餘納喉中，頻出入，當吐膿血而癒。《古今錄驗方》

**大腸咳嗽**：咳則遺矢者，赤石脂禹餘糧湯主之。不止神效。太乙丹、禹餘糧各四兩，火鍛醋淬，烏頭一兩，冷水浸一夜，去皮臍，焙為末，醋糊丸梧子大，每食前溫水下五丸。《聖惠方》

**久咳羸弱**：九尖拒霜葉為末，以魚酢蘸食屢效。《世醫得效方》

**卒得咳嗽**：屋上白螺或白蜆殼，搗為末，酒服方寸匕。《肘後方》

**上氣咳嗽**：腹滿羸瘦者，椒葉三斗，水三斗煮十沸，去滓，煎至可丸如棗大，以筒納入，下部中立癒。崔元亮《海上方》

**骨蒸咳嗽**：圓魚丸：圓魚一個，柴胡、前胡、貝母、知母、杏仁各五錢同煮，待熟去骨甲裙再煮，食肉飲汁，將藥焙研為末，仍以骨甲裙煮汁和丸，梧子大，每空心黃耆湯下三十丸，日二服，服盡仍治參耆藥調之。《奇效方》

**酒後咳嗽**：白殭蠶研末，每茶服一錢。《怪證奇方》

**肺虛咳嗽**：立效丸，治肺虛膈熱咳嗽，氣急煩滿，咽乾燥渴，欲飲冷水，體倦肌瘦，發熱減食，喉音嘶不出。黃蠟溶濾，令淨漿水煮過八兩，再化作一百二十丸，以蛤粉四兩為衣養藥，每服一丸，胡桃半個，細嚼溫水下，即臥，閉口不語，

日二服。《普濟方》

**卒嗽不止**：用白蜆殼搗為細末，以熟米飲調，每服一錢，日三服甚效。《急救良方》

**斂肺極嗽**：百藥煎，訶子、荊芥穗各等分為末，薑汁入蜜和丸芡子大，時時噙之。《丹溪心法》

**定嗽化痰**：百藥煎、黃芩、橘紅、甘草各等分，共為細末，蒸餅丸綠豆大，時時乾咽數丸佳。《瀕湖醫藥》

**久勞咳嗽**：吐臭痰者。尋水邊，蛇吞青蛙未咽者，連蛇打死，黃泥同濟鍛研，空心酒服一二錢至效。忌生冷五七日，永不發也。《秘蘊方》

**十年咳嗽**：或二十年醫不效者，生龜三枚，治如食法去腸，以水五升煮取三升，浸面釀秫米四升，如常飲之令盡永不發。又方；用生龜一枚，著炊中，令人溺之，浸至三日，燒研，以醇酒一升和末，如乾飯頓服，須臾大吐，嗽囊出則癒，小兒減半。

**積年咳嗽**：呀呷作聲，用鱟魚殼半兩，貝母煨一兩，桔梗一分，牙皂一分去皮，酥炙為末，煉蜜丸彈子大，每含一丸，咽汁服三丸，即吐出惡涎而瘥。《聖惠方》

**咳嗽肺脹**：斂肺丸，用五靈脂二兩，胡桃仁八個，柏子仁半兩，研勻，滴水和丸小豆大，每服二十丸，甘草湯下。《普濟方》

**咳嗽不瘥**：黃明膠炙研，每服一錢，人參末二錢，薄豉湯二盞，蔥白少許煎沸，嗽時溫呷三五口即止。《食療本草》

**咳嗽日久**：雞子白皮炒十四枚，麻黃三兩焙為末，每服方寸匕，飲下，日二服。《必效方》

**久嗽上氣**：十年、二十年，諸藥不效，用蝙蝠除翅足，燒焦研末，米飲服之。《肘後百一方》

**咳嗽上氣**：積年垂死，用莨菪子炒熟，羊肺切曝等分，為末，以七月七日醋拌，每夜服二方寸匕，粥飲下，隔日一服。《千金方》

**久嗽經年**：阿膠、炒人參各二兩，為末，每用三錢，豉湯一盞，蔥白少許，煎服，日三次。《聖濟總錄》

**卒然咳嗽**：白雞一隻，苦酒一斗，煮取三升，分三服，並淡食雞。《肘後方》

**遠年咳嗽**：羊臟三具，大棗百枚，酒五升，漬七日飲之。《肘後方》

**久嗽不瘥**：豬腎三枚，入椒四七粒，水煮啖之。張文仲方

**久嗽涕唾**：肺痿，時時寒熱，頰赤氣急，用童子小便去頭尾，少許五合，取大粉甘草一寸四破浸之，露一夜，去甘草，平旦頓服，或入甘草末一錢，同服亦可。一日一劑，童子忌五辛熱物。《集驗方》

**二十年嗽**：豬腎三具，大棗百枚，酒五升漬之，秋冬七日，春夏五日，絞去滓，七日服盡，忌鹽。

**卒得咳嗽**：豬腎二枚，乾薑三兩，水七升，煮二升，稍服取汗。《肘後方》

## 肺痿肺癰第三十三

**肺痿久嗽**：涕唾，多骨節，煩悶寒熱，以甘草三兩，炙搗為末，每日取小便三合，調甘草末一錢，服之。《廣利方》

**肺痿多涎**：肺痿吐涎沫，頭眩，小便數而不咳者，肺中冷也，甘草乾薑湯溫之。甘草炙四兩，乾薑泡二兩，水三升，煮一升五合，分服。張仲景《金匱要略方》

**肺癰唾濁**：心胸煩錯，取夜合皮一掌大，水三升，煮取一半，分二服。《韋宙獨行方》

**肺癰得吐**：黃耆二兩為末，每服二錢，水一中盞，煎至六分，溫服，日三四服。《聖惠方》

**肺癰咳嗽**：胸滿振寒，脈數，咽乾不渴，時出濁唾，腥臭久久，吐膿如粳米粥者，桔梗湯主之。桔梗一兩，甘草二兩，水三升煮一升，分溫再服，朝暮吐膿血則瘥。張仲景《金匱玉函》

**骨蒸肺痿**：不能食者，蘇游蘆根飲主之。蘆根、麥門冬、地骨皮、生薑各十兩，橘皮、茯苓各五兩，水二斗煮八升，去滓，分五服，取汗乃瘥。《外台秘要》

**肺癰咳嗽**：煩滿微熱，心胸甲錯，葦莖湯：用葦莖切二升，水二斗，煮汁五升，入桃仁五十枚，薏苡仁、瓜瓣各半升，煮取二升，服當吐出膿血而癒。張仲景《金匱玉函》

**肺痿咳血**：不止，用瓜蔞五十個，連瓤瓦焙，烏梅肉五十個焙，杏仁去皮尖，炒二十一個，為末，每用一捻，以豬肺一片，切薄擦末入內，炙熟嚼咽之，日二服。《聖濟總錄》

**肺癰咳唾**：心胸甲錯者，以醇苦酒，煮薏苡仁合濃，微溫頓服，肺有血當吐出癒。《范汪方》

**肺痿咳唾**：膿血，薏苡仁十兩杵破，水三升，煎一升，酒少許服之。《海師方》

**肺痿咳血**：蘿蔔和羊肉，或鯽魚煮熟，頻食。《普濟方》

**肺痿咯血**：多痰者，漢防己、葶藶各等分，為末，糯米飲每服一錢。《古今錄驗方》

**肺痿喘嗽**：漢防己二錢，漿水一盞，煎七分細呷。《儒門事親》

**肺癰咯血**：薏苡仁三合，搗爛水二大盞，一盞入酒少許，分二服。《濟生方》

**肺癰**：綠橘葉，洗搗爛一盞，服之，吐出膿血即癒。《經驗良方》

**肺癰痰滯**：上焦不利，卒然咳嗽，杉木屑一兩，皂莢去皮，酥炙三兩為末，蜜丸梧子大，每米飲下十丸，一日四服。《聖惠方》

**咳嗽肺痿**：大人、小兒咳逆短氣，胸中吸吸，咳出涕吐，嗽出臭膿，用淡竹瀝一合，服之，日三五次，以癒為度。李絳《兵部手集》

**久嗽肺癰**：宗奭曰：久嗽不癒，肺積虛熱成癰，咳出膿血，曉夕不止，喉中氣塞，胃膈噎癰，用蛤蚧、阿膠、鹿角膠、生犀角、羚羊角各二錢半，用河水三升，銀石器內文火熬至半升，濾汁時時仰臥，細呷，日一服。張刑部子臯病，此田樞密況授方，服之遂癒。

**鹿髓煎**：治肺痿咳嗽，傷重脈絕。用鹿髓、生地黃汁各七合，酥蜜各一兩，杏仁、桃仁、地黃汁減半，入三味煎如稀湯，每含一匙，嚥下，日三服。《聖惠方》

**肺痿骨蒸**：煉羊脂，煉羊髓各五兩，煎沸下，煉蜜及生地黃汁各五合，生薑汁一合，不住手攪，微火熬成膏，每日空心溫酒調服一匙，或入粥食。《飲膳正要》

**肺損嘔血**：並開胃，用阿膠炒三錢，木香一錢，糯米一合半，為末，每服一錢，百沸湯點服，日一服。《普濟方》

**肺破出血**：或嗽血不止，用海犀膏即水膠一大片，炙黃塗酥，再炙研末，用白湯化三錢，服之即止。《斗門方》

**久嗽肺痿**：作燥羊肺湯，用羊肺一具洗淨，以杏仁、柿霜、真豆粉、真酥各一兩，白蜜二兩，和勻灌肺中，白水煮食之。葛可久方

**一切肺病**：咳嗽膿血不止，用好酥五十斤，煉三遍，當出醍醐，每服一合，日三服，以瘥為度，神效。《外台秘要》

**肺痿吐血**：黃明膠炙乾、花桑葉陰乾，各二兩研末，每服三錢，生地黃汁調下。《普濟方》

**肺痿咳嗽**：時時寒熱，頰赤氣急，用童小便去頭尾少許五合，取大粉甘草一寸四破，浸之露一夜，去甘草，平旦頓服，或入甘草末一錢，同服亦可。一日一劑，童子忌食五辛熱物。《集驗方》

## 虛損第三十四

**老人虛損**：風濕腰肢痺痛，磁石三十兩、白石英二十兩，搥碎甕盛，水二斗，浸於露地，每日取水作粥食，經年氣力強盛，顏如童子。《壽親養老書》

**脫陽虛證**：四肢厥冷，不省人事，或小腹緊痛，冷汗氣

促，炒鹽熨臍下氣海取暖。《救急方》

**金液丹**：固真氣暖丹田，堅筋骨、壯陽道、除久寒痼冷，補勞傷虛損，治男子腰腎久冷，心腹積聚，脅下冷痛，腹中皆蟲，失精遺尿，形羸力劣，腰膝痛弱，冷風頑痺，上氣衄血，咳逆寒熱，霍亂轉筋，虛滑下利。又治痔瘻濕、生瘡下血不止、婦人血結寒熱、陰蝕疽痔等，用石硫黃十兩研水，用瓷盒盛，以水和赤石脂封口，鹽泥固濟，日乾地內，先埋一小罐，盛水令滿，安盒在內，用泥固濟，慢火養七日七夜，候足加頂火一斤，鍛俟冷取，梧子大，每服三十丸，空心米飲服。又治傷寒身冷，脈微，或吐，或利，或自汗不止，或小便不禁，並宜服之得身熱，脈出為度。《和劑局方》

**硫黃杯**：此杯配合造化，調理陰陽，奪天地沖和之氣，乃水火既濟之方，不冷不熱，不緩不急，有延年卻老之功，脫胎換骨之妙。大能清上實下，升降陰陽通九竅，殺九蟲，除夢泄，悅容顏，解頭風，開胸膈，化痰涎，明耳目，潤肌膚，填精髓，蠲疝墜。又治婦人血海枯寒，赤白帶下，其法用瓷碗，以胡桃擦過，用無砂石、硫黃生熔成汁，入明礬少許，則塵垢悉浮，以杖掠去綿濾過，再入碗溶化，傾入杯內湯成，杯取出埋土中一夜，木賊打光，用之欲紅入硃砂，欲青則入葡萄，研勻同煮成，每用熱酒二杯，清早空心溫服，則百病皆除，無出此方也。

**紫霞杯**：葉石林水雲錄云：用硫黃，袋盛懸罐內，以紫背浮萍同水煮之數十沸，取出候乾，研末十兩，用珍珠、琥珀、乳香、雄黃、硃砂、陽起石、赤石脂、片瑙、紫粉、白芷、甘松、山柰、木香、血竭、沒藥、韶瑙、安息香各一錢，麝香七分，金箔二十片為末，入銅勺中，慢火溶化，以好樣酒杯一個，周圍以粉紙包裹中，開一孔，傾硫入內，旋轉令勻投冷水中，取出，每旦盛酒飲二三杯，功同上方。昔中書劉景輝因過勞，療於太白山中，遇一老仙親授是方服之，果癒。人能清心寡慾，而服此仙緣可到也。

**益氣固精**：補血黑髮，益壽有奇效，還筒子（考《本草綱目》草之一：天麻從莖中落下，俗名還筒子）半兩，芡實半兩，金銀花二兩，破故紙酒浸，春三、夏一、秋二、冬五日，焙研末二兩，各研末，蜜糊丸梧子大，每服五十丸，空心鹽湯，溫酒任下，鄭西杲所傳方。《鄧才雜興方》

**仙靈脾酒**：益丈夫興陽，理腰膝冷，用淫羊藿一斤，酒一斗，浸三日，逐時飲之。《食醫心鏡》

**脾腎不足**：草果仁一兩，以舶茴香一兩炒香，去茴不用，吳茱萸湯泡七次，以破故紙一兩炒香，去故紙不用，葫蘆巴一兩，以山茱萸一兩炒香，去茱萸不用，右三味為糝酒糊丸，梧子大，每服六十丸，鹽湯下。《百一選方》

**定心補虛**：養血返精丸，破故紙炒二兩，白茯苓一兩為末，沒藥五錢，以無灰酒浸高一指，煮化和末丸梧子大，每服三十丸，白湯下。昔有人服此至老不衰，蓋故紙補腎，茯苓補心，沒藥養血，三者既壯，自然身安。《朱氏集驗方》

**精氣不固**：破故紙、青鹽等分，同炒為末，每服二錢，米飲下。《三因方》

**虛勞不足**：糯米入豬肚內蒸乾，搗作丸子，日日服之。

**氣短不接**：正元散，治氣不接續，兼治滑泄及小便熱，王丞相服之有驗。用蓬莪朮一兩，金鈴子去核一兩，為末，入硼砂一錢，煉過研細，每服二錢，溫酒或鹽湯空心服。孫用和《秘寶方》

**補虛明目**：健骨和血，蒼朮泔浸四兩，熟地黃焙二兩，為末，酒糊丸梧子大，每溫酒下三五十丸，日三服。《普濟方》

**房後睏倦**：人參七錢，陳皮一錢，水一盞半，煎八分，食前溫服，日再服，千金不傳。《趙永菴方》

**人參膏**：用人參十兩細切，以活水二十盞浸透入銀器內，桑柴火緩緩煎取十盞濾汁，再以水十盞煎取五盞，與前汁合煎成膏，瓶收隨病作湯使。丹溪云：多欲之人腎氣衰憊，咳嗽不止，用生薑、橘皮煎湯化膏服之。浦江鄭兄五月患痢，又患房室忽發昏暈，不知人事，手撒目暗，自汗如雨，喉中痰鳴如拽鋸聲，小便遺失，脈大無倫，此陰虧陽絕之證也。予令急煎大料人參膏，仍與灸氣海十八壯，右手能動，再三壯，唇口微動，遂與膏服一盞半，夜後服三盞，眼能動，盡三斤方能言，而索粥盡五斤而痢止，至十斤而全安。若作風治，則誤矣。一人皆疽服內托十宣散，已多膿出作嘔發熱，六脈沉數有力，此潰瘍所忌也。遂與大料人參膏，入竹瀝飲之，參盡一十六斤，竹筏白餘竿而安。

後經旬，余值大風拔木瘡起有膿中，有紅線一道過，肩胛抵右肋，子曰：急作參膏，以芎歸橘皮作湯，入竹瀝薑汁飲之。盡三斤而瘡潰，調理乃安。若癰疽潰後，氣血俱虛，嘔逆不食，變症不一者，以參耆歸朮等分，煎膏服之最妙。

**勞氣欲絕**：麥門冬一兩，甘草炙二兩，粳米半合，棗二枚，竹葉十五片，水二升，煎一升，分三服。《類證活人書》

**坎離丸**：滋陰降火、開胃進食、強筋骨、去濕熱。白蒼朮刮淨一斤，分作四分，一分川椒一兩炒。一分破故紙一兩炒；一分五味子一兩炒；一分川芎一兩炒。只取朮研末，川柏皮一斤，童尿汁炙一斤，米泔炙各十二次，研末和勻，煉蜜丸梧子大，每服三十丸，早用酒服，午用茶服，晚用白湯下。《積善堂方》

**補骨脂丸**：治下元虛敗，腳手沉重，夜多盜汗，從欲所致，此藥壯筋骨，益元氣，補骨脂四兩炒香，菟絲子四兩酒蒸，胡桃肉一兩去皮，乳香、沒藥、沉香各研一錢半，煉蜜丸如梧子大，每服二三十丸，空心鹽湯服，溫酒任下，自夏至起冬至止，日一服。此乃唐宣宗時，張壽太尉知廣州得方，於南番人有詩云：三年時節向邊隅，人信方知藥力殊，奪得春光來在手，青娥休笑白髭鬚。

**萬病丸**：治男婦五勞七傷，一切諸疾。杏仁一斗，童子小便二升，煮七次，以蜜四兩拌勻，再以童子小便五升，於碗內重蒸取出，日曬夜露數日，任意嚼食即癒。

**交感丹**：補虛損、固精氣、烏鬚髮，此鐵甕城中先生方也。久服令人有子，茅山蒼朮刮淨一斤，分作四分，用酒、醋、米泔、鹽湯各浸七日，曬丸梧子大，每服四十丸，空心溫酒下。《聖濟總錄》

**男女虛勞**：男子、女人五勞七傷，下元久冷，一切風病，四肢疼痛。駐顏壯氣、烏髭鬚，補骨脂一斤，酒浸一宿曬乾，卻用烏油麻一升和炒，令麻子聲絕簸去，只取補骨脂為末，醋煮麵糊丸，如梧子大，每服二三十丸，空心溫酒鹽湯任下。《經驗方》

**靈芝丸**：治脾腎氣虛，填補精髓，通利耳目。蒼朮一斤，米泔水浸，春夏五日，秋冬七日，逐日換水，竹刀刮皮切，曬石臼為末，棗肉蒸和丸梧子大，每服三五十丸，棗湯空心服。《奇效良方》

**男子陽虛**：鹿角霜、白茯苓各等分，為末，酒糊丸梧子大，每服三十丸，鹽湯下，甚有補益。《梁氏總要》

**固元丹**：治元臟久虛遺精，白濁五淋及小腸膀胱疝氣，婦人赤白帶下，血崩便血等疾。以小便頻數為效好，蒼朮刮淨一斤，分作四分，一分小茴香，食鹽各一兩同炒；一分川椒、補骨脂各一兩同炒；一分川烏頭、川楝子肉各一兩同炒；一分用醇醋、老酒各半斤同煮乾、焙過同炒；藥通為末，用酒煮糊丸梧子大，每服五十丸，男以溫酒，女以醋湯，空心下，此高司法方也。《百一選方》

**男女血虛**：麥門冬三斤，取汁熬成膏，生地黃三斤，取汁熬成膏，等分，一處濾過，入蜜四分之一，再熬成，瓶收，每日白湯點服，並忌鐵器。《醫方摘要》

**麥門冬煎**：補中益心，悅顏色，安神益氣，令人肥健，其力甚快：取新麥門冬根去心，搗熟絞汁和白蜜，銀器中重湯煮，攪不停手，候如飴乃及成，溫酒日日化服之。《圖經本草》

**養正丹**：又名交泰丹，乃寶林真人谷伯陽方也。祛邪輔正，助陽接真，治元氣虧虛，陰邪交蕩，上盛下虛，氣不升降，呼吸不足，頭旋氣短，心悸膽怯，虛煩狂言，盜汗，腹痛腰痛，反胃吐食，霍亂轉筋，咳逆。又治中風涎潮，不省人事，陽氣欲脫，四肢厥冷，傷寒陰盛，自汗，唇青，脈沉。婦人產後月候不勻，帶下腹痛，用黑盞一支，入黑溶汁，次下水銀，次下硃砂末，炒不見星，少頃，乃下硫黃末，急攪有焰，灑醋解之，取出研末，糯粉煮糊丸綠豆大，每服二十丸，鹽湯下，四味皆等分，此藥升降陰陽，既濟心腎，神效不可具述。《和劑局方》

**虛勞瘦弱**：用頗兒必（考《飲膳正要》羊脛骨，亦作，又名銅骨，胡人語）四十枚，以水一升，熬減大半，去滓及油，待凝任食。《飲膳正要》

**五勞七傷**：虛冷，用肥羊肉一腿，密蓋煮爛，攪取汁服，並食肉。

**地髓煎**：生地黃十斤，洗淨搗壓取汁，鹿角膠一斤半，生薑半斤，攪取汁，蜜二升，酒四升，文武火煮，地黃汁數沸，即以酒研，紫蘇子四兩，取汁入煎一二十沸，下膠膠化，下薑汁蜜再煎，候稠瓦器盛之，每空心酒化一匕服，大補益。《千金方》

**鐘乳酒**：安五臟，通百節，利九竅，主風虛，補下焦，益精明目。鐘乳煉成粉五兩，以夾練袋盛之，清酒六升，瓶封，湯內煮減三分之二，取出添滿，封七日，日飲三合。忌房事、蔥、豉、生食、硬食。《外台秘要》

**地黃酒**：補虛弱、壯筋骨、通血脈、治腹痛、變白髮。用生肥地黃絞汁，同麴米封密器中，五七日啟之，中有綠汁，真菁英也。宜先飲之，乃濾汁藏貯，加牛膝汁，效更速。亦有加群藥者。

**男女虛損**：或大病後，或積勞後，四體沉滯，骨肉痠痛，呼吸少氣，或小腹拘急，腰背強痛，咽乾唇燥，或飲食無味，多臥少起，久者積年，輕者百日，漸至瘦削：用生地黃二斤，

麵一斤，搗爛炒乾為末，每空心酒服方寸匕，日三服。葛洪方

**地黃煎**：補虛除熱，治吐血、唾血，取乳石，去癰癤等疾。生地黃不拘多少，三搗三壓取汁令盡，以瓦器盛之，密蓋勿洩氣，湯上煮減半，絞去滓。再煎如餳丸彈子大，每溫酒服一丸，日二服。《千金方》

**虛勞困之**：地黃一石取汁，酒三斗攪勻煎收，日服。《必效方》

**地黃粥**：大能利血生精，地黃切二合，與米同入罐中煮之，候熟以酥二合，蜜一合，同炒香，入內再煮熟食。《臞仙神隱》

**瓊玉膏**：常服開心益智，髮白返黑，齒落更生，辟穀延年，治癰疽癆瘵，咳嗽唾血等病，乃鐵甕城申先生方也。生地黃汁十六斤取汁、人參末一斤半，白茯苓末三斤，白砂蜜十斤，濾淨拌勻，入瓶內箬封。安砂鍋中，桑柴火煮三日夜，再換蠟紙重封，浸井底一夜取起，再煮一伏時，每以白湯或酒點服一匙。丹溪云：好色虛人咳嗽唾血者，服之甚捷。明太醫院進御服食，議加天門冬、麥門冬、枸杞子末各一斤，賜名益壽。永真臞仙方：加琥珀、沉香半兩。

**虛勞體痛**：天門冬末，酒服方寸匕，日三服，忌鯉魚。《千金方》

**鐘乳丸**：治丈夫衰老，陽絕肢冷，少氣減食，腰疼腳痺，下氣消食，和中長肌。鐘乳粉二兩，菟絲子酒浸焙，石斛各一兩，吳茱萸湯泡七次，炒，半兩，為末，煉蜜和丸梧子大，每服七丸，空心溫酒或米湯下，日二服，服訖行數百步，覺胸口熱，稍定即食乾飯豆醬，忌食粗臭、惡食及聞屍穢等氣。初服七日，勿為陽事，過七日乃可行。不宜傷多，服過半劑，覺有功，乃續服，此曹公卓方也。《和劑局方》

**補益虛損**：極益房勞，用蘿藦四兩、枸杞根皮、五味子、柏子仁、酸棗仁、乾地黃各三兩為末，每服方寸匕，酒下，日三服。《千金方》

**鐘乳煎**：治風虛勞損，腰腳無力，補益強壯。用鐘乳粉煉成者三兩，以夾練袋盛之，牛乳一大升，煎減三分之一，去袋飲乳，分二服，日一作。不吐不利，虛冷人微溏無苦，一袋可煮三十度，即力盡，別作袋。每煎訖，須濯淨，令通氣，其滓和麵煨雞，生子食之，此崔尚書方也。《千金翼方》

**秘精益髓**：太乙金鎖丹，用五色龍骨五兩，覆盆子五兩，蓮花蕊四兩，未開者陰乾，皷子花三兩，五月五日採之，雞頭子仁一百顆，並為末，以金櫻子二百枚，去毛木臼搗爛，水七升，煎濃汁一升，去滓和藥，杵二千下，丸梧子大，每空心溫鹽湯下三十丸，服之至百日永不泄，如不泄，以冷水調車前末半合服之，忌葵菜。《瑞竹堂經驗方》

**元臟傷冷**：《經驗方》用附子炮去皮臍為末，以水二盞，入藥二錢，鹽、葱、薑、棗同煎，取一盞，空心服，去積冷暖，下元肥腸益氣、酒食無礙。《梅師方》二虎丸，補元臟、進飲食、壯筋骨。用烏頭附子合四兩，醋浸三宿，切作片子，掘一小坑，炭火燒赤，以醋三升，同藥傾入坑內，用盆合之一宿，取出去砂土，入青鹽四兩，同炒赤黃色為末，醋打麵糊丸如梧子大，空心冷酒下十五丸，婦人亦宜。

**陰虛火動**：有痰不堪用燥劑者，天門冬一斤，水浸洗去心，取肉十二兩，石臼搗爛，五味子水洗、去核取肉四兩曬乾，不見火共搗丸梧子大，每服二十丸，茶下，日三服。《簡便方》

**七寶美髯丹**：烏鬚髮，壯筋骨，固精氣，續嗣延年。用赤、白何首烏各一斤，米泔水浸三四日，瓷片刮去皮，用淘淨黑豆二升，以砂鍋木甑鋪豆乾，換豆再蒸，如此九次，曝乾為末，赤、白茯苓各一斤，去皮研末，以水淘去筋膜及浮末，牛膝八兩去苗酒浸一日，同何首烏第七次蒸之，至第九次止。曬乾當歸八兩酒浸，曬枸杞子八兩酒浸，曬菟絲子八兩酒浸，生芽研爛，曬補骨脂四兩，以黑脂麻炒香，並忌鐵器，石臼為末，煉蜜丸如彈子大，一百五十丸。每日三丸，清晨溫酒下，

午時薑湯下，臥時鹽湯下，其餘並丸梧子大，每日空心服一百丸，久服極驗。忌諸血、無鱗魚、蘿蔔、蔥、鐵器。《積善堂方》

**天門冬酒**：補五臟，調六腑，令人無病。天門冬三十斤，去心搗碎，以水二石，煮汁一石，糯米一斗，細麴十斤，如常炊，釀酒熟，日飲三杯。

**虛勞內熱**：下焦虛熱，骨節煩疼，肌肉急，小便不利，大便數，少氣吸吸，口燥，熱淋。用大麻仁五合研，水二升，煮減半分，服四五劑瘥。《外台秘要》

**滋陰養血**：溫補下元。三才丸，用天門冬去心，生地黃各二兩，二味用柳甑箄，以酒瀝之，九蒸九曬，待乾秤之，人參一兩為末，蒸棗肉搗和丸梧子大，每服三十丸，食前溫酒下，日三服。《潔古活法心要》

**紫金藤丸**：補腎臟，暖丹田，興陽道，減小便，填精髓，駐顏色，潤肌肉，治元氣虛，面目黧黑，口乾舌澀，夢想虛驚，耳鳴目淚，腰胯沉重，百節痠痛，項筋緊急，背胛勞倦，陰汗盜汗，及婦人子宮冷久，月水不調，或多或少，赤白帶下，並宜服之。用紫金藤、巴戟天去心各三兩，吳茱萸、高良薑、肉桂、青鹽各二兩，為末，酒糊丸梧子大，每溫酒下二十丸，日三服。《和劑局方》

**補益虛羸**：鹿骨煎，用鹿骨一具，枸杞根二升，各以水一斗，煎汁五升，和勻，共煎五升，日二服。《千金方》

**陽氣虛損**：《簡便方》用菟絲子、熟地黃各等分為末，酒糊丸梧子大，每服五十丸，氣虛人參湯下，氣逆沉香湯下。《經驗方》用菟絲子酒浸十日，水淘杜仲焙研，蜜炙一兩，以薯蕷末酒洗，糊丸梧子大，每空心酒下五十丸。

**四神丸**：治腎經虛損，眼目昏花，或云瞖遮睛。甘州枸杞子一斤，好酒潤透，分作四分，四兩用蜀椒一兩炒，四兩用小茴香一兩炒，四兩用脂麻一兩炒，四兩用川楝肉一兩炒，揀出枸杞，加熟地黃、白朮、白茯苓各一兩，為末，煉蜜丸，日

服。《瑞竹堂經驗方》

**勞損風濕**：陸杭膏，用牛髓、羊脂各二升，白蜜、薑汁各三升，煎三上三下，令成膏，隨意以溫酒和服之。《經心錄》

**補陰丸**：丹溪方用龜下甲酒炙，熟地黃九蒸九曬各六兩，黃柏鹽水浸炒，知母酒炒各四兩，石器為末，以豬脊髓和丸梧子大，每服百丸，空心溫酒下。一方：去地黃，加五味子炒一兩。

**枸杞煎**：治虛勞，退虛熱，輕身益氣，令一切癰疽永不發。用枸杞子三十斤，春夏用莖葉，秋冬用根實，以水一石，煮取五斗，以滓再煎，取五斗，澄清去滓，再煎取二斗，入鍋煎如收之，每早酒服一丸。

**枸杞酒**：《外台秘要》云：補益去勞熱，長肌肉，益顏色，肥健人，治肝虛，沖感下淚。用生枸杞子五升搗破，絹袋盛浸好酒二斗中，密封勿洩氣，二七日服之，任性勿醉。

《經驗方》枸杞酒變白，耐老輕身。用枸杞子二升，十月壬癸日而東採之，以好酒二升，瓷瓶內浸三七日，乃添生地黃汁三升攪勻，密封至立春前三十日開瓶，每空心暖飲一盞。至立春後，髭髮卻能變黑，勿食蕪荑、蔥蒜。

**強筋補益**：四聖不老丹，透明松脂一斤，以無灰酒入砂鍋內，桑柴火煮數沸，竹枝攪稠乃住火。傾入水內結塊，復以酒煮九遍，其脂如玉，不苦不澀乃止。為細末，用十二兩，入白茯苓末半斤，黃菊花末半斤，柏子仁去油、取霜半斤，煉蜜丸如梧子大，每空心好酒送下七十二丸，須擇吉日修合，勿令婦人雞犬見之。松梅丸，用松脂，以長流水桑柴煮拔三次，再以桑灰滴汁煮七次，扯撥更以好酒煮二次，仍以長流水煮二次，色白不苦為度。每一斤入地黃九蒸末十兩，烏梅肉六兩，煉蜜丸梧子大，每服七十丸，空心鹽米湯下，健陽補中，強筋潤肌，大能益人。《白飛霞方外奇方》

**虛損百病**：久服髮白再黑，返老還童。用女貞實十月上巳日收，陰乾用時以酒浸一日，蒸透曬乾一斤四兩，旱蓮草五月收，陰乾十兩為末，桑葚子三月收，陰乾十兩為末，煉蜜丸如梧子大，每服七八十丸，淡鹽湯下。若四月收桑葚，搗汁和藥，七月收旱蓮草，搗汁和藥，即不用蜜矣，按時修合慎之。《簡便方》

**五勞七傷**：補益方，用乾漆、柏子仁、山茱萸、酸棗仁各等分，為末，蜜丸梧子大，每服二七丸，溫酒下，日二服。《千金方》

**補血益精**：金櫻子，即山石榴，去刺及子，焙，四兩，縮砂三兩，為末，煉蜜和丸梧子大，每服五十丸，空心溫酒服。《奇效良方》

**五勞七傷**：五月五日採五加莖，七月七日採葉，九月九日取根，治為末，每酒服方寸匕，日三服，久服去風勞。《千金方》

**虛勞不足**：五加皮、枸杞根白皮各一斗，水一石五斗煮汁，七斗分取四斗，浸麴一斗，以三斗拌飯，如常釀酒法，待熟任飲。《千金方》

**益助陽氣**：詵曰：丹雄雞冠血，和天雄、太陽粉各四分，桂心二分，丸服之。

**紫芝丸**：治虛勞短氣，胸脅苦傷，手足逆冷，或時煩躁口乾，目視慌慌，腹內時痛，不思飲食，此藥安神保精也。紫芝一兩半，山芋焙，天雄泡去皮，柏子仁炒，巴戟天去心，白茯苓去皮，枳實去瓤，麸炒各三錢五分；生地黃焙，麥門冬去心焙，五味子炒，半夏製炒，附子炒去皮，牡丹皮，人參各七錢五分；遠志去心，蓼實各二錢五分；瓜子仁炒，澤瀉各五錢為末，蜜丸梧子大，每服十五丸，漸至三十丸，溫酒下，日三服。《聖濟總錄》

**補益虛損**：益顏色、補下焦虛冷，小便頻數，瘦損無力，用薯蕷於砂盆中研細，入銚中，以酒一大匙，令香，旋添酒一盞，攪令勻，空心飲之，每旦一服。《聖惠方》

**杏酥法**：頌曰：主風虛，除百病，搗爛杏仁一石，以好酒二石，研濾取汁一石五斗，入白蜜一斗五升，攪勻封於新甕中，勿洩氣，三十日看酒上酥出，即掠取納瓷器中貯之，取其酒滓，團如梨大，置空屋中，作格安之。候成飴脯狀，旦服一枚，以前酒下。藏器曰：杏酥服之，潤五臟、去痰嗽、生熟吃俱可，若半生半熟服之殺人。又法：宗奭曰：治肺燥喘熱，大腸秘，潤五臟，用杏仁去皮研細，每一升入水一升半，搗爛入生薑四兩，甘草一寸，銀石器中慢火熬成稀膏，入酥二兩同收，每夜沸湯點服一匙。

**補益虛弱**：詵曰：虛弱人用烏雄雞一隻，洗淨，五味煮極爛食，生即反損人，或五味淹炙食，亦良。

**補虛益損**：水芝丹，用蓮食半升，酒浸二宿，以牙豬肚一個，洗淨入蓮在內縫定，煮熟取出曬乾為末，酒煮米糊丸梧子大，每服五十丸，食前溫酒送下。《醫學發明》

**男女皆虛**：《集效方》坎離丸：治男子、婦人諸虛百損，小便淋漓，遺精白濁等症。黃柏去皮切二斤，熟糯米一升，童子小便浸之，九浸九曬，蒸過曬研為末，酒煮麵糊丸梧子大，每服一百丸，溫酒送下。

**胡桃丸**：益血補髓，強筋壯骨，延年明目，悅心潤肌，能除百病，用胡桃仁四兩搗膏，入補骨脂、杜仲、萆薢末各四兩杵勻，丸梧子大，每空心溫酒，鹽湯任下五十丸。《御藥院方》

**虛勞苦渴**：骨節煩熱或寒，用枸杞根白皮切五升，麥門冬三升，小麥二升，水二斗，煮至麥熟去滓，每服一升，口渴即飲。《千金方》

**注夏虛病**：枸杞子、五味子研細，滾水泡，封三日，代茶飲。《攝生方》

**四精丸**：治思慮色慾過度，損傷心氣，小便數遺精，用秋石、白茯苓、芡實、蓮肉各二兩為末，蒸棗和丸梧子大，每服三十丸，空心鹽湯送下。《永類鈐方》

**下焦虛冷**：腳膝無力，陽事不行，用羊腎一枚，煮爛和米

粉六兩，煉成乳粉，空腹食之，妙。《食醫心鏡》

**補益心腎**：仙方椒苓丸，補益心腎，明目駐顏，順氣袪風，延年。真川椒一斤，炒去汗，白茯苓十兩去皮，為末，煉蜜丸梧子大，每服五十丸，空心鹽湯下，忌鐵器。《邵真人經驗方》

**久病虛羸**：不生肌肉，水氣在脅下，不能飲食，四肢煩熱者。用羊胃一枚，白朮一升，切，水二斗，煮九升，分九服，日不過三劑瘥。張文仲方

**麋角丸**：補心神、安臟腑、填骨髓、理腰腳、能久立、聰耳明目、髮白更黑，貌老還少。凡麋角取當年新角、連腦頂者為上，看角根有斫痕處亦堪用，脫角根下平者不堪，取角五具，或四具、三具、二具、一具為一劑，去尖一大寸，即角長七八寸，取勢截斷，量把鎊得，即於長流水處，以竹器盛懸，浸十宿，如無長流水處，即於淨盆中滿著水浸，每夜易換。即將出削去皺皮，以利鎊，鎊取白處至心即止，以清粟米泔浸兩宿，初經一宿即乾握，瀝去舊水，置新絹上曝乾，擇去惡物、粗骨皮及鎊不勻者。以無灰美酒大於瓷器中浸經兩宿，其藥及酒俱入淨釜中，初用武火煮，一食久後，以文火微煎如蟹目沸，以柳木篦，徐徐攪，不得住手時時添酒，以成煎為度。煎時皆須平旦，下手不得經宿，乃看屑如稀膠，即以牛乳五升，酥一片，以次漸下後項藥，仍以麋角一條，炙令黃為末，與諸藥同制之，檳榔、通草、秦艽、肉蓯蓉、人參、菟絲子酒浸兩宿，別搗曬乾，甘草各一兩，上搗為末，將膠再煎，一食頃，似稀稠粥即止。火少時投諸藥末相和，稠黏堪作丸即以新器盛貯，以眾手一時，丸梧子大，如黏手，著少酥塗手。其服餌之法，空腹以酒下之，初服三十丸，日加一丸，加至五十丸為度，日二服，至一百日內忌房室，服經一月，腹內諸疾自相驅逐，有微利勿怪漸後多洩氣，能食患氣者，加枳實、青木香各一兩，服至二百日，面皺光澤，一年齒落更生，強記身輕，若風日行百里，二年令人肥飽少食，七十以上服之，卻成後生，

三年腸作筋體，預見未明，四年常飽不食，即見仙人。三十下服之，不輟顏一定而不變。修合時須在淨室中，勿令陰人，雞犬、孝子等見。婦人服之尤佳，如飲酒食麵，口乾眼澀，內熱者，即服三黃丸，微利之如此一度，發動已後方始調暢也。《千金方》

**麋角丸**：治五痿，皮緩毛瘁，血脈枯槁，肌膚薄者，筋骨羸弱，飲食不美，四肢無力，爪枯髮落，眼昏唇燥，用麋角屑一斤，酒浸一宿，大附子生去皮臍一兩半，熟地黃四兩，用大麥米二升，以一半藉底，以一半在上，以二布中隔覆，炊一日取出，藥、麥各焙為末，以浸藥酒，添清酒煮麥粉為糊，和杵三千下，丸如梧子大，每服五十丸，食前用溫酒，或米湯送下，日三服。一方只用麋角鎊屑，酥炒黃色五兩，熟附子末半兩，酒糊丸服。

**返本丸**：補諸虛百損，用黃犍牛肉，去筋膜，切片，河水洗數遍，仍浸一宿，次日再洗三遍，水清為度。用無灰好酒同入壇內，重泥封固，桑柴文武火煮一晝夜，取出，如黃沙為佳，焦黑無用，焙乾為末聽用，山藥鹽炒過，蓮肉去心鹽炒過，並去鹽，白茯苓、小茴香炒各四兩為末，每牛肉半斤，入藥末一斤，以紅棗蒸熟去皮，和搗為丸如梧子大，每空心酒下五十丸，日三服。《乾坤生意》

**小刀圭**：韓飛霞曰：凡一切虛病，皆可服之。用小牛犢兒未交感者一隻，臘月初八日或戊己日殺之，去血毛，洗淨同臟腑不遺分寸，大銅鍋煮之，每十斤入黃耆十兩，人參四兩，茯苓六兩，官桂、良薑各五錢，陳皮三兩，甘草、蜀椒各二兩，食鹽二兩，醇酒二斗同煮，水以八分為率，文火煮至如泥，其骨皆捶碎，並濾取稠汁，待冷以甕盛之，埋於土內，露出甕口，凡飲食中皆任意食之，或以酒調服更妙。肥犬及鹿皆可，依此法作之。

**虛勞口乾**：《千金方》用羊脂一雞子大，醇酒半升，棗七枚，漬七日，食立癒。《外台秘要》用羊脂雞子大，納半斤酢中一宿，絞汁含之。

**異類有情丸**：《韓氏醫通》云：此方自製者，凡丈夫中年，覺衰便可服餌，蓋鹿乃純陽，龜虎屬陰，血氣有情，各從其類，非金石草木比也。此方用鹿角霜、龜板酒浸七日，酥炙研各三兩六錢，鹿茸薰乾、酒洗淨、酥塗炙研，虎脛骨長流水浸七日，蜜塗酥炙，各二兩四錢，水火煉蜜，入豬骨髓九條，搗丸梧子大，每空心鹽湯下五十、七十、九十丸，如厚味善飲者，加豬膽汁一二合，以寓降火之義。

**老人虛弱**：白羊脊骨一具，剉碎水煮取汁，枸杞根剉一斗，水五斗，煮汁一斗五升合汁，同骨煮至五升，去瓷盛之，每以一合和溫酒一盞調服。《多能鄙事》

**麋角霜丸**：補元臟、駐顏色，用麋角一副，水浸七日，刮去皺皮鎊為屑，盛在一銀瓶內，以牛乳汁浸一日，常令乳高二寸，如乳耗更添，直候不耗，用油單數重密封瓶口，別用大麥一斗，安在甑內，約厚三寸，上安瓶，更用大麥周圍填實，露瓶口，不住火蒸一伏時，如鍋內水耗，即旋添熱湯，須頻看，角屑粉爛如麵即住火。取出用細篩子漉去乳，焙乾，每料八兩，附子炮製去皮，乾山藥各三兩，上為末，蒸棗肉和丸如梧子大，每服十五丸至二十丸，空心用溫鹽酒送下，煉蜜丸亦可。《聖濟總錄》

**麋角丸**：彭祖丸，使人丁壯不老，房室不勞損，氣力顏色不衰者，莫用麋角。其法：刮為末十兩，用生附子一枚合之，雀卵和丸，日服二十丸，溫酒下二十日，大效。亦可單熬為末，酒服亦令人不老，但性緩不及附子者。《彭祖服食經》

**補益勞損**：《千金翼方》崔尚書方，鐘乳粉一兩，袋盛，以牛乳一升，煎減三分之一，去袋飲乳，日三服。又方：白石英末三斤和黑豆，與十歲以上牛犢牛食，每日與一兩，七日取牛乳，或熱服一升，或作粥食，其糞以種菜食，百無所忌，能潤臟腑，澤肌肉，令人壯健。

**斑龍丸**：治諸虛，用鹿茸酥炙，或酒炙，亦可鹿角膠炒成珠，鹿角霜、陽起石鍛紅酒淬，肉蓯蓉酒浸，酸棗仁、柏子仁、黃耆蜜炙各一兩，當歸、黑附子炮，地黃九蒸九焙各八錢，辰砂半錢各為末，酒糊丸梧子大，每空心溫酒下五十丸。《澹寮方》

**羊肉湯**：張仲景治勞傷虛羸及產後心腹疝痛，用肥羊肉一斤，水一斗，煮汁八升，當歸五兩、黃耆八兩、生薑六兩，煮取二升，分四服。胡洽方無黃耆，《千金方》有芍藥。《金匱要略方》

**五勞七傷**：陽虛無力，《經驗方》用羊腎一對去脂，切肉蓯蓉一兩酒浸一夕，去皮和作羹，下蔥鹽五味食。

《飲膳正要》治陽氣衰敗，腰腳疼痛，五勞七傷，用羊腎三對，羊肉半斤，蔥白一莖，枸杞葉一斤，同五味煮成汁，下米作粥食之。

**心氣勞傷**：朱雀湯治心氣勞傷，因變諸疾，用雌雀一隻，取肉炙，赤小豆一合，人參、赤茯苓、大棗肉、紫石英、小麥各一兩，紫菀、遠志肉、丹參各半兩，甘草炙二錢半，細剉拌勻，每服三錢，用水一盞煎六分，去滓，食遠溫服。《奇效方》

**虛損積勞**：治男女因積虛，或大病後虛損，沉困痠疼，盜汗少氣、喘促，或小腹拘急，心悸胃弱，多臥少起，漸至瘦削。若年深，五臟氣竭則難治也。用烏雌雞一頭，治如食法，以生地黃一斤切，飴糖一升納腹內，放定銅器貯於瓶內，蒸五升米熟，取出食肉飲汁，勿用鹽，一月一作，神效。《集驗方》

**腎虛精竭**：羊腎一隻切，於豉汁中，以五味、米揉作羹、粥食。《食醫心鏡》

**二至丸**：補虛損、生精血、祛風濕、壯筋骨，用鹿角鎊細，以真酥一兩，無灰酒一升，慢火炒乾取四兩，麋角鎊細，以真酥二兩，米醋一升煮乾，慢火炒乾取半兩，蒼耳子酒浸一宿，焙半斤，山藥、白茯苓、黃耆蜜炙各四兩，當歸酒浸焙五兩，肉蓯蓉酒焙，遠志去心、人參、沉香各二兩，熟附子一兩，通為末，酒煮糯米糊丸梧子大，每服五十丸，溫酒鹽湯任下，日二服。《楊氏家藏方》

**補精潤肺**：壯陽助胃，煉牛髓四兩，胡桃肉四兩，杏仁泥四兩，山藥末半斤，煉蜜一斤，同搗成膏，以瓶盛湯煮一日，每服一匙，空心服之。《瑞竹堂經驗方》

**虛損勞傷**：羊腎一枚，米一升，水一斗，煮九升，日三服。《肘後方》

**補益老人**：治老人臟腑虛損羸瘦，陽氣乏弱。雀兒五隻，如常法，粟米一合，蔥白三莖，先炒雀熟，入酒一合，煮少時，入水二盞，下蔥、米作粥食。《食治方》

**虛損昏聾**：大羊尾骨一條，水五碗，煮減半，入蔥白五莖，荊芥一握，陳皮一兩，麵三兩，煮熟取汁，搜麵作索餅，同羊肉四兩，煮熟，和五味食。《多能鄙事》

**虛損勞瘦**：用新豬脂煎取一升，入蔥白一握煎黃，平旦至三日，以枸杞子一斤，水三斗煮汁，入羊肝一具，羊脊膂肉一條，麵末半斤，著蔥、豉作羹食。《千金方》

**精血耗涸**：耳聾口渴，腰痛白濁，上燥下寒，不受峻補者，鹿茸酒蒸，當歸酒浸各一兩，焙為末，烏梅肉煮膏，搗丸梧子大，每米飲服五十丸。《濟生方》

**病後虛弱**：取七歲以下五歲以上，黃牛乳一升，水四升，煮取一升，稍稍飲至十日止。《外台秘要》

**補益虛寒**：用精羊肉一斤，碎白石英三兩，以肉包之外，用荷葉裹定，以一石米下蒸熟取出，去石英，和蔥薑作小餛飩子，每日空腹，以冷漿水吞一百枚，甚補益。《千金翼方》

**骨虛勞極**：面腫垢黑，骨痛不能久立，血氣衰憊，髮落齒枯，甚則喜睡，用鹿角二兩，牛膝酒浸焙，服五十丸，空心鹽酒下。《濟生方》

**白凰膏**：葛可久云：治久虛發熱，咳嗽吐痰吐血，火乘金位，用黑嘴白鴨一隻，取血入溫酒量飲，使直入肺經，以酒補之，將鴨乾撏去毛，肋下開竅去腸，持淨入大棗肉二升，參苓平胃散末一升，定用砂甕一個，置鴨在內，以炭火慢煨，將陳酒一瓶，作三次入之，酒乾為度，取出食鴨及棗，頻作取癒。《十藥神方》

**秋石還元丹**：久服去百病，強骨髓，補精血，開心益志，補暖下元，悅色進食，久則臍下常如火暖，諸般冷疾，皆癒。久年冷勞虛憊者，服之亦壯盛。其法，以男子小便十石，更多尤妙。先支大鍋一口，於空室內，上用深瓦甑接鍋口，以紙筋杵石灰泥塗甑縫並鍋口，勿令通風，候乾下小便約鍋中七八分，以來灶下用焰火煮之，若湧出，即少少添冷小便，候煎乾即人中白也。陽煉秋石一味入好罐子內，如法固濟，入炭爐中鍛之，旋取二三兩，再研如粉，煮棗膏和丸，如綠豆大，每服五七丸，漸加至十五丸，空心溫酒或鹽湯下，其藥常要近火，或時腹養火三五日，則功效更大也。《經驗良方》

**虛損風疾**：接命丹治男婦氣血衰弱，痰火上升虛損之症，又治中風不語，左癱右瘓，手足疼痛，動履不便，飲食少進。諸症用人乳二盞，香甜白者為佳，以好梨汁一杯和勻，銀石器內頓滾，每日五更一服，能消痰補虛，生血延壽。此乃以人補人，其妙無加。《攝生眾妙方》

**虛損骨蒸**：《千金方》用天靈蓋，如梳大炙黃，以水五升，煮取二升，分三服，起死神方也。

張文仲《備急方》用人頭骨炙三兩，麝香十兩，為末，搗千杵丸梧子大，每服七丸飲下，日再服，若胸前有青脈出者，以針刺，看血色未黑者，七日瘥。

**秋石五精丸**：常服補益，秋石一兩，蓮肉六兩，真用椒紅五錢，小茴香五錢，白茯苓二兩為末，棗肉和丸梧子大，每服三十丸，鹽湯溫酒空心下。秋石法：用童男童女潔淨無體氣疾病者，沐浴更衣，各聚一處，用潔淨飲食及鹽湯與之，忌蔥蒜韭薑辛辣羶腥之物。待尿滿缸以水攪澄，取人中白各用陽城瓦罐，鹽泥固濟，鐵線紮定，打火一炷香，連換鐵線，打七火，然後以男女者，秤勻和作一處，研開以河水化之，隔紙七層，濾過仍熬成秋石，其色雪白，用潔淨香濃乳汁和成，如曬夜露，旦乾即添乳汁，取日精月華四十九日，數足收貯配藥。《劉氏保壽堂經驗方》

**補益虛羸**：用豬肚一具，入人參五兩，蜀椒一兩，乾薑一兩半，蔥白七個，粳米半升在內，密縫煮熟食。《千金翼方》

**大造丸**：吳球云：紫河車即胞衣也。兒孕胎中，臍系於胞，胞系母脊，受母之蔭，父精母血，相合生成，真元所鍾，故曰河車。雖稟後天之形，實得先天之氣超然，非他金石草木之類可比。愚每用此得效，用之女人尤妙。蓋本其自出，各從其類也。若無子及多生女，月水不調，小產、難產人服之，必至有子。危疾將絕者，一二服，可更活一二日。其補陰之功極重，百發百中。久服耳聰目明，鬚髮烏黑，延年益壽，有奪造化之功，故名大造丸。用紫河車一具，男用女胎，女用男胎，初生者，米泔洗淨，新瓦焙乾研末，或以淡酒蒸熟，搗曬研末，氣力尤全，且無火毒，敗龜板年久者，童子小便浸三日，酥炙黃二兩，或以童子小便浸過，石上磨淨，蒸熟曬研尤妙，黃柏去皮，鹽酒浸，炒一兩半，杜仲去皮，酥炙一兩半，牛膝去苗，酒浸，曬一兩二錢，肥生地黃二兩半，入砂仁六錢，白茯苓二兩，絹袋盛，入瓷罐，酒煮七次，去茯苓、砂仁不用，杵地黃為膏聽用，天門冬去心、麥門冬去心、人參去蘆各一兩二錢，夏月加五味子七錢，各不犯鐵器，為末，同地黃膏入酒，米糊丸如小豆大。每服八九十丸，空心鹽湯下，冬月酒下。女人去龜板，加當歸二兩，以乳煮糊為丸。男子遺精，女子帶下，並加牡蠣粉一兩。世醫用陽藥滋補，非徒無益，為害不小。蓋邪火只能動欲，不能生物。龜板、黃柏補陽補陰，為河車之佐；加以杜仲補腎強腰，牛膝益精壯骨；四味通為足少陰經藥，古方加陳皮，名補腎丸也。生地黃涼血滋陰，得茯苓、砂仁同黃柏則走少陰，白飛霞以此四味，為天一生水丸也。天門冬、麥門冬能保肺氣，不令火炎，使肺氣下行生水，然其性有降無升，得人參則鼓動元氣，有升有降，故同地黃為固本丸也。又麥門冬、人參、五味子三味，名生脈散，皆為肺經藥。

此方配合之意，大抵以金水二臟為生化之源，加河車以成大造之功故也。一人病弱，陽事敗痿，服此二料，體貌頓異，連生四子。一婦年六十已衰憊，服此壽至九十，猶強健。一人病後不能作聲，服此氣壯聲出。一人病痿，足不任地者半年，服此後能遠行。《諸證辨疑》

**五勞七傷**：吐血虛損，用初生胞衣，長流水中洗去惡物，待清汁出乃止，以酒煮爛搗如泥，入白茯神末，和丸梧子大，每米飲下百丸，忌鐵器。《朱氏集驗方》

**戊戌酒**：大補元氣，用黃犬肉一隻，煮一復時，搗如泥和汁，拌炊糯米三斗，入麴如常釀酒候熟，每旦空心飲之。《壽親養老書》

**男婦怯症**：男用童女小便，女用童男小便，斬頭去尾，日日進二次，乾燒餅壓之，月餘全癒。《聖惠方》

**戊戌丸**：治男子、婦人，一應諸虛不足，骨蒸潮熱等症。用黃童子狗一隻，去皮毛腸肚，同外腎於砂鍋內，用酒醋八升、水二升，入地骨皮一斤，前胡、黃耆、肉蓯蓉各四兩，同煮一日，去藥再煮一夜，去骨肉如泥，擂濾入當歸末四兩，蓮肉、蒼朮末各一斤，厚朴、橘皮末各十兩，甘草末八兩，和杵千下，丸梧子大，每空心鹽酒下五十、七十丸。《乾坤秘蘊》

**心氣虛損**：豬腰子一枚，水二碗煮至一碗半，切碎入人參、當歸各半兩，煮至八分，切腰子以汁送下，未盡者同滓作丸服。《百一選方》

**元氣虛寒**：精滑不禁，大腸溏泄，手足厥冷，陽起石鍛研，鐘乳粉各等分酒煮，附子末同麵糊丸梧子大，每空心米飲服五十丸，以癒為度。《濟生方》

**腎臟虛冷**：氣攻腹脅，脹滿疼痛，用大木瓜三十枚，去皮核剜空，以甘菊花末、青鹽末各一斤，填滿置籠內，蒸熟搗成

膏，入新艾絨二斤，搜和丸如梧子大，每米飲下三十丸，日二服。《聖濟總錄》

**固精強骨：**金毛狗脊、遠志肉、白茯神、當歸身各等分為末，煉蜜丸梧子大，每酒服五十丸。《集簡方》

**補益勞傷：**精敗面黑，肉蓯蓉四兩，水煮令爛，薄細切研，精羊肉分為四度，下五味以米煮粥，空心食。《藥性論》

**耐老益氣：**久服不飢，麻子仁二升、大豆一升，熬香為末，蜜丸，日二服。《藥性論》

**補虛精氣：**黃精、枸杞子等分搗作餅，日乾為末，煉蜜丸梧子大，每湯下五十丸。《方賢奇效良方》

**五勞七傷：**白羊頭、蹄各一具，淨治，更以稻草燒煙薰令黃色，水煮半熟，納胡椒、蓽茇、乾薑各一兩，蔥豉各一升，再煮去藥食，日一具，七日即瘉。《千金方》

**五勞七傷：**吐血咳嗽，烏鴉一枚，瓜蔞穰一枚，白礬少許，入烏鴉肚中縫紮煮熟，作四服。《壽域方》

**五勞七傷：**房事衰弱，枸杞葉半斤切，粳米二合，豉汁和煮作粥，日日食之，良。《經驗方》

**男婦勞瘦：**青蒿細剉，水三升，童子小便五升，同煎取一升半，去滓，入器中，煎成膏丸如梧子大，每空心及臥時，溫酒吞下二十丸。《斗門方》

## 瘵疰第三十五

**骨蒸勞病：**外寒內熱，附骨而蒸也。其根在五臟六腑之中，必因患後得之。骨肉日消，飲食無味，或皮燥而無光，蒸盛之時，四肢漸細，足趺腫起。石膏十兩，研如乳粉，水和服方寸匕，日再服，以身涼為度。《外台秘要》

**骨蒸發熱：**雄黃末一兩，入小便一升，研如粉，乃取黃理石一枚，方圓一尺者，炭火燒之，濃汁淋於石上，置薄氈於上，患人脫衣坐之，衣被圍住，勿令洩氣，三五度瘥。《外台秘要》

**鬼氣疰病**：停久臭溺，日日溫服之。《集驗方》

**勞瘵有蟲**：硼砂、硇砂、兔屎各等分為末，蜜丸梧子大，每服七丸，生甘草一分，新水一鍾，揉汁送下，自朔至望五更時，令病人勿言，服之。《乾坤秘蘊》

**屍疰中惡**：《子母秘錄》用亂髮如雞子大，燒研水服。一方：用亂髮灰半兩、杏仁半兩，去皮尖研，煉蜜丸梧子大，每溫酒日下二三十丸。

**傳屍勞瘵**：豬腰子一對，童子小便二盞，無灰酒一盞，新瓷瓶盛之，泥封，炭火溫養，自戌至子時止，待五更初，溫熟取開，飲酒食腰子。病篤者，只一月效。平日瘦怯者，亦可用之。蓋以血養血，絕勝金石草木之藥也。《邵真人經驗方》

**屍疰鬼疰**：下部蝕瘡，炒鹽布裹，坐熨之。《藥性論》

**肝勞生蟲**：眼中赤脈，吳茱萸根為末一兩半，粳米半合，雞子白三個，化蠟一兩半和丸，小豆大，每米湯下三十丸，當取蟲下。

**冷勞久病**：茅香花、艾葉四兩，燒存性研末，粟米飯丸梧子大，初以蛇床子湯下二十丸至三十丸，微吐，不妨，後用棗湯下，立效。《聖濟總錄》

**勞瘵薰法**：甘松六兩、玄參一斤為末，每日焚之。《奇效方》

**燒香治癆**：《經驗方》用玄參一斤、甘松六兩為末、煉蜜一斤，和勻入瓶中，封閉地中 十日，取出更用灰末六兩、煉蜜六兩，同和入瓶更罯五日，取出燒之，常令聞香，疾自癒。頌曰：初入瓶中封固，煮一復時，破瓶取搗入蜜，別以瓶盛埋地中用，亦可薰衣。

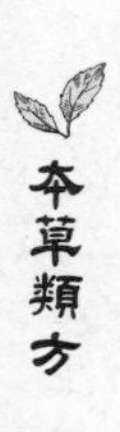

**骨蒸鬼氣**：童子小便五大斗，澄清，青蒿五斗，八九月揀帶子者最好，細剉相和納大釜中，以猛火煎取三大斗，去滓，溉釜令淨，再以微火煎可二大斗，入豬膽一枚同煎一大斗半，去火待冷，以瓷器盛之。每欲服時，取甘草二三兩，炙熟為末，以煎和搗千杵為丸，空腹粥飲下二十丸，漸加至三十丸

止。崔元亮《海上方》

**鬼疰勞氣**：芥子三升研末，絹袋盛，入三斗酒中，七日溫服，一日三次。《廣濟方》

**骨蒸勞熱**：張文仲方，用生地黃一斤，搗三度攪盡，分再服，若利即減之，以涼為度。《外台秘要》

**骨蒸久冷**：羊肉一斤、山藥一斤，各爛煮研如泥，下米煮粥食之。《飲膳正要》

**傳屍勞瘵**：赤雹兒，俗名土瓜，焙為末，每酒服一錢。《十藥神方》

**鬼疰心痛**：桃仁一合，爛研，煎湯服之。《急救方》

**鬼毒風氣**：獨頭蒜一枚，和雄黃、杏仁研為丸，空腹飲下三丸，靜坐少時，當下毛出即安。孟詵《食療本草》

**傳屍鬼氣**：咳嗽痃癖，注氣血不通，日漸消瘦，桃仁一兩去皮尖，杵碎，水一升半煮汁，入米作粥，空心食之。

**鬼疰腹痛**：不可忍者，獨頭蒜一枚，香墨如棗大，搗和醬汁一合，頓服。《永類鈐方》

**五種屍注**：飛屍者，游走皮膚，洞穿臟腑，每發刺痛，變動不常也。遁屍者，附骨入肉，攻鑿血脈，每發不可見死屍，聞衰哭便作也。風屍者，淫躍四末，不知痛之所在，每發恍惚，得風雪便作也。沉屍者，纏結臟腑，衝引心脅，每發攪切，遇寒冷便作也。屍注者，舉身沉重，精神錯雜，常覺昏廢，每節氣至則大作也。並是身中屍鬼引接外邪，宜用忍冬莖葉剉，數斛煮取濃汁煎稠，每服雞子大許，溫酒化下，一日二三服。《肘後方》

**勞瘵失血**：用龜煮取肉，和蔥椒醬油煮食，補陰降火，治虛勞失血、咯血，咳嗽寒熱，累用經驗。《吳球便民食療》

**屍疰鬼疰**：乃五屍之一，又夾鬼邪為祟，其病變動有三十六種至六十九種，大略使人寒熱，淋瀝，沉沉默默，不知所苦，而無處不惡，累年積月，以致於死，死後復傳旁人，急以桃仁五十枚研泥，水煮取四升服之，取吐，吐不盡，三四日再

吐。《肘後方》

**骨蒸勞瘦**：用鰻魚二斤，治淨，酒二盞，煮熟入鹽醋，食之。《聖惠方》

**蘇合香丸**：治傳屍骨蒸，殗殜肺痿，疰杵鬼氣，卒心痛，霍亂吐利，時氣鬼魅瘴瘧，赤白暴痢，瘀血月閉，痃瘩下腫，小兒驚癇，鬼杵，大人中風、中氣、狐狸等症。用蘇合油一兩，安息末二兩，以無灰酒熬成膏，入蘇合油內，白朮、香附子、青木香、白檀香、沉香、丁香、麝香，蓽茇、訶子煨去核，硃砂、烏犀角鎊各二兩，龍腦薰，陸香各一兩為末，以香膏加煉蜜和成劑，蠟紙包收，每服旋丸梧子大，早朝取井華水，溫冷任意，化服四丸，老人，小兒一丸。《和劑局方》

**五屍疰病**：沖法心腎，刺痛纏綿無時，梔子三七枚，燒末水服。《肘後方》

**傳屍勞疰**：最殺勞蟲，用真川椒紅色者，去子及合口，以黃草紙二重隔之，炒出汗，取放地上，以砂盆蓋定，以火灰密遮四旁，約一時許，為細末，去殼，以老酒浸白糕和丸梧子大，每服四十丸，食前鹽湯下，服至一斤，其疾自癒。此藥兼治諸痺，用肉桂煎湯下，腰痛用茴香湯下，腎冷用鹽湯下。昔有一人，病此遇異人授是方，服至二斤，吐出一蟲如蛇而安，遂名神授丸。《陳言三因方》

**屍注鬼注**：其病變動，乃自三十六種至九十九種，使人寒熱，淋瀝，恍惚默默，累年積月，以致於死，復傳親人，宜急治之用桑樹白皮，曝乾燒灰二斗，著瓶中蒸透，以釜中湯三四斗淋之，又淋凡三度，極濃澄清止。取二斗以漬赤小豆三斗一宿，曝乾漬灰汁盡乃止。以豆蒸熟，或羊肉，或鹿肉作羹，進此豆飯，初服一升至二升取飽，微者三四斗癒。極者，七八斗癒。病去時，體內自覺疼癢淫淫，若根本不盡，再為之，神效方也。《肘後方》

**屍注中惡**：心腹痛刺，沉默錯亂，用烏臼根皮煎濃汁一合，調硃砂末一錢服之，《肘後方》無硃砂。《永類鈐方》

**治疰鮫魚皮散**：頌曰：胡洽治五屍鬼疰，百毒惡氣，鮫魚皮炙硃砂，雄黃、金牙、蜀椒、細辛鬼臼、乾薑、莽草、天雄、麝香、雞舌香各一兩，貝母半兩，蜈蚣、蜥蜴各炙二枚，為末，每服半錢，溫酒服，日二服，亦可佩之。

時珍曰：千金鮫魚皮散治鬼疰，用鮫魚皮炙，龍角、鹿角、犀角、麝香、蜈蚣、雄黃、硃砂、乾薑、蜀椒、蘘荷根各等分，為末，酒服方寸匕，日三服，亦可佩。

**追勞取蟲**：用啄木禽一隻，硃砂四兩，精豬肉四兩，餓令一晝夜，將二味和勻，飼之至盡，以鹽泥固濟鍛一夜，五更取出，勿打破，連泥埋入土中三尺，次日取出破開，入銀石器內研末，以無灰酒入麝香少許，作一服，須謹候安排，待蟲出。速鉗入油鍋煎之後服，《和劑局方》嘉禾散一劑。《胡雲翱經驗方》

**明月丹**：治勞瘵追蟲，用兔屎四十九粒，硇砂如兔屎大，四十九粒，為末，生蜜丸梧子大，月望前以水浸甘草一夜，五更初取汁送下，七丸有蟲下，急鉗入油鍋內煎殺，三日不下再服。《蘇沈良方》

**骨蒸傳屍**：用羊肉一拳大煮熟，皂莢一尺炙，以無灰酒一升，銅鍋內煮三五沸，去滓，入黑錫一兩，令病人先啜肉汁，乃服一合，當吐蟲如馬尾為效。《外台秘要》

**五屍注病**：發則痛變無常，昏花，沉重纏結，臟腑上沖心胸，即身中屍鬼接引為害也。雄黃、大蒜各一兩，杵丸彈子大，每熱酒服一丸。《肘後方》

**虛勞瘵疾**：烏鴉一隻，攬死去皮腸，入人參片，花椒各五錢，縫合，水煮熟食，以湯下鴉骨、參椒，焙研，棗肉丸服。《吳球便民食療》

**骨蒸勞傷**：豬脊髓一條，豬膽汁一枚，童子小便一盞，柴胡、前胡、胡黃連、烏梅各一錢，韭白七根，同煎七分，溫服，不過三服，其效如神。《瑞竹堂經驗方》

**勞極骨蒸**：亦名伏連傳屍，此方甚驗。用人屎、小便各一

升，新粟米飯五升，六月六日麵半餅以餅盛，封密室中二七日，並消亦無惡氣，每旦服一合，午再服之，神效。張文仲《備急方》

**虛損勞瘵**：德生丹，用無病婦人乳三酒杯，將磁碟曬極熱，置乳於中，次入麝香末少許，木香末二分調勻，服後飲濃茶一酒盞，即陰敗。次日服接命丹，接命丹用乳三酒杯，如前曬碟盛人乳，並人胞末一具，調服畢，面膝俱赤，如醉思睡，只以白粥少少養之。《集簡方》

**天靈蓋散**：追取勞蟲，天靈二指大，以檀香煎湯洗過酥炙，一氣咒七遍云：雷公神電母聖逢傳屍，便須定急急如律令，尖檳榔五枚，阿魏二分，麝香三分，辰砂一分，安息香三分，甘遂三分，為末，每服三錢，用童子小便四升入銀石器內，以葱白、薤白各二七莖，青蒿二握，桃枝、甘草各二莖五寸長者，柳枝、桑枝、酸榴枝各二莖七寸長，同煎至一升，分作二次，五更初調服前藥，一服蟲不下，約人行十里，又進一服，天明再進，取蟲物名狀不一，急擒入油鐺煎之，其蟲嘴青赤黃色可治，黑白色難治，然亦可斷傳染之患。凡修合，先須齋戒於遠處淨室，勿令病人聞藥氣及雞犬貓畜、孝子婦人一切觸穢之物見之。蟲下後，以白粥補之，數日之後，夢人哭泣相別，是其驗也。《上清紫庭仙方》

**骨蒸熱勞**：取人屎乾者，燒令外黑，納水中澄清，每旦服一小升，傍晚服童子小便一小升，以瘥為度。既常服可就作坑燒屎三升，夜以水三升漬之，稍稍減服，此方神妙，非其人莫浪傳之。《外台秘要》

**河車丸**：治婦人癆疾、勞嗽虛損、骨蒸等症。用紫河車，初生男子者一具，以長流水洗淨熱煮，擘細焙乾，研，山藥二兩，人參一兩，白茯苓半兩，為末，酒糊丸梧子大，麝香養七日，每服三五十丸，溫服鹽湯下。《永類鈐方》

**屍疰中惡**：近死屍惡氣入腹，終身不癒。用阿魏三兩，每用二錢，拌麵裹作餛飩十餘枚，煮熟食，忌五辛油物。《聖惠

方》

**五屍注痛**：腹痛脹急不得喘息，上攻心胸，旁攻兩脅痛，或突塊湧起，用商陸根熬，以囊盛，更互熨之取效。《肘後方》

**骨蒸煩熱**：青蒿一握，豬膽汁一枚，杏仁四十個，去皮尖炒，以童子小便一大盞，煎五分，空心溫服。《十便良方》

**骨蒸發熱**：多取豬朽骨洗淨，土氣釜煮，入桃、柳枝各五斗，煮枯再入棘針三斗，煮減半，去滓，以酢漿水和之，煮三五沸，令患者正坐，散發，以湯從頂淋之，唯熱為佳。若心悶，可少進冷粥，當得大汗出，惡氣汗乾，乃粉身食豉粥。《本草拾遺》

**骨蒸作熱**：桃仁一百二十枚，留尖去皮及雙仁，杵為丸，平旦井華水頻服之，令盡量飲酒至醉，仍須任意吃水，隔日一劑，百日不得食肉。《外台秘要》

**骨蒸發熱**：二歲童子小便五升，煎取一升，以蜜三匙和之，每服二碗半，日更服，此後當取自己小便服之，輕者二十日、重者五十日瘥。二十日後，當有蟲如蚰蜒在脬，常出十步內，聞病人小便臭者瘥也。台州丹仙觀道士張病此，自服神驗。《必效方》

## 邪祟第三十六

**精魅鬼病**：水銀一兩，漿水一升，炭火煎減三分，取水銀一豆許，神符裹吞之，晚又服，一二日止。《廣濟方》

**失心風疾**：水銀一兩，藕節八個，研成砂子，丸如芡子大，每服二丸，磨刀水下一二服。《經驗方》

**女人病邪**：女人與邪物交通，獨言獨笑，悲思恍惚者，雄黃一兩，粉脂二兩溶化，以虎爪攪之，丸如彈子，夜燒於籠中，令女坐其上，以被蒙之，露頭在外，不過三劑自斷，仍以雄黃、人參、防風、五味子各等分為末，每旦井水服方寸匕，取癒。《肘後方》

辟禳魘魔：以雄黃帶頭上，或棗許緊左腋下，終身不魘。張文仲方

家有邪氣：用真雄黃三錢，水一盞，以東南桃枝咒酒，滿屋則絕跡。勿令女兒知。《集簡方》

卒中邪魔：雄黃末吹鼻中。《集驗方》

鬼擊成病：腹中煩滿欲絕，雄黃粉酒服一刀圭，日三服，化血為水也。《千金方》

鬼魅：獺肝末每服方寸匕，日三服。《千金翼方》

## 寒熱第三十七

風熱痛：用雄黃、乾薑各等分，為末，鼻，左痛嗃右，右痛嗃左。

骨蒸熱病：芒硝末水服方寸匕，日二服，良。《千金方》

虛勞發熱：柴胡、人參各等分，每服三錢，薑棗同水煎服。《澹寮方》

虛勞客熱：枸杞根為末，白湯調服，有痨疾人勿服。《千金方》

婦人肌熱：血虛者，吃力伽散。用白朮、白茯苓、白芍藥各一兩，甘草半兩為散，薑棗煎服。王燾《外台秘要》

虛勞發熱：愚魯湯，用上黨人參、銀州柴胡各三錢，大棗一枚，生薑三兩，水一盅半，煎七分，食遠溫服，日再服，以癒為度。《奇效良方》

虛勞客熱：麥門冬煎湯頻飲。《本草衍義》

發熱口乾：小便赤澀，取甘蔗去皮，嚼汁咽之，飲漿亦可。《外台秘要》

血虛發熱：當歸補血湯，治肌熱、燥熱、困渴引飲，目赤面紅，晝夜不息，其脈洪大而虛，重按無力，此血虛之候也，得於肌困勞役證象。白虎但脈不長，實為異耳。若誤服白虎湯即死，宜此主之。當歸身酒洗二錢，綿黃耆蜜炙一兩，作一服，水二盅，煎一盅，空心溫服，日再服。東垣《蘭室秘藏》

**服丹發熱**：有人服伏火丹藥，多腦後生瘡，熱氣冉冉而上，一道人教灸風市數十壯而癒。仍時復作，又教以陰煉秋石，用大豆黃卷煎湯下，遂癒。和其陰陽也。

**虛勞寒熱**：肢體倦疼，不拘男婦，八、九月青蒿成實時採之，去枝梗，以童子小便浸三日，曬乾為末，每服二錢，烏梅一個煎湯服。《靈苑方》

**熱勞如燎**：地骨皮二兩、柴胡一兩，為末，每服二錢，麥門冬湯下。《聖濟總錄》

**溪毒寒熱**：東間有溪毒，中人似射工，但無物，初病惡寒熱煩，懊骨節，強痛不急，治生蟲食臟殺人，用雄牛膝莖，紫色節大者一把，以酒、水各一杯，同搗絞汁，溫飲，日三服。《肘後方》

**婦人發熱**：欲成勞病，肌瘦食減，經候不調，地髓煎，用乾地黃一斤為末，煉蜜丸梧子大，每酒服五十丸。《保慶集》

**骨蒸積熱**：漸漸黃瘦，大黃四分，以童子小便五六合，煎取四合，去滓，空腹，分為二服，如人行五里再服。《廣利方》

**婦人勞熱**：心忪地黃，煎用生乾地黃、熟乾地黃等分為末，生薑自然汁入水，相和打糊丸梧子大，每服三十丸，用地黃湯下，或酒醋茶湯下亦可，日二服，覺臟腑虛冷，則晨服八味丸。地黃生冷壞脾，陰虛則發熱，地黃補陰血故也。《婦人良方》

**虛火背熱**：虛火上行，背內熱如火炙者，附子末，津調塗湧泉穴。《摘玄方》

**中寒昏困**：薑附湯治體虛中寒，昏不知人及臍腹冷痛，霍亂轉筋，一切虛寒之病。生附子一兩，去皮曬乾，薑炮一兩，每服三錢，水二盅，溫服。《和劑局方》

**婦人骨蒸**：煩熱寢汗，口乾引飲，氣喘。天門冬十兩，麥門冬八兩，並去心為末，以生地黃三斤取汁、熬膏和丸梧子大，每服五十丸，以逍遙散去甘草煎湯下。《活法機要》

**諸虛寒熱**：冷痰虛熱，冷香湯用沉香、附子炮各等分，水一盞，煎七分，露一夜，空心溫服。王好古《醫壘元戎》

**上氣發熱**：因奔赴走馬後，飲冷水所致者。竹葉三斤，橘皮三兩，水一斗煎五升，細服，三服一劑。《肘後方》

**脾勞發熱**：有蟲在脾中為病，令人好嘔者，取東行茱萸根大者一尺大、舂子八升、橘皮二兩、三物㕮咀，以酒一斗，浸一宿，微火薄暖之，絞去滓，平旦空腹服一升，取蟲下，或死，或半爛，或下黃汗，凡作藥時，切忌言語。《刪繁方》

**三木節散**：治風勞，面色青白，肢節沉重，膂間痛，或寒，或熱，或燥，或嗔思食不能食，被蟲侵蝕症狀多端，天靈蓋酥炙研二兩，牛黃、人中白焙各半兩，麝香二錢為末，別以樟木瘤節、皂莢木瘤節、槐木瘤節各為末五兩，每以三錢，水一盞，煎半杯，去滓，調前末一錢，五更頓服，取下蟲物為妙。《聖惠方》

**風熱沖頂**：熱悶，訶子二枚為末，芒硝一錢，同入醋中攪，令硝磨塗熱處。《外台秘要》

**卒熱勞疾**：皂莢續成一尺以上，酥一大兩微塗緩炙，酥盡搗篩，蜜丸梧子大，每日空腹飲下十五丸，漸增至二十丸，重者不過兩劑癒。崔元亮《海上方》

**身體發熱**：不拘大人、小兒，用雞卵三枚，白蜜一合，和服立瘥。《普濟方》

**急勞疾悴**：日晚即寒熱，驚悸，煩渴，用豶豬肝一具切絲，生甘草末十五兩，於鐺中佈肝一重，摻甘草一重，以盡為度。取童子小便五升，文武火煮干搗爛，眾手丸梧子大，每空心米飲下二十丸，漸加三十丸。《聖惠方》

**肺勞風熱**：止渴，去熱，天門冬去皮心，煮食或曝乾為末，蜜丸服尤佳。亦可洗面。孟詵《食療本草》

## 吐血衄血第三十八

**衄血不止**：白土末五錢，井華水調服，二服除根。《瑞竹

堂經驗方》

**衄血不止**：葉氏用新汲水，隨左右洗足即止，累用有效。一方：用冷水噀面。一方：用冷水浸布貼額上，以熨斗之立止。一方：用冷水一瓶，淋射頂上及啞門上，或以濕布貼之。

**吐血不止**：石榴根下地龍糞研末，新汲水服三錢。《聖惠方》

**吐血衄血**：伏龍肝末半斤，新汲水一升，淘汁和蜜服。《廣利方》

**吐血衄血**：白膠、香蛤粉各等分，為末，薑汁調服。《百一選方》

**吐血瀉血**：心腹痛，伏龍肝、地壚土、多年煙壁土各等分，每服五錢，水二碗，煎一碗，澄清，空心服，白粥補之。《普濟方》

**吐血不止**：上色白瓷器末二錢，皂莢子仁煎湯下，連服三劑，即癒。《聖濟總錄》

**鼻衄不止**：定州白瓷細末，吹少許，立止。《經驗方》

**吐血不止**：金墨磨汁，同萊菔汁飲，或生地黃汁亦可。《集簡方》

**衄血不止**：眩冒欲死，濃墨汁滴入鼻中。《梅師方》

**衄血不止**：黏礬末吹之，妙。《聖濟總錄》

**熱病衄血**：出數升者，取好墨為末，雞子白丸梧子大，用生地黃汁下一二十丸，少頃再服，仍以蔥汁磨墨，滴入鼻內，即止。《外台秘要》

**吐血咯血**：鍋底墨炒過，研細，井華水服二錢，連進三服。《濟急方》

**衄血不止**：百草霜末吹之，立止也。

**衄血吐血**：劉長春經驗方，吐血、汗血及傷酒食醉飽，低頭掬損肺臟，吐血、汗血，口鼻妄行，但聲未失者，用鄉外人家，百草霜末、糯米湯服二錢。一方：用百草霜五錢，槐花末二兩，每服二錢，茅根湯下。

**鼻衄不止**：白霜末，新汲水服一字。《十全博救方》

**鼻衄不止**：胡粉炒黑，醋服一錢，即止。《聖惠方》

**吐血咯血**：咳血，黃丹，新汲水，服一錢。《經驗方》

**卒暴吐血**：石灰於刀頭上燒研，井水下二錢。《普濟方》

**諸般吐血**：硃砂、蛤粉各等分，為末，酒服二錢。又方：丹砂半兩，金箔四片，蚯蚓三條，同研丸小豆大，每冷酒下二丸。《聖惠方》

**膽熱衄衊**：血上妄行，水銀、硃砂、麝香各等分，為末，每服半錢，新汲水下。《宣明方》

**鼻衄頭痛**：心煩，石膏、牡蠣各一兩，為末，每新汲水服二錢，並滴鼻內。《普濟方》

**吐血損肺**：煉成鐘乳粉，每服二錢，糯米湯下，立止。《十便良方》

**吐血衄血**：血師一兩，即代赭石火鍛，米醋淬盡，醋一升，搗羅如麵，每服一錢，白湯下。《斗門方》

**吐血不止**：炮研溫漿，水服二錢。《聖惠方》

**鼻出衄血**：延胡索末，綿裹塞耳內，左衄塞右，右衄塞左。《普濟方》

**吐血嗽血**：肺損者，金星石、銀星石、立精石、不灰木、陽起石、雲母石各等分，用坩堝一個，鋪冬月水，牛糞一二寸，鋪藥一層，鋪灰二寸，又藥一層，重重如此，以灰蓋之，鹽泥固濟，用炭一秤，火鍛一日夜，埋土中一夜，取出藥塊，去灰為末，每一兩入龍腦、麝香各半錢，阿膠二錢半炒，每服一錢，糯米湯下，日三服。《聖惠方》

**衄血不止**：貝母炮研末，漿水服二錢，良久再服。《普濟方》

**花蘂石散**：五內崩損、噴血出斗升，用此治之。花蘂石鍛存性，研如粉，以童子小便一鍾，男入酒一半，女入醋一半，煎溫，食後調服三錢，甚者五錢，能使瘀血化為黃水後，以獨參湯補之。葛可久《十藥神書》

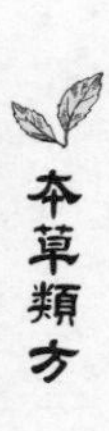

**吐衄下血**：黄芩三兩，水三升，煎一升半，每溫服一盞，亦治婦人漏下血。龐安時《卒病論》

**吐血衄血**：或發或止，積熱所致，黄芩一兩，去中心黑朽者，為末，每服三錢，水一盞，煎六分和渣溫服。《聖惠方》

**吐血衄血**：胡黃連、生地黃各等分，為末，豬膽汁糊丸梧子大，臥時茅花湯下五十丸。《普濟方》

**吐血不止**：黃連一兩搗散，每服一盞，水七分，入豉二十粒，煎至五分去渣，溫服，大人、小兒皆治。《簡要濟眾方》

**吐血不止**：紫參、人參、阿膠炒各等分為末，烏梅湯服一錢。一方：去人參加甘草，以糯米湯服。《聖惠方》

**吐血衄血**：山漆一錢，自嚼米湯送下，或以五分加入八核湯。《集簡方》

**鼻衄不止**：香薷研末，水服一錢。《聖濟總錄》

**鼻衄不止**：津調白及末，塗山根上，仍以水服一錢，立止。《經驗方》

**鼻衄不止**：茅根為末，米泔水服二錢。《聖惠方》

**吐血不止**：《千金翼方》用白茅根一握，水煎服之。

《婦人良方》用根洗搗汁，日飲一合。

**鼻衄不止**：貫眾根末，水服一錢。《普濟方》

**吐血不止**：黃耆二錢半，牛紫背浮萍五錢，為末，每服一錢，薑蜜水下。《聖濟總錄》

**吐血下血**：桔梗，為末，水服方寸匕，日四服，一加生犀角屑。《普濟方》

**吐血下血**：雞蘇莖、葉煎汁飲之。《梅師方》

**鼻出衄血**：（與上「吐血下血」同方，故省略）

**肺破咯血**：香附末一錢，米飲下，日二服。《百一選方》

**鼻衄不止**：眩冒欲死，青葙子汁三合，灌入鼻中。《廣利方》

**氣鬱吐血**：丹溪方用童子小便，調香附末二錢服。《澹寮方》治吐血不止，莎草根一兩，白茯苓半兩，為末，每服二錢，陳粟米飲下。

**衄血不止**：《梅師方》用雞酥五合，香豉二合同搗，搓如棗核大，納鼻孔中即止。

《聖惠方》用雞酥二錢、防風一兩為末，每服二錢，溫水下，仍以葉塞鼻。

《普濟方》用龍腦、薄荷、生地黃各等分，為末，冷水服。

**吐血不止**：《經驗方》用荊芥連根洗淨，搗汁半盞服，乾穗為末亦可。

《聖惠方》用荊芥為末、生地黃汁，調服二錢。

**口鼻出血**：如湧泉，因酒色太過者。荊芥燒研，陳皮湯服二錢，不過二服也。

**衄血吐血**：用鬱金為末，井水服二錢，甚者再服。黎居士《易簡方》

**衄血不止**：赤芍藥為末，水服二錢匕。《事林廣記》

**虛勞吐血**：甚者，先以石灰散止之。其人必睏倦，法當補陽生陰，獨參湯主之。好人參一兩，肥棗五枚，水二盅，煎一盅服，熟睡一覺即減五六，繼服調理藥。葛可久《十藥神書》

**衄血不止**：當歸焙研末，每服一錢，米飲調下。《聖濟總錄》

**心熱吐血**：口乾用刺蒺藜，搗根絞取汁，每頓服二小盞。《聖惠方》

**男女血病**：九仙驅紅散，治嘔吐諸血及便血，婦人崩中神效。用積雪草五錢，當歸酒洗，梔子仁酒炒，蒲黃炒，黃連炒，條黃芩酒炒，生地黃酒洗，陳槐花炒各一錢，上部加藕節一錢五分，下部加地榆一錢五分，水二鍾，煎一鍾，服神效。此方得之甚秘。此草與本草主治不同，不可曉也。《董炳集驗方》

**衄血不止**：薄荷汁滴之，或以乾者水煮，綿裹塞鼻。《本事方》

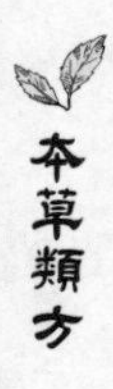

**吐血下血**：因七情所感，酒色內傷，氣血妄行，口鼻俱出，心肺脈破，血如湧泉，須臾不救。用人參焙，側柏葉蒸焙，荊芥穗燒存性，各五錢，為末，用二錢入飛羅麵二錢，以新汲水調如稀糊服，少頃再啜一服，立止。《華佗中藏經》

**衄血咯血**：白芍藥一兩，犀角末二錢半，為末，新水服一錢匕，血止為限。《古今錄驗方》

**衄血不止**：人參、柳枝寒食採者，等分，為末，每服一錢，東流水服，日三服，無柳枝用蓮子心。《聖濟總錄》

**諸失血病**：紫蘇不限多少，入大鍋內水煎，令去渣熬膏，以炒熟赤豆為末，和丸梧子大，每酒下三五十丸，常服之。《斗門方》

**男女吐血**：地榆三兩，米醋一升，煮十餘沸，去渣，食前稍熱服一合。《聖惠方》

**吐血不止**：天茄子苗半兩，人參二錢半，為末，每服二錢，新汲水下。《聖濟總錄》

**鼻衄不止**：生車前葉搗汁飲之，甚善。《圖經本草》

**衄血不止**：燈心二兩，為末，入丹砂一錢，米飲每服二錢。《聖濟總錄》

**鼻衄不止**：穀精草，為末，熟麵湯服二錢。《聖惠方》

**衄血不止**：麥門冬去心，生地黃各五錢，水煎服立止。《保命集》

**鼻衄不止**：剪金花連莖葉陰乾，濃煎汁，溫服立效。《指南》

**吐血衄血**：諸方不效者，麥門冬去心一斤，搗取自然汁，入蜜二合，作二服即止。《活人心統》

**內熱吐血**：青黛二錢，新汲水下。《聖惠方》

**吐血不止**：白雞冠花，醋浸煮七次，為末，每服二錢，熱酒下。《經驗方》

**鼻中衄血**：青蒿搗汁服之，並塞鼻中極驗。《衛生易簡方》

**鼻衄不止**：就以所出血，調白芷末，塗山根立止。《簡便方》

**鼻出衄血**：乾地黃、地龍、薄荷各等分，為末，冷水調下。孫兆《秘寶方》

**肺損吐血**：或舌上有孔出血，生地黃八兩取汁，童便五合同煎熟，入鹿角膠炒研一兩，分三服。

**吐血便血**：地黃汁六合，銅器煎沸，入牛皮膠一兩，待化入薑汁半鍾，分三服便止，或微轉一行不妨。《聖惠方》

**男女吐血**：皺面草，即地菘曬乾為末，每服一二錢，以茅花泡湯調服，日二次。《衛生易簡方》

**吐血不止**：生地黃汁一升二合，白膠香二兩，以瓷器盛入瓶蒸，令膠消服。《梅師方》

**鼻衄不止**：馬蹄、決明子末，水調貼胸心，止鼻洪。《日華子本草》

**心熱吐衄**：脈洪數著，生苄汁半升，熬至一合，入大黃末一兩，待成膏丸梧子大，每熟水下五丸至十丸。《聖惠方》

**鼻衄不止**：蒼耳莖葉，搗汁，一小盞服。《聖惠方》

**鼻血不止**：艾灰吹之，亦可以艾葉煎服。《聖惠方》

**忽然吐血一二口，或心衄，或內崩**：熟艾三團，水五升，煮二升，服一方，燒灰水二錢。《千金方》

**肺熱咯血**：青餅子，用青黛一兩，杏仁以牡蠣粉炒過一兩，研勻，黃蠟化和，作三十餅子，每服一餅，以乾柿半個夾定，濕布裹，煨香嚼食，粥飲送下，日三服。《華佗中藏經》

**鼻衄不止**：斛葉搗汁一小盞，頓服即止。《聖惠方》

**諸般血病**：水蘆花、紅花、槐花、白雞冠花、茅花各等分，水一鍾，煎一鍾，服。《萬表積善堂方》

**吐血不止**：蘆荻外皮燒灰，勿令白，為末，入蚌粉少許，研勻，麥門冬湯服一二錢，三服可救一人。《聖惠方》

**吐血痔血**：向東蘘荷根一把，搗汁三升，服之。《肘後方》

**鼻衄不止**：累醫不效，罌粟殼燒存性研末，粥飲服二錢。《聖惠方》

**肺癰鼻衄**：箬葉燒灰，白麵三錢研勻，井華水服二錢。《聖濟總錄》

**衄血不止**：枇杷葉去毛，焙研末，茶服一二錢，日二服。《聖惠方》

**吐血衄血**：治心氣不足，吐血衄血者，瀉心湯煮汁。大黃二兩，黃連、黃芩各一兩，水三升，煮一升，熱服取利。張仲景《金匱玉函方》

**肺病吐血**：新百合搗汁，和水飲之，亦可煮食。《衛生易簡方》

**吐血不止**：天南星一兩，剉如豆大，以爐灰汁浸一宿，洗焙研末，每服一錢，以自然銅磨酒調下。《勝金方》

**吐血刺痛**：川大黃一兩為散，每服一錢，以生地黃汁一合，水半盞，見三五沸，無時服。《簡要濟眾方》

**陽虛吐血**：生地黃一斤，搗汁入酒少許，以熟附子一兩五錢，去皮臍、切片入汁內，石器煮成膏，取附片焙乾，入山藥三兩研末，以膏和搗丸梧子大，每空心米飲下三十丸，昔葛察判妻苦此疾，百藥皆試得此而癒，屢發屢效。《余居士選奇方》

**吐血不止**：瓜蔞泥固，鍛存性，研三錢，糯米飲服，日再服。《聖惠方》

**鼻衄不止**：鯉魚鱗炒成灰，每冷水服二錢。《普濟方》

**老幼吐血**：蒲黃末每服半錢，生地黃汁調下，量人加減，或人髮灰等分。《聖濟總錄》

**鼻血不止**：服藥不應。用蒜一枚，去皮研如泥，作錢大餅子，厚一豆許，左鼻出血貼左足心，右鼻出血貼右足心，兩鼻出血俱貼之，立瘥。《簡要濟眾方》

**鼻衄不止**：服藥不應。獨聖散，用糯米炒黃為末，每服二錢，新汲水調下，仍吹少許入鼻中。《簡要濟眾方》

**鼻衄不止**：韭根、蔥根同搗棗大，塞入鼻中，頻易，兩三度即止。《千金方》

**心熱吐血不止**：生葛搗汁半升，頓服立瘥。《廣利方》

**內損吐血**：飛羅麵略炒，以京墨汁，或藕節汁，調服二錢。《醫學集成》

**大衄血出**：口耳皆出者，用白面入鹽少許，冷水調服三錢。《普濟方》

**鼻中衄血**：諸葛菜，生搗汁飲。《十便良方》

**肺熱衄血**：蒲黃、青黛各一錢，新汲水服之，或去青黛入油、髮灰等分，生地黃汁調下。《簡便方》

**勞心吐血**：糯米半兩，蓮子心七枚，為末，酒服。孫仲盈云：曾用多效，或墨汁作丸服之。《澹寮方》

**吐血不止**：翻白草，每用五七顆，㕮咀，水二鍾，煎一鍾，空心服。

**吐血不止**：白藥燒存性，糯米飲服三錢。《聖惠方》

**積熱吐血**：馬勃為末，砂糖丸如彈子大，每服半丸，冷水化下。《袖珍方》

**衄血不止**：生葛搗汁，服三錢即止。《聖惠方》

**少小鼻衄**：小勞輒出。桑耳熬焦搗末，每發時，以杏仁大塞鼻中，數度即可斷。《肘後方》

**鼻衄不止**：紙條蘸真麻油，入鼻取嚏即癒。有人一夕衄血盈盆，用此而效。《普濟方》

**鼻中出血**：酢和胡粉半棗許服。又法：用醋和土，塗陰囊，乾即易之。《千金方》

**鼻血不止**：蝸牛焙乾一枚，烏賊骨半錢，研末吹之。《聖濟總錄》

**鼻衄不止**：藕節搗汁飲，並滴鼻中。

**吐血不定**：茜根一兩搗末，每服二錢，水煎，冷服亦可，和二錢服。周應《簡要濟眾方》

**鼻衄不止**：乾薑削尖煨，塞鼻中即止。

**吐血不止**：陳紅米泔水，溫服一鍾，日三次。《普濟方》

**吐血不止**：黃藥子一兩，水煎服。《聖惠方》

**吐血唾血**：蒲黃末二錢，每日溫酒，或冷水服三錢妙。《簡要濟眾方》

**鼻出衄血**：血竭、蒲黃各等分，為末，吹之。《醫林集要》

**鼻血不止**：寸金散，用牆上土馬鬃二錢半，石州黃藥子五錢為末，新水服二錢，再服立止。《衛生寶鑑》

**鼻衄不止**：生防己末，新汲水服一錢，仍以少許之。《聖惠方》

**吐血不止**：枸杞根子皮為散，水煎，日日飲之。《聖濟總錄》

**吐血不止**：紫背浮萍焙半兩，黃耆炙二錢半，為末，每服一錢，薑蜜水調下。《聖濟總錄》

**鼻衄不止**：黃藥子為末，每服二錢，煎淡膠湯下。良久，以新水調麵一匙頭，服之。《兵部手集》只以新汲水磨汁一碗，頓服。《簡要濟眾方》

**咯血吐血**：《百一選方》用蒲黃、黃藥子等分，為末，掌中舐之。

王袞《博濟方》用藥子、漢防己各一兩為末，每服一錢，小麥湯食後調服，一日二服。

**肺損吐血**：九節菖蒲末、白麵等分，每服三錢，新汲水下，一日一服。《聖濟總錄》

**鼻衄不止**：粟米粉，水煮服之。《普濟方》

**衄血不止**：紅棗、白藥各燒存性，等分，為末，糯米飲服，或煎湯洗鼻，頻頻縮藥令入。《經驗良方》

**吐血燥渴**：茜根、雄黑豆去皮、甘草炙各等分為末，井水丸彈子大，每溫水化服一丸。《聖濟總錄》

**吐血衄血**：鏡面草，水洗，擂，酒服。《朱氏集驗方》

**衄血不止**：龍鱗、薜荔研水飲之。《聖濟總錄》

**鼻衄不止**：蘿蔔搗汁半盞，入酒少許，熱服，並以汁注鼻中，皆良，或以酒煎沸入蘿蔔再煎，飲之。《衛生易簡方》

**鼻出衄血**：頻飲泔，仍以真麻油，或蘿蔔汁滴入之。《證治要訣》

**鼻衄不止**：浮萍末吹之。《聖惠方》

**肺疽吐血**：因啖辛辣、熱物致傷者，用紅棗連核燒存性，百藥煎鍛過，等分為末，每服二錢，米飲下。《三因方》

**吐血不止**：嫩荷葉七個，擂水服之甚佳。又方：乾荷葉，生蒲黃等分，為末，每服三錢，桑白皮煎湯調下。《肘後方》用經霜敗荷燒存性，研末，新水服二錢。

**卒暴吐血**：雙荷散，用藕節、荷葉各七個，以蜜少許，擂爛，用水二鍾，煎八分，去渣，溫服，或為末、丸服亦可。《聖惠方》

**勞心吐血**：蓮子心七個，糯米二十一粒，為末，酒服。此臨安張上舍方也。《百一選方》

**肺病咯血**：杏仁四十個，以黃蠟炒黃，研入青黛一錢作餅，用柿餅一個，破開包藥，濕紙裹，煨熟，食之取效。丹溪方

**吐血咯血**：荷葉焙乾為末，米湯調服二錢，一日二服，以知為度。《聖濟總錄》用敗荷葉，蒲黃各一兩，為末，每服二錢，麥門冬湯下。

**吐血咯血**：《澹寮方》用白膠香、銅青各一錢，為末，入乾柿內，紙包煨熟食之。

《聖惠方》用白膠香切片，炙黃一兩，新綿一兩燒灰，為末，每服一錢，米飲下。

**吐血下血**：《肘後方》用桂心為末，水服方寸匕。王璆曰：此陰採陽之症也。不可服涼藥，南陽趙宣德暴吐血，服二次而止，其甥亦以二服而安。

**衄血不止**：宣州大栗七枚，刺破連皮燒存性，出火毒，入麝香少許，研勻，每服二錢，溫水下。《聖濟總錄》

**鼻出衄血**：酢榴花二錢半，黃蜀葵花一錢，為末，每服一錢，水一盞，煎服，效乃止。《聖濟總錄》

**卒吐血出**：先食蒸餅兩三個，以榧子為末，白湯服三錢，日三服。《聖濟總錄》

**衄血不止**：柏葉、榴花，研末，吹之。《普濟方》

**吐血衄血**：陽乘於陰，血熱妄行，宜服四生丸。陳日華云：屢用得效，用生荷葉、生艾葉、生柏葉、生地黃各等分，搗爛丸雞子大，每服一丸，水三盞，煎一盞，去渣服。《濟生方》

**卒然吐血**：斛葉為末，每服二錢，水一盞，煎七分，和渣服。《簡要濟眾》

**鼻中衄血**：鞋燒灰吹之，立效。《廣利方》

**嘔血熱極**：黃蘗蜜塗，炙乾為末，麥門冬湯調服二錢，立瘥。《經驗方》

**鼻中衄血**：山梔子燒灰吹之，屢用有效。黎居士《易簡方》

**吐血不止**：白膠香為散，每服二錢，新汲水調下。《簡要濟眾》

**衄血不止**：槐花、烏賊、魚骨各等分，半生半炒，為末，吹之。《普濟方》

**吐血不止**：晚桑葉焙研，涼茶服三錢，只一服，止後用補肝肺藥。《聖濟總錄》

**吐血不止**：紅麵三寸，燒灰水服。《聖惠方》

**吐血不止**：槐花燒存性，入麝香少許，研勻，糯米飲下三錢。《普濟方》

**吐血不止**：白薄布五張，燒灰水服，效不可言。《普濟方》

**咯血唾血**：槐花炒研，每服三錢，糯米飲下，仰臥一時取效。朱氏方

**吐血鼻血**：楮葉搗汁一二升，旋溫飲之。《聖惠方》

**吐血咯血**：新綿一兩燒灰，白膠切片，炙黃一兩，每服一錢，米飲下。《普濟方》

**吐血咯血**：柳絮焙研，米飲服一錢。《經驗方》

**吐血衄血**：好綿燒灰，打麵糊，入清酒調服之。《普濟方》

**衄血不止**：屏風上故佈燒灰，酒服一錢，即止。《普濟方》

**吐血不止**：張仲景柏葉湯，用青柏葉一把，乾薑二片，阿膠一挺，炙三味，以水二升，煮一升，去渣，別絞馬通汁一升，合煎服一升，綿濾一服盡之。

《聖惠方》用柏葉、米飲服二錢，或蜜丸，或水煎服，並良。

**鼻出衄血**：五倍子末吹之，仍以末同新綿灰等分，米飲服二錢。

**憂思嘔血**：煩滿少氣，胸中疼痛，柏葉為散，米飲調服二方寸匕。《聖惠方》

**鼻血不止**：棕櫚灰，隨左右吹之。黎居士《易簡方》

**吐血不止**：鱉甲、蛤粉各一兩，同炒黃，熟地黃一兩半，曬乾為末，每服二錢，食後茶下。《聖濟總錄》

**衄血不止**：蛤粉一兩，羅七遍，槐花半兩，炒焦研勻，每服一錢，新汲水調下。《楊氏家藏方》

**吐血衄血**：並用龍骨末吹入鼻中。昔有人衄血一斛，眾方不止，用此即斷。《三因方》

**病後常衄**：小勞即作，牡蠣十分，石膏五分，為末，酒服方寸匕，亦可蜜丸，日三服。《肘後方》

**嘔血不止**：鰾膠長八寸，廣二寸，炙黃刮二錢，以甘蔗節三十五個，取汁調下。《經驗方》

**吐血不止**：蠶蛻紙燒存性，蜜和，丸芡實大，含化咽津。《集驗方》

**卒然吐血**：烏賊骨末，米飲服二錢。《聖惠方》

**鼻衄眩冒**：欲死者，龍骨末吹之。《梅師方》

**鼻衄不止**：牛耳中垢，車前子末各等分，和匀塞之良。《聖濟總錄》

**鼻血時作**：乾鹿血炒枯，將酒酹薰二三次，仍用酒酹半杯和服之。

**口鼻出血**：用赤馬糞燒灰，溫酒服一錢。《永類鈐方》

**吐血不止**：以鵝、鴨肝，用生，犀角、生桔梗各一兩為末，每酒服二錢。《聖濟總錄》

**吐血鼻洪**：人溺，薑汁和匀，服一升。《日華子本草》

**吐血咯血**：黃明膠一兩，切片炙黃，新綿一兩燒研，每服一錢，食後米飲服，日再服。孟詵《食療本草》

**大衄不止**：口耳俱出，用阿膠炙蒲黃半兩，每服二錢，水一盞，生地黃汁一合，煎至六分，溫服，急以帛繫兩乳。

**衄血一月不止**：刺羊血熟飲，即瘥。《聖惠方》

**吐血不止**：《千金翼方》用阿膠炒二兩，蒲黃六合，生地黃三升，水五升，煮三升，分服。

《經驗方》治大人、小兒吐血，用阿膠炒，蛤粉各一兩，辰砂少許為末，藕節搗汁入蜜調服。

**吐血嘔血**：五靈脂一兩，蘆薈三錢研末，滴水丸芡子大，每漿水化服二丸。又治血妄行入胃，吐不止，五靈脂一兩，黃耆半兩為末，新汲水服二錢。

**鼻血不止**：雞矢白取有白色半截者，燒灰吹之。《唐瑤經驗方》

**衄血不止**：黃明膠蕩軟，貼山根至髮際。《三因方》

**衄血不止**：《錄驗》用綿裹白馬屎塞之。

《千金方》用赤馬糞絞汁，飲一二升，並滴鼻內，乾者浸水亦可。

**吐血咯血**：五勞七傷，用水牛腦一枚，塗紙上，陰乾，杏仁煮去皮，胡桃仁、白蜜各一斤，香油四兩，同熬乾，為末，每空心，燒酒服二錢匕。《乾坤秘韞》

**吐血不止**：燒白馬通，以水研絞汁一升服。《梅師方》

**衄血不止**：《聖濟總錄》用白紙一張，接衄血令滿，於燈上燒灰，作一服，新汲水下，勿令病人知。

《儒門事親》就用本衄血，紙捻蘸點眼內，左點右，右點左，此法大妙。

**鼻衄不止**：五日、七日不住者，人中白新瓦焙乾，入麝香少許，溫酒調服立效。《經驗方》

**鬼擊吐血**：胸腹刺痛，鼠屎燒末，水服方寸匕，不省者灌之。《肘後方》

**嘔血吐痰**：心煩骨蒸者，人中黃為末，每服三錢，茜根汁、竹瀝、薑汁和勻服之。《丹溪心法》

**鼻血眩冒**：欲死者，亂髮燒研，水服方寸匕，仍吹之。《梅師方》

**鼻出衄血**：刀刮指甲細末，吹之即止，試驗。《簡便方》

**鼻血不止**：血餘燒灰，吹之立止，永不發，男用母髮，女用父髮。

《聖惠方》用亂髮灰一錢，人中白五分，麝香少許，為末，嗃鼻。名三奇散。

**吐血不止**：就用吐出血塊，炒黑為末，每服三分，以麥門冬湯調服，蓋血不歸元則積而上逆，以血導血歸元，則止矣。吳球《諸證辨疑》

**塞鼻止衄**：蝟皮一枚，燒末半錢，綿裹塞之。《聖惠方》

**大衄久衄**：人中白一團，雞子大，綿五兩燒研，每服二錢，溫水服。《聖惠方》

**吐血衄血**：用紫金沙，即露蜂房頂上實處一兩，貝母四錢，蘆薈三錢，為末，蜜和丸雷丸大，每用一丸，水一小盞，煎至五分，溫服，吐血，溫酒調服。《雲台方》

**吐血不止**：乾薑為末，童子小便調服一錢，良。

**鼻血不止**：茜根、艾葉各一兩、烏梅肉二錢半，為末，煉蜜丸梧子大，每烏梅湯下五十丸。《本事方》

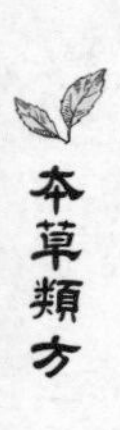

# 卷之四

## 齒衄第三十九

**齒衄出血**：人參、赤茯苓、麥門冬各二錢，水一鍾，煎七分，食前溫服，日再服。蘇東坡得此，自謂神奇。後生小子多患此病，予累試之，累如所言。《談野翁試驗方》

**傷寒齒衄**：傷寒嘔血，繼而齒縫出血不止，用開口川椒四十九粒，入醋一盞，同煎熟，入白礬少許，服之。《直指方》

**齒血不止**：生竹皮醋浸，令人含之，其背上三過，以茗汁漱之。《千金方》

**齒縫出血不止**：用地龍末、枯礬各一錢，麝香少許，研勻擦之。《聖惠方》

**齒縫衄血**：童子小便溫熱含之，立止。《聖惠方》

**齒縫出血**：紫礦、乳香、麝香各等分，為末，擦之水漱。《衛生易簡方》

**牙縫出血**：不止者，五倍子燒存性，研細末，敷之即止。《衛生易簡方》

**齒縫出血**：頭髮切，入銚內炒存性，研細擦之。《華佗中藏經》

**惡血齒痛**：五靈脂末，米醋煎汁含咽。《直指方》

**齒縫出血**：百草霜末，擦之，立止。《集簡方》

**齒縫出血**：胡粉半兩，麝香半錢，為末，臥時揩牙。《聖濟總錄》

**齒斷出血不止**：礬石一兩，燒水三升，煮一升，含漱。《千金方》

**齒疼出血**：每夜鹽末濃封齗上，有汁瀝盡乃臥。其汁出時，扣齒勿住，不過十夜，疼血皆止。忌豬、魚、菜等，極

驗。《肘後方》

**牙齦出血**：有竅，寒水石粉三兩，硃砂二錢，甘草、腦子各一字，為末，乾擦。《普濟方》

**齒縫出血**：苦參一兩，枯礬一錢，為末，日三揩之，立驗。《普濟方》

**齒縫出血**：麥門冬煎湯漱之。《蘭室寶鑑》

**牙齒出血不止，動搖**：白蒺藜末，旦旦擦之。《道藏經》

**牙疼出血**：胡桐淚半兩，研末，夜夜貼之，或入麝香少許。《聖惠方》

**牙疳出血**：大鯽魚一尾，去腸留鱗，入當歸末，泥固燒存性，入鍛過鹽和勻，日用。《聖惠方》

## 血汗第四十

**血汗不止**：水銀、硃砂、麝香各等分，為末，每服五分，用新汲水下。《宣明方》

**九竅出血**：荊芥煎酒，通口服之。《直指方》

**九竅出血**：因暴驚而得，其脈虛者，靈砂三十粒，人參湯下，三服癒。此證不可錯認作血得熱則流，妄用涼藥誤事。《直指方》

**九竅出血**：服藥不止者，南天竺草即瞿麥，拇指大一把，山梔子仁三十個，生薑一塊，甘草炙半兩，燈草一小把，大棗五枚，水煎服。《聖濟總錄》

**九竅出血**：不止，刺薊搗汁，和酒服。乾者為末，冷水服。《簡要濟眾》

**九竅出血**：牆頭苔，挼塞之。《海上方》

**九竅出血**：治人大驚，九竅四肢指歧皆出血，以水噀面，水，井華水也。《嘉祐主治》

**九竅出血**：石榴花揉，塞之，取效。葉亦可。

**皮膚血汗**：鬱李仁去皮，研一錢，鵝梨搗汁調下。《聖濟總錄》

**皮膚血濺**：出者，以煮酒罈上紙，扯碎如楊花，攤在出血處，按之即止。《百一選方》

**九竅出血**：荊葉搗汁，酒和服二合。《千金方》

**諸竅出血**：人中白一團，雞子大，加棉五兩燒研，每服二錢，溫水服。《聖惠方》

**肌膚出血**：胎髮燒灰，敷之即止，或吹入鼻中。《證治要訣》

**諸竅出血**：頭髮、敗棕、陳蓮蓬併燒灰，等分，每服三錢，木香湯下。《聖惠方》

**膚出汗血**：（與「吐血衄血第三十八」之中「鼻衄不止五七日不住者」同方）

## 咳嗽吐血第四十一

**咳嗽吐血**：人參、黃耆、飛羅麵各一兩，百合五錢，為末，水丸梧子大，每服五十粒，食前茅根湯下。《朱氏集驗方》用人參、乳香、辰砂等分，為末，烏梅肉和丸彈子大，每白湯化下一丸，日一服。

**吐血咳嗽**：龍腦、薄荷焙研末，米飲服一錢，取效。

**喘咳嗽血**：咳喘上氣，喘急，嗽血吐血，脈無力者。人參末每服三錢，雞子清調之，五更初服便睡，去枕仰臥，只一服癒。年深者，再服。咯血者，服盡一兩甚好。一方以烏雞子水磨千遍，自然化作水，調藥尤妙。忌醋、鹹、腥、醬，麵、鮮、醉、飽，將息乃佳。沈存中《靈苑方》

**痰嗽帶血**：青州大柿餅，飯上蒸熟，批開，每用一枚，摻真青黛一錢。臥時食之，薄荷湯下。《丹溪纂要》

**咳嗽吐血甚者**：殷鮮桑根白皮一斤，米泔浸三宿，刮上黃皮，剉細，入糯米四兩，焙乾為末，每服米飲下一錢。《經驗方》

**心虛嗽血**：沉香末一錢，半夏七枚，入豬心中，以小便濕紙包，煨熟，去半夏食之。《證治要訣》

**咳嗽有血**：小兒胎髮灰，入麝香少許，酒下。每個作一服，男用女，女用男。《朱氏集驗方》

**久嗽唾血**：白前、桔梗、桑白皮各三兩，炒甘草一兩炙。上四味切，水六升，煮一升，分三服，忌豬肉、海藻、菘菜。《外台秘要》

**痰咳帶血**：款冬花、百合蒸焙，等分，為末，蜜丸龍眼大。每臥時嚼一丸，薑湯下。《濟生方》

**吐血咳嗽**：吐血後咳者，紫菀、五味炒，為末，蜜丸芡子大，每含化一丸。《指南方》

**咳嗽唾血**：勞瘦骨蒸，日晚寒熱。生地黃汁三合，煮白粥，臨熟入地黃汁攪勻，空心食之。《食醫心鏡》

**吐血咳嗽**：熟地黃末，酒服一錢，日三服。《聖惠方》

## 諸汗第四十二

**身熱多汗**：胡粉半斤，雷丸四兩，為末，粉身。《千金方》

**風熱汗出**：水和雲母粉服三錢，不過再服，立癒。《千金翼方》

**腳底多汗**：燒人場上土，鋪於鞋底內蹉之，灰亦可。《集玄方》

**陰汗濕癢**：密陀僧末敷之。戴氏加蛇床子末。

**陰汗濕癢**：枯礬撲之。又泡湯沃洗。《御藥院方》

**自汗不止**：鬱金末，臥時調塗於乳上。《集簡方》

**睡中盜汗**：防風二兩、川芎一兩、人參半兩，為末，每服三錢，臨臥飲下。《衛生易簡方》

**自汗不止**：防風去蘆為末，每服二錢，浮麥煎湯服。《朱氏集驗方》防風用麩炒，豬皮煎湯下。

**一切盜汗**：婦人、小兒一切盜汗，又治傷寒後盜汗不止，龍膽草研末，每服一錢，豬膽汁三兩，點入溫酒少許，調服。《楊氏家藏方》

**老小虛汗**：白朮五錢，小麥一撮，水煮乾，去麥，為末，用黃耆湯下一錢。《全幼心鑑》

**自汗不止**：粳米分絹包，頻頻撲之。

**脾虛盜汗**：白朮四兩，切片，以一兩同牡蠣炒，一兩同石斛炒，一兩同麥麩炒，揀朮，為末。每服三錢，食後粟米湯下，日三服。丹溪方

**心悶汗出**：不識人，新汲水和蜜飲之，甚效。《千金方》

**盜汗陰汗**：麻黃根、牡蠣粉，為末，撲之。

**盜汗不止**：太平白芷一兩，辰砂半兩，為末，每服二錢，溫酒下，屢驗。《朱氏集驗方》

**虛汗無度**：麻黃根、黃耆各等分，為末，飛麵糊作丸梧子大。每用浮麥湯下百丸，以止為度。《談野翁試驗方》

**盜汗不止**：麻黃根、椒目，等分，為末。每服一錢，無灰酒下。外以麻黃根、故蒲扇，為末，撲之。《奇效良方》

**諸虛自汗**：夜臥即甚，久則枯瘦。黃耆、麻黃根各一兩，牡蠣米泔浸洗，鍛過，為散，每服五錢，水二盞，小麥百粒煎服。《和劑局方》

**病後虛汗**：口乾心躁，熟地黃五兩，水三盞，煎一盞半，分三服，一日盡。《聖惠方》

**虛勞盜汗**：煩熱口乾。用青蒿一斤，取汁熬膏，入人參末、麥門冬末各一兩，熬至可丸，丸如梧桐子大，每食後米飲服二十丸。名青蒿煎。《聖濟總錄》

**自汗不止**：何首烏末，津調，封臍中。《集簡方》

**盜汗不止**：熟艾二錢，白茯神三錢，烏梅三個。水一鍾，煎八分，臨臥溫服。《通妙真人方》

**寐中盜汗**：五倍子末、蕎麥麵各等分，水和作餅，煨熟，夜臥待飢時，乾吃二三個，勿飲茶水，甚妙。《集靈》

**盜汗不止**：詵曰：以豉一升微炒香，清酒三升，漬三日，取汁冷暖任服。不瘥更作，三兩劑即止。

**虛汗盜汗**：《衛生寶鑑》用浮小麥文武火炒，為末。每服

二錢半，米飲下，日三服。或煎湯代茶飲。一方：以豬嘴唇煮熟切片，蘸食，亦良。

**盜汗自汗**：每夜臥時，待飢吃蒸餅一枚，不過數日即止。《醫林集要》

**夜出盜汗**：韭根四十九根，水二升，煮一升，頓服。

**自汗不止**：糯米、小麥麩同炒，為末，每服三錢，米飲下，或煮豬肉蘸食。

**盜汗不止**：樹上乾桃子一個，霜梅二個，蔥根七個，燈心二莖，陳皮一錢，稻根、大麥芽各一撮，水二鍾，煎服。《經驗方》

**夜出盜汗**：麥麵作彈丸，空心臥時煮食之。次早服妙香散一帖，取效。

**氣虛盜汗**：牡蠣粉、杜仲各等分為末，酒服方寸匕。《千金方》

**出汗不滴**：瘦卻腰腳，並耳聾者，米醋浸荊三棱，夏四日，冬六日，為末。醋湯調下二錢，即瘥。《經驗後方》

**病後虛汗及目中流汁**：杜仲、牡蠣各等分，為末，臥時水服五方寸匕，不止更服。《肘後方》

**血虛心汗**：別處無汗，獨心孔有汗，思慮多則汗亦多，宜養心血。以艾湯調茯苓末，日服一錢。《證治要訣》

**睡中汗出**：酸棗仁、人參、茯苓各等分，為末，每服一錢，米飲下。《簡便方》

**卒汗不止**：牛羊脂，溫酒頻化服之。《外台秘要》

**虛勞盜汗**：牡蠣粉、麻黃根、黃耆各等分，為末，每服二錢，水二盞，煎七分，溫服日一。《本事方》

**自汗盜汗**：常出為自汗，睡中出為盜汗，用五倍子研末，津調填於臍中，縛定一夜，即止也。《集靈》

**病後虛汗**：傷寒後虛弱，日夜汗出不止，口乾心躁。用黃雌雞一隻，去腸胃，治淨，麻黃根一兩，水七大盞，煮汁三大盞，去滓及雞，入肉蓯蓉，酒浸一宿，刮淨，一兩，牡蠣鍛粉

二兩，煎取一盞半，一日服盡。《聖惠方》

**心虛自汗**：不睡者。用豬心一個，帶血破開，入人參、當歸各二兩，煮熟去藥，食之，不過數服，即癒。《證治要訣》

**自汗不止**：白朮末飲服方寸匕，日二服。《千金方》

## 怔忡第四十三

**怔忡自汗**：心氣不足也，人參半兩、當歸半兩，用豬腰子兩個，以水二碗，煮至一碗半，取豬腰子切細，入人參、當歸同煎至八分，空心吃豬腰子，以汁送下，其滓焙乾，為末，以山藥末作糊丸綠豆大。每服五十丸，食後棗湯下，不過兩服即癒。此崑山神濟大師方也。一加乳香二錢。《百一選方》

**心下悸忪**：半夏麻黃丸：半夏、麻黃各等分，為末，煉蜜丸小豆大，每服三丸，日三服。《金匱要略方》

**預知子丸**：治心氣不足，精神恍惚，語言錯妄，忪悸煩鬱，憂愁慘慼，喜怒多恐，健忘少睡，夜多異夢，寤即驚魘，或發狂眩暴不知人，並宜服此。預知子去皮、白茯苓、枸杞子、石菖蒲、茯神、柏子仁、人參、地骨皮、遠志、山藥、黃精蒸熟、硃砂水飛，各等分，為末，煉蜜丸芡子大。每嚼一丸，人參湯下。《和劑局方》

**歸脾湯**：治思慮過度，勞傷心脾，健忘怔忡，虛煩不眠，自汗驚悸。用龍眼肉、酸棗仁炒、黃耆炙、白朮焙、茯神各一兩，木香半兩、炙甘草二錢半，㕮咀。每服五錢，薑三片、棗一枚、水二盅，煎一盅，溫服。《濟生方》

## 健忘第四十四

**心孔昏塞**：多忘善誤。丁酉日密自至市買遠志，著巾角中，還，為末服之，勿令人知。《肘後方》

**開心益智**：人參末一兩，煉成豬肥肪十兩，以醇酒和勻。每服一杯，日再服。服至百日，耳目聰明，骨髓充盈，肌膚潤澤，日記千言，兼去風熱痰病。《千金方》

**健忘益智**：七月七日，取菖蒲為末，酒服方寸匕，飲酒不醉，好事者服而驗之。久服聰明，忌鐵器。《千金方》

**補中強志**：益耳目聰明，用蓮實半兩去皮心，研末，水煮熟，以粳米三合作粥，入末攪勻食。《聖惠方》

**雞頭粥**：益精氣，強志意，利耳目。雞頭實三合，煮熟去殼，粳米一合，煮粥食，日日空心食。《經驗方》

**養心安神**：朱雀丸：治心神不定，恍惚健忘不樂，火不下降，水不上升，時復振跳。常服消陰養火，全心氣。茯神二兩去皮，沉香半兩為末，煉蜜丸小豆大。每服三十丸，食後人參湯下。《百一選方》

**健忘**：久服聰明益智慧。用白龍骨、遠志各等分，為末，食後酒服方寸匕，日三服。《千金方》

**健忘驚悸**：預知散：用虎骨酥炙、白龍骨、遠志肉各等分，為末，生薑湯服，日三服。久則令人聰慧。《永類鈐方》

**健忘**：心孔昏塞，多忘善誤。取牛馬豬雞羊犬心，乾之，為末。向日酒服方寸匕，日三服，聞一知十。《外台秘要》

## 驚悸第四十五

**驚悸善忘**：心臟不安，上隔風熱，化痰安神。白石英一兩、硃砂一兩，為散。每服半錢，食後煎金銀湯下。《簡要濟眾方》

**虛勞驚悸**：補虛止驚，令人能食。紫石英五兩，打如豆大，水淘一遍，以水一斗，煮取三升，細細服，或煮粥食，水盡可再煮之。張文仲方

**心下有水**：白朮三兩，澤瀉五兩，水三升，煎一升半，分三服。《梅師方》

**心下悸病**：半夏麻黃丸：用半夏、麻黃各等分，末之，煉蜜丸小豆大。每服三丸，日三服。《金匱要略方》

**驚悸遺精**：木饅頭炒，白牽牛各等分，為末，每服二錢，用米飲調下。《乾坤秘韞》

**心神不足**：火不降，水不升，健忘驚悸。朱雀丸：用沉香五錢，茯神二兩，為末，煉蜜和丸小豆大。每食後人參湯服三十丸，日二服。《百一選方》

**清心寧神**：宗奭曰：用蓮蓬中乾石蓮子肉，於砂盆中擦去赤皮，留心，同為末，入龍腦，點湯服之。

**心虛驚悸**：羸瘦者。荊瀝二升，火煎至一升六合，分作四服，日三夜一。《小品方》

**風毒驚悸**：劉禹錫《續傳信方》用蠟半斤銷之，塗舊絹帛上，乘熱纏兩足心，並貼兩手心。《圖經本草》

**安魂定魄**：珍珠末，豆大一粒，蜜一蜆殼和服，日三服，尤宜小兒。《肘後方》

**心氣鬱結**：羊心一枚，咱夫蘭，即回回紅花，浸水一盞，入鹽少許，徐徐塗心上，炙熟食之，令人心安多喜。《飲膳正要》

## 狂惑第四十六

**狂癲謬亂**：不識人，伏龍肝末，水服方寸匕，日三服。《千金方》

**風熱驚狂**：神白丹，治傷寒積熱，及風生驚搐，或如狂病，諸藥不效。粉霜一兩，以白麵六錢和作餅子，炙熟，同研；輕粉半兩，鉛白霜二錢半，為末。滴水丸梧子大，每服十丸至十五丸，米飲下。《宣明方》

**發狂欲走**：瓜蒂末，井水服一錢，取吐，即癒。《聖惠方》

**病笑不休**：滄鹽鍛赤，研，入河水煎沸啜之，探吐熱痰數升，即癒。《素問》曰：神有餘，笑不休。神，心火也。火得風則焰，笑之象也。一婦病此半年，張子和用此方，遂癒。《儒門事親》

**熱病狂邪**：不避水火，欲殺人。苦參末，蜜丸梧子大，每服十丸，薄荷湯下。亦可為末，二錢，水煎服。《千金方》

**癲狂邪疾**：防葵研末，溫酒服一刀圭，至二三服，身瞤及小不仁為效。《肘後方》

**天行熱狂**：芭蕉根搗汁，飲之。《日華子本草》

**捽髮癲狂**：莨菪三升，為末，以酒一升，漬數日，絞去滓，煎令可丸，如小豆三丸，日三服。當見面急，頭中如有蟲行，額及手足有赤豆處，如此，並是瘥候也。未知再服，取盡神良。陳延之《小品方》

**癲狂邪祟**：凡狂發欲走，或自高貴稱神，或悲泣呻吟，此為邪祟。以蠶紙燒灰，酒、水任下方寸匕。亦治風癲。《肘後方》

**癲邪狂妄**：自賢自聖，行走不休。白雄雞一隻煮，以五味和作羹粥食。《食醫心鏡》

**心風發狂**：黃石散：用狗肝一具，批開，以黃丹、硝石各一錢半，研勻擦在肝內，用麻縛定，水一升煮熟。細嚼，以本汁送下。《楊氏家藏方》

**驚憤邪僻**：治因驚憂，或激憤惆悵，致志氣錯越，心行違僻者。白雄雞一頭，治如食法，珍珠四兩，薤白四兩，雨水三升，煮二升，盡食之，飲汁令盡。《肘後方》

**狐肉羹**：治驚癇恍惚，語言錯謬，歌笑無度，及五臟積冷，蠱毒寒熱諸病。用狐肉一片及五臟，治淨，入豉汁煮熟，入五味作羹，或作粥食。京中以羊骨汁、鯽魚代豉汁，亦妙。《食醫心鏡》

**心病邪熱**：蕊珠丸：用豬心血一個，靛花末一匙，硃砂末一兩，同研，丸梧子大，每酒服二十丸，奇效。

**風狂歌笑，行走不休**：用豬肉一斤，煮熟切膾，和醬食，或羹粥、炒，任服之。《食醫心鏡》

**風熱邪病**：蛤蟆燒灰，硃砂各等分，為末，每服一錢，酒服。日三服，甚有神驗。《外台秘要》

**熱病發狂，奔走似癲，如見鬼神，久不得汗，及不知人事者**：以人中黃入大罐內，以泥固濟，鍛半日，去火毒，研末，

新汲水服三錢，未退再服。《斗門方》

**狂言鬼語**：卒死，用蛤蟆燒末，酒服方寸匕，日三服。《外台秘要》

## 煩躁第四十七

**熱渴煩悶**：地漿一盞飲之。《聖惠方》

**服藥過劑**：煩悶，東流水飲一二升。《肘後方》

**服藥過劑**：悶亂者，水和胡粉服之。《肘後方》

**口中乾燥**：煩渴無津，雄豬膽五枚，酒煮皮爛，入定粉一兩，研勻，丸芡子大，每含化一丸，咽汁。《聖惠方》

**膈上煩熱**：多渴，利九竅，滑石二兩搗，水三大盞，煎二盞，去滓，入粳米，煮粥食。《聖惠方》

**風熱心躁**：口乾狂言，渾身壯熱。寒水石半斤，燒半日，淨地坑內，盆合，四面濕土壅起，經宿取出，入甘草末、天竺黃各二兩，龍腦二分。糯米膏丸，彈子大，蜜水磨。《集驗方》

**乳石發動**：煩熱煩渴，滑石粉半兩，水一盞，絞白汁，頓服。《聖惠方》

**服藥過劑**：悶亂者，粳米汁飲之。《外台秘要》

**乳石發動**：煩悶，芒硝蜜水調服一錢，日三服。《聖惠方》

**五心煩熱**：胡黃連末，米飲服一錢。《衛生易簡方》

**乳石發動**：石燕子七個，打碎，水三升，煮二升，頻頻淋洗，以瘥為度。《聖濟總錄》

**服藥過劑**：悶亂者，豉汁飲之。《千金方》

**注車注船**：凡人登車船煩悶，頭痛欲吐者。宜用徐長卿、石長生（鳳尾草）、車前子、車下李根皮各等分，搗碎，以方囊繫半合於衣帶及頭上，則免此患。《肘後方》

**心痺心煩**：內熱，茜根煮汁服。《傷寒類要》

**傷寒煩渴**：心神燥熱，用秦艽一兩，牛乳一大盞，煎六

分，分作二服。《聖惠方》

**傷寒厥逆**：身有微熱，煩躁，六脈沉細微弱，此陰極發躁也。無憂散：用人參半兩，水一鍾，煎七分，調牛膽南星末二錢，熱服，立蘇。《三因方》

**時行熱毒**：心神煩躁，用藍靛一匙，新汲水一盞服。《聖惠方》

**熱攻心煩**：恍惚，以牛蒡根搗汁一升，食後分為二服。《食醫心鏡》

**氣逆煩滿**：水羊角燒研，水服方寸匕。《普濟方》

**傷寒煩渴**：思飲，瓜蔞根三兩，水五升，煮一升，分二服。先以淡竹瀝一斗，水二升，煮好，銀二兩半，冷飲汁，然後服此。《外台秘要》

**風毒攻心**：煩躁恍惚，大豆半升淘淨，以水二升，煮取七合，食後服之。《食醫心鏡》

**服藥過劑**：悶亂者，飴糖食之。《千金方》

**煩躁熱渴**：葛粉四兩，先以水浸粟米半升，一夜漉出，拌勻，煮熟，以糜飲和食。《食醫心鏡》

**霍亂煩躁**：坐臥不安，蔥白二十莖，大棗二十枚，水三升，煎二升，分服。《深師方》

**骨蒸煩熱**：及一切虛勞煩熱，大病後煩熱，並用地仙散：地骨皮二兩，防風一兩，甘草炙半兩。每用五錢，生薑五片，水煎服。《濟生方》

**除煩止渴**：生葡萄搗濾取汁，以瓦器熬稠，入熟蜜少許，同收，點湯飲甚良。《居家必用》

**急勞煩熱**：體瘦，三皂丸。用皂莢、皂莢樹皮、皂莢刺各一斤，同燒灰，以水三斗淋汁，再淋，如此三五度，煎之，候少凝，蒸餅丸小豆大，入麝香末一分，以童子小便浸，每空心溫水下七丸。《聖惠方》

**乳石發動**：煩熱，石楠為末，新汲水服一錢。《聖惠方》

**時氣煩躁，五六日不解**：青竹瀝半盞，數數飲之，厚覆取

之。《千金方》

**血氣逆煩**：羚羊角燒末，水服方寸匕。《肘後方》

**血上逆心**：煩悶刺痛，水牛角燒末，酒服方寸匕。《子母秘錄》

**中風煩熱**：皮膚瘙癢，醍醐四兩，每服半匙，溫酒和服，日一服。

**風疾恍惚**：心煩腹痛，或時悶絕復甦。以青羊角屑，微炒，為末，無時，溫酒服一錢。《聖惠方》

**下部諸疾**：龍液膏：用堅實白茯苓去皮焙研，取清溪流水和浸去筋膜，復焙，入瓷罐內，以好蜜和勻，入銅釜內，重湯桑柴灰煮一日，取出收之。每空心白湯下二三匙，解煩鬱燥渴。一切下部疾皆可除。《積善堂方》

**服藥過劑**：苦煩，生葛汁飲之，乾者，煎汁服。《肘後方》

**服藥過劑**：犀角燒末，水服方寸匕。《外台秘要》

## 不眠第四十八

**目不得瞑**：乃陽氣盛不得入於陰，陰氣虛，故目不得瞑。治法飲以半夏湯，用流水千里外者八升，揚之萬遍，取其清五升，煮之，炊葦薪火，置秫米一升，半夏五合，徐炊令竭為一升，去滓飲汁一小杯，日三飲，以知為度。《靈樞經》

**夜不闔眼**：難睡，燈草煎湯代茶飲，即得睡。《集簡方》

**晝夜不眠**：以新布火炙熨目，並蒸大豆，更番囊盛枕之，冷即易，終夜常枕之，即癒。《肘後方》

**煩悶不眠**：大棗十四枚，蔥白七莖，水三升，煮一升，頓服。《千金方》

**膽虛不眠**：心多驚悸，用酸棗仁一兩，炒香，搗為散。每服二錢，竹葉湯調下。《和劑局方》加人參一兩、辰砂半兩、乳香二錢半，煉蜜服。

**虛煩不眠**：《深師方》酸棗仁湯：用酸棗仁二升、蝭母

（即知母）、乾薑、茯苓、川芎各二兩，甘草炙一兩，以水一斗，先煮棗仁，減三升，乃同煮，取三升，分服。《圖經本草》

**振悸不眠**：胡洽方：酸棗仁湯用酸棗仁二升，茯苓、白朮、人參、甘草各二兩，生薑六兩，水八升，煮三升，分服。《圖經本草》

**骨蒸不眠**：心煩，用酸棗仁一兩，水二盞，研絞取汁，下粳米二合煮粥，候熟，下地黃汁一合，再煮勻食。《聖惠方》

**膽虛不眠**：用馬頭骨灰、乳香各一兩，酸棗仁炒二兩為末，每服二錢，溫酒服。《聖惠方》

**虛煩不眠**：乾薑為末，湯服三錢，取微汗出。《千金方》

**目不得眠**：用流水千里者八升，揚之萬遍，取清五升煮之，炊以葦薪，大沸入秫米一升，半夏五合，煮一升半，飲汁一杯，日三飲，以知為度。病新發者，復杯則臥，汗出則已。久者，三飲而已。

## 多眠第四十九

**谷勞嗜臥**：飽食便臥，得谷勞病，令人四肢煩重，嘿嘿欲臥，食畢輒甚，用大麥櫱一升，椒一兩併炒，乾薑三兩搗末，每服方寸匕，白湯下，日三服。《肘後方》

**目瞑息膚**：不聞水聲，五加皮搗末一升，和酒二升，浸七日。一日服二次，禁醋。二七日，遍身生瘡，是毒出。不出，以生熟湯浴之，取瘡癒。《千金翼方》

**膽風沉睡**：膽風毒氣，虛實不調，昏沉多睡。用酸棗仁一兩生用、全挺蠟茶二兩，以生薑汁塗，炙微焦，為散。每服二錢，水七分煎六分，溫服下。《簡要濟眾方》

**人耽睡臥**：花谷葉曬研末，湯服一二錢，取瘥止。楊堯輔方

**仙乳丸**：治上焦熱，晝常好瞑。用伏翼（《釋名》為蝙蝠）五兩重一枚，連腸胃炙燥，雲實炒五兩，威靈仙三兩，牽

牛炒、莧實各二兩，丹砂、鉛丹各一兩，膩粉半兩，為末，蜜丸綠豆大。每服七丸，木通湯下，以知為度。《普濟方》

**膽熱多眠**：馬頭骨灰一兩，鐵粉一兩，硃砂半兩，龍腦半分，為末，煉蜜丸梧子大。每服三十丸，竹葉湯下。《聖惠方》

**目澀好眠**：取雄鼠目一枚，燒研，和魚膏點入目眥，兼以絳囊盛兩枚配之。《肘後方》

## 消渴第五十

**消渴引飲**：瓦窯突上黑煤乾似鐵屎者半斤，為末，入生薑四兩，同搗，絹袋盛，五升浸汁，每飲五合。《聖濟總錄》

**消渴煩熱**：鉛白霜、枯白礬各等分，為末，蜜丸芡子大，綿裹，含化咽汁。又方：鉛白霜一兩，根黃、硝石各一兩，為末，每冷水服一錢。《聖濟總錄》

**消渴煩悶**：黑鉛、水銀等分，常含豆許，吞津。《聖惠方》

**胃熱消渴**：以陳粟米炊飯，乾食之，良。《食醫心鏡》

**消渴飲水**：神效丸：用密陀僧二兩，研末，湯浸蒸餅丸梧子大。濃煎蠶繭鹽湯，或茄根湯，或酒下，一日五丸，日增五丸，至三十丸止，不可多服。五六服後，以見水噁心為度，噁心時，以乾物壓之，日後自定，甚奇。《選奇方》

**消渴飲水**：綠豆煮汁，並作粥食。《聖惠方》

**消渴煩亂**：黃丹，新汲水服一錢，以蕎麥粥壓之。《聖惠方》

**乳石發渴**：大麻仁三合，水三升，煎二升，時時呷之。《外台秘要》

**消渴煩熱**：水銀一兩，鉛一兩，結砂，皂莢一挺酥炙，麝香一錢，為末。每服半錢，白湯下。《聖濟總錄》

**消中嗜食**：多因外傷脾熱，內積憂思，啖食鹹物及麵，致脾胃乾燥，飲食倍常，不生肌肉，大便反堅，小便無度。輕粉

一錢為末，薑汁拌勻，長流水下，齒浮是效。後服豬肚丸補之。《世醫得效方》

**腎消尿數**：乾薑半兩，以鹽四錢炒黃成顆，雌黃一兩半為末，蒸餅和丸綠豆大，每服十丸至三十丸，空心鹽湯下。《聖濟總錄》

**消渴引飲**：無名異一兩，黃連二兩，為末，蒸餅丸綠豆大，每服百丸，以茄根、蠶繭煎湯送下。《聖濟總錄》

**乳石發渴**：寒水石一塊，含之，以瘥為度。《聖濟總錄》

**消渴引飲**：《本事方》：浮石、舶上青黛等分，麝香少許，為末，溫湯服。又方：白浮石、蛤粉、蟬殼各等分，為末，鯽魚膽汁七個，調服三錢，神效。

**夏月渴死**：濃煮蓼汁一盞服。《外台秘要》

**消渴引飲**：湯瓶內鹼、葛根、水萍焙等分，每服五錢，水煎服。又方：湯瓶內鹼、菝根炒各一兩，烏梅連核二兩焙，為散。每服二錢，水一盞，石器煎七分，溫呷，日一服。《聖濟總錄》

**消中易飢**：肉蓯蓉、山茱萸、五味子，為末，蜜丸梧子大，每鹽酒下二十丸。《醫學指南》

**消渴尿多**：《肘後方》用黃連末，蜜丸梧子大，每服三十丸，白湯下。

《寶鑑》用黃連半斤，酒一升浸，重湯內煮一伏時，取曬為末，水丸梧子大。每服五十丸，溫水下。崔氏治消渴，小便滑數如油，黃連五兩，瓜蔞根五兩，為末，生地黃汁，丸梧子大，每牛乳下五十丸，日二服，忌冷水、豬肉。

《聖濟總錄》用黃連末，入豬肚內蒸爛，搗丸梧子大，飯飲下。

**三消骨蒸**：黃連末，以冬瓜自然汁浸一夜，曬乾又浸，如此七次，為末，以冬瓜汁和丸梧子大，每服三四十丸，大麥湯下。尋常渴，只一服見效。《衛生易簡方》

**消渴累年不癒**：莎草根一兩，白茯苓半兩，為末，每陳粟

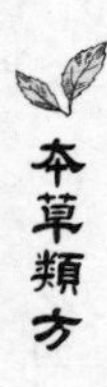

米飲服三錢，日二服。

**乳石發渴**：水浸雞子，取清生服，甚良。《聖濟總錄》

**治渴補虛**：男子婦人諸虛不足，煩悸焦渴，面色萎黃，不能飲食，或先渴而後發瘡癤，或先癰疽而後發渴，並宜常服此藥，平補氣血，安和臟腑，終身可免癰疽之疾。用綿黃耆箭桿者，去蘆六兩，一半生焙，一半以鹽水潤濕，飯上蒸三次，焙剉粉，甘草一兩，一半生用，一半炙黃為末。每服二錢，白湯點服，早晨、日午各一服，亦可煎服，名黃耆六一湯。《外科精要》

**消渴變水**：服此令水從小便出。用紫蘇子炒三兩，蘿蔔子炒三兩，為末，每服二錢，桑根白皮煎湯服，日二次。《聖濟總錄》

**乳石發渴**：青粱米煮汁飲之。《外台秘要》

**消渴引飲**：人參為末，雞子清調服一錢，日三四服。《集驗方》用人參、瓜蔞根等分，生研為末，煉蜜丸梧子大。每服百丸，食前麥門冬湯下，日二服，以癒為度。名玉壺丸，忌酒面炙爆。

鄭氏家傳消渴方：人參一兩，粉甘草二兩，以雄豬膽汁浸炙，腦子半錢，為末，蜜丸芡子大，每嚼一丸，冷水下。

《聖濟總錄》用人參一兩，葛粉二兩，為末。發時以豬湯一升，入藥三錢，蜜二兩，慢火熬至三合，狀如黑餳，以瓶收之，每夜以一匙含咽，不過三服，取效也。

消渴引飲：白芍藥、甘草各等分，為末，每用一錢，水煎服，日三服。鄂渚辛佑之患此九年，服藥止而復作，蘇朴授此方服之，七日頓癒。古人處方，殆不可曉，不可以平易而忽之也。陳日華《經驗方》

**消渴飲水**：用上元板橋麥門冬鮮肥者二大兩，宣州黃連九節者二大兩，去兩頭尖三五節，小刀子調理去皮毛，吹去塵，更以生布摩拭，稱之搗末，以肥大苦瓠汁浸麥門冬經宿，然後去心，即於臼中搗爛，納黃連末和丸，並手丸如梧子大，食後飲下五十丸，日再服。但服兩日，其渴必定。若重者，即初服一百五十丸，二日服一百二十丸，三日一百丸，四日八十丸，五日五十丸。合藥要天氣晴明之夜方浸藥，須淨處，禁婦人、雞犬見之。如覺渴時，只服二十五丸。服訖覺虛，即取白羊頭一枚治淨，以水三大斗煮爛，取汁一斗，以來細細飲之，勿食肉，勿入鹽，不過三劑平復也。崔元亮《海上方》

**消渴尿多**：薔薇根一把，水煎，日服之。

**消渴引飲**：虎杖燒過、海浮石、烏賊魚骨、丹砂各等分，為末，渴時以麥門冬湯服二錢，日三次。忌酒、色、魚、麵、鮓、醬、生冷。《衛生家寶方》

**消渴不止，下元虛損**：牛膝三兩，細剉，為末，生地黃汁五升，浸之，日曝夜浸，汁盡為度，蜜丸梧子大，每空心溫酒下三十丸。久服壯筋骨，駐顏色，黑髮，津液自生。《經驗方》

**消渴飲水**：骨節煩熱，用生芭蕉根搗汁，時飲一二合。《聖惠方》

**消渴引飲**：甘遂麩炒半兩，黃連一兩為末，蒸餅丸綠豆大，每薄荷湯下二丸。忌甘草。《楊氏家藏方》

**消渴飲水**：凌霄花一兩，搗碎，水一盞半，煎一盞，分二服。《聖濟總錄》

**消渴不止**：菟絲子煎汁，任意飲之，以止為度。《事林廣記》

**燥渴腸秘**：九月、十月熟瓜蔞實，取瓤拌乾葛粉，銀石器中慢火炒熟，為末，食後、夜臥各以沸湯點服二錢。《本草衍義》

**百合病渴**：瓜蔞、牡蠣熬，等分為散，飲服方寸匕。《永類鈐方》

**消渴飲水**：雹瓜去皮，每食後嚼二三兩，五七度瘥。《聖惠方》

**消渴煩亂**：黃瓜蔞一個，酒一盞洗，去皮、子，取瓤煎成

膏，入白礬末一兩，丸梧子大，每米飲下十丸。《聖惠方》

**消渴不止**：拔谷即菝葜，㕮咀半兩，水三盞，烏梅一個，煎一盞，溫服。《普濟方》

**消渴飲水**：薏苡仁煮粥飲，並煮粥食之。

**百合變渴**：病已經月，變成消渴者。百合一升，水一斗，漬一宿，取汁溫浴病人。浴畢食白湯餅。陳延之《小品方》

**消渴飲水**：《千金方》作粉法：取大瓜蔞根去皮寸切，水浸五日，逐日易水，取出搗研，濾過澄粉曬乾。每服方寸匕，水化下，日三服。亦可入粥及乳酪中食之。

《肘後方》用瓜蔞根薄切炙，取五兩，水五升，煮四升，隨意飲之。

《外台秘要》用生瓜蔞根三十斤，以水一石，煮取一斗半，去滓，以牛脂五合，煎至水盡。用暖酒先食服如雞子大，日三服，最妙。

《聖惠方》用瓜蔞根、黃連三兩，為末，蜜丸梧子大，每服三十丸，日二服。又玉壺丸，用瓜蔞根、人參各等分，為末，蜜丸梧子大，每服三十丸，麥門冬湯下。

**腎消飲水**：小便如膏油，用茴香炒、苦楝子各等分，為末，每食前，酒服二錢。《保命集》

**消渴骨蒸**：大冬瓜一枚，去瓤，入黃連末填滿，安甕內，待瓜消盡同研，丸梧子大，每服三四十丸，煎冬瓜湯下。《經驗方》

**消渴引飲**：韭苗日用三五兩，或炒或作羹，勿入鹽，入醬無妨。吃至十斤即住，極效。過清明勿吃。有人病此，引飲無度，得此方而癒。秦憲副方

**消渴飲水**：日至一石者。浮萍搗汁服之。又方：用乾浮萍、瓜蔞根各等分，為末，人乳汁和丸梧子大，空腹飲服二十丸，三年者數日癒。《千金方》

**消渴飲水**：烏豆置牛膽中，陰乾百日，吞盡即瘥。《肘後方》

**消渴煩亂**：冬瓜瓤乾者一兩，水煎飲。《聖惠方》

**腎消膏淋**：病在下焦，苦楝子、茴香各等分，炒為末，每溫酒服一錢。《聖惠方》

**三消渴病**：梅花湯：用糯穀炒出白花，桑根白皮各等分，每用一兩，水二碗，煎汁飲之。《三因方》

**消渴飲水**：乾生薑末一兩，以鯽魚膽汁和丸梧子大，每服七丸，米飲下。《聖惠方》

**消渴心煩**：用小麥做飯及粥食。《食醫心鏡》

**消渴飲水**：金豆丸：用白扁豆浸去皮，為末，以天花粉汁同蜜和丸梧子大，金箔為衣，每服二三十丸，天花粉汁下，日二服。忌炙 酒色。次服滋腎藥。《仁存堂經驗方》

**消渴飲水**：獨勝散：用蘿蔔三枚，淨洗切片，日乾，為末，每服二錢，煎豬肉湯，澄清調下，日三服，漸增至三錢。生者搗汁亦可，或以汁煮粥食之。《圖經本草》

**虛熱作渴**：桃膠如彈丸大，含之佳。《外台秘要》

**消渴不止**：冬瓜一枚削皮，埋濕地中，一日取出，破開取清水，日飲之。或燒熟絞汁飲之。《聖濟總錄》

**消渴不止**：小便多，用乾冬瓜子、麥門冬、黃連各二兩，水煎飲之。冬瓜苗、葉俱治消渴，不拘新乾。《摘玄方》

**補下治渴**：痲子仁一升，水三升，煮四五沸，去滓，冷服半升，日二服。《藥性論》

**老人煩渴**：寒食大麥一升，水七升，煎五升，入赤餳二合，渴即飲之。《壽親養老書》

**消渴引飲**：日至一石者，菠菱根、雞內金，等分，為末，米飲服一錢，日三服。《經驗方》

**止渴急方**：大豆苗嫩者三五十莖，塗酥炙黃，為末，每服二錢，人參湯下。《聖濟總錄》

**腎虛消渴**：難治者。黑大豆炒、天花粉各等分，為末，糊丸梧子大，每黑豆湯下七十丸，日二服。名救活丸。《普濟妙方》

**積熱消渴**：白瓜去皮，每食後吃三兩，五七度良。孟詵《食療本草》

**消渴飲水**：取稻稈中心燒灰，每以湯浸一合，澄清飲之。《世醫得效方》

**消渴飲水**：日至數斗，小便赤澀。用秋麻子仁一升，水三升，煮三四沸。飲汁，不過五升瘥。《肘後方》

**消渴煩悶**：烏梅肉二兩微炒，為末，每服二錢，水二盞，煎一盞，去滓，入豉二百粒，煎至半盞，溫服。《簡要濟衆方》

**消渴飲水**：用香水梨，或鵝梨，或江南雪梨，皆可取汁，以蜜湯熬成，瓶收，無時以熱水或冷水調服，癒乃止。《普濟方》

**忍冬圓**：治消渴癒後，預防發癰疽，先宜服此，用忍冬草根、莖、花、葉皆可，不拘多少，入瓶內，以無灰好酒浸，以糠火煨一宿，取出曬乾，入甘草少許，碾為細末，以浸藥酒打麵糊丸梧子大。每服五十丸至百丸，湯酒任下。此藥不特治癰疽，大能止渴。《外科精要》

**消腎溢精**：胡桃丸：治療消腎病，因房慾無節，及服丹石，或失志傷腎，遂致水弱火強，口舌乾，精自溢出，或小便赤黃，大便燥實，或小便大利而不甚渴。用胡桃肉、白茯苓各四兩，附子一枚去皮切片，薑汁，蛤粉同焙，為末，蜜丸梧子大，每服三十丸，米飲下。《普濟方》

**桂漿渴水**：夏月飲之，解煩渴，益氣消痰。桂末一大兩，白蜜一升，以水二斗，先煎取一斗，入新瓷瓶中，乃下二物，打二三百轉。先以油紙一重覆上，加二重封之，每日去紙一重，七日開之，氣香味美，格韻絕高，令人多作之。《圖經本草》

**消渴尿多能食**：黃柏一斤，水一升，煮三五沸，渴即飲之，恣飲數日，即止。《韋宙獨行方》

**上盛下虛**：火偏盛、消中等證。黃柏一斤，分作四份，用

醇酒、蜜湯、鹽水、童尿浸洗，曬炒，為末，以知母一斤，去毛，切，搗，熬膏和丸梧子大。每服七十丸，白湯下。《活人心統》

**消渴飲**：不止，糯米三合，水五升，蜜一合，研汁分服，或煮汁服。《楊氏產乳》

**消渴煩亂**：蠶蛹二兩，以無灰酒一中盞，水一大盞，同煮一中盞，溫服。《聖惠方》

**消渴有蟲**：苦楝根白皮一握切焙，入麝香少許，水二碗，煎至一碗，空心飲之，雖困頓不妨。下蟲如蛔而紅色，其渴自止。消渴有蟲，人所不知。《洪邁夷堅志》

**渴而尿多**：非淋也，用榆皮二斤，去黑皮，以水一斗，煮取五升，一服三合，日三服。《外台秘要》

**消渴尿多**：入地三尺桑根，剝取白皮，炙黃黑，剉，以水煮濃汁，隨意飲之，亦可入少米，勿用鹽。《肘後方》

**消渴煩躁**：取七家井索，近瓶口結處，燒灰。新汲水服二錢，不過三五服效。《聖惠方》

**消渴飲水**：日夜不止，小便數者。

《食醫心鏡》用田螺五升，水一斗，浸一夜，渴即飲之。每日一換水及螺。或煮食飲汁亦妙。

《聖惠方》用糯米二升，煮稀粥一斗，冷定，入田中活螺三升在內，待食粥盡，吐沫出，乃收飲之，立效。

**消渴重者**：眾人溺坑中水，取一盞服之。勿令病人知，三度瘥。《聖惠方》

**聖惠水蛇丸**：治消渴四肢煩熱，口乾心躁，水蛇一條，活者剝皮，炙黃，為末，蝸牛五十個，水浸五日，取涎入天花粉末，煎稠入麝香一分，用粟飯和丸綠豆大，每服十丸薑湯下。

**消渴引飲不止**：崔元亮《海上方》用蝸牛十四枚，形圓而大者，以水三合，密器浸一宿。取水飲之，不過一劑癒。

《聖惠方》用蝸牛焙半兩，蛤粉、龍膽草、桑根白皮炒各二錢半，研末，每服一錢，楮葉湯下。

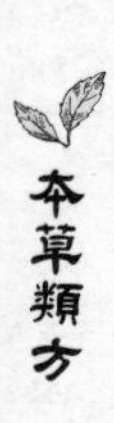

**消渴飲水**：用泥鰍魚十頭，陰乾，去頭尾，燒灰，乾荷葉各等分，為末，每服二錢，新汲水調下，日三。名沃焦散。《普濟方》

**消渴飲水**：牛鼻木二個，男用牝牛，女用牡牛者，洗剉，人參、甘草各半兩，大白梅一個，水四碗，煎三碗，熱服甚妙。《普濟方》

**消渴飲水**：臘日或端午日，用黃泥固濟牡蠣，鍛赤，研末，每服一錢，用活鯽魚煎湯調下。只二三服癒。《經驗方》

**消渴飲水**：用鯽魚一枚，去腸留鱗，以茶葉填滿，紙包煨熟食之。不過數枚即癒。吳氏《活人心統》

**生津丸**：治消渴飲水無度，以黃顙魚涎和青蛤粉、滑石末各等分，丸梧子大，每粟米湯下三十丸。

**消渴飲水**：用浮石、蛤蚧、蟬蛻各等分，為末，以鯽魚膽七枚，調服三錢，神效。《本事方》

**消渴飲水**：五倍子為末，水服方寸匕，日三服。《世醫得效方》

**消渴尿多**：竹瀝恣飲數日，癒。《肘後方》

**消渴飲水**：晚蠶沙焙乾，為末，每用冷水送下二錢，不過數服。《斗門方》

**渴利不止**：羊肺一具，入少肉和鹽豉作羹食，不過三具癒。《普濟方》

**消渴飲水**：竹籠散：用五靈脂、黑豆去皮，等分，為末，每服三錢，冬瓜皮湯送下，無皮，用葉亦可，日二服。不可更服熱藥，宜八味丸去附子，加五味子。若小渴者，二三服即止。《保命集》

**消渴飲水**：因飲酒或食果實過度，雖能食而口渴飲水，數尿。以麝香、當門子、酒和作十餘丸，枳椇子煎湯送下。蓋麝香敗酒壞果，枳椇亦敗酒也。《濟生方》

**消渴羸瘦**：用兔一隻，去皮、爪、五臟，以水一斗半煎稠，去滓，澄冷，渴即飲之。極重者不過二兔。崔元亮《海上方》

**消渴無度**：雄豬膽五個，定粉一兩，同煎，成丸芡子大。每含化二丸，咽下，日二服。《聖濟總錄》

**膈消飲水**：雞內金洗曬乾，瓜蔞根炒五兩，為末，糊丸梧子大。每服三十丸，溫水下，日三服。《聖濟總錄》

**腎消尿數**：鹿角一具炙，搗篩，溫酒每服方寸匕，日二服。《外台秘要》

**消渴飲水**：小便數，以黃雌雞煮汁冷飲，並作羹食肉。《食醫心鏡》

**下虛消渴**：心脾中熱，下焦虛冷，小便多者，牛、羊乳每飲三四合。《廣利方》

**主消渴疾**：豬脊湯，用豬脊骨一尺二寸，大棗四十九枚，新蓮肉四十九粒，炙甘草二兩，西木香一錢，水五碗，同煎取之，渴則取之。《三因方》

**胃虛消渴**：羊肚爛煮，空腹食之。《古今錄驗方》

**消渴無度**：乾豬胞十個，剪破去蒂，燒存性，為末，每溫酒服一錢。《聖濟總錄》

**消渴飲水**：小便數，用野雞一隻，五味煮取三升，以汁飲之，肉亦可食，甚效。《食醫心鏡》

**老人消渴**：鹿頭一個，去毛煮爛，和五味空心食，以汁咽之。《多能鄙事》

**消渴不止**：瓜蔞根煎：用生瓜蔞切十斤，以水三斗，煮至一斗，濾淨，入煉淨黃牛脂一合，慢火熬成膏，瓶收。每酒服一杯，日三服。《聖濟總錄》

**消渴飲水**：不知足，用白花鴿一隻，切作小片，以土蘇煎含咽。

**消渴利水**：羊肉一腳，瓠子六枚，薑汁半合，白麵二兩，同鹽、蔥炒食。《飲膳正要》

**消渴飲水**：日夜飲水數斗者，《食醫心鏡》用雄豬肚一枚，煮取汁，入少豉，渴即飲之，肚亦可食，煮粥亦可。

仲景豬肚黃連丸：治消渴。用雄豬肚一枚，入黃連末五

兩，瓜蔞根、白粱米各四兩，知母三兩，麥門冬二兩，縫定蒸熟，搗丸如梧子大，每服三十丸，米飲下。《食醫心鏡》

**消渴白濁**：《時珍主治》考與白濁、夢遺方同。方用半夏一兩，洗十次切破，以木豬苓二兩同炒黃，出火毒，去豬苓，入鍛過牡蠣一兩，以山藥糊丸梧子大，每服三十丸，茯苓湯送下。腎氣閉而一身精氣無所管攝，妄行而遺者，宜用此方。蓋半夏有利性，豬苓導水，使腎氣通也，與下元虛憊者不同。許學士《本事方》

**下虛消渴**：上盛下虛，心火炎爍，腎水枯涸，不能交濟而成渴證，白茯苓一斤，黃連一斤。為末，煎熬天花粉作糊，丸梧子大。每溫酒下五十丸。《德生堂經驗方》

## 遺精夢泄第五十一

**內熱遺精**：鐵鏽末，冷水服一錢，三服止。《活人心統》

**虛勞遺精**：白膠二兩炙，為末，酒二升和，溫服。《外台秘要》

**心虛遺精**：豬心一個批片相連，以飛過硃砂末摻入，線縛，白水煮熟食之。《唐瑤經驗方》

**元氣虛寒**：精滑不禁，大腸溏泄，手足厥冷。陽起石鍛研，鐘乳粉各等分，酒煮附子末，同麵糊丸梧子大，每空心米飲服五十丸，以癒為度。《濟生方》

**睡即泄精**：白龍骨四分，韭子五合，為散，空心酒服方寸匕。《梅師方》

**夢遺減食**：白色苦參三兩，白朮五兩，牡蠣粉四兩，為末，用雄豬肚一具洗淨，砂罐煮爛，石臼搗和藥，乾則入汁，丸小豆大，每服四十丸，米湯下，日三服，久服身肥，食進而夢遺立止。劉松石《保壽堂方》

**夢中失精**：蘇子一升熬，杵研末，酒服方寸匕，日再服。《外台秘要》

**玉莖不痿**：精滑無歇，時時如針刺，捏之則脆，此名腎

漏，用破故紙、韭子各一兩，為末，每用三錢，水二盞，煎六分服，日三次，癒則止。《夏子益奇方》

**夢遺便溏**：牡蠣粉，醋糊丸梧子大，每服三十丸，米飲下，日二服。丹溪方

**夢遺失精**：薰草湯用薰草、人參、白朮、白芍藥、生地黃各二兩，茯神、桂心、甘草炙各二兩，大棗十二枚，水八升，煮三升，分二服。《外台秘要》

**腎虛遺精**：北五味子一斤，洗淨水浸，挼去核，再以水洗，核取盡，餘味通置砂鍋中，布濾過，入好冬蜜六斤，炭火慢熬成膏，瓶收五日，出火性，每空心服一二匙，百滾湯下。劉松石《保壽堂方》

**虛勞溺精**：用新韭子二升，十月霜後採之，好酒八合漬一宿，以晴明日，童子向南搗一萬杵。平旦溫酒服方寸匕，日再服之。《外台秘要》

**夢泄遺尿**：韭子一升，稻米二斗，水一斗七升，煮粥，取汁六升，分三服。《千金方》

**夢寐遺精**：乳香一塊，拇指大，臥時細嚼，含至三更，咽下。三五服即效。《醫林集要》

**積熱夢遺**：心忪恍惚，膈中有熱，宜清心丸主之。黃柏末一兩，片腦一錢，煉蜜丸梧子大，每服十五丸，麥門冬湯送下。此大智禪師方也。許學士《本事方》

**小便遺精**：蓮子心一撮為末，入辰砂一分，每服一錢，白湯下，日二服。《醫林集要》

**虛滑遺精**：白茯苓二兩、縮砂仁一兩，為末，入鹽二錢，精羊肉，摻藥炙食，以酒送下。《普濟方》

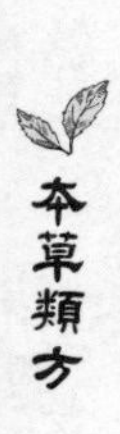


**心虛夢泄**：或白濁，白茯苓末二錢，米湯調下，日二服。蘇東坡方也。《直指方》

**夢中泄精**：狗頭鼻梁骨燒研，臥時酒服一錢。

**虛勞遺濁**：玉鎖丹治腎經虛損，心氣不足，思慮太過，真陽不固，漩有餘瀝，小便白濁如膏，夢中頻遺，骨節拘痛，面

黧肌瘦，盜汗虛煩，食減乏力。

此方性溫不熱，極有神效。用五倍子一斤，白茯苓四兩，龍骨二兩，為末，水糊丸梧子大。每服七十丸，食前用鹽湯送下，日三服。《和劑局方》

**陰虛夢泄**：九肋鱉甲燒研，每用一字，以酒半盞，童尿半盞，蔥白七寸，同煎，去蔥，日哺時服之，出臭汗為度。《醫壘元戎》

**勞心夢泄**：龍骨、遠志各等分，為末，煉蜜丸如梧子大，硃砂為衣，每服三十丸，蓮子湯下。《活人心統》

**腎虛失精**：水膠三兩，研末，以酒二盞化服，日三服。《千金方》

**睡中遺尿**：雄雞肝、桂心各等分，搗丸小豆大，每服一丸，米飲下，日三服。遺精加白龍骨。

**秋石四精丸**：治思慮色慾過度，損傷心氣，遺精，小便數。秋石、白茯苓各四兩，蓮肉、芡實各二兩，為末，蒸棗肉，和丸梧子大。每空心鹽湯下三十丸。《永類鈐方》

**秋石交感丹**：治白濁遺精，秋石一兩，白茯苓五錢，菟絲子炒五錢，為末，用百沸湯一盞，井華水一盞，煮糊，丸梧子大，每服一百丸，鹽湯下。《鄭氏家傳方》

**腎虛遺精**：多汗，夜夢鬼交，用豬腎一枚，切開去膜，入附子末一錢，濕紙裹煨熟，空心食之，飲酒一杯，不過三五服效。《經驗方》

**玉鎖丹**：治精氣虛滑，心虛不寧。金鎖玉關丸，用藕節、蓮花鬚、蓮子揉、芡實肉、山藥、白茯苓、白茯神各二兩，為末，用金櫻子二斤，捶碎，以水一斗，熬八升，去滓，再熬成膏，仍用少麵和藥，丸梧子大，每服七十丸，米飲下。《普濟方》按：此玉鎖丹，即名金鎖玉關丸也。

**盜汗遺精**：鹿角霜二兩，生龍骨炒、牡蠣鍛各一兩，為末，酒糊丸梧子大，每鹽湯下四十丸。《普濟方》

## 赤白濁第五十二（濁字原缺，據《本草綱目》補）

**漏精白濁**：雪白鹽一兩，並築緊固濟，鍛一日，出火毒，白茯苓、山藥各一兩，為末，棗肉和蜜，丸梧子大，每棗湯下三十丸。蓋甘以濟鹹，脾腎兩得也。《直指方》

**腎虛白濁**：肉蓯蓉、鹿茸、山藥、白茯苓各等分，為末，米糊丸梧子大，每棗湯下三十丸，即可。《聖濟總錄》

**小便赤濁**：遠志、甘草水煮各半斤，茯神、益智仁各二兩，為末，酒糊丸梧子大，每空心棗湯下五十丸。《普濟方》

**分清丸**：治濁病，用芡實粉、白茯苓粉、黃蠟化蜜，和丸梧桐子大，每服百丸，鹽湯下。《摘玄方》

**小便白淫**：因心腎氣不足，思想無窮所致。黃連、白茯苓各等分，為末，酒糊丸梧子大，每服三十丸，煎補骨脂湯下，日三服。《普濟方》

**氣虛白濁**：黃耆鹽炒半兩，茯苓一兩，為末，每服一錢，白湯下。《經驗良方》

**小便白濁**：糯稻草煎濃汁，露一夜，服之。《摘玄方》

**小便渾濁**：如精狀，木香、沒藥、當歸各等分，為末，以刺棘心自然汁和丸梧子大，每食前鹽湯下三十丸。《普濟方》

**心虛尿滑**：及赤白二濁，益智子仁、白茯苓、白朮各等分，為末，每服三錢，白開水調下。

**白濁腹滿**：不拘男婦，用益智仁鹽水浸炒，厚朴薑汁炒，等分，薑三片，棗一枚，水煎服。《永類鈐方》

**小便赤濁**：益智仁、茯神各二兩，遠志、甘草水煮各半斤，為末，酒糊丸梧子大，空心薑湯下五十丸。

**遺精白濁**：下元虛憊者，用白果、蓮肉、江米各五錢，胡椒一錢，為末。烏骨雞一隻，如常治淨，裝木瓜腹煮熟。空心食之。

**小便白濁**：生白果仁十枚，擂，水飲，日一服，取效止。

**白濁夢遺**：半夏一兩，洗十次，切破，以木豬苓二兩同炒黃，出火毒，去豬苓，入鍛過牡蠣一兩，以山藥糊丸梧子大，每服三十丸，茯苓湯送下。腎氣閉而一身精氣無所管攝，妄行而遺者，宜用此方。蓋半夏有利性，豬苓導水，使腎氣通也，與下元虛憊者不同。許學士《本事方》

**赤白濁淋**：好大黃，為末，每服六分，以雞子一個破頂，入藥攪勻，蒸熟，空心食之，不過二服癒。《簡便方》

**小便赤濁**：心腎不足，精少血燥，口乾煩熱，頭暈怔忡。菟絲子、麥門冬各等分，為末，蜜做丸梧子大，鹽湯每下七十丸。

**小便如泔**：乃腎虛也。王瓜散：用王瓜根一兩，白石脂二兩，菟絲子酒浸二兩，牡蠣粉一兩，為末，每服二錢，大麥粥飲下。《衛生寶鑑》

**白濁頻數**：漩面如油，澄下如膏，乃真元不足，下焦虛寒。萆薢分清飲：用萆薢、石菖蒲、益智仁、烏藥各等分，每服四錢，水一盞，入鹽一捻，煎七分，食前溫服，日一服，效乃止。

**男子白濁**：魏元君濟生丹：用蕎麥炒焦，為末，雞子白和丸梧子大，每服五十丸，鹽湯下，日三服。

**腎虛白濁**：及兩脅並背脊穿痛。五味子一兩，炒赤，為末，醋糊丸梧子大，每醋湯下三十丸。《經驗良方》

**男子白濁**：陳冬瓜仁炒，為末，每空心米飲服五錢。《救急易方》

**女人白淫**：糙糯米、花椒各等分，炒，為末，加醋糊丸梧子大，每服三四十丸，食前醋湯下。《簡便方》

**小便白濁**：生蘿蔔剜空留蓋，入吳茱萸填滿，蓋定籤住，糯米飯上蒸熟，取去茱萸，以蘿蔔焙，研末，糊丸梧子大，每服五十丸，鹽湯下，日三服。《普濟方》

**小便白濁**：白糯丸，治人夜小便，腳停白濁，老人、虛人多此證，令人卒死，大能耗人精液，主頭昏重。用糯米五升炒赤黑，白芷一兩，為末，糯粉糊丸梧子大。每服五十丸，木饅頭煎湯下。無此，用《和劑局方》補腎湯下。若後生稟賦怯弱，房室太過，小便太多，水管蹇濇，小便如膏脂，入石菖蒲、牡蠣粉甚效。《經驗良方》

**心虛赤濁**：蓮子六一湯：用石蓮肉六兩，炙甘草一兩，為末。每服一錢，燈心湯下。《直指方》

**赤白濁淫**：及夢泄精滑。真珠粉丸：黃柏炒、真蛤粉各一斤，為末，每服一百丸，空心溫酒下。黃柏苦而降火，蛤粉鹹而補腎也。又方：加知母炒、牡蠣粉鍛、山藥炒，等分，為末，糊丸梧子大，每服八十丸，鹽湯下。《潔古家珍》

**遺精白濁**：心虛不寧。金鎖玉關丸：用藕節、蓮花鬚、蓮子肉、芡實肉、山藥、白茯苓、白茯神各二兩，為末，用金櫻子二斤搥碎，以水一斗，熬八分，去滓，再熬成膏，入少麵和藥丸梧桐子大，每服七十丸，米飲下。

**男子白濁**：椿根白皮、滑石各等分，為末，粥丸梧子大。每空腹白湯下一百丸。又方：椿根白皮一兩半，乾薑炒黑、白芍藥炒黑、黃柏炒黑各二錢，為末，如上法丸服。丹溪方

**小便白濁**：緣心腎不濟，或由酒色遂至已，謂之上淫，蓋有虛熱而腎不足，故土邪干水。

史載之言：夏則土燥水濁，冬則土堅水清，即此理也。醫者往往峻補，其疾反甚，惟服博金散，則水火既濟，源潔而流清矣。用絡石、人參、茯苓各二兩，龍骨鍛一兩，為末。每服二錢，空心米飲下，日二服。

**小便白濁**：清明柳葉煎湯代茶，以癒為度。

**小便白濁**：構葉即楮葉，為末，蒸餅丸梧子大，每服三十丸，白湯下。《經驗良方》

**尿渾白濁**：心脾不調，腎氣渾濁，用厚朴薑汁炙一兩，白茯苓一錢，水、酒各二碗，煎一碗，溫服。《經驗良方》

**虛勞白濁**：榆白皮二升，水二斗，煮取五升，分五服。《千金方》

**濕疾白濁**：牡荊子炒，為末，每酒服三錢。《集簡方》

**白濁遺精**：潔古云：陽盛陰虛，故精泄也，真珠粉丸主之。用蛤粉鍛一斤，黃柏新瓦炒過一斤，為細末，白水丸如梧子大，每服一百丸，空心用溫酒下，日二次。蛤粉味鹹而且能補腎陰，黃柏苦而降心火也。

**遺精白濁**：用晚蠶蛾焙乾，去翅足，為末，飯丸綠豆大，每服四十丸，淡鹽湯下。此丸常以火焙，否則易糜濕也。唐氏方

**五淋白濁**：螺螄一碗，連殼炒熱，入白酒三碗，煮至一碗，挑肉食之，以此酒下，數次即效。《扶壽精方》

**遺精白濁，盜汗虛勞**：桑螵蛸炙、白龍骨各等分，為細末。每服二錢，空心用鹽湯送下。《外台秘要》

**脾虛白濁**：過慮傷脾，脾不能攝精，遂成此疾。以羊脛骨灰一兩，薑製厚朴末二兩，麵糊丸梧子大，米飲下百丸，日二服，一方加茯苓一兩半。《濟生方》

**虛勞白濁**：羊骨為末，酒服方寸匕，日三服。《千金方》

**漏精白濁**：益顏色補下焦虛冷，小便頻數，瘦損無力。用薯蕷於沙盆內研細，入銚中，以酒一大匙，熬令香，旋添酒一盞，攪勻，空心飲之，每旦一服。《聖惠方》

**白濁遺精**：茯菟丸，治思慮太過，心腎虛損，真陽不固，漸有遺瀝，小便白濁，夢寐頻泄。菟絲子五兩，白茯苓三兩，石蓮肉二兩，為末，酒糊丸梧子大，每服三五十丸，空心鹽湯下。《和劑局方》

**白濁遺精**：石蓮肉、龍骨、益智仁各等分，為末，每服二錢，空心米飲下。《普濟方》用蓮肉、白茯苓各等分，為末，白湯下。

## 癃淋第五十三

**小便不通**：磨刀交股水一盞，服之效。《集簡方》

**小便不通**：蚯蚓糞、朴硝各等分，水和敷臍下即通。

**小便淋痛**：真定瓷器，鍛研二兩，生、熟地黃末各一兩，每用二錢，木通煎湯服。《傳信適用方》

**卒淋不通**：好墨燒一兩，為末，每服一字，溫水服之。《普濟方》

**小便不通**：樑上塵二指，撮水服之。《外台秘要》

**小便不通**：黑鉛剉末一兩，生薑半兩，燈心一握，井水煎服，先以炒蔥貼臍。《聖惠方》

**砂石淋痛**：古文錢煮汁服。《普濟方》

**小便氣淋**：比輪錢三百文，水一斗，煮取三升，溫服。《千金方》

**小便淋疾**：溫水和雲母粉服三錢。《千金方》

**小便不通**：薰黃末豆許，納孔中良。崔氏方

**小便轉胞**：自取爪甲燒灰，水服。《肘後方》

**熱淋澀痛**：扁竹煎湯頻飲。《生生編》

**小便不通**：滑石末一升，以車前汁和塗臍四畔，方四寸，乾即易之，冬月水和亦得。《楊氏產乳》

**氣壅關格**：不通，小便淋結，臍下妨悶兼痛，滑石粉一兩，水調服。《廣利方》

**石淋破血**：浮石滿一手，為末，以水三升，酢一升，和煮二升，澄清，每服一升。《傳信適用方》

**血淋砂淋**：小便澀痛，用黃爛浮石為末，每服二錢。生甘草煎湯調服。《直指方》

**氣淋臍痛**：鹽和醋服之。《廣利方》

**血淋心煩**：石燕子、商陸、赤小豆、紅花各等分，為末，每服一錢，蔥白湯調下。《聖惠方》

**小便不通**：戎鹽湯：用戎鹽彈丸大一枚，茯苓半斤，白朮二兩，水煎服之。《金匱要略方》

**小便淋痛**：石燕子七枚搗黍米大，新桑根白皮三兩剉，拌勻，分作七貼，每貼用水一盞，煎八分，空心、午前各一服。《簡要濟眾》

**小便不通**：白花散：用芒硝三錢，茴香酒下。《簡要濟眾》

**小便不通**：濕紙包白鹽，燒過，吹少許入尿孔中，立通。《普濟方》

**男女轉脬**：不得小便，寒水石二兩，滑石一兩，葵子一合，為末，水一斗，煮五升，時服，一升即利。

**小便不通**：撚頭散，治小兒小便不通，用延胡索、川苦楝子各等分，為末，每服半錢或一錢，白湯滴油數點調下。錢仲陽《小兒藥證直訣》

**小便艱難**：或轉胞，腹滿悶，不急療，殺人。用秦艽一兩，水一盞，煎六七分，分作二服。又方：加冬葵子等分，為末，酒服一方寸匕。《聖惠方》

**血淋熱痛**：黃芩一兩，水煎熱服。《千金方》

**砂石淋痛**：黃蜀葵花一兩，炒，為末，米飲服一錢，名獨聖散。《普濟方》

**五種淋疾**：勞淋、血淋、熱淋、氣淋、石淋及小便不通至甚者。透格散：用硝石一兩，不夾泥土雪白者，生研為細末。每服二錢，各依湯使。勞淋，勞倦虛損，小便不出，小腹急痛，葵子末煎湯下，通後，便須服補虛丸散。小便不出時，下血疼痛滿急。熱淋，小便熱，赤色，臍下急痛，並用冷水調下。氣淋，小腹滿急，尿後常有餘瀝，木通煎湯下。石淋，莖內痛，尿不能出，內引小腹膨脹急痛，尿下砂石，令人悶絕，將藥末先入銚子內，隔紙炒至紙焦為度，再研，用溫水調下。小便不通，小麥湯下。卒患諸淋，只以冷水下。並空心，調藥使消如水，即服之。《沈存中靈苑方》

**血淋熱淋**：白薇、芍藥各一兩，為末，酒服方寸匕，日三服。《千金方》

**小便關格**：徐長卿湯，治氣壅關格不通，小便淋結，臍下妨悶。徐長卿炙半兩，茅根三分，木通、冬葵子各一兩，滑石二兩，檳榔一分，瞿麥穗半兩，每服五錢，水煎，入朴硝一錢，溫服，日二服。《聖惠方》

**小便五淋**：赤芍藥一兩，檳榔一個面裹煨，為末，每服一

錢，水一盞，煎七分，空心服。《博濟方》

**小便卒淋**：葳蕤一兩，芭蕉根四兩，水二大碗，煎一碗半，入滑石二錢，分三服。《聖惠方》

**尿血沙淋**：痛不可忍。用黃耆、人參各等分，為末，以大蘿蔔一個，切一指厚大四五片，蜜二兩，淹炙令盡，不令焦，點末，食無時，以鹽湯下。《永類鈐方》

**血淋苦痛**：亂髮燒存性二錢，入麝香少許，米飲服。《聖惠方》

**小便不通**：綿黃耆二錢，水二盞，煎一盞，溫服。小兒減半。《總微論》

**小便熱淋**：白茅根四升，水一斗五升，煮取五升，適冷暖飲之，日二服。《肘後方》

**沙淋石淋**：人參焙、黃耆鹽水炙，等分，用紅皮大蘿蔔一枚，切作四片，以蜜二兩，將蘿蔔片逐蘸炙，令乾再炙，勿令焦，以蜜盡為度。每用一片，蘸藥食之，仍以鹽湯送下，以瘥為度。《三因方》

**癃閉不通**：小腹急痛，無問久新。荊芥、大黃，為末，等分，每溫水服三錢。小便不通，大黃減半，大便不通，荊芥減半。名倒換散。《普濟方》

**男女淋疾**：自取爪甲燒灰，水服。《肘後方》

**小便不通**：萱草根煎水，頻飲。《杏林摘要》

**老人淋病**：身體熱甚，車前子五合綿裹，煮汁，入青粱米四合，煮粥食，常服明目。《壽親養老書》

**婦人小便**：卒不得出者，紫菀為末，井華水服三撮，即通。小便血者，服五撮，立止。《千金方》

**小便不利**：有水氣，瓜蔞瞿麥丸主之。瞿麥二錢半，瓜蔞根二兩，大雞子一個，茯苓、山芋各三兩，為末，蜜和丸梧子大，一服三丸，日三服。未知，益至七八丸，以小便利、腹中溫為知也。《張仲景金匱方》

**小便五淋**：苦杖為末，每服二錢，用飯飲下。《集驗方》

**小便淋痛**：葵花根洗剉，水煎五七沸，服之如神。《衛生寶鑑》

**石淋作痛**：車前子二升，以絹袋盛水八升，煮取三升，服之，須臾石下。《肘後方》

**通利小便**：用龍葵根、木通、胡荽煎湯服之，立效。《圖經本草》

**小便熱淋**：馬薊根搗汁服。《聖惠方》

**小便不通**：車前草一斤，水三升，煎取一升半，分三服。一方入冬瓜汁，一方入桑葉汁。《肘後百一方》

**小便石淋**：宜破血，瞿麥子搗，為末，酒服方寸匕，日三服，三日當下石。《外台秘要》

**小便不通**：竹雞草一兩，車前草一兩，搗汁，入蜜少許，空心服之。《集簡方》

**小便不通**：臍下滿悶，海金沙一兩，蠟南茶半兩，搗碎。每服三錢，生薑甘草煎湯下，日二服。亦可末服。《圖經本草》

**熱淋急痛**：海金沙草陰乾，為末，煎生甘草湯，調服二錢。此陳統領方也。一方加滑石。《夷堅志》

**血淋痛澀**：但利水道，則清濁自分。海金沙末，新汲水或砂糖水服一錢。《普濟方》

**膏淋如油**：海金沙、滑石各一兩，甘草梢二錢半，為末，每服二錢，麥門冬煎湯服。日二次。《仁存方》

**小便氣淋**：結澀不通，白芷醋浸，焙乾，二兩，為末，煎木通、甘草，酒調下一錢，連進二服。《普濟方》

**通利水道**：白飛霞自製天一丸：用燈心十斤，米粉漿染，曬乾研末，入水澄去粉，取浮者曬乾二兩五錢，赤、白茯苓去皮共五兩，滑石水飛五兩，豬苓二兩，澤瀉三兩，人參一斤切片，熬膏。和藥丸如龍眼大，硃砂為衣，每用一丸，任病換引。大段小兒生理向上，本天一生水之妙，諸病以水道通利為捷徑也。《韓氏醫通》

**小便卒淋**：紫草一兩，為末，每食前用井華水服二錢。《千金翼方》

**五種淋疾**：苧麻根兩莖打碎，以水一碗半，煎半碗，頓服即通，大妙。《斗門方》

**沙石熱淋**：馬蘭花七枚燒，故筆頭二七枚燒，粟米一合炒，為末。每服二錢，酒下，日二服。名退神散。

**小便不通**：臍腹急痛，牛蒡葉汁、生地黃汁二合，和勻，入蜜二合。每服一合，入水半盞，煎三五沸，調滑石末一錢服。《聖濟總錄》

**小便不通**：馬蘭花炒、茴香炒、葶藶炒，為末，每酒服二錢。《十便良方》

**小便淋痛**：芭蕉根、旱蓮草各等分，水煎服，日二服。《聖惠方》

**小便不通**：蓖麻仁三粒，研細，入紙捻內，插入莖中即通。《摘玄方》

**小便澀滯**：不通，乾箬葉一兩燒灰，滑石半兩，為末，每米飲服三錢。《普濟方》

**小便轉脬**：甘遂末一錢，豬苓湯調下，立通。《鄧筆峰雜興》

**小便不通**：土瓜根搗汁，入少水解之，筒吹入下部。《肘後方》

**五淋澀痛**：赤藤即做草鞋者、白茯苓、苧麻根，等分，為末，百沸湯下，每服一錢，如神。《究原方》

**小便虛閉**：兩尺脈沉微，用利小水藥不效者，乃虛寒也。附子一個，炮去皮臍，鹽水浸良久，澤瀉一兩，每服四錢，水一盞半，燈心七莖，煎服即癒。《普濟方》

**小便不通**：腹脹。用瓜蔞焙研，每服二錢，熱酒送下，頻服，以通為度。紹興劉駐云：魏明州病此，御醫用此方治之，得效。《聖惠方》

**沙石淋疾**：重者，取去根本，用菝葜二兩為末，每米飲服

二錢，後以地椒煎湯浴腰腹，須臾即通也。《聖濟總錄》

**小便不通**：胡荽二兩，葵根一握，水二升，煎至一升，入滑石末一兩，分三四服。《聖濟總錄》

**小便淋澀**：或有血者，以赤根樓蔥近根截一寸許，安臍中，以艾灸七壯。《經驗方》

**小便不通**：陳大麥秸，煎濃汁，頻服。《簡便方》

**小便五淋**：船底苔一團，雞子大，水煮飲。陳藏器方

**小便沙淋**：瓦松，即屋上無根草，煎濃湯乘熱薰洗小腹，約兩時即通。《經驗良方》

**老人五淋**：身熱腹滿，小麥一升，通草二兩，水三升，煮一升，飲之，即癒。《奉親養老書》

**老人淋痛**：青豆二升，橘皮二兩，煮豆粥，下麻子汁一升，空心漸食之，並飲其汁，甚驗。《壽親養老書》

**沙石熱淋**：痛不可忍，用玉秫，即薏苡仁也，子、葉、根皆可用，水煎熱飲。夏月冷飲，以通為度。《楊氏經驗方》

**熱淋血淋不拘男女**：用赤小豆三合，慢炒，為末，煨蔥一葉莖擂酒，熱調二錢服。《修真秘旨》

**小便不利**：膀胱水氣流滯，浮萍日乾，為末，飲服方寸匕，日二服。《千金方》

**小便閉脹**：不治殺人，蔥白三斤，剉炒，帕盛，二個更換互熨小腹，氣透即通也。許學士《本事方》

**小便不通**：脹急者，用苦瓠子三十枚炒，螻蛄三個焙，為末，每冷水服一錢。《聖濟總錄》

**氣淋脹痛**：雞腸草三兩，石韋去毛一兩，每用三錢，水一盞，煎服。《聖濟總錄》

**五淋澀痛**：用冬麻子，即大麻，今之火麻子是也，半斤研碎，水濾，取汁，入粳米二合，煮稀粥，下蔥椒鹽豉，空心食之。《食醫心鏡》

**男婦轉脬**：乾箬葉一兩，燒灰，滑石半兩，為末，每米飲服三錢。《普濟方》

**小便不通**：臍腹脹痛不可忍，諸藥不效者，不過再服。用續隨子去皮一兩，鉛丹半兩，同少蜜搗作團，瓶盛埋陰處，臘月至春末取出，研蜜丸梧子大。每服二三十丸，木通湯下，化破尤妙，病急亦可旋合。《聖濟總錄》

**熱淋莖痛**：烏麻子、蔓菁子各五合。炒黃，緋袋盛，以井華水三升，浸之，每食前服一錢。《聖惠方》

**小便不通**：萵苣菜搗，敷臍上，即通。《衛生易簡方》

**小便淋痛**：石韋、滑石各等分，為末，每飲服刀圭，最快。《聖濟總錄》

**小便不通**：萵苣子搗餅，貼臍中，即通。《海上方》

**小便不通**：止喘，紅秫散。用紅秫黍根三兩，萹蓄一兩半，燈心百莖，每服各半兩，流水煎服。《張文叔方》

**小便熱淋**：馬齒莧汁服之。《聖惠方》

**五淋澀痛**：青粱米四合，入醬水煮粥，下土蘇末三兩，每日空心食之。《壽親養老書》

**急淋陰腫**：泥蔥半斤，煨熟杵爛，貼臍上。《外台秘要》

**血淋作痛**：桃膠炒、木通、石膏各一錢，水一盞，煎七分，食後服。《楊氏家藏方》

**血淋疼痛**：茄葉薰乾為末，每服二錢，溫酒或鹽湯下。隔年者尤佳。《經驗良方》

**小便不通**：烏臼根皮煎湯飲之。《肘後方》

**小便轉胞**：以布包蒲黃裹腰腎，令頭致地，數次取通。《肘後方》

**熱淋脹痛**：蔴皮一兩，炙甘草三分，水二盞，煎一盞服，日二服，取效。《聖惠方》

**小便不通**：蔥白連葉搗爛，入蜜，合外腎上，即通。《永類鈐方》

**卒不小便**：杏仁二七枚，去皮尖，炒黃研末，米飲服。《古今錄驗方》

**熱淋澀痛**：乾柿、燈心各等分，水煎，日飲。朱氏方

**石淋作痛**：桃木膠如棗大，夏以冷水三合，冬以湯三合，和服，日三服，當下石，石盡即止。《古今錄驗方》

**諸淋赤痛**：三葉酸漿草洗研，取自然汁一合，酒一合，和勻，空心溫服立通。沈存中《靈苑方》

**卒患淋痛**：大麥三兩，煎湯，入薑汁、蜂蜜，代茶飲。

**小便淋痛**：水芹菜白根者，去葉搗汁，井水和服。《聖惠方》

**沙石諸淋**：疼不可忍，用蘿蔔切片，蜜浸少時，炙乾數次，不可過焦。細嚼鹽湯下，日三服。名瞑眩膏。《普濟方》

**小便石淋**：葛葎掘出根，挽斷，以杯於坎中承取汁。服一升，石當出，不出更服。《范汪方》

**老人血淋**：車前五合，綿裹煮汁，加青粱米四合，煮粥飲汁。亦能明目，引熱下行。

**小便熱淋**：生藕汁、生地黃汁、葡萄汁各等分，每服半盞，入蜜溫服。

**小便淋澀**：三物木防己湯：用木防己、防風、葵子各二兩，㕮咀。水五升，煮二升半，分三服。《千金方》

**小便氣淋**：榆枝、石燕子煎水，日服。《普濟方》

**血淋作痛**：檳榔一枚，以麥門冬煎湯，細磨濃汁一盞，燉熱，空心服，日二服。

**小便淋痛**：面煨檳榔、赤芍藥各半兩，為末，每服三錢，入燈心，水煎，空心服，日二服。《十便良方》

**冷淋莖痛**：槲葉研末，每服三錢，水一盞，蔥白七寸，煎六分，去滓，食前溫服，日二服。

**熱淋澀痛**：葡萄搗取自然汁，生藕搗取自然汁，生地黃搗取自然汁，白沙蜜各五合，和勻，每服一盞，石器溫服。《聖惠方》

**淋癃溺血**：取乳香中夾舌者研細，米飲服一錢。《世醫得效方》

**石淋痛楚**：便中有石子者，胡桃肉一升，細米煮粥一升，

相和，頓服即瘥。崔元亮《海上方》

**五淋血淋**：木龍湯：用木龍即野葡萄藤也、竹園荽、淡竹葉、麥門冬連根苗、紅棗肉、燈心草、烏梅、當歸各等分，煎湯代茶飲。《百一選方》

**胞轉不通**：非小腸、膀胱、厥陰受病，乃強忍房事，或過忍小便所致，當治其氣則癒，非利藥可通也。沉香、木香各二錢，為末，白湯空腹服之，以通為度。《醫壘元戎》

**沙石淋痛**：胡椒、朴硝各等分，為末，每服用二錢，白湯下，日二服。名二拗散。《普濟方》

**男婦熱淋**：野葡萄根七錢，葛根三錢，水一鍾，煎七分，入童子小便三分，空心溫服。《乾坤秘韞》

**小便淋濁**：由心腎氣虛，神舍不守，或夢遺白濁。赤、白茯苓各等分，為末，新汲水飛去沫，控乾。以地黃汁同搗，酒熬作膏和丸彈子大。空心鹽湯嚼下一丸。《三因方》

**小便不通**：棕皮毛，燒灰存性，以水酒服二錢，即通利，累試甚驗。《攝生方》

**小便不通**：用梔子仁十四個、獨頭蒜一個、滄鹽少許，搗貼臍及囊，良久即通。《普濟方》

**小便淋澀**：琥珀為末二錢，麝香少許，白湯服之，或萱草煎湯服。老人虛人，參湯下。亦蜜丸，以赤茯苓湯下。《普濟方》

**小便熱短**：樺皮濃煮汁飲。《集簡方》

**小便轉胞**：真琥珀一兩，為末，用水四升，蔥白十莖，煮汁三升，入珀末二錢，溫服。沙石諸淋三服皆效。《聖惠方》

**氣結淋病**：不通，用好綿四兩燒灰，麝香半分，每服二錢，溫蔥酒連進三服。《聖惠方》

**小便膏淋**：葎草搗生汁三升，酢二合，合和，頓服，當尿下白汁。《韋宙獨行方》

**血淋澀痛**：生山梔子末、滑石各等分，蔥湯下。《經驗良方》

**五淋澀痛**：榆白皮陰乾、焙研，每以二錢，水五合，煎如膠，日二服。《普濟方》

**血淋疼痛**：晚蠶蛾為末，熱酒服二錢。《聖惠方》

**小便淋閉**：皂角刺燒存性，破故紙等分，為末，無灰酒服。《聖濟總錄》

**小便不通**：葛洪方用大螻蛄二枚，取小體，以水一升漬飲，須臾即通。

《壽域方》用土狗下截，焙研調服半錢，生研亦可。《談野翁試驗方》加車前草同搗汁服。

《唐氏經驗方》用土狗後截和麝香搗，納臍中縛定，即通。

《醫方摘要》用土狗一兩，炙，研入冰片、麝香少許，鋼管吹入莖內。

**小便不通**：全蛇蛻一條，燒存性，溫酒服之。

**小便五淋**：用石決明去粗皮，研為末，飛過，熟水服二錢，每日二服。如淋中有軟硬物，即加朽木末五分。《勝金方》

**石淋諸淋**：石首魚頭石十四個、當歸各等分，為末，水二升，煮一升，頓服，立癒。《外台秘要》

**婦人胞轉**：小便不通，用桑螵蛸炙為末，飲服方寸匕，日用二。《產書》

**小便不通**：白魚散：用白魚、滑石、亂髮各等分，為散，飲服半錢匕，日三服。《金匱要略方》

**小便轉胞**：不出，納衣魚一枚於莖中。《千金方》

**男婦血淋**：用真百藥煎、車前子炒、黃連各三錢半，木香二錢，滑石一錢，為末。空心燈草湯服二錢，日二服。《普濟方》

**小便不通**：腹脹如鼓，用田螺二枚，鹽半匕，生搗，敷臍下一寸三分，即通。熊彥誠曾得此疾，異人授此方果癒。《類編》

**沙石淋痛**：用九肋鱉甲醋炙，研末，酒服方寸匕，日三服。石出瘥。《肘後方》

**石淋作痛**：《時珍發明》頌曰：今方家治石淋導水，用螻蛄七枚，鹽二兩，新瓦上鋪蓋焙乾，研末，每溫酒服一錢匕，即癒也。

**小便不通**：蝸牛搗貼臍下，以手摩之。加麝香少許更妙。《簡易方》

**小便不通**：白海蚆一對，生一個，燒一個，為末，溫酒服。《田氏方》海蚆即貝子也。

**小便不通**：以水四升，洗甑帶，取汁煮葵子二升半，分三服。《聖惠方》

**石淋破血**：牛角燒灰，酒服方寸匕，日五服。《聖濟總錄》

**小便淋閉**：服血藥不效者，用牡蠣粉、黃柏炒，等分，為末，每服一錢，小茴香湯下之，取效。《醫學集成》

**小便轉胞**：不通，用死蜣螂二枚燒末，井華水一盞調服。《千金方》

**熱淋如血**：蠶種燒灰，入麝香少許，水服二錢，極效方也。《衛生家寶》

**石淋痛澀**：髮髲燒存性，研末。每服用一錢，井水服之。《肘後方》

**小便不通**：蚯蚓搗爛，浸水，濾取濃汁半碗，服立通。

**小便不通**：桑螵蛸炙黃三十枚，黃芩二兩，水煎，分二服。

**小便不通**：蒲蓆灰七分，滑石二分，為散，飲服方寸匕，日三服。《金匱要略方》

**小便不通**：多年木梳燒存性，空心冷水服，男用女，女用男。《救急方》

**卒患淋疾**：牛耳中毛燒取半錢，水服。尾毛亦可。《極驗方》

**沙石淋瀝**：雄雞膽乾者半兩，雞屎白炒一兩，研勻，溫酒服一錢，以利為度。《十便良方》

**老人尿閉**：白頸蚯蚓、茴香各等分，杵汁，飲之即瘉。《朱氏集驗方》

**小便膏淋**：羊骨燒研，榆白皮煎湯，服二錢。《聖惠方》

**小便不通**：雞子殼、海蛤、滑石各等分，為末，每服半錢，米飲下，日三服。《聖惠方》

**小便淋瀝**：痛不可忍，雞肫內黃皮五錢，陰乾，燒存性，作一服，白湯下，立瘉。《醫林集要》

**關格閉塞**：豬脂、薑汁各二升，微火煎至二升，下酒五合，和煎分服。《千金方》

**小便不通**：豬脂一斤，水二升，煎三沸，飲汁立通。《千金方》

**小便不通**：數而微腫，用陳久筆頭一枚，燒灰，水服。《外台秘要》

**胞轉淋閉**：阿膠三兩，水二升，煮七合，溫服。《千金方》

**小便不通**：豬膽一枚，熱酒和服。又用豬膽連汁，籠住陰頭。一二時汁入自通。

**小便不通**：脹急者，象牙生煎，服之。《救急方》

**通小便**：用燕屎、豆豉各一合，糊丸梧桐子大，每白湯下三丸，日三服。《千金方》

**下石淋**：用燕屎末，以冷水服五錢，日服。至食時當尿石水下。

**石淋疼痛**：雞矢白日中半乾，炒香，為末，以酸漿飲服方寸匕，日二服，當下石出。《古今錄驗方》

**直指秋石丸**：治濁氣干清，精散而成膏淋，黃白赤黯，如肥膏、蜜、油之狀。用秋石、鹿角膠炒、桑螵蛸炙各半兩，白茯苓一兩，為末，糕糊丸梧子大。每服五十丸，人參湯下。《直指方》

小便不通：《聖惠方》用痲根、蛤粉半兩，為末，每服二錢，空心新汲水下。

《摘玄方》用苧根洗研，攤絹上，貼小腹連陰際，須臾即通。

## 溲數遺尿第五十四

小便不禁：赤石脂、鍛牡蠣各三兩，鹽一兩，為末，糊丸梧子大。每鹽湯下十五丸。《普濟方》

小便不禁：顆塊雌黃一兩半研，乾薑半兩，鹽四錢，同炒薑色黃，為末，水和蒸餅丸綠豆大。每服十丸至二十丸，空心鹽湯下之。《經驗方》

男婦遺尿：白礬、牡蠣粉各等分，為末，每服方寸匕，溫酒下，日三服。《余居士選奇方》

小便過多：象牙燒灰，飲服之。《聖濟總錄》

婦人遺尿：不拘胎前產後，用白薇、芍藥各一兩，為末，酒服方寸匕，日三服。《千金方》

小便頻數：脬氣不足也。雷州益智仁鹽炒，去鹽，天台烏藥各等分，為末，酒煮山藥粉為糊，丸如梧子大，每服七十丸，空心鹽湯下，名縮泉丸。《朱氏集驗方》

小便無度：腎氣虛寒，破故紙十兩酒蒸，茴香十兩鹽炒，為末，酒糊丸梧子大。每服百丸，鹽酒下。或以末摻豬腎煨食之。《普濟方》

小便淋瀝：生續斷搗，絞汁服，即馬薊根也。初虞氏《古今錄驗方》

少小尿床：薔薇根五錢，煎酒熱飲。《外台秘要》

尿白如註：小腹氣痛，茶籠內箬葉燒存性，入麝香少許，米飲下。《經驗方》

小便失禁：薔薇根煮汁飲，或為末，酒服。野生白花者更良。《聖惠方》

溲數白濁：熟附子為末，每服二錢，薑三片，水一盞，煎

六分，溫服。《普濟方》

**婦人遺尿**：船茹為末，酒服三錢。《千金方》

**老人遺尿**：不知出者，草烏頭一兩，童子小便浸七日，去皮，同鹽炒，為末，酒糊丸綠豆大，每服二十丸，鹽湯下。《普濟方》

**小便頻數**：川萆薢一斤為末，酒糊丸梧子大，每鹽酒下七十丸。《集玄方》

**小便淋澀**：菟絲子煮汁飲。《范汪方》

**小便滑數**：金剛骨為末，每服三錢，溫酒下，睡時。《儒門事親》

**小便頻數**：小豆葉一斤，於豉汁中煮，和作羹食之。《食醫心鏡》

**止小便利**：雞腸草一斤，於豆豉汁中煮，和米作羹及粥食之。《食醫心鏡》

**小便數多**：山藥以礬水煮過、白茯苓各等分，為末，每水飲服二錢。《儒門事親》

**小便頻數**：茴香不拘多少，淘淨，入鹽少許，炒，研為末，炙糯米糕蘸食之。

**小便頻數**：胡桃煨熟，時嚼之，溫酒下。

**小便淋瀝**：或有或無，用大蒜一個，紙包煨熟，露一夜，空心新水送下。《朱氏集驗方》

**夢遺溺白**：藏器曰：韭子，每日空心生吞一二十粒，鹽湯下。《聖惠方》治虛勞傷腎，夢中泄精，用韭子二兩，微炒為末，食前溫酒服二錢匕。

**遺尿且澀**：桑耳為末，每酒下方寸匕，日三服。《聖濟總錄》

**小便頻數**：白果十四枚，七生七煨，食之，取效止。

**膏痺尿多**：其人飲少，用秦椒二分出汗，瓜蒂二分，為末。水服方寸匕，日三服。《傷寒類要》

**小便不禁**：酸石榴燒存性，無則用枝燒灰代之。每服二

錢，用柏白皮切、焙四錢，煎一盞，入榴灰再煎至八分，空心溫服，晚再服。《聖惠方》

**小便遺床**：麻鞋尖頭二七枚，燒灰，歲朝井華水服之。《近效方》

**小便不禁**：茯苓丸治心腎俱虛，神志不守，小便淋瀝不禁，用白茯苓、赤茯苓各等分，為末，以新汲水挼洗去筋，控干，以酒煮地黃汁搗膏，搜和丸彈子大。每嚼一丸，空心鹽酒下。《三因方》

**小便頻多**：用白茯苓去皮，乾山藥去皮，在白礬水漬過，焙，等分，為末，每米飲服二錢。《儒門事親》

**睡中尿床**：麻鞋網帶及鼻根等，惟不用底，七量，以水七升，煮二升，分再服。《外台秘要》

**老少尿床**：白紙一張，鋪席下，待遺於上，取紙曬，燒酒服。《集簡方》

**遺尿淋澀**：白龍骨、桑螵蛸各等分，為末，每鹽湯服二錢。《梅師方》

**小便澀痛**：不通，用蠶蛻紙，燒存性，入麝香少許，米飲每服二錢。《博濟方》

**夜臥尿床**：本人薦草燒灰，水服，立瘥。《千金方》

**小便頻數**：牡蠣五兩燒灰，小便三升，煮二升，分三服，神效。《乾坤生意》

**婦人遺尿**：桑螵蛸，酒炒為末，薑湯服二錢。《千金翼方》

**小便頻數**：鹿角霜、白茯苓各等分，為末，酒糊丸梧子大。每服三十丸，鹽湯下。《梁氏總要》

**小便不禁**：上熱下寒者，鹿角霜為末，酒糊和丸梧桐子大。每服三四十丸，空心溫酒下。《普濟方》

**小便頻數**：下焦虛冷也，羊肺一具，切，作羹，入少羊肉和鹽豉食，不過三具。《集驗方》

**小便頻數**：鹿茸一對，酥炙為末。每服二錢，溫酒下，日

三服。鄭氏家傳方

**婦人遺尿**：雄雞翎燒灰為末，酒服方寸匕，日三服。《千金翼方》

**小便遺失**：用雞肶胵一具，並腸燒存性，酒服。男用雌，女用雄。《集驗方》

**下虛尿床**：羊肚盛水煮熟，空腹食四五頓瘥。《千金方》

**小便不禁**：雄雞翎燒研，酒服方寸匕。《外台秘要》

**夢中遺溺**：用豬脬洗炙食之。《千金方》

**小便不禁**：雄雞喉嚨及肶胵，並雞屎白各等分，為末，麥粥清服之。《衛生易簡方》

**小便頻數**：《食醫心鏡》用雄雞腸一具，作臛和酒服。《普濟方》用雄雞腸，水煮汁服，日三次。

**壯年遺溺**：《時珍主治》治夢遺，考與白濁夢遺方同。方用半夏一兩，洗十次，切破，以木豬苓二兩，同炒黃，出火毒，去豬苓，入鍛過牡蠣一兩，以山藥糊丸梧桐子大小，每服三十丸，用茯苓湯送下。腎氣閉而一身精氣無所管攝，妄行而遺者，宜用此方。蓋半夏有利性，豬苓導水，使腎氣通也。與下元虛憊者不同。許學士《本事方》

**小便不禁**：重鵲巢中草一個，燒灰，每服二錢匕。以薔薇根皮二錢，煎湯服之，日二服。《聖惠方》

**小便卒數**：非淋令一人瘦，石膏半斤，搗碎，水一斗，煮五升，服五合。《肘後方》

## 小便血第五十五

**大小便血**：好墨細末二錢，阿膠化湯調服，熱多者尤相宜。《本草衍義》

**小便尿血**：延胡索一兩、朴硝七錢半，為末，每服四錢，水煎服。《類證活人書》

**小便出血**：茅根煎湯，頻飲為佳。《談野翁試驗方》

**尿血不定**：鬱金末一兩，蔥白一握，水一盞，煎至三合，

溫服，日三服。《經驗方》

**卒然尿血**：不止，龍膽一虎口，水五升，煮取二升半，分為五服。《集驗方》

**小便尿血**：香附子、新地榆各等分，各煎湯。先服香附湯三五呷，後服地榆湯至盡，未效再服。《指迷方》

**小便血淋**：痛不可忍，香附子、陳皮、赤茯苓各等分，水煎服。《十便良方》

**小便尿血**：荊芥、縮砂各等分，為末，糯米飲下三錢，日三服。《集簡方》

**小便出血**：當歸四兩剉，酒三升，煮取一升，頓服。《肘後方》

**勞傷溺血**：茅根、乾薑各等分，入蜜一匙，水二盅，煎一盅，日一服。

**小便出血**：白芷、當歸各等分，為末，米飲下，每服二錢。《經驗方》

**小便尿血**：益母草搗汁，服一升，立瘥。此蘇澄方也。《外台秘要》

**陰虛尿血**：人參焙、黃耆鹽水炙，等分，為末，另用紅皮大蘿蔔一枚，切作四片，以蜜二兩醬蘿蔔逐片蘸炙，令乾，再炙，勿令焦，以蜜盡為度。每用一片，蘸藥食之，仍以鹽湯送下，以瘥為度。《三因方》

**下焦結熱**：小便淋閉，或有血出，或大小便出血，瞿麥穗一兩，甘草炙七錢五分，山梔子仁炒半兩，為末。每服七錢，連鬚蔥根七個，燈心五十莖，生薑五片，水二碗，煎至七分，時時溫服。名立效散。《千金方》

**小便溺血**：金陵草，一名墨頭草，車前草各等分，杵取自然汁，每空心服三杯，癒乃止。《醫學正傳》

**小便尿血**：車前搗汁五合，空心服。《外台秘要》

**小便尿血**：葵莖，無灰酒服方寸匕，日三服。《千金方》

**小便尿血吐血及耳鼻出血**：生地黃汁半升，生薑汁半合，

蜜一合，和服。《聖惠方》

**小便血淋**：葵花根二錢，車前子一錢，水煮，日服之。《簡便單方》

**大小便血**：劉寄奴為末，茶調，空心服二錢，即止。《集簡方》

**小便血淋**：葵子一升，水三升，煮汁，日三服。《千金方》

**小便溺血**：金粟狼牙草焙乾，入蚌粉、炒槐花、百藥煎各等分，為末，每服三錢，米泔空心調服。亦治酒病。《衛生易簡方》

**男婦血淋**：亦治五淋多年，煮酒瓶頭箬葉，三五年至十年者尤佳，每用七個燒存性，入麝香少許，陳米飲下，日三服。有人患此，二服癒。福建煮過夏月酒多有之。《百一選方》

**小便血淋**：草酸搗汁，煎五苓散服之，俗名啾啾是也。《百一選方》

**小便尿血**：面麩炒香，以肥豬肉蘸食之。《集玄方》

**小便尿血**：胡麻三升杵末，以東流水二升浸一宿，平旦絞汁，頓熱服。《千金方》

**小便血淋**：萵苣菜搗，敷臍上，即通，甚效。楊氏方

**小便血淋**：牽牛子二兩，半生半炒，為末，每服二錢，薑湯下。良久，熱茶服之。《經驗良方》

**小便血條**：淡豆豉一撮，煎湯，空服飲或入酒服。《世醫得效方》

**血淋疼痛**：桑黃、槲白皮各二錢，水煎服，日一次。《聖惠方》

**小便溺血**：蔥白一握，鬱金一兩，水一升，煎二合，溫服，一日三次。《普濟方》

**小便出血**：水芹搗汁，日服六七合。《聖惠方》

**小便尿血**：五葉藤陰乾為末，每服二錢，白湯下。《衛生易簡方》

小便血淋：大豆葉一把，水四升，煮二升，頓服。《聖惠方》

小便出血：蒲黃末每服半錢，生地黃汁調下。量人加減，或加入髮灰等分。《聖濟總錄》

血淋尿血：苦菜一把，酒、水各半，煎服。《資生經》

小便尿血：烏梅燒存性，研末，醋糊丸梧子大，每服四十丸，酒下。

小便血淋：葉氏用乾柿三枚燒存性，研末，陳米湯飲服。經驗方用白柿、烏豆、鹽花煎湯，入墨汁服之。

小便出血：新地骨皮洗淨，搗自然汁。無汁則以水煎汁。每服一盞，入酒少許，食前溫服。《簡便方》

尿血淋澀：葎草搗生汁三升，酢二合。合和頓服。當尿下白汁。《韋宙獨行方》

小便尿血：柏葉、黃連焙研，酒服三錢。《濟急方》

小便尿血：籬下竹根，入土多年者，不拘多少，洗淨煎湯，並服數碗，立止。《救急良方》

小便尿血：荊葉汁酒服二合。《千金方》

小便尿血：槐花炒、鬱金煨各一兩，為末，每服二錢，淡豉湯下。立效。《篋中秘寶方》

小便尿血：棘刺三升，水五升，煮二升，分三服。《外台秘要》

小便尿血：琥珀為末，每服二錢，燈心湯下。《直指方》

小便尿血：五倍子末，鹽梅搗，和丸梧子大，每空心酒服五十丸。《集簡方》

小便尿血：髮灰二錢，醋湯服。《永類鈐方》

婦人尿血：衣中白魚一十枚，納入陰中。《子母秘錄》

男婦溺血：龍骨末，水服方寸匕，日三服。《千金方》

虛損尿血：白膠三兩炙，水二升，煮一升，四合分服。《外台秘要》

小便尿血：人指甲半錢，頭髮一錢半，燒研末，每服一

錢，空心溫酒下。《聖濟總錄》

**小便血淋：**血風草，井水擂服。三度即癒。《劉長春經驗方》

**小便血淋：**蓮房燒存性，為末，入麝香少許，每服二錢半，米飲調下，日二服。《經驗方》

**小便血淋：**蟯螂研，水服。鮑氏方

**小便血淋：**海螵蛸末一錢，生地黃汁調服。又方：海螵蛸、生地黃、赤茯苓各等分，為末，每服一錢，柏葉車前湯下。《經驗方》

**小便血淋：**苧根煎湯頻服，大妙。亦治諸淋。《聖惠方》

**小便血淋：**作痛，車前子曬乾為末，每服二錢，車前葉煎湯下。《普濟方》

**大小便血：**藺黃散治腸風，大小便血，淋瀝疼痛。用藺黃、蠶蛻紙並燒存性，晚蠶沙、白殭蠶併炒，等分，為末，入麝香少許。每服二錢，用米飲送下，日三服，甚效。《聖惠方》

## 陰痿第五十六

**陰痿陰汗：**陽起石鍛，為末，每服二錢，鹽酒下。《普濟方》

**陽事不起：**磁石五斤研，清酒漬二七日。每服三合，日三夜一。《千金方》

**陽事不起：**新五味子一斤，為末，酒服方寸匕，日三服。忌豬、魚、蒜、醋。盡一劑，即得力。百日以上，可御十女，四時勿絕藥，功能知。《千金方》

**陽事不起：**覆盆子酒浸，焙研，為末，每旦酒服三錢。《集簡方》

**補腎興陽：**用蝦米一斤，蛤蚧二枚，茴香、蜀椒各四兩，並以青鹽化酒炙炒，以木香粗末一兩和勻，乘熱收新瓶中密封，每服一匙，空心鹽酒嚼下甚妙。

**大人陰痿**：鯉魚膽、雄雞肝各一枚，為末，雀卵和丸小豆大。每吞一丸。《千金方》

**丈夫陰痿**：未連蠶蛾二升，去頭、翅、足，炒，為末，蜜丸梧子大，每夜服一丸，可御十女。以菖蒲酒止之。《千金方》

**陽事痿弱**：紫梢花、生龍骨各二錢，麝香少許，為末，蜜丸梧子大，每服二十丸，燒酒下。欲解，飲生薑甘草湯。《集簡方》

**陰寒痿弱**：蜂房灰夜敷陰上，即熱起。《千金方》

**陽事不起**：泥鰍煮食之。《集簡方》

**壯陽益腎**：用白羊肉半斤，切生，以蒜薤食之，三日一度，甚妙。《食醫心鏡》

**陰痿不起**：用雄雞肝三具，菟絲子一升，為末，雀卵和丸小豆大，每服一百丸，酒下，日二服。《千金方》

**男子陰冷**：以食茱萸納牛膽中百日，令乾，每取二七枚，嚼納陰內，良久如火。《千金方》

**鹿茸酒**：治陽事虛痿，小便頻數，面色無光。用嫩鹿茸一兩，去毛切片，山藥末一兩，絹袋裹，置酒罈中，七日開瓶，日飲三盞，將茸焙作丸服。《普濟方》

**腎虛陰痿**：羸瘦，精衰少力，用豬腎一對切片，枸杞葉半斤，以豉汁一盞，用椒鹽煮羹食。《經驗方》

## 強中第五十七

**強中消渴**：豬腎薺苨湯，治強中之病，莖長興盛，不交精液自出，消渴之後，即發癰疽，皆由恣意色慾，或餌金石所致，宜此以制腎中熱也。

用豬腎一具，薺苨、石膏各三兩，人參、茯苓、磁石、知母、葛根、黃芩、瓜蔞根、甘草各二兩，黑大豆一升，水一斗半，先煮豬腎、大豆取汁一斗，去滓下藥，再煮三升，分三服，後人名為石子薺苨湯。

又薺苨丸：用薺苨、大豆、茯神、磁石、瓜蔞根、熟地黃、地骨皮、玄參、石斛、鹿茸各一兩，人參、沉香各半兩，為末，以豬肚治淨，煮爛杵和丸梧子大，每服七十丸，空心鹽湯下。並《千金方》

**玉莖強中**：玉莖強硬不痿，精流不住，時時如針刺，捏之則痛，其病名強中，乃腎滯漏疾也，用韭子、破故紙各一兩，為末，每服三錢，水一盞，煎服，日三即住。《經驗方》

## 囊癢第五十八

**陰囊濕瘡**：腎有勞熱，麻黃根、石硫黃各一兩，米粉一合，為末，敷之。《千金方》

**陰下濕癢**：槐白皮炒，煎水，日洗。《生生編》

**陰汗作癢**：大蒜、淡豉搗丸梧子大，硃砂為衣，每空腹，燈心湯下三十丸。

**陰囊濕癢**：松毛，煎湯，頻洗。《簡便方》

**囊瘡痛癢**：紅椒七粒，蔥頭七個，煮水洗之，一人途中苦此，湘山寺僧授此方，數日癒，名驅風散。《經驗方》

**腎風囊癢**：川椒、杏仁研膏，塗掌心，合陰囊而臥，甚效。《直指方》

**玉莖濕癢**：肥皂一個，燒存性，香油調搽，即癒。《攝生方》

**陰囊濕癢**：欲潰者，用板兒松香為末，紙捲作筒，每根入花椒三粒，浸燈盞內三宿，取出點燒，淋下油搽之，先以米泔洗過。《簡便方》

**陰囊濕瘡**：出水不瘥，用五倍子，臘茶各五錢，膩粉少許研末，先以蔥椒湯洗過，香油調搽，以瘥為度。《聖惠方》

**陰囊濕癢**：烏賊骨、蒲黃，撲之。《醫宗三法》

**陰頭生瘡**：人不能治者，龜甲一枚燒研，雞子白和敷。《千金翼方》

**陰癢生瘡**：紫梢花一兩，胡椒半兩，煎湯溫洗，數次即

癒。《總微論》

**陰囊汗癢**：龍骨、牡蠣粉，撲之。《醫宗三法》

**陰下濕瘡**：吳茱萸煎湯，頻洗取效。《外台秘要》

**腎風囊癢**：用豬尿胞火炙，以鹽酒吃之。《救急方》

**陰囊濕癢**：麩炭紫蘇葉末，撲之。《經驗方》

**陰頭生瘡**：蜜炙甘草末，頻頻塗之，神效。《千金方》

**陰囊生瘡**：用臘麵茶為末，先以甘草湯洗，後貼之妙。《經驗方》

**陰頭生瘡**：用溪港年久螺螄，燒灰，敷之。《奇效方》

**陰頭生瘡**：以蜜煎甘草塗之，瘥。《外台秘要》

**男子陰腫**：鐵精粉，敷之。《子母秘錄》

**男子陰腫**：脹痛，蛇床子末、雞子黃，調敷之。《永類鈐方》

**陰莖生瘡**：痛爛者，以豉一分，蚯蚓濕泥二分，水研和塗上，乾即易之，禁熱食、酒、蒜、芥菜。《藥性論》

**丈夫陰瘡**：莖及頭潰爛，痛不可忍，久不瘥者，以五月五日繁縷，燒焦五分，新出蚯蚓屎二分，入少水，和研作餅，貼之，乾即易，禁酒、麩、五辛及熱食等物，甚效。扁鵲方

**玉莖瘡潰**：絲瓜、連子搗汁，和五倍子末，頻搽之。丹溪方

**男子陰瘡**：有二種：一者，陰蝕作白濃出；一者，只生熱瘡。熱瘡用黃柏、黃芩等分煎湯洗之，仍以黃柏、黃連作末敷之。

又法：黃柏煎湯洗之，塗以白蜜。《肘後方》

**玉莖作腫**：乳香、蔥各等分搗敷。《山居四要》

**玉莖下疳**：雞卵殼炒研，油調敷之。《杏林摘要》

**玉莖生瘡**：臭腐，用豬胞一枚連尿，去一半留一半，以鍛紅新磚焙乾，為末，入黃丹一錢，擦之三五次，瘥，先須以蔥、椒湯洗。《奇效方》

**玉莖生瘡**：牛蹄甲燒灰，油調敷之。《奚囊》

# 大便第五十九

**大小便閉**：脹悶欲死，二三日則殺人，膩粉一錢，生麻油一合相和，空心服。《聖惠方》

**大便壅結**：膩粉半錢，砂糖一彈丸，研丸梧子大，每服五丸，臨臥溫水下。又方：膩粉二錢，黃丹一錢，為末，每米飲，服一錢。《普濟方》

**關格不通**：大小便閉，脹欲死，兩三日則殺人，芒硝三兩，泡湯一升服，取吐即通。《肘後百一方》

**二便不通**：鹽和苦酒敷臍中，乾即易，仍以鹽湯灌肛內，並內用紙裹鹽投水中，飲之。《家藏方》

**二便不通**：白礬末填滿臍中，以新汲水滴之，覺冷透腹內，即自然通，臍平者，以紙圍環之。《經驗方》

**消風順氣**：老人大腸秘，防風、枳實麩炒各一兩、甘草半兩，為末，每食前，白湯服二錢。《簡便方》

**大便閉塞**：服藥不通者，滄鹽三錢，屋簷爛草節七個，為末，每用一錢，竹筒吹入肛內一寸，即通，名提金散。《聖濟總錄》

**大便不通**：十日至一個月者。

《肘後方》用冬葵子三升，水四升煮取一升，服，不瘥更服。

《聖惠方》用葵子末、人乳汁等分，和服立通。

**老人冷秘**：風秘或泄瀉，暖元臟，除積冷，溫脾胃，進飲食，治心腹一切痃癖冷氣，硫黃、柳木槌研細，半夏湯泡七次，焙研等分，生薑自然汁調，蒸餅和杵百下，丸梧子大，每服十五丸至二十丸，空心溫酒，或薑湯下，婦人醋湯下。《和劑局方》

**汗多便秘**：老人、虛人皆可用，肉蓯蓉酒浸焙二兩，研沉香末一兩，為末，麻子仁汁打糊，丸梧子大，每服七八丸，白湯下。《濟生方》

**老人秘塞**：綿黃耆、陳皮去白各半兩，為末，每服三錢，用大麻子一合，研爛，以水濾漿，煎至乳起，入白蜜一匙，再煎沸，調藥空心服，甚者不過二服，此藥不冷不熱常服，無秘塞之患，其效如神。《和劑局方》

**大便不通**：當歸、白芷各等分，為末，每服二錢，米湯下。《聖濟總錄》

**大便不通**：枳實、皂莢各等分，為末，飯丸米飲下。《世醫得效方》

**大便不通**：皂礬一錢、巴霜二個，同研，入雞子內攪勻，封頭，濕紙裹，煨熟食之，酒下，即通。《集玄方》

**下部閉塞**：蒴藋根一把，搗汁水和，絞去滓，強人每服一升。《外台秘要》

**大便風秘**：香白芷炒，為末，每服二錢，米飲入蜜少許，連進二服。《十便良方》

**大便風秘**：蒺藜子炒一兩，豬牙、皂莢去皮，酥炙五錢，為末，每服一錢，鹽茶湯下。《普濟方》

**二便不通**：諸藥不效，紫花、扁竹根生水邊者佳，研汁一盞，服即通。《普濟方》

**老人虛秘**：冷秘及冷氣。半硫丸：半夏炮、炒，生硫黃各等分，為末，自然薑汁，煮糊，丸如梧子大，每空心，溫酒下十丸《和劑局方》

**二便不通**：生草烏頭為末，以蔥頭蘸藥，納穀道中，名提盆散。王海藏《陰證略例》

**大腸冷秘**：附子一枚，炮去皮，取中心如棗大，為末，二錢蜜水，空心服之。《聖濟總錄》

**麻子仁丸**：治脾約，大便秘而小便數，麻子仁二升，芍藥半斤，厚朴一尺，大黃、枳實各一斤，杏仁一升，熬研，煉蜜丸梧桐子大，每以漿水下十丸，日三服，不知再加。張仲景方

**大便不通**：生薑削，長二寸，塗鹽內下部，立通。《外台秘要》

**大小便閉**：搗蔥白和酢，封小腹上，仍灸七壯。《外台秘要》

**大腸虛閉**：勻氣散：用連鬚蔥一根、薑一塊、鹽一捻、淡豉三七粒，搗作餅，烘掩臍中，紮定，良久，氣通即通，不通再作。《直指方》

**乾糞塞便**：脹痛不通，用毛桃花濕者一兩，和麵三兩，作餛飩煮熟，空心食之，日午腹鳴如雷，當下惡物也。《聖惠方》

**二便不通**：土馬鬃，水淘淨，瓦燒過，切，每服二錢，水一盞，煎服。《普濟方》

**二便不通**：桃葉杵汁，半升服，冬用桃皮。孫真人方

**大便卒結**：羊蹄根一兩，水一大盞，煎大分溫服。《聖惠方》

**利大小便**：茨實為末，半兩，分二服，新汲水下。《聖惠方》

**大便不通**：《簡要方》用牽牛子，半生半熟，為末，每服二錢，薑湯下，未通再以茶服。一方：加大黃等分。一方：加生檳榔等分。

**二便不通**：酸草一大把，車前草一握，搗汁入砂糖一錢，調服一盞，不通再服。《摘玄方》

**風秘氣秘**：蘿蔔子炒一合，擂水，和皂莢末二錢服，立通。《壽域方》

**大便艱難**：桃花為末，水服方寸匕，即通。《千金方》

**大腸風秘**：結澀，牽牛子微炒，搗頭末一兩，桃仁去皮尖，麩炒半兩，為末，熟蜜丸梧子大，每湯服三十丸。《本草衍義》

**大便不通**：用冬痳子半斤，研碎，水濾取汁，入粳米二合，煮稀粥，下蔥、椒、鹽豉，空心食。《肘後方》

**大便不通**：白膠香半棗大，鼠糞二枚，研勻，水和作挺，納入肛門，良久自通。《普濟方》

**大腸虛秘**：風入虛人，腳氣入大腸，或秘，或利，用皂莢子一千二百個，洗淨，以少酥熬香為末，蜜丸梧子大，每空心以蒺藜子、酸棗仁湯下三十丸服，至百丸，一通為度。《千金方》

**大便虛秘**：松子仁、柏子仁、麻子仁各等分，研泥，溶白蠟，和丸梧子大，每服五十丸，黃耆湯下。《本草衍義》

**大便不快**：裡急後重，用桃仁三兩去皮，吳茱萸二兩，食鹽一兩，同炒熟，去鹽、茱，每嚼桃仁五七粒。《聖濟總錄》

**大腸虛閉**：因汗多，津液耗涸者，沉香一兩，肉蓯蓉酒浸焙二兩，各研末，以麻仁研汁作糊丸梧子大，每服一百丸，蜜湯下。嚴子禮《濟生方》

**大便不通**：氣奔欲死者，烏梅十顆，湯浸去核丸棗大，納入下部，少時即通。《食療本草》

**大便燥塞**：大棗一枚，去核，入輕粉半錢縛定，煨熟食之，仍以棗湯送下。《直指方》

**大小便秘**：雄鼠屎末，敷臍中，立效。《普濟方》

**老人虛秘**：柏子仁、松子仁、大麻仁各等分同研，溶蜜蠟丸梧子大，以少黃丹湯食前調服二三十丸，日二服。《本草衍義》

**大便不通**：瓜蒂七枚，研末，綿裹塞入下部，即通。《必效方》

**大便悶塞**：陳皮連白酒，煮焙研末，每溫酒服二錢，米飲下。《普濟方》

**大腸乾結**：厚朴生研，豬臟煮搗，和丸梧子大，每薑水下三十丸。《十便良方》

**二便關格**：《千金方》用皂莢燒研，粥飲下三錢，立通。

《宣明方》鐵腳丸用皂莢炙，去皮、子為末，酒麵糊丸，每服五十丸，酒下。

《聖惠方》用皂莢燒煙於桶內，坐上薰之，即通。

**二便關格**：二三日則殺人，烏臼東南根白皮，乾為末，熟

水服二錢，先以芒硝二兩，煎湯服，取吐甚效。《肘後方》

**二便不通**：巴豆連油、黃連各半兩，搗作餅子，先滴蔥鹽汁在臍內，安餅於上，灸二七壯，取利為度。《楊氏家藏方》

**大便不通**：烏臼木根，方長一寸，劈破，水煎半盞服之，立通不用，其功神聖，兼能取水。《斗門方》

**大腸秘塞**：蜣螂炒，去翅足為末，熟酒服一錢。《聖惠方》

**二便不通**：蜂房燒末，酒服二三錢，日二服，不拘大人，小兒。《子母秘錄》

**大小便閉**：經月欲死者，《本事方》推車散，用推車客（蜣螂）七個，男用頭，女用身。土狗七個，男用身，女用頭。新瓦焙研末，用虎目樹南向皮，煎汁調服，只一服即通。

楊氏《經驗方》治大小便不通，六七月尋牛糞中大蜣螂，十餘枚，線穿陰乾收之，臨時取一個全者，放淨磚上，四面以炭火烘乾，當腰切斷，如大便不通用上截，小便不通用下截，各為細末，取井華水服之，二便不通，全用即解。

**大便閉塞**：羊膽汁灌入，即通。《千金方》

**大便不通**：張仲景《傷寒論》云：陽明病，自汗，小便反利，大便硬者，津液內渴也，蜜煎導之，用蜜二合，銅器中微火煎之，候凝如飴狀，至可丸，乘熱捻作挺，令頭銳，大如指，長寸半許，候冷即硬，納便道中，少項即通也。一法加皂莢、細辛為末，少許尤速。

**大小便閉**：亂髮灰三指撮，投半升水服。姚氏方

**大小便閉**：經月欲死，《普濟方》用土狗、推車客各七枚，並男用頭，女用身，瓦焙焦為末，以向南樗皮煎汁飲，一服，神效。

**二便關格**：不通悶脹，二三日則殺人，以貝齒三枚、甘遂三銖為末，漿水和服，須臾即通也。《肘後方》

**大小便閉**：甑帶煮汁，和蒲灰末方寸匕，服，日三次。《千金方》

**老人虛秘**：阿膠炒二錢，蔥白三根，水煎化入蜜二匙，溫服。

**婦人臟燥**：悲傷欲哭，像若神靈，數欠者，大棗湯煮之，大棗十枚，小麥一升，甘草二兩，每服一兩，水煎服之，亦補脾氣。

**二便不通**：甘遂末，以生麵糊調，敷臍中及丹田內，仍艾灸三壯，飲甘草湯，以通為度，又方：太山赤皮甘遂末一兩，煉蜜和勻，分作四服，日一服取利。《聖惠方》

**二便關格**：脹悶欲死，二三日則殺人，蜀葵花一兩搗爛，麝香半錢，水一大盞，煎服，根亦可用。

**二便關格**：脹悶欲絕，蔓荊子油一合，空腹服之，即通，後汗出，勿怪。《聖惠方》

**大小便閉**：關格不通，脹悶，二三日則殺人，胡椒二十一粒打碎，水一盞，煎六分，去滓，入芒硝半兩，煎化服。《聖濟總錄》

**大小便閉**：檳榔為末，蜜湯調服二錢，或以童子小便、蔥白，同煎服之，亦良。《普濟方》

**大小便閉**：鼓脹氣促，八角茴香七個、大麻仁半兩，為末，生蔥白三七根，同研煎湯，調五苓散末，服之，日一服。《普濟方》

**大小便秘**：明月砂一匙，安臍中，冷水滴之，令透自通也。《聖惠方》

## 脫肛第六十

**脫肛氣熱**：孩兒茶二分，熊膽五分，片腦一分各為末，人乳搽肛上，熱汁自下而肛收也，亦治痔瘡。董炳方

**大腸脫肛**：烏龍尾即樑上塵，同鼠屎燒煙於桶內，坐上薰之，數次即不脫也。《濟急方》

**脫肛歷年**：不入者，生鐵二斤，水一斗，煮汁五升，洗之，日再。《集驗方》

**下痢脫肛**：鐵精粉，敷之。《至寶方》

**風熱脫肛**：鐵精研，同白蘞末，敷上，按入。《直指方》

**虛冷脫肛**：石灰燒熱，故帛裹坐冷，即易之。《聖惠方》

**大腸脫肛**：《直指方》：磁石半兩，火鍛，醋淬七次，為末，每空心米飲服一錢。

《簡便方》：用磁石末，麵糊調，塗囟上，入後洗去。

**大腸脫肛**：苦參、五倍子、陳壁土各等分煎湯，洗之，以木賊末敷之。《醫方摘要》

**痢痔脫肛**：冷水調黃連末，塗之，良。《經驗良方》

**脫肛不收**：苧根搗爛，煎湯，薰洗之。《聖惠方》

**老小脫肛**：香附子、荊芥穗各等分，為末，每服一匙，水一大盞，煎十數沸，淋洗。《三因方》

**大腸脫肛**：蛇床子、甘草各一兩，為末，每服一錢，白湯下，日三服，並以蛇床末，敷之。《經驗方》

**大腸脫肛**：木賊燒存性，為末，擦之，按入即止，一方加龍骨。《三因方》

**脫肛不收**：莨菪子，炒研，敷之。《聖惠方》

**下血脫肛**：白雞冠花、防風各等分，為末，糊丸梧子大，空心米飲，每服七十丸。

一方：白雞冠花炒、棕櫚灰、羌活各一兩，為末，每服二錢，米飲下。《永類鈐方》

**大腸脫肛**：曼陀羅子連殼一對，橡斗十六個，同剉，水煎三五沸，入朴硝少許，洗之。《儒門事親》

**久痢脫肛**：女萎（別名小木通、白木通、萬年藤）切一升，燒薰之。楊氏《產乳方》

**大腸脫肛**：生瓜蔞，搗汁溫服之，以豬肉汁洗手，挼之，冷暖自入。葛洪《肘後方》

**肛門脫出**：胡荽切一升，燒煙薰之，即入。《子母秘錄》

**陽證脫出**：以荊芥、生薑煎湯洗之，用地龍蟠如錢樣者，去土一兩，朴硝二錢，為末，油調敷之。《全幼心鑑》

**脫肛**：凡大人、小兒脫肛，每天冷及吃冷食，即暴痢不止，肛則下脫，久療不瘥者，春間收紫堇花二斤，曝乾為散，加磁毛末七兩相和，研細塗肛上，納入，即使人噀冷水於面上，使吸入腸中，每日一塗藥，噀面，不過六七次即瘥矣，又以熱酒半升，和散一方寸匕，空腹服之，日再服，漸加至二方寸匕，以瘥為度，若五歲以下小兒，即以半杏子許，以酒服之，忌生冷、陳倉米等物。《天寶單方》

**肛門腫痛**：馬齒莧葉、三葉酸草各等分，煎湯薰洗，一日二次，有效。《集簡方》

**痔漏脫肛**：絲瓜燒灰，多年石灰、雄黃各五錢，為末，以豬膽、雞子清及香油和調，貼之，收上乃止。《集效方》

**脫肛瀉血**：不止，用桑黃一兩、熟附子一兩，為末，煉蜜丸梧子大，每米飲下二十丸。《聖惠方》

**久痢脫肛**：白龍骨粉撲之。姚和眾方

**大腸脫下**：木饅頭連皮子切炒，茯苓、豬苓各等分，為末，每服二錢，米飲下，亦治夢遺，名鎖陽丹。《普濟方》

**大腸脫肛**：水聖散：用紫浮萍為末，乾貼之。《世醫得效方》

**脫肛不收**：蒲黃和豬脂敷，日三五度。《子母秘錄》

**大腸脫肛**：生萊菔搗，實臍中，束之，覺有瘡即除。《摘玄方》

**脫肛不收**：茜根、石榴皮各一握，酒一盞，煎七分，溫服。《聖惠方》

**瀉血脫肛**：石耳五兩炒，白枯礬一兩，密陀僧半兩，為末，蒸餅丸梧子大，每米飲下二十丸。《普濟方》

**脫肛不收**：貼水荷葉，焙、研、酒服二錢，仍以荷葉盛末坐之。《經驗良方》

**腸頭挺出**：秋冬搗胡荽子，醋煮熨之，甚效。孟詵《食療本草》

**下痢脫肛**：橡斗子燒存性，研末，豬脂和敷。《直指方》

**下痢脫肛**：橡斗殼燒存性，研末，豬脂和搽，並煎汁洗之。《直指方》

**痔漏脫肛**：每日空心嚼川椒一錢，涼水送下三五次，即收。《急救方》

**大腸脫肛**：炙麻鞋底，頻按入。仍以故麻鞋底、鱉頭各一枚，燒研敷之，按入，即不出也。《千金方》

**大腸脫肛**：不蛀皂莢五挺，捶碎水挼取汁二升浸之，自收上，收後以湯燙其腰肚上下，令皂莢氣行，則不再作，仍以皂莢去皮酥炙為末，棗肉和丸，米飲下三十丸。《聖惠方》

**大腸脫肛**：黃皮桑樹葉三升，水煎過，帶溫罨納之。《直指方》

**脫肛不收**：五花構葉陰乾為末，每服二錢，米飲調下，兼塗腸下。《聖惠方》

**大腸脫肛**：槐莢、槐花各等分，炒為末，用羊血蘸藥，炙熟食之，以酒送下，豬腰子去皮蘸，炙亦可。《百一選方》

**積痢脫肛**：枳實石上磨平，蜜炙黃，更互熨之，縮乃止。《千金方》

**大腸脫肛**：槿皮或葉煎湯，薰洗後，以白礬、五倍末敷之。《急救方》

**痢頻脫肛**：黑色堅硬，用巴豆殼燒灰、芭蕉自然汁煮，入朴硝少許，沉軟，用真麻油點火滴於上，以枯礬、龍骨少許，為末，摻肛頭上，以芭蕉葉托入。《世醫得效方》

**大腸脫肛**：脫下三五寸者，用大田螺二三枚，將井水養三四日，去泥，用雞爪黃連研細末，入靨內，待化成水，以濃茶洗淨肛門，將雞翎蘸掃之，以軟帛托上，自然不再復發也。《德生堂經驗方》

**脫肛不收**：《三因方》用五倍子末三錢，入白礬一塊，水一碗，煎湯洗之，立效。

《簡便方》用五倍子半斤，水煮極爛，盛坐桶上，薰之，待溫以手輕托上，內服人參、黃耆、升麻葉。

《普濟方》用五倍子、百草霜各等分，為末，醋熬成膏，鵝翎掃敷上即入。

**大腸脫肛**：《聖惠方》治大腸久積虛冷，每因大便脫肛，用蝸牛一兩燒灰，豬脂和敷，立縮。又治上症及痢後脫肛，用干蝸牛一百枚，炒研，每用一錢，以飛過赤汁磁石末五錢，水一盞，煎半盞，調服日三。

**下痢脫肛**：百藥煎一塊，陳白梅三個，木瓜一握，以水一碗，煎半碗，日二服。《聖濟總錄》

**瀉痢脫肛**：已久者，黑聖散主之。大蜘蛛一個，瓠葉兩重，包紮定，燒存性，入黃丹少許，為末，先以白礬、蔥椒煎湯洗，拭乾，以前藥末置軟帛上，托入收之，甚是有效也。《乘閑方》

**肛門凸出**：虎骨燒灰末，水服方寸匕，日三服。《外台秘要》

**大腸脫肛**：久積虛冷，以鱉頭炙研，米飲服方寸匕，日二服，仍以末塗腸頭上。《千金方》

**大腸脫肛**：狗涎抹之，自上也。《扶壽精方》

**大腸脫肛**：蝸牛殼去土，研末，羊脂溶化，調塗送入，即癒。《李延壽方》

**腸頭挺出**：蟾蜍皮一片，瓶內燒煙薰之並敷之。孫真人方

**大腸脫肛**：蜣螂燒存性，為末，入冰片研勻，摻肛上，托之即入。《醫學集成》

**痔漏脫肛**：虎脛骨兩節，以蜜二兩，炙赤搗末，蒸餅丸梧子大，每清晨溫酒下二十丸，取效。《勝金方》

**大腸脫肛**：蝟皮一斤燒，磁石鍛五錢，桂心五錢，為末，每服二錢，米飲下。葉氏《摘玄方》

**肛門腫痛**：欲作痔瘡，急取屠刀磨水服，甚效。《集簡方》

**肛門腫痛**：生苧根搗爛，坐之，良。《集簡方》

**肛門凸出**：故屋東壁上土一升，研末，以長皂莢挹末粉之，仍炙皂莢，更互熨之。《外台秘要》

## 痔瘻第六十一

**痔瘡腫痛**：孩兒茶、麝香，為末，唾津調敷。《集效方》

**一切漏瘡**：故布裹鹽，燒赤為末，每服一錢。《外台秘要》

**痔瘡腫痛**：白霜、白片腦各半字，酒調塗之，隨手見效。《嬰孩百問》

**痔瘡腫痛**：鬱金末調塗之，即消。《醫方摘要》

**外痔腫痛**：黃丹、滑石各等分，為末，新汲水調，日五上之。《嬰孩百問》

**痔瘻腫痛**：以馬兜鈴，於瓶中燒煙薰病處，良。

**腸風痔瘻**：銅青、密陀僧各一錢，麝香少許，為末，津和塗之。《濟急方》

**痔如蟲咬**：菟絲子，熬黃黑，為末，雞子黃和塗之。《肘後方》

**痔蟲作癢**：水銀、棗膏各二兩，同研綿裹，納下部，明日蟲出。《梅師方》

**痔漏腫痛**：無名異炭火鍛紅，米酸淬七次，為細末，以溫水洗瘡，綿裹筋頭填末入瘡口，數次癒。《簡便方》

**痔瘡有蟲**：古石灰、川烏頭炮各等分，為末，燒飯丸梧子大，每服二三十丸，白湯下。《活法機要》

**痔瘡熱腫**：鴨嘴青膽礬鍛研，蜜水調敷，可以消脫。《直指方》

**痔瘡漏瘡**：白礬四兩，青鹽四兩，為末，豬尿脬一個，盛之，陰乾，每服五錢，空心溫水下。《趙氏經驗方》

**痔瘡疼腫**：不可忍者，胡黃連末、鵝膽汁，調塗之。《集效方》

**雞冠痔疾**：黃連末敷，加赤小豆末，良。《斗門方》

**痔病秘結**：用此寬腸，黃連、枳殼，等分為末，糊丸梧子大，每服五十丸，空心米飲下。《醫方大成》

**外痔腫痛**：白頭翁草，一名野丈人，以根搗塗之，逐血止痛。《衛生易簡方》

**痔漏腫痛**：荊芥煮湯，日日洗之。《簡易方》

**痔瘡腫痛**：不可忍，蛇床子煎湯薰洗。《簡便方》

**五痔腫痛**：耳環草，碧蟬兒花挼軟納患處，即效。《世醫得效方》

**痔瘡腫痛**：先以皂莢煙薰之，後以鵝膽汁調白芷末，塗之，即效。《醫方摘要》

**痔瘡出血**：橡子粉、糯米粉各一升，炒黃，滾水調作果子，飯上蒸熟食之，不過四五次，效。《李樓奇方》

**痔漏瘡發**：旱蓮草一把，連根鬚洗淨，用石臼擂如泥，以極熟酒一盞沖入，取汁飲之，滓敷患處，重者不過三服，即安。太僕少卿王鳴鳳患此，策杖方能移步，服之得瘥，累治有驗。劉松石《保壽堂方》

**腸痔下血**：多年不止，用木賊、枳殼各二兩，乾薑一兩，大黃二錢半，並於銚內炒黑存性，為末，每粟米飲服二錢，甚效也。蘇頌《圖經本草》

**痔瘡腫痛**：連翹煎湯，薰洗後，以刀上飛過綠礬，入麝香貼之。《集驗方》

**痔瘡腫痛**：石胡荽搗貼之。《集簡方》

**五痔肛腫**：久不癒變成瘻瘡，用雞冠花、鳳眼草各一兩，水二盞，煎湯頻洗。《衛生寶鑑》

**痔瘡乳核**：芫根一握，洗淨，入木臼搗爛，入少水絞汁，於石器中，慢火煎成膏，將絲線於膏內度過，以線繫痔，當微痛。候痔乾落，以紙捻蘸膏納竅內，去根，當永除根也。一方：只搗汁，一夜用，不得使水。《經驗方》

**野雞痔病**：先以槐柳湯洗過，以艾灸上七壯，取效，郎中王及乘騾入西川，數日病痔大作，如胡瓜貫於腸頭，其熱如火，忽至僵仆無計，有主者云：須灸即瘥，乃用上法灸三五壯，忽覺一道熱氣入腸中，因大轉瀉，血出穢後，遂失胡瓜所

在矣。《經驗良方》

**肛門鼠痔**：蜘蛛絲，纏之即落。

**肛門痔痛**：孫用秘寶方：用木鱉仁三枚，砂盆擂如泥，入百沸湯一碗，乘熱先薰後洗，日用三次，仍塗少許。

《集簡方》用木鱉仁帶潤者，雌雄各五個，乳細，作七丸，碗覆濕處，勿令乾，每以一丸唾化開，貼痔上，其痛即止，一夜一丸自消也。江夏鐵佛寺蔡和尚病此，痛不可忍，有人傳此而癒，用治數人皆有效。

**五痔下血**：榼藤子燒存性，米飲服三錢，有功。《本草衍義》

**內痔不出**：草烏為末，津調，點肛門內，痔即反出，乃用枯痔藥點之。《外科集驗方》

**腸風痔漏**：如聖散：用萆薢、貫眾去土各等分，為末，每服三錢，溫酒空心服之。《孫尚藥傳家秘寶》

**五痔下血**：桑耳作羹，空心飽食，三日一作。待孔卒痛如鳥啄狀，取大、小豆各一升合搗，作兩囊蒸之，及熱，更互坐之，即瘥。《聖惠方》。

**痔瘡初起**：馬齒莧不拘鮮乾，煮熟急食之，以湯薰洗。一月內外，其孔閉，即癒矣。《楊氏經驗方》。

**痔瘡風腫**：作痛，胡麻子煎湯洗之，即消。

**肛門酒痔**：絲瓜燒存性，研末，酒服二錢。《嚴月軒方》

**痔漏下血**：萻蓮子、蕓苔子、荊芥子、芫荽子、萵苣子、蔓荊子、蔥子各等分，以大鯽魚一個去鱗、腸，裝藥在內，縫合，入銀石器內，上下用火煉熟，放冷為末。每服二錢，米飲下，日二服。

**下部痔䘌**：掘地作小坑，燒赤以酒沃之，納吳茱萸在內坐之。不過三度，良。《外台秘要》

**痔瘡腫痛**：魚腥草一握，煎湯薰洗，仍以草挹痔即癒。一方：洗後以枯礬入片腦少許，敷之。《救急方》

**痔瘡作痛**：用盆盛沸湯，以器蓋之，留一孔。用洗淨韭菜

一把，泡湯中。乘熱坐孔上，先薰後洗，數次自然脫體也。《袖珍方》

**痔瘡腫痛**：苦葫蘆、苦賣菜煎湯，先薰後洗，乃貼熊膽、密陀僧、膽礬、片腦末，良。《摘玄方》

**諸瘡痔漏**：久不結痂用，生薑連皮切大片，塗白礬末，炙焦研細，貼之勿動。《普濟方》

**痔瘡腫痛**：冬瓜煎湯，洗之。《袖珍方》

**痔漏有蟲**：黑白牽牛各一兩，炒為末，以豬肉四兩切碎炒熟，蘸末食盡，以白米飲三匙壓之，取下白蟲為效。

又方：白牽牛頭末四兩，沒藥一錢，為細末。欲服藥時，先日夜勿飯。次早空心，將豬肉四兩炙切片，蘸末細細嚼食，取下膿血為效，量人加減用，忌酒、色、油膩三日。《儒門事親》

**痔瘻腫痛**：楮葉半斤，搗爛封之。《集簡方》

**五痔下血**：杏仁去皮尖及雙仁者，水三升，研濾汁，煎減半，同米煮粥食之。《食醫心鏡》。

**瓥疽痔漏**：水煮棘根汁，洗之。《千金方》

**腸痔下血**：小豆三升，苦酒五升，煮熟日乾，再浸至酒盡乃止，為末，酒服一錢，日三服。《肘後方》

**腸痔出血**：蒲黃末，方寸匕，水服之，日三服。《肘後方》

**五痔作痛**：胡荽子炒為末，每服二錢，空心溫酒下，數服見效。《海上方》

**痔瘡腫痛**：威靈仙三兩，水一斗，煎湯，先薰後洗，冷再溫之。《外科精義》

**痔瘡腫痛**：藩籬草根煎湯，先薰後洗。《直指方》

**腸痔出血**：桃葉一斛杵，納小口器中，坐蒸之，有蟲自出。《肘後方》

**外痔長寸**：用槐花煎湯，頻洗並服之，數日自縮。《集簡方》

**痔瘡出血**：雀林草一大握，水二升，煮一升服。日三次，見效。《外台秘要》

**痔瘡腫痛**：芥葉搗餅，頻坐之。談野翁《經效方》

**血痔腸風**：血竭末，敷之。《直指方》

**五痔諸瘻**：忍冬草莖、花、葉皆可，不拘多少，入瓶內，以無灰酒浸，以糠火煨一宿，取出曬乾，入甘草少許，碾為細末，以浸藥酒，打麵糊為丸梧子大，每服五六十丸至百丸，溫酒任下。《外科精要》

**痔瘡腫痛**：枇杷葉蜜炙、烏梅肉焙，為末，先以烏梅湯洗，貼之。《集要》

**蟲痔裡急**：檳榔為末，每日空心，以白湯調服二錢。

**痔瘡如瓜**：腫痛如火，柳枝煎濃湯洗之，艾灸三五壯。王及郎中病此，驛吏用此方灸之，覺熱氣入腸，大下血穢至痛，一頃遂消，馳馬而去。《本事方》

**痔瘡腫痛**：隔年風乾橙子，桶內燒煙薰之，神效。《醫方摘要》

**痔瘡疼痛**：大肥棗一枚剝去皮，取水銀掌中，以唾研令極熟，敷棗瓤上，納入下部良。《外台秘要》

**腸風血痔**：熱多者尤佳，槲葉微炙，研末一錢，槐花炒，研末一錢，米飲調服，未止再服。《本草衍義》

**腸風痔瘻**：銅青、密陀僧各一錢，麝香少許為末，津和塗之。《濟急方》

**痔瘡初起**：癢痛不止，用氈襪烘熱熨之。冷又易。《集玄方》

**久近痔漏**：三十年者，三服除根。用蓮花蕊、黑牽牛頭末各一兩半，當歸五錢，為末。每空心酒服二錢。忌熱物，五日見效。《集效方》

**反花痔瘡**：木瓜為末，以鱔魚身上涎調，貼之，以紙護住。《醫林集要》

**內外痔瘡**：片腦一二分，蔥汁化塗之。《簡便方》

**痔瘡**：冬至日取凍青樹子，鹽酒浸一夜，九蒸九曬，瓶收。每日空心酒吞七十粒，臥時再服。《集簡方》

**痔漏腫痛**：椒目一撮，研細，空心水服三錢，如神。《海上方》

**槐角丸**：治五種腸風瀉血。糞前有血名外痔，糞後有血名內痔，大腸不收名脫肛，穀道四面弩肉如奶名舉痔，頭上有孔名瘻瘡，內有蟲名蟲痔，並皆治之。

槐角去梗，炒一兩，地榆、當歸酒焙、防風、黃芩、枳殼麩炒各半兩，為末，酒糊丸梧子大，每服五十丸，米飲下。《和劑局方》

**內痔外痔**：許仁則方：用槐角子一斗，搗汁曬稠，取地膽為末，同煎，丸梧桐子大，每飲服十丸。兼作挺子納下部，或以苦參末代地膽亦可。《外台秘要》

**痔瘡有蟲**：作癢或下膿血，多取槐白皮濃煮汁，先薰後洗，良久欲大便，當有蟲出，不過三度即癒，仍以皮為末，綿裹納下部中。《梅師方》

**痔瘡腫痛**：《必效方》用枳殼煨熟熨之，七枚立定。《本事方》用枳殼末入瓶中，水煎百沸，先薰後洗。

**腸風痔疾**：用槐葉一斤，蒸熟曬乾，研末煎飲代茶，久服明目。《食醫心鏡》

**痔瘡腫痛**：紫荊皮五錢，新水食前煎服。《直指方》

**痔漏神方**：赤、白茯苓去皮、沒藥各二兩，補骨脂四兩，石臼搗成一塊，春秋酒浸三日、夏二日、冬五日取出，水籠蒸熟，曬乾為末，酒糊丸梧子大，每酒服二十丸，漸加至五十丸。《董炳集驗方》

**痔漏疼痛**：《乾坤生意》用田螺一個，入片腦一分在內，取水搽之。仍先以冬瓜湯洗淨。

孫氏用田螺一枚，用針刺破，入白礬末，同埋一夜，取螺內水掃瘡上，又善能止痛也，甚妙。

《袖珍方》用馬齒莧湯洗淨，搗螺螄敷上，其病即癒。

**痔漏疼痛**：鯉魚鱗二三片，綿裹如棗形，納入坐之，痛即止。《儒門事親》

**痔漏出水**：唐氏用蜣螂一枚，陰乾，入冰片少許為細末，紙捻蘸末，入孔內，漸漸生肉，藥自退出，即癒。《袖珍方》用蜣螂焙乾研末，先以礬湯洗過貼之。

**年久痔漏**：用烏龜二三個，煮取肉，入茴香、葱醬，常常食，累驗此疾，大忌糟醋等熱物。《便民食療》

**腸風痔疾**：用鼉龍皮及骨，燒灰，米飲空心服二錢，甚者，入紅雞冠花、白礬，為末，和之。

**大腸痔疾**：蟾蜍一個，以磚砌四方，安於內，泥住，火鍛存性，為末，以豬廣腸一截，紮定兩頭，煮熟切碎，蘸蟾末食之，如此三四次，其痔自落。

**痔瘡疼痛**：《直指方》用赤足蜈蚣，焙為末，入片腦少許，唾調敷之。

《集效方》用蜈蚣三四條，香油煮一二沸，浸之，再入五倍子末二三錢，瓶收密封，如遇痛不可忍，點上油即時痛止，大效。

**痔瘡腫痛**：丹溪用蝸牛浸油塗之，或燒研敷之。濟生用蝸牛一枚，入麝香少許在內，碗盛，次日取水，塗之。

**諸痔疼痛**：青蛙丸用青色蛙長腳者一個，燒存性，為末，雪糕和丸如梧子大，每空心先吃二匙，次以枳殼湯下十五丸。《直指方》

**風痔腫痛**：發歇不定者是也。白殭蠶二兩，洗剉，炒黃，為末，烏梅肉和丸梧桐子大，每薑蜜湯空心下五丸，妙。《勝金方》

**腸痔常血**：下部癢痛如蟲咬者，掘地作坑，燒赤，以酒沃之，搗茱萸二升入坑，乘熱，坐有孔板薰之，冷乃下，不過三四度癒。《肘後方》

**大腸氣痔**：作痛下血，百藥煎末，每服三錢，稀粥調服，日二次。《集簡方》

**腸痔滴血**：常以鯽魚作羹食。《外台秘要》

**肉痔痛腫**：朝陽黃土、黃連末、皮削，各一兩，用豬膽汁同研如泥，每日旋丸棗大，入肛內，過一夜，遂大便去之，納服烏梅、黃連二味丸藥。《集效方》

**腸痔氣痔**：出膿血，用穿山甲燒存性一兩，肉荳蔻三枚，為末，每米飲服二錢，甚者加蝟皮灰一兩，中病即止。《本草衍義》

**大腸痔疾**：五倍子煎湯薰洗，或燒煙薰之，自然收縮。《直指方》

**諸痔發癢**：用全蠍不拘多少，燒煙薰之，即效，秘法也。《便民食療》

**肉痔出血**：鱔魚煮食，其性涼也。《便民食療》

**痔瘡腫痛**：蚺蛇膽研香油調塗，立效。《醫方摘要》

**痔漏**：反花瀉血者，用狐手足一副，陰乾，穿山甲、蝟皮各三兩，黃明膠、白附子、五靈脂、蜀烏頭、川芎、乳香各二兩，剉細入砂鍋內，固定候乾，炭火燒鍛紅為末，入木香末一兩，以芫荽煎酒調下，二錢日三服，屢效。《永類鈐方》

**痔瘡有核**：白鵝膽二三枚取汁，入熊膽二分，片腦半分，末研勻，藥器密封，勿令洩氣，用則手指塗之，立效。《劉氏保壽堂方》

**血痔不止**：鴛鴦一隻，治淨切片，以五味椒鹽醋炙，空心食之。《奉親養老書》

**鼠乳痔疾**：野豬、牛角燒灰酒服，方寸匕。《塞上方》

**久痔下血**：肉二斤，著五味炙，空腹食之，作羹亦得。《食醫心鏡》

**痔瘡下蟲**：不止者，用望月砂（即兔屎也）慢火燒黃為末，每服二錢，入乳香五分，空心溫酒下，日三服。《集驗方》

**十年痔瘡**：熊膽塗之，神效，一切方不及也。《外台秘要》

**腸風痔瘻**：熊膽半兩，入片腦少許，研，和豬膽汁塗。《壽域方》

**腸風痔瘻**：下血年深日近者。如聖散：用臘月野狸一枚，蟠在罐內，炒大棗半斤，枳殼半斤，用甘草四兩，豬牙皂莢二兩同入罐內，蓋定，瓦上穿一空，鹽泥固定，鍛令乾，作一地坑，以十字瓦支住罐子，用炭五秤鍛至黑煙盡，青煙出，取起，濕土淹一宿，為末，每服二錢，鹽湯下。一方：以狸作羹，其骨燒灰酒服。《楊氏家藏方》

**痔瘡腫痛**：麝香當門子、印城鹽各等分塗之，不過三次。《外台秘要》

**瘡瘻出水**：用牛膽、蝟膽各一枚，膩粉五十支，麝香二十文，以三味和勻，入牛膽中懸四十九日，取出為丸如棗大，以紙燃送瘡內，有惡物流出，為驗也。《經驗方》

**五痔下血**：《本草衍義》云：用蝟皮合穿山甲等分，燒存性，入肉荳蔻一半，空腹熱米飲服一錢妙。

《外台秘要》用蝟皮三指大，薰黃如棗大，熟艾一錢，穿地作坑，調和，取便薰之，取口中有煙氣為佳，火氣稍盡即停，三日將熄，更薰之，三度永瘥，勿犯風冷，羹臛將養，切忌雞、魚、豬、生、冷，二十日後補之。

**痔瘡腫痛**：用熱童尿入礬，三分燒之，一日二三次，效。《救急方》

**諸痔腫痛**：蠶繭內入男子指甲，令滿，外用童子頂髮纏裹，燒存性，研末蜜調敷之，仍日日吞牛膽制過槐子，甚效。《萬表績善堂方》

**腸痔有蟲**：蝟皮燒末，生油和塗。《肘後方》

**腸痔**：有血，獺肝燒末，水服一錢。《肘後方》

**痔瘻有蟲**：《永類鈐方》用狗肉煮汁，空腹服，能引蟲也。危氏用熟犬肉蘸鹽汁，空心食七日效。

**痔發腫痛**：扁竹搗汁服一升，一二服，未瘥者再服，亦取汁和麵作餛飩，煮食，日三次。《藥性論》

# 下血第六十二

**久近腸風**：下血，用緊炭三錢，枳殼燒存性五錢，為末，每服三錢，五更米飲下一服，天明再服，當日見效。忌油膩、毒物。《普濟方》

**髒毒下血**：百草霜五錢，以米湯調露一夜，次早空心服。《邵真人經》

**腸痔有血**：蔥白三斤，煮湯薰洗立效。《外台秘要》

**下血不止**：大古錢四百文，酒三升，煮二升，分三服。《普濟方》

**久年腸風**：石燕磨水常服，勿歇。《靈驗方》

**結陰便血**：雄黃不拘多少，入棗內，線繫定煎湯，用鉛一兩，化汁傾入湯內同煮，自早至晚，不住添沸湯，取出為末，共棗杵和丸梧子大，每服三十丸，煎黑鉛湯，空心下，只三服，止。《普濟方》

**腸痔下血**：槐樹上木耳為末，飲服方寸匕，日三服。《肘後方》

**腸風下血**：胡荽子和生菜，以熟餅裹食之。《普濟方》

**腸風下血**：脫肛，蛇黃二顆，火鍛醋粹七次，為末，每服三錢，陳米飲下。《普濟方》

**腸風下血**：血師一兩，即代赭石，火鍛米醋淬，盡醋一升，搗羅如麵，每服一錢，白湯下。《斗門方》

**藏毒下血**：黃連為末，獨頭蒜煨研和丸梧子大，每空心陳米飲下四十丸。《普濟方》

**積熱下血**：聚金丸，治腸胃積熱或因酒毒下血，腹痛作渴，脈弦數。黃連四兩，分作四分，一分生用，一分切炒，一分炮切，一分水浸，曬研末。條黃芩一兩，防風一兩，為末，麵糊丸梧子大，每服五十丸，米泔浸，枳殼水食前送下，冬月加酒蒸大黃一兩。《楊氏家藏方》

**酒毒下血**：老山梔子仁焙研，每新汲水服一錢匕。《聖惠

方》

**酒痔下血**：黃連酒浸煮熟為末，酒糊丸梧子大，每服三四十丸，白湯下。一方：用自然薑汁浸，焙炒。《醫學集成》

**大腸下血**：三七研末，同淡白酒調一二錢服，三服可癒，加五分，入四物湯亦可。《集簡方》

**下血不止**：二十年者取地榆、鼠尾草各二兩，水二升，煮一升，頓服，若不斷以水漬屋塵，飲一小杯投之。《肘後方》

**結陰下血**：腹痛不已，地榆四兩，炙甘草三兩，每服五錢，水一盞，入縮砂四七枚，煎一盞半，分二服。《宣明方》

**久病腸風**：痛癢不止，地榆五錢，蒼朮一兩，水二鍾，煎一鍾，空心服，日一服。《活法機要》

**瀉血萎黃**：腸風痔瘻，脫肛瀉血，面萎黃，積年不瘥者。白朮一斤，黃土炒過研末，乾地黃半斤，飯上蒸熟，搗和，乾則入少酒，丸梧子大，每服十五丸，米飲下，日三服。《普濟方》

**糞後下血**：王不留行末，水服一錢。《聖濟總錄》

**下血虛寒**：日久腸冷者，熟附子去皮，枯礬一兩，為末，每服三錢米飲下。

又方：熟附子一枚去皮，生薑三錢半，水煎服，或加黑豆一百粒。《聖惠方》

**諸般下血**：香附，童子小便浸一日，搗碎，米醋拌，焙為末，每服二錢，米飲下。

《直指方》用香附，以醋、酒各半煮熟，焙研為末，黃黍米糊丸梧子大，每服四十丸米飲下，日二服。戴原禮云：只以香附子末二錢入百草霜、麝香各少許，同服，傚尤速也。

**大便下血**：《經驗方》用荊芥炒，為末，每米飲服二錢，婦人用酒下，亦可拌麵作餛飩食之。

《簡便方》用荊芥二兩、槐花一兩同炒紫，為末，每服三錢，清茶送下。

**腸風瀉血**：黃耆，黃連各等分，為末，麵糊丸綠豆大，每

服二十丸，米飲下。孫用和《秘寶方》

**腸風下血**：木香、黃連各等分，為末，入豬肥大腸，內兩頭紮定，煮極爛，去藥食腸，或連藥搗為丸服。《劉松石保壽堂方》

**大便瀉血**：三代相傳者，縮砂仁為末，米飲熱服二錢，以癒為度。《十便良方》

**大便下血**：羊血煮熟，拌醋食最效。《吳球便民食療》

**陽毒下血**：熱氣入胃，痛不可忍，鬱金五大個，牛黃一皂莢子為散，每服用醋漿水一盞，同煎三沸，溫服。孫用和《秘寶方》

**腸風下血**：蒼朮不拘多少，以皂莢挼濃汁浸一宿，煮乾，焙研末，麵糊丸如梧子大，每服五十丸，空心米飲下，日三服。《婦人良方》

**脾濕下血**：蒼朮二兩，地榆一兩，分作二服，水二盞，煎一盞，食前溫服，久痢虛滑，以次下桃花丸。《保命集》

**腸風下血**：積年不止，虛弱甚者，一服取效。綠礬四兩，入砂鍋內，新瓦蓋定，鹽泥固臍，鍛赤取出，入青鹽、生硫黃各一兩，研勻。再入鍋中固定，鍛赤取出，去火毒，研。入熟附子末一兩，粟米粥糊丸梧子大，每空心米飲、溫酒任下三十丸。《永類鈐方》

**糞後下血**：白雞冠花並子炒煎服。《聖惠方》

**腸風髒毒**：下血不止，旱蓮子草瓦上焙，研末，每服二錢米飲下。《家藏經驗方》

**卒瀉鮮血**：小薊葉搗汁，溫服一升。《梅師方》

**下血連年**：鼠尾草、地榆各二兩，水二升，煮一升，頓服，二十年者，不過再服，亦可為末，飲服之。《千金方》

**酒痔便血**：青蒿用葉不用莖，用莖不用葉，為末，糞前（原作煎，據《本草綱目》改）冷水，糞後水酒調服。《永類鈐方》

**腸風下血**：有疙瘩瘡破者，不治。馬藺子一斤，研破酒

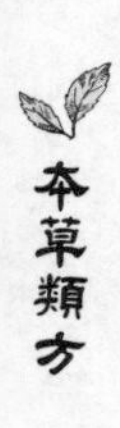

浸，夏三冬七日曬乾，何首烏半斤，雄黃、雌黃各四兩，為末，浸藥酒打糊丸梧子大，服三十丸，溫酒下，日三服，見效。《普濟方》

**結陰便血：**雞冠花、椿根白皮各等分，為末，煉蜜為丸梧子大，每服三十丸，黃耆湯下，日二服。《聖濟總錄》

**酒積下血：**馬鞭草灰四錢，白芷灰一錢，蒸餅丸梧子大，每米飲下五十丸。《摘玄方》

**痔疾下血：**益母草葉，搗汁飲之。《食醫心鏡》

**腸風下血：**香白芷為末，每服二錢，米飲下神效。《余居室遇奇方》

**藏毒下血：**苦楝子炒黃為末，蜜丸梧子大，米飲每吞十至二十丸。《經驗方》

**糞後下血：**凌霄花浸酒，頻飲之。《普濟方》

**糞後下血：**艾葉、生薑煎濃汁，服三合。《千金方》

**腸風下血：**生地黃、熟地黃、並酒浸五味子，各等分，為末，以煉蜜丸梧子大，每酒浸下七十丸。《百一選方》

**腸風便血：**茶簍內箬葉燒存性，每服三匙，空心糯米湯下，或入麝香少許。《百一選方》

**腸風漏血：**馬兜鈴藤、穀精草、荊三棱、川烏頭炒過，四味各等分，煎水，先薰後洗之。《普濟方》

**腸風下血：**莨菪煎，用莨菪實一升，曝乾搗篩，生薑半斤取汁，銀鍋中更以無灰酒二升搜之，上火薰如稠餳，即旋投酒，度用酒可及五升即止。慢火煎令可丸如梧子大，每旦酒飲通下三丸，增至五七丸止，若丸時黏手，則以菟絲粉襯隔之，火候忌緊，藥焦則失力也。初服微熱勿怪，疾甚者，服過三日當下痢，疾去利亦止，絕有效。《篋中方》

**腸風瀉血：**木鱉子以桑柴燒存性，候冷為末。每服一錢，煨蔥白酒空心服之，名烏金散。《普濟方》

**腸風下血：**《華佗中藏經》用榼藤子二個，不蛀皂莢子四十九個，燒存性，為末，每服二錢溫酒下，少頃再飲酒一盞，口服極效。

《聖惠方》用榼藤子三枚，厚重者濕紙七重包煨熟，去殼取肉，為末，每服一錢，食前黃耆湯下，日一服。

**結陰下血**：腹痛，草烏頭、蛤粉炒去皮臍，切一兩，茴香炒三兩，用三錢。水一盞，入鹽少許，煎八分，去滓露一夜，五更冷服。《聖濟總錄》

**大腸下血**：王瓜一兩燒存性，地黃二兩，黃連半兩，為末，蜜丸梧子大，米飲下三十丸。《指南方》

**腸風臟毒**：下血不止，何首烏二兩，為末，食前米飲服二錢。《聖惠方》

**腸風下血**：瓜蔞一個燒灰，赤小豆半兩，為末，每空心酒服一錢。《普濟方》

**藏毒下血**：槐耳燒二兩，乾漆燒一兩，為末，每服一錢溫酒下。《聖濟總錄》

**腸風下血**：霜後乾絲瓜，燒存性，為末，空心酒服一錢。一名蜜瓜，一名天羅，一名天絲瓜是矣。許叔微《本事方》

**腸風下血**：霜後茄連蒂，燒存性，為末，每日空心，酒服二錢匕。《靈苑方》

**久患下血**：大茄種三枚，每用一枚，濕紙包煨熟，安瓶內，以無灰酒一升半沃之，蠟紙封閉三日，去茄暖飲。《普濟方》

**下血危篤**：不可救者，絲瓜即天羅一個，燒存性，槐花減半，為末，每空心米飲服二錢。《普濟方》

**大便下血**：敗瓢燒存性，黃連等分，為末，每空心溫酒服二錢。《簡便方》

**積年下血**：寒食蒸餅，烏龍尾各一兩，皂莢七挺去皮，酥炙，為末，蜜丸米飲，每服二十丸。《聖惠方》

**藏毒下血**：烏犀散：用淡豉十文，大蒜二枚，煨，同搗丸梧子大，煎香菜湯服二十丸，日二服，安乃止，永絕根本，無所忌。廬州彭大祥云：次藥甚妙，但大蒜九蒸乃佳，以令蒜水

送下，昔朱元成言其侄，及陛子楫提刑皆服此，數十年之疾更不復作也。《究原方》

**腸風下血**：茄葉薰乾為末，每服二錢米飲下，或隔年尤佳。《經驗方》

**下血成痔**：稻藁燒灰，淋汁熱漬三五度，瘥。《崔氏纂要》

**酒疾下血**：連旬不止，用大蘿蔔二十枚，留青葉寸餘，並以水入罐中，煮十分爛，入淡醋，空心任食。《壽親養老書》

**腸風瀉血**：久者，威靈仙、雞冠花各二兩，米醋二升，煮乾，炒為末，以雞子白和作小餅，炙乾再研，每服二錢，陳米飲下，日二服。《聖濟總錄》

**腸風下血**：大便更澀，木饅頭燒、枳殼炒各等分，為末，每服二錢，槐花酒下。《楊氏家藏方》

**大腸便血**：大蘿蔔皮燒存性、荷葉燒存性、蒲黃生用各等分，為末，每服一錢米飲下。《普濟方》

**暴下血病**：用葫蒜五七枚，去皮研膏，入豆豉搗丸梧子大，每米飲下五六十丸，無不癒。《本草衍義》

**腸風臟毒**：下血，蕓苔子生用、甘草炙，為末，每服二錢，水煎服之。《普濟方》

**腸風瀉血**：牽牛五兩、牙皂三兩，水浸三日，去皂以酒一升煮干，焙研末，蜜丸梧子大，每服七丸，空心酒下，日三服，下出黃物不妨，病減後，日服五丸，米飲下。《本事方》

**腸風下血**：用蕓苔葉搗汁三合，入蜜一合，溫服。《聖惠方》

**腸風下血**：蜜炙蘿蔔，任意食之，昔一婦人，服此有效。《百一選方》

**便前有血**：石皮即石韋為末，茄子汁煎，下二錢《普濟方》

**腸毒下血**：蒜連丸，用獨頭蒜煨，搗和黃連末為丸，日日米飲服之。《濟生方》

**熱毒下血**：因食熱物發者，生葛根二斤搗汁，一升入藕，一升和服。《梅師方》

**連年下血**：卷柏、地榆焙各等分，每用一兩，水一盞，煎數十沸，通口服。《百一選方》

**腸風下血**：敗毒菜根洗切，用連皮老薑各半盞，同炒赤，以無灰酒淬之。碗蓋少頃去滓，任意飲。《永類方鈐》

**大便後血**：桑樹上白鮮花，水煎服，或末服，亦止吐血。《聖惠方》

**酒毒便血**：麵一塊，濕紙包煨，為末，空心米飲服二錢，神效。

**大腸瀉血**：血見愁少許，薑汁和搗，米飲服之。戴原禮《證治要訣》

**瘀血內漏**：蒲黃末二兩，每服方寸匕，水調下，服盡止。《肘後方》

**腸風失血**：猢猻薑燒存性五錢，酒或米飲服。《孫氏仁存方》

**一切下血**：雄黑豆緊小者，以皂莢湯微浸，炒熟去皮為末，煉豬脂和丸梧子大，每服三十丸，陳米飲下。《華佗中藏經》

**男子便血**：黑豆一升，炒焦研末，熱酒淋之，去豆飲酒，神效。《活人心統》

**熱毒下血**：或因食熱物發動，赤小豆末，水服方寸匕。《梅師方》

**大腸下血**：卷柏、側柏、棕櫚各等分，燒存性，為末，每服三錢，酒下亦可，飯丸服。《孫氏仁存方》

**腸風瀉血**：皂莢樹上蕈，瓦焙為末，每服一錢，溫酒下。許學士《本事方》

**熱毒下血**：金星草、陳乾薑各三兩，為末，每服一錢，新汲水下。《本事方》

**大便下血**：荸薺汁大半鍾、好酒半鍾，空心溫服，三日見

效。《神祕方》

**腸風下血**：橄欖核，燈上燒存性，研末每服二錢，陳米飲調下。《宣明方》

**大便下血**：營衛氣虛，或受風邪，或食生冷，或啖炙煿，或飲食過度，積熱腸間，使脾胃受傷，糟粕不聚，大便下利清血，臍腹作痛，裡急後重，及酒毒一切下血，並皆治之。用細茶半斤碾末，川百葉煎五個，燒存性，每服二錢，米飲下，日二服。《普濟方》

**大便下血**：藕節曬乾研末，人參白蜜煎湯，調服二錢，日二服。《全幼心鑑》

**腸風下血**：橡斗子殼，用白梅肉填滿兩筒，合定鐵線紮住，鍛存性研末，每服二錢，米飲下。一方：用硫黃填滿，鍛研，酒服。《余居士選奇方》

**腸風下血**：皂莢子、槐實各一兩，用占殼糠炒香，去糠為末，陳粟米飲下一錢，名神效散。《聖惠方》

**腸風臟毒**：銀杏四十九枚，去殼，生研入百葉，煎末和丸彈子大，每服二三丸，空心細嚼米飲送下。戴原禮《證治要訣》

**腸風下血**：用寒藥、熱藥及脾弱藥俱無效者，獨用山裡果，俗名山棗，又名鼻涕團，乾者為末，艾湯調下，應手即癒。《百一選方》

**糞前有血**：令人面黃，用酢石榴皮炙，研末，每服二錢，用茄子枝煎湯服。孫真人方

**大腸下血**：筍煮熟，切片，曬乾為末，蜜湯或酒服一二錢。《集簡方》

**大便下血**：及酒痢，久痢不止，用烏梅三兩、燒存性，為末，醋煮米糊和丸梧子大，空心米飲服二十丸，日三服。《濟生方》

**下血數升**：黃柏一兩去皮，雞子白塗炙，為末，水丸綠豆大，每服七丸，溫水下，名金虎丸。《普濟方》

**腸風下血**：銀杏煨熟，出火氣，食之，米飲下。

**腸風下血**：柏子十四個，捶碎囊貯，浸好酒三盞，煎八分服，立效、立止。《普濟方》

**藏毒下血**：溫白丸：用椿根白皮，去粗皮，酒浸曬，研棗肉和丸梧子大，每淡酒服五十丸，或酒糊丸亦可。《儒門事親》

**腸風下血**：松木皮去粗皮，取裡白者，切曬焙研末，每服一錢，臘茶湯下。《楊氏家藏方》

**下血經年**：根三錢，水一盞，煎七分，入酒半盞服，或作丸服，虛者加人參等分，即虎眼樹。《孫氏仁存方》

**大腸下血**：隨四時方向，採側柏葉燒研，每米飲服二錢。王渙之舒州病此，陳宜父大夫傳方，二服癒。《百一選方》

**腸風下血**：秋採楮皮陰乾，為末，酒服三錢，或入麝香少許，日二服。《普濟方》

**脾毒腸風**：因營衛虛弱，風氣襲之，熱氣乘之，血滲腸間，故大便下血，用臭椿根刮去粗皮焙乾，四兩蒼朮米泔浸焙，枳殼麩炒各一兩，為末，醋糊丸梧子大，每服五十丸米飲下，日三服。《本事方》

**毒酒下血**：或下痢，嫩柏葉九蒸九曬二兩，陳槐花炒焦，一兩，為末，蜜丸梧子大，每空心溫酒下四十丸。《普濟方》

**暴熱下血**：生豬臟一條，洗淨控乾，以炒槐花末填滿紮定，米醋炒鍋內煮爛，擂丸彈子大，日乾，每服一丸，空心，當歸煎酒化下。《永類鈐方》

**腸風下血**：便前近腎肝，便後近心肺，皂莢刺灰二兩，胡桃仁、破故紙、槐花炒各一兩，為末，每服一錢米飲下。《普濟方》

**積年腸風**：瀉血，百藥不瘥，敗皮巾子燒灰、白礬各一兩，人指甲燒焦、麝香各一分，乾薑炮三兩，為末，每服一錢，米飲下。《聖惠方》

**腸風下血**：不拘遠年近日，《博濟方》用枳殼，燒黑存性五錢，羊脛炭為末三錢，五更，空心，米飲服，如人行五里，再一服當日見效。《簡便方》用枳殼一兩，黃連五錢，水一鍾煎半鍾，空心服。

**酒毒下血**：槐花半生半炒一兩，山梔子焙五錢，為末，新汲水服，日二服。《經驗良方》

**腸風下血**：用長尺皂莢五挺，去皮子酥炙三次，研末，精羊肉十兩，細切搗爛和丸梧子大，每溫水下二十丸。《聖惠方》

**臟毒下血**：新槐花炒研，酒服三錢，日三服，或用槐白皮煎湯服。《普濟方》

**腸風下血**：皮鞋底蠶繭蛻、核桃殼、紅雞冠花各等分，燒灰，每酒服一錢。《聖惠方》

**大腸下血**：《經驗方》用槐花、荊芥穗等分為末，酒服一錢匕。

《集簡方》永柏葉三錢，槐花六錢，煎湯日服。

《袖珍方》用槐花、枳殼等分，燒存性為末，新汲水服二錢。

**下血不止**：樱櫚皮半斤，瓜蔞一個燒灰，每服二錢，米飲調下。《百一選方》

**腸風下血**：枳實半斤麩炒、黃耆半斤，為末，米飲服二錢匕，糊丸亦可。《經驗方》

**下血後虛**：下血止後，但覺丹田元氣虛乏，腰膝沉重少力，桑寄生為末，每服一錢，白湯點服。《楊子建護命方》

**蠱痢下血**：男子、婦人、小兒大腹下黑血，茶腳色或膿血如靛色，柏葉焙乾為末，與黃連同煎為汁服之。《圖經本草》

**腸風瀉血**：椿莢半生半燒為末，每服二錢半，飲下。《普濟方》

**瀉血不止**：巴豆一個去皮，以雞子開一孔，納入紙封，煨熟去豆食之。其病即止。虛人分作二服，決效。《普濟方》

**腸風下血**：獨子肥皂，燒存性一斤，為末，糊丸成米飲

下。《普濟方》

**下利鮮血**：梔子仁燒灰，水服一錢匕。《食療本草》

**結陰下血**：蕪荑一兩搗爛，紙壓去油為末，以雄豬膽汁和丸梧子大，每服九丸，甘草湯下，日五服，三日斷根。《普濟方》

**大腸下血**：不拘大人、小兒，臟毒腸風及內痔，下血日久，多食易飢，先用海螵蛸炙黃，去皮研末，每服一錢，木賊湯下，三日後，服豬臟黃連丸。《直指方》

**腸風下血**：殭蠶炒去嘴足，烏梅肉焙各一兩，為末，米糊丸梧子大，每服百丸，食前白湯下，一日三服。《鄧筆峰雜興》

**髒毒下血**：五倍子不拘多少，為末，大鯽魚一枚，去腸胃鱗鰓，填藥令滿，入瓶內鍛存性為末，每服一錢，溫酒下。《百一選方》

**腸風下血**：《肘後百一方》用活鯽魚一大尾，去腸留鱗，入五倍子末填滿，泥固鍛存性為末，酒服一錢或飯丸，日三服。有用硫黃一兩，如上法，鍛服亦效。

**腸風血痔**：用活鯽魚翅側穿孔，去腸留鱗，入白礬末二錢，以包紙裹煨存性，研末每服二錢，米飲下，每日二服。《直指方》

**腸風下血**：五倍子、白礬各半兩，為末，順流水丸梧子大，每服七丸米飲下，忌酒。《本事方》

**中蠱下血**：如爛肝者，以蚯蚓十四枚，苦酒三升，漬至蚓死，服水已，死者皆可治。《肘後方》

**腸風下血**：百葉煎二兩，半生用，半炒存性，為末，飯丸梧子大，每服五十丸米飲下，名聖金丸。《百一選方》

**腸風髒毒**：下血不止，五倍子半生、半燒為末，陳米飯和丸如梧子大，每服二十丸，食前粥飲送下。《聖惠方》

**大腸便血**：百葉煎、荊芥穗，燒存性等分為末，糊丸梧子大，每服五十丸，米飲下。《聖惠方》

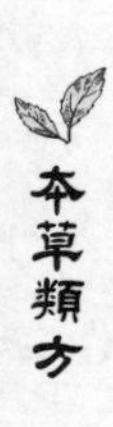

**腸風下血**：因酒毒者，大田螺五個，燒至殼白肉乾研末，作一服熱酒下。《百一選方》

**腸風下血**：乾轍炒、白礬燒各二兩，為末，每服半錢，米飲下。《聖惠方》

**腸痔下血**：鱧魚作鱠，以蒜食之，忌冷，毒物。《外台秘要》

**腸風下血**：枯桑樹下蟲矢燒存性，酒服一錢。《聖惠方》

**漏血不止**：水蛭炒為末，酒服一錢，日二服，惡血消即癒。《千金方》

**糞後下血**：不拘大人、小兒，五倍子末，艾湯調服一錢。《全幼心鑑》

**酒積下血**：酒煮鯽魚，常食最效。《便民食療方》

**痔痛下血**：蠶紙半張，碗內燒灰，酒服自除。奚囊《備急方》

**腸風臟毒**：下血者，用百葉煎燒存性，烏梅連核燒過，白芷不見火，為末，水糊丸如梧子大，每服七十丸，米飲下。《濟生方》

**積年下血**：野豬頭一枚，桑酉枝一握，附子一枚，同入瓶內，鍛過為末，每服一錢，粥飲空心服。《聖惠方》

**腸風臟毒**：急救用豬大腸一條，入芫荽在內煮食。

《奇效方》用豬臟入黃連末，在內煮爛，搗為丸如梧子大，每米飲服三十丸。

又方：豬臟入槐花末，令滿縛定，以醋煮爛為丸如梧桐子大，每服二十丸，溫酒下。

**大便下血**：黃牛角鰓一具，鍛末，煮豉汁，服二錢，日三服神效。《近效方》

**風冷下血**：脫肛疼痛，野狸一枚，大瓶盛之，泥固火鍛存性，取研，入麝香二錢，每食前米飲服二錢。《聖惠方》

**腸風瀉血**：諸藥不效，天南星、石灰炒焦黃色，為末。酒糊丸梧子大，每酒下二十丸。《普濟方》

**積年瀉血**：百藥不效，用人指甲炒焦，麝香各二錢半，乾薑炮三兩，白礬枯過，敗皮巾燒灰各一兩，為末，每粥飲一錢，日二服。《聖濟總錄》

**腸風下血**：白刺蝟皮一枚，銚內煿焦，去皮留刺，木賊半兩，炒黑，為末，每服二錢，熱酒調下。《楊氏家藏方》

**上下諸血**：或吐血，或心衄，或內崩，或舌上出血如簪孔，或鼻衄，或小便出血，並用亂髮灰，水服方寸匕，一日三服。《聖濟總錄》

**大便瀉血**：血餘半兩燒灰，雞冠花、柏葉各一兩為末，臥時酒服二錢，來早以溫酒一盞投之，一服見效。《普濟方》

**無故遺血**：亂髮及爪甲燒灰，酒服方寸匕。《千金方》

**下血不止**：用獺肝一副，煮食，入五味子食，甚妙。《飲膳正要》

**大便後血**：萱草根和生薑油炒，酒沖服。《聖濟總錄》

**腸風瀉血**：破絮燒灰，枳殼麵炒等分，麝香少許，為末，每服一錢，米飲下。《聖惠方》

**腸風熱毒**：蕨菜花焙為末，每服二錢，米飲下。《聖惠方》

# 卷之五

## 瘀血第六十三

**打擊瘀血**：在腸內久不消，時發動者，桔梗為末，米飲下，一刀圭。《肘後方》

**傷損瘀血**：牡丹皮二兩，虻蟲二十一枚，熬過同搗末，每旦溫酒服方寸匕，血當化為水下。《廣利方》

**瘀血不散**：變成癰腫，生庵蕳蒿搏汁一升服之。《廣利方》

**打傷瘀血**：攻心者，人尿煎服兩升，日三服。《圖經本草》

**瘀血作痛**：赤黿兒燒存性，研末，無灰酒空心服二錢。《集簡方》

**積聚敗血**：通仙散：治男子敗積，女子敗血，不動真氣，用小麥麵三錢，大黃二錢半，為末，臥時酒調服之。《多能鄙事》

**損傷瘀血**：在腹，用白馬蹄燒令煙盡，研末，酒服方寸匕，日三夜一，血化為水也。《劉涓子鬼遺方》

**墜仆瘀血**：在內煩悶者，用東引杏樹枝三兩，細剉微熬，好酒一升，煎十餘沸，分二服。《塞上方》

**腹中血塊**：血竭、沒藥各一兩，滑石、牡丹皮同煮過各一兩，為末，醋糊丸，梧桐子大，服之。《摘玄方》

**折傷瘀血**：傷損筋骨疼痛，鼠屎燒末，豬脂和敷，急裹不過半日，痛止。《梅師方》

**仆墜瘀血**：虻蟲二十枚，牡丹皮一兩，為末，酒服方寸匕，血化為水也，若久宿血在骨節中者，二味等分。《千金要方》

**折傷瘀血**：在腹內者，劉寄奴、骨碎補、延胡索各一兩，水二升，煎七合，入酒及童子小便各一，各頓溫服之。《千金方》

## 積聚癥瘕第六十四

**汗後奔豚**：茯苓桂枝湯，治發汗後，臍下悸，欲作奔豚者，茯苓一兩，炙甘草三錢半，桂枝三錢，大棗二枚，以甘瀾水二升，煮茯苓，減半服之，日再服。張仲景《金匱要略方》

**腹中鱉癥**：藍葉一升，搗，以水三升搗汁，服一升，日二次。《千金方》

**消積破氣**：石鹼三錢，山楂三兩，阿魏五錢，半夏皂莢水製各一兩，為末，以阿魏化醋煮，糊丸服。《摘玄方》

**腎臟氣發**：攻心，面黑欲死，及諸氣奔豚喘急，鉛二兩，石亭脂二兩，木香一兩，麝香一錢，先化鉛炒乾，入亭脂急炒，焰起以醋噴之，傾入地坑內覆住，待冷取研，粟飯丸芡子大，每用二丸，熱酒化服，取汗，或下，或通氣即癒，如大便不通，再用一丸，入玄明粉五分服。《聖濟總錄》

**腹中鱉癥**：胡粉、黍米，淋汁溫服大效。《衛生易簡方》

**痃癖鬼氣**：往來疼痛及心下不可忍者，不拘大人、小兒，白玉、赤玉等分為末，糊丸梧子大，每服三十丸，薑湯下。《聖惠方》

**心腹宿癥**：及卒得癥，硃砂研細，搜飯，以雄雞一隻，餓二日以飯飼之，收糞曝燥為末，溫酒服方寸匕，日三服，服盡更作，癒乃止。《外台秘要》

**腹中癥瘕**：用大鱉一枚，以蠶沙一斗，桑柴灰一斗，淋汁五度，同煮如泥，去骨再煮，成膏搗丸梧子大，每服十丸，日三服。《聖惠方》

**發癥飲油**：有飲油五升，以來方快者，不爾則病，此是發入於胃，氣血裹之，化為蟲也，雄黃半兩為末，水調服之，蟲自出。《夏子益奇疾方》

**癥瘕積聚**：去三屍，益氣延年卻老，雄黃二兩為末，水飛為度，入新竹筒內，以蒸餅一塊塞口，蒸七度，用好粉脂一兩，和丸綠豆大，每服七丸酒下，日三服。《千金方》

**脅下痃癖**：及傷飲食，煮黃丸，用雄黃一兩，巴豆五錢，同研入白麵二兩，滴水為丸梧子大，每服二十四丸，漿水煮三十沸，入冷，漿水沉，冷吞下，以利為度，如神。《保命集》

**腹中積滯**：烏金石，即鐵炭也。三兩自然銅為末，醋熬一兩，當歸一兩，大黃，童尿浸曬一兩，為末，每服二錢，紅花酒一盞，童尿半盞同調，食前服，日二服。張子和《儒門事親》

**腹脅積塊**：風花石灰半斤，瓦器炒，極熱，入大黃末一兩，炒紅取起，入桂末半兩，各澆入米醋和成膏，攤絹上貼之，內服消塊，藥甚效。《丹溪心法》

**腹中癖氣**：生芋子一片壓破，酒五斤，漬二七日，空腹每飲一升，神良。《韋宙獨行方》

**酒鱉氣鱉**：嗜酒，任氣血凝於氣，則為氣鱉；嗜酒痼冷，敗血入酒則為血鱉。搖頭掉尾，大者如鱉，小者如錢，上侵人喉，下蝕人肛，或附脅背，或隱腸腹，用生硫黃末，老酒調下，常服之。《直指方》

**一切積病**：金寶神丹，治一切虛冷，久積，滑泄久痢，癖塊，血刺心腹下痢，及婦人崩中漏下。

青礞石半斤為末，硝石末二兩，坩堝內鋪頭蓋底，按實，炭火二十斤鍛過取出，入赤石脂末二兩，滴水丸芡子大，候乾入坩堝內，小火鍛紅，收之，每服一丸，至二三丸，空心溫水下，少許壓之，久病瀉痢加至五七丸。《楊氏家藏方》

**米穀食積**：炒曲末，白湯調，服二錢，日二服。

**積年氣塊**：臍腹疼痛，硇砂醋煮二兩，木瓜三枚，切鬚去瓤，入硇在內，碗盛，於日中曬至瓜爛，研勻，以米醋五升，煎如稀餳，蜜收，用時旋以附子末，和丸梧子大，熱酒化下一丸。《聖惠方》

**痃癖癥塊**：硇砂丸，治痃癖癥塊，暖水臟，殺三蟲，婦人血氣子宮冷，臘月收桑條灰，淋去苦汁，日乾，每硇砂一兩，用水三兩，以水化硇，拌灰乾濕得所，以瓶盛灰半寸，入硇於內，以灰填蓋固濟，文武火鍛赤，冷定取出研，以箕鋪紙三重，安藥於上，以熱水淋之，直待硇味盡即止，以缽盛汁，於熱灰火中養之，常令魚眼沸，待汁乾入瓶，再鍛一食頃，取出重研，以粟飯和丸綠豆大，每空心酒下五丸，病去即止。《聖惠方》

**老小痃癖**：往來疼痛，香附，南星等分為末，薑汁糊丸梧子大，每薑湯下，二三十丸。《聖惠方》

**膜內氣塊**：豬胰一具，炙蘸延胡索末食之。《衛生易簡方》

**一切氣塊**：苦參二斤，童子小便一斗二升，煎取六升，和糯米及麵，如常法作酒服，但腹中諸疾皆治。酒放二三年不壞，多作，救人神效。《聖惠方》

**痃癖不瘥**：脅下硬如石，京三棱一兩炮，川大黃一兩，為末，醋熬成膏，每日空心，生薑橘皮湯下一匙，以利下為度。《聖惠方》

**癥瘕鼓脹**：三棱煎，用三棱根切一石，水五石，煮三石，去滓更煎，取三斗汁，入鍋中重湯煎，如稠，糖，密器收之，每旦酒服一匕，日二服。《千金翼方》

**痃癖氣塊**：草三棱、荊三棱、石三棱、青橘皮、陳橘皮、木香各半兩，肉荳蔻、檳榔各一兩，硇砂二錢，為末，糊丸梧子大，每薑湯服三十丸。《奇效方》

**腹內鱉癥**：陳醬茄兒（原作「見」，據《本草綱目》改）燒存性，入麝香、輕粉少許，脂調貼之。《壽域方》

**腹中食積**：綠礬二兩研末，醋一大盞，瓷器煎之，柳條攪成膏，入赤腳烏一兩，研丸綠豆大，每空心溫酒下五丸。《聖惠方》

**蛟龍癥病**：《唐明皇雜錄》云：有黃門奉使交廣回，太醫周顧曰：此人腹中有蛟龍，上驚問黃門有疾？否曰：臣馳馬大庾嶺，熱困且渴，遂飲澗水，竟腹中堅痞如石，周遂以硝石、雄黃煮服之，立吐一物，長數寸，大如指，視之鱗甲皆具，此皆殺蠱毒之驗也。

**魚肉癥瘕**：凡食魚鱠及生肉，在胸膈不化，成癥瘕，馬鞭草搗汁，飲一升，即消。《千金方》

**腹中暴癥**：硬如石，痛刺，不治百日內死，取虎杖根，勿令影臨水上，可得石餘，洗乾搗末，秫米五升，炊飯納入攪之，好酒五斗漬之，封候藥消，飯浮可飲一升半，勿食鮭魚及鹽，但取一斗乾者，薄酒浸飲，從少起，日三服，亦佳癥當下也。此方治癥大勝諸藥也。《外台秘要》

**鱉瘕堅硬**：腫起如盆，眠臥不得，蒴藋根白皮一握，搗汁和水服。《千金方》

**腹中暴癥**：有物如石，痛刺啼呼，不治，百日死，多取商陸根搗汁或蒸之，以布籍腹上，安藥勿覆，冷即易盡，夜勿息。《千金方》

**卒暴癥塊**：堅如石，作痛欲死，取蒴藋根一小束洗淨，細擘，以酒二升，漬三宿，溫服五合至一升，日三服。若欲連用，於熱灰中溫出藥味服之，此方無毒，以癒十六人矣，神驗，藥盡再作之。《古今錄驗方》

**萬病積聚**：七八月收蒺藜子，水煮熟暴乾，蜜丸梧子大，每酒服七丸，以知為度，其汁煎如飴服。

**卒暴癥疾**：腹中有如石刺，晝夜啼呼，牛膝三斤，以酒一斗，浸之密封，於灰火中，勿令味出，每服五合至一升，隨量飲。《肘後方》

**腹內蛇癥**：白馬尾切細，酒服。初服五分一匕，次服三分者一匕，更服二分者一匕。不可頓服，殺人。《千金翼方》

**心下伏瘕**：大如杯，不得食者，澤漆四兩，大黃、葶藶熬各三兩，搗篩蜜丸梧子大，每服二丸，日三服。葛洪《肘後方》

**積冷痃癖**：不思飲食，羸閒者，莨菪子三分，水淘去浮者，大棗四十九個，水三升煮乾，只取棗去皮核，每空心食一個，米飲下，覺熱即止。《聖濟總錄》

**痃癖如石**：在脅下堅硬，生商陸根汁一升，杏仁一兩，浸去皮搗如泥，以商陸汁絞杏泥，火煎如餳，每服棗許，空腹熱酒服，以利下惡物為度。《聖惠方》

**一切積滯**：巴豆一兩，蛤粉二兩，黃蘗三兩，為末，水丸綠豆大，每水下五丸。《醫學切問》

**涎積癥塊**：續隨子三十枚，膩粉二錢，青黛炒一錢，研匀，糯米飯丸芡子大，每服一丸，打破以大棗一枚，燒熟，去皮核同嚼冷茶，送下半夜後，取下積聚惡物為效。《聖濟總錄》

**胸中積聚**：如駭駭不去者，巴豆半兩，去皮心炒搗如泥，藜蘆炙研一兩，蜜和搗丸麻子大，每吞一二丸。《肘後方》

**心腹鱉瘕**：及宿癥，並卒得癥，以飯飼白雄雞取糞，同小便於瓦器中，熬黃為末，每服方寸匕，溫酒服之，日四五服，或雜飯飼之，以消為度亦佳。《集驗方》

**久患積聚**：二便不利，上搶心腹，脹滿害食，大黃、白芍各二兩，為末，水丸梧子大，每湯下四十丸，日三服，以知為度。《千金方》

**腹中癥結**：害妨飲食，羸瘦，射干二兩，椒三百粒，搗末，雞子白和丸麻子大，每服一丸，漸至三丸，以癒為度。《肘後方》

**腹脅積塊**：風化石灰末半斤，瓦器炒極熱，稍冷入大黃末一兩，炒熱入桂心末半兩，略炒，下米醋攪成膏攤布貼之。又方：大黃二兩，朴硝一兩為末，以大蒜同搗膏和貼之，或加阿魏一兩，尤妙。《丹溪心法》

**諸般積聚**：太倉丸，治脾胃飢飽不時生病，及諸般積聚，百物所傷。陳倉米四兩，以巴豆二十一粒去皮，同炒至米香豆黑，勿令米焦，擇去豆不用，入去白橘皮四兩為末，糊丸梧子

大，每薑湯服五丸，日二服。《百一選方》

**蛟龍癥病**：凡人正二月食芹菜，誤食蛟龍精者，為蛟龍病，發則似癇，面色青黃，每服寒食餳五合，日三服，吐出蛟龍有兩頭可驗，吐蛔者勿用。《金匱要略方》

**發癥飲油**：《外台秘要》云：病發癥者，欲得飲油，用油一升，入香澤煎之，盛置病人頭邊，令氣入口鼻，勿與飲之，疲極眠睡，蟲當從口出，急以石灰粉手捉取抽盡，即是發也，初出，如在流水中濃菜形。又治胸喉間覺有癥蟲上下，當聞蔥豉食香，此乃發癥蟲也，二日不食，開口面臥，以油煎蔥豉，令香，置口邊，蟲當出，以物引去之，必癒。

**伏梁結氣**：在心下不散，桃奴三兩，為末，空心溫酒，每服二錢。《聖惠方》

**傷米食積**：白麵一兩，白酒麴二丸，炒為末，每服二匙，白湯調下，如傷肉食，山楂湯下。《簡便方》

**發瘕腰痛**：《南史》云：宋明帝宮人腰痛牽心，發則氣絕，徐文伯診曰：發瘕也，以油灌之，吐物如發，引之長三尺，頭已成蛇，能動搖懸之，滴盡，唯一發爾。

**米瘕嗜米**：有人好啞米，久則成癥，不得米則吐出清水，得米即止，米不消化，久亦斃人，用白米五合，雞屎一升，同炒焦為末，水一升頓服，少時吐出癥如研米汁，或白沫淡水乃癒也。《千金方》

**胸膈食積**：牽牛末一兩，巴豆霜三個，研末，水丸梧子大，每服二三十丸，食後隨所傷湯下。《儒門事親》

**蛇瘕面光**：發熱如火炙人，飲蒜汁一碗，吐出如蛇狀，即安。危氏方

**男婦五積**：五般積氣成聚，用黑牽牛一斤，生搗末八兩，余滓以新瓦炒香，再搗取四兩，煉蜜丸梧子大。至重者，三十五丸，陳橘皮、生薑煎湯，臥時服，半夜未動，再服三十丸，當下積聚之物。尋常行氣，每服十丸甚妙。《博濟方》

**大腸冷積**：威靈仙末，蜜丸梧子大，一更時，生薑湯下十

丸至二十丸。《經驗良方》

**氣積鬱冒**：人有氣從臍左右起上衝，胸滿氣促，鬱冒厥者，用梨木灰、伏出雞卵殼中白皮、紫菀、麻黃去節，等分為末，糊丸梧子大。每服十丸，酒下。亦可為末，服方寸匕，或煮湯服。《聖濟總錄》

**心下鱉瘕**：用黑貓頭一枚燒灰，酒服方寸匕，日三服。《壽域方》

**虛寒積癖**：在背膜之外，流於兩肋，氣逆喘急，久則營衛凝滯，潰為癰疽，多致不救，用胡椒二百五十粒，蠍尾四個，生木香二錢半，為末，粟米飯丸綠豆大，每服二十丸，橘皮湯下，名磨積丸。《濟生方》

**腹中鱉瘕**：平時嗜酒，血入於酒，則為酒鱉。平時多氣，血凝於氣，則為氣鱉。虛勞痼冷，敗血雜痰，則為血鱉。搖頭掉尾如蟲之行，上侵人咽，下蝕人肛，或附脅背，或隱胸腹，大則如鱉，小或如錢，治法惟用蕪荑炒，煎服之，兼用暖胃益血理中之類，乃可殺之，若徒事雷丸、錫灰之類無益也。《直指方》

**脾積結塊**：雞子五個，阿魏五分，黃蠟一兩，同煎化，分作十服，每空心細嚼，流水送下，諸物不忌，腹痛無妨，十日後，大便下血，乃積化也。《保壽堂經驗方》

**伏梁心積**：銅器盛白馬尿一升，旦服之，妙。《小品方》

**消積順氣**：治五積六聚，不拘男婦老幼，但是氣積並皆治之，乃仙傳方也。枳殼三斤，去瓤，每個入巴豆仁一個，合定紮煮，慢火水煮一日，湯減再加熱湯，勿用冷水，待時足汁盡去，巴豆切片，曬乾，勿炒，為末醋煮，麵糊丸梧子大，每服三四十丸，隨病湯使。《邵真人經驗方》

**海馬湯**：治遠年虛實積聚癥塊，用海馬雌雄各一枚，木香一兩，大黃炒、白牽牛炒，各二兩，巴豆四十九粒，青皮二兩，童子小便浸軟，包巴豆紮定，入小便內，再浸七日，取出麩炒黃色，去豆不用，取皮同眾藥為末，每服二錢，水一盞煎

三五沸，臨臥溫服。《聖濟總錄》

**腹中冷癖**：水穀陰結，心下停痰，兩脅痞滿，按之鳴轉，逆害飲食，大蟾蜍一枚，去皮腸肢解之，芒硝強人一升，中人七合，弱人五合，水七升，煮四升，頓服，得下為度。《肘後方》

**鱉瘕疼痛**：《類編》云：陳拱病鱉瘕，隱隱見皮內，痛不可忍，外醫洪氏曰：可以鮮蝦作羹食之，久久痛止，明年又作，再如前治而癒，遂絕根本。

**肉癥思肉**：用白馬尿三升飲之，當吐肉出，不出者死。

**奔豚氣痛**：上衝心腹，鱉甲醋炙三兩，京三棱煨二兩，桃仁去皮尖四兩，湯浸研汁三升，煎二升，入末煎，良久下醋一升，煎如餳以瓶收之，每空心酒服半匙。《聖濟總錄》

**吃蝨成癥**：山野人好吃蝨，在腹生長為蝨癥，用敗梳敗篦各一枚，各破作兩分，以一分燒研，以一分用水五升，煮取一升，調服即下出。《千金方》

**痃癖氣塊**：用大鱉一枚，蠶沙一斗，桑柴灰一斗，淋汁，五度同煮，入泥去骨，再煮成膏，搗丸梧子大，每服十丸，日三服。《聖惠方》

**血瘕癥癖**：甄權曰：用鱉甲、琥珀、大黃等分作散，酒服二錢，少時，惡血即下，若婦人小腸中血下盡，即休服也。

**腹內蛇癥**：誤食菜中蛇精成蛇瘕，或食蛇肉成瘕，腹內常飢，食物即吐，以赤足蜈蚣一條，炙，研末酒服。《衛生易簡方》

**腹中癥塊**：吳茱萸三升搗，和酒煮熟，布裹熨癥上。冷更炒熱，更翻熨之。癥移走，逐熨之，消乃止。《集驗方》

**痃癖癥積**：甄權曰：用鱉甲醋炙黃，研末，牛乳一合，每調一匙，朝服之。

**血積成塊**：用壁虎一枚，白麵和一鴨子大，包裹研爛，作餅烙熟食之，當下血塊，不過三五次即癒，甚驗。《青囊》

**食發成瘕**：咽中如有蟲上下是也，白馬尿飲之佳。《千金

方》

**魚肉成癥**：並治諸毒，用狗糞五升，燒末，綿裹，於五升酒中浸二宿取清，日三服，癥即便出也。《外台秘要》

**食發成瘕**：心腹作痛，咽間如有蟲上下，嗜食與油者是也，用豬脂二升，酒三升，煮三沸服，日三服。

**腹中癖積**：黃牛肉一斤，恆山三錢，同煮熟，食肉飲汁，癖必自消，甚效。《鄧筆峰雜興》

**食米成瘕**：好食生米，口中出清水，以雞矢同白米各半，合炒為末，以水一鍾，調服，良久吐出如米形，即瘥，昔慎恭道病此，肌瘦如勞，蜀僧道：廣出此方而癒。《醫說》

**氣積成塊**：牛腦散，用牛腦子一個，去筋，雄肫一個，連黃並以好酒浸一宿，搗爛，入木香、沉香、砂仁各三兩，皮硝一碗，杵千下，入生銅鍋內，文武火焙乾，為末，入輕粉三錢，令勻，每服二錢，空心燒酒服，日三服。《聖濟總錄》

**癥積滿腹**：諸藥不瘥者，人溺一服一升，下血片塊，二十日即出也。蘇恭《圖經本草》

**婦人狐瘕**：因月水來，或悲或驚，或逢疾風暴雨披濕，致成狐瘕，精神恍惚，令人月水不通，胸脅腰背痛引陰中，小便難，嗜食欲嘔，如有孕狀，其瘕手足成形者，殺人未成者，可治。用新鼠一枚，以新絮裹之，黃泥固住，入地坎中，桑薪燒其上，一日夜取出，去絮入桂心末六銖，為末，每酒服方寸匕，不過二服，當自下。《外台素女經》

## 諸蟲第六十五

**寸白蟲病**：先食豬肉一片，乃以砂糖水，調黑鉛灰四錢，五更服之，蟲盡下，食白粥一日，許學士病嘈雜，服此下二蟲，一寸斷，一長二尺五寸，節節有斑文也。《本事方》

**頭上生蝨**：銅青、明礬末摻之。《摘玄方》

**寸白蛔蟲**：胡粉炒燥方寸匕，入肉臛中，空心服大效。張文仲《備急方》

**頭上生蝨**：銀朱浸醋，日日梳頭。包銀朱紙以碗覆燒之，茶清洗下煙子揉之，包頭一夜，至旦蝨盡死。《陸氏積德堂方》

**筋肉化蟲**：有蟲如蟹，走於皮下作聲，如小兒啼，為筋肉之，化雄黃、雷丸各一兩為末，擦豬肉上炙熟，吃盡自安。《夏氏奇疾方》

**蛔蟲攻心**：刺痛吐清水，龍膽一兩，去頭，剉，水二盞，煮一盞，隔宿勿食，平旦頓服之。《聖惠方》

**食生米**：男子、女人因食生熟物，留滯腸胃，遂至生蟲，久則好食生米，否則終日不樂，至憔悴萎黃，不思飲食，以害其生。用蒼朮米，泔水浸一夜，剉焙為末，蒸餅丸梧子大，每服五十丸，食前米飲下，日三服。益昌伶人劉清嘯，一娼名曰花翠，年逾笄病此。惠民局監趙尹，以此治之，兩旬而癒，蓋生米留滯腸胃，受濕則穀不磨，而成此疾，蒼朮能去濕暖胃消穀也。《楊氏家藏經驗方》

**蛔蟲心痛**：熊膽一大豆，和水服之，大效。《外台秘要》

**臍蟲怪病**：腹中如鐵石，臍中水出，旋變作蟲行，繞身匝癢難忍，撥掃不盡，用蒼朮濃煎湯浴之。仍以蒼朮末，入麝香少許，水調服。《夏子益奇疾方》

**腹中蛔蟲**：漏蘆為末，以餅臛和方寸匕，服之。《外台秘要》

**大腸蟲出**：不斷，斷之覆生，行坐不得，鶴蝨末，水調半兩，服自癒。《怪疾奇方》

**疳蟲食土**：及生物，研綠礬末，豬膽汁和丸綠豆大，每米飲下五七丸。《保幼大全》

**除三屍蟲**：桃葉杵汁服一升。《外台秘要》

**蛔咬心痛**：食療治小兒蛔咬心痛，面青，口中沫出，臨死者取扁竹十斤，剉，以水一石，煎至一斗，去滓，煎如餳，隔宿勿食，空心服一升，蟲即下也，仍常煮汁，作飯食。《海上方》歌云：心頭急痛不能當，我有仙人海上方，萹蓄醋煎通口咽，管教時刻便安康。

**蛔厥腹痛**：已經汗下後者，檳榔二兩，酒二盞，煎一盞，分二服。龐安常《傷寒論》

**蟲食下部**：蟲狀如蝸牛，食下部作癢，取扁竹一把，水二升，煮熟，五歲兒，空腹服三五合。《楊氏產乳》

**蠱下不止**：雲實、女萎各一兩，桂半兩，川烏頭二兩，為末，蜜丸梧子大，每服五丸，水下，日三服。《肘後方》

**一切蟲痛**：川狼毒杵末，每服一錢，用餳一皂子大，砂糖少許，以水化開，臥食空腹服之，次早即下蟲也。《集效方》

**狐惑蟲䘌**：病人齒無色，舌上白，或喜睡，不知痛癢處，或下痢，宜急治下部，不曉此者，但攻其上，而下部生蟲，食其肛，爛見五臟，便死也。燒艾於管中，薰下部，令煙入，或少加雄黃更妙，罌中燒煙亦可。《肘後方》

**寸白諸蟲**：狼牙五兩搗末，蜜丸麻子大，隔宿不食，明旦以漿水下一合，服盡即瘥。《外台秘要》

**蛔蟲心痛**：槐木耳燒存性，為末，水服棗許，若不止，飲熱水一升，蛔蟲立出。張文仲《備急方》

**腹中白蟲**：馬齒莧水煮一碗，和鹽醋空腹食之，少頃，白蟲盡出也。孟詵《食療本草》

**身如蟲行**：大豆水漬絞漿，旦旦洗之，或加少麵，沐髮亦良。《千金方》

**燒煙去蚊**：五月取浮萍陰乾，用之。孫真人方

**腹中蟲病**：大麻子仁三升，東行吳茱萸根八升，漬水，平旦服二升，至夜蟲下。孟詵《食療本草》

**下部蟲䘌**：病人齒無色，舌上白，喜睡，憒憒不知痛癢處，或下痢，乃下部生蟲食肛也。桃仁十五枚，苦酒二升，鹽一合，煮六合服之。《肘後方》

**薰衣去蝨**：百部、秦艽為末，入竹籠燒煙薰之，自落，亦可煮湯洗衣。《經驗方》

**蟲疰腹痛**：雄貓尿燒灰，水服。《外台秘要》

**追蟲取積**：用黑牽牛半兩，燒檳榔二錢半，為末，每服一錢，用酒送下，亦消水腫。

**穀道𧏾痛**：腫癢，杏仁杵膏，頻頻敷之。《肘後方》

**寸白蟲病**：檳榔二七枚為末，先以水二升半，煮檳榔皮，取一升，空心調末方寸匕服之。經日蟲盡出，未盡再服，以盡為度。《千金方》

**下部蟲𧏾**：梅葉、桃葉一斛，杵爛，蒸極熱納小器中，隔布坐蒸之，蟲盡死也。《外台秘要》

**寸白蟲**：詵曰：日食榧子七顆，滿七日，蟲皆化為水也。《外台秘要》用榧子一百枚，去皮火燃，啖之，經宿蟲消下也。胃弱者，啖五十枚。

**寸白蛔蟲**：醋石榴東引根一握，洗剉，用水三升，煎取半碗，五更溫服盡，至明取下蟲一大團，永絕根本，食粥補之。崔元亮《海上方》用石榴皮煎水，作粥食之亦良。

**腹中長蟲**：楝實以醇苦酒漬一宿，綿裹塞入穀道中，三寸許，日二易之。《外台秘要》

**寸白蟲**：茱萸東北陰細根，大如指者，勿洗去土，四寸切，以水、酒各一升，漬一宿，平旦分再服，當取蟲下。《千金方》

**蛔蟲上行**：出於口鼻，烏梅煎湯，頻飲並含之，即安。《食鑑本草》

**制殺諸蟲**：生蕪荑、生檳榔各四兩為末，蒸餅丸梧子大，每服二十丸白湯下。《本事方》

**脾胃有蟲**：食即作痛，面黃無色，以石州蕪荑仁二兩，和麵炒黃色，為末，非時，米飲服二錢匕。《千金方》

**下寸白蟲**：雷丸水浸去皮，切焙為末，五更初食炙肉少許，以稀粥飲服一錢匕，須上半月服，蟲乃下。《經驗方》

**寸白蛔蟲**：蜂窠燒存性，酒服一匙，蟲即死出。《生生編》

**腸風下蟲**：鰻鱺二斤，治淨，酒二盞，煮熟入鹽醋食之。《聖惠方》

**蟲蝕肛門**：蟲蝕腎府，肛盡腸穿，用青蛙一枚，雞骨一分，燒灰吹入，數用大效。《外台秘要》

**蛔蟲心痛**：用六畜心，生切作四臠，從橫割路，納硃砂或雄黃於中，吞之，蟲死即癒。《集驗方》

**蟲蝕肛爛**：見五臟則死，以豬脂和馬蹄灰，綿裹導入下部，日數度，瘥。《肘後方》

**斬三屍法**：《太上玄科》云：常以庚辰日去手爪甲，甲午日去足爪甲，每年七月十六日，將爪甲燒灰和水服之，三屍九蟲皆滅，名曰斬三屍。一云甲寅日三屍游兩手，剪去手爪，甲午日三屍游兩足，剪去足爪甲。

**諸蟲在臟**：久不瘥者，檳榔半兩，炮為末，每服二錢，以蔥、蜜煎湯調服一錢。《聖惠方》

**頭上生蟲**：水銀和蠟燭油揩之，一夜皆死。《摘玄方》

**蛔蟲攻心**：口吐清水，以雞子一枚去黃，納好漆入雞子殼中，和合仰頭吞之，蟲即出也。《古今錄驗方》

**蛔蟲腹痛**：白鴿屎燒研，飲和服之。《外台秘要》

**冷蟲心痛**：川椒四兩，炒出汗，酒一碗淋之，服酒。《壽域方》

**蛔蟲心痛**：如刺，口吐清水，白熟艾一升，水三升，煮一升服，吐蟲出，或取生艾搗汁，五更食香脯一片，乃飲一升，當下蟲出。《肘後方》

**心痛有蟲**：芫花一兩，醋炒雄黃一錢，為末，每服一字，溫醋湯下。《乾坤生意》

**心脾蟲痛**：不拘男女，用五靈脂、檳榔各等分為末，水煎石菖蒲，調服三錢，即食豬肉一二片。《海上方》

**蛔蟲心痛**：薏苡根一斤切，水七升，煮三升服之，蟲死盡出也。《梅師方》

**頭生蟣蝨**：藜蘆末擦之。《直指方》

**諸蟲心痛**：多吐清水，鰻鱺淡煮，飽食三五度，即瘥。《外台秘要》

## 心腹痛第六十六

**心腹冷痛**：男子病，令女人取水一杯，飲之。女人病，令男子取水一杯，飲之。《肘後方》

**心腹冷痛**：山柰、丁香、當歸、甘草各等分為末，醋糊丸梧子大，每服三十丸，酒下。《集簡方》

**心腹冷痛**：冷熱氣不和，山梔子，川烏頭等分生研，為末，酒糊丸梧子大，每服十五丸，生薑湯下。小腸氣痛，加炒茴香、蔥酒下二十丸。《博濟方》

**心腹冷痛**：法醋浸至二三年蒜，食至數顆，其效如神。李時珍《集簡方》

**心腹冷痛**：胡椒三七枚，清酒吞之，或云一歲一粒。孟詵《食療本草》

**心腹冷痛**：以布裹椒安痛處，用熨斗熨，令椒出汗即止。孫真人方

**心腹冷痛**：吳茱萸五合，酒三升，煮沸分三服。《千金方》

**卒患心痛**：畫地作王字，撮取中央土，水和一升，服良。《陳藏器本草》

**卒患腹痛**：山豆根，水研半盞，服，入口即止。

**急心痛**：五十年陳壁土，枯礬一錢，為末，蜜丸，艾湯服。《集玄方》

**冷熱心痛**：伏龍肝末方寸匕，熱水以溫冷，以酒服。《外台秘要》

**卒心氣痛**：當墨二錢，熱小便調下。《千金方》

**中噁心痛**：當墨五錢，鹽一錢，研勻，熱水一盞調下。《千金方》

**卒心氣痛**：粳米一升，水六升，煮六七沸服。《肘後方》

**心氣刺痛**：自然銅火鍛，醋淬九次，研末，醋調一字，服即止。《衛生易簡方》

**婦人心痛**：急者，好官粉為末，蔥汁和丸，小豆大，每服七丸，黃酒送下即止，粉能殺蟲，蔥能透氣故也。邵真人方

**急心氣痛**：古文錢一個，打碎，大核桃三個，同炒熱，入醋一盞沖服。《楊誠經驗方》

**男婦心痛**：硃砂、明礬各等分為末，沸湯調服。《摘玄方》

**心氣疼痛**：綠豆二十一粒，胡椒十四粒，同研，白湯調服即止。

**冷氣心痛**：靈砂三分，五靈脂一分，為末，稀糊丸麻子大，每服二十丸，食前石菖蒲生薑湯下。《直指方》

**陰毒腹痛**：回陽丹：用不灰木鍛，牡蠣鍛，高良薑炒，川烏頭炮，白芍藥各一錢為末，入麝香少許，每用一錢，男用女唾調塗外腎，女用男唾調塗乳上，得汗即癒。《玉機微義》

**心痛吐水**：不下飲食，發止不定，雌黃二兩，醋二斤，慢火煎成膏，用乾蒸餅和丸梧子大，每服七丸，薑湯下。《聖惠方》

**心痛徹背**：赤石脂，乾薑，蜀椒各四分，附子炮兩分，烏頭炮一分，為末，蜜丸梧子大，先食服一丸，不住稍增之。張仲景《金匱要略方》

**小腹痛滿**：不得小便，雄黃末，蜜丸塞陰孔中。《傷寒類要》

**心痛難忍**：薑黃一兩，桂枝三兩，為末，醋湯服一錢。《經驗方》

**盲腸氣痛**：婦人少腹痛，禹餘糧為末，每米飲服二錢，日二服，極效。《衛生易簡方》

**諸心氣痛**：《儒門事親》方：用生礬一皂子大，醋一盞，煎七分，服立止。

《邵真人方》用明礬一兩，燒硃砂一錢，金箔三個，為末，每空心服一錢半，白湯下。

**諸心腹痛**：焰硝、雄黃各一錢，研細末，每點少許，入眥

內，名火龍丹。《集玄方》

**腎臟積冷**：氣攻心腹疼痛，面青足冷，硇砂二兩，桃仁一兩去皮，酒一小盞，煎硇十餘沸，去砂石，入桃仁泥，旋旋煎成膏，蒸餅和丸梧子大，每熱酒下二十丸。《聖惠方》

**小腹熱痛**：青黑或赤色不能喘者，苦參一兩，醋一升半，煎八合，分二服。張傑《子母秘錄》

**元臟虛冷**：氣攻臍腹疼痛，用硇砂一兩，以纖霞草末二兩，和勻，用小砂罐不固濟，慢火燒赤，乃入硇在罐內，不蓋口，加頂火一秤，待火燼爐寒取出，用川烏頭去皮臍，生研末二兩，和勻，湯浸蒸餅丸梧子大，每服三丸，木香湯、醋湯任下，日一服。陳巽方

**胸痺心痛**：逆氣膈中，飲食不下，小草丸。用小草、桂心、乾薑、細辛、蜀椒出汗，各三兩，附子二分炮，六物搗下篩，蜜和丸梧子大，先食米汁下三丸，日三服，不知稍增，以增為度。忌豬肉、冷水、生蔥、菜。《范汪方》

**卒熱心痛**：黃連八錢，㕮咀，水煎熱服。《外台秘要》

**心腹諸痛**：艾附丸，治男女心氣痛、腹痛、少腹痛、血氣痛不可忍者，香附子三兩，蘄艾葉半兩，以醋湯同煮熟，去艾，炒，為末，米醋糊丸梧子大，每白湯服五十丸。《集簡方》

**血氣刺痛**：香附子炒一兩，荔枝核燒存性五錢，為末，每服二錢，米飲調下。《婦人良方》

**心氣刺痛**：青木香一兩，皂莢炙一兩，為末，糊丸梧子大，每湯服五十丸甚效。《攝生方》

**心脾氣痛**：白飛霞方《方外奇方》云：幾人胸膛軟處，一點痛者，多因氣及寒起，或致終身，或子母相傳，俗名心氣痛，非也。乃胃脘有滯耳，惟此獨步散，治之甚妙。香附、米醋浸略炒，為末，高良薑酒洗七次，略炒，為末，俱各封收。因寒者，薑二錢，附子一錢。因氣者，附子二錢，薑一錢。因氣與寒者，各等分和勻，以熱水湯入薑汁一匙，鹽一捻，調下

立止，不過七八次除根。

《百一選方》云：內翰吳弁夫人心痛欲死，服此即癒。

《類編》云：梁昆心脾痛數年不癒，供事穢跡佛，夢傳此方，一服而癒，因名神授一七散也。

**調中快氣**：心腹刺痛，小烏沉湯，香附子擦去毛，焙二十兩，烏藥十兩，甘草炒一兩，為末，每服一錢，鹽湯隨時點服。《和劑局方》

**心氣疼痛**：白及、石榴皮各二錢，為末，煉蜜丸黃豆大，每服三丸，艾醋湯下。《生生編》

**內釣腹痛**：木香、乳香、沒藥各五分，水煎服之。《阮氏小兒方》

**厥心氣痛不可忍**：鬱金、附子、乾薑各等分，為末，醋糊丸梧子大，硃砂為衣，每服三十丸，男酒女醋下。《奇效方》

**心下刺痛**：當歸為末，酒服方寸匕。《必效方》

**血氣攻心**：痛不可忍，蓼根洗，剉，浸酒飲。《斗門方》

**一切心痛**：大川芎一個，為末，燒酒服之，一個住一年，兩個住兩年。《集效方》

**大實心痛**：已用利藥，用此徹其毒，藁本半兩，蒼朮一兩，作二服，水二鍾，煎一鍾，宜溫服。《活法機要》

**腹中虛痛**：白芍藥三錢，炙甘草一錢，夏月加黃芩五分，若惡寒加肉桂一錢，冬月大寒再加桂一錢，水二盞，煎一半，溫服，女用醋、水各半煎服，一婦年三十病此，一服立效。《摘玄方》

**心口熱痛**：薑汁調青黛一錢，服之。《醫學正傳》

**婦人腹痛**：內傷刺，沒藥末一錢，酒服便止。《圖經本草》

**女人腹痛**：野葡萄根七錢，葛根三錢，水一鍾，煎七分，入童子小便三分，空心溫服。《乾坤秘韞》

**腹中冷痛**：水穀陰結，心下停痰，兩脅痞滿，按之鳴轉，逆害飲食。用狼毒三兩，附子一兩，旋覆花三兩，搗末，蜜丸

梧子大，每服三丸，食前白湯下，日三服。《肘後方》

**蛔蟲心痛**：吐清水，七月七日採蒺藜子陰乾，方寸匕，日三服。《外台秘要》

**心腹連痛**：作脹，用狼毒二兩，附子半兩，搗篩蜜丸梧子大，一日服一丸，二日服二丸，三日服三丸止，又後一丸起至三丸止，以瘥為度。《肘後方》

**九種心痛**：一蟲、二蛀、三風、四悸、五食、六飲、七冷、八熱、九氣也，又治連年積冷，流注心胸及落馬、墜車瘀血、中惡等證，九痛丸：用狼毒炙香，吳茱萸湯泡，巴豆去心炒取霜，乾薑炮、人參各一兩，附子泡去皮三兩，為末，煉蜜丸梧子大，每空腹溫酒下一丸。《和劑局方》

**濕痰心痛**：喘急者，半夏油炒，為末，粥糊丸綠豆大，每服二十丸，薑湯下。《丹溪心法》

**心氣疼痛**：高粱根煎湯，溫服甚效。

**心下急痛**：桑耳燒存性，熱酒服二錢《集簡方》

**卒然腹痛**：令人騎其腹，溺臍中。《肘後方》

**腰腹諸痛**：焰硝、雄黃各一錢，研細末，每點少許，入眥內，名火龍丹。《集玄方》

**中噁心痛**：氣短欲絕，桂二兩，水一升，二和煎八合，頓服之。《千金方》

**一切心痛**：不拘大小、男女，大馬兜鈴一個燈上燒存性，為末，溫酒服立效。《摘玄方》

**寒厥心痛**：及小腸、膀胱痛不可止者，神砂一粒丹，用熟附子去皮，鬱金、橘紅各一兩，為末，醋麵糊丸如酸棗大，硃砂為衣，每服一丸，男子酒下，女子醋湯下。《宣明方》

**陰毒腹痛**：燒酒溫飲，汗出即止。

**心痛不瘥**：四十年者，黍米淘汁，溫服隨意。《經驗方》

**卒熱心痛**：生麻油一合，服之良。《肘後方》

**腸痛如打**：大豆半升，熬焦，入酒一升，煮沸飲取醉。《肘後方》

**心氣卒痛**：乾薑末，米飲服一錢。《外台秘要》

**胸痺急痛**：詵曰：胸痺痛如錐刺，不得俯仰，自汗出或徹背上，不治或致死，可取生韭或根五斤，洗，搗汁服之。《食療本草》

**卒心急痛**：牙關緊閉欲絕，以老蔥白五莖去皮鬚，搗膏以匙送入咽中，灌以麻油四兩，但得下咽即蘇，少頃蟲積皆化，黃水而下，永不再發，累得救人。《瑞竹堂經驗方》

**冷氣心痛**：燒酒入飛鹽飲，即止。

**陰毒腹痛**：厥逆唇青卵縮，六脈欲絕者，用蔥一束，去根及青，留白二寸，烘熱安臍上，以熨斗火熨之，蔥壞則易，良久熱氣透入，手足溫有汗，即瘥，乃服四逆湯，若熨而手足不溫，不可治。朱肱《類證活人書》

**胃脘血氣**：作痛，水紅花一大撮，水二鍾，煎一鍾，服百戶，毛菊莊屢驗方也。《董炳避水集驗方》

**心腹惡氣**：艾葉搗汁，飲之。《藥性論》

**胸痺刺痛**：張仲景瓜蔞薤白湯，治胸痺，痛徹心背，喘息咳唾短氣，喉中燥癢，寸脈沉遲，關脈弦數，不治殺人。用瓜蔞實一枚，薤白半升，白酒七升，煮二升，分二服。

《千金方》治胸痺半夏薤白湯，用薤白四兩，半夏一合，枳實半兩，生薑一兩，瓜蔞實半枚，㕮咀，以白截（截音在，酢漿也）漿三升，煮一升，溫服，日三服。

《肘後方》治胸痛瘥而復發，薤根五升，搗汁飲之立瘥。

**心腹結氣**：杏仁、桂枝、橘皮、訶子皮等分為丸，每服三十丸，白湯下，無忌。孟詵《食療本草》

**心腹積痛**：三月三日採桃花曬乾，杵末，以水服二錢匕，良。孟詵《食療本草》

**心痛解熱**：白藥根、野豬尾二味，洗去粗皮，焙乾等分，搗篩，酒服一錢，甚有效，黔人用之。《圖經本草》

**積年心痛**：不可忍，不拘十年、五年者，隨手見效。濃汁煮小蒜，食飽，勿著鹽，曾用之有效，再不發也。《兵部手

集》

**冷氣心痛**：桃仁二兩去皮，水研絞汁，入青粱米四合，煮粥常食之。《壽親養老書》

**血逆心痛**：生蒜搗汁，服二升，即癒。《肘後方》

**臍下絞痛**：芥子末蜜丸梧子大，井華水，寅時下七丸，申時再服。《千金方》

**心腹諸疾**：三物備急丸，治心腹諸疾，卒暴百病。用大黃、巴豆、乾薑各一兩，搗篩蜜和，搗一千杵，丸小豆大，每服三丸。凡中客卒忤，心腹脹滿，痛如錐刀，氣急口噤，停屍卒死者，以暖水或酒服之，或灌之，未知，更服三丸，腹中鳴轉，當吐下，便癒。若口已噤者，折齒灌之入喉，即瘥。此乃仲景方，司空裴秀，改為散用，不及丸也。《圖經本草》

**卒心痛刺**：鬱李仁三七枚嚼爛，以新汲水或溫湯下，須臾痛即止，卻呷薄荷鹽湯。《姚和眾至寶方》

**心腹氣痛**：烏藥水磨濃汁一盞，入橘皮一片，蘇子葉煎服。《集簡方》

**心脹腹痛**：未得吐下，取楠木削三四兩，水三升，煮三沸，飲之。《肘後方》

**心氣疼痛**：不可忍，用乳香三兩，真茶四兩為末，以臘月鹿血和丸彈子大，每溫醋化一丸服之。《瑞竹堂經驗方》

**熱厥心痛**：或發，或止身熱，足寒久不癒者，先灸太谿、崑崙，引熱下行，服金鈴散。用金鈴子、延胡索各一兩為末，每服三錢，溫酒調下。《活法機要》

**冷心氣痛**：乳香一粒，胡椒四十丸粒，研入薑汁，熱酒調服。《潘氏經驗方》

**暴心氣痛**：雞舌香末，酒服一錢。《肘後方》

**九種心痛**：《聖惠方》用桂心二錢半為末，酒一盞半，煎半盞，飲立效。

《外台秘要》用桂末酒服方寸匕，須臾六七次。

**心腹急痛**：欲死，用人屎同蜜擂勻，新汲水化下。《生生

編》

**中噁心痛**：吳茱萸五合，酒三升，煮沸，分三服。《楊氏產乳》

**卒急心痛**：《海上方》訣云：一個烏梅兩個棗，七枚杏仁一處搗，男酒女醋送下之，不害心疼直到老。

**心下大痛**：《壽域方》用椒四十九粒，乳香一錢，研勻，男用生薑，女用當歸，酒下。又方：用椒五分，沒藥三錢，研洗，分二服，溫酒下。又方：胡椒、綠豆各四十九粒，研爛，酒下，神效。考椒，胡椒也。

**心腹脹痛**：氣短欲絕，桂二兩，水一升，二和煮八合，頓服之。《肘後方》

**臍下絞痛**：木瓜三片，桑葉七片，大棗三枚，水三升，煮半升，頓服即癒。《食療本草》

**心腹脹痛短氣癒厥者**：烏梅二七枚，水五升，煮一沸，納大錢二七枚，煮二升半，頓服之。《肘後方》

**血氣心痛**：沒藥末二錢，水一盞，酒一盞，煎服。《醫林集要》

**冷氣腹痛**：吳茱萸二錢，擂爛以酒一鍾調之，用香油一杯，入鍋煎熱，傾茱酒入鍋煎一滾，取服立止。《唐瑤經驗方》

**途中心痛**：橘皮去白，煎湯飲之，甚良。《談野翁試驗方》

**脾痛不止**：荔枝核為末，醋服二錢，數服，即癒。《衛生易簡方》

**心脾作痛**：雞心，檳榔，高良薑各一錢半，陳米百粒同煎服之。《直指方》

**急心氣痛**：核桃一個，棗子一枚，去核夾桃，紙裹煨，以生薑湯一鍾，細嚼送下，永久不發，名盞落湯。《趙氏經驗方》

**久年心痛**：十年、五年者，煎湖茶，以頭醋和勻服之，

良。《兵部手集》

**陰毒腹痛**：油松木七塊炒焦，沖酒二鍾熱服。《集簡方》

**卒然心痛**：桃仁七枚去皮尖，研爛，水一合，服之。《肘後方》

**陰冷疼悶**：冷氣入服，腫滿殺人，醋和熱灰頻熨之。《千金方》

**惡疰腹痛不可忍者**：阿魏末，熱酒服一二錢，立止。《永類鈐方》

**卒忽心痛**：三年頭（須巾），沸湯淋汁飲之，以碗覆（須巾）於閒地，稠時即癒。《聖惠方》

**冷熱腹痛**：刺不思飲食，山梔子、川烏頭，等分，生研為末，酒糊丸如梧子大，每服十五丸，生薑湯下，小腹痛，茴香湯下。《博濟方》

**九種心痛及腹脅積聚**：滯氣筒內，乾漆一兩，搗，炒煙盡，研末醋煮，麵糊丸梧子大，每服五丸至九丸，熱酒下。《簡要濟眾》

**九種心痛**：當太歲上取新生槐枝一握，去兩頭，用水三大升，煎取一升，頓服。《千金方》

**陰證腹痛**：桑葚絹包風乾，過伏天為末，每服三錢，熱酒下，取汗。《集簡方》

**食積心痛**：陳神麴一塊，燒紅淬酒二大碗，服之。《摘玄方》

**卒胸痺痛**：枳實搗末，湯服方寸匕，日三夜一。《肘後方》

**卒然心痛**：或經年頻發，安息香研末，沸湯服半錢。《世醫得效方》

**一切心痛**：氈襪後跟一對，燒灰酒服，男用女，女用男。《壽域方》

**惡氣心痛**：破網巾燒灰一錢，貓屎燒灰五分，溫酒服。馬氏方

**男婦心痛**：不可忍者，晚蠶沙一兩，滾湯泡過，濾淨，取清水服即止。《瑞竹堂經驗方》

**心疼腹痛**：五倍子生研末，每服一錢，鐵勺內炒起煙，灰色者為度，以好酒一鍾，傾入勺內服之立止。《邵真人經驗方》

**陰毒腹痛**：露蜂房三錢，燒存性，蔥白五寸，同研為丸，男左女右，著手中握陰，臥之汗出即癒。

**心腹作痛**：赤麴、香附、乳香各等分，為末，酒服。《摘玄方》

**急心疼痛**：用黃蠟燈上燒化，丸芡子大，百草霜為衣，井水下三丸。

**心脾痛**：不止者，水甲散主之。用田螺殼，溪間者，亦可以，松柴片，層層疊上，燒過火，吹去松灰，取殼研末，以烏沉湯，寬中散之類，調服二錢，不傳之妙。《集要方》

**冷氣心痛**：鴿屎燒存性，酒服一錢，即止。

**心氣疼痛**：真蛤粉燒過白，佐以香附末等分，白湯淬服。《聖惠方》

**心脾氣痛**：氣實有痰者，牡蠣鍛粉，酒服二錢。《丹溪心法》

**濕痰心痛**：白螺螄殼洗淨，燒存性研末，酒服方寸匕，立止。《醫學正傳》

**卒心氣痛**：人屎絞汁五合，熱服即止。《肘後方》

**陰毒腹痛**：雞糞、烏頭、地膚子各一把，乳髮一團，同炒煙起，傾入好酒一碗，浸之，去滓，熱服即止。《生生編》

**陰證腹痛**：面青甚者，鴿子糞一大抄，研末極熱，酒一鍾和勻，澄清頓服，即癒。劉氏方

**靈脂散**：治丈夫脾積氣痛，婦人血崩諸痛，飛過五靈脂炒煙盡，研末，每服一錢，溫酒調下，此藥氣惡難吃，燒存性乃妙也。或以酒、水、童子小便煎服，名抽刀散，治產後心腹、脅肋、腰胯痛。能散惡血。如心煩口渴者，加炒蒲黃減半，霹

靂酒下。腸風下血症，煎烏梅柏葉湯，下中風痲痺，痛者加草烏半錢，同童尿、水、酒煎服。《永類鈐方》

**卒然心痛**：白雞一頭，治如食發，水三升，煮二升，去雞，剪取二合，入苦酒六合，珍珠一錢，煎取六合，納麝香二豆許，頓服之。《肘後方》

**急肚疼痛**：用本人頭髮三十根，燒過酒服，即以水調芥子末，封在臍內，大汗如雨，即安。《談野翁試驗方》

**交接陰毒**：腹痛欲死，豭豬血乘熱和酒服之。《肘後方》

**心痛不止**：敗筆頭三個，燒灰，無根水服，立效。《經驗方》

**心氣痛**：《瑞竹堂經驗方》：用臘兔血和茶末四兩，乳香末二兩，搗丸芡子大，每溫醋化服一丸。

《談野翁試驗方》臘月八日取活兔血，和麵丸梧子大，每白湯下二十一丸。

**腹痛熱滿**：羚羊角燒末，水服方寸匕。《子母秘錄》

**卒暴心痛**：五靈脂炒一錢半，乾薑炮三分，為末，熱酒服立癒。《事林廣記》

**心腹痛**：用黃鼠心、肝、肺一具，陰乾瓦焙為末，入乳香，沒藥，孩兒茶，血竭末各三分，每服一錢，燒酒調下，立止。《海上方》

**血氣撮痛不可忍者**：用黑狗膽一個，半乾半濕，剜開以篦子排，丸以綠豆大，蛤粉滾過，每服四十丸，以鐵淬酒送下，痛立止。《經驗方》

**急心疼痛**：豬心一枚，每歲入胡椒一粒，同鹽酒煮食。

**心氣作痛**：雞子一枚打破，醋二合調服。《肘後方》

**血氣刺痛**：五靈脂生研三錢，酒一盞，煎沸熱服。《靈苑方》

**心氣疼痛**：不問遠近，以山羊糞七枚，油頭髮一團，燒灰酒服，永斷根。《集效方》

**心痛欲死**：狗屎炒研，酒服二錢神效。

**失笑散**：治男女老少心痛、腹痛、少腹痛、小腸疝氣，諸藥不效者，能行能止，婦人妊娠心痛及產後心痛、少腹痛、氣血痛尤妙。用五靈脂，蒲黃等分，研末，先以醋二杯，調末熬成膏，入水一盞，煎至七分，連藥熱服，未止再服，一方以酒代醋，一方以醋糊和丸，童尿、酒服。《和劑局方》

## 脅痛第六十七

**心腹煩滿**：及胸脅痛欲死者，比輪錢二十枚，水五升，煮三升，分三服。《肘後方》

**心煩脅痛**：連胸欲死者，香薷搗汁一二升服。《肘後方》

**脅下疼痛**：地膚子為末，酒服方寸匕。《壽域方》

**酒癖脅脹**：時後嘔吐，腹有水聲，川芎、三棱炮各一兩為末，每服二錢，蔥白湯下。《聖濟總錄》

**乾嘔脅痛**：傷寒有時，頭痛，心下痞滿，痛引兩脅，乾嘔短氣，汗出不惡寒者，表解裡未和也，十棗湯主之。芫花熬、甘遂、大戟各等分為散，以大棗十枚，水一升半煮取八合，去渣，納藥，強人服一錢，羸人服半錢，平旦服之，當下利，病除，如不除，明旦更服。仲景《傷寒論》

**腸脅卒痛**：大豆炒二升，水三升，煮二升，頓服。《肘後方》

**胸脅滿痛**：凡心胸脅下有邪氣，結實硬痛脹滿者，生薑一斤，搗渣留汁慢炒，待潤以絹包於患處，款款熨之，冷再以汁炒，再熨良久，豁然寬快也。《陶華傷寒捶法》

**脅下刺痛**：小茴香一兩，炒枳殼五錢，麩炒為末，每服二錢，鹽酒調服，神效。《袖珍方》

**腹脅刺痛**：因腎臟虛冷，不可忍者。棘針鉤子一合焙，檳榔二錢半，水一盞，煎五分，入好酒半盞。更煎三五沸，分二服。《聖濟總錄》

**脅骨疼痛**：因驚傷肝者，枳殼一兩麩炒，桂枝生半兩，為細末，每服二錢，薑棗湯下。《本事方》

## 腰痛第六十八

**脾疼腰痛**：砒霜成塊者為末，黃丹各半兩，化蠟入砒，以柳條攪，焦則換，至七條，入起收之。每旋丸梧桐子大。冷水送下，小兒黍米大。《和劑局方》

**暖益腰膝**：王方平通靈玉粉散，治腰膝、暖水臟、益顏色，其攻不可具載。硫黃半斤，桑柴灰五斗，淋取汁，煮三伏，時以鐵匙抄於火上試之，伏火即止，候乾以大火鍛之。如未伏更煮，以伏為度，鍛了研末，穿地坑一尺二寸，投水於中，待水清取和硫末，坩堝內煎如膏，鐵劃抄出，細研飯丸麻子大，每空心鹽湯下十丸，極有效驗。鄉人王昭遂服之，年九十顏貌如童子，力倍常人。杜光庭《金匱玉函方》

**腰腳疼痛**：天麻、細辛、半夏各二兩，絹袋兩個各盛藥，令勻，蒸熱交互熨燙痛處，汗出則瘉，數日再熨。《衛生易簡方》

**腰痛揩牙**：香附子五兩，生薑二兩，取自然汁浸一宿。炒黃為末，入青鹽二錢，擦牙數次，其痛即止。《乾坤生意》

**婦人氣血**：游走作痛及腰痛，蓬莪茂、乾漆各二兩，為末，酒服二錢，腰痛核桃酒下。《普濟方》

**氣滯腰痛**：青木香、乳香各二錢，酒浸飯上，蒸勻以酒調服。《聖惠方》

**腎虛腰痛**：《經驗方》，用破故紙一兩炒，為末，溫酒服三錢神妙，或加木香一錢。

《和劑局方》青娥丸治腎氣虛弱，冷風乘之，或血氣相搏，腰痛如折，俯仰不利，或因勞役傷腎，或痺濕傷腰，或損墜墜傷，或風寒客搏，或氣滯不散，皆令腰痛，或腰間如物重墜，用破故紙酒浸炒一斤，杜仲去皮，薑汁浸炒一斤，胡桃肉去皮，二十個為末，以蒜搗膏，一兩，和丸梧子大，每空心溫酒服二十丸，婦人淡醋湯下，常服。壯筋骨，活血脈，髭鬚益顏色。

**久病腰痛**：積年，有時發動，六月，七月取地膚子，乾末，酒服方寸匕，日五六服。《肘後方》

**寒濕腰痛**：蒴藋葉火燎，厚鋪床上，趁熱眠於上，冷復易之，冬月取根舂碎熬熱用。《外台秘要》

**濕氣腰痛**：蛤蟆草連根七棵，蔥白連鬚七棵，棗七枚煮酒一瓶，常服終身不發。《簡便方》

**腰脊隱痛**：蒺藜子搗末，蜜和丸胡豆大，酒服一丸，日三服。《外台秘要》

**腰脊脹痛**：芥子末調酒貼之立效。《摘玄方》

**腰腳冷痛**：烏頭三個，去皮臍研末，醋調貼，須臾痛止。《十便良方》

**冷氣腰痛**：《時珍發明》按方勺泊宅編云：一人病遍體作痛，殆不可忍，都下醫或云中風，或云中濕，或云腳氣，藥悉不效，周離亨言：是氣血凝滯所致，用延胡索、當歸、桂心各等分，為末。溫酒服三錢，隨量頻進，以止為度，遂痛止，蓋延胡索能活血行氣，第一品藥也。

**腰腳風氣**：作痛，大黃二兩，切如棋子，和少酥炒乾，勿令焦。搗篩，每用二錢，空心以水三大合，入薑三片，煎十餘沸，取湯調服，當下冷膿惡物，即痛止。崔元亮《海上方》

**虛寒腰痛**：鹿茸去毛酥，炙微黃，附子炮去皮臍各二兩，鹽花三分為末，棗肉和丸梧子大。每服三十丸，空心溫酒下。《夷堅志》云：時康祖大夫病心胸一漏，數竅流汁，已二十年，又苦腰痛行則傴僂，形神憔悴，醫不能治，通判韓子溫，為檢《聖惠方》得此方，令服旬餘，腰痛減，久服遂瘥。心漏亦瘥。精力倍常，步履輕捷，此方本治腰痛，而效乃如此。

**腰腳冷痺**：疼痛有風，川烏頭三個，生去皮臍為散，醋調塗帛上貼之，須臾痛止。《聖惠方》

**腰腳痺軟**：行履不穩者，萆薢二十四分，杜仲八分，搗篩，每旦溫酒服三錢匕，禁牛肉。唐德宗《廣利方》

**腰膝疼痛**：或頑麻無力，菟絲子洗一兩，牛膝一兩，同入

銀器，納酒浸一寸五分，暴為末，將原酒煮糊丸梧子大，每空心酒服三二十丸。《經驗方》

**腰痛不止：**天羅布、瓜子仁炒焦，擂，酒服以渣傅之。《熊氏補遺》

**腎臟風壅：**腰膝沉重，威靈仙末，蜜丸梧子大，溫酒服八十丸，平明微利惡物，如青膿膠即是，風毒積滯，如未立，再服一百丸，取下後，食粥補之，一月乃常溫補藥，孫兆方名放杖丸。《集驗方》

**卒然腰痛：**大豆六升水拌濕，炒熱，布裹熨之，即易。乃張文仲所處方也。《延年秘錄》

**腰痛如刺：**《簡便方》用八角茴香炒研，每服二錢，食前鹽湯下，外以糯米一二升炒熱，袋盛拴於痛處。

《活人心統》思仙散，用八角茴香、杜仲各炒研三錢，木香一錢，水一鍾，酒半鍾，煎服。

**閃損腰痛：**趁痛丸：用白莴苣子炒三兩，白粟米炒一撮，乳香、沒藥、烏梅肉各半兩，為末，煉蜜丸彈子大，每嚼一丸，熱酒下。《玉機微義》

**腰腳無力：**韭子一升，揀淨，蒸兩炊久，暴乾，簸去黑皮，炒黃搗粉，安息香二大兩，水煮一二百沸，慢火炒赤色，和搗為丸梧子大。如乾少入蜜，每日空腹酒下三十丸，以飯三五匙壓之大佳。崔元亮《海上方》

**腰痛不止：**絲瓜根燒存性，為末，每溫酒服二錢，神效甚捷。《鄧筆峰雜興》

**損傷腰痛：**冬瓜皮燒研，酒服一錢。《生生編》

**腰重刺脹：**八角茴香炒為末，食前酒服二錢。《直指方》

**腎腰疼痛：**生葛根嚼之，咽汁取效乃止。《肘後方》

**氣滯腰痛：**牽牛不拘多少，以新瓦燒赤安於上，自然一半生、一半熟，不得撥動，取末一兩，入硫黃末二錢半，同研勻分作三份，每份用白麵三匙，水和擀開切作棋子，五更初以水一盞，煮熟連湯溫下，痛即已，未住，隔日再作，予常有此

疾，每發一服，痛即止。許學士《本事方》

**腰腳諸痛**：《千金方》用威靈仙末，空心溫酒服一錢，逐日以微利為度。

《經驗方》用威靈仙一斤，洗乾，好酒浸七日，為末，麵糊丸梧子大，入浸藥酒，每服二十丸。

**閃挫腰痛**：蒔蘿作末，酒服二錢匕。《永類鈐方》

**腰脊作痛**：三月三日取桃花一斗，一升井華水，三斗麴，六升米，六斗炊熟，如常釀酒，每服一升，日三服，神良。《千金方》

**婦人腰痛**：鹿角稍炒黃，研酒服方寸匕，日五六服。《楊氏產乳》

**腎虛腰痛**：崔元亮《海上方》：杜仲去皮炙黃一大斤，分作十劑，每夜取一劑，以水一大升，浸至五更，煎三分減一，取汁，以羊腎三四枚切下，再煮三五沸，如作羹法，和以椒鹽，空腹頓服。《聖惠方》入薤白七莖。《篋中方》加五味子半斤。

**腎虛腰痛**：枸杞根，杜仲，萆薢各一斤，好酒三斗漬之。罌中密封，鍋中煮一日，飲之任意。《千金方》

**風冷傷腎**：腰背虛痛，杜仲一斤切炒，酒二升漬十日，日服三合，此《陶隱居得效方》也。《三因方》為末，每旦以溫酒服二錢。

**腰腿疼痛**：甜瓜子三兩，酒浸十日為末，每服二錢，空心酒下，日三服。《壽域方》

**腰重作痛**：檳榔為末，酒服一錢。《斗門方》

**老人腰痛及腿痛**：用棠梂子，鹿茸炙各等分為末，蜜丸梧子大。每服百丸，日二服。

**閃挫腰痛**：橙子核炒研，酒服三錢即癒。《攝生眾妙方》

**閃挫腰痛**：西瓜青皮陰乾為末，鹽酒調服三錢。《攝生眾妙方》

**腰痛難轉**：煎茶五合，攝醋二合，頓服。孟詵《食療本

草》

**反腰血痛**：桂末和酒塗之，乾再上。《肘後方》

**腰腳錐痛**：及腿者，貓兒屎燒灰，唾津調塗之。《永類鈐方》

**腎虛腰痛**：《食醫心鏡》用羊脊骨一具，捶碎，煮，和蒜薤食，飲少酒妙。

《飲膳正要》用羊脊骨一具，捶碎，肉蓯蓉一兩，草果五枚，水煮汁，下蔥醬作羹食。

**虛寒腰痛**：用羊頭蹄一具，草果四枚，桂一兩，薑半斤，哈昔泥一豆許，胡椒煮食。《飲膳正要》

**腰膝疼痛**：傷敗者，鹿茸塗酥，炙紫為水，每服酒服一錢。續《千金方》

**腎虛腰痛**：《千金方》羊腎去膜陰乾，為末，酒服二方寸匕，日三服。《飲膳正要》治卒腰痛，羊腎一對，咱夫蘭（考為回回紅花）一錢，水一盞浸汁，入鹽少許，塗抹腎上，徐徐炙熟，空腹食之。

**卒腰脊痛**：不能轉側，鹿角五寸，燒赤投二升，酒中浸一宿飲。《梅師方》

**腰腳不隨**：攣急冷痛，取虎脛骨五六寸，刮去肉膜塗酥，炙黃擣碎，細絹袋盛之，以瓶微酒一斗，浸之，煻火微溫，七日後任性飲之，當微利便效也。

又方：虎腰脊骨一具，前兩腳全骨一具，並於石上，以斧捶碎，安鐵床上，文炭火炙，待脂出則投無灰濃酒中，密封春夏七日，秋冬三七日，任性日飲三度，患十年以上者，不過三劑，七年以下者一劑必瘥。崔元亮《海上方》

**腰痛**：橘核、杜仲各二兩，炒研末，每服二錢，鹽酒下。《簡便方》

**卒得腰痛**：不可俯仰，用鱉甲，炙研末，酒服方寸匕，日二服。《肘後方》

**陰虛腰痛**：不能反側，鹿茸炙、菟絲子各一兩，舶茴香半

兩，為末，以羊腎二對，去酒煮爛，搗泥和丸梧子大，陰乾，每服三五十丸，溫酒下，日三服。《本事方》

**腎虛腰痛**：如錐刺不能動搖，鹿角屑三兩，炒黃研末，空心溫酒服方寸匕，日三服。《肘後方》

**閃肭腰痛**：豮豬腎一枚，批片鹽椒淹過，入甘遂末三錢，荷葉包煨熱食，酒送下。《儒門事親》

**腎虛腰痛**：用豬腰子一枚切片，以椒鹽淹，去腥水，入杜仲末三錢在內，荷葉包煨食之，酒下。《本草權度》

**青蛾丸**：治腎氣虛弱，風冷乘之，或血氣相搏腰痛如折，俯仰不利，或因勞逸傷腎，或痺熱傷腰，或損墜墮傷，或風寒客博，或氣滯不散，皆令腰痛，或腰間如物重墜，用破故紙酒浸炒一斤，杜仲去皮，薑汁炒一斤，胡桃肉去皮，二十個為末，以蒜搗膏一兩，和丸梧子大，每空心溫酒服二十丸，婦人淡醋湯下，常服壯筋骨，活血脈，髭鬚益顏色。《和劑局方》

**腰痛虛寒**：糯米二升炒熟，袋盛拴靠痛處，內以八角茴香研酒服。《談野翁試驗方》

**腎虛腰痛**：茴香炒研，以豬腰子批開，摻末入內，濕紙裹煨熟，空心食之，鹽酒送下。戴原禮《證治要訣》

## 疝㿉第六十九

**陰腫如斗**：痛不可忍，雄黃、礬石各二兩，甘草一尺，水五升，煮二升，浸之。《肘後方》

**偏墜氣痛**：陳石灰炒，五倍子、山梔子各等分，為末，麵和醋調敷之，一夜即消。《醫方摘要》

**小腸疝氣**：莖縮囊腫者，《直指方》用浮石為末，每服二錢，木通、赤茯苓、麥門冬煎湯調下。丹溪方用浮石、香附各等分，為末，每服二錢，薑汁調下。

**小腸疝氣**：代赭石火鍛醋淬，為末，每白湯服二錢。《壽域方》

**疝氣卵腫**：脹痛不可忍，念珠丸用硇砂、乳香各二錢，黃

蠟一兩，研溶和丸，分作一百單八丸，以綿縫露一夜，次日取出，蛤粉為衣，每用一丸，乳香湯吞下，日二服，取效。《本事方》

**疝氣危急**：延胡索研炒，全蠍去毒生用，等分，為末，每服半錢，空心鹽酒下。《直指方》

**小腸疝氣**：黑參㕮咀，炒為丸，每服一錢半，空心酒服，汗出即效。《集效方》

**寒疝腹痛**：小腹及陰中相引痛，自汗出欲死，以丹參一兩為末，每服二錢，熱酒調下。《聖惠方》

**陰癩偏腫**：白頭翁根生者，不限多少，搗敷腫處，一宿當作瘡，二十日癒。《外台秘要》

**癩疝脹痛及小腸氣**：香附末二錢，以海藻一錢，煎酒空心調下，並食海藻。《集簡方》

**陰癩腫痛**：荊芥穗瓦焙為散，酒服，二錢即消。《壽域方》

**小腸疝氣**：青木香四兩，酒三斤，煮過，每日飲三次。《集效方》

**卒得疝氣**：小腹及陰中，相引痛如絞，自汗出，欲死者。沙參搗篩，為末，酒服方寸匕，立瘥。《肘後方》

**癩疝偏墜**：氣脹不能動者，牡丹皮、防風等分，為末，酒服二錢，甚效。《千金方》

**小腸脹氣**：非時痛不可忍，蓬莪茂研末，空心，蔥酒服一錢。《楊子建護命方》

**陰冷悶疼**：漸入囊內，腫滿殺人，車前子末，飲服方寸匕，日二服。《千金方》

**婦人疝痛**：名小腸氣，馬鞭草一兩，酒煎滾服，以湯浴身，取汗甚妙。《纂要奇方》

**疝氣危急**：地膚子即落掃子，炒香研末，每服一錢，酒下。《簡便方》

**血疝初起**：胡椒菜葉，挼按揉之。《集簡方》

**男子陰腫**：大如升核，痛，人所不能治者，馬鞭草塗之。《集驗方》

**小腸氣痛**：胡盧巴炒，研末，每服二錢，茴香酒下。《直指方》

**小腸疝氣**：木賊細剉微炒，為末，沸湯煎點服二錢，緩服取效。一方：用熱酒下。《本草衍義》

**狐疝陰癩**：超越舉重，故得陰，及小兒狐疝，傷損生，並用地膚子五錢，白朮二錢半，桂心五分，為末，飲，或酒服三錢，忌生蔥桃李。《必效方》

**寒疝諸疾**：寒疝不能食，及腹內一切諸疾，消食肥肌，馬蘭子一升，每日取一把，以麵拌，煮吞之，服盡癒。《集驗方》

**陰疝腫刺**：發時腫痛如刺，用生射干，搗汁與服，取利，亦可丸服。《肘後方》

**冷氣疝瘕**：胡盧巴酒浸曬乾，蕎麥炒，研麵各四兩，小茴香一兩，為末，酒糊丸梧子大，每服五十丸，空心鹽湯，或鹽酒下，服至兩月，大便出白膿，則除根。《方廣心法附餘》

**奔豚疝氣**：作痛或陰囊腫痛，去鈴丸：用生烏頭尖七個，巴豆七枚，去皮油，為末，糕糊丸梧子大，硃砂、麝香為衣，每服二丸，空心冷酒或冷鹽湯下，三兩，日一服，不可多。《澹寮方》

**寒疝絞痛來去**：用烏雞一隻，治如常法，生地黃七斤，剉細，甑中同蒸，下以銅器承取汁，清旦服，至日晡令盡，其間當下諸寒澼訖，作白粥食之，久疝者，作三劑。《肘後方》

**偏墜疝氣**：白附子一個為末，津調敷臍上，以艾灸三壯，或五壯即癒。《簡便方》

**陰疝欲死**：凡縮入腹，急痛欲死，狼毒四兩，防風二兩，附子三兩，煉蜜丸梧子大，每服三丸，日夜三度，白湯下。《肘後方》

**疝氣偏重**：甘遂、茴香等分為末，酒服二錢。《儒門事

親》

**男子偏墜：**作痛，大黃末和醋塗之，乾則易。《梅師方》

**陰疝偏墜：**痛甚者，木鱉子一個磨醋，調黃柏、芙蓉末敷之，即癒。《壽域方》

**寒疝腹痛：**遶臍手足厥冷，自汗出，脈弦而緊，用大烏頭煎煮之。大烏頭五枚去臍，水三升，煮取一升，去汁納蜜二升，煎令水氣盡，強人服七合，弱人服五合，不瘥，明日更服。張仲景《金匱玉函方》

**心痛疝氣：**濕熱因寒鬱而發，用梔子降濕熱，烏頭破寒鬱，烏頭為梔子所引，其性疾速，不留胃中也，川烏頭、山梔子各一錢，為末順流水入薑汁，一匙調下。《丹溪纂要》

**寒疝身痛：**腹痛，手足逆冷，不仁或身痛，不能眠，用烏頭桂枝湯主之。烏頭一味，以蜜二斤，煎減半，入桂枝湯五合，解之得一升，初服二合，不知再服，又不知加至五合，其知者如醉狀，得吐為中病也。《金匱玉函方》

**小腸諸疝：**倉卒散，治寒疝腹痛，小腸氣，膀胱氣，脾腎諸痛，攣急難忍，汗出厥逆。大附子炒，去皮臍一枚，山梔子炒焦四兩，每用二錢，水一盞，酒半盞，煎七分，入鹽一捻溫服。

《宣明方》治陰疝，小腹腫疼，加蒺藜子等分。虛者加桂枝等分，薑糊為丸，酒服五十丸。

**寒疝引脅：**肋心腹皆痛，諸藥不效者，大烏頭五枚，去角四破，以白蜜一斤，煎令透，取焙，為末，別以熱蜜和丸梧子大，每服二十丸，冷鹽湯下，永除。崔氏方

**寒氣心疝三十年者：**射罔、食茱萸各等分，為末，蜜丸麻子大，每酒下二丸，日三服，劉國英所秘之方。《范汪方》

**偏墜腫痛：**蘇方木二兩，好酒一壺煮熟，頻飲立好。《集簡方》

**寒疝滑泄：**腹痛腸鳴，自汗厥逆，熟附子去皮臍，延胡索炒各一兩，生木香半兩，每服四兩，水二盞，薑七片，煎七分

溫服。《濟生方》

**小腸偏墜**：天門冬三錢，烏藥五錢，以水煎服。吳球《活人心統》

**陰囊腫痛**：蔥白乳香搗塗，即時痛止，腫消。又方：用煨蔥入鹽杵如泥塗之。

**外腎偏痛**：皂莢和皮為末，水調敷之良。《梅師方》

**偏疝痛極**：劫之立住，用綿袋包暖陰囊。取天花粉五錢，以醇酒一碗浸之，自卯至午，微煎滾，露一夜，次早低凳坐定，兩手按膝，飲下即癒，未下，再一服。《本草蒙筌》

**陰子偏墜**：絲瓜葉燒存性三錢，雞子殼燒灰二錢，溫酒調服。《余居士雲可方》

**卵㿉偏墜**：用雙蒂茄子，懸於房門上，出門用眼視之。茄蔫所患亦蔫，茄乾亦乾矣。又法：用雙茄懸門上，每日抱見視之，三次釘𩐢於上，十餘日消矣。《劉松石保壽堂方》

**疝氣入腎**：茴香炒作二包，更搖熨之。

**小腸氣痛**：繞臍動心，連蒂老絲瓜燒存性，研末，每服三錢，熱酒下，甚者不過二三服即消。

**膀胱疝痛**：《本事方》用舶茴香、杏仁各一兩，蔥白焙乾，五錢為末，每酒服二錢，嚼胡桃送下。

《集要》治疝氣膀胱小腸痛，用茴香鹽炒，晚蠶沙鹽炒各等分，為末，煉蜜丸彈子大，每服一丸，溫酒嚼下。

**疝氣偏墜**：大茴香末一兩，小茴香末一兩，用牙豬尿胞一個，連尿入二末於內，繫定罐內，以酒煮爛，連胞搗丸如梧子大，每服五十丸，白湯下，仙方也。《鄧筆峰雜興》

**小腸疝氣**：蕎麥仁炒去尖，胡蘆巴酒浸，曬乾，各四兩，小茴香炒一兩，為末，酒糊丸梧子大，每空心鹽酒下，五十丸，兩月大便出白膿，去根。《集效方》

**陰囊㿗腫**：萵苣子一合搗末，水一盞，煎五沸，溫服。

**小腸氣墜**：《直指方》用八角茴香、小茴香各二錢，乳香少許，水服取汗。

《集效方》治小腸疝氣，痛不可忍，用大茴香、荔枝核炒黑各等分，研末每服一錢，溫酒調下。

《集簡方》用大茴香一兩，花椒五錢，炒研，每酒服一錢。

**卵腫偏墜**：絲瓜架上初結者，留下待瓜結盡，葉落取下，燒存性，為末，煉蜜調成膏，每晚好酒服一匙，如在左、左睡，在右、右睡。《劉松石保壽堂方》

**腎邪冷氣**：力弱者，用大茴香六兩，分作三分；用生附子一個，去皮分作三分。第一度：用附子一分，茴香一分，同炒黃，出火毒一夜，去附子，研茴香為末，空心鹽酒下一錢；第二度：用二味各一分，同炒存性，出火毒，以附子去一半留一半，同茴香為末，如前服；第三度：各一分，同炒存性，出火毒，全研為末，如前服之。《朱氏集驗方》

**腎氣作痛**：黑、白牽牛各等分，炒為末，每服三錢，用豬腰子，切縫入茴香百粒，川椒五十粒，摻牽牛末入內紮定，紙包煨熟，空心食之，酒下取出惡物效。《直指方》

**陰腫如斗**：生蔓菁根擣，封之，治人所不能治者。《集療方》

**疝氣作痛**：天仙藤散一兩，好酒一碗，煮至半碗，服之神效。《集效方》

**陰潰囊腫**：木蓮即木饅頭，燒研，酒服二錢。又方：木饅頭子、小茴香各等分，為末，每空心酒服二錢，取效。《集簡方》

**丈夫疝氣**：本臟氣傷，膀胱連小腸等氣，金鈴子一百個，溫湯浸過，取皮，巴豆二百個，微打破，以麵二升，同於銅鐺內，炒至金鈴子赤為度，放冷取出，去核為末，巴麵不用。每服三錢，熱酒或醋湯調服。一方：入鹽炒茴香半兩。《經驗方》

**陰腎腫痛**：荔枝核燒研，酒服二錢。

**小腸氣痛**：大棗一枚去核，用斑蝥一枚，去頭翅入棗內，

紙包煨熟，去螢食棗，以桂心裹澄茄湯下。《直指方》

**偏墜疝氣**：山棠球頭、山楂、茴香炒各一兩，為末，糊丸梧子大。每服一百丸，空心白湯下。《衛生易簡方》

**寒疝心痛**：四肢逆冷，全不飲食，桂心研末一錢，熱酒調下取效。《聖惠方》

**陰腎癲腫**：橄欖核、荔枝核、山楂核各等分，燒存性，研末，每服二錢，空心，茴香湯調下。

**寒疝往來**：吳茱萸一兩，生薑半兩，清酒一斤，煎溫分服。《肘後方》

**偏墜氣塊**：雞頭根切片，煮熟鹽醋食之。《法天生意》

**腎腫如斗**：荔枝核、青橘皮、茴香各等分，炒研，酒服二錢，日三服。

**小腸疝氣**：烏藥一兩，升麻八錢，水二鍾，煎一鍾，露一宿，空心熱服。《集效方》

**疝氣偏墜**：即前胡桃、蒼耳方，加入新生兒胎衣一副，鍛研入之。《保幼大全》

**小腸氣痛**：胡桃一枚，燒灰研末，熱酒服之。《奇效良方》

**膀胱氣急**：宜下氣，用蕪荑搗，和食鹽末等分，以綿裹如棗大，納下部，或下惡汁，並下氣。《外台秘要》

**癲疝疼痛**：敗精惡血，結在陰囊所至，用阿魏二兩，醋和蕎麥麵作餅，裹之煨熟，大檳榔二枚，鑽孔溶乳香填滿，亦以蕎麥麵裹之煨熟，入硇砂末一錢，赤芍藥末一兩，糊丸梧子大，每食前酒下三十丸。《世醫得效方》

**木腎疝氣**：楮葉、雄黃各等分，為末，酒服丸梧子大，每鹽酒下五十丸。《醫學集成》

**偏墜作痛**：芙蓉葉、黃柏葉各二錢，為末，以木鱉子仁一個磨醋，調塗陰囊，其痛立止。《簡便方》

**盤腸釣氣**：越桃仁半兩，草烏頭少許，同炒過，去草烏頭入白芷一錢，為末，每服半錢，茴香蔥白酒下。《普濟方》

**疝氣入囊**：五月五日採谷樹葉，陰乾，為末，每服一二匙，空心溫酒下。《簡便方》

**小腸疝氣**：雞子黃，攪溫水服之，三服效。

**小腸氣痛**：地膽去翅、足、頭，微炒，硃砂各半兩，滑石一兩，為末，每苦杖酒食前調服二錢，即癒。《宣明方》

**小腸疝氣**：用帶毛雀兒一枚去腸，入金絲礬末五錢縫合，以桑柴火煨成炭，為末。空心無灰酒服。年深者，二服癒。《瑞竹堂經驗方》

**陰腫如斗**：用雞翅毛一孔生兩莖者，燒灰飲服，左腫取右翅，右腫取左翅，雙腫並取。《肘後方》

**小腸疝氣**：用緊小全蠍，焙為末，每發時服一錢，入麝香半字，溫酒調服，少頃再進，神效。

**癩疝腫痛**：《澹寮方》楝實丸，治釣腎偏墜，痛不可忍，用川楝子肉五兩，分作五分：一兩用破故紙二錢炒黃，一兩用小茴香三錢、食鹽半錢同炒，一兩用萊菔子一錢同炒，一兩用牽牛子三錢同炒，一兩用斑蝥七枚，去頭足同炒。揀去食鹽、萊菔、牽牛、斑蝥，只留故紙、茴香，同研為末，以酒打麵糊丸梧子大。每空心酒下五十丸。

《得效方》楝實丸，治一切疝氣腫痛，大有神效。用川楝子，酒潤取肉一斤，分作四分：四兩用小麥一合，斑蝥四十九個，同炒熟，去蝥；四兩用小麥一合，巴豆四十九枚，同炒熟，去豆；四兩用小麥一合，巴戟肉一兩，同炒熟，去戟；四兩用小茴香一合，食鹽一兩，同炒熟，去鹽。加破故紙，酒炒，一兩，廣木香不見火，一兩為末，酒煮麵糊丸梧子大。每服五十丸，鹽湯空心下，日三服。

《直指方》治外腎脹大，麻木痛破，及奔豚疝氣，用川楝子四十九個，分七處切取肉：七個，用小茴香五錢同炒；七個，用破故紙二錢半同炒；七個，用黑牽牛二錢半同炒；七個，用食鹽二錢同炒；七個，用蘿蔔子二錢半同炒；七個，用巴豆十四個同炒；七個，用斑蝥十四個，去頭足同炒。揀去蘿蔔子、巴豆、牽牛三味不用。入青木香五錢，南木香、官桂各二錢半，為末，酒煮麵糊丸梧子大。每服三十丸，食前用鹽湯下，一日三服。

**小腸疝氣**：奪命丹，治遠年近日，小腸疝氣，偏墜掣痛，臍下撮痛，以致悶亂，及外腎腫硬，日漸滋長，及陰間濕癢成瘡。用吳茱萸去梗一斤，分作四分：四兩酒浸，四兩醋浸，四兩湯浸，四兩童子小便浸一宿。同焙乾，澤瀉二兩為末，酒糊丸梧子大，每服五十丸，空心鹽湯或酒吞下。《如宜方》名星斗丸。《和劑局方》

**疝氣㿗腫**：孫氏用荔枝核炒黑色，大茴香炒，等分為末，每服一錢，溫酒下。《皆效方》

**玉環來笑丹**：用荔枝核四十九個，陳皮連白九錢，硫黃四錢為末，鹽水打麵糊丸綠豆大，遇痛時空心酒服九丸，良久再服，不過三服，甚效如神，亦治諸氣痛。

**外腎偏墜**：桂末水調方寸匕，塗之。《梅師方》

**偏墜氣痛**：用五倍子一個，放食鹽少許，內以火紙包定，用水浸濕，放文武火灰內，煨存性，為末，酒調服。

**小腸疝氣**：每頓用鯽魚十個，同茴香煮食，久食自癒。《生生編》

**偏墜疼痛**：青娘子、紅娘子各十枚，白麵拌炒黃色，去前二物，熱湯調服，立效也。《談野翁試驗方》

**疝氣墜痛**：用豬脬一枚洗，入小茴香、大茴香、破故紙、川楝子各等分填滿，入青鹽一塊縛定，酒煮熟食之，酒下。其藥焙搗為丸服之。

**寒疝絞痛**：用烏雄雞一頭，治如食法，生地黃七斤，同剉，著甑中蒸之，以器盛取汁。清旦溫酒，至晚令盡，當下諸寒癖，訖，以白粥食之。久疝不過三服。《肘後方》

**腎冷偏墜**：疝氣，用生雀三枚，燎毛去腸，勿洗，以舶上茴香三錢，胡椒一錢，縮砂、桂肉各二錢，入肚內，濕紙裹，煨熟，空心服之，酒下良。《直指方》

**腎氣冷痛：**《聖惠方》定痛丸，治腎臟虛冷，氣攻臍腹，痛定不可忍，及兩脅疼痛，用乾蠍七錢半焙，為末，以酒及童便各三升，煎如稠膏，丸梧子大，每酒下二十丸。又蛜蝛祁（考《蜀本草》為全蠍，音伊芳祁）散，用蛜蝛祁三十枚，頭足全者，掘一地坑，深闊各五寸，用炭火五斤燒赤，去火淋醋一升，入內待滲乾，排蛜蝛祁於坑底，椀蓋一夜，取出木香、蘿蔔子炒各一分，胡椒三十粒，檳榔肉，荳蔻一個，為末，每服一錢，熱酒下。

**老人腎硬：**治老人腎臟虛寒，內腎硬結，雖補藥不入，用羊腎子一對，杜仲長二寸，闊一寸，一片同煮熟，空心食之，令人內腎柔軟，然後服補藥。雞峰《備急方》

## 痛風第七十

**筋骨疼痛：**因風熱者石膏三錢，飛羅麵七錢，為末，水和。鍛紅冷定，滾酒化服，被蓋取汁，連服三日，即除根。《鄧筆峰雜興》

**筋骨疼痛：**猩紅三錢，枯礬四錢，為末，作三紙捻，每旦以一捻蘸油點火薰臍，被覆臥之，取汗。《纂要奇方》

**厲節風痛：**獨活、羌活、松節各等分，用酒煮過，每日空心飲一杯。《外台秘要》

**膝風疼痛：**菊花、陳艾葉作護膝，久則自除也。《吳旻扶壽方》

**渾身骨痛：**破草鞋燒灰，香油和，貼痛處，即止。《救急方》

**肢體拘痛：**趙待制霆，因導引失節，肢體拘攣，主以活血行氣。用延胡索、當歸、桂心各等分，為末，溫酒服三四錢，隨量頻進，數服而癒。《泊宅編》

**厲節腫痛：**風熱攻手指，赤腫痲木，甚則攻肩背、兩膝，遇暑熱則大便秘，牛蒡子三兩，新豆豉炒，羌活各一兩，為末，每服二錢，白湯下。《本事方》

**一切風毒**：並殺三蟲腸痔，能進食。若病胃腸滿，心悶發熱，即宜服之。五月五日午時附地刈取蒼耳葉，洗曝，搗下篩，每服方寸匕，酒或漿水下，日二夜三，若覺吐逆，則以蜜丸服，準計方寸匕數也。風輕者，日二服，若身體作粟或麻豆出此，為風毒出也，可以針刺潰去黃汁，乃止，七月七，九月九，亦可採用。

**痛風走注**：黃躑躅根一把，糯米一盞，黑豆半盞，酒、水各一丸，徐徐服，大吐大泄，一服便能動也。《醫學集成》

**風痰注痛**：躑躅花、天南星、並生時，同搗做餅，甑上蒸四五遍，以稀葛囊盛之，臨時取焙，為末，蒸餅丸梧子大。每服三丸，溫酒下，腰腳骨痛，空心服，手臂痛，食後服大良。《續傳信方》

**背腿間痛**：一點痛不可忍者，芫花根末，米醋調敷之。如不住以帛束之。婦人產後有此尤宜。《袖珍方》

**茵蕷酒**：治賊風手足枯痺，拘攣，用茵蕷、附子、天雄、烏頭、秦艽、女萎、防風、防己、石楠葉、躑躅花、細辛、桂心各一兩，切，以絹袋盛清酒一斗，漬之，冬七、夏三、春秋五日藥成，每服一合，日二服，以微痺為度，方出《胡治居士百病方》。《圖經本草》

**四肢疼痛**：山龍膽根細切，用生薑自然汁，浸一宿，去其性，焙乾搗末，水煎一錢匕，溫服之。此與龍膽同類別種，經霜不凋。《圖經本草》

**麻木疼痛**：萬靈膏：用甘遂二兩，蓖麻子仁四兩，樟腦一兩，搗作餅貼之，內飲甘草湯。《摘玄方》

**風痺厥痛**：天仙子三錢，炒大草烏頭，甘草半兩，五靈脂一兩，為末，糊丸梧子大，以螺青為衣，每服十丸。男子菖蒲酒下，女子芫花湯下。《聖濟總錄》

**風痺筋急**：腫痛屈轉易常處，白蘞二分，熟附子一分，為末，每酒服半分，每日二服，以身中熱行為候，十日便覺，忌豬肉、冷水。《千金方》

**風痺肢痛**：營衛不行，用烏頭炮去皮，以大豆同炒，至汗出為度，去豆焙乾，全蠍半錢，焙乾，為末，釅醋熬稠，丸綠豆大，每服溫酒下七丸，日一服。《聖惠方》

**年久麻痺**：或厲節，走氣疼痛不仁，不拘男女。神授散：用草烏頭半斤，去皮，為末，以袋一個盛豆腐半袋，入烏末在內，再將豆腐填滿，壓乾，為末，每服五分，冷風濕氣，以生薑湯下，麻木不仁，以蔥白湯下之。《活人心統》

**麻痺疼痛**：仙桃丸，治手足麻痺，或癱瘓疼痛，腰膝痺痛，或打撲傷損，閃肭痛不可忍，生川烏不去皮，五靈脂各四兩，威靈仙五兩，洗焙，為末，酒糊丸梧子大，每服七丸，至十丸，鹽湯下，忌茶，此藥常服，其效如神。《普濟方》

**十指疼痛**：麻木不仁，生附子去皮臍，木香各等分，生薑五片，水煎溫服。《簡易方》

**大風諸痺**：痰澼脹滿，大附子半兩者二枚，炮折，酒漬之，春冬五日，夏秋三日，每服一合，以瘥為度。《聖惠方》

**膝風作痛**：草烏、細辛、防風各等分，為末，摻靴襪中及安護膝內，能除風濕健步。《扶壽方》

**筋骨痛攣**：馬霞兒子炒開口，為末，酒服一錢，日二服。《集簡方》

**皮裹作痛**：不問何處，用何首烏末，薑汁調成膏塗之，以帛裹住火炙，鞋底熨之。《經驗方》

**腰腳拘攣**：腰腳風血積冷，筋急拘攣疼痛者，取茄子五十斤，切洗，以水五斗煮取濃汁，濾去滓，更入小鐺中，煎至一升，以來即入生粟粉，同煎令稀稠，得所取出搜和，更入麝香、硃砂末，同丸如梧子大，每日用秫米酒送下，三十丸近暮再服，一個月乃瘥，男子、女人通用皆驗。《圖經本草》

**關節疼痛**：蒲黃八兩，熟附子一兩，為末，每服一錢，涼水下，日一服。《肘後方》

**風濕身痛**：生蔥擂爛，入香油數點，水煎調，川芎，鬱金末一錢，服取吐。《丹溪心法》

**筋骨疼痛**：不拘風濕氣，楊梅瘡，及女人月家病，先用此藥，止疼，然後調理。乾馬齒莧一斤，濕馬齒莧二斤，五加皮半斤，蒼朮四兩，舂碎以水煎湯，洗澡急用，蔥薑擂爛，沖熱湯三碗，服之暖處取汗，立時痛止也。《海上方》

**風勞毒腫**：攣痛，或牽引小腹及腰痛，桃仁一升，去皮尖，熬令黑煙出，熱研如脂膏，以酒三升，攪和服，暖臥取汗，不過三度瘥。《食醫心鏡》

**筋骨毒痛**：因患楊梅瘡，服輕粉毒藥年久不癒者，威靈仙三斤，水酒十瓶封，煮一炷香出火毒，逐日飲之，以癒為度。《集簡方》

**手足麻痺**：發時疼痛，或打撲傷損，痛不可忍，或癱瘓等證，威靈仙炒五兩，生川烏頭、五靈脂各四兩，為末，醋糊丸梧子大，每服七丸，用鹽湯下，忌茶。《普濟方》

**風濕痺痛**：青藤根三兩，防己一兩，㕮咀，入酒一瓶，煮飲。《普濟方》

**痰注臂痛**：天仙藤、白朮、羌活、白芷梢各三錢，片子薑黃六錢，半夏製五錢，每服五錢，薑五片，水煎服，仍煎服千金五套丸。《直指方》

**風病麻木**：麻花四兩，草烏一兩，炒存性，為末，煉蜜調成膏，每服三分，白湯調下。

**筋骨攣急**：詵曰：用秫米一石，麴三斗，地黃一斤，茵陳蒿炙黃，半日一飲，依釀酒法，服之良。

**走注風毒**：作痛，用小芥子末，和雞子白塗之。《聖惠方》

**身體麻木**：芥菜子末，醋調塗之。《濟生秘覽》

**大豆櫱散**：治周痺，邪在血脈之中，木痺不痛，上下周身故名。此藥注五臟，留滯胃中結聚，益氣出毒，潤皮毛，補腎氣，用大豆櫱一斤，炒香，為末，每服半錢，溫酒調下，日三服。《宣明方》

**白虎風毒**：以三年釅醋五升，煎五沸，切蔥白三升，煎一

沸，漉出以布染，乘熱裹之，痛止乃已。《外台秘要》

**周痺緩急**：偏者，薏苡仁十五兩，大附子十枚，炮，為末，每服方寸匕，日三服。張仲景方

**鶴膝風病**：酒醅糟四兩，肥皂一個去子，芒硝一兩，五味子一兩，砂糖一兩，薑汁半甌，研勻，日日塗之，加入燒酒尤妙也。

**老人風痺**：用冬麻子半升，研碎水濾取汁，入粳米二合，煮稀粥，加蔥、椒、鹽、豉，空心食。《食醫心鏡》

**一切風痺**：不拘久近，百靈藤五斤，水三斗，煎一斗，濾汁再煎，至三升，入牛膝、附子、淫羊藿、赤箭、何首烏、乳香、鹿角膠各二兩，為末，同煎，入白蜜五合，煎如餳狀，瓷瓦收之，每服一匙，溫酒下，一日二服，忌毒物、滑物。《聖惠方》

**手足風痛**：冷痛如虎咬者，用樟木屑一斗，急流水一石，煎極滾，泡之，乘熱安足於桶上薰之，以草薦圍住，勿令湯氣入目，其功甚捷，此家傳經驗方也。虞博《醫學正傳》

**陰痺熨法**：寒痺者留而不去，時痛而皮不仁，刺布衣者，以火焠之；刺大人者，以藥熨之，熨法用醇酒二十斤，蜀椒一斤，乾薑一斤，桂心一斤，凡四物㕮咀，清酒中用棉絮一斤，細白布四丈，並納酒中，置馬矢煴中封塗，勿使洩氣，五日五夜出布絮，暴乾覆漬，以浸其汁，每漬必晬，其日乃出，乾之，並用滓與覆布為覆巾，長六七尺為六七巾，每用一巾生桑炭火，炙巾以熨寒痺，所刺之處，令熱入至病所，寒則復炙巾以熨之，三十遍而止，汗出以巾拭身，亦三十遍而止，起步內中無見風，每刺必熨，如此病已矣。《靈樞經》

**手足麻木**：不知痛癢，霜降後桑葉煎湯，頻洗。《救急方》

**代指疼痛**：蚯蚓杵，敷之。《聖惠方》

**代指疼痛**：以蠟松膠相和火炙，籠指即瘥。《千金翼方》

**白虎風痛**：走注兩膝熱腫，用騏驎竭、硫黃末各一兩，每

溫酒服一錢。《聖惠方》

**代指疼痛**：豬膏和白墡土敷之。《小品方》

**厲節風痛**：四肢如解脫，松節酒，松節二十斤，酒五斗，浸三七日，每服一合，日五六服。《外台秘要》

**厲節諸風**：百節痠痛，不可忍。松脂三十斤，煉五十遍，以煉酥三升和脂三升，攪令極稠，每旦空心酒服方寸匕，日三服，數食麵粥為佳，慎血腥、生冷、醋物果子，一百日瘥。《外台秘要》

**風熱痺痛**：桑枝一小升，切炒，水三升，煎二升，一日服盡，許叔微云：常病臂痛，諸藥不效，服此數劑尋癒，觀《本草綱目》切用，及《圖經本草》言：其不冷不熱可以常服，抱朴子言：一切仙藥不得桑枝煎，不服可知矣。《本事方》

**厲節風痛**：用精豬肉四兩切片，裹安息香二兩，以瓶盛灰，大火上著，一銅板片隔之，安息香於上燒之，以瓶口對痛處薰之，勿令透氣。《聖惠方》

**鶴膝風攣**：紫荊皮三錢，老酒煎服，日二次。《直指方》

**手足風痺**：黃蜂窠大者一個，小者三四個，燒灰，獨頭蒜一碗，百草霜一錢半，同搗敷上一時，取下埋在陰處，忌生冷，葷腥。《乾坤秘韞》

**蚺蛇酒**：治諸風癱瘓，筋攣骨痛，痺木瘙癢，殺蟲辟瘴，及癘風疥癬惡瘡。用蚺蛇肉一斤，羌活一兩，絹袋盛之，用糯米二斗，蒸熟安麴於缸底，置蛇於麴上，乃下飯密蓋，待熟取酒，以蛇焙研和藥，其酒每隨量溫飲數杯，忌風及欲事，亦可袋盛浸酒飲。《集簡方》

**筋骨疼痛**：用烏龜一個，分作四腳，每用一腳，入天花粉、枸杞子各一錢二分，雄黃五分，麝香五分，槐花二錢，水一碗，煎服。《纂要奇方》

**白虎風痛**：走注，兩膝熱腫，用虎脛骨塗酥炙黃，黑附子炮裂、去皮，各一兩，為末，每服二錢，溫酒下，日再服。《經驗良方》

**白虎風痛**：詵曰：鋪飯於患處，以丹雄雞食之，良久，取熱糞封之。取訖，使伏於患人床下。

**周痺**：野駝脂煉淨一斤，入好酥四兩和勻，每服半匙，加至一匙，日三服。《聖濟總錄》

**白虎痛風**：寒熱發歇，骨節微腫。用水牛肉脯一兩炙黃，燕巢土、伏龍肝、飛羅面各二兩，砒黃一錢，為末。每以少許，用汲水和，作彈丸大，於痛處摩之，痛止，即取藥抛於熱油鐺中。《聖惠方》

**手足冷麻**：寇日風冷，氣血閉，手足身體疼痛冷麻，五靈脂二兩，沒藥一兩，乳香半兩，用烏頭一兩半，炮去皮，為末，滴水丸如彈子大，每用一丸，生薑溫酒磨服。《本草衍義》

**白虎風病**：用豬肉三串，以大麻子一合，酒半盞相和，口舍噀上，將肉擘向病處，咒曰：相州張如意、張得興，是汝白虎本師，急出。乃安肉於床下，瘥則送於路，神驗。《近效方》

**臂脛疼痛**：虎骨酒治之，不計深淺，皆效，用虎脛骨二大兩，搗碎炙黃，羚羊角屑一大兩，新芍藥二大兩，切三物以無灰酒浸之，養至七日，秋冬倍之，每日空腹飲一杯，若要速服，即以銀器物盛於火爐中，暖養二三日即可服也。《兵部手集》

**筋骨攣痛**：用羊脛骨酒浸，服之。

**中風痺疾**：中風，心肺風熱，手足風痺不隨，筋脈五緩，恍惚煩躁，熊肉一斤，切入豉汁中，和蔥、薑、椒鹽作醃臘，空心食之。

**筋骨急痛**：虎骨和通草煮汁，空肚服半升，覆臥，少時汗出為度，效，切忌熱食損齒，小兒不可與食，恐齒不生。孟詵《食療本草》

**白虎風病**：藏器曰：取雞子揩病處，咒願送糞堆頭上，不過三次瘥，白虎是糞神，愛吃雞子也。

**筋骨疼痛**：鹿角燒存性，為末，酒服一錢，日二服。

**肘傷冷痛**：豬腎一對，桂心二兩，水八升，煮三升，分三服。《肘後方》

**厲節痛風**：虎脛骨酒炙三兩，沒藥七兩為末，每服二錢，溫酒下，日三服。《聖濟總錄》

**厲節走痛**：百節皆痛，不可忍，用虎頭骨一具，塗酥炙黃，捶碎、絹袋盛置二斗，清酒中浸五宿，隨性飲之，妙。《聖惠方》

**風濕走痛**：牛皮膠一兩，薑汁半杯，同化成膏，攤紙上熱貼之，冷即易，甚效。一加乳香、沒藥一錢。《鄧筆峰雜興》

**白虎痛風**：大虎牙一副四個，赤足蜈蚣十餘條，酒浸三日，曬乾，天麻二兩，乳香、沒藥各一兩，麝香半兩為末，每服二錢，溫酒下，一日三服。《聖濟總錄》

**厲節風痛**：不可忍者，壁虎丸。用壁虎三枚生研，蠐螬三枚，紙包煨研，地龍五條，生研草烏頭三枚，生研木香五錢，乳香末二錢半，麝香一錢，龍腦五分，合研成膏，入酒糊搗丸，如梧桐子大，每日空心乳香酒服三十丸，取效。《聖濟總錄》

**厲節風痛**：筋脈拘攣，古聖散。用漏蘆麩炒半兩，地龍去土炒半兩，為末，生薑二兩取汁，入蜜三兩同煎，三五沸，入好酒五合盛之，每以二杯調末一錢，溫服。《聖濟總錄》

**厲節諸風**：骨節疼痛，晝夜不止，沒藥末半兩，虎脛骨酥炙，為末，三兩，每服二錢。

**厲節風痛**：松葉搗汁一升，以酒三升浸七日，服一合，日三服。《千金方》

**手臂疼痛**：當歸三兩切，酒浸三日，溫飲之，飲盡別以三兩再浸，以瘥為度。《事林廣記》

## 頭痛第七十一

**頭風熱痛**：井底泥和大黃、芒硝末敷之。《千金方》

**時氣頭痛**：朴硝末二兩，生油調塗項上。《聖惠方》

**頭痛鼻塞**：鐵粉二兩，龍腦粉研勻，每新汲水服一錢。《聖惠方》

**卒病頭痛**：皂莢末，吹鼻取嚏。《斗門方》

**灌頂油法**：治腦中熱毒風，除目中翳障，鎮心明目，生油二斤，故鐵鏵五兩，打碎硝石半兩，寒水石一兩，馬牙硝半兩，會青一兩，綿裹入油中，浸七日，每以一錢頂上摩之。及滴少許，入鼻內甚妙，此大食國胡商方。《聖惠方》

**偏頭風痛**：至靈散，用雄黃、細辛各等分，為末，每以一字吹鼻，左痛吹右，右痛吹左。《博濟方》

**老人風熱**：內熱目赤頭痛，視不見物。石膏三兩、竹葉五十片、砂糖一兩、粳米三合、水三大盞、煎石膏、竹葉去滓，取二盞，煮粥入糖食。《壽親養老書》

**頭風腦痛**：玄精石末，入羊膽中，陰乾。水調一字，吹鼻中立止。《千金方》

**偏頭風痛**：茇砂末一分水潤，豉心一分，搗丸皂子大，綿包露出一頭，隨左右內鼻中立效。《聖惠方》

**頭痛欲死**：硝石末，吹鼻內即癒。《炮炙論》

**女人頭痛**：香附子末，茶服三錢，日三五服。《經驗良方》

**偏頭風痛**：蓽茇為末，令患者口含服溫水，隨左右痛，以左右鼻吸一字有效。《經驗良方》

**偏正頭痛**：不可忍者，延胡索七枚，青黛二錢，牙皂二個去皮子，為末。水和丸如杏仁大，每以水化一丸，灌入病人鼻，內隨左右口，咬銅錢一個，當有涎出成盆而癒。《永類鈐方》

**偏正頭痛**：防風、白芷各等分，為末。煉蜜丸彈子大，每嚼一丸，茶清下。《普濟方》

**少陽頭痛**：亦治太陽頭痛，不拘偏正，小清空膏。用片黃芩酒浸透，曬乾，為末，每服一錢，茶酒任下。東垣《蘭室秘

藏》

**太陽頭痛**：羌活、防風、紅豆各等分，為末，嗅鼻。《玉機微義》

**腦風頭痛**：不可忍，遠志末嗅鼻。《宣明方》

**腎虛頭痛**：《聖愈方》用硫黃一兩、胡粉為末，飯丸梧子大，痛時冷水服，五丸即止。

《本事方》用硫黃末、食鹽各等分，水調生麥糊丸梧子大，每薄荷茶下五丸。

《普濟方》為烏藥四錢為末，蒸餅丸梧子大，每服三五丸，食後茶清下。

**頭痛頭風**：如神丹：光明硫黃、硝石各一兩，細研，水丸芡子大。空心嚼一丸，茶下。《普濟方》

**風寒頭痛**：傷風傷寒，頭痛發熱，初覺者。馬蹄香為末，每服一錢，熱酒調下，少頃飲熱茶一碗，催之出汗即癒，名香汗散。王英《杏林摘要》

**頭痛嗅鼻**：高良薑，生研，頻嗅。《普濟方》

**偏正頭風**：香附子炒一斤、烏頭炒一兩、甘草二兩為末，煉蜜丸彈子大，每服一丸，蔥茶嚼下。《本事方》

**氣鬱頭痛**：《澹寮方》用香附子炒四兩、川芎二兩，為末，每服兩錢，臘茶清調下，常服除根明目。

《華佗中藏經》加甘草一兩，石膏二錢半。

**頭風睛痛**：香附子一兩，藿香葉、甘草各二錢，為末，每服二錢，沸湯入鹽調下。《聖愈方》

**一品丸**：治氣熱上攻，頭目昏眩，及治偏正頭痛。大香附子去皮，水煮一時，搗曬焙研，為末，煉蜜丸彈子大。每服一丸，水一盞，煎八分服。女人，醋湯煎之。《奇效方》

**醒頭去屑**：山柰、甘松香、零陵香各一錢，樟腦二分，滑石半兩，為末，夜擦旦篦去。《水雲錄》

**頭目諸疾**：一切眼疾，血勞風氣，頭痛頭旋目眩，荊芥穗為末，每酒服三錢。《龍樹論》

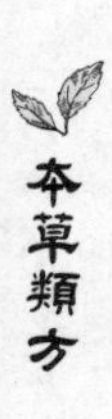

**風熱頭痛**：荊芥穗、石膏各等分，為末，每服二錢茶調下。《永類鈐方》

**頭風旋運**：痰逆噁心懶食，真零陵香、藿香葉、莎草根炒各等分，為末，每服二錢，茶下，日三服。《本事方》

**頭痛欲裂**：當歸二兩，酒一升煮取六合，飲之，日在服。《外台秘要》

**偏頭風痛**：京芎細剉，浸酒日飲之。《斗門方》

**風熱頭痛**：川芎一錢，茶葉二錢，水一鍾煎五分，食前熱服。《簡便方》

**頭生白屑**：雞蘇煮汁，或燒炭淋汁沐之。《普濟方》

**頭風化痰**：川芎洗切曬乾，為末，煉蜜丸如小彈子大，不拘時嚼一丸，茶清下。《經驗後方》

**乾洗頭屑**：藁本、白芷等分，為末，夜擦旦梳，垢自去也。《便民圖纂》

**氣厥頭痛**：婦人氣盛頭痛，及產後頭痛。川芎、天台烏藥各等分，為末，每服二錢，蔥茶調下。《御藥院方》加白朮，水煎服。

**風熱頭痛**：熱結上焦，致生風氣、痰厥頭痛。用水蘇葉五兩，皂莢炙、去皮三兩，芫花醋炒焦一兩，為末，煉蜜丸梧子大，每服二十丸，食後荊芥湯下。《聖惠方》

**頭風白屑**：零陵香、白芷各等分，水煎汁，入雞子白攪匀，敷數十次，終身不生。《聖惠方》

**氣虛頭痛**：真川芎為末，臘茶調服二錢，甚捷。曾有婦人產後頭痛，一服即癒。《集簡方》

**眉棱骨痛**：屬風熱與痰，白芷、片芩酒炒各等分，為末，每服二錢，茶清調下。《丹溪纂要》

**偏正頭痛**：百藥不治，一服便可，天下第一方也。香白芷炒二兩五錢，川芎炒、甘草炒、川烏頭半生半熟各一兩，為末，每服一錢，細茶薄荷湯下。《談野翁試驗方》

**雷頭風腫**：不省人事，落帚子同生薑研爛，頓熱，沖酒

服，取汗即癒。《聖濟總錄》

**頭風白屑**：王不留行、香白芷各等分，為末，乾摻一夜篦去。《聖惠方》

**偏正頭痛**：鱧腸草汁，滴鼻中。《聖濟總錄》

**頭風作痛**：蒴藋根二升，酒二升煮，汗出止。《千金方》

**頭風疼痛**：葶藶子，為末，以湯淋汁沐頭，三四度即癒。《肘後方》

**頭痛連睛**：鼠黏子、石膏各等分，為末，茶清調服。《醫方摘要》

**腦痛眉痛**：穀精草二錢、地龍三錢、乳香一錢，為末，每用半錢，燒煙筒中，隨左右薰鼻。《聖濟總錄》

**偏正頭痛**：《集驗方》用穀精草一兩為末，以白麥糊調攤紙花上，貼痛處，乾換。《聖濟總錄》用穀精草末、銅綠各一錢，硝石半分，隨左右嗅鼻。

**頭風疼痛**：豉湯洗頭，避風取瘥。孫真人方

**頭風白屑**：牛蒡葉搗汁，熬稠塗之，至明皂莢洗水去。《聖惠方》

**八般頭風**：魚鰾燒存性，為末，臨臥以蔥酒服二錢。

**頭風久痛**：蘄艾為丸，時時嗅之，以黃水出為度。《青囊雜纂》

**氣攻頭痛**：胡盧巴、炒三棱酒浸焙各半兩，乾薑炮二錢半，為末，薑湯或溫酒每服二錢。《濟生方》

**痰厥頭痛**：牛蒡子、炒旋覆花各等分，為末，臘茶清服一錢，日二服。《聖惠方》

**頭風久痛**：莽草煎湯沐之，勿令入目。《聖惠方》

**頭風掣痛**：不可禁者，磨膏主之。取牛蒡莖葉，搗取濃汁二升，無灰酒一升，鹽花一匙，頭糠火煎稠成膏，以摩痛處，風毒自散，摩時需極力，令熱乃效，冬月用根。《篋中方》

**血氣腦運**：《斗門方》云：婦人血風攻腦，頭旋悶絕，忽死倒地，不知人事者，用喝起草嫩心陰乾，為末，以酒服一大

錢，其功甚效。此物善通項門、連腦蓋，即蒼耳也。

**風熱頭痛**：菊花、石膏、川芎各三錢，為末，每服一錢半，茶調下。《簡便方》

**頭風熱痛**：決明子炒研，茶調敷兩太陽穴，乾則易之，一夜即癒。《醫方摘玄》

**中風頭眩**：心肺浮熱，肢軟骨疼，語謇身顫。用烏驢頭一枚，如食法，豉汁煮食。《食醫心鏡》

**痰厥頭痛**：白附子、天南星、半夏各等分，生研為末。生薑自然汁，浸蒸丸綠豆大，每服四十丸，食後薑湯下。《濟生方》

**白菊花酒**：《天寶單方》治丈夫、婦人久患頭風，眩悶，頭髮乾落，胸中痰壅，每發即頭旋眼昏，不覺欲倒者，是其候也。先灸兩風池各二七壯，並服此酒及散水，瘥。其法春末夏初收白菊花軟苗，陰乾搗末，空腹取一方寸匕，和無灰酒服之，日在服，漸加三方寸匕，若不飲酒者，但和羹粥汁服亦得。秋八月合花收，暴乾，切取三大斤，以生絹袋盛，貯三大斗酒中，經七日服之，日三次，常令酒氣相繼為佳。《圖經本草》

**風痺冷痛**：麻黃去根五兩、桂心二兩，為末，酒二升，慢火熬如餳，每服一匙，熱酒調下，至汗出為度，避風。《聖惠方》

**偏正頭痛**：白附子、白芷、豬牙皂莢去皮各等分，為末。食後茶清服，仰臥少頃。《本事方》

**諸風頭痛**：和州藜蘆一莖，日乾研末，入麝香少許吹鼻。又方：通項散，藜蘆半兩，黃連三分嗅鼻。《聖惠方》

**頭核腦痺**：頭枕後生痰核，正者為腦，側者為痺，用輕虛白浮石燒存性，為末，入輕粉少許，麻油調掃塗之，勿用手按即漲，或焙乾黃牛糞尤好，亦治頭疽。《直指方》

**風氣頭痛不可忍者**：乳香、蓖麻仁各等分搗餅，隨左右貼太陽穴，解發出氣甚驗。《德生堂方》用蓖麻油，紙剪花貼太陽穴亦效。又方：蓖麻仁半兩，棗肉十五枚，搗塗紙上，捲筒插入鼻中下清涕即止。

**八種頭風**：蓖麻子、剛子各四十九粒去殼，雀腦芎一大塊，搗如泥，糊丸彈子大，線穿掛雀風處陰乾，用時先將好末茶調成膏子塗盞內，後將灰火燒前藥煙起，以盞覆之，待煙盡，以百沸蔥湯點盞內，茶藥服之，後以棉被裹頭臥，汗出避風。《袖珍方》

**風熱頭痛**：芭蕉根，搗爛塗之。《肘後方》

**八般頭風**：三次見效，半夏末入百草霜少許，作紙撚燒煙就鼻內嗅之，口中含有涎，吐去再含。《衛生寶鑑》

**頭風白屑**：癢甚，藜蘆末沐頭，擦之緊包二日，夜避風，效。《本事方》

**頭風頭痛**：荊瀝日日服之。《集驗方》

**痰厥頭痛**：如破，厥氣上衝，痰塞胸膈，炮附子三分，釜墨四錢，冷水調服方寸匕，當吐即癒，忌豬肉、冷水。

**腎厥頭痛**：《指南方》用大附子一箇，炮熟去皮，生薑半兩，水一升半，煎，分三服。

《經驗方》韭根丸，治元陽虛頭痛如破，眼睛如錐刺，大川烏頭去皮，微炮，全蠍以糯米炒過，去米，等分，為末，韭根汁丸綠豆大，每薄荷茶下十五丸，一日一服。

**頭腦疼痛**：片腦一錢，紙捲做撚燒煙薰，鼻吐出痰涎，即癒。《壽域方》

**女人頭痛**：血風證，草烏頭、梔子各等分，為末，自然蔥汁，隨左右調塗太陽及額上，勿過眼、避風。《濟生方》

**風痰頭痛**：體虛傷風，停聚痰飲，上厥頭痛，或偏或正。草烏頭炮去皮尖半兩，川烏頭生去皮尖一兩，藿香、乳香、三皂子大，為末，每服二錢，薄荷薑湯下，食後服。《三因方》

**頭風風眼**：蕎麥作錢大餅，貼眼四角，以米大艾炷灸之，效如神。

**頭風摩散**：沐頭中風，多汗惡風，當先風一日，則痛甚。

用大附子一個炮，食鹽各等分，為末。以方寸匕摩囟上，令藥力行，或以油調稀亦可，一日三上。張仲景方

**頭皮虛腫：**薄如蒸餅，狀如裹水，以口嚼麥敷之良。《梅師方》

**偏正頭風：**草烏頭四兩、川芎四兩、蒼朮半斤、生薑四兩、連鬚生蔥一把、搗爛同入瓷瓶，封固埋土中。春五、夏三、秋五、冬七日取出，曬乾揀去蔥薑，為末，醋麥糊和丸梧子大，每服九丸，臨臥溫酒下，立效。《戴古渝經驗方》

**洗頭風痛：**新通草瓦上燒存性，研末二錢，熱酒下，牙關緊者，乾口灌之。《百一選方》草烏頭尖生用一分、赤小豆二十五粒、麝香一字，為末，每服半錢薄荷湯，冷服，更隨左右嗅鼻。《指南方》

**風寒頭痛：**十便良方，治風寒客於頭中，清涕、項筋急硬、胸中寒痰，嘔吐清水。用大附子，或大川烏頭二枚去皮蒸過，川芎，生薑各一兩焙研，以茶湯調服一錢，或剉片每用五錢，水煎服，隔三四日一服，或加防風一兩。

《三因方》必效散：治風寒流注，偏正頭痛，年久不癒，最有神效，用大附子一個，生切四片，以薑汁一盞浸炙，在浸在炙，汁盡乃止，高良薑各等分，為末，每服一錢，臘茶清調下，忌熱物少時。

**風毒頭痛：**《聖惠方》治風毒攻注，頭目痛、不可忍，大附子一枚泡，去皮，為末，以生薑一兩，大黑豆一合炒熱，同酒一盞，煎七分，調附末一錢溫服。

又方：治二三十年頭風不癒者，用大川烏頭生去皮四兩，天南星炮一兩為末，每服二錢，細茶三錢，薄荷七葉，鹽梅一個，水一盞，煎七分，臨臥溫服。

《朱氏集驗方》治頭痛連睛者，為烏頭一錢，白芷四錢，為末，茶服一字，仍以末嗅鼻，有人用之得效。

**年久頭痛：**川烏頭、天南星各等分，為末，蔥汁調塗太陽穴。《經驗方》

**氣虛頭痛**：氣虛上壅，偏正頭痛不可忍者。大附子一枚，去皮臍研末，蔥汁麥糊丸綠豆大，每服十丸茶清下。僧繼洪澹寮方，蠍附丸云：氣虛頭痛，惟此方最合適，化之妙。附子助陽扶虛，鐘乳補陽鎮墜，全蠍取其鑽透，蔥涎取其通氣，湯使用椒以達下，鹽以引用使虛氣下歸。對證用之，無不作效。大附子一枚剜心，入全蠍去毒三枚在內，以餘附末，同鐘乳粉二錢半、白麥少許，水和劑，包附煨熟去皮研末，蔥涎和丸梧子大，每椒鹽溫下五十丸。

**頭風頭痛**：《外台秘要》用臘月烏頭一升，炒令黃，末之，以絹袋盛，浸三斗酒中，逐日溫服。

《孫兆口訣》用附子炮，石膏鍛等分，為末，入腦麝少許，每服半錢，茶酒任下。

《修真秘旨》用附子一枚，生去皮臍、綠豆一合，同入銚子內，煮豆熟為度，去附子，食綠豆立瘥，每個可煮五次後，為末服之。

**年久頭痛**：萊菔子、生薑各等分搗取汁，入麝香少許，嗅入鼻中立止。《普濟方》

**頭風斧劈**：難忍，用烏頭末，燒煙薰，碗內溫茶泡服之。《集簡方》

**痰熱頭風**：懸瓜蔞一個、赤雹兒七個，焙大力子，即牛蒡子焙四兩，為末，每食後茶或酒服三錢，忌動風發熱之物。

**風痰頭痛**：不可忍，天南星一兩、荊芥葉一兩，為末，薑汁糊丸梧子大，每食後薑湯下二十丸。

**又上清丸**：用天南星、茴香各等分，生研末，鹽、醋煮麥糊丸，如上法服。並出《經效濟世》

**腦風流涕**：邪風入腦，鼻內結硬，遂流髓涕。大白南星切片，沸湯泡二次，焙乾。每用二錢，棗七個，甘草五分，同煎服。三四服，其硬物自出，腦氣流轉，髓涕自收。以大蒜、蓽茇末作餅，隔紗貼囟前，熨斗熨之。或以香附、蓽茇末頻吹入鼻。

**頭風作痛**：蕓苔子一分，大黃三分，為末嗅鼻。

**熱病頭痛**：發熱進退，用大瓜蔞一枚，取瓤細剉，置瓷碗中，用熱湯一盞沐之，蓋定良久，去滓煎服。《聖惠方》

**頭痛發汗**：萆薢、旋覆花、虎頭骨酥炙，等分為散，發時以溫酒服二錢，暖臥取汗，立瘥。《聖濟總錄》

**風痰頭痛**：苦瓠膜取汁，以葦管灌入鼻中，其氣上衝腦門，鬚更惡涎流下，其病立癒除根。勿以昏運為疑。乾者，浸汁亦效。其子為末，吹入亦效，年久頭風皆癒。《普濟方》

**時疾頭痛**：發熱者，以連根蔥白二十根，和米煮粥入醋少許，熱食取汗即解。《濟生秘覽》

**時氣頭痛**：壯熱。葛根洗淨，搗汁一大盞，豉一合，煎六分，去滓，分服，汗出即瘥，未汗再服。若心熱，加梔子仁十枚。《聖惠方》

**頭風畏冷**：李樓云：一人頭風，首裹重綿，三十年不癒。予以蕎麥粉二升，水調作二餅，更互合頭上，微汗出即癒。《怪病奇方》

**傷寒頭痛如破者**：連鬚蔥白半斤，生薑二兩，水煮溫服。《類證活人書》

**頭風熱痛**：山豆根末，油調塗兩太陽。

**頭風苦痛**：《衛生易簡方》用大蒜研汁，嗅鼻中。

《聖濟總錄》用大蒜七個，去皮先燒紅地，以蒜逐個於地上，磨成膏子。卻以殭蠶一兩去頭足，安蒜上碗覆一夜，勿令透氣，只取蠶研末，嗅入鼻內，口中含水甚效。

**偏正頭痛**：生蘿蔔汁一蜆殼，仰臥隨左右注鼻中神效。王荊公病頭痛，有道人傳此方，移時遂癒也，以此方治人不可勝數。《如宜方》

**頭風濕痺**：筋攣膝痛，胃中積熱，大便結澀，黃卷散。用大豆黃卷炒一升，酥半兩，為末，食前溫水服一匙，日二服。《普濟方》

**風虛頭痛**：欲破者，杏仁去皮尖曬乾研末。水九升研濾

汁，煎如麻腐狀，取和羹粥食七日後，大汗出，諸風漸減，此法神妙，可深秘之，慎風冷、豬雞魚蒜醋。《千金方》

**頭風腦痛**：百靈藤十斤，水一石煎汁三斗，入糯米三斗，作飯候冷，拌神麴炒末九兩，同入甕中，如常釀酒三五日，更炊糯米冷投之，待熟澄清，每溫飲一小盞，服後渾身汗出為效。《聖惠方》

**濕熱頭痛**：黑牽牛七粒、砂仁一粒，研末，井華水調汁，仰灌鼻中，待涎出即癒。《聖濟總錄》

**傷寒頭痛**：二三日發者，葛根五兩，香豉一升，以童子小便八升，煎取二升，取三分，食蔥粥取汗。《梅師方》

**頭風白屑**：瓦松曝乾，燒炭淋汁，熱洗不過六七次。《聖惠方》

**頭風作痛**：茱萸煎濃湯，以綿染頻拭髮根，良。《千金翼方》

**頭風白屑**：羊蹄草根杵，同羊膽汁塗之，永除。《聖惠方》

**頭風頭痛**：不可忍，梔子末和蜜濃敷舌上，吐即止。《兵部手集》

**眉稜骨痛**：熱毒攻眼，頭痛眉痛，壯熱不止，解毒子、木香、川大黃各三分，為末，漿水調膏攤貼，乾即易之。《普濟方》

**氣虛頭痛**：用上春茶末調成膏，置瓦盞內覆轉。以巴豆四十粒，作二次燒煙薰之，曬乾乳細，每服一字，別人好茶末，食後煎服立效。《醫方大成》

**頭痛不止**：楊梅為末，以少許嗅鼻，取嚏妙。

**嘔涎頭痛**：吳茱萸湯，用茱萸一升，棗二十枚，生薑一大兩，人參一兩，以水五升，煎取三升，每服七合，日三服。仲景方

**偏頭風痛**：升麻、蒼朮各一兩，荷葉一個，水二鍾，煎一鍾，食後溫服，或燒荷葉一個，為末，以煎汁調服。《簡便

方》

**偏正頭痛**：天陰風雨，即發桂心末一兩，酒調塗下額上及頂上。《聖惠方》

**洗頭去風**：明目用槵子皮、皂莢胡餅，菖蒲同搥碎，漿水調作彈子大，每泡湯洗頭良。《多能鄙事》，槵子，即無患子。

**氣厥頭痛**：不拘多少，及產後頭痛。天台烏藥、川芎各等分，為末，每服二錢，臘茶清調下。產後，鐵錘燒紅淬酒調下。《濟生方》

**頭風作痛**：楊梅為末，每食後薄荷茶服二錢，或以消風散同煎服，或同搗末以白梅肉和丸彈子大，每食後蔥茶嚼下一丸。《朱氏集驗方》

**傷寒頭痛**：壯熱胸中煩痛，四五日不解，烏梅十四枚，鹽五和，水一升，煎半升，溫服取吐，吐後避風，良。《梅師方》

**痰厥頭痛如破者**：烏梅肉三十個，鹽三撮，酒三升，煮一升，頓服，取吐即癒。《肘後方》

**頭痛鳴響**：狀如蟲蛀，名天白蟻，以茶子為末，吹入鼻中，取效。《醫方摘要》

**濕家頭痛**：瓜蒂末一字，嗅入鼻中，口含冷水，取出黃水癒。《類證活人書》

**頭風白屑**：作癢，狗頭骨燒灰，淋汁沐之。《聖惠方》

**時氣頭痛**：煩熱，用皂莢燒研，新汲水一中盞，薑汁蜜各少許，和二錢服之，先以暖水淋浴後，服藥取汗即癒。《聖惠方》

**腦宣不止**：不蛀皂莢去皮子，蜜炙搥碎入水，挼取濃汁熬成膏。嗅鼻，口內咬定良久，涎出為度。張子和《儒門事親》

**頭風疼痛**：倒鉤棘針四十九個，燒存性，丁香一個，麝香一皂子大，為末，隨左右嗅入鼻中。《聖惠方》

**頭風作痛**：蔓荊子一升，為末，絹袋盛浸一斗酒中七日，

溫飲，日三次。《千金方》

**飲酒頭痛**：竹茹二兩，水五升煮三升，納雞子三枚，煮三沸食之。《千金方》

**頭目風熱**：上攻，用龍腦末半兩，南蓬砂末一兩，頻嗅兩鼻。《御藥院方》

**白花蛇散**：治腦風頭痛，時作時止，及偏頭風。用白花蛇酒浸去皮骨，天南星漿水煮軟，切各一兩，石膏、荊芥各二兩，地骨皮二錢半，為末，每服一錢茶下，日三服。《聖濟總錄》

**頭風掣痛**：湖南押衙顏思退傳方，用蠟二斤、鹽半斤相和於銅鑼中，溶令相人捏作一兜鍪（古代作戰時戴的盔）勢，其痛立止也。《經驗方》

**偏正頭痛**：氣上攻不可忍，用全蠍二十一個，地龍六條，土狗三個，五倍子五錢，為末，酒調攤貼太陽穴上。《德生堂經驗方》

**頭風疼痛**：龍珠丸，用五月五日，取蚯蚓和腦、麝杵丸梧子大，每以一丸納鼻中，隨左右先塗薑汁在鼻，立癒。《聖濟總錄》

**偏正頭風**：並夾頭風，連兩太陽穴痛。《聖惠方》用白殭蠶為末，蔥茶調服方寸匕。葉椿治頭風，用白殭蠶、高良薑各等分，為末，每服一錢，臨臥時茶服，日二服。

**頭風疼痛**：蚱蟬二枚生研，入乳香、硃砂各半，分丸小豆大，每用一丸，隨左右納鼻中，出黃水為效。《聖濟總錄》

**偏正頭痛**：不可忍者，《聖惠方》龍香散，用地龍去土，焙，乳香等分，為末。每以一字，作紙撚燈上，燒煙以鼻嗅之。《澹寮方》加人指甲等分，云徐介翁方也。每服一捻香爐上，慢火燒之。以紙筒引煙入鼻薰之，口噙冷水有涎吐之，仍以好茶一盞點呷即癒。

**風熱頭痛**：地龍炒研，半夏薑汁，製赤茯苓各等分，為末，一字至半錢，生薑荊芥湯下。《普濟方》

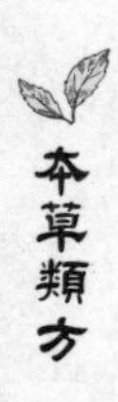

**卒然頭痛**：白殭蠶為末，用熟水下二錢，立瘥。《聖惠方》

**頭風白屑**：作癢，蠶沙燒灰，淋汁洗之。《聖惠方》

**頭風痺木**：用臘月烏雞矢一升，炒黃為末，絹袋盛漬三升，酒中頻頻溫服，令醉。《千金方》

**偏正頭風**：不拘遠近，諸藥不效者，如神。用白芷、川芎各三錢，為細末，以黃牛腦子搽末在上，瓷器內加酒頓服，乘熱食之，盡量一醉，醒則其病如失，甚驗。《保壽堂方》

**頭風白屑**：新下烏雞子三枚，沸湯五升，攪作三度，沐之甚良。《集驗方》

**頭風白屑**：烏羊糞煎汁，洗之。《聖惠方》

**偏正頭痛**：久不除者，晴明時將發分開，用麝香五分，皂莢末一錢，薄紙裹置患處。以布包炒鹽於上熨之，冷則易。如此數次，永不再發。《簡便單方》

**偏正頭痛**：人中白、地龍炒各等分，為末，羊膽汁丸芥子大，每新汲水化一丸，注鼻中嗅之，名一滴金。《普濟方》

**頭痛至極**：童子小便一盞，豉心半合，同煎至五分，溫服。《聖濟總錄》

**頭身俱痛煩悶者**：頭垢豆許，水服，囊盛蒸豆熨之。《肘後方》

**頭風白屑**：楮木作枕，六十日一易新者。《外台秘要》

## 眩暈第七十二

**女人頭暈**：天地轉動，名曰心眩，非血風也。膽子礬一兩，細研，用胡餅劑子一個，按平，一指厚，以篦子勒成骰子大塊，勿界斷，於瓦上焙乾，每服一骰子，為末，燈心竹茹湯調下。許學士《本事方》

**頭忽眩暈**：經夕不瘥，四體漸羸，飲食無味，好食黃土。用白朮三斤、麥三斤，搗篩酒和梧子大，每飲服三十丸，日三服，忌菘菜、桃李、青魚。《外台秘要》

**失血眩暈**：凡傷胎去血、產後去血、崩中去血、金瘡去血、拔牙去血、一切去血過多、心煩眩運、悶絕不省人事，當歸二兩、川芎一兩，每用五錢，水七分，酒三分，煎七分，熱服，日再服。《婦人良方》

**濕熱眩暈**：不可當者，酒炒大黃為末，茶清服二錢，急則治其標也。《丹溪纂要》

**首風眩暈**：偏正頭痛，多汗惡風，胸膈痰飲，川芎一斤、天麻四兩，為末，煉蜜丸如彈子大，每嚼一丸茶清下。《宣明方》

**頭風眩暈**：起倒無定，蒴藋、獨活、白石膏各一兩，枳實炒七錢半，每服三錢，酒一盞，煎六分服。《聖惠方》

**諸風頭暈**：蒼耳葉曬乾為末，每服一錢酒調下，日三服。若吐則以蜜丸梧子大，每服二十丸，十日全好矣。《楊氏經驗方》

**頭風眩暈**：都梁丸，王璆《百一選方》云：王定國病風頭痛，至都梁求明醫楊介治之，連進三丸，即時病失，懇求其方，則用香白芷一味，洗曬為末，煉蜜丸彈子大，每嚼一丸，易茶清或荊芥湯化下，遂名都梁丸。其藥治頭風眩暈，女人胎前產後傷風頭痛，血風頭痛皆效。戴原禮《證治要訣》亦云，頭痛挾熱，頭生磊塊者甚宜。

**頭風旋暈**：蟬殼一兩，微炒為末，不時酒下一錢，白湯亦可。《聖惠方》

**風痰眩暈**：頭痛氣鬱，胸膈不利，白附子炮去皮臍半斤，石膏鍛紅半斤，硃砂二兩二錢半，龍腦一錢，為末，粟米飯丸小豆大，每服三十丸，食後茶酒任下。《御藥院方》

**丹石毒發**：頭眩耳鳴，恐懼不安，淡竹瀝頻服二三升。《古今錄驗方》

**目赤頭旋**：眼花面腫，風熱上攻。用排風子焙，甘草炙，菊花焙各一兩，為末，每服二錢，臥時溫水下。《聖濟總錄》

**風痰頭暈**：嘔逆目眩，面色青黃脈弦者。水煮金花丸：用生半夏、天南星、寒水石服各一兩，天麻半兩，雄黃半錢，小麥麵三兩，為末，水和成餅。水煮浮起，漉出搗丸梧子大，每服五十丸，薑湯下，極效。亦治風痰，咳嗽二便不通，風痰頭痛。《活法機要》

**婦人頭風**：攻目作痛，天南星一個，掘地坑燒赤安藥於中，以醋一盞沃之蓋定，勿令透氣，候冷研末，每服一字，以酒調下，重者半錢。《千金方》

**風痰頭暈**：目眩吐逆，煩滿飲食不下。玉壺丸：用生南星、生半夏各一兩，天麻半兩，白麵三兩，為末，水丸梧子大，每服三十丸，以水先煎沸入藥，煮五七沸漉出，放溫以薑湯吞之。《和劑局方》

**痰熱煩暈**：白芥子、黑芥子、大戟、甘遂、芒硝、硃砂各等分，為末，糊丸梧子大，每服二十丸，薑湯下，名白芥丸。《普濟方》

**頭旋腦腫**：三月收松花，並薹五六寸如鼠尾者。蒸切一升，以生絹囊貯，浸三升酒中五日，空心暖飲五合。《普濟方》

**風虛頭暈**：大頭鷹閉殺，去毛煮食，以骨燒存性，酒服。《便民食療》

**老人風眩**：用白羊頭一具，如常治食之。

**旋風眩冒**：鴟頭丸：用鴟頭一枚炒黃，真茹、白朮各一兩，川椒半兩炒去汗，為末，蜜丸梧子大，每酒下二十丸。《聖惠方》

**頭目虛暈**：車風一個，即鷹頭也。去毛，焙，川芎一兩，為末，酒服三錢。《選奇》

**頭暈吐逆**：胃冷生痰也，用川薑炮二錢半，甘草炒一錢二分、水一鍾半，煎減半服，累用有效。

## 眼目第七十三

**時行火眼**：患人每日於井上，視旋匝三遍，能洩火氣。

《集玄方》

**眼睛突出一二寸者**：以新汲水灌漬睛中，數易之自入。《梅師方》

**火眼赤爛**：緊閉目，以熱湯沃之，湯冷即止，頻沃取安，妙在閉目，或加薄荷、防風、荊芥煎湯沃之亦妙。《濟急方》

**風赤爛眼**：倒睫拳毛，華佗方：用白土一兩、銅青一錢，為末，以半錢，泡湯洗。《乾坤生意》加焰硝半兩為末，湯泡杏仁杵和丸皂子大，每用涼水浸一丸，洗眼。《乾坤秘韞》

**目卒無見**：黃土攪水中，澄清洗之。《肘後方》

**目中翳膜**：東壁土細末，日點之，即出。《千金方》

**飛絲入目**：磨濃墨點之，即出。《千金方》

**目生翳膜**：用細料白瓷蠱一個，大火鍛過研末，紙篩加雄黃二分為末，早晚各點少許，不可多用，牛角簪撥出翳膜為妙。若紅用人退末點眼角即癒。《集驗方》

**赤眼腫痛**：新磚浸糞池中，年久取放陰處生花，刷下入腦子和點之。《普濟方》

**拳毛倒睫**：用刀微劃動，以蘗泥眼泡上，睫自起也。石鹼一錢、石灰一錢，醋調塗之。《摘玄方》

**風眼爛弦**：金環燒紅，掠上下瞼肉，日數次，甚妙。《集簡方》

**爛弦風眼**：銅青水調塗碗底，以艾薰乾刮下，塗爛處。《衛生易簡方》

**三年目翳**：胡粉塗之。《聖惠方》

**赤眼痛**：黃丹蜂蜜，調貼太陽穴，立效。《明目經驗方》

**眼生珠管**：鉛丹半兩，鯉魚膽汁和如膏，日點三五次。《聖惠方》

**眼瞼挑針**：獨生菖蒲根，同鹽研敷。《壽域方》

**赤目及翳**：鉛丹、白礬各等分，為末，點之。又方：鉛丹、烏賊骨各等分，合研白蜜蒸點之。《千金方》

**一切目疾**：昏障，治；內障，不治。蜂蜜半斤，銅鍋熬起紫色塊，入飛過真黃丹二兩，水一碗，再煉至水氣盡，以細生絹鋪薄紙一層，濾淨瓶封埋地內三七日。每日點眼七次，藥黏則洗之。一方：入訶子肉四個。《保壽堂方》

**眼生偷針**：布針一個，對井睨視，而折為兩段投井中，勿令人見。《張杲醫說》

**眼赤生瘡**：連年不癒，古錢一文、生薑石一個，洗淨，以錢於石上磨蜜，取濃汁三四滴在盞，覆瓦上，以艾灸瓦內七壯薰蜜，取點之，效。《普濟方》

**目生珠管及膚翳**：銅錢青一兩、細墨半兩，為末，醋丸白豆大，每以一丸，乳汁、新汲水各少許浸化點之。《聖惠方》

**赤目浮翳**：古錢一文，鹽方寸匕，治篩點之。《千金方》

**目卒不見**：錢於石上，磨汁注眥中。《普濟方》

**小兒麩翳**：未堅不可亂藥，宜以珊瑚研如粉，目少少點之，三日癒。錢相公《篋中方》

**明目輕身**：去三屍除瘡癩，美酒五升，浸硃砂五兩，五宿日乾，研末，蜜丸小豆大，每服二十丸，白湯下，久服見效。《衛生易簡方》

**目生障翳**：生辰砂一塊，日日擦之自退，王居云病此，用之如故。《普濟方》

**目膜息肉**：丹砂一兩，五月五日研勻銅器中，以水漿一盞，臘水一盞，浸七日，曝乾，銅刀刮下在研瓶收，每點少許眥上。《聖濟總錄》

**目生胬肉及珠管**：真丹、貝母各等分，為末，點注目。

**爛弦風眼**：膩粉末，口津和點大眥，日三次。《聖惠方》

**風邪眼寒**：乃風入頭，係敗血凝滯，不能上下流通，故風寒客之。而眼寒也，石膏鍛二兩、川芎二兩、甘草炙半兩，為末，每服一錢，蔥白茶湯調下，日二服。《宣明方》

**拳毛倒睫**：無名異末，紙捲作撚點燈，吹殺薰之，睫自起。《保命集》

**飛絲入目**：青菜汁點之，如神。《摘玄方》

**諸般翳膜**：爐甘石、青礬、朴硝各等分，為末，每用一字，沸湯化開，溫洗，日三次。《宣明方》

**一切目疾**：真爐甘石半斤，用黃連四兩剉豆大，銀石器內水二碗，煮二伏，特去黃連，為末，入片腦二錢半，研勻罐收，每點少許，頻用取效。又方：爐甘石鍛一錢、盆消一錢，為末，熱湯泡洗。

**目中諸病**：石連光明散治眼中，五輪八廓，諸證神效。爐甘石半斤，取如羊腦、鴨頭色者，以桑柴灰一斗，火鍛赤，研末，用雅州黃連各四兩，切片煎水浸石澄取粉曬乾，用鉛粉二定，以二連水浸過，炒之，雄黃研末，每用甘石、鉛粉各三分，雄黃一分，片腦半分，研勻點眼甚妙。張氏方

**目暗昏花**：爐甘石火鍛，童尿淬七次，代赭石火鍛，醋淬七次，黃丹水飛各四兩，為末，白沙蜜半斤，以銅鐺煉，去白沫，添清水五六碗，熬沸下藥，文武火熬至一碗，滴水不散，以夾紙濾，入瓷器收之，頻點日用。《衛生易簡方》

**目暴赤腫**：爐甘石火鍛、尿淬，風化硝各等分，為末，新水化一粟點之。《御藥院方》

**雀目夜昏**：百治不效，石膏末，每服一錢，豬肝一片薄批，摻藥在上纏定，沙瓶煮熟，切食之，一日一服。《明目方》

**爛弦風眼**：劉長春方，治風眼流淚爛弦。白爐甘石四兩火鍛，童尿淬七次，地上出毒三日，細研，每用椒湯洗目後，臨臥點三四次，早以茶洗去甚妙。又方：爐甘石一片火鍛、黃連四兩煎水淬七次，為末，入片腦，每用點目。

《宣明眼科方》用爐甘石、石膏各一錢，海螵蛸三分，為末，入片腦、麝香各少許收點。

《衛生易簡方》用爐甘石二兩，以黃連一兩煎水，入童尿半盞熬，下朴硝一兩，又熬，成以火鍛石淬七次，洗淨為末，入密陀僧末一兩，研勻，收點之。

**斑瘡入目**：不退者，曾青一錢，丹砂二錢，為末，蠐螬五

枚，搗汁和點。《聖濟總錄》

**拳毛倒睫**：石燕子一雌一雄，磨水點搽眼，先以鑷子摘去拳毛，乃點藥，後以黃連水洗之。《乾坤生意》

**風眼爛弦**：戎鹽化水點之。《普濟方》

**膚翳昏暗**：空青二錢細研，蕤仁去皮一兩，片腦三錢，細研日點。《聖濟總錄》

**多年翳障**：花蕊石水飛、焙，防風、川芎、甘菊花、白附子、牛蒡子各一兩，甘草炙半兩，為末，每服半錢，臘茶下。《衛生家寶方》

**塵物眯目**：以少鹽併豉置水中，視之立出。孫真人方

**黑翳覆瞳**：空青、礬石燒各一兩，貝子四枚，研細日點。《聖濟總錄》

**風眼赤爛**：明淨皮硝一盞、水二碗煎，化露一夜，濾淨澄清，朝夕洗目，三日其紅即消，雖半世者赤癒也。《楊誠經驗方》

**風眼赤爛**：膽礬三錢，燒研泡湯日洗。《明目經驗方》

**目赤澀痛**：玄精石半兩，黃柏炙一兩，為末，點之良。《普濟方》

**風熱目病**：會青散，治一切風熱毒氣上攻，目赤或爛，怕日，羞明隱澀眵淚，或癢或痛，曾青四兩，蔓荊子二兩，白薑炮、防風各一兩，為末，每以少許，嗅鼻中，立有功效。《和劑局方》

**退翳明目**：白龍散：用馬牙硝，光淨者。厚紙裹實，安在懷內著肉，養一百二十日，研粉入少龍腦，不計年歲深遠，眼生翳膜，遠視不明，但瞳人不破散者，並宜，日點之。《經驗方》

**目生赤脈**：玄精石一兩、甘草半兩，為末，每服一錢，小兒半錢，竹葉煎湯調下《總微論》

**目暗赤澀**：多淚，鹽綠一錢，蕤仁去皮一錢，研水入好酥一錢，研勻，每夜點一麻子。《聖惠方》

**風熱赤眼**：虛腫澀痛，鹵鹼一升，青梅二十七箇，古錢二十一文，新瓶盛密封，湯中煮一炊時，三日後取點，日三五度。《聖惠方》

**明目堅齒**：去翳大利老眼，海鹽以百沸湯，泡散清汁，早揩牙漱水，以大指甲點水，洗目閉坐良久。乃洗面，名洞視千里法，極神妙。《永類鈐方》

**逐月洗眼**：芒硝六錢，水一盞六分，澄清依法洗目，至一年眼如童子也。正月初三、二月初八、三月初四、四月初四、五月初五、六月初四、七月初三、八月初一、九月十三、十月十三、十一月十六、十二月初五日。《聖惠方》

**目生胬肉**：鮮鯽魚取一斤，中央開竅，貼於眶上，日三五度。《聖濟總錄》

**目中浮翳**：遮睛白鹽，生砂少許，頻點屢效，小兒亦宜。《直指方》

**眼目慌慌**：不明，空青少許，漬露一宿點之。《直指方》

**赤眼腫閉**：土硃二分、石膏一分，為末，新汲水，調敷眼頭尾及太陽穴。《直指方》

**目中淚出**：鹽點目中，冷水淡數次，瘥。《范汪方》

**赤眼腫痛**：朴硝置豆腐上，蒸化取汁收點。《簡便方》

**諸眼障翳**：牙硝十兩，湯泡厚紙濾過，瓦器熬乾，置地上一夜，入飛炒黃丹一兩，麝香半分，再羅過，入腦子。日點。《濟急仙方》

**一切目疾**：雀目、赤目、青盲、內外障翳、風眼用此，覺目中涼冷為驗，楊梅青即空青洗淨，胡黃連洗，各二錢半，槐芽日未出時勿語採之，入青竹筒內，垂於天、月二德方，候乾，勿見雞犬，為末，一錢半。共末入龍腦一字，吹兩鼻內便睡，隔夜便用。《聖濟總錄》

**眯眼不出**：蠶沙揀淨，空心，以新汲水吞下十枚，勿嚼破。《聖惠方》

**赤目風腫**：甘草水磨，明礬敷眼泡上效，或用枯礬頻擦眉

心。《集簡方》

**目生白膜**：礬石一升，水四合，銅器中煎半合，入少蜜調之，以綿濾過，每日點三四度。姚和眾《延齡至寶方》

**赤目失明**：內外障翳，太陰玄精石，陰陽火鍛，石決明各一兩，蕤仁、黃連各二兩，羊子肝七個，竹刀切曬，為末，粟米飯丸梧子大，每臥時茶服二十丸，服至七日烙頂心以助藥力，一個月見效。宋丞相言，黃典史病此，夢神敷此方，癒。《集驗方》

**眼昏內障**：慈朱丸，治神水寬大漸散，昏如霧露中行，漸睹空花，物成二體，久則光不收，及內障神水淡綠白者，真磁石火鍛醋淬七次二兩，硃砂一兩，神麴生用三兩，為末，更以神麴末一兩，煮糊加蜜丸梧子大，每服二丸，見星月此其效也。亦治心火乘金，水衰反制之，病久病累發者，服之永不更作。《倪微德原機啟微集》

**爛弦眼風**：白礬鍛一兩，銅青三錢研末，湯泡澄清，點洗。《永類鈐方》

**冷淚目昏**：貝母一枚，胡椒七粒，為末，點之。《儒門事親》

**目翳胬肉**：白礬石納黍米大入目，令淚出，日日用之，惡汁去盡，其疾日減。《外台秘要》

**損目生瘀**：赤肉胬出不退，杏仁百個，蒸熟去皮尖，研濾取淨汁，入硇砂末一錢，水煮化，日點一二次自落。《普濟方》

**胬肉瘀突**：南鵬砂，黃色者一錢，片腦少許研末，燈草蘸點之。《直指方》

**眼目障翳**：男女內外障翳，或三五個月不見效者，一點復明。好焰硝一兩，銅器鎔化入，飛過黃丹二分，片腦二分，銅匙急抄入，罐內收之，每點少許，內效如神。兗州朱秀才忽不見物，朝夕拜天，因夢神傳此方，點之而癒。《張三丰仙方》

**辟障明目**：七物升麻丸：升麻、犀角、黃芩、朴硝、梔子、大黃各二兩，豉二升微熬，同搗末蜜丸梧子大，覺四肢大熱大便難，即服三十丸。取微利為度，若四肢小熱，只食後服二十丸。非但辟障，甚能明目。《王方慶嶺南方》

**目生胬肉**：《肘後方》用貝母、真丹各等分，為末，日點。《摘玄方》用貝母、丁香各等分，為末，乳汁調點。

**眼目昏暗**：柴胡六銖、決明子十八銖、治篩，入乳汁和，敷目上，久久夜見五色。《千金方》

**肝熱生翳**：不拘大人、小兒，黃芩一兩，淡豉三兩為末，每服三錢，以熟豬肝裹吃，溫湯送下，日二服，忌酒麵。《衛生家寶方》

**赤眼腫痛**：硝石末臥時，以銅筋點黍米大，入目眥至旦，以鹽水洗去。《聖惠方》

**肝風眼黑**：目睛痛、肝風盛也，桔梗丸主之。桔梗一斤，黑牽牛頭末三兩，為末，蜜丸梧子大，每服四十丸，溫水下，日二服。《保命集》

**目昏生翳**：淫羊藿，生王瓜即小瓜蔞紅色者，等分，為末，每服一錢，茶下，日二服。《聖濟總錄》

**赤脈貫瞳**：玄參為末，以米泔煮豬肝，日日蘸食之。《濟急仙方》

**病後青盲**：日近者可治，淫羊藿一兩，淡豆豉一百粒，水一碗半煎，一碗頓服，即瘳。《百一選方》

**眼見黑花**：赤痛昏暗，甘露湯，用葳蕤焙四兩，每服二錢，水一盞，入薄荷二葉，生薑一片，蜜少許，同煎七分，臥時溫服，日一服。《聖濟總錄》

**眼赤澀痛**：葳蕤、赤芍藥、當歸、黃連各等分，煎湯薰洗。《衛生家寶方》

**淚出不止**：黃連浸濃汁，漬拭之。《肘後方》

**男婦赤眼**：十分重者，以山漆根磨汁，塗四圍甚妙。《集簡方》

**目卒癢痛**：乳汁浸黃連，頻點眥中，抱朴子云：治目中百

病。《外台秘要》

**暴赤眼痛：**宣黃連剉，以雞子清浸，置地下一夜，次早濾過，雞羽蘸滴目內。又方：苦竹兩頭留節一頭，開小孔入黃連片，在內油紙封，浸井中一夜，次服竹節內水，加片腦少許，外洗之。

《海上方》用黃連、冬青葉煎湯洗之。

《選奇方》用黃連、乾薑、杏仁各等分，為末，綿包浸湯，閉目乘熱淋洗之。

**眼中漏膿：**龍膽草、當歸各等分，為末，每服二錢，溫水下。《鴻飛集》

**爛弦風眼：**黃連十文，槐花、輕粉少許，等分，為末，男兒乳汁和之，飯上蒸過，帛裹熨眼上，三四次即效，屢試有驗。《孫氏仁存方》

**暴赤眼痛：**以管吹良薑末，入鼻取嚏，或彈出鼻血，即散。《談野翁試驗方》

**肝虛睛痛：**冷淚羞明，補肝散，用香附子一兩，夏枯草半兩，為末，每服一錢，茶清下。《簡易方》

**眼目昏澀：**蒼朮半斤，泔浸七日，去皮切焙，木賊各二兩，為末，每服一錢，茶酒任下。《聖惠方》

**內虛目暗：**補氣養血，當歸生曬六兩，附子火炮一兩，為末，煉蜜丸梧子大，每服二十丸，溫酒下，名六一丸。《聖濟總錄》

**一切眼疾：**白芷、雄黃，為末，煉蜜丸龍眼大，硃砂為衣，每服一丸，食後茶下，日二服，名遠睛丸。《普濟方》

**眼目諸疾：**勝金黃連丸，用宣黃連不限多少，捶碎，以新汲水一大碗，浸六十日。綿濾取汁，入原碗內，重湯上熬之，不住攪之候乾，即穿地坑子可深一尺，以瓦鋪底，將熟艾四兩，坐在瓦上，以火燃之，以藥碗覆上，四畔泥封，開孔出煙盡，取刮下丸小豆大，每甜竹葉湯下十丸。

《傳信方》羊膽丸，治男女肝經不足，風熱上攻，頭目昏暗，羞明及障翳青盲。用黃連末一兩、羊子肝一具，去膜擂爛，和丸梧子大。每食後，暖漿水吞十四丸，連作五劑瘥。昔崔病內障，踰年半夜獨坐，聞階除窸窣之聲，問之答曰：是昔蒙活之囚，今故報恩遂告以此方，而昔崔服之不數月眼復明，因傳於世。

**飛絲入目**：令人舌上生泡，用紫蘇葉嚼爛，白湯咽之。《世醫得效方》

**補肝明目**：黃精二斤，蔓菁一升，淘，同和，九蒸九曬，為末，空心每米飲下二錢，日二服，延年益壽。《聖惠方》

**暑月目昏**：多眵淚生，龍腦、薄荷葉搗爛，生絹綾汁點之。《聖濟總錄》

**青盲雀目**：《聖惠方》用蒼朮四兩，泔浸一夜、切焙、研末，每服三錢，豬肝三兩，批開、摻藥在內。紮定入粟米一合，水一碗，砂鍋煮熟薰眼。臨臥食肝飲汁，不拘大人、小兒皆治。又方：不計時月久近，用蒼朮二兩，泔浸，焙搗，為末，每服一錢，以好羊子肝一片，竹刀切破，摻藥在內，麻紮以粟米泔煮熟，待冷食之，以癒為度。

**酒毒目盲**：一人形實，好飲熱酒，忽病目盲而脈澀，此熱酒所傷胃氣，污濁血死其中而然，以蘇水煎湯，調人參末一錢服。次日鼻及兩掌皆紫黑，此滯血行矣。再以四物湯加蘇木、桃仁、紅花、陳皮，調人參末，服數日而癒。《丹溪纂要》

**眼弦赤爛**：薄荷以生薑汁浸一宿，曬乾，為末，每用一錢，沸湯泡洗。《明目經驗方》

**倒睫拳毛**：青礬火鍛出毒，細研泡湯，澄清點洗。《永類鈐方》

**爛弦風眼**：青礬火鍛出毒，細研泡湯，澄清點洗。《永類鈐方》

**眼暴赤爛**：紅棗五個，入綠礬在內火煨熟，以河水、井水各一碗，桃柳心七個，煎稠，每點少許入眥上。《摘玄方》

**內障青盲**：風赤生翳及墜眼，日久瞞損失明，地黃花曬、

黑豆花曬、槐花曬，各一兩，為末，豬肝一具，同以水二斗，煮至上有凝脂，掠盡瓶收，每點少許，三四次。《聖惠方》

**物傷睛陷**：胬肉突出，地膚洗，去上，二兩搗絞汁，每點少許，冬月以乾者煮濃汁。《聖惠方》

**羞明怕日**：用千里光，黃菊花，甘草各一錢，水煎冷服。《明目集驗方》

**久患內障**：車前子、乾地黃、麥門冬各等分，為末，蜜丸如梧子大，每服之，累試者效。《聖惠方》

**補肝明目**：決明子一升，蔓荊子二升，以酒五升煮，曝乾，為末。每飲服二錢，溫水下，日二服。《聖惠方》

**一切目疾**：翳膜遮障涼腦，治頭痛能生發，五月五日平旦合之，蓮子草一握，藍葉一握，油一斤，同浸，密封四十九遍，久久甚佳。《聖濟總錄》

**目赤作痛**：車前子自然汁，調朴硝末，塗眼皮上，次早洗去。小兒目痛，車前草汁和竹瀝點之。《聖濟總錄》

**目中微翳**：車前葉，枸杞葉各等分。為手中揉汁出，以桑葉兩重裹之，懸陰處一夜，破桑葉取點，不過三五度。《十便良方》

**積年失明**：決明子二斤，為末，每食後粥飲服方寸匕。《明目集驗方》

**爛弦風眼**：青袋、黃連泡湯日洗。《明目集驗方》

**風熱目赤**：地膚子焙一升，生地黃半斤，取汁和作餅，曬乾研末，每服三錢，空心酒服。《聖惠方》

**補虛明目**：駐景丸，治肝腎俱虛，眼昏黑花或生障翳，迎風有淚，久服補肝腎，增目力。車前子、熟地黃酒蒸焙三兩，菟絲子酒浸五兩，為末，煉蜜丸梧子大，每溫酒下三十丸，日二服。《和劑局方》

**目痛眯眼**：凡目痛及眯目中傷，有熱瞑者，取地膚子白汁頻注目中。王燾《外台秘要》

**飛血赤目**：熱痛，乾藍葉切二升，車前草半兩，淡竹葉切

三握，水四升，煎二升，去滓，溫洗，冷即再暖，以瘥為度。《聖濟總錄》

**目赤腫痛**：決明子炒研，茶調敷兩太陽穴，乾則易之，一夜即癒。《醫方摘玄》

**目赤腫痛**：浸淫等瘡，瞿麥炒黃，為末，以鵝涎調塗眥頭，即開或搗汁塗之。《普濟方》

**風熱目暗**：澀痛，車前子，宣州黃連各一兩，為末，食後溫酒服一錢，日二服。《聖惠方》

**一切眼疾**：苘麻子一升為末，以豬肝批片蘸末，炙熟再蘸，再炙末盡，乃為末，每服一字，陳米飲下，日三服。《聖濟總錄》

**眯目生翳**：其物不出者，生膚翳者，瞿麥、乾薑炮為末，井華水調服二錢，日二服。《聖惠方》

**目昏多淚**：木賊去節，蒼朮泔浸各一兩，為末，每服二錢，茶調下或蜜丸亦可。

**內外障翳**：麻黃根一兩，當歸身一錢，同炒黑色，入麝香少許，為末，嗅鼻頻用此。南京相國寺東黑孩兒方也。《普濟方》

**目生翳膜**：久不癒者，用苘實，以柳木作磑，磨去殼馬尾篩，取黃肉去焦殼也，用豬肝薄切，滾藥慢炙熟，為末，醋和丸梧子大，每服三十丸白湯下。一方：一苘實內袋中蒸熟，曝為末，蜜丸溫水下。《聖濟總錄》

**眼生珠管**：牛膝並葉搗汁，日點三四次。《聖惠方》

**目中翳膜**：穀精草、防風各等分，為末，米飲服之甚驗。《明目集驗方》

**三十年失明**：補肝散：用蒺藜子，七月七日收陰乾，搗散，食後水服方寸匕，日二服。《外台秘要》

**疳病目蒙**：不見物，用木鱉子仁二錢，胡黃連一錢，為末，米糊丸龍眼大，入雞子內蒸熟，連雞子食之為妙。《集效方》

**積熱眼澀**：三月三日或五月五日，採青蒿花或子陰乾，為末，每井華水空心服二錢，久服明目，可夜看書，名青金散。《十便良方》

**眼熱赤腫**：山茵陳、車前子各等分，煎湯、細茶調散服，數服。《直指方》

**痘後目翳**：隱澀淚出，久而不退，用穀精草為末。以柿或豬肝片蘸食。一方：加蛤粉等分，同入豬肝煮熟，日食之。《邵真人濟急方》

**蓐內赤目**：熟地黃薄切，溫水浸點。《小品方》

**明目補肝**：肝虛目睛痛，冷淚不止，血脈痛，羞明怕日，夏枯草半兩，香附一兩，為末。每服一錢，臘茶湯調下。《簡要濟眾》

**丹石沖眼**：服丹石入毒，發沖眼腫痛。扁竹根一握，洗搗汁服之。《食療本草》

**赤目生瘡**：作痛，道人頭末二兩，乳香一錢，每用一錢燒煙嗅鼻。《聖濟總錄》

**青盲雀目**：決明一升，地膚子五兩，為末。米飲丸梧子大，每米飲下二三十丸。《普濟方》

**睡起目赤**：腫起良久，如常者血熱也。臥則歸於肝，故熱則目赤腫，良久血散，故如常也。用生地黃汁浸粳米半升，曬乾，三浸三曬，每夜以米粥食一盞，數日即癒，有人病此用之得效。《醫余》

**病後生翳**：白菊花、蟬蛻各等分，為散。每用二三錢，入蜜少許，水煎服。大人、小兒皆宜屢驗。《救急》

**眼目昏花**：雙美丸，用甘菊花一斤，紅椒去目六兩，為末，用新地黃汁和丸梧子大，每服五十丸，臨臥茶清下。《瑞竹堂經驗方》

**眼暴赤痛**：水洗生地黃，黑豆各二兩，搗膏，臥時以鹽湯洗目，閉目以藥厚罨目上，至曉，水潤取下。《聖濟總錄》

**明目補腎**：生苄、熟苄各二兩，用椒紅一兩，為末，蜜丸

梧桐子大，每空心鹽湯下三十丸。《普濟方》

**眼目昏暗**：菒耳實（蒼耳子）一升為末，白米半升，作粥，日食之。《普濟方》

**一切眼疾**：籠箬燒灰淋汁，洗之，久之自效。《經驗方》

**火眼腫痛**：以艾燒煙起，用碗覆之。候煙盡，碗上刮煤下，以溫水調化，洗眼即瘥，更入黃連尤佳。《斗門方》

**物傷睛突**：輕者瞼胞腫痛，重者目睛突出，但目系未斷者，即納入急搗生地黃，綿裹敷之。仍以避風膏藥護其四邊。《聖濟總錄》

**雜物入目**：白蘘荷根，取心搗，絞取汁，滴入目中立出。《普濟方》

**暴赤眼**：痛脹磣澀，薺菜根，杵汁滴之。《聖濟總錄》

**眼熱昏暗**：營實、枸杞子、地膚子各二兩，為末，每服三錢，溫酒下。《聖惠方》

**倒睫拳毛**：因風入脾經，致使風癢，不住手擦目，久赤爛，拳毛入內，將木鱉子仁捶爛，以絲帛包作條，左患塞右鼻，右患塞左鼻，其毛自分上下，次服蟬蛻藥為妙。《集驗方》

**眼暴赤腫**：磣痛不得開，淚出不止，削附子赤皮末，如蠶沙大，著眥中，以定為度。張文仲《備急方》

**爛弦風眼**：千里光草，以筍殼葉包煨熟捻汁，滴入目中。《經驗良方》

**暴赤目痛**：四物湯加大黃，酒煎服之。《傳信適用方》

**目中赤痛**：野狐漿草，搗汁服之。《聖惠方》

**肝傷目暗**：菟絲子三兩，酒浸三日，曝乾為末，雞子白和丸梧子大，空心溫酒下二十丸。《聖惠方》

**赤目痛澀**：不可忍，小圓瓜瓤蘺上，大如彈丸，紅色皮上有刺者，九月十月採，日乾槐花，炒赤芍藥各等分，為末，每服二錢，臨臥溫酒下。《衛生家寶方》

**通神散**：治瘢痘目生翳，綠豆皮、白菊花、精草各等分為

末，每用一錢，以乾柿餅一枚，粟米泔一盞，同煮煎乾，食柿，日三服。淺者五七日見效，遠者半月見效。《直指方》

**暴赤眼腫**：宗奭曰：用古銅錢刮薑取汁，於錢唇點之，淚出，今日點、明日癒，勿疑。一治暴風客熱，目赤睛痛腫者，臘月取生薑搗絞汁，陰乾取粉，入銅青末等分，每以少許沸湯泡，澄清，溫洗淚出妙。

**目昏浮翳**：蘭香子，每用七個，睡時水煎服之，久久有效也。《海上方》

**眼暗補中**：蔥子半升為末，每取一匙，煎湯一升半，去滓，入米煮粥食之。亦可為末蜜丸梧子大，食後米湯服一二十丸，日三服。《食醫心鏡》

**眼生翳膜**：薺菜和根莖葉洗淨，焙乾為細末，每夜臥時先洗眼，挑末米許，安兩大眥頭，澀痛忍之，久久膜自落也。《聖濟總錄》

**補肝明目**：治男子五勞七傷，明目用冬瓜仁七升，以絹袋盛，投三沸湯中，須更取曝乾，如此三度，又與清苦酒漬之，二宿曝乾為末，日服方寸匕，令人肥悅，明目延年不老。又方：取子三五升，去皮為丸，空心日服三十丸，令人白淨如玉。《外台秘要》

**眼目昏暗**：七月七日取苦瓠，白瓤絞汁一合，以酢二升，古錢七文，同以微火煎，減半，每日取沫，納眥中神效。《千金方》

**目中淚出**：或出膿，用馬齒莧、人莧子各半兩，為末，綿裹銅器中，蒸熟熨大眥頭，膿水出處，熨以五十度為率，久久自絕。《聖惠方》

**諸般赤眼**：攀睛雲翳，菖蒲擂自然汁，文武火熬作膏，日點之效。《聖濟總錄》

**麥芒入目**：大麥煮汁，洗之即出。孫真人方

**目中息肉**：淫膚赤白膜，馬齒莧一大握洗淨，和芒硝末少許，綿裹安上，頻易之。《龍木論》

**胬肉血翳**：秋間，取小柄葫蘆，或小藥葫蘆陰乾，緊小處鋸斷，內挖一小孔，如眼孔大，遇有此病，將眼皮上下，用手掙開，將葫蘆孔合定，初雖甚痛苦，然瘀肉血翳皆漸下，不傷睛也。《劉松石經驗方》

**眼流冷淚**：木耳一兩燒存性，木賊一兩，為末，每服二錢，以清水泔煎服。《惠濟方》

**火眼赤痛**：五月，取老黃瓜一條，上開小孔，去瓤入芒硝，令滿懸陰處。待硝透出刮下，留點眼，甚效。《壽域方》

**赤眼腫痛**：有數種，皆肝熱血凝也。用消風熱藥服之，夜用鹽收，豆腐片貼之，酸醬者勿用。《證治要訣》

**傷寒目翳**：燒豉二七枚，研末，吹之。《肘後方》

**雜物眯眼**：不出，用生粟七粒，嚼爛取汁，洗之即出。《聖濟總錄》

**雜物眯目**：不出，用東牆上馬齒莧燒灰研細，點少許於眥頭，即出也。《聖惠方》

**一切眼疳**：赤爛生翳，白藥子一兩，甘草半兩，為末，豬肝一具，批開，摻末五錢，煮熟食之。《直指方》

**貼目取翳**：鵝不食草搗汁，熬膏一兩，爐甘石火鍛，童便淬三次，三錢，上等瓷器末一錢半，熊膽二錢，硇砂少許，為極細末，和作膏貼在目上，一夜取下。用黃連、黃柏煎湯洗淨，看，如有，再貼。《集效方》

**青盲眼障**：但瞳子不壞者，十得九癒。用蔓菁子六升，蒸之氣遍合，甑取下，以釜中熱湯淋之，乃曝乾，還淋，如是三遍，即收杵為末，食上清，酒服方寸匕，日再服。崔元亮《海上方》

**常服明目**：使人洞視臟腑，用蕪菁子三升，苦酒三升，煮熟日乾，研篩末。以井華水服方寸匕，日三服，無所忌。《抱朴子》云：服盡一斗，能夜視有所見物。《千金方》

**風邪攻目**：視物不明，肝氣虛者，用蔓菁子四兩，入瓷瓶中，燒黑無聲取，入蛇蛻二兩，又燒成灰為末，每服半錢，食

後酒下，日三服。《聖濟總錄》

**雀目不見**：真紫芥菜子，炒黑為末，用羊肝一具，分作八服，每用芥末三錢，捻肝上，筍籜裹定煮熟，冷食以汁送下。《聖濟總錄》

**貼眼去翳**：荇絲菜根一錢半，搗爛，即葉如馬蹄開黃花者。川楝子十五個，膽礬七分，石決明五錢，皂莢一兩，海螵蛸二錢各為末，同菜根以水見鍾，煎一宿，去滓，一日點數次，七日見效也。《集效方》

**明目益氣**：蕪菁子一升，水九升，煮汁盡，日乾，如此三度，研細，水服方寸匕，日三服，亦可研，水和米煮粥食。《外台秘要》

**風熱赤眼**：白牽牛末，以蔥白煮，研丸綠豆大，每服五丸，蔥湯下，服訖睡半時。《衛生家寶方》

**眼生花翳**：澀痛難開，景天搗汁，日點三五次。《聖惠方》

**活血明目**：漂搖豆為末，甘草湯服二錢，日二服。《衛生易簡方》

**爛弦風眼**：五味子、蔓荊子煎湯，頻洗之。《談野翁試驗方》

**胬肉攀睛**：青萍少許，研爛，入片腦少許，貼眼上效。《世醫得效方》

**目中翳膜**：芥子一粒，輕手挼入眼中，少頃以井華水、雞子清洗之。《聖濟總錄》

**傷目生胬**：《廣利方》，用生杏仁七枚，去皮細嚼吐於掌中，乘熱以綿裹箸頭，點胬肉上，不過四五度癒。《聖濟總錄》用杏仁研膏，入乳化開，日點三次。

**雜物眯目**：不出，用豉三七枚，浸水洗目，視之即出。《聖濟總錄》

**痘瘡入目**：浮萍陰乾為末，以生羊子肝半個，同水半盞煮熟，搗爛絞汁調末服，甚者不過一服，已傷者十服見效。《世

醫得效方》

**飛絲入目**：石菖蒲捶碎，左目塞右鼻，右目塞左鼻，百發百中。《世醫得效方》

**赤眼澀痛**：白薑末水調，貼足心甚妙。《普濟方》

**眼目熱痛**：淚出不止，菥蓂子搗篩為末，臥時銅簪點少許入目，當有熱淚及惡物出甚佳。

**目睛暴痛**：防己酒浸三次為末，每一服二錢，溫酒下。《摘玄方》

**塵芒入目**：大藕洗搗綿裹，滴汁入目中即出也。《普濟方》

**雀目夜昏**：七月七日，九月九日，取地衣草陰乾為末，酒服方寸匕，日三服，一月癒。崔知悌方

**補肝明目**：蕪菁子（蔓菁子）淘過一斤，黃精二斤，同和，九蒸九曬，為末。每空心米飲服二錢，日再服。又方：蔓菁子二升，決明子一升和勻。以酒五升煮乾，曝為末，每服二錢，溫水調下，日二服。並《聖惠方》

**目中翳遮**：但瞳子不破者，用杏仁三升，去皮，麵裹作三包，煻火煨熟，去麵研爛，壓去油，每用一錢，入銅綠一錢，研勻點之。《聖濟總錄》

**斑瘡入眼**：馬屁勃、蛇皮各五錢，皂莢子十四個，為末，入罐內，鹽泥固濟，燒存性，研，每溫酒服一錢。《閻孝忠集效方》

**目忽不見**：令人嚼母薑，以舌日舐六七次，以明為度。《聖濟總錄》

**嗃鼻去翳**：碧雲散，治目赤腫脹，羞明昏暗，隱澀疼痛，眵淚風癢，鼻塞頭痛腦酸，外翳扳睛諸病。鵝不食草曬乾二錢，青黛、川芎各一錢，為細末，噙水一口，每以米許，入鼻內，淚出為度。一方：去青黛。《倪氏啟微集》

**目中胬肉**：菥蓂子搗篩為末，臥時用銅簪角，夜夜點之少許。崔元亮《海上方》

**冷淚目昏**：乾薑粉一字，炮湯點洗之。《聖濟總錄》

**目中風翳**：作痛，取薤白截斷，安膜上令遍，痛作復為之。《范汪方》

**肝虛目暗**：迎風下淚，用臘月牯牛膽，盛黑豆，懸風處，取出，每夜吞三七粒，久久自明。《龍木論》

**睫毛倒入**：川石斛、川芎各等分，為末，口內含水，隨左右嗅鼻二次。《袖珍方》

**眼熱赤腫**：粟米泔，極酸者，生地黃等分，研勻，攤絹上方圓二寸，貼目上熨之，乾即癒。《聖濟總錄》

**虛勞目暗**：用蔓菁六升蒸之氣遍，合甑取下，以釜中熱湯淋之，乃曝乾還淋，如是三遍，收杵竹，為末，食上清，酒服方寸匕，日再服。《普濟方》

**熱毒攻眼**：赤痛臉浮，用黑豆一升，分作十袋，沸湯中蒸過，更互熨之，三遍則癒。《普濟方》

**胎赤眼疾**：杏仁壓油半雞子殼，食鹽一錢，入石器中，以柳枝一握緊束，研至色黑，以熱艾一團，安碗內，燒烘之。令氣透火盡，即成。每點少許，入兩眥甚妙。《聖濟總錄》

**目生胬肉**：或癢，或痛，漸覆瞳人。用杏仁去皮二錢半，膩粉半錢，研勻，綿裹箸頭，點之。《聖濟總錄》

**飛絲入目**：蔓荊菜揉爛，帕包滴汁，三兩點即出也。《普濟方》

**目中卒痛**：乾薑削圓滑，內眥中有汁，出拭之，未盡更易。《千金方》

**目中赤脈**：癢痛，時見黑花，用初生杏子仁一升，古五銖錢七文，入瓶內密封，埋門限下，一百日化為水，每夕點之。《聖濟總錄》

**小兒雀目**：牽牛子末，每以一錢，用羊肝一片，同面作餃子二個，炙熟食米飲下。《普濟方》

**明目枕**：苦蕎皮、黑豆皮、綠豆皮、決明子、菊花，同作枕，至老明目。《鄧筆峰雜興》

**時行赤目**：黃柏去粗皮為末，濕紙包裹黃泥固，煨乾。每用一彈子，大紗帕包之，浸水一盞，飯上蒸熟，乘熱薰洗極效。此方有金木水火土，故名五行湯，一丸可用三二次。《龍木論》

**腎虛目黑**：暖水藏，用沉香一兩，蜀椒去目炒出汗，四兩，為末，酒糊丸梧子大，每服三十丸，空心鹽湯下《普濟方》

**眼生黑花**：年久不可治者，椒目炒一兩，蒼朮炒一兩，為末醋糊丸梧子大，每服二十丸醋湯下。《本事方》

**塞耳治翳**：《時珍發明》，凡目中諸病，皆可用鵝不食草，用之生挼更神，《玉璽集要》詩云；赤眼之餘翳物生，草中鵝不食為名，塞於鼻內頻頻換，三日之間覆舊明。詩云塞鼻，附方云塞耳，然塞鼻、塞耳。俱可總使邪毒不閉，令有出路也，曬乾為末嗅之、塞之，生去搗汁滴之，更效也。

**洗目令明**：柘木煎湯，按日溫洗，自寅至亥乃止，無不效者。正月初二，二月初二，三月不洗，四月初五，五月十五，六月十一，七月初七，八月初一，九月初二，十月十九，十一月不洗，十二月四日，徐神翁方也。《海上方》

**目澀有翳**：枸杞葉，車前葉二兩，挼汁以桑葉裹，懸陰地一夜，取汁點之，不過三五度。《十便良方》

**肝虛下淚**：枸杞子二升，絹袋盛，浸一斗酒中，密封三七日，飲之。《龍木論》

**眼目暗昏**：四月內，取風落小胡桃，每日午時食飽，以無根水吞下，仰臥，覺鼻孔中有泥腥氣為度。《衛生易簡方》

**赤眼腫痛**：鵝梨一枚搗丸，黃連末半兩，膩粉一字，和勻，綿裹浸梨汁中，日日點之。《聖惠方》

**赤目胬肉**：日夜痛者，取好梨一顆搗絞汁，以綿裹。黃連片一錢，浸汁，仰臥點之。《圖經本草》

**天行目赤**：暴腫，地骨皮三斤，水三斗，煮三升，去滓，入鹽一兩，取二升，頻頻洗點。《龍上謝道人天竺經》

**眼暴赤腫**：磣澀疼痛，甘蔗汁二合，黃連半兩，入銅器內，慢火養濃，去滓，點之。《普濟方》

**暴赤眼痛**：磣澀者，嫩楮枝去葉，放地火燒，以碗覆之一日，取灰泡湯，澄清溫洗。《聖惠方》

**飛絲入目**：柘漿點之，以綿蘸水拭去。《醫學綱目》

**眼赤作痛**：蓮實去皮研末一盞，粳米半升，以水煮粥常食。《普濟方》

**眼目昏暗**：每旦含黃柏一片，吐津洗之，終身行之，永無目疾。《普濟方》

**目中障翳**：蘡藤以水浸過，吹氣取汁，滴入目中，去熱翳赤白障。《拾遺本草》

**赤爛眼**：《近效方》用蕤仁，四十九個去皮，胡粉鍛如金色，一雞子大研勻，入酥一杏仁許，龍腦三豆許，研勻，油紙裹收，每以麻子許，塗大小眥上，頻用取效。

《經驗良方》用蕤仁、杏仁各一兩，去皮研勻，入膩粉少許，為丸，每用熱湯化洗。

**一切眼翳**：三月收谷木軟葉，曬乾，為末。入麝香少許，每以黍米大，注眥內，其翳自落。《聖惠方》

**青盲洗法**：昔武勝軍宋仲孚患此二十年，用此法二年目明如故。新研青桑葉焙，逐月按日就地上，燒存性。每以一合，於瓷器內煎，減二分，頃出澄清，溫熱洗目至百度，屢試有驗，正月初八，二月初八，三月初六，四月初四，五月初六，六月初二，七月初七，八月二十，九月十二，十月十三，十一月初二，十二月三十。《普濟方》

**風眼下淚**：臘月不落桑葉煎湯，日日溫洗，或入芒硝。《集簡方》

**撥雲膏**：取下翳膜。蕤仁去油五分，青鹽一分，豬胰子五錢，共搗二千下如泥，罐收。點之。又方：蕤仁一兩去油，入白蓬砂一錢，麝香二分，研勻收之，去翳妙不可言。

**春雪膏**：治肝虛風熱上攻，眼目昏暗，癢痛隱澀，赤腫羞

明，不能遠視，迎風有淚，多見黑花。用蕤仁去皮、壓去油二兩，腦子二錢半，研勻，生蜜六錢和收，點眼。《和劑局方》

**火眼赤痛**：豬膽一個，銅錢三交，同置盞內蒸乾，取膽丸粟米大安眼中。《聖惠方》

**目赤目膜**：龍腦、雄雀屎各八分，為末，以人乳汁一合，調成膏。日日點之，無有不驗。《聖惠方》

**赤目生翳**：秦皮一兩，水一升半，煮七合，澄清，日日溫洗。一方：加滑石、黃連等分。《外台秘要》

**洗頭明目**：用鳳眼草，即椿樹上叢生莢也，燒灰淋水洗頭。經一年眼如童子，加椿皮灰尤佳。正月七日，二月八日，三月四日，四月五日，五月二日，六月四日，七月七日，八月三日，九月二十日，十月二十三日，十一月二十九日，十二月十四日洗之。《衛生易簡方》

**洗清盲眼**：正月八，二月八，三月六，四月四，五月五，六月二，七月七，八月二十，九月十二，十月十七，十一月二十六，十二月三十日。每遇上件神日，用桑柴灰一合，煎湯沃之。於瓷器中，澄取極清，稍熱洗之，如冷即重湯，頓溫不住手洗，久久視物如鷹鶻也。一法：以桑灰，童子小便，和作丸，每用一丸泡湯澄洗。《龍木論》

**目生膚翳**：龍腦末一兩，日點三五度。《聖濟總錄》

**灰塵迷目**：用大珠拭之，則明也。《格古論》

**目赤生翳**：枸杞子搗汁日點，三五次神驗。《肘後方》

**風熱赤目**：《普濟方》用冬青葉五斗，搗汁浸新磚數片，五日掘坑，架磚於內蓋之。日久生霜刮下，入腦子少許點之。

《簡便方》用雅州黃連二兩，冬青葉四兩，水浸三日夜，熬成膏收，點眼。

**目赤腫痛**：桑灰一兩，黃連半兩，為末，每以一錢泡湯，澄清洗之。《聖濟總錄》

**赤目眥痛**：不得開者，肝經實熱所致，或生障翳，用苦竹瀝五合，黃連二分，綿裹，浸一宿，頻點之，令熱淚出。《梅

師方》

**赤眼澀痛**：桑葉為末，紙捲燒煙薰鼻，取效，《海上方》也。《普濟方》

**利氣明目**：枳殼麩炒一兩為末，點湯代茶。《普濟方》

**赤眼腸秘**：山梔子七個，鑽孔，煨熱水，熟水一升，煎半去滓，入大黃末三錢溫服。《普濟方》

**眼弦挑針**：乃肝脾積熱，剉秦皮，夾砂糖水煎調服，大黃末一錢，微利佳。《直指方》

**眼暴腫痛**：秦皮、黃連各一兩。苦竹葉半升，水二升半，煮取八合。食後溫服，此乃謝道人方也。《外台秘要》

**青盲內障**：春初取黃荊嫩頭，九蒸九曝半斤，用烏雞一隻，以米飼五日，安淨板上，飼以大麻子二三日，收糞乾入瓶內，熬黃，和荊頭為末，煉蜜丸梧子大，每服十五丸至二十丸，陳米飲下，日二服。《聖濟總錄》

**一切眼疾**：冬青葉研爛，入朴硝貼之，《海上方》也。《普濟方》

**目痛磣澀**：不得瞑，用青布炙熱，以時熨之，仍蒸大豆作枕。《聖惠方》

**傷眼青腫**：紫荊皮，童子小便浸七日曬研，用生地黃汁，薑汁調敷，不腫用蔥汁。《永類鈐方》

**目中障翳**：密蒙花、黃柏根各一兩，為末，水丸梧子大，每臥時湯服，十丸至十五丸。《聖濟總錄》

**風赤眼痛**：地龍十條，炙為末，茶服三錢。《聖惠方》

**百點膏**：治一切眼疾，蕤仁去油三錢，甘草，防風各六錢，黃連五錢，以三味熬成濃汁，次下蕤仁膏，日點。《集效方》

**明目**：勞傷肝氣，目暗方，用螢火二七枚，納大鯉魚膽中，陰乾百日，為末，每點少許，極妙。一方，用白犬膽。《聖惠方》

**目昏難視**：楮桃、荊芥穗各五百枚為末，煉蜜丸彈子大，

食後嚼一丸，薄荷湯送下，一日三服。《衛生易簡方》

**風熱赤眼**：冬青子不以多少，搗汁熬膏，淨瓶收固，埋地中七日，每用點眼。《濟急仙方》

**目熱昏暗**：槐子、黃連各二兩為末，蜜丸梧子大，每漿水下二十丸，日二服。《聖濟總錄》

**目中翳膜**：楮白皮暴乾，作一繩子如股大，燒灰細研，每點少許，日三五次瘥乃止。崔氏方

**赤眼睛瘡**：秦皮一兩，清水一升，白碗中浸，春夏一食頃以上，看碧色出，即以箸頭纏綿，仰臥點令滿眼，微痛勿畏，良久瀝去熱汁，日點十度以上，不過兩日瘥也。《外台秘要》

**肝熱生翳**：楮實子研細，食後蜜湯服一錢，日再服。《直指方》

**赤眼腫痛**：芙蓉葉末，水和貼太陽穴，名清涼膏。《鴻飛集》

**肝虛目淚**：煉成松脂一斤，釀米二斗，水七斗，麴二斗，造酒頻飲之。

**雜物眯眼**：新桑根皮洗淨，捶爛入眼，撥之目出。《聖惠方》

**睛上生暈**：不問新久，鯉魚長一尺二寸者，取膽滴銅鏡上陰乾，竹刀刮下，每點少許。《聖濟總錄》

**目中頑翳**：發背膏，用青娘子，紅娘子，斑蝥各二個，去頭足面炒黃色，蓬砂一錢，蕤仁去油五個，為末，每點少許，日五六次，仍同春雲膏點之。《普濟方》

**血風赤眼**：女人多之，用烏賊魚骨二錢，銅綠一錢，為末，每用一錢，熱湯泡洗。《楊氏家藏方》

**決明散**：治一切遠年障翳胬肉，赤腫疼痛。用魚子活水中生下者半兩，以硫黃水溫溫洗淨，石決明、草決明、青葙子、穀精草、枸杞子、黃連、炙甘草、枳實麩炒、牡蠣粉、蛇蛻燒灰、白芷、龍骨、黃柏各一兩，白附子炮、白蒺藜炒、黃芩炒、羌活各半兩，虎睛一隻、切作七片，文武火炙乾，每一料

用一片，上通為末，每服三錢，五更時茶服，午夜再服，赤白翳膜七日減去，胬肉赤腫痛不可忍，三五日見效，忌豬魚麵辛辣色慾，凡遇惱怒酒色風熱，即疼者，是活眼尚可醫治，如不疼，則是死眼，不必醫也。《聖濟總錄》

**赤白目翳**：《聖惠方》治傷寒熱毒攻眼，生赤白翳，用烏賊魚骨一兩去皮為末，入龍腦少許，點之日三。治諸目翳，用烏賊骨，五靈脂各等分，為細末，熟豬肝切片，蘸食日二服。

**一切障翳**：魚膽丸，用青魚膽、鯉魚膽、青羊膽、牛膽各半兩，為末，糊丸梧子大，每空心茶下十丸。《龍木論》

**迎風目淚**：乃心腎虛熱也，用生玳瑁、羚羊角各一兩，石燕子一隻，為末，每服一錢，薄荷湯下，日一服。《飛鴻集》

**雜物眯目**：鮑魚頭二枚，膚子半合，水煮爛取汁，注目中即出。《聖惠方》

**風毒攻眼**：腫癢至痛，不可忍者，或上下瞼赤爛，或浮翳瘀肉侵睛，神效驅風散。用五倍子一兩，蔓荊子一兩半，為末，服二錢，水二盞，銅石器內煎汁，去滓，乘熱洗，留滓再煎用，大能明目去澀。《博濟方》

**赤翳攀睛**：照水丹，治眼翳惟厚者尤效，及赤翳攀睛貫瞳人，用海螵蛸一錢，辰砂半錢乳細，水飛，乘取一黃蠟少許，化和成劑收之，臨臥時火上旋丸，黍米大。揉入眥中，睡至天明，溫水洗下，未退，更用一次，即效。《海上方》

**目生頑翳**：珍珠一兩，地榆二兩，水二大碗煮乾，去珍珠以醋浸五日，熱水淘去醋氣，研細末用，每點少許，以癒為度。

**肝虛目翳**：凡氣虛、血虛、肝虛、眼白俱赤，夜如雞啄，生浮翳者，用海蚌殼燒過成灰，木賊焙各等分，為末，每服三錢，用薑棗同水煎，和渣同口服，每日服二次。《經驗方》

**肝熱目赤**：《藥性論》用大田螺七枚洗淨，新汲水養去泥穢，換水一升，浸洗，取起，於淨器中著少鹽花於甲內，承取自然汁點目，逐個用了，放去之。

赤白翳膜：生蝸牛一枚，搗丹砂末，於火上炙沸，以綿染汁敷眥中，日二服。《聖惠方》

竹目入眼：蠐螬搗塗之，立出。《肘後方》

赤目障翳：青魚膽，頻頻點之。一方：加黃連、海螵蛸各等分。《龔氏易簡》用黃連切片，泔水熬濃，去滓煎成膏，入大青魚膽汁和，就入片腦少許，瓶收密封。每日點之，甚妙。

目生浮翳：馬珂三分，白龍腦半錢，枯過白礬一分，研勻點之。《聖惠方》

爛弦風眼：五倍子，銅青，白墡土各等分，為末。熱湯泡開，閉目淋洗，冷即再熱洗之，眼弦不可入湯。《濟急方》

目中浮翳：書中白魚末，注少許於翳上，日二服。《外台秘要》

雀目夜眼：烏賊骨半斤為末，化黃蠟三兩，和捏作錢大餅子，每服一餅，以豬肝二兩，竹刀批開，摻藥紮定，米泔水半碗，煮熟食之，以汁送下。《楊氏家藏方》

目花翳痛：貝子一兩燒研，如麵入龍腦少許，點，若有息肉，加珍珠末等分。《千金方》

雀目夜盲：真蛤粉，炒黃為末，以油蠟化，和丸皂子大，內於豬腰子中，麻紮定，蒸食之，一日一服。《儒門事親》

眼目赤瞎：青泥中蛆淘淨日乾，為末，令患人仰臥合目，每次用一錢，散目上，須臾藥行，待少時，去藥，赤瞎亦然。《保命集》

青盲不見：茫茫不見，珍珠末一兩，白蜜二合，鮮魚膽二枚，和合銅器，煎至一半，新綿濾過，瓶盛頻點，取瘥。《聖惠方》

雀目夜盲：遇夜不能視物，用建昌軍螺兒蚌粉三錢為末，水飛過，雄豬肝一葉披閉，納粉紮定，以第二米泔煮七分，熟仍以蚌粉蘸食，以汁送下，一日一作，與夜明砂同功。《直指方》

火眼赤痛：穿山甲一片為末，鋪白紙上捲作繩，燒煙薰

之。《壽域方》

**青盲雀目**：用石決明一兩，燒過存性，外用蒼朮三兩，去皮，為末，每服三錢，以豬肝批開入藥末，內紮定，砂礶煮熟。以氣薰目，待冷，食肝飲汁。《龍木論》

**沙塵入目**：取生蜣螂一枚，以其背於眼上，影之自出。《肘後方》

**風眼赤爛**：《集靈方》用五倍子，鍛存性，為末，入飛過黃丹少許敷之，日三上，甚良。《普濟方》用五倍子研末，敷之，名拜堂散。

**赤眼腫痛**：《聖濟總錄》用鯉魚膽十枚、膩粉一錢，研勻，瓶收日點。

《十便良方》用鯉魚膽五枚，黃連末半兩和勻，入蜂蜜少許，瓶盛安飯上蒸熟，每用貼目眥，日五七度，亦治飛血赤脈。

**目中胬肉**：五倍子、銅青、白墡土各等分，為末，熱湯泡開，閉目淋洗，冷即再熱洗之，眼弦不可入湯。《濟急方》

**卒生翳膜**：蛇蛻皮一條，洗曬細剪，以白麵和作餅，炙焦黑色，為末，食後溫水服一錢，日二次。《聖惠方》

**雜物眯眼**：不出以雞肝血，滴少許即出。《聖惠方》

**肝虛目暗**：茫茫不見，珍珠末一兩，白蜜二合，鮮魚膽二枚，和合，銅器煎至一半，綿漉過瓶盛，頻點取瘥。《聖惠方》

**肝虛雀目**：黃蠟不拘多少，溶汁取出，入蛤粉相和得所，每用刀子切下二錢，以豬肝二兩批開，摻藥在內，麻繩紮定，水一碗，同入銚子內煮熟，取出乘熱蒸眼，至溫並肝食之，日二服，以平安為度，其效如神。《集驗方》

**麥芒入目**：以新布覆目中，持蠐螬從布上摩之，芒著布上出也。《千金方》

**倒睫拳毛**：穿山甲，竹刀刮去肉，將羊腎脂抹甲上炙黃，如此七次，為末，隨左右眼用一字嗅鼻內，口中噙水，日用三

次，二月取效。《儒門事親》

**飛血赤眼**：櫸皮去粗皮，切二兩，古錢七文，水一升，半煎七合，去滓，熱洗，日二點。《聖濟總錄》

**疳眼流淚**：烏賊魚骨、牡蠣各等分，為末，糊丸皂子大，每用一丸，同豬肝一具，米泔煮熟食。《經驗方》

**沙塵入目**：不出者，杵白魚，以乳汁和，滴目中即出，或為末點之。《千金方》

**遠年風眼**：赤暗，用蛔蟲五條，日乾為末，膩粉一錢，石膽半錢為末點之，日二三度。《普濟方》

**目生珠管**：取生蜜塗目，仰臥半日，乃可洗之，日一次。《肘後方》

**天絲入眼**：雞窠草，燒灰淋清汁洗之，良。《不自秘方》

**目中翳膜**：治目熱生赤白膜，以雄雀屎和人乳點上自爛。《肘後方》

**爛弦風眼**：雞冠血點之，日三五度。《聖惠方》

**肝虛目暗**：老人肝虛目暗，烏雄雞肝一具，切，以豉和米作羹成粥食之。《壽親養老書》

**目中赤翳**：白羊髓敷之。《千金方》

**眼熱流淚**：五倍子、蔓荊子煎湯，洗後用雄雞膽點之。《摘玄方》

**病後失明**：青羊肝，薄切水浸，吞之極效。《龍木論》

**眼中息肉**：驢脂、白鹽各等分，和匀注兩目眥頭，日三次，一月瘥。《千金方》

**目為物傷**：羊膽二枚，雞膽三枚，鯉魚膽二枚和匀，日日點之。《聖惠方》

**病後失明**：羊膽點之，日二次。《肘後方》

**內外障翳**：夜明砂末，化入豬肝內，煮食飲汁效。《直指方》

**目中膿水**：上伏日採，犬膽酒服之。《聖濟總錄》

**目病荒荒**：以銅器，煮青羊肝，用麵餅覆器上，鎖兩孔如

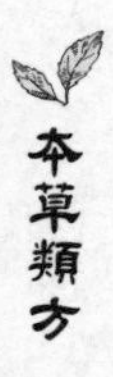

人眼大，以目向上薰之，不過三度。《千金方》

**不能遠視**：羊肝一具，去膜細切，以蔥子一勺炒，為末，以水煮熟去滓，入米粥食。《多能鄙事》

**青盲內障**：白羊子肝一具，黃連一兩，熟地黃二兩，同搗丸梧子大，食遠茶服七十丸，日三服。崔承元病內障喪明，有人惠此方報德，服之遂明。《傳信方》

**損目破睛**：牛口涎，日點二次，避風黑睛破者赤瘥。《肘後方》

**目生浮翳**：五靈脂、海螵蛸各等分，為細末，熟豬肝日蘸食。《明目經驗方》

**翳膜羞明**：有淚，肝經有熱也，用青羊子肝一具，竹刀切，和黃連四兩，為丸梧子大，食遠茶清下七十丸，日三服，忌鐵器、豬肉、冷水。《食醫心鏡》

**內外目障**：治目昏生翳，遠視似有黑花，及內障不見物，用雀兒十個，去翅足嘴，連腸胃骨肉研爛，磁石鍛醋淬七次水飛，神麴炒，青鹽，肉蓯蓉酒浸炙，各一兩，菟絲子酒浸三日，曬三兩，為末。以酒二升，少入蜜丸，同雀、鹽研膏，和丸梧子大，每溫酒下二十丸，日二服。《聖惠方》

**目赤熱痛**：看物如隔紗，宜補肝益精，用青羊肝一具，切洗，和五味食之。《食醫心鏡》

**傷目青腫**：羊肉煮熟熨之。《聖惠方》

**目赤障翳**：熊膽丸，每以膽少許化開，入米片一二片，銅器點之，絕奇。或淚癢加生薑粉些許。《齊東塵語》

**青盲不見**：夜明砂，糯米炒黃各一兩，柏葉炙一兩，為末，牛膽汁和丸梧子大，每夜臥時竹葉湯下二十丸，至五更米飲下二十丸，瘥乃止。《聖惠方》

**肝虛目赤**：青羊肝薄切，水浸，吞之極效。《龍木論》

**內障目翳**：如偃月，或如棗花，用象膽半兩，鯉魚膽七枚，熊膽一分，牛膽半兩，麝香一分，石決明末一兩，為米糊丸綠豆大，每茶下十丸，日二服。《聖濟總錄》

**塵沙眯目**：雞膽汁點之。《醫說》

**目赤腫痛**：豬膽汁一枚，和鹽滷五分點之。《普濟方》

**風熱目暗**：肝腎氣虛，風熱上攻，目腫暗。用兔肝一具，米三合，和豉汁，如常煮粥食。《普濟方》

**眼赤澀癢**：犬膽汁，注目中效。《聖惠方》

**雜物入目**：豬脂煮取水面如油者，仰臥去枕點鼻中，不過數度與物俱出。《聖惠方》

**風眼腫痛**：雞子白皮、枸杞白皮各等分，為末，吹鼻中，一日三次。《聖濟總錄》

**肝虛目暗**：白犬膽一枚、螢火蟲二七枚，陰乾為末，點之。《聖惠方》

**目翳目盲**：豬膽文火煎稠，丸黍米大，每納一粒目中，良。

**物入目中**：左手爪甲，刀刮屑末，燈草蘸點翳上，三次即出也。

**目疾失明**：青羖羊肝一片，去膜切片，入新瓦內炕乾，同決明子半升、蓼子一合炒，為末，以白蜜漿服方寸匕，日三服，不過三劑，目明至一年，能夜見文字。《食療本草》

**一切目疾**：並以木賊擦取爪甲末，同硃砂末等分，研勻，以露水搜，丸芥子大，每以一粒點入目內。《聖惠方》

**目生珠管**：手爪甲燒灰，貝齒燒灰，龍骨各半兩，為末，日點三四次。《聖惠方》

**飛絲入目**：刮爪甲末，同津液點之，其絲自聚，拔出也。《世醫得效方》

**目生花翳**：刀刮爪甲細末，和乳點之。《集簡方》

**青盲不見**：雄鼠膽、鯉魚膽各二枚，和勻滴之立效。《聖惠方》

**飛絲入目**：頭上白屑少許，揩之即出。《物類相感志》

**沙芒眯目**：甑帶灰，水服一錢。《外台秘要》

**赤目腫痛**：自己小便，乘熱抹洗即閉目，少頃，此以真氣

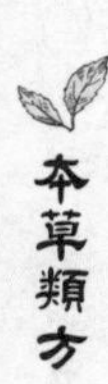

退去邪熱也。《普濟方》

**赤目腫痛**：頭垢一芥子，納入取淚。《摘玄方》

**目赤生翳**：取生孩兒胞衣暴乾，焙研細末，日日敷目眥中，癒乃止。《千金方》

**一切目疾**：耳塞曬乾，每以粟許，夜夜點之。《聖惠方》

**眼睫倒刺**：蝟刺、白芷、青黛各等分，為末，隨左右目鼻中，口含冷水。《瑞竹堂經驗方》

**眼熱赤腫**：人乳半合，古銅錢十文，銅器中磨令變色，稀稠成煎瓶收，日點數次。或以乳浸黃連，蒸熱洗之。《聖惠方》

**撥雲去翳**：用豬胰子一枚五錢，蕤仁五分，青鹽一錢。共搗千下，令如泥，每點少許，取下膜翳為效。《集效方》

**目難遠視**：肝虛也，豬肝一具，細切去皮膜，蔥白一握，用豉汁作羹，待熟下雞子三個，食之。《普濟方》

**肝熱目赤磣痛**：用豬肝一具，薄切，水洗淨，以五味食之。《食醫心鏡》

**眯目**：以酥少許，隨左右納鼻中，垂頭少頃，令流入目中，物與淚同出也。《聖濟總錄》

**飛血眼**：蕤仁一兩去皮，細辛半兩，苦竹葉三握，濃水二升，煎一升，濾汁，頻濕洗之。《聖濟總錄》

**爛弦風眼**：用大田螺七枚洗淨，新汲水養去泥穢，換水一升，浸洗，取起於淨器中，著銅綠少許於甲內，承取自然汁點目，逐個用了放去。《藥性論》

# 卷之六

## 耳門第七十四

**耳中卒痛**：磨刀鐵漿，滴入即癒。《活人心統》

**聤耳出水**：成瘡，蚯蚓糞為末，敷之並吹入。《千金方》

**耳瘡唇瘡**：東壁土，和胡粉敷之。《救急方》

**聤耳出汁**：棉裹伏龍肝末塞之，日三易。《聖濟總錄》

**聤耳膿血**：月下灰吹滿耳，深入無苦即自出。《肘後方》

**耳出臭膿**：雄黃、雌黃、硫黃各等分，為末，吹之。《聖濟總錄》

**熱甚耳聾**：燒鐵投酒中飲之，仍以磁石塞耳，日易，夜去之。《千金方》

**底耳腫痛**：汁水不絕，輕粉一錢、麝香一分，為末，摻之。《簡便方》

**聤耳出汁**：爐甘石、礬石各二錢，胭脂半錢、麝香少許，為末，繳淨吹之。《普濟方》

**底耳有膿**：海浮石一兩、沒藥一錢、麝香一字，為末，繳淨吹之。《普濟方》

**聤耳出汁**：枯礬一兩、鉛丹炒一錢，為末，日吹之。《聖濟總錄》

**耳卒疼痛**：鹽五升蒸熱，以耳枕之，冷復易之。《肘後方》

**腎虛耳聾**：真磁石一豆大，穿山甲燒存性，研一字，新棉塞耳中，口含生鐵一塊，覺耳中如風雨聲即同。《濟生方》

**老人耳聾**：磁石一斤搗末，水淘去赤汁，綿裹之，豬腎一具，細切，以水五斤煮磁石，取二斤，入腎下鹽豉作羹食之，米煮粥食亦可。《壽親養老書》

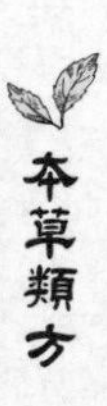

**風病耳鳴**：鹽五升，蒸熱以耳枕之，冷復易之。《聖惠方》

**耳內作痛**：木香末，以蔥黃染鵝脂，蘸末深納入耳中。《聖濟總錄》

**諸般耳聾**：細辛末，溶黃蠟丸、鼠屎大，棉裹一丸塞之，一二次即癒。須戒怒氣，名聰耳丸。《經驗方》

**耳卒聲閉**：硫黃、雄黃各等分研末，棉裹塞耳數日，即聞人語也。《千金方》

**耳出膿汁**：青蒿末，綿裹納耳中。《聖惠方》

**聤耳出汁**：香附末以棉杖送入，蔡邦度知府常用有效。《經驗良方》

**耳卒耳聾**：雞蘇葉生搗，綿裹塞之。孟詵《食療本草》

**耳卒聾閉**：崑崙真青木香一兩，切，以苦酒浸一夜，入胡麻油一合，微火煎，三上三下，以綿濾去滓，日滴三四次，以癒為度。《外台秘要》

**耳卒聾閉**：香附子，瓦炒研末，蘿蔔子煎湯。早夜各服二錢，忌鐵器。《衛生易簡方》

**水入耳中**：薄荷汁，滴入立效。《外台秘要》

**耳內作痛**：鬱金末一錢，水調傾入耳內，急傾出之。《聖濟總錄》

**耳生爛瘡**：棗子去核，包青礬鍛研，香油調敷之。《摘玄方》

**聤耳出汁**：茺蔚莖葉汁滴之。《聖惠方》

**耳中常鳴**：生地黃，截塞耳中。日數次易之，或煨熟，尤妙。《肘後方》

**聤耳出水**：紅藍花三錢半，枯礬五錢，為末。以綿杖繳淨吹之，無花則用枝葉。一方：去礬。《聖惠方》

**耳卒腫痛**：牛蒡根切，絞汁二升，銀鍋內熬膏塗之。《聖濟總錄》

**耳卒熱腫**：生商陸削尖納入，日再易。《聖濟總錄》

**聤耳出汁**：狼牙研末，棉裹日塞之。《斗門方》

**耳卒聲閉**：凌霄葉，杵取自然汁，滴之。《斗門方》

**耳忽作痛**：或紅腫內脹，將經霜青箬露在外，將朽者燒存性為末。敷入耳中，其疼即止。《簡便方》

**耳出膿水**：白附子炮、羌活各一兩，為末，豬羊腎各一具，每個入末半錢，濕紙包煨熟，五更食，溫酒下。《聖濟總錄》

**耳卒聾閉**：蓖麻子一百個去殼，與大棗十五枚搗爛，入小兒乳汁和丸，作挺每以綿裹一枚，塞之覺熱為度，一日一易，二十日瘥。《千金方》

**耳卒聾**：竹筒盛鯉魚腦，於飯上蒸過，注入耳中。《千金方》

**耳卒聾閉**：甘遂半寸，綿裹插入兩耳內，口中嚼少甘草，耳卒自然通也。《永類鈐方》

**耳鳴不止**：無晝夜者，烏頭燒作灰，菖蒲，等分，為末，綿裹塞之，日再用取效。《楊氏產乳》

**耳卒熱腫**：木鱉子仁一兩、赤小豆大黃各半兩，為末，每以少許生油調塗之。《聖惠方》

**聤耳膿血**：生附子為末，蔥涕和灌耳中。《肘後方》

**耳卒聾閉**：附子醋浸削尖插之，或更於上灸二七壯。《本草拾遺》

**耳聾耳痛**：乾百合為末，溫水服二錢，日二服。《千金方》

**耳鳴耳癢**：如流水及風聲，不治成聾。用生烏頭，掘得乘濕削如棗核大，塞之，日易二次，不三日癒。《千金方》

**耳聾灸法**：濕土瓜根，削半寸塞耳內，以艾灸七壯，每旬一灸，癒乃止。《聖濟總錄》

**聤耳出汁**：韭汁，日滴三次。《聖惠方》

**耳聾未久**：瓜蔞根三十斤，細切，以水煮汁，如常釀酒，久服甚良。《肘後方》

**聤耳出膿**：蒲黃末摻之。《聖惠方》

**耳卒烘烘**：瓜蔞根削尖，以臘豬脂煎三沸，取塞耳，三日即癒。《肘後方》

**病後耳聾**：生菖蒲汁，滴之。《聖惠方》

**耳卒聾閉**：菖蒲根一寸，巴豆一粒去心，同搗作七丸，綿裹一丸，塞耳，日一換。一方：不用巴豆，用蓖麻油。《肘後方》

**三十年耳聾**：酒三升，漬牡荊子一升，七日去滓，任性飲之。《千金方》

**耳中出血**：蒲黃炒黑，研末擦入。《簡便方》

**滴耳治聾**：生油，日滴三五次，候耳中塞出，即癒。《聖濟總錄》

**耳卒聾閉**：芥子末，入乳汁，和以綿裹塞之。《外台秘要》

**耳中有核**：如棗核，痛不可動者，以火酒滴入，仰之半時，即可推出。《李樓怪病奇方》

**聤耳出膿**：干瓠子一分、黃連半錢為末，以綿先繳淨，吹入半字，日二次。《聖惠方》

**聤耳出膿**：蜈蚣末，吹之。鮑氏方

**聤耳出膿**：麻子一合，花胭脂一分，研勻，作挺子綿裹塞之。《聖惠方》

**聤耳出膿**：楠木燒研，以綿杖繳入。《聖惠方》

**耳出膿汁**：杏仁炒黑搗膏，綿裹納入，日三四易之妙。《梅師方》

**耳鳴耳閉**：骨碎補削作細條，火炮乘熱塞之。蘇氏《圖經本草》

**耳卒聾閉**：杏仁七枚，去皮拍碎，分作三分。以綿裹之，著鹽如小豆許，以器盛於飯上，蒸熟令病人側臥，以一裹捻油滴耳中，良久，又一裹滴之取效。《外台秘要》

**塞耳治聾**：以醇酢微火炙附子，削尖塞之。《千金方》

**聤耳出汁**：故綿燒灰，綿裹塞之。《聖惠方》

**聤耳出膿**：蜘蛛一個，胭脂坯子半錢，麝香一字，為末，用鵝翎吹之。

**耳聾鼻塞**：不聞聲音香臭者。取大棗十五枚去皮核，蓖麻子三百枚去皮，和搗綿裹塞耳鼻，日一度，三十餘日，聞聲及香臭也，先治耳後治鼻，不可並塞。孟詵《食療本草》

**聤耳出汁**：青皮燒灰研末，綿包塞之。

**耳聾鼻塞**：乾柿三枚，細切，以粳米三合，豆豉少許，煮粥，日日空心食之。《聖惠方》

**傷耳成瘡**：出汁者，胡桃杵取油納入。《普濟方》

**卒病耳聾**：八九月間，取石榴一個，上作孔如球子大，納米醋令滿。以原皮蓋之，水和麵裹麵煨熟，取起去蓋，入少黑李子，仙沼子末，取水滴耳中，勿動，腦中若痛勿驚，如此三夜，再作必通。按《證類本草》收採此方云：出孫真人，而黑李子不知為何物也，其仙沼子，即預知子。

**聤耳出膿**：檳榔末吹之。鮑氏方

**耳卒熱腫**：楝實五合搗爛，綿裹塞之，頻換。《聖惠方》

**聤耳出汁**：胡桃仁燒研，狗膽汁和作挺子，綿裹塞之。《普濟方》

**聤耳出汁**：陳皮燒研一錢，麝香少許為末，日摻。名立效散。

**耳痛有膿**：柳根細切，熟搗封之，燥即易之。《斗門方》

**久聾不聽**：煉松脂三兩，巴豆一兩，和搗成丸，薄綿裹塞，一日二度。《梅師方》

**耳中卒痛**：燒荊木，取黃汁點之。《肘後方》

**塞耳治聾**：螻蛄五錢，穿山甲炮五錢，麝香少許，為末，蔥汁和丸塞之。外用嗅鼻藥即通。《普濟方》

**耳卒聾閉**：巴豆一粒紙裹，針刺孔通氣，塞之取效。《經驗方》

**卒然耳聾**：黃蠟不拘多少，和茯苓末，細嚼茶湯下。《普

濟方》

**耳腫風毒**：腫起出血，取柳蟲糞化水，取清汁調白礬末，少許滴之。《肘後方》

**腎虛耳聾**：十年者，二服可癒。小蠍四十九個，生薑如蠍大四十九片，同炒，薑乾為度，研末，溫酒服之，至一二更，時進一服，至醉不妨，次日耳中如笙簧聲即效。杜壬方

**勞聾已久**：童子小便，乘熱少少頻點之。《聖惠方》

**耳忽大痛**：如有蟲在內奔走，或血水流出，或乾痛不可忍者，蛇蛻皮燒存性，研末，鵝翎吹之立癒，經驗秘方也。《楊拱醫方摘要》

**耳底疼痛**：桑螵蛸一個燒存性，麝香一字，研末，每用半字摻入，神效。有膿先繳淨。《經驗方》

**滴耳治聾**：鯽魚膽一枚，烏驢脂少許，生麻油半兩，和勻，納入樓蔥管中七日，取滴耳中，日二次。《聖惠方》

**聤耳出膿**：《普濟方》用五倍子末吹之。《經驗方》用五倍子焙乾一兩，全蠍燒存性三錢，為末摻耳中。

**塞耳治聾**：斑蝥炒二枚，生巴豆去皮心二枚，杵丸棗核大，綿裹塞之。《聖惠方》

**聤耳出膿**：亂發裹杏仁末塞之《聖惠方》

**底耳出膿**：海螵蛸半錢，麝香一字，為末，以綿杖繳淨，吹入耳中。《澹寮方》

**耳中有物**：不出，用弓弩弦長三寸，打散一頭，塗好膠柱著耳中，徐黏引出。《聖惠方》

**滴耳聾閉**：蝸牛膏，用蝸牛一兩，石膽、鐘乳粉各二錢半，為末，瓷盒盛之。火鍛赤，研末，入片腦一字，滴入耳中，無不癒者。《聖惠方》

**耳中臭膿**：用竹蛀蟲末，胭脂坯子各等分，麝香少許，為末吹之。《朱氏集驗方》

**耳卒聾閉**：蚯蚓入鹽，安蔥內，化水點之立效。《勝金》

**聤耳出水**：苦竹蛀屑、狼牙、白蘞各等分，為末，和勻頻

摻之。《聖惠方》

**月蝕耳瘡**：五月五日，蛤蟆燒末，豬膏和敷。《外台秘要》

**耳內疼痛**：穿山甲二個，夾土狗二個，同炒焦黃，為末。每吹一字，入耳內亦治耳聾。《普濟方》

**耳鳴耳聾**：卒聾及腎虛，耳內如風水鐘鼓聲。用穿山甲一大片，以蛤粉炒赤，蠍梢七個，麝香少許，為末，以麻油化蠟和作挺子棉塞之。《攝生方》

**膿耳疼痛**：蠍梢七枚，去毒焙，入麝香半錢，為末，挑少許入耳中，日夜三四次，以癒為度。《楊氏家藏》

**聤耳有蟲**：膿血日夜不止，用鯉魚鮓三斤，鯉魚腦一枚，鯉魚腸一具，洗切，烏麻子炒研一升，同搗入器中，微火炙暖，布裹貼兩耳，食頃有白蟲出，盡則癒。慎風寒。《千金方》

**重耳治聾**：蠶蛻紙作撚，入麝香二錢，入葦筒燒煙薰之，三次即開。

**聤耳出膿**：穿山甲燒存性，入麝香少許吹之，三日水乾即癒。《鮑氏小兒方》

**聤耳膿血**：綿裹車轄脂塞之。《外台秘要》

**耳膿有蟲**：鯉魚腦，和桂末搗勻，綿裹塞之。《千金方》

**耳暴聾閉**：全蠍去毒為末，酒服一錢，以耳中聞水聲即效。《周密志雅堂雜鈔》

**聤耳出膿**：蟬蛻半兩燒存性，麝香半錢燒，為末，綿裹塞之，追出惡物效。《海上方》

**耳中出血**：龍骨末吹入之。《三因方》

**塞耳治聾**：芫菁、巴豆仁、蓖麻仁各一枚，研丸，棗核大棉包塞之。《聖惠方》

**聤耳出膿**：石首魚魫研末，或燒存性，研摻耳。《集簡方》

**耳膿作痛**：因水入耳中者。如聖散：用箭桿內蛀末一錢，

膩粉一錢，麝香半錢，為末，以綿杖繳盡送藥入耳，以綿塞定，有惡物放令流出，甚者三度必癒。《普濟方》

**耳中耵聹**：乾結不出，用白蚯蚓入蔥葉中，化為水滴耳，令滿不過數度，即易挑出。

**耳腮痄腫**：喉下諸腫，用蝸牛同面研敷之。

**耳瘡腫痛**：五倍子末，冷水調塗濕，則乾摻之。《海上方》

**耳聾氣閉**：蚯蚓、川芎各兩半，為末，每服二錢，麥門冬湯下，服後低頭伏睡，一夜一服，三夜立效。《聖濟總錄》

**聤耳出膿**：生地龍釜上，墨生豬脂等分，研蔥汁和捻，作挺子綿裹塞之。《聖惠方》用生地龍，為末吹之。

**耳聾**：用淘鵝油半匙，磁石一小豆大，麝香少許，和勻以綿裹成挺子，塞耳中，口含生鐵少許，用三五次即有效。《青囊》

**耳聾不聽**：鵝矢白炒半升，烏豆炒一升，以無灰酒二升，乘熱投入服取汗，如鼓鼙勿訝。《外台秘要》

**耳聾**：人中白一分，乾地龍一條，為末，以烏驢駒尿一合，和勻瓷器盛之，每滴少許入耳。《聖惠方》

**痡耳出膿**：用天鵝油，調草烏末，入龍腦少許，和敷立效。無則以雁油代之。《通玄論》

**耳瘑疣目**：黑雌雞膽汁，塗之日三服。《聖惠方》

**耳中惡瘡**：鵝矢白炒研敷之。《聖惠方》

**物入耳中**：以痲繩剪令頭散，著膠黏上，徐引出之。《千金方》

**聤耳出汁**：夜明砂二錢，麝香一字，為末，拭淨摻之。《聖惠方》

**腎虛耳聾**：用鹿腎一對，去脂膜切，以豉汁入粳米二合，煮粥食，亦可作羹。《聖惠方》

**腎虛耳聾**：烏雄雞一隻，治淨以無灰酒三升，煮熟乘熱食，三五隻效。

**聤耳出膿**：用狗膽一枚，枯礬一錢，調勻綿裹塞耳內，三四次即瘥。《奇效良方》

**多年耳聾**：重者用三兩度，初起者一上便效。用驢前腳脛骨打破，向日中瀝出髓，以瓷盒盛收。每用棉點少許入耳內，側臥候藥行，其髓不可多用，以白色者為上，黃色者不堪。又方：驢髓以針砂一合，水二合，浸十日，取清水少許，和髓攪勻，滴少許入耳中。外以方新磚半個，燒赤潑醋，鋪磁石末一兩，在磚上枕之至晚，如此三度即通。《普濟方》

**年久耳聾**：用煉成雞肪五兩，桂心十八銖，野葛六銖，同以文火煎三沸去渣，每用棗許，以葦筒炙溶，傾入耳中。如此十日，耵聹自出，長寸許也。《千金翼方》

**腎虛耳聾**：羖羊脊骨一具，炙研，磁石鍛、醋淬七次，白朮、黃耆、乾薑炮、白茯苓一兩、桂三分，為末，每服五錢，水煎服。《普濟方》

**耳卒聾閉**：以鼠膽汁二枚滴之，如雷鳴時即通。《本事方》

**五般聤耳**：出膿血水，人牙燒存性，麝香少許，為末，吹之，名佛牙散。《普濟方》

**多年耳聾**：《衛生家寶方》，勝金透關散，活鼠一枚，繫定，熱湯浸死，破喉取膽，真紅色者是也。用川烏頭一個炮去皮，華陰細辛二錢，膽礬半錢，為末，以膽和勻在焙乾研細，入麝香半字，用鵝翎管吹入耳中，口含茶水日二次，十日見效，永除根本。

《聖惠方》治久聾，臘月取鼠膽二枚，熊膽一分，水和旋取綠豆大，滴耳中，日二次。

**擦落耳鼻**：頭髮瓶盛，泥固鍛過研末，以擦落耳鼻，乘熱蘸發灰綴定，軟帛縛住。勿令動，自生合也。《經驗良方》

**耳聾**：鼠脂半合，青鹽一錢，蚯蚓一條，同和化，以棉蘸，捻滴耳中塞之。《聖惠方》

**老人耳聾**：豬腎一對，去膜，切，以粳米二合，蔥白二

根，薤白七根，人參二分，防風一分，為末，同煮粥食。《奉親養老書》

**月蝕耳瘡**：角蒿灰摻之，良。《集簡方》

**耳後月蝕**：燒蚯蚓糞，豬脂和敷。《子母秘錄》

**耳內惡瘡**：曾青五錢，雄黃七錢，半黃芩二錢五分，為末，敷之。《衛生寶鑑》

**耳內濕瘡**：蛇床子、黃連各一錢、輕粉一字，為末，吹之。《全幼心鑑》

**耳上濕瘡**：土馬駿、井中苔各等分，為末，燈盞內油和塗之。《聖濟總錄》

**月蝕耳瘡**：望夜取兔屎，納蛤蟆腹中，同燒末敷之。《肘後方》

**月蝕耳瘡**：龜甲燒灰敷之。《聖惠方》

**耳疳出汁**：青黛、黃柏末乾搽。《談野翁試驗方》

**耳疳出汁**：雞子黃，炒，塗之甚妙。《談野翁試驗方》

**耳疳出膿**：用抱出雞卵殼炒黃為末，油調灌之，疼即止。《杏林摘要》

## 面門第七十五

**粉滓麵**：雲母粉、杏仁各等分，為末，黃牛乳拌，略蒸，旦塗、夜洗。《聖濟總錄》

**緊唇面皰**：馬齒莧煎湯，日洗之。《聖惠方》

**面上鼾黯**：雞子一枚去黃，硃砂末一兩，入雞子內，封固，入白伏雌下，抱至雛出。取塗面即去，不過五度，面白如玉，此乃陳朝張貴妃常用方，西王母枕中方。《外台秘要》

**少年面皰**：水銀、胡粉各等分，研臘豬脂和，夜塗旦拭，勿見水，三度瘥。《肘後方》

**粉滓面鼾**：白石脂六兩，白蘞一二兩，為末，雞子白和，夜塗，旦洗。《聖濟總錄》

**粉滓面鼾**：溝渠小萍為末，日敷之。《聖惠方》

**女人面脂**：太真紅玉膏，用輕粉、滑石、杏仁去皮各等分，為末，蒸過，入片腦、麝香少許，雞子清調勻，洗面畢敷之，旬日後如紅玉。《閨閣事宜》

**面上酒刺**：五參丸，用紫參、丹參、人參、苦參、沙參各一兩，為末，胡桃仁杵，和丸梧子大，每服三十丸茶下。《普濟方》

**面上粉刺**：㿔子如米粉，黑牽牛末，對入面脂藥中，日日洗之。《聖惠方》

**面多皯黵**：雀卵泡苦酒，漬白朮，日日拭之，極效。《肘後方》

**面䵟風瘡**：香附子、甘松各四兩，黑牽牛半斤，為末，日用洗面。《婦人良方》

**面上䵟泡**：薺苨、肉桂各一兩，為末，每用方寸匕，酢漿服之，日一服，又滅瘢痣。《聖濟總錄》

**頭面諸風**：香白芷，切，以蘿蔔汁浸透，日乾，為末，每服二錢白湯下，或以嗅鼻。《直指方》

**面上泡瘡**：冬葵子、柏子仁、茯苓、瓜瓣即冬瓜子仁各一兩，為末，食後酒服方寸匕，日三服。陶隱居方

**面上瘢黶**：蒺藜子、山梔子各一合，為末，醋和，夜塗，旦洗。《救急方》

**婦人面瘡**：名粉花瘡，以定粉五錢，菜子油調泥碗內，用艾一二團，燒煙薰之，候煙盡，覆地上一夜取出，調搽永無瘢痕，亦生肉。《談野翁試驗方》

**面上瘢黶**：取鐵掃帚，地上自落葉，並子，煎湯，頻洗，數次自消。《壽域方》

**頭面忽腫**：熱毒風氣內攻，或連手足赤腫，觸著痛者。牛蒡子根，一名蝙蝠刺，洗淨，研爛，酒煎成膏，絹攤貼腫處，仍以熱酒服一二匙，腫消痛減。《斗門方》

**頭風面瘡**：癢出黃水，艾二兩，醋一升，砂鍋煎取汁，薄紙上貼之，一日二三上。《御藥院方》

**面上皯黷**：艾灰、桑灰各三升，以水淋汁，再淋至三遍，以五色布納於中，同煎，令可丸，時每以少許敷之，自爛脫，甚妙。《外台秘要》

**面上生瘡**：曼陀羅花曬乾研末，少許貼之。《衛生易簡方》

**肺熱面瘡**：苦絲瓜、牙皂莢併燒灰等分，油調搽。《摘玄方》

**面上皯黷**：白附子為末，臥時漿水洗面，以白蜜和塗紙上，貼之久久自落。《衛生易簡方》

**面上黑氣**：半夏焙研，米醋調敷，不可見風，不計遍數，從早至晚如此，三日皂莢洗下，面瑩如玉也。《摘玄方》

**雀卵面皰**：桃花、冬瓜仁研末各等分，蜜調敷之。《聖惠方》

**肺風面瘡**：起白屑，或微有赤瘡，用蓖麻子仁四十九粒，白果膠棗三粒，瓦松三錢，肥皂一個，搗為丸，洗面用之，良。《吳旻扶壽方》

**面上雀斑**：蓖麻子仁、密陀僧、硫黃各一錢，為末，用羊髓和勻，夜夜敷之。《摘玄方》

**面鼻酒皶**：白蘞、白石脂、杏仁各半兩，為末，雞子清調塗，旦洗。《御藥院方》

**頭面瘡**：使君子仁，以香油少許，浸三五個，臨臥時細嚼，香油送下，久久自癒。《普濟方》

**面生粉刺**：白蘞二分，杏仁半分，雞屎白一分，為末，蜜和雜水拭面。《肘後方》

**面瘡粉刺**：菟絲子苗絞汁黷之，不過三上。《肘後方》

**面黷雀卵**：苦酒浸白朮，常常拭之。《肘後方》

**面黑令白**：瓜蔞瓤三兩，杏仁一兩，豬胷一具，同研如膏。每夜塗之，令人光潤，冬月不皺。《聖濟總錄》

**身面卒腫**：用菟絲子一升，酒五升，漬二三宿，每飲一升，日三服，不消再造。《肘後方》

**面上痱瘩**：土瓜根搗末，漿水和勻，入夜別以漿水洗面，塗藥，旦復洗之，百日光彩射人，夫妻不相識也，曾用有效。《肘後方》

**面黑令白**：天門冬曝乾，同蜜搗作丸，日用洗面。《聖濟總錄》

**頭面諸風**：眼，鼻塞，眼出冷淚，用杏仁三升研細，水煮四五沸，洗頭待冷汗盡，三度瘥。《千金方》

**令面光華**：三月三日收桃花，七月七日收雞血，和塗面上，二三日後脫下，則光華顏色也。《聖濟總錄》

**少年面皰**：《外台秘要》用浮萍，日挼罨之，並飲汁少許。《普濟方》用紫背浮萍四兩，防己一兩，煎濃汁洗之。仍以浮萍於斑上，熱搽日三五次，物雖微末，其功甚大，不可小看。《普濟方》

**面黑令白**：冬瓜一個，竹刀去皮切片，酒一升半，水一升，煮爛濾去滓，熬成膏瓶收，每夜塗之。《聖濟總錄》

**女人面皯**：用李核仁去皮細研，以雞子白和，如稀飲塗之至旦，以漿水洗去後，塗胡粉不過五六日效，忌見風。崔元亮《海上方》

**悅澤面容**：白瓜仁五兩，桃花四兩，白楊皮二兩，為末。食後飲服方寸匕，日三服，欲白加瓜蔞仁，欲紅加桃花三十日，面白五十日，手足俱白，一方：有橘皮無楊皮。《肘後方》

**面上粉刺**：子如米粉，用桃花、丹砂各三兩，為末，每服一錢，空心井水下，日三服，十日知，二十日小便當出黑汁，面色瑩白也。《聖濟總錄》

**面上紫塊**：如錢大，或滿面俱有，野大黃四兩取汁，穿山甲十片燒存性，川椒末五錢，生薑四兩取汁，和研，生絹包擦，如乾入醋潤濕，數次如初，累效。《陸氏積德堂方》

**面黑粉滓**：用李花、梨花、櫻桃花、白葵花、白蓮花、紅蓮花、旋覆花、秦椒各六兩。桃花、木瓜花、丁香、沉香、青

木香、鐘乳粉各三兩，珍珠、玉屑各二兩，蜀水花一兩，大豆末七合，為細末瓶收。每日盥，用洗手面，百日光潔如玉也。《普濟方》

**面上皯皰**：杏仁去皮，搗和雞子白，夜塗之，日以暖酒洗去。孟詵《食療本草》

**面上風刺**：黑牽牛酒浸三宿，為末，先以薑汁擦面，後用藥塗之。《摘玄方》

**頭面風腫**：杏仁搗膏、雞子黃和杵塗帛上，厚裹之乾，則又塗，不過七八次癒也。《千金方》

**兩頰赤癢**：其狀如痈，名頭面風，以杏仁頻頻揩之。內服消風散。《證治要訣》

**面色不白**：白楊皮十八兩，桃花一兩，白瓜子仁三兩，為末，每服方寸匕，日三服，五十日面及手足皆白。《聖濟總錄》

**祛風益顏**：真乳香二斤，白蜜三斤，瓷器合煎如餳，每旦服二匙。《奇效方》

**面上黑黯**：白殭蠶末，水和搽之。《聖濟總錄》

**粉滓面皯**：皂莢子、杏仁各等分研勻，夜以津和塗之。《聖惠方》

**面瘡皯皰**：烏蛇肉二兩燒灰，臘豬脂調敷。《聖惠方》

**面上皶皰**：皯黯，用木蘭皮一斤細切，以三年酢漿，之百日，曬乾，搗末，每漿水服方寸匕，日三服。《肘後方》用酒漬之，梔子仁一斤。《古今錄驗方》

**洗面去皯**：槵子肉皮搗爛，入白麵和丸，每日用洗面，去垢及，甚良。《集簡方》

**面生皯黯**：乾柿，日日食之。《肘後方》

**面上風瘡**：枇杷葉、梔子各等分，為末，每服二錢，溫酒調下，日三服。《本事方》

**面上膿瘡**：柳絮、膩粉各等分，為末，以燈盞油調塗。《普濟方》

**雀斑面皰**：七月七日，取露蜂子，於漆碗中，水酒浸過濾汁，調胡粉敷之。《普濟方》

**面上惡瘡**：用柳葉，或皮水煮入，少鹽頻洗之。《肘後方》

**面黑令白**：土蜂子末，成頭翅者，炒食並以酒浸敷面。《聖惠方》

**虛肥面腫**：積年氣上如水病，但腳不腫，用谷楮葉八兩，以水一斗，煮取六升，去滓，納米煮粥，常食勿絕。《外台秘要》

**面皯雀目**：白茯苓末，蜜和，夜夜敷之，二七日癒。《集驗方》

**面上毒瘡**：初起，煮急尋水蜒蚰一二條，用醬少許共搗塗紙上，貼之即退，紙上留一小孔出氣。此乃凌漢章，秘傳極效方也。《談野翁試驗方》

**面黑令白**：馬珂、白附子、珊瑚、鷹矢白各等分，為末，每夜人乳調敷，且以漿水洗之。《聖惠方》

**面上痞癗**：大風面上，有紫，未消用乾斑蝥末，以生油調敷，約半日腫起，以軟紙拭去藥，以棘針挑破近下，令水出，乾不得剝去瘡皮，及不可以藥近口眼，若是尖子，即勿用此，別用膽礬末合藥以治之。《聖濟總錄》

**面上皯點**：取白蜜和茯苓末，塗之七日，便瘥也。《孫真人食忌》

**粉滓面皯**：令人面色好，用白殭蠶、黑牽牛細研各等分，為末，如澡豆，日用之。《斗門方》

**面色黧黑**：牡蠣粉研末，蜜丸梧子大。每服三十丸，白湯下，日一服，並炙其肉食之。《普濟方》

**鼻面酒皶**：鸕鶿屎一合研末，以臘月豬脂和之，每夜塗旦洗。《千金方》

**塗面駐顏**：雞子一枚，開孔去黃留白，入金華胭脂，硇砂少許，紙封雞抱之矣，別卵抱出，以塗面洗之，不落半年尚紅

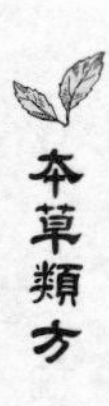

也。《普濟方》

**面黑皯皰**：羖羊膽、牛膽各一個，醇酒三升，煮三沸，夜夜塗之。《肘後方》

**面鼻酒皶**：白丁香十二粒，蜜半兩，早夜點，久久自去。《聖惠方》

**雀卵面皰**：雞卵醋浸壞，取出敷之。《聖惠方》

**面黑令白**：雞子三枚，酒浸密封四七日，每夜以白敷面，如雪白也。《普濟方》

**面上風瘡**：鹿角尖磨酒塗之。《聖惠方》

**面黑令白**：白羊乳三斤，羊胥三副，和搗，每夜洗淨塗之，旦洗去。《聖濟總錄》

**面皰**：鷹屎白二分，胡粉一分，蜜和敷之。《外台秘要》

**雀卵面瘡**：鸕鷀骨燒研，入白芷末，豬脂和，夜塗，旦洗。《摘玄方》

**面上木痺**：牛皮膠化和桂末，厚塗一二分，良。葉氏《摘玄方》

**老人面藥**：令面光澤，用母豬蹄一具，煮漿如膠，夜以塗面，曉則洗去。《千金翼方》

**面上皯皰**：鹿脂塗之，日再塗。《聖惠方》

**皯黵醜陋**：治人面體黧黑，皮厚狀醜，用羖羊脛骨為末，雞子白和敷，旦以白粱米泔洗之，三日如素，神效。《肘後方》

**產婦面皯**：產婦面如雀卵色，以羊膽、豬胰、細辛各等分，煎三沸，夜塗，旦以漿水洗之。《古今錄驗方》

**面生皰瘡**：雞子，以三歲苦酒浸之三宿，待軟取，白塗之。《肘後方》

**面䵟**：羚羊膽、牛膽各一枚，醋二斤，同煮三沸，頻塗之。《外台秘要》

**面上皯皰**：鹿角尖磨濃汁，厚塗之，神效。

**面上黶子**：人精和鷹屎白，塗之，數日癒。《千金方》

**面粗醜黑**：皮厚者皯黵。豬胰五具，蕪菁子二兩，杏仁一兩，土瓜根一兩，醇酒浸之，夜塗旦洗，老者少、少者白，神驗。《肘後方》

**面上雀斑**：山柰子、鷹糞、密陀僧、蓖麻子各等分，研勻，以乳汁調之，夜塗旦洗去。

**面上惡瘡**：五色者，鹽湯浸，絲搨瘡上，五六度即瘥。《藥性論》

**面上雀斑**：黑牽牛末，雞子清調，夜敷旦洗。《摘玄方》

**面黵皯皰**：枸杞子十斤，生地黃三斤，為末，每服方寸匕，溫酒下，日三服，久則童顏。《聖惠方》

**粉滓面皯**：山慈姑根，夜塗旦洗。《普濟方》

**粉刺黑斑**：《閨閣事宜》云：五月五日，收帶根天麻、紫花者，曬乾燒灰，以商陸根搗自然汁，加酸醋，和收搜灰作餅炭火鍛過，收之半年，方用入面藥，甚能潤肌。蘇頌曰：唐天后練益母草、澤面法：五月五日，採根苗具者，勿令著土曝乾，搗羅以麵水和成團，如雞子大，再曝乾。仍作一爐四旁開竅，上下置火，安藥中央，大火燒一炊久，即去大火，留小火養之。勿令火絕，經一伏時出之，瓷器中研治，篩再研，三日收用，如澡豆法，日用一方，每十兩加滑石一兩，胭脂一錢。面上黑斑：蒼耳葉，焙乾為末，食後米飲，調服一錢，一月癒。《摘玄方》

**面上黑斑**：桑耳焙研，每食後，熟湯服一錢，一月癒。《摘玄方》

**腮頰熱腫**：赤小豆末，和蜜塗之，一夜即消，或加芙蓉葉末，尤妙。

**婦人頰瘡**：每年頻發，水銀一兩半，以豬脂揉擦，令消盡，入黃礬石末二兩，胡粉一兩，再加豬脂，和令如泥，洗瘡淨塗之，別以胡粉塗膏上，此甘家秘方也。《肘後方》

**頭面諸瘡**：脂麻生嚼敷之。《普濟方》

**頭面癬瘡**：生白果切斷，頻擦取效。《邵氏經驗方》

**頭面錢瘡**：槿樹皮為末，醋調，重湯燉如膠，敷之。《王仲勉經效方》

## 鼻門第七十六

**鼻淵流水**：孩兒茶末，吹之良。《本草權度》

**鼻中息肉**：梁塵吹之。《普濟方》

**鼻氣壅塞**：水服釜墨一錢。《千金方》

**鼻中息肉**：硇砂點之即落。《白飛霞方》

**鼻皶赤皰**：密陀僧二兩細研，入乳調，夜塗旦洗。《聖惠方》

**鼻內生瘡**：密陀僧、香白芷各等分，為末，蠟燭油調搽之。《簡便方》

**酒皶赤鼻**：白鹽常擦之妙。《直指方》

**鼻準赤色**：雄黃、硫黃各五錢，水粉二錢，用頭生乳汁調敷，不過三五次癒。《攝生眾妙方》

**疳蟲蝕鼻**：雄黃、葶藶各等分，研，豬膽和用，槐枝點之。《金匱方》。

**鼻中息肉**：《千金方》用礬燒末，豬脂和綿裹塞之，數日息肉隨藥出。一方：用明礬一兩，蓖麻仁七個，鹽梅肉五個，麝香一字杵丸，綿裹塞之，化水自下也。

**赤鼻作痛**：紫色石亭脂、紅色次之、黃色勿用，研末，冷水調搽，半月絕根。《聖濟總錄》

**鼻中生瘡**：玄參末塗之，或以水浸軟塞之。《衛生易簡方》

**肺實鼻塞**：不知香臭，白薇、貝母、款冬花各一兩，百部二兩，為末，每服一錢米飲下。《普濟方》

**鼻中息肉**：細辛末，時時吹之。《聖惠方》

**鼻上作痛**：上品硫黃末，冷水調搽，甚良。《澹寮方》

**鼻面紫風**：乃風熱上攻陽明經絡，亦治風刺隱疹，舶上硫黃、白礬枯各等分，為末，每以黃丹少許。以津液和塗之，一

月見效。《宣明方》

**鼻瘡膿臭**：有蟲也，苦參、枯礬各一兩，生地黃汁三合，水二盞，煎三合，少少滴之。《普濟方》

**酒皶赤鼻**：生硫黃半兩，杏仁二錢，輕粉一錢，夜夜搽之。《瑞竹堂經驗方》用舶上硫黃、雞心、檳榔各等分，片腦少許，為末，絹包，日日擦之，加蓖麻油更妙。

**腦熱鼻淵**：肺壅多涕，雞蘇葉、麥門冬、川芎、桑白皮炒、黃耆炙、生地黃焙各等分，為末，煉蜜丸梧子大，每服四十丸，人參湯下。《聖濟總錄》

**鼻流清涕**：蓽茇末吹之有效。《衛生易簡方》

**鼻中息肉**：垂下者，用片腦點之自入。《集簡方》

**酒皶赤鼻**：蜀葵花研末，臘豬脂和勻，夜敷旦洗。《孫氏仁存方》

**鼻中息肉**：青蒿灰、石灰各等分，淋汁熬膏點之。《聖濟總錄》

**鼻塞出水**：多年不聞香臭，蒺藜二握，當道車碾過。以水一大盞，煮取半盞，仰臥，先滿口含飯，以汁一合灌鼻中，不過再灌，嚏出一兩個息肉，似赤蛹蟲即癒。《聖惠方》

**鼻塞不通**：小薊一把，水二升，煮取一升，分服。《外台秘要》

**鼻中生瘡**：杏仁研末，乳汁和敷。《千金方》

**鼻流清涕**：蒺藜苗二握，黃連水二升，煎一升，少少灌鼻中，取嚏，不過再服。《聖惠方》

**鼻淵流涕**：蒼耳子即縑絲草子，炒研為末，每白湯點服一二錢。《證治要訣》

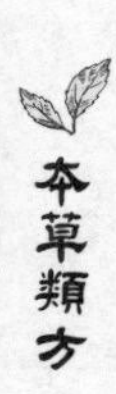

**鼻塞不通**：麻鞋燒灰吹之立通。《經驗方》

**風寒流涕**：香白芷一兩，荊芥穗一錢，為末，臘茶點服二錢。《百一選方》

**疳瘡蝕鼻**：杏仁燒壓，取油敷之。《千金方》

**鼻中息肉**：藜蘆三分，雄黃一分，為末，蜜和點之，每日

三上，白消勿點兩眸。《聖濟總錄》

**酒皶赤鼻**：腦子真酥頻搽。《普濟方》

**鼻塞不通**：蓖麻子仁三百粒，大棗去皮一枚，搗勻綿裹塞之。一日一易，三十日聞香臭也。《聖濟總錄》

**鼻上酒皶**：王璆《百一選方》用凌霄花、山梔子各等分，為末，每茶服二錢，日二服，數日除根。臨川曾子仁，用之有效。

《楊氏家藏方》用凌霄花半兩，硫黃一兩，胡桃四個，膩粉一錢，研膏，生絹包揩。

**鼻中息肉**：地膽，生研汁灌之，乾者，酒煮取汁。又方：細辛、白芷各等分，為末，以生地膽汁和成膏，每用少許點之，取消為度。《聖惠方》

**鼻中生瘡**：生大黃、杏仁搗勻，豬脂和塗。又方：生大黃、黃連各一錢，麝香少許，為末，生油調搽。《聖惠方》

**疳蝕口鼻**：穿透者，草烏頭燒灰，入麝香等分，為末貼之。

**鼻淵腦泄**：生附子末，蔥涎和如泥，壓湧泉穴。《普濟方》

**鼻中息肉**：苦葫蘆子、苦丁香各等分，入麝香少許，為末，紙撚點之。《聖惠方》

**鼻室不通**：乾柿同粳米，煮粥日食。《聖濟總錄》

**腦崩流汁**：鼻中時時流臭黃水，腦痛，名控腦砂，有蟲食腦中也。用絲瓜藤近根，三五尺燒存性，每服一錢溫酒下，以癒為度。《醫學正傳》

**鼻窒氣塞**：苦葫蘆子為末，醇酒浸之，夏一日，冬七日，日少少點之。《聖惠方》

**鼻中息肉**：丁香綿裹納之。《聖惠方》

**腦瀉鼻淵**：大蒜切片，貼足心取效止。《摘玄方》

**鼻內生瘡**：桃葉嫩心杵爛塞之，無葉用枝。《簡便方》

**肺熱鼻**：桐油入黃連末，用天仙藤燒熟油敷之。《摘玄

方》

**鼻中生瘡**：黃柏、檳榔末，豬脂和敷。《普濟方》

**鼻中息肉**：《聖惠方》用陳瓜蒂末吹之，日三次，瘥乃已。又方：瓜蒂末、白礬末各半錢，綿裹塞之，或以豬脂和挺子塞之，日一換。又方：青甜瓜蒂二枚、雄黃、麝香半分，先抓破後貼，日三次。

《湯液》用瓜蒂十四個，丁香一個，黍米四十九丸，研末，口中含水，嗅鼻取下乃止。

**齆鼻不通**：乾薑末蜜調，塞鼻中。《廣利方》

**鼻塞不通**：肺氣上攻而致者，蓽澄茄丸，用蓽澄茄半兩，薄荷葉三錢，荊芥穗一錢半，為末，蜜丸芡子大，時時含咽。《御藥院方》

**鼻上皻皰**：出膿血者，以泔水煮槲葉，取汁洗之，拭乾納槲葉灰少許，於中良。《聖惠方》

**齆鼻不通**：皂莢末吹之。《千金方》

**鼻淵腦瀉**：藕節、川芎焙研為末，每服二錢，米飲下。《普濟方》

**鼻面酒皻**：銀杏、酒醅糟同嚼爛，夜塗旦洗。《醫林集要》

**酒赤鼻**：枇杷葉、梔子各等分，為末，每服二錢，溫酒調下，日三服。《本事方》

**酒皻赤鼻**：桐油入黃丹，雄黃敷之。《摘玄方》

**鼻中疳瘡**：紫荊花陰乾，為末貼之。《衛生易簡方》

**鼻面酒皻**：南方沒石子有孔者，水磨成膏，夜夜塗之甚妙。《世醫得效方》

**鼻上酒皻**：梔子炒研，黃蠟和丸彈子大，每服一丸，嚼細茶下，日二服，忌酒麵煎炙。許學士《本事方》

**鼻氣窒塞**：以水五升，煮槐葉取三升，下蔥豉調和，再煎飲。《千金方》

**酒皻鼻赤**：橘核炒研，每服一錢，胡桃肉一個擂酒服，以

知為度。寇宗奭主治方

**風刺赤鼻**：大風子仁、木鱉子仁、輕粉、硫黃，為末，夜夜唾調塗之。

**鼻淵膿血**：貝子燒研，每生酒服二錢，日三服。

**面皰鼻皶**：馬藺子花杵，敷之佳。《肘後方》

**鼻中涕血**：以三煉酥中精液灌鼻中，日三、夜一，良。《外台秘要》

**鼻中息肉**：地龍炒一分、牙皂一挺，為末，蜜調塗之，清水滴盡即除。《聖惠方》

**鼻中息肉**：狗頭灰方寸匕，苦丁香半錢，研末吹之，即化為水，或同硇砂少許，尤妙。《朱氏集驗方》

**鼻中息肉**：羊肺湯，用乾羊肺一具，白朮一兩，肉蓯蓉、通草、乾薑、川芎各二兩，為末，食後米飲服五兩。《千金方》

**食物入鼻**：介介作痛不出，用牛脂一棗大，納鼻中吸入，脂消則物隨出也。《外台秘要》

**鼻齆不聞**：新馬屎汁，含滿口灌入即通。《聖惠方》

**鼻擦破傷**：貓兒頭上毛，剪碎唾黏敷之。《衛生易簡方》

**鼻中生瘡**：牛骨、狗骨燒灰，臘豬脂和敷。《千金方》

**鼻中息肉**：蝟皮炙為末，綿裹塞之，日三服。《千金方》

**鼻中息肉**：人中白瓦焙，每溫湯服一錢。《朱氏集驗方》

**鼻中息肉**：蜣螂十枚，納青竹筒中，油紙密封，置廁坑內四十九日。取出曬乾，入麝香少許為末，塗之當化為水也。《聖惠方》

**鼻瘡膿臭**：百草霜末，冷水服二錢。《三因方》

**鼻疳膿血**：正月取鼠頭燒灰，以臘月豬脂調敷之。《外台秘要》

**鼻疳有蟲**：黃柏二兩，冷水浸一宿，絞汁溫服。《聖惠方》

**鼻疳赤爛**：蘭香葉燒灰二錢，銅青五分，輕粉二字，為

末，日敷三次。《小兒藥證直訣》

**腦泄臭穢**：草烏去皮半兩，蒼朮一兩，川芎二兩，並生研末，麵糊丸綠豆大，每服十丸茶下，忌一切熱物。《聖濟總錄》

## 唇門第七十七

**唇吻生瘡**：新瓦為末，生油調塗。《集玄方》

**唇邊生瘡**：連年不瘥，以八月藍葉一斤，搗汁洗之，不過三度瘥。《千金方》

**唇腫黑痛**：癢不可忍，四文大錢於石上，磨豬脂汁塗之，不過數遍癒。《幼幼新書》

**唇燥生瘡**：青皮燒研，豬脂調塗。

**冬月唇裂**：香油頻頻抹之。《相感志》

**唇瘡痛癢**：黃柏末，以薔薇根汁調塗立效。《聖濟總錄》

**唇舌生瘡**：雞舌香末，綿裹含之。《外台秘要》

**唇裂生瘡**：橄欖炒研，豬脂和塗之。

**唇乾裂痛**：桃仁搗和豬脂敷。《海上方》

**唇緊作痛**：五倍子、訶子各等分，為末，敷之。《端效方》

**唇緊瘡裂**：屠幾垢燒存性敷之。《千金方》

**脾熱唇瘡**：用烏蛇皮燒灰，酥和敷之。《聖惠方》

**瀋唇緊裂**：用鱉甲及頭，燒研敷之。《類要》

**緊唇裂痛**：螻蛄燒灰，敷之。《千金方》

**冬月唇裂**：煉過豬脂，日日塗之。《十便良方》

**唇燥緊裂**：豬腎浸酒搽之。葉氏《摘玄方》

**口唇生核**：豬屎絞汁，溫服。《千金方》

**唇裂生瘡**：瓦花、生薑，入鹽少許，搗塗。《摘玄方》

## 口舌第七十八

**口氣臭惡**：正旦含井華水，吐棄廁下，數度即瘥也。《肘

後方》

**重舌腫木**：伏龍肝末，牛蒡汁調塗之。《聖惠方》

**舌卒腫大**：如豬脬狀，滿口不治，殺人，釜墨和酒塗之。《千金方》

**重舌木舌**：皂礬二錢，鐵上燒紅研擦之。《陸氏積德堂方》

**口疳齦爛**：氣臭血出，不拘大人、小兒，白霜、銅綠各二錢，白礬豆許，為末掃之。《宣明方》

**香口去臭**：密陀僧一錢，醋調漱口。《普濟方》

**口鼻疳蝕**：穿唇透頰，銀屑一兩，水三升，銅器煎一升，日洗三四次。《聖濟總錄》

**香口辟臭**：荳蔻、細辛，為末，含之。《肘後方》

**口鼻疳瘡**：銅青、枯礬各等分研敷之。又方：人中白一錢、銅綠三分，研敷之。

**口內熱瘡**：青錢二十文，燒赤投酒中，服之立瘥。《陳藏器本草》

**大人口瘡**：密陀僧，鍛研摻之。《聖濟總錄》

**重舌腫脹**：鐵鏽鎖燒紅，打下鏽研末，水調一錢噙。《生生編》

**口中氣臭**：明礬，入麝香，為末，擦牙上。《生生編》

**老小口瘡**：水銀一分，黃連六分，水二升，煮五合，含之，日十次。《普濟方》

**舌硬出血**：木賊煎水，漱之即止。《聖惠方》

**口瘡咽痛**：上膈有熱，寒水石鍛三兩，硃砂三錢半，腦子半字，為末，摻之。《三因方》

**口舌生瘡**：下虛上壅，定齊方用白礬，泡湯濯足。張子和方用白礬末、黃丹水、飛炒各等分，研細擦之。

**木舌腫強**：白礬、桂心各等分，為末，安舌下。《聖惠方》

**口舌生瘡**：升麻一兩、黃連三分，為末，綿裹含咽。《本

事方》

**口舌生瘡**：眾療不瘥，膽礬半兩，入銀鍋內，火鍛赤出毒，一夜細研，每以少許敷之，吐出酸涎水，二三次瘥。《勝金方》

**重舌涎出**：水漿不入太陰，玄精石二兩半，黃硃砂、龍腦各一分，為末，以鐵針舌上，去血鹽湯漱口，擦末咽津神效。《聖惠方》

**太陰口瘡**：生甘草二寸，白礬一粟大，噙之咽津。《活法機要》

**口舌生瘡**：朴硝含之良。孫真人方

**木舌腫強**：硼砂末、生薑片蘸，揩少時即消。《普濟方》

**重舌鵝口**：竹瀝，同焰硝點之。《普濟方》

**口舌生瘡**：細辛、黃連各等分，為末，摻之漱涎甚效，名蒹金散。一方：用細辛、黃柏。《三因方》

**口瘡䘌齒**：腫痛，細辛煮濃汁，熱含冷吐取瘥。《聖惠方》

**重舌鵝口**：白及末、乳汁調塗足心。《聖惠方》

**口中臭氣**：香薷一把，煎汁含之。《千金方》

**口舌生瘡**：《肘後方》用黃連煎酒，時含呷之。《赴筵散》用黃連、乾薑各等分，為末摻之。

**舌腫塞口**：不治殺人，甘草煎濃湯，熱漱頻吐。《聖濟總錄》

**舌上出血**：如鎖孔者，香薷煎汁服一升，日三服。《肘後方》

**口香辟臭**：益智仁一兩，甘草二錢，碾粉舐之。《經驗良方》

**口吻生瘡**：縮砂殼，鍛研，擦之即瘉，此蔡醫傳秘方也。《黎居士簡易方》

**口香去臭**：藿香洗淨煎湯，時時噙漱。《摘玄方》

**舌腫語謇**：薄荷自然汁，和白蜜薑汁擦之。《醫學集成》

**木舌腫滿**：塞口殺人，紅芍藥、甘草煎水熱漱。《聖濟總

錄》

**口瘡不瘥**：入胸中並生者，不拘大人、小兒。以角蒿灰塗之，有汁吐去，一宿效。《千金方》

**舌硬出血**：不止，刺薊搗汁，和酒服，乾者為末冷水服。《普濟方》

**木舌腫脹**：川烏尖、巴豆研細，醋調塗刷。《集簡方》

**老幼口瘡**：烏頭尖一個，天南星一個，研末薑汁，和塗足心，男左女右，不過二三次即癒。

**口舌瘡爛**：牛膝浸酒含漱，亦可煎飲。《肘後方》

**舌縮口噤**：以生艾搗敷之，乾艾浸濕亦可。《聖濟總錄》

**口香辟臭**：滴乳噙之。《摘玄方》

**口舌生瘡**：桔梗一兩，甘草二兩，水三升，煮一升，分服。張仲景《傷寒論》

**舌上出血**：蓖麻子油，紙撚燒，煙薰鼻中自止。《摘玄方》

**舌脹塞口**：蓖麻仁四十粒去殼，研油塗紙上作撚，燒煙薰之，未退再薰，以癒為度。有人舌腫出口外，一村人用此法而癒。《經驗良方》

**久患口瘡**：生附子為末，醋麵調貼足心，男左女右，日再換之。《經驗方》

**重舌木舌**：脹大塞口，半夏煎醋含漱之。又方：半夏二十枚，水煮過再炮，片時乘熱，以酒一升浸之，密封良久，熱漱冷吐之。

**口舌糜爛**：薔薇根，避風打去土，煮濃汁。溫含冷吐，冬用根皮，夏用枝葉，口瘡日久，延及胸中生瘡，三年以上不瘥者，皆效。《千金方》

**口瘡糜爛**：大黃、枯礬各等分，為末，擦之吐涎。《聖惠方》

**虛壅口瘡**：滿口連舌者，草烏一個，南星一個，生薑一大塊，為末，睡時以醋，調塗手心、足心，或以草烏頭，吳茱萸

各等分，為末，蜜調塗足心。《本事方》

**口中生瘡**：天行熱甚者，蛇毒自然汁半升，稍稍咽之。《傷寒類要》

**重舌鵝口**：赤小豆末，醋和塗之。《普濟方》

**懸瘟舌腫**：咽生息肉，羊蹄草煮汁，熱含冷即吐之。《聖惠方》

**滿口爛瘡**：生薑自然汁，頻頻漱吐，亦可為末，擦之甚效。

**口瘡連年**：不癒者，天門冬、麥門冬並去心，玄參各等分，為末，煉蜜丸彈子大，每噙一丸，乃僧居寮所傳方也。《齊德之外科精義》

**口舌生瘡**：胸膈疼痛，用焦豉末，含一宿即瘥。《聖惠方》

**口舌生瘡**：赤梗蜜桶藤，即忍冬藤，高腳地銅盤，馬蹄香各等分，以酒搗汁，雞毛刷上，取涎出即癒。《普濟方》

**口中生蕈**：用醋漱口，以茄母燒灰，飛鹽等分，米醋調稀，時時擦之。《摘玄方》

**重舌生瘡**：蒲黃末敷之，不過三上，瘥。《千金方》

**舌上生苔**：諸病，舌苔以布染，井水抹後，用薑片時時擦之，自去。陶華方

**木舌腫強**：糖醋時時含漱。《普濟方》

**舌上血出**：如針孔者，豉三升，水三升，煮沸，服一升，日三服。葛氏方

**辟除口臭**：茴香煮羹，及生食並得。昝殷《食醫心鏡》

**舌上出血**：如簪孔，小豆一升杵碎，水三升，和絞汁服。《肘後方》

**滿口爛瘡**：蘿蔔自然汁，頻漱去涎妙。《集簡方》

**舌腫不消**：以酢和釜底黑厚敷舌上，下脫則更敷，須臾即消。《千金方》

**食韭口臭**：砂糖解之。《摘玄方》

**舌脹滿口**：《時珍發明》按許叔微《本事方》云：有士人妻舌忽脹滿口，不能出聲，一老叟教以蒲黃頻擦，此乃癒。又芝隱方云：宋度宗，欲賞花，一夜忽舌脹滿口，蔡御醫用蒲黃、乾薑末各等分，乾擦而癒。據此二說則蒲黃之涼血、活血，可證矣，蓋舌乃心之外候，而手厥陰相火，乃心之臣使，得乾薑是陰陽相濟也。

**舌謇語吃**：川椒以生麵包丸，每服十粒，醋湯送下。《救急方》

**重舌鵝口**：桂末和薑汁塗之。《楊氏寶書》

**口舌生瘡**：《外台秘要》用黃柏含之良。《深師》用蜜漬取汁，含之吐涎。《本草衍義》治心脾有熱，舌頰生瘡，蜜炙黃柏、青黛各一分，為末，入生龍腦一字，摻之吐涎。《赴筵散》用黃柏、細辛各等分，為末摻，或用黃柏，乾薑各等分亦良。

**口疳臭爛**：綠雲散，用黃柏五錢，銅綠二錢，為末摻之，漱去涎。《三因方》

**香口去臭**：曝乾梅脯，常時含之。

**久患口瘡**：大椒去閉口者，水洗麵拌煮作粥，空腹吞之，以飯壓下，重者可再服，以瘥為度。《食療本草》

**口舌糜爛**：地骨皮湯，治膀胱移熱於小腸，上為口糜，生瘡潰爛，心胃壅熱，水穀不下，用柴胡、地骨皮各三錢，水煎服之。東垣《蘭室秘藏》

**口臭**：用甜瓜子，杵末蜜和為丸，每旦漱口後含一丸，亦可貼齒。《千金方》

**鵝口白瘡**：地雞研水，塗之即癒。《壽域方》

**大小口瘡**：沒石子泡三分，甘草一分，研末摻之，月內小兒生者，少許置乳上吮之，入口即啼，不過三次。《聖惠方》

**口中瘻瘡**：東行楝根，細剉，水煮濃汁，日日含漱，吐去勿咽。《肘後方》

**赤白口瘡**：蠐螬研汁，頻搽取效。《大觀本草》

**舌上出血**：如簪孔，巴豆一枚，亂髮雞子大，燒研酒服。《聖惠方》

**天行口瘡**：五倍子末搽之，吐涎即癒。龐氏《傷寒論》

**口舌生瘡**：《儒門事親》，赴筵散用五倍子、密陀僧各等分，為末，漿水漱過，乾貼之。《御藥院方》加晚蠶蛾。《澹寮方》用五倍子一兩，滑石半兩，黃檗蜜炙半兩，為末，漱淨摻之，便可飲食。

**木舌腫滿**：不治殺人，蚯蚓一條，以鹽化水塗之，良久漸消。《聖惠方》

**飲酒口糜**：螺蚌煮汁飲。《聖惠方》

**重舌木舌**：殭蠶為末吹之，吐痰甚妙。一方：殭蠶一錢，黃連蜜炒二錢，為末擦之，涎出為妙。《陸氏積德方》

**重舌塞痛**：地鱉蟲和生薄荷研汁，帛包捻舌下腫處。一名，地蜱蟲也。鮑氏方

**重舌出涎**：特牛乳飲之。《聖惠方》

**大小口瘡**：蛇蛻皮水浸軟，拭口內一二遍即癒，仍以藥貼足心。《嬰孩寶鑑》

**口中生瘡**：蜜浸大青葉含之。《藥性論》

**口舌糜瘡**：地龍、吳茱萸研末，醋調生麵，和塗足心立效。《摘玄方》

**舌重腫痛**：蜂房炙研，酒和敷之，日三四次。《聖惠方》

**木舌塞脹**：不治殺人，用蛇膽一枚，焙乾研為末，敷舌上有涎吐去。《聖惠方》

**口舌生瘡**：蠶繭五個，包蓬砂瓦上，焙焦為末，抹之。

**木舌腫強**：塞口，不治殺人，蟲炙五枚，食鹽半兩為末，水二盞，煎十沸，時時熱含吐涎，瘥乃止。《聖惠方》

**口瘡口疳**：茱萸末醋調，塗足心一夕癒。《集簡方》

**一切口瘡**：雞內金燒灰，敷之立效。《活幼新書》

**重舌脹痛**：五靈脂一兩，淘淨為末，煎米醋漱。《經驗良方》

**舌上生瘡**：羊脛骨中髓，和胡粉塗之妙。《子母秘錄》

**鵝口白瘡**：雞肫黃皮為末，乳服半錢。《子母秘錄》

**口瘡塞咽**：用豬脂膏，白蜜一斤、黃連末一兩合煎取汁，熬稠每服棗許，日五服。《千金方》

**口吻瘡**：生麵上，耳瘡浸淫水出，久不癒。用羖羊鬚、荊芥、乾棗肉各二錢，燒存性，入輕粉半錢，每洗拭清油調，搽二三次必癒。《聖惠方》

**七日口噤**：牛黃為末，以淡竹瀝化一字灌之，更以豬乳滴之。《外台秘要》

**重舌出涎**：驢乳、豬乳各二升，煎至一升，五合服。《千金方》

**口舌生瘡**：溺桶涇七分，枯礬三分，研勻，有涎拭去，數次即癒。《集簡方》

**口吻生瘡**：龜甲燒灰敷之。《聖惠方》

**舌上出血**：竅如針孔，用紫金砂，即露蜂房頂上實處一兩、貝母四錢、蘆薈三錢，為末，蜜和丸雷丸大，每用一丸，水一小盞，煎至五分，溫服吐血，溫酒調服。《雲台方》

**舌衄出血**：槐花末敷之，即止。《朱氏集驗方》

**舌腫出血**：如泉，烏賊骨、蒲黃各等分，炒為細末，每用塗之。《簡便單方》

**口吻生瘡**：檳榔燒研入，輕粉末敷之良。

**口角爛瘡**：燕巢泥敷之良。《救急方》

**燕口吻瘡**：胡粉炒一分，黃連半兩，為末，敷之。《普濟方》

**口吻爛瘡**：白楊嫩枝鐵上燒灰，和脂敷之。《外台秘要》

**夢漏口瘡**：經絡中火邪，夢漏恍惚，口瘡燥，龍腦三錢，黃柏三兩，為末，蜜丸梧子大，每麥門冬湯下十丸。《摘玄方》

**口鼻急疳**：蝕爛腐臭，斗子鹽、白麵各等分，為末，每以吹之。《普濟方》

**口中疳瘡**：款冬花、黃連各等分，為細末，用唾津調成餅子，先以蛇床子煎湯漱口，乃以餅子敷之，少頃其瘡立消也。《楊誠經驗方》

**口鼻急瘡**：沒石子末，吹下部即瘥。《千金方》

**疳蝕口鼻**：數日欲盡，文蛤燒灰，以臘豬脂和塗之。《千金翼方》

**疳蝕口鼻**：唇頰穿者，綿裹人屎貼之，必有蟲出。《十便良方》

**疳蝕口鼻**：五倍子燒存性，研末摻之。《普濟方》

## 咽喉第七十九

**卒然咽噎**：炭末蜜丸含咽。《千金方》

**舌腫咽痛**：咽生息不通，須臾欲絕。用獨頭蒜二枚，削去二頭塞鼻，左患塞右，右患塞左，喉口中膿血出立效。《聖惠方》

**咽喉乳蛾**：土蜂巢一個為末，先用樁葉，擦破病人舌，令血出，以醋和末，用翎點之，令痰涎出為效，後用竹根擂水，服數日取利。《瑞竹堂經驗方》

**咽中結塊**：不通水食，危困欲死。百草霜蜜和丸芡子大，每新汲水化一丸灌下。甚者不過二丸，名百靈丸。《普濟方》

**喉痺乳蛾**：烏龍尾、枯礬、豬牙皂莢，以鹽炒黃，等分為末，或吹，或點皆妙。《集驗方》

**喉痺腫痛**：白霜、甘草各半兩，青黛二兩，為末，醋糊丸芡子大，每含咽一丸立效。《聖濟總錄》

**喉痺腫塞**：用蝸牛綿裹，水浸含咽，須更立通。又用蝸牛七枚，白梅肉三枚研爛，綿裹含咽效。

**咽喉疼痛**：銀末、海螵蛸末各等分吹之，取涎。《救急方》

**咽喉腫痛**：五心煩熱，不灰木，以牛糞燒赤四兩，太陰玄精石，鍛赤四兩，珍珠一錢，為末，糯米粥丸芡子大，每服一

丸，以生地黃汁、粟米泔研化服，日二次。《聖濟總錄》

**纏喉風痺**：雄黃磨研，新汲水一盞，服取吐下癒。《續千金方》

**喉痺不語**：用桂心，放舌下嚥汁。又方：桂末三錢，水二盞，煎一盞，服取汁。《千金方》

**風熱喉痛**：白礬半斤，研末化水。新磚一片，浸透取曬，又浸又曬至水乾，入糞廁中浸一月，取洗安陰處，待霜出掃收，每服半錢水下。《普濟方》

**喉癰乳蛾**：濟生帳帶散，明礬三錢，鐵銚內鎔化，入劈開巴豆三粒，煎乾去豆，研礬用之，入喉立癒。甚者以醋調灌之，亦名通關散。法製烏龍膽，用白礬末盛入，豬膽中風乾研末，每吹一錢，入喉取涎出妙。

**喉痺喉風**：二聖散，用鴨嘴、膽礬各二錢半，白殭蠶炒五錢，研，每以少許吹之，吐涎。《濟生方》

**走馬喉痺**：用生白礬末塗於綿針上，按於喉中立破。綿針者，用榆條，上以綿裹作棗大也。《儒門事親》

**帝鐘喉風**：垂長半寸，炒食鹽頻點之，即消。《聖惠方》

**喉中生肉**：綿裹筯頭，拄鹽揩之，日五六度。孫真人方

**喉痺腫痛**：《外台秘要》用朴硝一兩，細細含立效，或加丹砂一錢。氣塞不通，加生甘草末二錢半吹之。

**咽喉谷賊**：腫痛，生礬石末，少少點腫處，吐涎以癢為度。《聖惠方》

**喉痺腫痛**：鴨跖草汁點之。《袖珍方》

**喉痺口噤**：硇砂、馬牙硝各等分，研勻點之。《聖濟總錄》

**喉痺牙疳**：盆砂末吹，並擦之。《集簡方》

**風熱喉痺**：及纏喉風病，玉鑰匙用　硝一兩半，白殭蠶一錢，硼砂半兩，腦子一字，為末吹之。《三因方》

**喉痺作痛**：遠志肉為末吹之，涎出為度。《直指方》

**喉中熱腫**：鼠黏根（牛蒡根）一升，水五升，煎一升，分

三服。《延年方》

**咽喉腫痛**：破棺丹，用蓬砂、白梅各等分，搗丸芡子大，每噙化一丸。《經驗方》

**咽喉熱痛**：龍膽擂水服之。《集簡方》

**咽喉谷賊**：腫痛，蓬砂、牙硝各等分，為末，蜜和半錢含咽。《直指方》

**喉痺作痛**：升麻片含咽，或以半兩煎服取吐。《直指方》

**喉閉口噤**：羌活三兩，牛蒡子二兩，水煎一鍾。入白礬少許，灌之取效。《聖濟總錄》

**發斑咽痛**：玄參升麻湯，用玄參、升麻、甘草各半兩，水三盞，煎一盞，半溫服。《證類活人書》

**急喉痺風**：不拘大人、小兒，玄參、鼠黏子（牛蒡子）半生半炒，各一兩，為末，新水服一盞立瘥。《聖惠方》

**喉閉腫痛**：草藥金鎖匙，即馬蹄草，以根搗井華水，調下即效。《救急方》

**喉痺毒氣**：桔梗二兩，水三升，煎一升，頓服。《千金方》

**熱壅咽痛**：縮砂殼為末，水服一錢。戴原禮方

**喉痺口緊**：用地白根即馬蘭根，或葉搗汁，入米醋少許，滴鼻孔中，或灌喉中，取痰自開。《孫一松試驗方》

**肺熱喉痛**：有痰熱者，甘草炒二兩，桔梗米泔浸一夜一兩，每服五錢，水一鍾半，入阿膠半斤煎服。《小兒藥證直訣》

**冬月喉痺**：腫痛不可下藥者，蛇床子燒煙於瓶中，口含瓶嘴吸菸，其痰自出。《聖惠方》

**喉風腫閉**：皂礬一斤，米醋三斤，拌，曬乾，末吹之，痰涎出盡，用良薑末少許，入茶內漱口，咽之即癒。《集效方》

**纏喉風痺**：不通欲死者，用返魂草根一莖，洗淨納入喉中，待取惡涎出即瘥，神效。更以馬牙硝津咽之，即絕根本，亦名紫菀，南人呼為夜牽牛。《斗門方》

**喉瘡作痛**：燈籠草炒焦研末，酒調呷之。《醫學正傳》

**喉痺壅塞**：不通者，紅藍花搗，絞取汁一小升服之，以瘥為度。如冬月無生花，以乾者浸濕絞汁，煎服極驗。《廣利方》

**喉痺乳蛾**：蛤蟆衣、鳳尾草擂爛，入霜梅肉煮酒各神效，再研絞汁。以鵝翎刷患處，隨手吐痰即消也。《趙溍養痾漫筆》

**熱咳咽痛**：燈籠草為末，白湯服，清心丸。仍以醋調敷喉外。《丹溪纂要》

**馬喉痺風**：燥腫連頰，吐血數者，馬鞭草一握，勿見風，截去兩頭，搗汁飲之良。《千金方》

**急喉痺塞**：木賊以牛糞火燒存性，每冷水服一錢，血出即安也。《聖惠方》

**喉痺腫痛**：大蒜塞耳鼻中，日二易之。《肘後方》

**喉風痺塞**：《瑞竹堂經驗方》用燈心一握，陰陽瓦燒存性，入炒鹽一匙，每吹一捻，數次立癒。一方：用燈心灰二錢，蓬砂末一錢吹之。一方：燈心箬葉燒灰，等分吹之。

《聖濟總錄》用燈心草、紅花燒灰，酒服一錢即消。

**咽喉生瘡**：脾肺虛熱上攻也。麥門冬一兩，黃連半兩，為末，煉蜜丸梧子大，每服二十丸，麥門冬湯下。《普濟方》

**懸癰喉痛**：風熱上搏也，牛蒡子炒，甘草生，等分，水煎，含咽，名啟關散。《普濟方》

**喉痺乳蛾**：新鮮牛膝根一握，艾葉七片，搗和人乳汁，取汁灌入鼻內，須臾，痰涎從口鼻出，即癒，無艾亦可。一方：牛膝搗汁和陳醋灌之。

**喉痺腫痛**：牛蒡子六分、馬藺子六分，為散，每空心溫水服方寸匕。日再服，仍以牛蒡子三兩，鹽二兩，研勻炒熱，包熨喉外。《廣濟方》

**咽膈不利**：疏風壅涎唾，牛蒡子微炒，荊芥穗一兩，炙甘草半兩，為末，食後湯服二錢，當緩緩取效。《本草衍義》

**喉閉腫痛**：益母草搗爛，新汲水一碗，絞濃汁，頓飲隨吐癒，冬月用根。《衛生易簡方》

**喉痺腫痛**：《衛生易簡方》用實一合，升麻五分，水一升，煎三合，入少蜜攪勻，細呷，大驗。《聖惠方》用馬藺子二升，升麻一兩，為末，蜜丸，水服一錢。又方：馬藺子八錢，牛蒡子六錢，為末，空心溫水服方寸匕。

**喉痺口噤**：馬藺花二兩，蔓荊子一兩，為末，溫水服一錢。

**喉痺不通**：漿水不入，《外台秘要》用射干一片，含咽汁良。《醫方大成》用扁竹新根擂汁咽之，六腑動即解，或醋研汁，噙引涎出亦妙。

《便民方》用紫蝴蝶根一錢，黃芩、生甘草、桔梗各五分，為末，水調頓服立癒，名奪命散。

**喉風喉痺**：大青葉搗汁，灌之取效止《衛生易簡方》

**喉痺腫痛**：喘息欲死者。《外台秘要》用馬藺根葉二兩，水一升半，煮一盞，細飲之立瘥。《聖惠方》用根搗汁三合，蜜一合慢火熬成，徐徐點之，日五七度。一方：單汁飲之，口噤者，灌下無生者，以刷煎汁。

**咽喉腫痛**：《醫方大成》用嫩艾搗汁細咽之。《經驗方》用青艾和莖葉一握，同醋搗爛敷於喉上，冬月取乾艾亦得。李臣所傳方也

**咽喉腫塞**：《傷寒蘊要》治痰涎壅滯喉腫，水不可下者。地菘，亦名鶴蝨草，連根葉搗汁，鵝翎掃入去痰最妙。《聖濟總錄》用杜牛膝、鼓捶草同搗汁灌之，不得下者，灌鼻得吐為妙。又方：土牛膝春夏用莖，秋冬用根一把，青礬半兩，同研，點患處，令吐膿血痰末即癒。

**咽喉谷賊**：腫痛用重台，即紫河車赤色、川大黃、炒木鱉子仁、馬牙硝各半兩，半夏泡一分，為末，蜜丸芡子大含之。《聖惠方》

**纏喉風腫**：蚵蚾草，即皺面草細研，以生蜜和丸彈子大，

每噙一二丸，即癒。乾者為末，蜜丸亦可，名救生丸。《經效濟世》

**咽喉腫痛**：射干花根、山豆根陰乾，為末，吹之如神。《袖珍方》

**咽喉作痛**：吳茱萸末醋調，塗足心一夕癒。《集簡方》

**喉痺腫痛**：箭頭草葉，入醬少許，研膏，點入取吐。《普濟方》

**屍咽痛痺**：語聲不出，麻黃以青布裹，燒煙筒中薰之。《聖惠方》

**纏喉風病**：蒼耳根一把、老薑一塊，研汁入酒服。《聖濟總錄》

**喉中似物**：吞吐不出，腹脹羸瘦，取白蘘荷根搗汁，服蠱立出也。《梅師方》

**風冷失聲**：咽喉不利，蘘荷根二兩，搗汁，入酒一大碗，和勻細細服，取瘥。《肘後方》

**喉卒攻痛**：商陸切根，炙熱隔布熨之，冷即易，立癒。《圖經本草》

**咽喉閉痛**：蓼葉、燈心草燒灰，等分，吹之甚妙，蓼葉即箬葉。《集簡方》

**喉舌瘡爛**：酒漬蘘荷根半日，含漱其汁，瘥乃止。《外台秘要》

**喉痺腫痛**：白附子、枯礬各等分，研末，塗舌上，有涎吐出。《集簡方》

**少陰咽痛**：少陰證二三日，咽痛者，可與甘草湯；不瘥者，與桔梗湯主之。桔梗一兩，甘草二兩，水三升，煮一升，分服。張仲景《傷寒論》

**急喉痺塞**：牙關緊急不通，用此即破，以蓖麻子仁研爛，紙捲作筒，燒煙薰，吸即通，或只取油作撚，尤妙，名聖煙筒。

**風毒咽腫**：咽水不下，及瘰癧咽腫，水服莨菪子末兩錢

匕，神驗。《外台秘要》

**咽中瘡腫**：杜壬方用蓖麻子仁一枚，朴硝一錢，同研，新汲水服之，連進二三服，效。《三因方》用蓖麻仁、荊芥穗各等分，為末，蜜丸，綿包噙咽之。《千金方》

**口咽痛癢**：語聲不出，薔薇根皮，射干一兩，甘草炙半兩，每服二錢，水煎服之。《普濟方》

**喉痺腫痛**：榼藤子燒研，酒服二錢。《聖惠方》

**喉痺垂死**：止有餘氣者，巴豆去皮線穿，內入喉中，牽出即蘇。《千金方》

**喉痺口噤**：不開欲死，草烏頭、皂莢各等分，為末，入麝香少許，擦牙並嗅鼻內，牙關自開也。《濟生方》用草烏尖、石膽各等分，為末，每用一錢，醋煮皂莢汁，調稀掃入腫上，流涎數次，其毒即破也。

**纏喉風腫**：番木鱉仁一個，木香三分同磨水，調熊膽三分，膽礬五分，以雞毛掃患處取效。《唐瑤經驗方》

**喉痺風塞**：附子去皮、炮令拆，以蜜塗上，炙之令蜜入，含之勿咽汁，已成者即膿出，未成者即消出。《本草拾遺》

**喉痺作痛**：番木鱉、青木香、山豆根各等分，為末吹之。《楊拱醫方摘要》

**喉痺毒氣**：生薑二斤搗汁，蜜五合煎勻，每服一合，日五服。

**喉風喉痺**：天南星一個剜心，入白殭蠶七枚，紙包煨熟研末，薑汁調服一錢，甚者灌之，吐涎癒，名如聖散。《博濟方》

**咽喉腫痛**：語聲不出，經進方（考《三因方》卷二有「竇朝議經進方」）用瓜蔞皮、白殭蠶炒各二錢半，為末，每服三錢半薑湯下，或以綿裹半錢，含咽，一日二服，名發聲散。《御藥院方》

**喉腫難食**：韭一把，搗熬敷之，冷即易。《千金方》

**喉風急證**：牙關緊閉，水穀不下，山豆根、白藥各等分，

水煎，噙之嚥下，二三口即癒。《楊清叟外科》

**咽喉腫痛**：老黃瓜一枚去子，入硝填滿，陰乾為末，每以少許吹之。《醫林集要》

**喉痺腫痛**：糟茄或醬茄，細嚼咽汁。《德生堂方》

**咽喉腫痛**：咽物不得，馬勃一分，蛇蛻皮一條燒末，綿裹一錢，含咽立瘥。《聖惠方》

**喉卒癰腫**：吞薏苡仁二枚良。《外台秘要》

**喉痺乳蛾**：不問已潰，或初起發熱。用金銀花，俗名甜藤，採花蓮莖葉，自然汁半碗，煎八分服之，以渣敷上，敗毒托裡，散氣和血，其功獨勝。《萬表積善堂方》

**喉中腫塞**：氣不通者，蔥鬚陰乾為末，每用二錢，入蒲州膽礬末一錢，和匀，每用一字吹之。杜壬方

**喉痺腫痛**：五爪龍草、車前子、馬蘭菊各一握，搗汁，徐咽，祖傳方也。《醫學正傳》

**谷賊屍咽**：喉中痛癢，此因誤吞谷芒，槍刺癢痛也。谷賊屬咽，屍咽屬喉，不可不分，用脂麻炒研，白湯調下。《三因方》

**喉中發癰**：山豆根磨醋噙之，追涎即癒，勢重不能言者，頻以雞翎掃入喉中，引涎出就能言語。《永類鈐方》

**咽生息肉**：鹽豉和搗塗之，先刺破出血，乃用神效。《聖濟總錄》

**喉風腫痛**：絲瓜根，以瓦瓶盛水浸飲之。《海上方》

**喉痺腫痛**：稻草燒取墨煙醋調，吹鼻中或灌入喉中，滾出痰立癒。《普濟方》

**咽喉痺痛**：五月五日收桑上木耳，白如魚鱗者，臨時搗碎綿包彈子大，蜜湯浸，含之立效。《便民方》

**喉痺腫痛**：芥子末水和，敷喉下，乾即易之。又用辣芥子研末，醋調取汁，點入喉內，待喉內鳴卻用陳麻骨燒煙，吸入立癒。並《聖惠方》

**喉中熱塞**：腫痛，散血、消痰，白藥、朴硝各等分，為

末，吹之，日四五次。《直指方》

**咽傷聲破**：酒一合，酥一匕，乾薑末二匕，和服，日二次。《十便良方》

**咽喉妨礙**：如有物吞吐不利，杵頭糠、人參各一錢，石蓮肉炒一錢，水煎服，日三次。《聖濟總錄》

**走馬喉痺**：馬勃即灰菰、焰硝各一兩，為末，每吹一字，吐涎血即癒。《經驗良方》

**喉痺不語**：大豆煮汁，煎稠如飴含之，並飲汁。《千金方》

**喉閉腫痛**：天羅瓜研汁灌之。《普濟方》

**喉痺不語**：煮豉汁一升服，覆取汗，仍著桂末，於舌下咽之。《千金方》

**咽喉腫痛**：薤根醋擣，敷腫處，冷即易之。《聖惠方》

**屍咽痛癢**：麻子燒脂，服之。《聖濟總錄》

**喉痺不語**：羊蹄獨根者，勿見風日及婦人、雞、犬，以三年醋研如泥，生布拭喉外令赤，塗之。《千金方》

**飲酒咽爛**：口舌生瘡，大麻仁一升，黃芩二兩，為末，蜜丸含之。《千金方》

**大人喉風**：竹瀝頻飲之。《集簡方》

**咽喉腫痛**：水漿不下，苦藥即解毒子、山豆根、甘草、硝石各一分，射干、柑皮、升麻各半兩，為末，蜜丸噙之。《聖惠方》

**咽喉腫痛**：白藥末一兩，龍腦一分，蜜和丸芡子大，每含咽一丸。《聖惠方》

**喉痺腫痛**：野苦蕒即苣蕒菜擣汁半盞，燈心以湯浸，捻汁半盞，和勻服。《普濟方》

**熱病咽痛**：童子小便三合，含之即止。《聖惠方》

**喉痺腫痛**：菖蒲根嚼汁，燒鐵秤錘淬酒一杯飲之。《聖濟總錄》

**吞髮在咽**：取自己亂髮燒灰，水服一錢。延齡《至寶方》

**咽喉腫痛**：卒不下食，白麵和醋塗喉外腫處。《普濟方》

**喉熱生瘡**：杏仁去皮，熬黃三分，和桂末一分，研，泥裹含之，咽汁。《陳藏器本草》

**喉痺腫塞**：用蝸牛綿裹，水浸含咽，須臾立通。又用蝸牛七枚，白梅肉三枚，研爛綿裹，含咽之立效。

**尸咽痛癢**：語言不出，榧實半兩，蕪荑一兩，杏仁、桂各半兩，為末，蜜丸彈子大，含咽。《聖濟總錄》

**喉痺痰嗽**：杏仁去皮，熬黃三分，和桂末一分，研，泥裹含之，咽汁。《陳藏器本草》

**卒喉痺痛**：黃柏片含之。又以黃柏一斤，酒一斗，煮二沸，恣飲便癒。《肘後方》

**喉痺腫痛**：生油一合，灌之立癒。《聖濟總錄》

**咽喉閉痛**：生烏藥即矮樟根，以酸醋二盞，煎一盞，先噙後咽，吐出痰涎為癒。《經驗方》

**喉痺乳蛾**：水梅丸，用青梅二十枚，鹽十二兩，淹五日取梅汁，入明礬三兩，桔梗、白芷、防風各二兩，豬牙皂莢三十條，俱為細末拌汁，和梅入瓶收之，每用一枚，噙咽津液，凡中風痰厥，牙關不開，用此擦之尤佳。《聖濟總錄》用白梅包生礬末作丸，含咽或納吞之。

**咽喉卒腫**：食飲不通，苦酒和黃柏末敷之，冷即易。《肘後方》

**走馬喉痺**：詩云：急喉腫痺最堪憂，急取盛燈盞內油，甚者不過三五呷，此方原是至人留。

**喉痺乳蛾**：已死者復活，用牆上壁錢七個，內要活蛛二枚，捻作一處，以白礬七分一塊，化開，以壁錢惹礬燒存性，出火毒為末，竹管吹入，立時就好。忌熱肉硬物。

**急喉痺塞**：逡巡不救，皂莢生研末，每以少許點患處，外以醋調，厚封項下，須臾便破，出血即癒。或挼水灌之，亦良。《直指方》用皂莢肉半截，水醋半盞，煎七分，破出膿血即癒。

**喉痺喉風**：五月五日或六月六日，七月七日，採楮桃，陰乾，每用一個，為末，井華水服之，重者以兩個。《集簡方》

**風熱喉痺**：燈心一錢，黃柏五分，並燒存性，白礬七分，片腦三分，為末，每以一二分吹患處，此陸一峰家傳，絕妙方也。《集簡方》

**纏喉風痺**：巴豆兩粒，紙捲作角，切斷兩頭，以針穿孔內，入喉中，氣透即通。《勝金方》

**發哽咽中**：舊木梳燒灰，酒服之。《集玄方》

**喉痺腫塞**：喘息不通，須臾欲絕。《神驗方》用絡石草一兩，水一升，煎一大盞，細細呷之，少頃即通。《外台秘要》

**喉痺瘡腫**：荊瀝細細咽之，或以荊一握，水煎服之。《千金翼方》

**天絲入咽**：凡露地飲食，有飛絲入上，食之令人咽喉生瘡，急以白礬、巴豆燒灰，吹入即癒。《瑣碎錄》

**屍咽痛癢**：聲音不出，履鼻繩燒灰，水服之。葛洪《肘後方》

**喉痺欲絕**：不可針藥者，乾漆燒煙，以筒吸之。《聖濟總錄》

**咽喉腫痛**：牙皂一挺去皮，米醋浸，炙七次，勿令大焦，為末，每吹少許入咽，吐涎即止。《聖濟總錄》

**喉痺乳蛾**：用癩蛤蟆眉酥和草烏尖末，豬牙皂莢末各等分，為丸小豆大，每研一丸，點患處，神效。《活人心統》

**喉風腫痛**：端午日午時，取蜒蚰十餘條，同鹽三四個，小瓶內封固，俟化成水，收水點之。唐氏方

**咽喉卒腫**：不下食，地龍十四條，搗塗喉外。又以一條，著鹽化水入蜜，少許服之。《聖惠方》

**喉風喉痺**：仁存開關散，用白殭蠶，炒白礬半生、半燒各等分，為末，每以一錢，用自然薑汁調灌，得吐頑痰，立效。小兒加薄荷、生薑少許，同調一方：用白梅肉和丸，綿裹含之咽汁也。

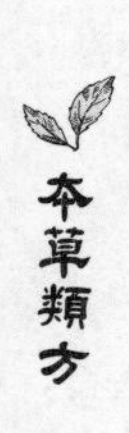

《朱氏集驗方》用白殭蠶炒半兩，生甘草一錢，為末，薑汁調服，涎出立癒。

《聖惠方》白殭蠶三七枚，乳香一分，為末，每以一錢，燒煙薰入喉中，出涎即癒。

**纏喉風疾**：氣閉者，杜壬方用蛇蛻炙、當歸各等分，為末，溫酒服一錢，取吐。一方：用蛇皮揉碎燒煙，竹筒吸入即破。一方：蛇皮裹白梅，以一枚含咽。

**咽中懸廱**：舌腫塞痛，五倍子末、白殭蠶末、甘草末各等分，白梅肉搗和丸彈子大，噙咽，其廱自破也。《朱氏經驗方》

**喉痺塞口**：《普濟方》，用韭地紅小蚯蚓數條，醋擂取食之，即吐出痰血二三碗，神效。

《聖惠方》用地龍一條，研爛，以雞子白攪和灌入，即通。

**乳蛾喉痺**：用天漿子，即紅姑娘，徐徐嚼咽。

**喉塞口噤**：蜒蚰炙二七枚，白梅肉炒二七枚，白礬半生、半燒二錢，研為末，每水調半錢服，得吐立通。《聖惠方》

**急喉風痺**：王氏博濟如聖散，以白殭蠶、天南星各等分，生研為末，每服一字，薑汁調灌，涎出即癒。後以生薑炙過含之。《百一選方》無南星。

**乳蛾喉痺**：青魚膽含咽。一方：用汁灌鼻中，取吐。萬氏用膽礬盛青魚膽中陰乾，每用少許，點喉取吐。一方：用朴硝代膽礬。

**纏喉風疾**：用蟬蛻紙燒存性，煉蜜和丸如芡實大，含化咽津。《集驗方》

**喉痺腫痛**：露蜂房灰、白殭蠶各等分，為末，每乳香湯服半錢。《食醫心鏡》用蜂房燒灰，每以一錢，吹入喉內，不拘大人、小兒。

**喉痺已破**：瘡口痛者，豬腦髓蒸熟，入薑醋，吃之即癒。《普濟方》

**咽喉噤塞**：雄雀屎末，溫水灌半錢。《外台秘要》

**喉閉乳蛾**：雞肫黃皮，勿洗，陰乾，燒末，用竹管吹之，破癒。《青囊方》

**喉痺腫痛**：雞矢白，含之咽汁。《聖惠方》

**喉痺乳蛾**：白丁香二十個，以砂糖和作三丸，每以一丸，綿裹含咽，即時遂癒。甚者不過一丸，極有奇效。《普濟方》

**喉風閉塞**：臘月初一日，取豬膽，不拘大小五六枚，用黃連、青黛、薄荷、殭蠶、白礬、朴硝各五錢，裝入膽內，青紙包了，將地掘一孔，方深各一尺，以竹橫懸此膽內，在內以物蓋定，候至立春日取出，待風吹，去膽皮、青紙，研末密收，每吹少許，神驗，乃萬金不傳之方。《邵真人經驗方》

**喉痺腫痛**：蘿蔔汁和皂莢漿服，取汗。《如宜方》

**咽喉腫塞**：桑上螳螂窠一兩，燒灰，馬勃半兩，研勻，蜜丸梧子大，煎犀角湯，每服三五丸。《總病論》

## 音聲第八十

**卒然失聲**：詵曰：用生大豆一升，青竹筭子四十九枚，長四寸闊一分，水煮熟，日夜二服瘥。

**聲失不出**：馬勃、馬牙硝各等分，研末，砂糖和丸芡子大，噙之。《摘玄方》

**失音不語**：蘿蔔生搗汁，入薑汁同服。《普濟方》

**驚氣失音**：《時珍發明》按洪邁夷堅志云：驚氣入心絡，瘖不能言語者，用密陀僧末一匕，茶調服即癒。昔有人伐薪，為狼所逐，而得是疾，或授此方而癒。又一軍校採藤，逢惡蛇病此，亦用之而癒，此乃驚則氣亂，密陀僧之重以去怯而平肝也。

**卒失音聲**：杏仁去皮，熬黃三分，和桂末一分，研，泥裹含之，咽汁。《文路公藥准》

**卒然失聲**：橘皮半兩，水煎徐呷。《肘後方》

**暗風失音**：生梨搗汁，一盞飲之，日再服。《食療本草》

**卒不得語**：人乳半合，美酒半升，和服。《范汪方》

**肺壅失音**：杉木燒灰入碗中，以小碗覆之，用湯淋下，去碗飲水，不癒，再作，音出乃止。《集簡方》

**肺熱暴瘖**：豬脂油一斤，煉過，入白蜜一斤，再煉少頃，濾淨冷定，不時挑服一匙，即癒。無疾常服亦潤肺。萬氏方

**失音不語**：人乳、竹瀝各二合，溫服。《摘玄方》

**肺熱聲啞**：人參二兩，訶子一兩，為末，噙咽。丹溪《摘玄方》

## 牙齒第八十一

**飲酒齒痛**：井水頻含漱之。《直指方》

**牙宣疳䘌**：赤土、荊芥葉同研，揩之，日三次。《普濟方》

**齒斷宣露**：蚯蚓泥水和成團，鍛赤研末，臘豬脂調敷之，日三次。《千金方》

**食梅牙**：韶粉脂揩之。《相感志》

**牙疳口瘡**：孩兒茶、硼砂各等分，為末，搽之。《陸氏積德堂方》治走馬牙疳，用孩兒茶、雄黃、貝母各等分為末，米泔漱淨，搽之。

**灸牙痛法**：取土底年深，既古且潤，三角瓦一塊，令三姓童子候星初出時，指第一星，下火於瓦上炙之。《本草拾遺》

**牙疼嗅鼻**：壁上掃土，用鹽炒過，為末，隨左右嗅鼻。《普濟方》

**風牙疼痛**：文銀一兩，燒紅淬燒酒一碗，熱漱飲之，立止。《集簡方》

**牙齒風痛**：火燒金釵針之，立止。《集簡方》

**積年齒**：舊鐵鏵頭一枚，炭火燒赤，捻硫黃一分，豬脂一分，於上熬沸，以綿包柳杖，揾藥熱烙齒縫數次癒。按：鐵鏵即也。《普濟方》

**牙齒疼痛**：輕粉一錢，大蒜一瓣，杵餅，安膈骨前陷中，

先以銅錢隔了，用蜆殼蓋定，紮住，一宿癒，左疼安右、右疼安左。《摘玄方》

**風蟲牙疳**：膿血有蟲，輕粉一錢，黃連一兩，為末，摻之。《普濟方》

**胃火牙疼**：好軟石膏一兩，火鍛，淡酒淬過，為末，入防風、荊芥、細辛、白芷各五分，為末，日用揩牙，甚效。《保壽堂方》

**走馬牙疳**：臭爛出血，雄黃豆大七粒，每粒以淮棗去核包之，鐵線串，於燈上燒化，為末，每以少許摻之去涎，以癒為度。《全幼心鑑》

**齒疏陷物**：爐甘石鍛、寒水石各等分，為末，每用少許擦牙，忌用刷牙，久久自密。《集玄方》

**牙齒動搖**：黑鉛消化，以不蛀皂莢寸切投入，炒成炭，入鹽少許，研勻，日揩牙，摘去白髭，黑者更不白也。又方：黑錫一斤炒灰，埋地中五日，入升麻、細辛、訶子同炒黑，日用揩牙，百日效。《普濟方》

**風蟲牙痛**：雄雀屎綿裹塞孔中，日二服易之，效。《外台秘要》

**蟲牙作痛**：礦灰、砂糖和塞孔中。《普濟方》

**風牙腫痛**：二年石灰、細辛各等分，研搽即止。《普濟方》

**風蟲牙病**：百年陳石灰為末四兩，蜂蜜三兩和勻，鹽泥固濟，火鍛一日，研末，擦牙神效，名神仙失笑散。張三丰方

**走馬牙疳**：惡瘡，砒石、銅綠各等分，為末，攤紙上貼之，其效如神。又方：砒霜半兩，醋調如糊，碗內盛，待乾刮下，用粟米大，綿裹安齒縫內，來日取出，有蟲出外，久患者，不過三日即癒。《普濟方》

**牙宣有䘌**：土朱、荊芥同研，揩之日三。《普濟方》

**齒痛及落**：研細石膽，以人乳和膏擦之，日三四次，止痛復生齒，百日後復故，乃止，每日以新汲水漱淨。王燾《外台

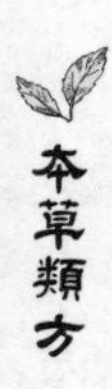

秘要》

**牙齒腫痛**：白礬一兩燒灰，大露蜂房一兩，微火炙，每用二錢，水煎含漱去涎。《簡要濟眾方》

**牙齦腫痛**：紅燈籠枝根，煎湯漱吐。《集效方》

**齒踈不堅**：石燕子五對，火鍛米醋淬七次，為末，青鹽、麝香各少許，研勻，日用揩牙，後以溫酒漱咽之。《元遺山方》

**齒齦宣露**：每旦噙鹽熱水，含百遍，五日後，齒即牢。《千金方》

**牙齒疼痛**：縮砂常嚼之，良。《直指方》

**牙腐齦爛**：不拘大人、小兒，用上好鹼土，熱湯淋取汁，石器熬乾刮下，入麝香少許，研摻之。《宣明方》

**齒齒動**：鹽半兩，皂莢兩挺，同燒赤，研，夜夜揩齒，一月後並瘥，其齒牢固。《食療本草》

**牢牙止痛**：石燕三對，火鍛，醋淬七次，青鹽、乳香各一兩，細辛半兩，為末，揩之，荊芥湯漱口。一方：去乳香、細辛，加麝香。《元遺山方》

**風熱牙痛**：槐枝煎濃湯二碗，入鹽一斤，煮乾，炒研，日用揩牙，以水洗目。《唐瑤經驗方》

**患齒碎壞欲盡者**：常以綿裹礬石含嚼，吐去汁。《肘後方》

**牙齒疼痛**：青木香末，入麝香少許，揩牙，鹽湯漱之。《聖濟總錄》

**風熱牙痛**：青鹽一斤，槐枝半斤，水四碗，煎汁二碗，煮鹽至乾，炒研，日用揩牙。《唐瑤經驗方》

**牙齒疼痛**：皂莢濃漿同朴硝煎化，淋於石上，待成霜擦之。《普濟方》

**牢牙明目**：青鹽二兩，白鹽四兩，川椒四兩，煎汁，拌鹽炒乾，日用揩牙洗目，永無齒疾、目疾。《通變要法》

**胃熱齒痛**：升麻煎湯，熱漱咽之，解毒或加生地黃。《直

指方》

**風蟲牙痛**：燒酒浸花椒，頻頻漱之。

**風牙腫痛**：《肘後方》用獨活煮酒，熱漱之。

《文潞公藥准》用獨活、地黃各三兩，為末，每三錢水一盞煎，和滓，溫服，臥時再服。

**牙痛惡熱**：黃連末擦之立止。《李樓怪病奇方》

**牙齒虛痛**：淫羊藿為粗末，煎湯，頻漱大效。《奇效良方》

**牙齒日長**：漸至難食，名髓溢病，白朮煎湯，漱服取效，即瘉也。《張銳雞峰備急良方》

**齒腫痛**：桔梗、薏苡仁各等分，為末服。《永類鈐方》

**牙疳臭爛**：桔梗、茴香各等分，燒研敷之。《衛生易簡方》

**骨槽風痛**：牙根腫痛，桔梗為末，棗瓤和丸皂子大，綿裹咬之，仍以荊芥湯漱之。《經驗方》

**風寒牙痛**：紅荳蔻為末，隨左右以少許嗅鼻中，並擦牙取涎，或加麝香。《衛生家寶方》

**腎虛牙痛**：甘松、硫黃各等分，為末，泡湯漱之神驗。《經效濟世方》

**牙齒蟲痛**：藜蘆末內入孔中，勿吞汁，神效。《千金翼方》

**風牙痛腫**：高良薑二寸，全蠍焙一枚為末，擦，吐涎，以鹽湯漱口，此乃樂清丐者所傳，鮑季明病此，用之果效。《百一選方》

**一切牙痛**：山柰子一錢，麵包煨熟，入麝香二字，為末，隨左右嗅一字入鼻內，口含溫水漱去，神效，名海上一字散。《普濟方》

**諸般牙痛**：香附、艾葉煎湯漱之，仍以香附末擦之，去涎。《普濟方》

**風蟲牙痛**：《孫氏仁存方》用白柰為末，鋪紙上捲作筒，燒燈吹滅，乘熱和藥吹鼻內，痛即止。

《攝生方》用肥皂一個，去穰入山柰、甘松各三分，花椒、食鹽不拘多少，填滿，面包鍛紅，取研，日用擦牙漱去。

**風疳蟲牙**：蝕肉至盡，甘松、膩粉各二錢半，蘆薈半兩，豬腎一對，切炙為末，夜漱口後貼之，有涎吐出《聖濟總錄》。

**風蟲牙痛**：蓽茇末揩之，煎蒼耳湯漱，去涎。《本草權度》用蓽茇末、木鱉子肉，研膏化開嗅鼻。《聖濟總錄》用蓽茇、胡椒各等分，為末，化蠟丸麻子大，每以一丸，塞孔中。

**牙疼**：蒟醬、細辛各半兩，大皂莢五挺，去子，每孔入青鹽，燒存性，同研末，頻擦，吐涎。《御藥院方》

**牢牙去風**：益氣烏髮，治牙疼、牙宣，乃鐵甕先生妙方也。香附子，炒存性，三兩，青鹽、生薑各半兩，為末，日擦。《濟生方》。

**風牙腫痛**：蒼朮鹽水浸過，燒存性研末，擦牙，去風熱。《普濟方》。

**風牙疳牙**：零陵香洗炙，蓽茇炒各等分，為末，擦之。《普濟方》。

**牙痛塞耳**：用連錢草，即積雪草，和水溝污泥同搗爛，隨左右，塞耳內。《摘玄方》。

**齒敗口臭**：水煮川芎，含之。《廣濟方》

**風蟲牙痛**：上連頭腦，補骨脂炒半兩，乳香二錢半，為末擦之，或為丸塞孔內，日用有效。《傳信適用方》。

**牙痛日久**：腎虛也，補骨脂二兩，青鹽半兩，炒研擦之。《御藥院方》

**一切牙痛**：木耳、荊芥各等分，煎湯頻漱。《普濟方》

**牙齒疼痛**：零陵香梗葉，煎湯漱。《普濟方》

**風蟲牙痛**：《千金方》用蛇床子燭燼，同研塗之。《集簡方》用蛇床子煎湯，乘熱漱數次，立止。

**牙齒疼痛**：大川芎一個，入舊糟內，藏一月，取焙，入細

辛，同研末揩牙。《本事方》

**風熱牙痛**：荊芥根、烏桕根、蔥根各等分，煎湯，頻含漱之。

**打動牙疼**：蒺藜子或根，為末，日日揩之。《瑞竹堂經驗方》

**風熱牙痛**：香白芷一錢，硃砂五分，為末蜜丸，芡子大，頻用擦牙。此乃濠州一村婦，以醫人者，廬州郭醫云，絕勝他藥也。或以白芷、吳茱萸各等分，浸水漱涎。《醫林集要》

**口齒氣臭**：《百一選方》用香白芷七錢，為末，食後井水服一錢。《濟生方》用白芷、川烏各等分，為末，蜜丸芡子大，日噙之。

**風蟲牙痛**：芭蕉自然汁一碗，煎熱含漱。《普濟方》

**齒腫痛**：紫藍燒灰，敷之，日五度。《聖惠方》

**風牙疼痛**：猢猻頭草，入鹽少許，於掌心揉擦即止。《集玄方》

**疳蟲蝕齒**：葶藶、雄黃各等分，為末，臘月豬脂和成，以綿裹槐枝蘸點。《金匱要略方》

**牙齒風痛**：秦艽煎醋，含漱。孟詵《食療本草》

**牙齒動搖**：疼痛及打動者，土蒺藜去角，生研五錢，淡漿水半碗，蘸水入鹽，溫漱甚妙，或以根燒灰貼牙，即牢固也。《御藥院方》

**風䘌牙痛**：鼠黏子炒，煎水，含漱吐之。《延年方》

**齒齦宣露**：多是疳也，角蒿，燒灰，夜塗上，切忌油膩、砂糖、乾棗。《外台秘要》

**牙痛難忍**：附子尖、天雄尖、全蠍各七個，生研為末，點之。《永類鈐方》

**牙齒欲取**：金鳳花子研末，入砒少許，點疼牙根取之。《摘玄方》

**牙齒挺長**：出一分者，常咋，生地黃甚妙。張文仲《備急方》

**風蟲牙痛**：躑躅一錢，草烏頭二錢半，為末，化蠟丸豆大，綿包一丸，咬之追涎。《海上方》

**食蟹齦腫**：肉努出者，生地黃汁一碗，牙皂莢數條火炙，蘸盡地黃汁，為末，敷之。《永類鈐方》

**熱毒牙痛**：熱毒風攻頭面，齒齦腫痛不可忍，牛蒡根一斤，搗汁入鹽花一錢，銀器中熬成膏，每用塗齒齦上，重者不過三度瘥。《聖惠方》

**風蟲牙痛**：化蠟少許，攤紙上鋪艾，以箸捲成筒，燒煙隨左右薰鼻，及煙令滿口呵氣，即疼止腫消。靳季謙病此月餘，一試即癒。《普濟方》

**牙動欲脫**：生地黃綿裹咂之，令汁漬根，並咽之，日五六次。《千金方》

**齲齒風痛**：《時珍發明》按《史記》云：太倉公淳于意，醫齊大夫病齲齒，灸左手陽明脈，以苦參湯日漱三升，出入其風，五六日癒，此亦取其去風氣濕熱、殺蟲之義。

**齒風動搖**：蒼耳一握，以漿水煮，入鹽含漱。《外台秘要》

**固齒烏鬚**：一治齒痛，二生津液，三變白鬚，其功極妙。地黃五斤，柳木瓶內，以土蓋上，蒸熟曬乾，如此三次，搗為小餅，每咽一枚。《御藥院方》

**牙痛難忍**：諸藥不效，芫花末擦之，令熱痛定，以溫水漱之。《永類鈐方》

**牙疳宣露**：膿血口氣，生地黃一斤，鹽二合，自搗和團，以濕面包煨令煙斷，去面入麝一分，研勻，日夜貼之。《聖濟總錄》

**牙齒痛腫**：蒼耳子五升，水一斗，煮取五升，熱含之，冷即吐去，吐後復含，不過一劑瘥。莖葉亦可，或入鹽少許。《千金翼方》

**刮骨取牙**：玉簪根乾者一錢，白砒三分，白硇七分，蓬砂二分，威靈仙三分，草烏頭一分半，為末，以少許點疼處，即

自落也。《余居士選奇方》

**風蟲牙痛**：《肘後方》用莽草煎湯，熱漱冷吐，一加川椒皮，一加獨活，一加鬱李仁，一加芫花，一加川椒、細辛各等分，煎湯熱漱冷吐。

《聖惠方》用莽草半兩，皂莢三挺，去皮子，漢椒七粒，為末，棗肉丸芥子大，每以一丸塞耳孔中，吐涎取效

**牙齒疼痛**：貓兒眼睛草一搦，研爛，湯泡取汁，含漱吐涎。《衛生易簡方》

**牙齒搖痛**：大戟，咬於痛處良《生生編》

**牙齒宣落**：風痛、莨菪子末，綿裹咬之，有汁勿咽。《必效方》

**風牙蟲牙**：《瑞竹堂經驗方》用天仙子一撮，入小口瓶內，燒煙，竹筒引煙入蟲孔內薰之，冷便作，盡三合乃止，有涎津可去，甚效。

《備急方》用莨菪子數粒，納孔中以蠟封之亦效。

**蟲牙疼痛**：使君子煎湯頻漱。《集簡方》

**風牙腫痛**：木鱉子仁磨醋搽之。《普濟方》

**風蟲牙痛**：草烏炒黑一兩，細辛一錢，為末揩之，吐出涎。一方：草烏食鹽，同炒黑擦之。《海上方》

**風蟲牙痛**：《普濟方》用附子一兩燒灰，枯礬一分，為末揩之。又方：川烏頭、附子，生研，麵糊丸小豆大，每綿包一丸，咬之。《刪繁方》用炮附子末，納孔中乃止。

**風蟲牙痛**：南星末塞孔，以霜梅畲住去涎。《摘玄方》

**牙疳鼻疳**：墣褐不拘紅黑，燒存性，白礬燒枯各一錢，尿桶白逛一錢，燒過，同研搽之。《神效簡便方》

**風熱牙痛**：紫金散，治風熱積壅，一切牙痛，去口氣大有奇效。好大黃瓶內燒存性，為末，早晚揩牙，漱去。都下一家專貨此藥，兩宮常以數千贖之，其門如市也。《千金家藏方》

**風蟲牙痛**：齦常出血，漸至崩落口臭，極效。大黃米泔浸軟，生地黃各旋切一片，合定貼上，一夜即癒，未癒再貼，忌

說話恐引入風。《本事方》

**胃火牙痛**：口含水一口，以紙捻蘸大黃末，隨左右嗅鼻立止。《儒門事親》

**牙齒疼痛**：瓜蔞皮、露蜂房燒灰擦牙，以烏桕根、荊柴根、蔥根，煎湯漱之。《世醫得效方》

**齒䘌並蟲**：積年不瘥，從少至老者，用雀麥一名杜老草，俗名牛星草，用苦瓠葉三十枚，洗淨取草，剪長二寸，以瓠葉作五包包之，廣一寸，厚五分，以三年酢漬之，至日中，以兩包火並炮令熱中納口中，熨齒外邊，冷更易之，取包置水中解視，即有蟲長三分，老者黃色，少者白色，多即二三十枚，少即一二十枚，此方甚妙。《外台秘要》

**風蟲牙痛**：骨碎補、乳香各等分，為末，糊丸塞孔中，名金針丸。《聖濟總錄》

**風蟲牙痛**：杏仁，針刺於燈上燒煙，乘熱搭痛牙上，又復燒，搭七次，絕不疼痛，牙逐時斷落也。《普濟方》

**牙齒腫痛**：酸漿草一把洗淨，川椒四十九粒，去目，同搗爛，絹片裹定如箸大，切成豆粒大，每以一塊，塞痛處即止。《節齋醫論》

**牙齒疼痛**：舶上蒔蘿、蕓苔子、白芥子各等分，研末，口中含水，隨左右嗅鼻，神效。《聖惠方》

**風蟲牙痛**：剪草、細辛、藁本各等分，煎水熱漱，少頃自止。《中藏經》

**牙齦腫痛**：山豆根一片，含於痛所。《備急方》

**牙齒疼痛**：綿裹無食子末一錢，咬之涎出吐去。《聖濟總錄》

**虛氣攻牙**：齒痛血出，或癢痛，骨碎補二兩，銅刀細剉，瓦鍋慢火炒黑，為末，如常揩齒，良久吐之，嚥下亦可。劉松石云：此法出《靈苑方》，不獨治牙痛，極能堅骨固牙，益精髓，去骨中毒氣。疼痛牙動將落者，數擦立住，再不復動，經用有神。

**牙齒風痛**：薏苡根四兩，水煮含漱，冷即易之。《延年秘錄》

**齒䘌口臭**：苦瓠子為末，蜜丸半棗大，每日漱口含一丸，仍塗齒斷上，涎出吐去妙。《聖惠方》

**牙齒不生**：不拘大人、小兒，年多者。用黑豆三十粒，牛糞火內燒，令煙盡，研入麝香少許，先以針挑破血出，以少許揩之，不得見風，忌酸鹼物。《經驗方》

**牙斷癢痛**：杏仁一百枚，去皮，以鹽方寸匕，水一升，煮令汁出，含漱吐之，三度癒。《千金方》

**牙齒蟲䘌**：韭菜連根洗搗，同人家地板上泥和，敷痛處腮上，以紙蓋住一時，取下有細蟲在泥上，可除根。又方：韭根十個，川椒二十粒，香油少許，以水桶上泥同搗，敷病牙頰上，良久有蟲出，數次，即癒也。

**風熱牙痛**：浮腫發歇，元藏氣虛，小兒疳蝕，雞腸草、旱蓮草、細辛各等分，為末，每日擦三次，名祛痛散。《普濟方》

**牙齒疼痛**：紅豆即赤小豆，末擦牙吐涎及吹鼻中。一方：入銅青少許。一方：入花鹼少許。《家寶方》

**風蟲牙痛**：葫蘆子半升，水五升，煎三升，含漱之，莖葉亦可，不過三度。《聖惠方》

**牙宣露痛**：《海上方》用絲瓜藤陰乾，臨時火鍛存性，研擦即止，最妙。惠生堂方用瓜藤一握、川椒一撮、燈心一把，水煎濃汁，漱吐，其痛立住，如神。

**牙齒疼痛**：獨頭蒜煨熟，切熨痛處，轉易之，亦主蟲痛。《外台秘要》

**牙齒腫痛**：隔年糟茄燒灰，頻頻乾擦，立效。《海上方》

**煙薰蟲牙**：用瓦片鍛紅，安韭子數粒、清油數點，待煙起以筒吸至痛處，良久以溫水漱吐，有小蟲出為效，未盡兩薰。《急救易方》

**風氣牙痛**：百藥不效者，用此，大能去風，惟蛀牙不效。

天羅即生絲瓜一個，擦鹽，火燒存性，研末填擦，涎盡即癒。腮腫以水調貼之。馬敏叔云：此乃嚴月軒家傳，屢效之方，一試即便可睡也。

**風齒腫痛**：馬齒莧一把，嚼汁漬之，即日腫消。《本事方》

**牙齒蟲痛**：《乾坤生意》用鏡面草不拘多少，以水缸下泥同搗成膏，入香油二三點，研勻，貼於痛處腮上。

《楊氏家藏方》用鏡面草半握，入麻油二點鹽半捻挼碎，左疼塞右耳，右疼塞左耳，以薄泥餅貼耳門，閉其氣，仍久臥，泥耳一二時，去泥取草放水中，看有蟲浮出，久者黑，次者褐，新者白，須於午前用之。徐克安一乳婢苦此不能食，用之出數蟲而安。

**牙齒䘌痛**：茄根搗汁頻塗之。陳茄樹燒灰敷之，先以露蜂房煎湯漱過。《海上方》

**牙齒蟲痛**：阿魏、臭黃各等分，為末，糊丸綠豆大，每棉裹一丸，隨左右插入耳中，立效。《聖惠方》

**牙痛嗃鼻**：鵝不食草棉裹揉乾，為末，含水一口，隨左右之，亦可挼塞。《聖惠方》

**牙齒蟲䘌**：杏仁燒存性，研膏，髮裹納蟲孔中，殺蟲去風，其痛便止，重者不過再上。孟詵《食療本草》

**風蛀牙痛**：茄帶燒灰擦之，或加細辛末等分，日用之。《孫氏仁存方》

**風蟲牙痛**：經霜乾絲瓜燒存性，為末擦之。《直指方》

**牙痛**：莧根曬乾，燒存性為末，揩之，再以紅燈籠草根煎湯漱之。《集效方》

**蟲牙疼痛**：黃茄種，燒灰擦之效。《摘玄方》

**牙齒疼痛**：老生薑瓦焙，入枯礬末，同擦之，有人日夜呻吟，用之即癒。《普濟方》

**風蟲牙痛**：夜明砂炒，吳茱萸湯泡炒各等分，為末，蟾酥和丸麻子大，棉裹二丸含之，吐涎。《普濟方》

**解頤脫臼**：不能收上，用南星末，薑汁調塗兩頰，一夜即止。《醫說》

**風熱牙痛**：蕓苔子、白芥子、角茴香各等分，為末，搐鼻，左搐右，右搐左。《聖惠方》

**牙齒䘌痛**：薏苡仁、桔梗生研末，點服不拘大人、小兒。《永類鈐方》

**牙齦腫痛**：瓦花、白礬各等分，水煎漱之立效。《摘玄方》

**牙齦腫爛**：出臭水者，芥菜稈燒存性，研末，頻敷之即癒。

**牙齒疼痛**：大醋煮枸杞白皮一升，取半升含漱即瘥。《肘後方》

**牙痛取牙**：茄科以馬尿浸三日，曬炒為末，每用點牙即落，真妙。鮑氏方

**食酸齒楚**：細嚼胡桃即解。《日華子本草》

**牙齒疼痛**：胡菜子即胡荽子五升，以水五升，煮取一升，含漱。《外台秘要》

**牙齒疼痛**：枳殼浸酒含漱。《聖惠方》

**蟲牙作痛**：魚腥草、花椒、菜籽油各等分搗勻，和泥少許，和作小丸如豆大，隨牙左右塞耳內兩邊輪換，不可一齊用，恐閉耳氣，塞一日夜取，看有細蟲為效。《簡便方》

**風熱牙痛**：槐枝燒熱烙之。《聖惠方》

**風蟲牙痛**：門下桃橛燒取汁，少少納孔中，以蠟固之。《聖惠方》

**走馬牙疳**：楊花燒存性，入麝香少許擦。《保幼大全》

**牙齒疼痛**：蘿蔔子十四粒，生研，以人乳和之，左疼點右鼻，右疼點左鼻。

**齲齒有孔**：松脂紙塞，須臾，蟲從脂出也。《梅師方》

**牙齒痛腫**：胡麻五升，水一升，煮汁五升，含漱吐之，不過二劑，神良。《肘後方》

**濕熱牙疼**：喜吸風，胡桐淚入麝香，擦之。

**牙齒䘌黑**：乃腎虛也，胡桐淚一兩，丹砂半兩，麝香一分，為末擦之。《聖濟總錄》

**齲齒腐朽**：棘針二百枚，即棗樹刺朽落地者，水三升，煮一升，含漱。或燒瀝日塗之，後敷雄黃末即癒。《外台秘要》

**風蟲牙痛**：針刺桃仁，燈上燒煙出，吹滅安痛齒上，咬之不過五六次癒。《衛生家寶方》

**牙疳宣露**：膿血臭氣者，胡桐淚一兩，枸杞根一升，每用五錢煎水熱漱。又方：胡桐淚、葶藶各等分研擦。《聖惠方》

**風蟲牙痛不可忍者**：《梅師方》用薰陸香嚼咽其汁，立瘥。《朱氏集驗方》用乳香豆許，安孔中，燒煙筋絡化立止。又方：乳香、川椒各一錢，為末，化蠟和作丸，塞孔中。《直指方》用乳香、巴豆各等分研，和蠟丸塞之。《聖惠方》用乳香、枯礬各等分，蠟丸塞之一粒，患處咬定涎出吐去，立癒。《普濟方》用胡椒一錢半，以楊脂拌打四十丸，擦之追涎。

**牙痛不止**：白薑炮，川椒各等分，為末，擦之。《御藥院方》

**年久牙疼**：楓香蠟為末，以香爐內灰和勻，每旦揩擦。《世醫得效方》

**齲齒黑臭**：雞舌香煮汁含之。《外台秘要》

**食榴損齒**：石榴黑皮炙黃研末，棗肉和丸梧子大，每日空腹服三丸，白湯下，日二服。《普濟方》

**風蟲牙痛**：《聖濟總錄》用川椒紅末，水和白麵丸皂子大，燒熱咬之數度癒。一方：花椒四錢，牙皂七節，醋一碗煎漱之。

**風牙宣露**：發歇口氣，雞舌香、射干各一兩，麝香一分，為末日擦。《聖濟總錄》

**齒䘌腫痛**：柏枝燒熱注孔中，須臾蟲緣枝出。《聖惠方》

**牙齒腫痛**：肥珠子即無患子一兩，大黃、香附各一兩，青鹽半兩，泥固定，鍛研，日用擦牙。《普濟方》

**風蟲牙痛**：海桐皮煎水漱之。《聖惠方》

**牙痛**：地花椒、川芎尖各等分，為末擦之。《海上方》

**牙齒蟲痛**：生銀杏，每食後嚼一二個良。《永類鈐方》

**走馬牙疳**：胡桐淚、黃丹各等分，為末擦之。《醫林集要》

**牙齒風疳**：膿血有蟲，用橄欖燒研，入麝香少許，點貼之。《聖惠方》

**風蟲牙痛**：枸杞根白皮煎醋漱之，蟲即出，亦可煎水飲。《肘後方》

**卒牙齒痛**：苦竹燒一頭，其一頭汁出，熱揩之。《集驗方》

**風牙腫痛**：松葉一握、鹽一合、酒三升，煎漱。《聖惠方》

**揩齒固牙**：松脂出鎮定者佳，稀布盛，入沸湯煮，取浮水面者，投冷水中，不出者不用，研末，入白茯苓末和勻，日用揩齒、漱口，亦可咽之，固牙駐顏。《蘇東坡仇池筆記》

**牙病喘息**：喉中水雞鳴，用肥皂莢兩挺，酥炙，取肉為末，蜜丸豆大，每服一丸，取微利為度，不利更服，一日一服。《必效方》

**齒齦腫痛**：垂柳枝、槐白皮、桑白皮、白楊皮各等分煎水，熱含冷吐。又方：柳枝、槐枝、桑枝煎水，熬膏入薑汁：細辛、川芎末，每用擦牙。《聖惠方》

**風蟲牙痛**：《聖惠方》用巴豆一粒，煨黃去殼，蒜一瓣切一頭，剜去中心，入豆在內，蓋定棉裹，隨左右塞耳中。

《經驗方》用巴豆一粒研，棉裹咬之。又一方：針刺巴豆，燈上燒令煙出，裹痛處三五次，神效。

**風蟲牙痛**：楊柳白皮，捲如指大，含嚼，以汁漬齒根，數過即癒。又方：柳枝一握剉，入少鹽花，漿水煎含，甚驗。又方：柳枝剉一升，大豆一升，合炒，豆熟瓷器盛之，漬酒三升，漬三日，頻含漱涎，三日癒。《古今錄驗方》

**蟲牙疼痛**：《普濟方》以壁上白蟢巢，四五個剝去黑者，以鐵刀燒出汗，將巢惹汗丸之，納入牙中，甚效。又以乳香入巢內燒存性，納之亦效。一方：用牆上白蛛巢包胡椒末塞耳，左痛塞右，右痛塞左，手掩住側臥，待額上有微汗，即癒。

**風蟲牙痛**：槐樹白皮一握，切、以酪一升煮，去滓，入鹽少許含漱。《普濟方》

**風蟲牙痛**：《外台秘要》方，用皂莢末，塗齒上有涎吐之。《十全方》用豬牙皂莢、食鹽各等分為末，口揩之。

**牙齒蟲痛**：《普濟方》用龍腦、硃砂各等分擦之，神效。

《余居士選奇方》用樟腦、黃丹、肥皂去皮核各等分，研勻蜜丸，塞孔中。

**風虛牙腫**：老人腎虛，或因涼藥擦牙致痛，用獨子肥皂，以青鹽實之，燒存性，研末擦之，或入生樟腦十五文。《衛生家藏方》

**蟲牙作痛**：以蕪荑仁，安蛀孔中及縫中，甚效。《世醫得效方》

**牙齒宣露**：黃竹葉、當歸尾研末，煎湯入鹽含漱。《永類鈐方》

**牙齒疼痛**：梅花腦、硃砂末各少許，揩之立止。《集簡方》

**風牙疼痛**：全蠍三個，蜂房二錢，炒研擦之。《直指方》

**利骨取牙**：《普濟方》如神散，取牙用肥赤馬肉一斤，入硇砂二兩拌和，候生蛆取，日乾為末，每一兩入粉霜五分研勻，先以針撥動牙根四畔空處，次以燈心蘸末少許點之，良久自落。秘韞利骨散：用白馬腦上肉一二斤，待生蛆，與烏骨白雞一隻食之，取糞陰乾，每一錢入硇砂一錢，研勻，用少許擦痛處，片時取之即落。

**風蟲牙痛**：露蜂房，煎醋熱漱之。《袖珍方》用草蜂房一枚，鹽實孔內燒過，研末擦之，鹽湯漱去，或取一塊咬之，秘方也。《普濟方》用露蜂房一個，乳香三塊，煎水漱之，又同細辛煎水漱之。又方：露蜂房、全蠍同研擦之。《聖惠方》用蜂房蒂棉包咬之效。

**刮骨取牙**：用鯽魚一個，去腸入砒在內，露於陰地，待有霜刮下瓶收，以針搜開牙根，點少許，飲漱，自落。又方：用硇砂入鯽魚，煨過瓶收，待有霜刮取，如上法用。

**風蟲牙痛**：不可忍，《聖惠方》用蟾酥一片，水漬飲入，麝香少許研勻，以粟米大鹽裹咬定，吐涎癒。一方：用胡椒代麝香。一方：用蟾酥染絲棉上，剪一分，紝入齒縫根裡，忌熱物，半日效。乾者以熱湯化開。

**牙齦乾臭**：五倍子炒焦一兩、枯礬、銅青各一錢為末，現以米泔漱淨，擦之絕效方也。《集簡方》

**齒齦風腫**：用柳蠹木半合，赤小豆炒黑，豆炒各一合，柳枝一握，地骨皮一兩，每用三錢，煎水熱漱。《御藥院方》

**牙齒疼痛**：白殭蠶直者、生薑同炒赤黃色，去薑為末，皂莢水調，擦之即止。《普濟方》

**牙齒疼痛**：黑豆煮酒，頻漱之良。《周密浩然齋抄》

**牙齒疼痛**：土狗一個，舊糟裹定，濕紙包煨焦，去糟，研末敷之，立止。《本事方》

**風蟲牙痛**：濕生蟲一枚，棉裹咬之，勿令人知。《聖惠方》

**走馬牙疳**：侵蝕口鼻，乾蚵蚾黃泥裹定，鍛過，黃連二錢半、青黛一錢，為末，入麝香少許，和研敷之。《鄭氏小兒方》

**齒䘌宣露**：出膿血，用蚺蛇膽三錢，枯白礬一錢，杏仁四十七枚研勻，以布揩齦嗍，令血盡，日三擦之，癒乃吐。《聖惠方》

**走馬牙疳**：《集驗方》用蠶蛻紙灰，入麝香少許貼之。《直指方》加白殭蠶等分。

**牙齦疳蝕**：百藥煎、五倍子、青鹽鍛各一錢半，銅綠一錢，為末，日摻二三次，神效。《普濟方》

**齒䘌斷爛**：用大蜘蛛一個，以濕紙重裹荷葉包之，灰火煨焦，為末，入麝香少許研敷。《永類鈐方》

**風牙腫痛**：五倍子一錢，黃丹、花椒各五分，為末，摻之即止也。五倍末，冷水調，塗頰外，甚效。

**風牙疼痛**：濕生蟲、巴豆仁、胡椒各一枚，研勻，飯丸綠豆大。綿裹一丸咬之，良久涎出吐去，效不可言。《經效濟世方》

**走馬牙疳**：用鯽魚一個去腸，入砒一分，生地黃一兩，紙包燒存性，入枯白礬、麝香少許，為末擦之。

**牙齦腫痛**：五倍子一兩，瓦焙研末，每以半錢敷痛處，片時吐去涎。內服去風熱藥。《楊子建護命方》

**走馬牙疳**：出血作臭，用蜘蛛一枚，銅綠半錢，麝香少許，杵勻擦之。無蛛用殼。《直指方》

**牙齒疼痛**：蛀竹屑、陳皮各一兩，為末，烏梅肉同研如泥，敷之。《救急方》

**風熱牙痛**：百藥煎泡湯噙漱。《聖濟總錄》

**風蟲牙痛**：鹽化地龍，水和面納齒上，又以皂莢，去皮，研末塗上，蟲即出。又同延胡索、蓽茇末塞耳。《普濟方》

**風熱牙腫**：連及頭面，用露蜂房，燒存性，研末，以酒少許調，噙漱之。《十便良方》

**蟲牙有孔**：蜘蛛殼一枚，綿裹塞之。《備急方》

**一切齒痛**：疳蝕、齲齒、瘀腫，用蚵蚾一枚，鞭其頭背，以竹篦刮眉間，即有汁出，取少許點之，即止也。《類編》

**牙齒動搖**：及外物傷動欲落者，五倍子、乾地龍炒各等分，為末，先以薑揩過，然後敷之。《御藥院方》

**牙齒動搖**：（與上方內容相同，故省略）

**風蟲牙痛**：白直殭蠶炒、蠶蛻紙燒各等分，為末，擦之良久，以鹽湯漱口。《直指方》

**牙齒疼痛**：茱萸煎酒，含漱之。孟詵《食療本草》

**牙宣牙䘌**：及口瘡，並用蠶蛻紙燒灰，乾敷之。《集驗方》

**牙䘌作痛**：蝸牛殼三十枚，燒研，日日揩之良。《聖惠方》

**牙齒裂痛**：死曲蟮，為末，敷之即止。《千金翼方》

**風蟲牙痛**：蠶紙燒灰擦之，良久，鹽湯漱口。《直指方》

**牙齒不生**：不拘大人、小兒。用雄雞矢、雌雞矢十五顆焙研，入麝香少許，先以針挑破出血，敷之。年高者不過二十日，年少者十日必生。《普濟方》但用烏雞雌雄糞，入舊麻鞋底，燒存性，等分，入麝香少許，三日夜不住擦，令熱為佳。李察院亮卿，嘗用有效。

**牙齒疳䘌**：黑羖羊脂、莨菪子各等分，入杯中燒煙，張口薰之。《千金方》

**啄木散**：治蟲牙。啄木舌一枚，巴豆一枚，研勻。每以豬鬃一莖，點少許於牙根上，立瘥。《聖惠方》

**牙齒疼痛**：雞矢白燒末，綿裹咬痛處，立瘥。《經驗方》

**止牙痛**：用燕子屎，丸梧桐子大，於疼處咬之，丸化即疼止。《袖珍方》

**蟲牙齲痛**：用馬夜眼如米大，棉裹納孔中，有涎吐出，永斷根源，或加生附子少許。《玉機微義》用馬夜眼燒存性，敷之立癒。

**走馬牙疳**：《經驗方》用雞肫黃皮，不落水者五枚，枯礬五錢，研搽立癒。

《全幼心鑑》用雞肫黃皮，燈上燒存性，入枯礬、黃柏末各等分，麝香少許。先以米泔洗漱後，貼之。

**齲齒疼痛**：削白馬蹄塞之，不過三度。《千金方》

**齒落不生**：牛屎中大豆十四枚，小開豆頭，以注齒根，數度即生。《千金方》

**走馬牙疳**：黑貓頭燒灰，酒服方寸匕。《壽域方》

**蟲牙疼痛**：隨左右含馬溺，不過三五度瘥。《千金方》

**風蟲牙痛**：白馬屎汁，隨左右含之，不過三口癒。《聖惠方》

**蟲牙作痛**：香油抹箸頭，蘸麝香末，綿裹炙熱咬之，換二三次，其蟲即死，斷根甚妙。《醫方摘要》

**利骨取牙**：白馬尿浸茄科三日，炒為末，點牙即落。或煎巴豆點牙亦落，勿近好牙。鮑氏方

**蟲牙作痛**：馬牙一枚，鍛熟投醋中七次，待冷含之，即止。唐瑤《經驗方》

**濕熱牙疼**：用羊脛骨灰二錢，白芷、當歸、牙皂、青鹽各一錢。為末，擦之。東垣方

**牙疳腫痛**：羯羊肝一具煮熟，蘸赤石脂末，任意食之。《醫林集要》

**風牙作痛**：東牆下朽骨，削牙煻火中煨熱，病處咬之，冷即易。《外台秘要》

**擦牙固齒**：《食鑑》用火鍛羊脛骨為末，入飛鹽二錢，同研勻，日用。又方：燒白羊脛骨灰一兩，升麻一兩，黃連五錢，為末，日用。瀕湖方：用羊脛骨燒過、香附子燒黑，各一兩，青鹽鍛過、生地黃燒黑各五錢，研用。

**風蟲牙痛**：熊膽三錢，片腦四分，每以豬膽汁，調少許搽之。《攝生眾妙方》

**走馬牙疳**：以小便盆內白屑，取下入瓷瓶內，鹽泥固濟，鍛紅研末，入麝香少許貼之。此汴梁李提領方也。又方：用婦人尿桶中白垢，火鍛一錢，銅綠三分，麝香一分，和勻貼之，尤有神效。

**牙齒疼痛**：老鼠一個去皮，以硇砂擦上，三日肉爛化盡，取骨瓦焙為末，入蟾酥二分，樟腦一錢，每用少許，點牙根上立止。《集效方》

**蟲牙疼痛**：用新殺豬肚尖上涎，絹包咬之，數次蟲盡即癒。唐氏用枳殼末拌之。

**牙疳危急**：豬肝一具煮熟，蘸赤芍藥末，任意食之。後服平胃散二三貼，即效。《節要》

**牙痛引頭**：川百藥煎半兩，延胡索三錢，雄黃三錢，為

末，先以爛研，生薑擦牙去涎，用此揩牙，以津洗目，日日用之。甚佳。《普濟方》

**牙齒腫痛**：青蒿一握，煎水漱之。《濟急方》

**食蟹齦腫**：朴硝敷之，即消。《普濟方》

**走馬牙疳**：銅青、滑石、杏仁各等分，為末，擦之立癒。邵真人《經驗方》

**牙疼點眼**：用覆盆子嫩葉搗汁，點目眥三四次，有蟲隨眵淚出成塊也。無新葉幹者，煎濃汁亦可，即大麥苺也。《摘玄方》

**風熱牙痛**：皂角一挺，去子，入鹽滿殼，仍加白礬少許，黃泥固濟，鍛研，每日擦之。《楊誠經驗方》

**走馬牙疳**：北棗三枚去核，入鴨嘴、膽礬，紙包鍛赤，出火毒，研末敷之，追涎。楊起《簡便方》

**急疳蝕齒**：黃礬、青礬各半錢，白礬燒一錢，麝香一分，為末，敷之，吐涎。《聖惠方》

**走馬牙疳**：小兒食肥甘，腎受虛熱，口作臭息，次第齒黑，名曰崩砂；漸至齦爛，名曰潰槽；又或血出，名曰宣露；重則齒落，名曰腐根。用蘭香子末、輕粉各一錢，密陀僧醋淬，研末半兩，和勻。每以少許敷齒及齦上，立效。內服甘露飲。《活幼口議》

**走馬牙疳**：橡斗殼，入鹽填滿，合定燒透，出火毒，研末，入麝香少許。先以米泔漱過，搽之。《全幼心鑑》

**走馬牙疳**：新棗肉一枚，同黃柏燒焦，為末，油和敷之，若加砒少許更妙。《博濟方》

**走馬牙疳**：五倍子、青黛、枯礬、黃柏各等分，為末，先以鹽湯漱淨，摻之，立效。《便覽》

**齒鼻疳瘡**：糞蛆有尾者，燒灰一錢，褐衣灰五分，和勻，頻吹，神效無比。

**牙疳出血**：蜘蛛殼，為末，入胭脂、麝香少許，敷之。《直指方》

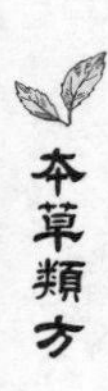

## 鬚髮第八十二

**烏鬚明目**：黑鉛半斤，鍋內熔汁，旋入桑條灰，柳木攪成沙，篩末。每早揩牙，以水漱口洗目，能固牙明目，黑鬚髮。《勝金方》

**揩牙烏髭**：黑鉛消化，以不蛀皂莢寸切投入，炒成炭，入鹽少許，研勻，日用揩牙。摘去白髭，黑者更不白也。又方：黑錫一斤，炒灰，埋地中五日，入升麻、細辛、訶子同炒黑，日用揩牙，百日效。《普濟方》

**染髮烏鬚**：礦灰一兩，水化開，七日，用鉛粉一兩研勻，好醋調搽，油紙包一夜，先以皂角水洗淨，乃用。《集玄方》

**梳髮令黑**：鉛霜包梳，日日梳之，勝於染者。《普濟方》

**沐髮令香**：雞蘇煮汁，或燒灰淋汁，沐之。《普濟方》

**烏鬚鉛梳**：鉛十兩，錫三兩，婆羅得三個，針砂、熟地黃各半兩，茜根、胡桃皮各一兩，沒石子、訶子皮、硫黃、石榴皮、磁石、皂礬、烏麻油各二錢半，為末。先化鉛錫，入末一半，柳木攪勻，傾入梳模子，印成修齒。餘末同水煮，梳三日三夜，水耗加之，取出故帛重包五日。每以熟皮襯手梳一百下，須先以皂莢水洗淨拭乾。《普濟方》

**眉毛脫落**：雄黃末一兩，醋和塗之。《聖濟總錄》

**染白鬚髮**：胡粉、石灰各等分，水和塗之，以油紙包，烘令溫暖，候未燥間洗去，以油潤之，黑如漆也。《博物誌》

**烏髭變白**：小雌雞二隻，只與烏油麻一件同水飼之。放卵時，收取，先放者打竅，以硃砂末填入糊定，同眾卵抱出雞取出，其藥自然結實，研粉，蒸餅和丸綠豆大，每酒下五七丸。不惟變白，亦且癒疾。張潞方

**髮落不生**：生胡麻油塗之。《普濟方》

**染白鬚髮**：針砂醋炒七次一兩，訶子、白及各四錢，百藥煎六錢，綠礬二錢，為末，用熱醋調刷鬚髮，菜葉包住，次早酸漿洗去。此不壞鬚，亦不作紅。又方：針砂、蕎麵各一兩，

百藥煎為末，茶調，夜塗旦洗，再以訶子五錢，沒石子醋炒一個，百藥煎少許，水和塗一夜，溫漿洗去，黑而且光。

**塗染白髮**：綠礬、薄荷、烏頭各等分，為末，以鐵漿水浸，日染之。《相感志》

**髮落不止**：乃肺有勞熱，瘙癢。用鍛石三升，水拌炒焦，酒三升浸之，每服三合，常令酒氣相接，則新髮更生，神驗。《千金方》

**眉毛脫落**：白礬十兩，燒研，蒸餅丸梧子大，每空心溫水下七丸，日加一丸，至四十九日減一丸，週而復始，以癒為度。《聖濟總錄》

**烏鬚固齒**：《攝生眾妙方》，七月取旱蓮草連根一斤，用無灰酒洗淨，青鹽四兩，醃三宿，同汁入油鍋中，炒存性，研末，日用擦牙，連津咽之。又法：旱蓮取汁，同鹽煉乾，研末擦牙。

《壽親養老書》旱蓮散，烏髭固牙。溫尉云：納合相公用此方，年七十鬚髮不白，懇求始得。後遇張經歷朝請，始傳分兩也。旱蓮草一兩半，麻枯餅三兩，升麻、青鹽各三兩半，訶子連核二十個，皂角三梃，月蠶沙二兩，為末，薄醋麵糊丸彈子大，曬乾入泥瓶中，火煨令煙出存性，取出研末，日用揩牙。

**金陵煎**：益髭髮，變白為黑。金陵草一秤，六月以後收採，揀青嫩無泥土者，不用洗，摘去黃葉，爛搗，新布絞取汁，以紗絹濾過，入通油器缽盛之，日中煎五日。又取生薑一斤絞汁，白蜜一斤合和，日中煎，以柳本篦攪勿停手，待如稀餳，藥乃成矣。每日旦及午後各服一匙，以溫酒一盞化下。如欲作丸，日中再煎，令可丸大如梧子，每服三十丸。及時多合為佳，其效甚速。孫真人《千金月令方》

**鬚髮黃赤**：生地黃一斤，生薑半斤，各洗，研自然汁，留滓。用不蛀皂角十條，去皮弦，蘸汁，炙至汁盡為度。同滓入罐內泥固，存性，為末，用鐵器盛末三錢，湯調，停二日，臨

臥刷染鬚髮上，即黑。《本事方》

**髮黃不黑**：蓖麻子仁，香油煎焦，去滓。三日後頻刷之。《摘玄方》

**堅齒烏鬚**：大瓜蔞一個開頂，入青鹽二兩，杏仁去皮尖三、七粒，原頂合紮定，蚯蚓泥和鹽固濟，炭火燒存性，研末，每日揩牙三次，令熱，百日有驗。如先有白鬚，拔去以藥投之，即生黑者。其治口齒之功，未易具陳。《普濟方》

**拔白換黑**：七月七日，取百合熟搗，用新瓷瓶盛之，密封掛門上，陰乾百日。每拔去白者摻之，即生黑者也。《便民圖纂》

**食治烏髭**：蘩縷為齏，久久食之，能烏髭髮。《聖惠方》

**染髮令黑**：蕎麥、針砂各二錢，醋和，先以漿水洗淨塗之，荷葉包至一更，洗去。再以無食子、訶子皮、大麥麵二錢，醋和塗之，荷葉包至天明，洗去即黑。《普濟方》

**令髮長黑**：生麻油、桑葉煎過，去滓，沐髮，令長數尺。《普濟方》

**生髮**：雁肪日日塗之。《千金方》

**拔白換黑**：刮老生薑皮一大升，於久用油膩鍋內，不須洗刷，固濟，勿令通氣，令精細人守之，文武火煎之，不得火急，自旦至夕即成矣，研為末。拔白後，先以小物點麻子大入孔中，或先點鬚下，然後拔之，以指捻入。三日後當生黑者，神效。李卿用之有驗。蘇頌《圖經本草》

**黑髭烏髮**：茜草一斤，生地黃三斤取汁，以水五大碗，煎茜絞汁，將滓再煎三度。

**揩牙烏鬚**：大皂莢二十挺，以薑汁、地黃汁蘸炙十遍，為末，日用揩牙甚妙。《普濟方》

**病後髮落**：胡孫薑、野薔薇嫩枝煎汁，刷之。

**赤禿髮落**：香油、水各等分，以銀釵攪和。日日擦之，髮生乃止。《普濟方》

**少年髮白**：土馬鬃、石馬鬃、五倍子、半夏各一兩，生薑

二兩，胡桃十個，膽礬半兩，為末，搗作一塊，每以絹袋盛一彈子，用熱酒入少許，浸汁洗髮，一個月神效。《聖濟總錄》

**白髮返黑**：烏麻，九蒸九曬，研末，棗膏為丸，服之。《千金方》

**髮落不生**：蕡麻子汁煮粥，頻食之。《聖濟總錄》

**染髮令烏**：醋煮黑大豆，去豆煎稠，染之。《千金方》

**染烏髭髮**：乾瓦松一斤半，生麻油二斤，同煎令焦，為末。另以生麻油浸塗，甚妙。《聖濟總錄》

**長髮不落**：蓬蘽子榨油，日塗之。《聖惠方》

**婦人禿鬢**：漢椒四兩，酒浸，密室內日日搽之，自然長也。《聖惠方》

**捻髮令黑**：酸石榴結成時，就東南枝上揀大者一個，頂上開一孔，內水銀半兩，於中頂皮封之，麻紮定，牛屎封護。待經霜摘下，傾出殼內水，以魚鰾籠指蘸水捻鬚，久久自黑也。《普濟方》

**令髮易長**：取東行棗根三尺，橫安甑上蒸之，兩頭汗出，收取敷髮，即易長。《聖惠方》

**拔白生黑**：婆羅勒十顆去皮，取汁，熊脂一兩，白馬鬐膏煉過一兩，生薑炒一兩，母丁香半兩，為末，和煎。每拔白點之，揩令入肉，即生黑者。此嚴中丞所用方也。孟詵《近效方》

**令髮不落**：榧子三個，胡桃二個，側柏葉一兩，搗，浸雪水梳頭，髮永不落且潤也。《聖惠方》

**烏髭髮**：胡桃皮、蝌蚪各等分。搗泥塗之，一染即黑。《聖濟總錄》用青胡桃三枚，和皮搗細，入乳汁三盞，於銀石器內調勻，搽鬚髮三五次，每日用胡桃油潤之，良。

**髮槁不澤**：木瓜浸油，梳頭。《聖惠方》

**髮落不生**：合歡木灰二合，牆衣五合，鐵精一合，水萍末二合，研勻，生油調塗，一夜一次。《普濟方》

**婦人蒜髮**：乾柿五枚，以茅香煮熟，枸杞子酒浸，焙研各

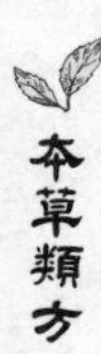

等分，搗丸梧子大，每服五十丸，茅香湯下，日三服。《普濟方》

**染鬚髮**：胡桃根皮一秤，蓮子草十斤切，以甕盛之，入水五斗，浸一月去滓，熬至五升，入芸苔子油一斗，慢火煎取五升收之。凡用，先以炭灰汁洗，用油塗之，外以牛蒡葉包住，絹裹一夜洗去，用七日即黑也。《聖濟總錄》

**揩齒烏鬚**：胡桃仁燒過、貝母各等分，為散，日用之。《聖惠方》

**令髮長黑**：蔓荊子、熊脂各等分，醋調塗之。《聖惠方》

**頭髮不生**：側柏葉陰乾，作末，和麻油塗之。《梅師方》

**紉染白鬚**：《談野翁試驗方》用水蛭為極細末，以龜尿調，捻鬚梢，自行入根也。一用白烏骨雞一隻，殺血入瓶中，納活水蛭數十於內，待化成水，以豬膽皮包指，蘸捻鬚梢，自黑入根也。

《普濟方》用大水蛭七枚，深埋馬糞中，四十九日取出，化為黑油，以魚脬籠指，每蘸少許捻鬚上，其油自然倒行至根，變為黑色也。又黑鬚倒捲簾方：用大馬蜞二三十條，竹筒裝之，夜置露處，受氣餓過七日，以雞冠血磨京墨與食，過四五次復陰乾，將豬脛骨打斷放蜞入內，仍合定鐵線纏住，鹽泥塗之。乾時放地上，火鍛五寸香；二次，退開三寸火，又五寸香；三次，再退遠火，又五寸香，取出為末。將豬膽皮包指，承末搽鬚梢，即倒上也。

**髮白染黑**：經霜桐葉及子，多收搗碎，以甑蒸之，生布絞汁，沐頭。《普濟方》

**頭髮黃赤**：生柏葉末一升，豬膏一斤，和丸彈子大，每以布裹一丸，納泔汁中化開，沐之。一月，色黑而潤矣。《聖惠方》

**拔白變黑**：黑椹一斤，蝌蚪一斤，瓶盛封閉，懸屋東頭一百日，盡化為黑泥，以染白髮如漆。《陳藏器本草》

**頭髮不長**：桑葉、麻葉煮泔水沐之，七次可長數尺。《千

金方》

**髮白不生**：黑熟桑葚，水浸日曬，搽塗，令黑而復生也。《千金方》

**髮鬢墮落**：桑白皮剉二升，以水淹浸，煮五六沸，去滓，頻頻洗沐，自不落也。《聖惠方》

**髮槁不澤**：桑根、白皮、柏葉各一斤，煎汁，沐之，即潤。《聖惠方》

**黑髮**：七月七日夜，取螢火蟲二七枚，撚髮自黑也。《便民圖纂方》

**髮落不生**：桐葉一把，麻子仁三升，米泔煮五六沸，去滓，日日洗之則長。《肘後方》

**染黑鬚髮**：樺皮一片，包側柏一枝，燒煙薰香油碗內，成煙，以手抹在鬚髮上，即黑也。《多能鄙事》

**揩牙烏髭**：泥鰍魚、槐蕊、狼把草各一兩，雄燕子一個，酸石榴皮半兩，搗成團，入瓦罐內，鹽泥固濟，先文後武，燒炭十斤，取研，日用，一個月以來，白者皆黑。《普濟方》

**拔白生黑**：治年少髮白，拔去白髮，以白蜜塗毛孔中，即生黑髮。不生，取梧桐子搗汁塗上，必生黑者。《梅師方》

**染烏鬚髮**：川百藥煎一兩，針砂醋炒、蕎麥麵各半兩，先洗鬚髮，以荷葉熬醋調刷，荷葉包一夜，洗去即黑，妙。《普濟方》

**沐髮除脂**：百藥煎末，乾搽發上，一夜篦之。《普濟方》

**染烏鬚髮**：《聖濟總錄》用針砂八兩，米醋浸五日，炒略紅色，研末，五倍子、百藥煎、沒石子各二兩，訶黎勒皮三兩，研末各包，先以皂莢水洗髭鬚，用米醋打蕎麥麵糊，和針砂末敷上，荷葉包，過一夜，次日取去。以蕎麥糊四味敷之，一日洗去即黑。

《杏林摘要》五倍子一斤研末，銅鍋炒之，勿令成塊。如有煙起，即提下攪之，從容上火慢炒，直待黑為度。以濕青布包紮，足踏成餅，收貯聽用。每用時，以皂角水洗淨鬚髮，用五倍子一兩，紅銅末酒炒一錢六分，生白礬六分，訶子肉四分，沒石子四分，硇砂一分，為末。烏梅、酸榴皮煎湯，調匀碗盛，重湯煮四五十沸，待如飴狀。以眉掠刷於鬚髮上，一時洗去，再上包住。次日洗去，以核桃油潤之。半月一染，甚妙。

**鬚髮早白**：以龜尿調水蛭細末，日日撚之，自黑。末忌粗。《談野翁試驗方》

**拔白**：白犬乳塗之。《千金方》

**染鬚方**：用蜒蚰四十條，以京墨水養之三日，埋馬屎中一月，取出，以白絲頭試之，如即黑到尾，再入馬屎中埋七日，再取試之，性緩乃以撚鬚，庶不致黑皮膚也。《普濟方》

**揩牙烏鬚**：大鯽魚一尾，去腸留鱗，入當歸末，泥固，燒存性，入鍛過鹽和匀，日用。《聖惠方》

**髮毛黃色**：以熊脂塗髮梳散，入床底，伏地一食頃，即出，便盡黑。不過，用脂一升效。《千金方》

**赤禿髮落**：牛角、羊角燒灰等分，豬脂調塗。《聖惠方》

**赤禿髮落**：羖羊角、牛角燒灰等分，豬脂調敷。《普濟方》

**髮落不生**：以酢泔洗淨，布揩令熱，以臘豬脂，入細研鐵上生衣，煮三沸，塗之，遍生。《千金翼方》

**頭髮垢脏**：雞子白塗之，少頃洗去，光澤不燥。《集簡方》

**眉髮火瘢**：不生者，蒲灰，以正月狗腦和敷，日三，則生。《聖惠方》

**髮毛黃赤**：羊屎燒灰，和臘豬脂塗之，日三夜一，取黑乃止。《聖惠方》

**拔白換黑**：豬膽塗孔中，即生黑者。《聖惠方》

**令髮長黑**：亂髮洗曬，油煎焦枯，研末，擦髮良。《聖惠方》

**眉毛脫落**：蔓荊子四兩，炒研，醋和塗之。《聖惠方》

**白禿髮落**：臘月豬屎燒灰敷。《肘後方》

**眉毛脫落**：垂柳葉陰乾為末，每薑汁於鐵器中調，夜夜摩之。《聖惠方》

**揩牙烏髮**：麻枯八兩，鹽花三兩，用生地黃十斤取汁，同入鐺中熬乾。以鐵蓋覆之，鹽泥固之，鍛赤，取研末。日用三次，揩畢，飲薑茶。先從眉起，一個月皆黑也。《壽親養老書》麻枯，即麻枯餅，此乃去油麻滓也。

**大風髮落**：訶黎勒燒灰，頻擦有效。《聖惠方》

**眉毛不生**：芥菜子、半夏各等分，為末，生薑自然汁調搽，數次即生。《集效方》

**眉毛不生**：烏麻花陰乾為末，以烏麻油漬之，日塗。《外台秘要》

---

## 狐臭第八十三

---

**諸腋狐臭**：伏龍肝末，頻敷之。《千金方》

**腋下狐臭**：胡粉常粉之，或以胡粉三合，和牛脂煎稠塗之。《千金方》

**腋下狐臭**：漿水洗淨，油調密陀僧塗之。以一錢，用熱蒸餅一個，切開摻末夾之。《簡便方》

**腋下狐臭**：黃丹入輕粉，唾調，頻擦之。《普濟方》

**腋下狐臭**：水銀、胡粉各等分，以麵脂和，頻摻之。《千金方》

**腋下狐臭**：古文錢十文，鐵線串燒，醋淬十次，入麝香研末，調塗。《應急方》

**腋下狐臭**：薑汁頻塗，絕根。《經驗方》

**腋下狐臭**：粉霜、水銀各等分，以面脂和塗之。《聖濟總錄》

**腋下狐臭**：三年釅酢和石灰敷之。《外台秘要》

**腋下狐臭**：膽礬半生半熟，入膩粉少許，為末，每用半錢，以自然薑汁調塗，十分熱痛，乃至數日，一用以癒為度。

黎居士《簡易方》

**腋下狐臭**：石綠三錢，輕粉一錢，濃醋調塗，五次斷根。《集玄方》

**腋下狐臭**：礬石絹袋盛之，常粉腋下，甚妙。許堯臣方

**腋下陰濕**：凡腋下、陰下濕臭，或作瘡。青木香以好醋浸，夾於腋下、陰下。為末敷之。《外台秘要》

**腋下狐氣**：綠礬半生半鍛，為末，入少輕粉，以半錢浴後薑汁調搽，候十分熱痛乃止。《直指方》

**腋下狐臭**：馬齒莧杵，以蜜和作團，紙裹泥固半寸厚，日乾，燒過研末。每以少許和蜜作餅，先以生布揩之，以藥夾脅下，令極痛，久忍，然後以手巾勒兩臂。日用一次，以瘥為度。《千金方》

**腋下狐氣**：用橘枸樹鑿孔，取汁一二碗，用青木香、東桃、西柳、七姓婦人乳，一處煎一二沸，就熱，於五月五日雞叫時洗了，將水放在十字路口，速回勿顧，即癒。只是他人先遇者，必帶去也。橘枸樹即梨棗樹也。胡濙《衛生易簡方》

**腋下狐臭**：夜明砂末，豉汁調塗。

**腋下狐臭**：牛脂和胡粉塗之，三度永瘥。姚氏方

**腋下狐臭**：槲葉三升，切，水煮濃汁洗畢，即以苦瓠殼煙薰，之後，用辛夷、細辛、杜衡末醋浸一夜，敷之。《千金方》

**腋氣狐臭**：《乾坤生意》用田螺一個，水養，俟靨開，挑巴豆仁一個在內，取置杯內，夏一夜，冬七夜，自然成水。常取搽之，久久絕根。又方：大田螺一個，入麝香三分在內，埋露地七七日，取出。看患洗拭，以墨塗上，再洗。看有墨處是患竅，以螺汁點之，三五次即癒。

**腋下狐臭**：大蜘蛛一枚，以黃泥入少赤石脂末，及鹽少許和勻，裹蛛，鍛之為末，入輕粉一字，醋調成膏。臨臥敷腋下，明早登廁，必泄下黑汁也。《三因方》

**腋下狐臭**：雞子兩枚，煮熟去殼，熱夾，待冷，棄之三岔

路口，勿回顧。如此三次效。《肘後方》

**腋下狐臭**：用蝙蝠一個，以赤石脂末半兩塗遍，黃泥包固，曬乾，鍛存性。以田螺水調塗腋下，待毒氣上衝，急服下藥，行一二次，妙。《乾坤秘韞》

**腋下狐氣**：用自己唾擦腋下數過，以指甲去其垢，用熱水洗手數遍，如此十餘日則癒。

**腋下狐臭**：自己小便，乘熱洗兩腋下，日洗數次，久則自癒。《集簡方》

## 丹毒第八十四

**身面赤疵**：常以銀揩令熱，久久自消。《千金翼方》

**火焰丹毒**：銀朱調雞子清，塗之。《李樓怪病奇方》

**赤瘤丹毒**：無名異末，蔥汁調塗，立消。《簡便方》

**火焰丹毒**：醋和石灰，塗之，或同青靛塗。《摘玄方》

**丹毒腫癢**：陽起石鍛研，新水調塗。《儒門事親》

**諸丹熱毒**：土朱、青黛各二錢，滑石、荊芥各一錢，為末。每服一錢半，蜜水調下，仍外敷之。《直指方》

土朱，即代赭石。

**火焰丹毒**：水調芒硝末塗之。《梅師方》

**老小火丹**：黃芩末，水調塗之。《梅師方》

**纏蛇丹毒**：馬蘭、甘草擂醋搽之。《濟急方》

**火焰丹腫**：老鴉眼睛草葉，入醋細研敷之，能消赤腫。蘇頌《圖經本草》

**五色丹毒**：蒴藋葉，搗敷之。《千金方》

**火丹赤腫**：遍身者，大黃磨水，頻刷之。《急救方》

**五色丹毒**：苧根煮濃汁，日三浴之。《外台秘要》

**赤游丹毒**：麻仁搗末，水和敷之。《千金方》

**五色丹毒**：無常，及發足踝者，杵蒜厚敷，頻易。葛氏方

**熱游丹腫**：瓜蔞子仁末二大兩，釅醋調塗。楊氏《產乳集驗方》

**身面丹腫**：如蛇狀者，以雨滴階上苔痕水花，塗蛇頭上，即癒。《世醫得效方》

**纏蛇丹毒**：糯米粉和鹽，嚼塗之。《濟急方》

**赤游風丹**：漸漸腫大，五味子焙研，熱酒頓服一錢，自消，神效。《保幼大全》

**手指赤色**：隨月生死，以生薤一把，苦酒煮熟，搗爛塗之，癒乃止。《肘後方》

**丹毒如火**：赤小豆末，和雞子白，時時塗之不已，逐手即消。《小品方》

**風熱丹毒**：浮萍搗汁，遍塗之。《子母秘錄》

**赤游火丹**：新生荷葉，搗爛，入鹽塗之。《摘玄方》

**熱毒丹瘡**：《千金方》用慎火草搗汁拭之，日夜拭一二十遍。一方：入苦酒搗泥塗之。湯氏產乳治煙火丹毒，從兩股兩脅起，赤如火，景天草、珍珠末各一兩，搗如泥，塗之，乾則易。

**丹從臍起**：檳榔末，醋調敷之。《本事方》

**赤游風腫**：忽然腫癢，不治則殺人。用野葡萄根搗如泥，塗之即消。《通變要法》

**五色丹毒**：蜜和乾薑末敷之。《肘後方》

**野火丹毒**：自兩足起，乳香末，羊脂調塗。《幼幼新書》

**五色丹毒**：俗名游腫，犯者多死，不可輕視，以榆白皮末、雞子白和，塗之。《千金方》

**火灶丹毒**：從兩腳起，如火燒，五加根、葉燒灰五兩，取鍛鐵家槽中水和，塗之。《楊氏產乳》

**天灶丹毒**：赤從背起，柳木灰，水調塗之。《外台秘要》

**丹毒浸淫**：走串皮中，名火丹。以蠐螬搗爛，塗之。《刪繁方》

**丹毒瘤腫**：用蜈蚣一條乾者，白礬一皂子大，雷丸一個，百部二錢，研末，醋調敷之。

**野火丹毒**：從背上兩脅起者，殭蠶二七枚，和慎火草搗

塗。《楊氏產乳》

**五色丹毒**：鹿角燒末，豬脂和敷。《肘後方》

**五色丹游**：多致殺人，蒲蓆燒灰，和雞子白，塗之良。《千金翼方》

**五色丹毒**：甑帶燒灰，雞子白和，塗之。《衛生易簡方》

**發丹如瘤**：生綿羊腦，同朴硝研，塗之。《瑞竹堂經驗方》

**赤丹如疥**：不治殺人，煎青羊脂摩之，數次癒。《集驗方》

**火丹隱疹**：以酪和鹽煮熱，摩之，即消。《千金翼方》

**遍身赤丹**：羚羊角燒灰，雞子清和，塗之，神效。《外台秘要》

**五色丹毒**：黃龍湯飲二合，並塗之，良。《千金方》

**赤游火丹**：母豬屎，水絞汁服，並敷之。《外台秘要》

**赤白丹腫**：藏器曰：以水蛭十餘枚，令咂病處，取皮皺肉白，為效。冬月無蛭，地中掘取，暖水養之令動。先淨人皮膚，以竹筒盛蛭合之，須臾咬咂，血滿自脫，更用飢者。

**火焰丹毒**：梔子搗，和水塗之。《梅師方》

**赤火丹毒**：《時珍發明》思邈曰：貞觀七年三月，予在內江縣飲多，至夜覺四體骨肉疼痛，至曉頭痛，額角有丹如彈丸，腫痛，至午通腫，目不能開，經日幾斃。予思本草蕓苔治風游丹腫，遂取葉搗敷，隨手即消，其驗如神也。亦可搗汁服之。

## 風瘙第八十五

**疿子瘙癢**：舊屋樑上刮赤白堊末，敷之。《普濟方》

**風疹瘙癢**：甚，不能忍者。赤土研末，空心溫酒服一錢。《御藥院方》

**疿子瘙癢**：乾壁土末敷之，隨手癒。《普濟方》

**風瘙隱疹**：胡燕窠土，水和敷之。《千金方》

**風瘙隱疹**：鏽鐵磨水塗之。《集簡方》

**赤斑瘭子**：身面卒得赤斑或瘭子，不治殺人，羖羊角燒灰，雞子清合塗，甚妙。《肘後方》

**暑月痱瘡**：綠豆粉二兩，滑石一兩，和匀撲之。一方：加蛤粉二兩。《簡易方》

**風疹遍身**：百計不癒，雲母粉，清水調服二錢，良。《千金方》

**一切風疹**：水煮芒硝湯拭之。《梅師方》

**風癢如蟲**：成煉雄黃、松脂各等分，研末，蜜丸梧子大，每飲下十丸，日三服，百日癒，忌酒、肉、鹽、豉。《千金方》

**猝髮風疹**：醋漿和石灰塗之，隨手滅。元希聲侍郎秘方也。《外台秘要》

**夏月痱飽**：石灰鍛一兩，蛤粉二兩，甘草一兩，鹽撲之。《集玄方》

**腎臟風毒**：及心肺積熱，皮膚生疥癩，瘙癢時出黃水，及大風手足壞爛，一切風疾。苦參三十一兩，荊芥穗一十六兩，為末，水糊丸梧子大，每服三十丸，茶下。《和劑局方》

**熱痱瘙癢**：升麻，煎湯飲，並洗之。《千金方》

**遍身風疹**：痺痛不能忍，胸脛臍腹及近隱皆然者，亦多涎痰，夜不得睡。用苦參末一兩，皂角二兩，水一升，揉濾取汁，銀石器熬成膏，和末丸梧子大，每服三十丸，食後溫水服，次日便癒。《本草衍義》

**風瘙隱疹**：白朮為末，酒服方寸匕，日二服。《千金方》

**隱疹入心**：體腫舌強，車前子末，粉之，良。《千金方》

**風氣瘙癢**：用大薄荷、蟬蛻各等分，為末。每溫酒調服一錢。《永類鈐方》

**一切風疹**：蒴藋煮湯，和少酒塗之，無不瘥。《千金方》

**遍身風癢**：生瘡疥，用茵陳煮濃汁洗之，立瘥。《千金方》

**瘡疹不快**：板藍根一兩，甘草一分，為末，每服半錢，或一錢，取雄雞冠血三二點，同溫酒少許調下。《小兒藥證直訣》

**風熱隱疹**：牛蒡子炒、浮萍各等分，以薄荷湯服二錢，日二服。初虞世《古今錄驗方》

**赤游風疹**：芭蕉根搗爛，塗之。《肘後方》

**風瘙隱疹**：身癢不止，用蒼耳莖、葉、子等分，為末，每服二錢，豆淋酒調下。《聖惠方》

**風瘙隱疹及**：牛膝末，酒服方寸匕，日三服。《千金方》

**通身風癢**：凌霄花為末，酒服一錢。《醫學正傳》

**蟲瘡瘙癢**：六月以前採野狼牙葉，以後用根，生㕮咀，以木葉裹之，火之，冷即止。楊炎《南行方》

**嬰孺風疹**：在皮膚不出，及瘡毒。取慎火苗葉五大兩，和鹽三大兩，同研絞汁。以熱手摩塗，日再上之。《圖經本草》

**游風隱疹**：以楮葉擦動，用鹽泥二兩，百合半兩，黃丹二錢，醋一分，唾四分，搗和，貼之。《摘玄方》

**風疹入腹**：身體強，舌乾硬，用蔓荊子三兩，為末，每溫酒服一錢。《聖惠方》

**皮膚風疹**：枳實醋浸火炙，熨之，即消。《外台秘要》

**風瘡瘙癢**：滑肌散，治風邪客於肌中，渾身瘙癢，致生瘡疥，及脾肺風毒攻衝，生瘡乾濕，日久不瘥，用剪草七兩不見火，輕粉一錢，為末，摻之。乾者，麻油調摻。《和劑局方》

**風熱隱疹**：浮萍蒸過焙乾，牛蒡子酒煮，曬乾，炒各一兩，為末。每薄荷湯服一二錢，日二次。《古今錄驗方》

**斑疹不快**：鉤藤鉤子、紫草茸各等分，為末。每服一字或半錢，溫酒服。錢氏方

**老小風疹**：吳茱萸煎酒，拭之，良。《千金方》

**預解瘡疹**：時行瘡疹正發，服此則可無患。茜根煎汁，入少酒飲之。《奇效良方》

**風瘙隱疹**：赤小豆、荊芥穗各等分，為末，雞子清調塗

之。

**風瘙癢痺**：茱萸一升，酒五升，煮取一升半，溫洗之，立止。孟詵《食療本草》

**白疹瘙癢**：遍身者，小枸橘細切，麥麩炒黃為末，每服二錢，酒浸少時，飲酒，初以枸橘煎湯洗患處。《救急方》

**疥瘡瘙癢**：油核桃一個，雄黃一錢，艾葉杵熟一錢，搗勻綿包，夜臥裹陰囊，立效，勿洗。《集簡方》

**風疹作癢**：枳殼三兩，麩炒為末，每服二錢，水一盞，煎六分，去滓，溫服。仍以汁塗之。《經驗方》

**風癢隱疹**：心下迷悶，巴豆五十粒去皮，水七升，煮二升，以帛染拭之，隨手癒。《千金翼方》

**風氣瘙癢及隱疹**：蜂房炙、蟬蛻各等分，為末，酒服一錢，日三服。《梅師方》用露蜂房煎汁二升，入芒硝敷之，日五次。

**風瘙隱疹**：作癢成瘡，用蠶沙一升，水二斗，煮取一斗二升，去滓，洗浴，避風。《聖惠方》

**隱疹瘙癢**：白蜜不以多少，好酒調下，有效。

**皮膚風癢**：蟬蛻、薄荷葉各等分，為末，酒服一錢，日三服。《集驗方》

**白游風腫**：螺螄肉，入鹽少許，搗泥貼之，神效。葉氏《摘玄方》

**隱疹風瘡**：白殭蠶焙研，酒服一錢，立瘥。《聖惠方》

**赤斑如瘡**：瘙癢甚，則殺人，羚羊角磨水，摩之數百遍，為妙。《肘後方》

# 卷之七

## 癧瘍癜風第八十六

**身體白駁**：取樹木孔中水洗之，搗桂末，唾和敷之，日再上。張文仲《備急方》

**白癜風癢**：水銀數拭之即消。《千金方》

**赤白癜風**：膽礬、牡蠣粉各半兩，生研，醋調，摩之。《聖濟總錄》

**身面瘢痕**：禹餘糧、半夏各等分，為末，雞子黃和敷，先以布拭赤，勿見風，日三次十日，十年者亦滅。《聖濟總錄》

**身上瘢痕**：黃礬石，燒令汁盡，胡粉，炒令黃，各八分，為細末，以臘月豬脂，和研如泥，以生布揩令痛，乃塗藥五度；取鷹糞、白燕巢中草燒灰，等分，和人乳塗之，其瘢自滅，肉平如故。崔元亮《海上方》

**紫白癜斑**：貝母、南星各等分，為末，生薑帶汁擦之。

《德生堂方》用貝母、乾薑各等分，為末，如澡豆大，於密室中，浴擦得汗為妙。

《談野翁試驗方》以生薑擦動，醋磨貝母塗之。

《聖惠方》用貝母、百部各等分，為末，自然薑汁調搽。

**紫癜風疾**：醋磨知母擦之，日三次。《衛生易簡方》

**癧瘍風病**：白色成片，以布拭，醋摩硫黃、附子塗之，或硫黃、白礬擦之。《集驗方》

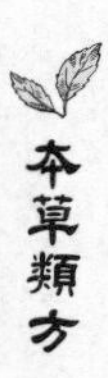

**白癜風疾**：白蒺藜子六兩，生搗為末。每湯服二錢，日二服，一月絕根。服至半月，白處見紅點，神效。《孫真人食忌》

**汗斑白點**：夏枯草煎濃汁，日日洗之。《乾坤生意》

**癧瘍風病**：茵陳蒿兩握，水一斗五升，煮取七升。先以皂

莢蕩洗，次以此湯洗之。冷更作，隔日一洗，不然恐痛也。《崔行功纂要》

**赤白汗斑**：蒼耳嫩葉尖和青谷擂爛，五、六月間擦之，五七次效。《摘玄方》

**赤白汗斑**：白附子、硫黃各等分，為末，薑汁調稀，茄蒂蘸擦，日數次。《簡便方》

**癧瘍風病**：酢和硫黃末敷之。《外台秘要》

**汗斑癜風**：端午日，收紫背浮萍，曬乾，每以四兩煎水浴，並以萍擦之，或漢防己二錢亦可。《袖珍方》

**身體癧瘍**：斑駁女葳膏，用魯國女葳、白芷各一分，附子一枚，雞舌香、木香各二分，為末，臘豬脂七合，和煎，入麝香一錢，以浮石磨破，日擦之。《古今錄驗方》

**白癜風癬**：用小麥攤石上，燒鐵物壓出油，搽之甚效。《醫學正傳》

**身面瘢痕**：馬齒莧湯，日洗二次。《聖惠方》

**白癜風斑**：杏仁連皮尖，每早嚼二七粒，揩令赤色，夜臥再用。《聖濟總錄》

**赤白癜風**：生薑頻擦之，良。《衛生易簡方》

**身面白癜**：以酒服生胡麻油一合，一日三服，至五斗，瘥。忌生冷、豬、雞、魚、蒜等百日。《千金方》

**滅諸瘢痕**：春夏用大麥麩，秋冬用小麥麩，篩粉和酥敷之。《聖濟總錄》

**白駁癜風**：麻鞋底燒灰，擦之。《聖惠方》

**白癜風**：紅灰藋五斤，茄子根莖三斤，蒼耳根莖五斤，並曬乾燒灰，以水一斗煎湯，淋汁熬成膏。別以好乳香半兩、鉛霜一分、膩粉一分，煉成牛脂二兩，和勻，每日塗三次。《聖惠方》

**汗斑癜風**：羊蹄根二兩，獨顆掃帚頭一兩，枯礬五錢，輕粉一錢，生薑半兩，同杵如泥，以湯澡浴，用手抓患處，起粗皮，以布包藥，著力擦之，暖臥取汗即癒也。乃古山劉氏方，

此用硫黃者更妙。《藺氏經驗方》

**癧瘍風駁**：醬清和石硫黃細末，日日揩之。《外台秘要》

**白癜風**：青胡桃皮一個，硫黃一皂子大，研勻，日日擦之，取效。

**項上癧瘡**：《外台秘要》用馬齒莧陰乾，燒研，膩豬脂和，以暖泔洗拭敷之。

《簡便方》治瘰癧未破，馬齒莧同靛花搗擦，日三次。

**癧瘍風駁**：羊蹄草根於生鐵上磨好，醋旋旋刮塗，硫黃少許，更妙，日日用之，《聖惠方》

**白癜風瘡**：楸白皮五斤，水五斗，煎五升，去滓，煎如稠膏，日三摩之。《聖濟總錄》

**癧瘍風**：青胡桃皮搗泥，入醬清少許，硇砂少許，合勻。先以泔洗，後敷之。《外台秘要》

**癧瘍風駁**：薰陸香、白蘞同研，日日揩之，並作末水服。《千金方》

**紫白癜風**：桑枝十斤，益母草三斤，水五斗，慢煮至五升，去滓，再煎成膏，每臥時，溫酒調服半合，以癒為度。《聖惠方》

**白癜駁風**：桑柴灰二斗，甑內蒸之，取釜內熱湯，洗不過五六度，瘥。《聖惠方》

**紫白癜風**：烏蛇肉酒炙六兩，枳殼、麩炒牛膝、天麻各二兩，熟地黃四兩，白蒺藜炒、五加皮、防風、桂心各二兩，剉片，以絹袋盛，於無灰酒二斗中浸之，密封七日，每溫服一小盞，忌雞、鵝、魚、肉發物。《聖惠方》

**白駁風**：弊帚、弊帛、履底、甑帶、脯臘、蟬頸、蛇皮各等分，以月食時，合燒為末，酒服方寸匕，日三服，仍以醇醋和塗之。忌食發、風物，此乃徐玉方也。《古今錄驗方》

**身面白駁**：鯰魚半斤一頭，去腸，以粳飯、鹽椒如常作鮓，以荷葉作三包繫之，更以荷葉重包，令臭爛。先以布拭赤，乃炙鮓包乘熱熨，令汗出，以棉衣包之，勿令見風，以瘥

為度。《聖濟總錄》

**紫癜風**：除風散，以白花蛇頭二枚，酒浸炙蠍梢一兩，炒防風一兩，上為末，每服一錢，溫酒下，日一服。《聖濟總錄》

**癧瘍風病**：取死蜣螂杵爛，揩瘡，令熱，封之一宿，瘥。《外台秘要》

**癜風白駁**：《聖惠方》用蛇皮灰醋調塗。

《外台秘要》用蛇蛻摩數百遍，令熱，棄草中，勿回頭。

**白癜風**：馬尿、薑汁等分和勻，頻洗。《聖濟總錄》

**癧瘍白駁**：先以布拭赤，用烏賊骨磨三年，酢塗之。《外台秘要》

**赤白癜風**：白煮豬肚一枚，食之，頓盡，忌房事。《外台秘要》

**消滅瘢痕**：以豬脂三斤，飼烏雞一隻，三日後取屎，同白芷、當歸各一兩，煎十沸，去滓，入鷹屎白半兩，調敷。《外台秘要》

**滅痕**：《千金方》用鷹屎白和人精敷，日三次。《聖惠方》用鷹屎白二兩，麵漿一兩半，為末，蜜和敷。

《聖濟總錄》用鷹屎白、白附子各一兩，為末，醋和敷，日三五次，痕滅止。

**消滅瘢痕**：雞子五七枚，煮熟取黃，炒黑，拭塗，日三，久久自滅。《聖惠方》

**滅諸瘢痕**：大鼠一枚，以臘豬脂四兩，煎至稍盡，濾淨，日塗三五次，先以布拭赤，避風。《普濟方》

**赤白癜風**：豬膽一具，酒浸一時，飯上蒸熟，食不過十具。《壽域方》

**白駁風**：以荷葉裹魚，炸令臭，拭熱，頻頻擦之，取效乃止。《千金方》

**面身瘢痕**：真玉日日磨之，久則自滅。《聖濟總錄》

**滅瘢痕**：以凍凌頻熨之，良。《千金方》

**瘢痕凸起**：熱瓦頻熨之。《千金方》

**夏月汗斑**：如疹，用密陀僧八錢、雄黃四錢，先以薑片擦熱，仍以薑片蘸末擦之，次日即焦。《活人心統》

## 瘿瘤疣痣第八十七

**面上黑子**：每夜以暖漿水洗面，以布揩赤，用白檀香磨汁塗之。《外台秘要》

**面上黑子**：芫荽煎湯，日日洗之。《小說》

**面黶黑痣**：以草刮破銅綠末，敷三日，勿洗水自落，厚者再上之。《聖濟總錄》

**面黶痣點**：蔓菁子研末，入面脂中，夜夜塗之，亦去面皺，或取油用亦妙。《聖惠方》

**痣黶疣贅**：花鹼、礦灰，以小麥稈灰汁煎二味，令乾，等分為末，以針刺破，水調點之，三日三上，即去，須新合乃效。《聖濟總錄》

**項下氣癭**：自然銅貯水甕中，逐日飲食皆用此水，其癭自消。或火燒煙氣，久久吸之，亦可。《直指方》

**項下氣癭**：針砂入水缸中浸之，飲食皆用此水，十日一換砂，半年自消散。《直指方》

**項下癭疾**：鼠黏子根一升，水三升，煮取一升半，分三服，或為末蜜丸，常服之。《救急方》

**項下癭氣**：黃藥子一斤，洗剉，酒一斗浸之，每日早、晚常服一盞，忌一切毒物及戒怒，仍以線逐日度之，乃知其效也。《斗門方》

**項下癭氣**：用小麥一升，醋一升漬之，曬乾，為末，以海藻洗，研末，三兩和匀，每以酒服方寸匕，日三服。《小品方》

**項下癭氣**：水涯露出柳根三十斤，水一斛，煮取五升，以糯米三斗，如常釀酒日飲。《范汪方》

**項下氣癭**：《外台秘要》用羊靨一具，去脂，酒浸，炙

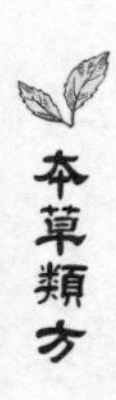

熟，含之咽汁，日一具，七日瘥。

《千金方》用羊靨七枚，陰乾，海藻、乾薑各二兩，桂心、昆布、逆流水邊柳鬚各一兩，為末，蜜丸，芡子大，每含一丸，咽津。

《雜病治例》用羊靨、豬靨各二枚，昆布、海藻、海帶各二錢，洗焙，牛蒡子炒四錢，上為末，搗二靨和丸，彈子大，每服一丸含化，咽汁。

**痰核紅腫**：寒熱狀如瘰癧，石灰火鍛為末，以白果肉同搗貼之，蜜調亦可。《活人心統》

**疣痣瘤贅**：石灰一兩，用桑灰淋汁熬成膏，刺破貼之。《普濟方》

**身面瘊子**：白礬、地膚子各等分，煎水，頻洗之。《多能鄙事》

**身面疣目**：苦酒浸石灰六七日，取汁，頻滴之，自落。《千金方》

**身面疣目**：蠟紙捲硫黃末少許，點之，淬之，有聲自去。《普濟方》

**身面疣目**：艾火灸三壯，即除。《聖惠方》

**身面疣目**：杏仁燒黑，研膏，擦破，日日塗之。《千金方》

**身面疣目**：盜酸酒浮洗面，咒之曰：疣疣不知羞，酸酒浮洗你頭，急急如律令，咒七遍，自癒。《外台秘要》

**身面疣目**：七月七日，以大豆拭疣三過，使本人種豆於南，向屋東頭第二溜中豆生葉，以熱湯沃殺，即癒。《外台秘要》

**身面疣目**：牛口涎，頻塗之，自落。《千金方》

**身面疣目**：以豬脂揩之，令血出少許，神念不可加。《千金方》

**身面疣目**：每月望子時，以禿笤帚掃疣目上三七遍。《聖惠方》

**手足疣目**：鹽敷上，以舌舐之，不過三度，瘥。《肘後方》

**手足疣目**：蒴藋子揉爛，塗目上。《聖惠方》

**手足生疣**：取白粱米粉，鐵銚炒赤，研末，以眾人唾，和塗之，厚一寸，即消。《肘後方》

**身面印文**：刺破以醋調，赤土敷之，乾又易，以黑滅為度。《千金方》

**面黶疣痣**：水調礦灰一盞，好糯米全者，半放灰中，半在灰外，經宿米色變如水晶，先以針微撥動，點少許於上，經半日汁出，剔去藥，不得著水，二日而癒也。《集玄方》

**面上疣目**：硇砂、硼砂、鐵鏽、麝香各等分，研塗，三次自落。《集效方》

**肢體疣目**：地膚子、白礬各等分，煎湯，頻洗。《壽域方》

**贅瘤焦法**：甘草煎膏，筆妝瘤之四圍，上三次，乃用芫花、大戟、甘遂各等分，為末，醋調，別以筆妝其中，勿近甘草，次日縮小。又以甘草膏妝小暈三次，如前仍上此藥，自然焦縮。《世醫得效方》

**消瘤**：用獐肉或鹿肉，剖如厚脯，炙熟拓之，可四炙四易，出濃便癒。若不除，再以新肉用之。《外台秘要》

**痰瘤結核**：南星膏，治人皮肌頭面上生瘤及結核，大者如拳，小者如栗，或軟或硬，不痛不癢，宜用此藥。不可取用針，炙生天南星大者一枚，研爛，滴好醋五七點。如無生者，以乾者為末，醋調，先用針刺，令氣透，乃貼之。覺癢則頻貼取效。嚴子禮《濟生方》

**黑子疣贅**：續隨子熟時塗之，自落。《普濟方》

**身面疣子**：醋調南星末，塗之。《簡易方》

**身面黑痣**：藜蘆灰五兩，水一大碗，淋汁銅器，重湯煮成黑膏，以針微刺破，點之不過三次，效。《聖惠方》

**身麵粉瘤**：人精一合，青竹筒盛於火上燒，以器承取汁，密封器中，數上塗之，取效止。《肘後方》

**漏瘤濕癬**：浸濕日痛，癢不可忍，癒後復發，出黃水。羊蹄根搗，和大醋，洗淨塗上一時，以冷水洗之，日一次。

**腋下瘤硬**：用長柄茶葫蘆燒存性，研末塗之，以消為度。一府校老嫗，右腋生一瘤，漸長至尺許，其狀如長瓢子，久而潰爛。一方士教以此法，用之遂出水消盡而癒。《集簡方》

**海藻酒**：治癭氣用海藻一斤，絹袋盛之，以清酒二升浸之，春夏二日，秋冬三日，每服兩合，日三服。酒盡再作，其滓曝乾，為末，每服方寸匕，日三服，不過兩劑，即瘥。《范汪方》

**癭氣初起**：海藻一兩，黃連二兩，為末，時時舐咽，先斷一切厚味。丹溪方

**癭氣**：《杏林摘要》用豬靨七枚，酒熬三錢，入水瓶中，露一夜，取出炙食，二服效。

《醫林集要》開結散，豬靨焙四十九枚，沉香二錢，真珠砂罐鍛四十九粒，沉香二錢，橘紅四錢為末，臨臥冷酒徐徐服二錢，五服見效。重者一料癒，以除日合之。忌酸、鹹、油膩、澀氣之物。

**蝕爛瘫腫**：柞櫟木灰四斗，桑柴灰四斗，石灰一斗五升，以沸湯調濕，瓶中蒸一日，取釜中湯七斗，合瓶灰淋之，取汁再熬至一升，投亂頭髮一雞子大，消盡，又剪五色投入，消盡瓶盛收。每以少許，挑破點之。煎時勿令雞犬、婦人、小兒見。《普濟方》

**面上黶子**：七月七日午時，取甜瓜葉七枚，直入北堂中，向南立，逐枚拭黶即滅。《淮南萬畢術》

**疣瘤初起**：柳樹上花，蜘蛛纏之久自消。《簡便方》

**面上痣疵**：寒食前後取桑條燒灰，淋汁，入石灰熬膏，以自己唾調點之，自落也。《皆效方》

**身項粉瘤**：舊皮鞋底洗淨，煮爛成凍，子常食之，瘤自破，如豆腐極臭。《直指方》

**疣痣黑子**：巴豆一錢，石灰炒過，人言（砒石）一錢、糯米五分，炒研，點之。《怪病奇方》

**鼻外瘡瘤**：膿水血出，蜂房炙研，酒服方寸匕，日三服。《肘後方》

**瘤疣**：用稻上花蜘蛛十餘，安桃枝上，待絲垂下，取東邊者，撚為線繫之，七日一換，自消滅落去也。《總微論》

**疣痣黑子**：斑蝥三個，人言少許，以糯米五錢，炒黃去米，入蒜一個，搗爛貼之。

**血痣潰血**：一人舊有一痣，偶抓破血出一線，七日不止，欲死。或用五靈脂末，擦上即止也。《楊拱醫方選要》

## 瘰癧第八十八

**癧破經年**：膿水不絕，用百年茅屋廚中壁土為末，入輕粉調敷半月，即乾癒。《永類鈐方》

**瘰癧結核**：鉛三兩，鐵器炒取黑灰，醋和塗上，故帛貼之，頻換，去惡汁如此。半月不痛不破，內消為水而癒。《傳信方》

**項邊癧子**：以桃核於刀上燒，煙薰之。《陳氏本草》

**瘰癧結核**：連翹、芝麻各等分，為末，時時食之。《簡便方》

**項上瘰癧**：梁州砒黃研末，濃墨汁丸梧子大，銚內炒乾，竹筒盛之。每用針破，將藥半丸貼之，自落蝕盡為度。《靈苑方》

**瘰癧結核**：苦參四兩，牛膝汁丸綠豆大，每暖水下二十丸。張文仲《備急方》

**年久瘰癧**：生玄參搗敷之，日二易之。《廣利方》

**熱毒瘰癧**：小芥子末，醋和貼之，看消即止，恐損。《肘後方》

**瘰癧潰爛**：癧瘡牽至胸前、兩腋，塊如茄子大，或牽至兩肩上，四五年不能療者，皆治之。其效如神，武進縣朱守仁傳云：其項不能回頭，用之數日，減可。如瘡爛破者，用荊芥根下一段剪碎，煎沸湯，溫洗良久，看爛破處紫黑，以針一刺，

去血，再洗三四次癒，用樟腦、雄黃各等分，為末，麻油調，掃上出水，次日再洗，再掃，以癒為度。《治法機要》

**瘰癧結核**：或破未破，以新薄荷二斤，取汁，皂莢一挺，水浸去皮，搗取汁，同於銀石器內，熬膏，入連翹末半兩，連白青皮、陳皮、黑牽牛半生半炒，各一兩，皂莢仁一兩半，同搗和丸梧子大，每服三十丸，煎連翹湯下。《濟生方》

**瘰癧未穿**：靛花、馬齒莧同搗，日日塗敷，取效。《簡便方》

**瘰癧已潰**：葶藶二合，豉一升，搗作餅子如錢大，厚二分，安瘡孔上，艾作柱灸之，令溫熱不可破肉，數易之而灸，但灸不可初起之瘡，恐葶藶氣入腦，傷人也。《永類鈐方》

**項邊馬刀**：屬少陽經，用連翹二斤，瞿麥一升，大黃三兩，甘草半兩，每用一兩，以水一碗半，煎七分，食後熱服。十餘日後，灸臨泣穴二七壯，六十日決效。《活法機要》

**瘰癧馬刀**：不問已潰未潰，或日久成漏，用夏枯草六兩，水二盅，煎七分，食遠溫服。虛甚者則煎汁熬膏服，並塗患處，兼以十全大補湯加香附、貝母、遠志尤善，此物生血，乃治瘰癧之聖藥也。其草易得，其功甚多。薛己《外科經驗方》

**瘰癧未破**：野菊花根搗爛煎酒服，以渣敷之，自消，不消亦自破也。《瑞竹堂經驗方》

**瘰癧**：水紅子不拘多少，一半微炒，一半生用，同研末，食後好酒調服二錢，日三服，已破者亦治，久則效，效則止。《本草衍義》

**鼠漏不消**：通草煮汁，釀酒日飲。

**瘰癧疔瘡**：發背諸腫，紫花地丁根去粗皮，同白蒺藜為末，油和塗，神效。《乾坤秘韞》

**瘰癧結核**：茜草一兩為末，雞子白調塗帛上，貼之，日二易，取效止。《聖惠方》

**風毒瘰癧**：赤腫，地松搗敷，乾即易之。《聖惠方》

**結核氣**：堇（堇音動，即旱勤也。）菜日乾為末，油煎成

膏，摩之，日三五度，便瘥。孟詵《食療本草》

**瘰癧初起**：氣壯人用芫根擂水一盞，服大吐利即平。黃州陳大用所傳。《集簡方》

**男婦瘰癧**：貓兒眼睛草一二捆，井水二桶，五月五日午時，鍋內熬至一桶，去滓，澄清，再熬至一碗，瓶收。每以椒蔥、槐枝煎湯洗瘡，淨乃搽此膏數次，癒。《便民圖纂》

**瘰癧喉痺**：攻痛，生商陸根搗作餅，置癧上以艾炷於上，灸三四壯。《外台秘要》

**瘰癧經年**：木鱉仁二個，去油，研，以雞子白和，入瓶內，甑中蒸熟，食後食之，每日一服，半月效。

**瘰癧惡瘡及軟癤**：用白膠香一兩，瓦器融化，去滓，以車麻子六十四個，去殼研膏，溶膠投之，攪勻，入油半匙，投至點水中，試軟硬添減膠油，得所以緋帛量瘡大小攤貼，一膏可治三五癤也。《儒門事親》

**瘰癧結核**：車麻子炒，去皮，每睡時服二三枚，取效，一生不可吃炒豆。《阮氏經驗方》

**瘰癧初作**：未破，作寒熱，草烏頭半兩、木鱉子兩個，以米醋磨細，入搗爛蔥頭、蚯蚓糞少許，調勻敷上，以紙條貼令通氣孔，妙。《醫林正宗》

**瘰癧結核**：或破或不破，下至胸前者，皆治之。用九真藤，一名赤葛，即何首烏，其葉如杏，其根如雞卵，亦類癧子，取根洗淨，日日生嚼，並取葉搗塗之，數服即止。其葉久服，延年黑髮，用之神效。《斗門方》

**瘰癧潰爛**：冷飯糰切片或為末，水煎服或入粥內食之，須多食為妙。江西所出，色白者良，忌鐵器、發物。《陸氏積德堂方》

**瘰癧未破**：用月季花頭二錢，沉香五錢，芫花炒三錢，碎剉，入大鯽魚腹中，就以魚腸封固。酒、水各一盞，煮熟食之，即癒。魚須安糞水內游死者方效。此是家傳方，活人多矣，甚驗。《談野翁試驗方》

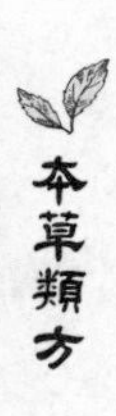

**蛇盤瘰癧**：頭項交接者，海藻菜以蕎麥炒過，白殭蠶炒各等分，為末，以白梅泡湯，和丸梧子大，每服六十丸，米飲下必泄出毒氣。《世醫得效方》

**蛇盤瘰癧**：間接項下，用蕎麥炒去殼，海藻、白殭蠶炒去絲，等分為末，白梅浸湯，取肉減半，和丸綠豆大，每服六七十丸，食後臨臥米飲下，日五服，其毒當從大便泄去。若與淡菜連服尤好。淡菜生於海藻上，亦治此。也忌豆腐、雞、羊、酒、麵。阮氏方

**瘰癧潰爛**：桑黃菇五錢，水紅豆一兩，百草霜三錢，青苔二錢，片腦一分，為末，雞子白調敷。以車前、艾葉、桑皮煎湯洗之。《纂奇方》

**瘰癧不斂**：乾薑為末，薑汁打糊，和作劑。以黃丹為衣，每日隨瘡大小入藥在內，追膿盡。生肉口合為度。如不合，以蔥白汁調大黃末搽之，即癒。《救急方》

**年久瘰癧**：《阮氏經驗方》不蛀皂莢子百粒，米醋一升，硇砂二錢同煮，乾炒令酥，看癧上多少，如一個，服一粒，十個服十粒，細嚼米湯，下酒浸煮服，亦可。《聖濟總錄》言虛人不可用硇砂也。

**瘰癧初起**：七月七日麻花、五月五日艾葉各等分，作柱灸之百壯。《外台秘要》

**瘰癧結核**：文武膏，用文武貝即桑葚子二斗，黑熟者以布取汁，銀石器熬成膏，每白湯調服一匙，日三服。《保命集》

**鼠漏**：柞木皮五升，水一斗，煮汁二升服。當有宿肉出而癒。乃張子仁方也。《外台秘要》

**鼠漏核痛**：未成膿以柏葉搗塗，熬鹽熨之，氣下即消。《集驗方》

**鼠漏不合**：石楠、生地黃、茯苓、雄黃、雌黃各等分，為散，日再敷之。《肘後方》

**瘰癧潰破**：用田螺連肉燒存性，香油調搽。《集要方》

**瘰癧瘻瘡**：楸煎神方，秋分前後，早晚令人持袋，摘秋葉

納袋，斤秤取十五斤。以水一石，淨釜中煎取三斗，又換鍋，煎取七八升，又換鍋，煎取二升，乃納不津器中。用時先取麻油半合，蠟一分，酥一栗子許，同消化。又取杏仁七粒，生薑少許，同研米粉二錢，同入膏中攪勻，先塗瘡上，經二日來乃拭卻，即以篦子勻塗楸煎滿瘡上，仍以軟帛裹之，旦日一拭，更上新葉，不過五六上，已破者即便生肌，未破者即內消，瘥後須將慎半年。採藥及煎時，並禁孝子、婦人、僧道、雞犬見之。《篋中方》

**男婦瘰癧：**《經驗方》用牡蠣鍛研末四兩，玄參末三兩，麥糊丸梧子大，每服三十丸，酒下，日三服，服盡除根。初虞世云：瘰癧不拘，已破未破，用牡蠣四兩，甘草一兩，為末，每食後用膩茶湯調服一錢，其效如神。

**內消瘰癧：**不拘大人、小兒，《經驗方》用斑蝥一個，去翅足，以粟一升，同炒米焦，去米不用。入薄荷四兩為末，烏雞子清丸如綠豆大，空心臘茶下三丸，加至五丸，卻每日減一丸，減至一丸後，每日五丸，以消為度。

廣利方：治瘰癧，經久不瘥，用斑蝥一枚，去翅足，微炙以漿水一盞，空腹吞之，用蜜水亦可，重者不過七枚，瘥。

**瘰癧潰爛：**流竄者，用荊芥根下段煎湯溫洗，良久看瘡破紫黑處，以針刺去血，再洗三四次，用韭菜地上蚯蚓一把，五更時收取，炭火上燒紅為末，乳香、沒藥、輕粉各半錢，穿山甲九片，炙為末，油調敷之如神。此武進朱守仁所傳有驗方。《保命集》

**瘰癧結核：**用紅娘子十四枚，乳香、砒霜各一錢，硇砂一錢半，黃丹五分，為末，糯米粥和作餅，貼之不過一月，其核自然脫去矣。《衛生易簡方》

**瘰癧潰壞：**用黃�魚破開，用蓖麻子二十粒，扎定安廁坑中，冬三日，春後一日，夏半日，取出洗淨，黃泥固濟，鍛存性，研香，油調敷。按：黃魞即黃顙魚，黃鱨魚，黃頰魚，鉠魞黃，諸名是也。

**頸項瘰癧**：用帶殼螻蛄七枚，生取肉，入丁香七粒於殼內，燒過與肉同研，用紙花貼之。《救急方》

**鼠漏**：劉涓子用山龜殼、炙狸骨、炙甘草、炙雄黃、桂心、乾薑各等分，為末，飲服方寸匕，仍以艾灸瘡上，用蜜和，少許入瘡中，良。

**鼠痔成瘡**：腫痛，用穿山甲尾尖處一兩炙，存性鱉甲酥炙一兩，麝香半錢為末，每服一錢，真茶湯服取效。《直指方》

**瘰癧結核**：無問有頭無頭，用大蜘蛛五枚，日乾去足，細研酥，調塗之，日再上。《聖惠方》

**瘰癧潰壞**：《集驗方》用鯪鯉甲二十一片，燒研敷之。《壽域方》用穿山甲土炒、斑蝥，熟艾等分為末，敷之，外以烏桕葉貼上，灸四壯效。

**頦下結核**：大蜘蛛不計多少，好酒浸過，同研爛澄，去滓，臨臥時服之，最效。《醫林集要》

**瘰癧潰瘡**：茶、蜈蚣二味，炙至香熟，搗篩為末，先以甘草湯洗淨，敷之。《枕中方》

**鼠漏瘰癧**：用豬膏淹生地黃，煮六七沸，塗之。

**瘰癧未潰**：連殼蝸牛七個，丁香七粒，同燒研，紙花貼之。《世醫得效方》

**瘰癧初起**：用壁虎一枚，焙研，每日服半分，酒服。《青囊》

**瘰癧已潰**：蝸牛燒研，輕粉少許，用生豬骨髓調敷之。《世醫得效方》

**瘰癧潰爛**：用黑色蛤蟆一枚，去腸焙研，油調敷之，忌鐵器。

**瘰癧已破**：土牆上白螺螄殼為末，日日敷之。《談野翁試驗方》

**鼠漏腫核**：已破出膿水者，蜘蛛二七枚，燒研敷之。《千金方》

**項上瘰癧**：白殭蠶為末，水服五分，日三服，十日瘥。

《外台秘要》

**瘰癧已破**：羊屎燒五錢，杏仁燒五錢，研末，豬骨髓調搽。《海上方》

**鼠漏瘰癧**：千金五白散：白牛屎、白馬屎、白羊屎、白雞屎、白豬屎各一升，於石上燒灰，漏蘆末二兩，以豬膏一升，煎亂髮一兩，同熬五六沸，塗之神驗。《肘後方》治鼠漏有核，膿血，用熱牛屎封之，日三次。

**瘰癧鼠漏**：以石菖蒲生研飲之，微破以貓兒皮連毛燒灰，用香油調服，內服白飲末，酒下多多為上，仍以生白飲搗爛入酒，少許敷之效。《證治要訣》

**瘰癧汗出**：不止，用鴨脂調，半夏末敷之。《永類鈐方》

**多年瘰癧**：《不瘉神效方》用蝙蝠一個，貓頭一個，俱摻上黑豆，燒至骨化為末摻之，乾即油調敷，內服連翹湯。《集要方》

**瘰癧結核**：黑牛皮膠溶化攤膏貼之，已潰者，將膏搓作線長寸許，紝入孔中，頻換拭之，取效。《楊氏經驗方》

**瘰癧潰爛**：臘貓屎，以陰陽瓦合，鹽泥固濟，鍛過研末，油調搽之。《儒門事親》

**瘰癧腫痛**：久不瘥，用貓頭、蹄骨並塗酥炙黃為散，每日空心米飲下一錢匕。《聖惠方》

**項下瘰癧**：用羊靨脛燒灰，香油調敷。

**鼠漏以潰**：雞卵一枚，米下蒸，半日取黃，熬令黑，先拭瘡，令乾，以莖納孔中，三度即癒。《千金方》

**瘰癧漏瘡**：雄雞屎燒灰，臘豬脂和敷之。《千金方》

**鼠漏潰壞**：新鼠屎一百粒，收密器中五六十日，杵碎即敷之效。《千金方》

**項上瘰癧**：左盤龍炒研末，飯和丸梧桐子大，每服三五十丸米飲下。張子和方

**瘰癧已潰**：貓頭燒灰，頻敷之。《千金方》

**鼠漏潰爛**：鼠一枚，亂髮一雞子大，以三歲臘豬脂煎，令

消盡，以半塗之，以半酒服。姚雲不傳之妙法也。葛氏方

**瘰癧腫毒**：女人精汁，頻頻塗之。

**瘰癧已潰**：牛皮油鞋底燒灰，麻油調敷之。《集玄方》

**瘰癧軟癤**：白膠香一兩，化開以蓖麻子六十四粒，研入，待成膏，攤貼。《儒門事親》

**鼠漏惡瘡**：苦參二斤，露蜂房二兩，麴二斤，水二斗，漬二宿，去滓，入黍米二升，釀熟，稍飲，日三次。《肘後方》

**鼠漏已破**：出膿血者，白鮮皮煮汁服一升，當吐若鼠子也。《肘後方》

**諸毒鼠漏**：玄參漬酒，日日飲之。《開寶本草》

**項後結核**：或赤腫硬痛，以生山藥一挺，去皮，蓖麻子二個，同研，貼之如神。《救急易方》

## 九漏第八十九

**一切漏瘡**：有孔，用信石，新瓦火鍛研末，以津調少許於紙撚上，插入，蝕去惡管，漏多勿齊上，最妙。《救急易方》

**冷瘡成漏**：明礬半生半飛，飛者生肉，生者追膿。五靈脂水飛，各半錢為末，以皮紙裁條，唾和末作小撚子，香油捏濕，於末拖過，剪作大小撚，安入漏，早安午換，候膿出盡後，有些小血出，方得乾水住藥，自然生肉，痊好。《普濟方》

**一切漏疾**：白馬通汁，每服一升良。《千金方》

**螻蛄漏瘡**：茜根燒灰，千年石灰，等分為末，油調敷。《儒門事親》

**下部漏瘡**：苦參煎湯，日日洗之。《直指方》

**上下諸漏**：或在項，或在下部，用苦參五斤，苦酒一斗，漬三四日服之，以知為度。《肘後方》

**漏瘡**：楸枝作煎，頻洗取效。《肘後方》

**一切漏瘡**：鹽麵和團，燒研敷之。《千金方》

**諸漏不合**：虎薊根、貓薊根、酸棗根，枳根、杜衡各一

把，斑螯三分，炒為末，蜜丸棗大，日一服，並以小丸納瘡中。《肘後方》

**蠍漏五孔**：相通者，半夏末，水調塗之，日二。《聖惠方》

**漏瘡惡穢**：大腹皮煎湯洗之。《直指方》

**膿漏不止**：桃花為末，豬脂和敷之，日二。《千金方》

**五種漏疾**：芥子末以水蜜和敷，乾即易之。《廣濟方》

**九漏有孔**：苦瓜四枚，大如盞者，各穿一孔如指大，湯煮十數沸，取一竹筒長一尺，一頭插瓜孔中，一頭注瘡孔上，冷則易之，用遍乃止。《千金方》

**腦漏流膿**：破瓢、白雞冠花、白螺螄殼各等分，燒存性，血竭、麝香各五分，為末，以好酒灑濕，熟艾連藥揉成餅，貼在項門上，以熨斗熨之，以癒為度。《集效方》

**漏瘡水溢**：乃腎虛也，牽牛末二錢，半入切開豬腎中，竹葉包定，煨熟，空心食，溫酒送下，借腎入腎，一縱一橫，兩得其便。惡水既泄，不復淋瀝。《直指方》

**瘡久成漏**：忍冬草浸酒，日日常飲之。戴原禮《證治要訣》

**一切漏疾**：《千金方》用槲樹北陰白皮三十斤，剉，以水一石，煮一斗，去滓，煎如飴，又取通都廁上雄鼠屎、雌鼠屎各十四枚，燒汁盡研和之，納溫酒一升，和勻，漏人食五合，當有蟲出也。

《崔氏纂要》用槲白皮切五升，水八升，煮令汁盡，去滓，再煎成膏，日服棗許，並塗瘡上，宜食苜蓿鹽飯以助之，以瘥為度。

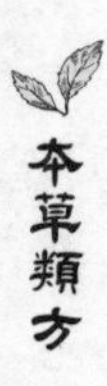


**螻蛄漏疾**：槲葉燒存性，研以米泔，別浸槲葉取汁洗瘡後，乃納灰少許於瘡中。《聖惠方》

**氣漏疳瘡**：多年不癒者，應效散，又名托裡散，用地骨皮冬月者為末，每用紙捻蘸入瘡內，頻用自然生肉，更以米飲服二錢，一日三服。《外科精義》

**漏瘡膿血**：白乳香二錢，牡蠣粉一錢，為末，雪糕丸麻子大，每薑湯服三十丸。《直指方》

**漏瘡腫痛**：柳根紅鬚，煎水日洗。《摘玄方》用楊柳條，罐內燒煙薰之即效。

**蛇漏不癒**：蛇腹龜燒灰封之。《千金方》

**一切漏瘡**：煉成松脂末填令滿，日三四度。《聖惠方》

**下部漏痔**：大露蜂房燒存性，研摻之，乾則以真菜子油調。《唐瑤經驗方》

**一切漏瘡**：不拘蜂漏、鼠漏，蜣螂燒末醋和敷。《千金方》

**三因白花蛇散**：治九漏瘰癧，發項腋之間，癢痛憎寒發熱，白花蛇酒浸，取肉二兩焙。生犀牛角一兩二錢五分，鎊研，黑牽牛五錢，半生半炒，青皮五錢，為末，每服二錢，入膩粉五分，五更時糯米飲調，下利、下惡毒為度，十日一服，可絕病根，忌發物。

**諸漏不癒**：用蜥蜴炙三枚，地膽炒三十枚，斑螯炒四十枚為末，蜜丸小豆大，每服二丸，白湯下，治諸法不效者。《劉涓子鬼遺方》

**漏有數孔**：用耕垡土燒赤，以苦酒浸之，合壁土令熱，以大鯗鮓輾轉染土貼之，每日一次。《千金方》

**一切冷漏**：人吐蛔蟲燒灰，先以甘草湯洗淨塗之，無不瘥者，慎口味。《千金方》

**諸漏有膿**：蛇蛻灰，水和敷上，即蟲出。《千金方》

**風漏不合**：露蜂房一枚，炙黃研末，每以一錢，臘豬脂和塗。《肘後方》

**蟻漏不癒**：鯪鯉甲二七枚燒灰，豬脂調敷。《千金方》

**漏瘡有蟲**：八月中多取斑螯，以苦酒浸半日，曬乾每用五個，銅器炒熱為末，巴豆一粒，黃犬背上毛二七根炒研，硃砂五分，同和苦酒頓服，其蟲當盡出也。

**一切冷漏**：自死蛇取骨為末，封之，大痛以杏仁膏摩之即

止。《千金方》

**蝦蟆漏瘡**：五月五日蛇頭及野豬脂，同水衣封之，佳。《千金方》

**漏瘡不合**：以紙黏臘豬脂納瘡中，日五夜三。《千金翼方》

**一切惡漏**：中有冷息肉者，用正月狐糞乾末，食前新汲水下一錢匕，日二服。《千金方》

**膂漏出水**：不止，用烏牛耳垢敷之，即瘥。

**五漏漏瘡**：鴛鴦一隻，治如常法，炙熟細切，以五味醋食之，作羹亦妙。《食醫心鏡》

**漏瘡膿水**：不止不合，用啄木鳥（原缺鳥字，據《本草綱目》補）一隻，或火老鴉亦可，鹽泥固濟，鍛存性研末，酒下二錢匕。姚大夫方

**九漏有蟲**：乾人屎、乾牛屎隔棉貼之，蟲聞其氣即出，若癢則易之，蟲盡乃止。《千金方》

**漏瘡惡瘡**：乾水生肌，用人牙灰，油髮灰，雞內金各等分，為末，入麝香、輕粉少許，油調敷之。《直指方》

**雀漏有蟲**：母豬屎燒灰，以臘月豬膏和敷，當有蟲出。《千金方》

**石漏出膿**：堅實寒熱，鼠黏子葉為末，和雞子白封之。《外台秘要》

## 癰疽第九十

**疔毒疽瘡**：凡手指及諸處有瘡起，發癢，身熱惡寒或麻木，此極毒之瘡也，急用針刺破擠去惡血，候血盡，口噙涼水吮之，水溫即換，吮至痛癢皆住即癒，此妙法也。《保壽堂方》

**癰腫初起**：以熱湯頻澆之，即散也。《集簡方》

**腸癰**：死人冢上土作泥塗之，良。《千金方》

**發背癰癤**：多年煙薰壁土、黃葉各等分，為末，薑汁拌

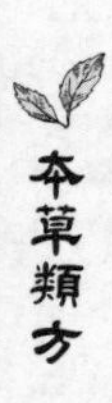

調，攤貼之，更以茅香湯調服一錢匕。《經驗方》

**瘭疽惡瘡**：著手足肩背纍纍如赤豆，出汁剝痂，以溫醋米泔洗淨，用胡燕巢土和百日男兒屎敷之。《千金方》

**腫毒焮痛**：《陳藏器本草》用醋和泥，蜂巢塗之。

《直指方》加用烏頭等分，云：未結則散，已結則破也。

**婦人吹乳**：用韭地上蚯蚓屎研細篩過，米醋調，厚敷，乾則換，三次即癒，涼水調亦可。《藺氏經驗方》

**時行腮腫**：柏葉汁，調蚯蚓泥塗之。丹溪方

**一切癰腫**：伏龍肝以蒜和作泥，貼之，乾再易，或雞子黃和亦可。《外台秘要》

**發背欲死**：伏龍肝末酒調，厚敷之，乾即易，平乃止。《千金方》

**癰腫發背**：醋磨濃墨塗四圍，中以豬膽汁塗之，乾又上，一夜即消。趙氏方

**瘭疽出汁**：著手足肩背纍纍如米，用灶突墨，灶屋塵、釜下土研勻，水一斗，煮三沸，取汁洗，日三四度。《外台秘要》

**發背腫痛**：廚內倒吊塵為末，以生蔥極嫩心同搗膏敷之，留頂，一日一換，乾則以水潤之。《集簡方》

**石癰不膿**：樑上塵灰、葵根莖灰各等分，用醋和敷之。《千金方》

**婦人垢乳**：醋和樑上塵塗之。《千金方》

**癰疽發背**：黑鉛一斤，甘草三兩，微炙，瓶盛酒一斗，浸甘草乃溶鉛，投酒中，如此九度，去滓，飲酒醉臥即癒。《經驗方》

**懸癰腫痛**：鉛白霜一分，甘草半生半炙一分，為末，綿裹含咽。《聖惠方》

**發背惡瘡**：諸癰疽，好光粉二兩，真麻油三兩，慢火熬，以柳枝急攪至滴水成珠，入白膠末少許，入器，水浸兩日，油紙攤貼，名神應膏。《直指方》

**發背初起**：鐵漿飲二斤，取利。《外台秘要》

**癰腫毒氣**：紫石英火燒，醋淬為末，生薑米醋煎敷之，摩亦得。《日華子本草》

**癰疽惡瘡，楊梅諸瘡**：水銀一兩，硃砂、雄黃各二錢半，白礬、綠礬各二兩半，研勻，罐盛，燈盞蓋定，鹽泥固濟，文武火煉，升罐口掃收，每以三錢，入乳香、沒藥各五分，酒太乙膏上貼之，絕效，名曰五寶霜。

**癰疽瘀肉**：石灰半斤，蕎麥秸灰半斤，淋汁煎成霜，密封，每以針盡破塗之，自腐。《普濟方》

**手足甲疽**：薰黃，蛇皮，等分為末，以泔洗淨，割去甲，入肉處敷之，一傾痛定，神效。《近效方》

**疽瘡發背**：銀朱、白礬各等分，煎湯溫洗，卻用桑柴火，遠遠炙之，日三次甚效。《救急方》

**腦上癰癤**：石灰入飯內，搗爛合之。《李樓怪病奇方》

**乳癰腫大**：如鹽腫痛，白薑石末和雞子清敷之，乾即易。《外台秘要》

**漬癰作癢**：以鹽摩其四圍，即止。《外科精義》

**腫毒不破**：膽礬、雀屎各少許，點之。《直指方》

**諸般腫毒**：吸鐵石三錢，金銀藤四兩，黃丹八兩，香油一斤，如常熬膏貼之。《乾坤秘韞》

**懸癰垂長**：咽中煩悶，白礬燒灰，鹽花各等分，為末，箸頭頻點在咽上，去涎。孫用和《秘寶方》

**發背初起**：惡寒嗇嗇，或已生瘡腫，隱疹，硝石三兩，暖水一升泡化，青布折三重，溫搨赤處，熱即換，頻易取瘥。《外台秘要》

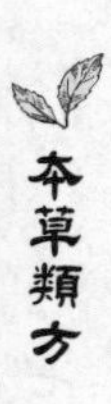

**懸癰卒腫**：硇砂半兩，綿裹含之，咽津即安。《聖惠方》

**癰疽疔腫**：一切惡瘡，金絲草、忍冬藤、五葉藤、天蕎麥各等分，煎湯溫洗，黑色者加醋。又鐵箍散，用金絲草灰二兩，醋拌曬乾，貝母五兩去心，白芷二兩，為末，以涼水調貼瘡上，香油亦可，或加龍骨少許。

**便癰腫痛**：貝母、白芷各等分為末，酒調服或酒煎服，以滓貼之。《永類鈐方》

**癰疽疔腫**：惡瘡及黃疸，慈姑連根同蒼耳草等分搗爛，以好酒一鍾濾汁，溫服或乾之為末，每酒服三錢。《乾坤生意》

**乳癰初腫**：貝母末酒服二錢，仍令人吮之，即通。《直指方》

**吹乳作痛**：貝母末，吹鼻中大效。《世醫得效方》

**發背初起**：疑似者，便以秦艽、牛乳煎服，得快利三五行，即癒。崔元亮《海上方》

**癰疽瘡腫**：已潰未潰，皆可用之，胡黃連、穿山甲燒存性，等分，為末，以茶或雞子清調塗。《簡易方》

**癰疽不合**：石硫黃粉，以箸蘸插入孔中，以瘥為度。《外台秘要》

**吹乳腫痛**：遠志焙研，酒服二錢，以滓敷之。《袖珍方》

**癰疽腫毒**：已潰未潰皆可用，黃連、檳榔各等分，為末，以雞子清調搽之。《衛生易簡方》

**無名癰腫**：疼痛不止，山漆磨，米醋調塗即散，已破者，研末乾塗。《集簡方》

**腫毒熱痛**：醋調白芷末敷之。《衛生易簡方》

**一切癰疽**：遠志酒，治一切癰疽發背、癤毒、惡候侵大有死血，陰毒在中則不痛，敷之即痛。有憂怒等氣積而怒攻則痛不可忍，敷之即不痛，或蘊熱在內，熱逼人手不可近，敷之即清涼。或氣虛血冷，潰而不斂，敷之即斂。此本韓大夫宅用以救人方，極驗，若七情內鬱，不問虛實寒熱，治之皆癒，用遠志不拘多少，米泔浸洗，捶去心為末，每服三錢，溫酒一盞調澄，少頃飲其清，以滓敷患處。《三因方》

**小癰癤**：發熱時，即用粉草節曬乾為末，熱酒服一二錢，連進數服，痛熱皆止。《外科精要》

**癰疽內固**：黃耆、人參各一兩，為末，真龍腦一錢，用生藕汁和丸綠豆大，每服二十丸，溫水下，日日服。《本事方》

**一切癰疽**：諸發，預期服之，能消腫逐毒，使毒不內攻，功效不可具述，用大橫文粉草二斤捶碎，河水浸一宿，揉取濃汁，再以密絹過，銀石器內慢火熬成膏，以瓷罐收之，每服一二匙，無灰酒或白湯下，曾服丹藥者亦解之，或微利無妨，名國老膏。《外科精要》

**乳癰腫痛**：紫蘇煎湯頻服，並搗封之。《海上方》

**發背癰疽**：崔元亮《海上方》云：李北海言此方乃神授，極奇秘，用甘草三大兩，生搗篩末，大麥麵九兩和勻，取好酥少許入內，下沸水搜如餅狀，方圓大於瘡一分，熱敷腫上，以稠片及故紙隔，令通氣，冷則換，已成者膿水自出，未成者腫便內消，仍當吃黃耆粥為妙。又一法：甘草一大兩，水炙搗碎，水一大升，浸之，器上橫一小刀子，露一宿，平明以物攪令沫出，去沫服之，但是瘡腫發背皆甚效。蘇頌《圖經本草》

**乳癰初起**：炙甘草二錢，新水煎服，仍令人咂之。《直指方》

**諸般癰疽**：甘草三兩微炙，切，以酒一斗同浸瓶中，用黑鉛一片熔成汁，投酒中，取出，如此九度，令病者飲酒至醉，寢後即癒也。《經驗方》

**婦人乳癰**：丹參、白芷、芍藥各二兩，㕮咀，以醋醃一夜，豬脂半斤，微火煎成膏，去滓，敷之。孟詵《必效方》

**癰疽秘塞**：生甘草二錢半，井水煎服，能疏導下惡物。《直指方》

**癰腫無頭**：龍葵莖葉搗敷。《經驗方》

**便毒腫痛**：貫眾酒服二錢，良。《多能鄙事》

**熱毒癰腫**：秋後收連錢草，陰乾為末，水調敷之，生搗亦可。《本草衍義》

**一切癰疽**：瘡癤疳漏，惡瘡下注，臁瘡潰後，外傷風寒，惡汁臭敗不斂，並主之。木香、黃連、檳榔各等分，為末，油調頻塗之，取效。《和劑局方》

**癰疽瘡瘍**：曾孚先云：凡癰疽瘡瘍，皆因氣滯血凝而致，宜服諸香藥，引氣通血。藏器云：此氣血聞香即行，聞臭即逆，瘡瘍皆由氣澀而血聚，最忌臭穢不潔，觸之毒必引蔓。陳正節公云：大凡疽疾，多因怒氣而得，但服香附子藥，進食寬氣大有效也。獨勝散用香附子去毛，以生薑汁淹一宿，焙乾碾為細末，無時以白湯服二錢，如瘡初作，以此代茶，瘡潰後亦宜服之。或只以《和劑局方》小烏沉湯，少用甘草，癒後服至半年，尤妙。陳自明《外科精要》

**酒毒生疽**：一婦嗜酒，胸生一疽，脈緊而澀，用酒炒人參，酒炒大黃等分為末，薑湯服一錢，得唾汗出而癒，效。《丹溪醫案》

**乳癰初起**：白芷、貝母各二錢，為末，溫酒服之。《秘傳外科方》

**岐毒初起**：芭蕉葉熨斗內燒存性，入輕粉、麻油調塗，一日三上，或消或破，皆無痕也。《直指方》

**癰疽腫毒**：連翹草及根各一升，水一斗六升。煮汁三升，服取汁。《外台秘要》

**一切腫毒**：凡傷寒遺毒，發於耳之前後，及項下腫硬。用見腫消草，生白及、生白蘞、土大黃、生大薊根、野苧麻根各等分搗成餅，入芒硝一錢，和貼留頭，乾即易之，若加金線重樓及山慈姑尤妙。《傷寒蘊要》

**一切癰毒**：及腸癰、背疽，或赤腫而未破，或已破而膿血不散，發熱疼痛能食者，並宜排膿托裡散，用地蜈蚣、赤芍藥、當歸、甘草各等分，為末，每服二錢，溫酒下。《和劑局方》

**甲疽延爛**：崔氏方治甲疽，或因割甲傷肌，或因甲長侵肉，遂成瘡腫，黃水浸淫相染，五指俱爛，漸上腳趺泡漿四旁起，如火燒瘡，日夜怪僧醫不能療，綠礬石五兩，燒至汁盡，研末，色如黃丹收之，每以鹽湯洗拭，用末厚敷之，以軟帛暖裹，當日即汁斷瘡乾，每日一遍，鹽湯洗濯，有膿處使淨敷其痂，乾處不須近，但有急痛處塗酥少許，令潤五日，即覺上痂起，依前洗敷十日，痂漸剝盡軟處，或更生白膿泡即擦破敷之，自然瘥也。張侍郎病此，臥經六十日，京醫並處方，無效，得此法如神。王燾《外台秘要》

**婦人甲疽**：婦人趾甲內生瘡，惡肉突出，久不癒，名臭田螺，用皂礬日曬夜露，每以一兩煎湯浸洗，仍以礬末一兩，加雄黃二錢，硫黃一錢，乳香、沒藥各一錢，研勻搽之。《醫方摘要》

**乳癰腫痛**：馬鞭草一握，酒一碗，生薑一塊，擂汁服渣敷之。《衛生易簡方》

**癰疽赤腫**：白芷、大黃各等分，為末，米飲服二錢。《經驗方》

**一切毒腫**：商木根和鹽少許，搗敷，日再易之。《千金方》

**腹癰有膿**：薏苡仁附子敗醬湯，用薏苡仁十分，附子二分，敗醬五分搗，為末，每以方寸匕，水二升，煎一升，頓服，小便當下即癒。張仲景《金匱玉函方》

**卒腫毒起**：升麻磨醋，頻塗之。《肘後方》

**癰疽諸瘡**：王不留行湯，治癰疽、妒乳、月蝕、白禿，及面上久瘡，去蟲止痛，用王不留行、東南桃枝、東引茱萸根皮各五兩，蛇床子、牡荊子、苦竹葉、蒺藜子各三升，大麻子一升，以水二斗半，煮取一斗，頻頻洗之。《千金方》

**發背癰疽**：成瘡者，蘇頌《圖經本草》云：用龍葵一兩為末，麝香一分研勻塗之，甚善。

《袖珍方》云：一切發背癰疽、惡瘡用蛤蟆一個，同老鴉眼睛草莖葉搗爛敷之，即散神效。

**發背癰毒**：痛不可忍，龍牙草搗汁飲之，以滓敷患處。《集簡方》

**便癰初起**：皂莢子七個，研末水服效。一方：照年歲合之。《儒門事親》

**癰腫不破**：黃葵子研酒服，一粒則出頭，神效。《衛生易

簡方》

**發背初起**：草決明生用一升，搗生甘草一兩，水三升，煮一升，分二服，大抵血滯則生瘡。肝主藏血，決明和肝氣，不損元氣也。許學士《本事方》

**便毒初起**：冬葵子末，酒服二錢。《儒門事親》

**腸胃生瘡**：懷忠丹治內癰有敗血，腥穢殊甚，臍腹冷痛，用此排膿下血，單葉紅蜀葵根、白芷各一兩，白枯礬、白芍藥各五錢，為末，黃蠟融化和丸梧子大，每空心米飲下二十丸，待膿血出盡，服十宣散輔之。《坦仙皆效方》

**癰腫無頭**：孟詵曰：三日後取葵子二百粒，水吞之，當日即聞也。

《經驗方》云：只吞一粒即破，如吞兩粒，則有兩頭也。

**癰疽腫毒**：黃蜀葵花用鹽摻，收瓷器中密封，經年不壞，每用敷之，自平自潰，無花用根、葉亦可。《直指方》

**一切癰瘡**：婦人妒乳乳癰，小兒頭瘡，及浸淫黃爛熱瘡，疥疽陰蝕，並用天麻草切五升，以水一斗半，煮一斗，分數次洗之，以殺癢。《千金方》

**癰疽惡毒**：番降末、楓、乳香各等分為丸，薰之，去惡氣甚妙。《集簡方》

**一切腫疾**：紅花熟搗取汁，服不過三服，便瘥。《外台秘要》

**乳頭裂破**：燕脂、蛤粉為末，敷之。《世醫得效方》

**一切癰疽發背**：初發二日，但有熱證，便宜服漏蘆湯，退毒下膿，乃是宣熱拔毒之劑，熱退即住服。漏蘆用有白茸者，連翹、生黃耆、沉香各一兩，生粉草半兩，大黃微炒二兩，為細末，每服二錢，薑棗湯調下。《李迅癰疽集驗方》

**勒乳成癰**：益母草為末，水調塗乳上，一宿自瘥，生擠亦可。《聖惠方》

**瘡疽不出**：紅花子、紫草茸各半兩，蟬蛻二錢半，水酒鍾半，煎減半，量大小加減服。 安常《傷寒論》

**癰腫惡肉**：不消者，蒴藋灰，石灰各淋取汁，和煎如膏，敷之能蝕惡肉，亦去痣疵，此藥過十日，即不中用也。《千金方》

**乳癰初發**：腫痛結硬欲破，一服即瘥，以北來真樺皮燒存性，研，無灰酒溫服方寸匕，即臥，覺即瘥也。《沈存中靈苑方》

**身面石疽**：狀如痤癤而皮厚，穀子搗敷之。《外台秘要》

**便癰膿血**：白膠香一兩為末，入麝香、輕粉少許摻之。《袖珍方》

**木占斯散**：治發背、腸癰疽痔，婦人乳癰，諸產癥瘕無有不療，服之腫去，痛止膿消，已潰者便早癒也。木占斯（考《別錄》為灰皮）、甘草炙、厚朴炙、細辛、瓜蔞、防風、乾薑、人參、桔梗、敗醬各一兩，為散，酒服方寸匕，晝七夜四，以多為善，此藥入咽當覺流入瘡中，令化為水也。癰疽久不發，敗壞者尤可服之。內癰在上者，當吐膿血，在下者，當下膿血，其瘡未壞及長服者，去敗醬。一方加桂心。《劉涓子鬼遺方》

**癰疽惡瘡**：紫花地丁連根，同蒼耳葉等分搗爛，酒一盅，絞汁服。《楊誠經驗方》

**癰疽腫毒**：《李迅癰疽方》云：凡人病癰疽、發背不問老少，皆宜服黃礬丸，服至一兩以上，無不作效，最止疼痛不動臟腑，活人不可勝數。用明亮白礬一兩生研，以好黃蠟七錢溶化，和丸梧子大，每服十丸，漸加至二十丸，熱水送下。如未破則內消，已破即便合，如服金石發瘡者，引以白礬末一二匙，溫酒調下，亦三五服見效。有人遍身生瘡，狀如蛇頭，服此亦效。諸方俱稱奇效，但一日中服近百粒則有力，此藥不惟止痛生肌，能防毒氣內攻，護膜止瀉，托裡化膿之功甚大。服至半斤尤佳，不可欺其淺近，要知白礬大能解毒也，今人名為蠟礬丸用之，委有效驗。

**一切癰疽**：及打撲傷損，未破疼痛者，以生地黃杵如泥，

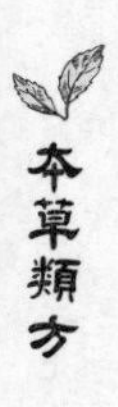

攤在上，摻木香末於中，又攤地黃泥一重貼之，不過三五度，即內消也。《王袞博濟方》

**癰疽發背**：初起未成者，苧根熟搗敷上，日夜數易，腫消則瘥。《圖經本草》

**發背初起**：未成，及諸熱腫，以濕紙搨上，先乾處是頭，著艾灸之，不論壯數，痛者灸至不痛，不痛者灸至痛乃止，其毒即散，不散亦免內攻，神方也。《兵部手集》

**便癰腫痛**：鼠黏子二錢，炒，研末，入蜜一匙，朴硝一匙，空心溫酒服。《袖珍方》

**一切腫毒**：芭蕉根，搗爛敷之。《肘後方》

**癰疽發背**：無名諸腫，貼之如神，紫花地丁草，三伏時收，以白麵和成，鹽醋浸一夜，貼之，昔有一尼發背，夢得此方，數日而癒。《集效方》

**乳癰初起**：內消花即白簪花，取根擂酒服，以渣敷之。《海上方》

**便癰初起**：淮人用黃蜀葵子七七粒，皂莢半挺，為末，以石灰同醋調塗之。《永類鈐方》

**乳上生癰**：脂麻炒焦搗爛，以燈盞內油腳調敷，即散。《集玄方》

**發背初起**：水調白飲末塗之。《肘後方》

**發背初起**：地菘杵汁一升，日再服，瘥乃止。《傷寒類要》

**一切癰疽**：發背惡瘡，用鐵掃帚同松毛、牛膝，以水煎服。《乾坤生意》

**毒攻手足**：腫痛欲斷，蒼耳搗汁漬之，並以滓敷之，立效。春用心，冬用子。《千金翼方》

**疔腫乳癰**：地黃搗，敷之，熱即易，性涼消腫無不效。《梅師方》

**癤子腫毒**：牛蒡子葉貼之。《千金方》

**癰癤惡肉**：地黃三斤，水一斗，煮取三升，去滓煎稠，塗

紙上貼之，日三易。《劉涓子鬼遺方》

**癰疽便閉**：紫草、瓜蔞實等分，新水煎服。《直指方》

**婦人吹乳**：牛蒡子一錢，麝香少許，溫酒細吞下。《袖珍方》

**便毒初起**：芫根擂水服，以渣敷之，得下即消，黃州熊珍所傳。《集簡方》

**發背欲死**：芭蕉根搗爛塗之。《肘後方》

**乳汁結毒**：產後乳汁不泄，結毒者，皂莢刺、蔓荊子各燒存性，等分為末，每溫酒服二錢。《袖珍方》

**萬應膏**：治一切癰疽發背，無頭惡瘡，腫毒疔癤，一切風癢臁瘡，杖瘡、牙疼、喉痺。五月五日採蒼耳根、葉數擔，洗淨，曬萎細剉，以大鍋五口，入水煮爛，以篩濾去粗滓，布絹再濾後，入淨鍋，武火煎滾，文火熬稠，攪成膏，以新罐訂封，每以敷貼即癒。牙疼即敷牙上，喉痺敷舌上，或噙化二三次即效，每日用酒服一匙，極有效。《集簡方》

**癰疽發背**：凡人中熱毒，眼花、頭暈、口乾、舌苦、心驚、背熱、四肢麻木，覺有紅暈在背後者。即取槐花子一大抄，鐵勺炒褐色，以好酒一盞淬之，乘熱飲酒，一汗即癒。如未退，再炒一服，極效，縱成膿者亦無不癒。彭幸庵云：此方三十年屢效者。《劉松石保壽堂方》

**癰癤已潰**：芫花根皮搓作捻，插入則不生合，令膿易竭也。《集簡方》

**癰疽疔腫**：一切無名腫毒，《集效方》用野菊花連莖搗爛，酒煎，熱服取汁，以滓敷之，取汗即癒。或六月六日採蒼耳葉，九月九日採野菊花為末，每酒服三錢亦可。

**癰腫初起**：芫花末和膠塗之。《千金方》

**癰疽不合**：瘡口冷滯，以北艾煎湯洗後，白膠薰之。《直指方》

**癰腫癤毒**：潰爛疼痛，用薔薇皮，更炙熨之。《千金方》

**陰卒腫痛**：柳枝三尺長二十枝，細剉。水煮極熱，以故帛

裹包腫處，仍以熱湯洗之。《集驗方》

**癰癤已潰**：用牛膝根略刮去皮，插入瘡中，留半寸在外，以嫩橘葉及地錦草各一握，搗敷上。牛膝能去惡血，二草溫涼止痛，隨乾隨換，有十全之功也。《陳日華經驗方》

**乳癰初腫**：扁竹根如殭蠶者，同萱草根為末，蜜調敷之，神效。《永類鈐方》

**石癰如石**：堅硬不作膿者，生商木根搗擦之，燥即易，取軟為度。亦治濕漏諸癤。張文仲方

**癰疽腫毒**：一切惡瘡，豨薟草端午採者一兩，乳香一兩，白礬燒半兩，為末，每服二錢，熱酒調下，毒重者連進二服，得汗妙。《乾坤秘韞》

**癰疽發背及乳瘡**：半夏末、雞子白調塗之。《肘後方》

**乳癰潰爛**：銀杏半斤，以四兩研酒服之，以四兩研敷之，《救急易方》

**吹奶乳癰**：五月五日稷箬燒灰，酒服二錢即散，累效。《濟急仙方》

**乳腫不消**：莽草、小豆各等分，為末，苦酒和敷之。《衛生易簡方》

**癰疽惡肉**：白炭灰、白荻灰各等分煎膏塗之，蝕盡惡肉，以生肉膏貼之，亦去黑子，此藥只可留十日，久則不效。葛洪《肘後方》

**發背潰爛**：陳蘆葉為末，以蔥椒湯洗淨，敷之，神效。《乾坤秘韞》

**緩疽腫痛**：蘭茹一兩為散，溫水服二錢匕。《聖惠方》

**發背疔瘡**：豨薟草、五葉草即五爪龍、野紅花即小薊、大蒜各等分擂爛，入熱酒一盞，絞汁服，得汗，立效。《乾坤生意》

**石癰堅硬**：不作膿者，莨菪子為末，醋和敷瘡頭，根即拔出。《千金方》

**一切毒腫**：痛不可忍，蓖麻子仁搗敷，即止也。《肘後

方》

**吹奶腫痛**：半夏一個，煨研酒服立癒。一方：以末隨左右鼻效。《劉長春經驗方》

**乳癰堅硬**：新萇菪子半匙，清水一盞，服之，不得嚼破。《外台秘要》

**婦人乳癰**：皂莢刺燒存性一兩，蚌粉一錢，和研，每服一錢，溫酒下。《直指方》

**羊疽瘡癢**：藜蘆二分，附子八分，為末敷之，蟲自出也。陶隱居方

**一切癰腫**：權日白蘞赤小豆、草為末，雞子白調塗之。陶隱居方用白蘞二分，藜蘆一分為末，酒和貼之，日三上。

**癰疽腫毒**：用烏頭炒、黃蘗炒各一兩，為末，唾調塗之留頭，乾則以米泔潤之。《深師方》

**疽瘡有蟲**：生麻油滓貼之，綿裹當有蟲出。《千金方》

**乳癰腐爛**：靴內年久樺皮燒灰，酒服一錢，日一服。《唐瑤經驗方》

**腫毒初起**：大黃、五倍子、黃蘗各等分，為末，新汲水調塗，日四五次。《簡便方》

**發背初生**：一切癰疽皆治，單用紫荊皮為末，酒調箍住，自然撮小不開，內服柞木飲子，乃救貧良劑也。《仙傳外科》

**柞木飲**：治諸般癰腫發背，用乾柞木葉、乾荷葉中心蒂、乾萱草根、甘草節、地榆各四兩，細剉，每用半兩，水二盞，煎一盞，早、晚各一服，已成者，其膿血自漸乾涸。未成者，其毒自消散也。忌一切飲食、毒物。許學士《本事方》

**瘭疽出汁**：著手足肩背，纍纍如赤豆，用枸杞根、葵根葉煮汁煎如飴，隨意服之。《千金方》

**癰腫焮熱作痛**：大黃末醋調塗之，燥即易，不過數易即退，甚驗，神方也。《肘後方》

**癰疽胬肉**：如眼不斂，諸藥不治，此法極妙。附子削如棋子大，以唾黏貼上，用艾火炙之，附子焦，復唾濕再炙，令熱

氣徹內即瘥。《千金方》

**癰疽肉突**：烏頭五枚，濃醋三升，漬三日洗之，日夜三四度。《古今錄驗方》

**乳癰腫毒**：《金黃散》用川大黃、粉草各一兩，為末，好酒熬成膏收之，以絹攤貼瘡上，仰臥，仍先以溫酒服一大匙，明日取下惡物。《婦人經驗方》

**諸癰發背**：初起微赤，瓜蔞搗末，井華水服方寸匕。《梅師方》

**疔瘡發背**：草烏頭去皮為末，用蔥白連鬚，和搗丸豌豆大，以雄黃為衣，每服一丸。先將蔥一根，細嚼以熱酒送下，或有噁心，咽三四口，用冷水一口，止之即臥。以被厚蓋，汗出為度。亦治頭風。《乾坤秘韞》

**便毒腫痛**：皂莢炒焦，水粉炒各等分研末，以熱醋調，攤貼患處，頻以水潤之即效。又方：用豬牙、皂莢七片，煨黃去皮，弦出火毒，為末，空心溫酒服五錢。《袖珍方》

**婦人吹乳**：《袖珍方》用豬牙皂莢去皮蜜炙為末，酒服一錢。又詩云：婦人吹乳法如何，皂莢燒灰蛤粉和，熱酒一杯調八字，管教時刻笑呵呵。

**癰疽惡肉**：烏金膏，解一切瘡毒及腐化瘀肉，最能推陳致新。巴豆仁炒焦研膏，點痛處則解毒，塗瘀肉上則自化，加乳香少許亦可，若毒深不能收斂者，宜作捻紝之，不致成痛。《外科精義》

**乳癰初發**：大熱，瓜蔞一枚，熟搗，以白酒一斗，煮取四升，去滓，溫服一升，日三服。《子母秘錄》

**癰腫初起**：孟詵《食療本草》用瓜蔞根，苦酒熬燥，搗篩，以苦酒和塗紙上貼之。楊文蔚方用瓜蔞根、赤小豆各等分，為末，醋調塗之。

**諸般癰腫**：新掘天門冬三五兩，洗淨，沙盆擂細，以好酒濾汁頓服，未效再服，必癒。此祖父經驗方也。虞摶《醫學正傳》

**便毒初發**：黃瓜蔞一個，黃連五錢，水煎連服，效。李仲南《永類鈐方》

**瘭疽毒瘡**：臘月飴糖晝夜塗之，數日則癒。《千金方》

**癰疽毒瘡**：紅內消（何首烏）不限多少，瓶中文武火熬煎，臨熱入好無灰酒，相等再煎數沸，時時飲之，其滓焙研為末，酒煮麵糊丸梧子大，空心溫酒下三十丸，疾退，宜常服之。即赤何首烏也，建昌產者良。陳自明《外科精要》

**發背不潰**：皂莢刺麥麩炒黃一兩，綿黃焙一兩，甘草半兩，為末，每服一大錢，酒一盞，乳香一塊，煎七分，去滓溫服。《本事方》

**封口惡瘡**：野苦蕒擂汁一鍾，入薑汁一匙，和酒服，以滓敷一二次即癒。《唐瑤經驗方》

**骨攣癰漏**：《薛己外科發揮》云：輕粉致傷脾胃氣血，筋骨疼痛，久而潰爛成癰，連年累月，至於終身成廢疾者。土萆薢一兩，有熱加芩連，氣虛加四君子湯，血虛加四物湯，水煎代茶，月餘即安。

《朱氏集驗方》用過山龍四兩，即硬飯，加四物湯一兩，皂莢子七個，川椒四十九粒，燈心七根，水煎飲。

**諸般癰腫**：黃明膠一兩，水半升化開，入黃丹一兩煮勻，以翎掃上瘡口，如未成者塗其四圍，自消。《本事方》

**癰疽發背**：榆根白皮切，清水洗，搗極爛，和香油敷之，留頭出氣，燥則以苦茶頻潤，不黏更換新者，將癒。以桑葉嚼爛，隨大小貼之，口合乃止，神效。《救急方》

**一切癰疽**：馬蹄草即蓴菜，春夏用莖，冬月用子，就於根側，尋取搗爛敷之，未成即消，已成即毒散，用菜亦可。《寶生餘錄》

**乳癰腫毒**：龍舌草、忍冬藤，研爛，蜜和敷之。《多能鄙事》

**毒腫初起**：水中萍子草搗敷之。《肘後方》

**發背初起**：腫焮赤熱，浮萍搗和，雞子清貼之。《聖惠

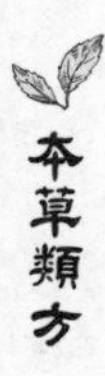

方》

**腫毒初起**：白芥子末，醋調塗之。《集簡方》

**惡核腫結**：小蒜、吳茱萸等分搗敷即散。《肘後方》

**瘭疽發熱**：疽著手足、肩背纍纍如米起，色白，刮之汁出，後發熱，用芫菁子搗，帛裹轉其上，日夜勿止。《肘後方》

**乳癰堅硬**：以罐盛醋，燒熱石投之二次，溫漬之，冷則更燒石投之，不過三次，即癒。《千金方》

**癰疽不潰**：薏苡仁一枚吞之。《集驗方》

**一切腫毒**：松香八兩，銅青二錢，蓖麻仁五錢同搗作膏，攤貼甚妙。《李樓怪病奇方》

**乳瘡腫痛**：用脂麻炒焦研末，以燈萬油調塗即安。

**癰疽發背**：大如盤，臭腐不可近，桐葉醋蒸貼上，退熱止痛，漸漸生肉收口，極驗秘方也。《醫林正宗》

**無名腫毒**：翻白草根五七個，煎酒服。

**風熱腮腫**：絲瓜燒存性，研末，水調搽之。嚴月軒方

**風熱腫毒**：蕓台苗葉根、蔓菁根各三兩，為末，以雞子清和貼之，即消。無蔓菁即以商陸根代之，甚效也。《近效方》

**忍冬膏**：治諸般腫痛，金刃傷瘡，惡瘡，用金銀藤四兩，吸鐵石三錢，香油一斤，熬枯去滓，入黃丹八兩，待熬至滴水不散，如常攤用。《乾坤秘韞》

**癰疽久漏**：瘡口冷膿水不絕，內無惡肉，大附子以水浸透，切作大片，厚三分，安瘡口上，以艾灸之，隔數日一灸，灸至五七次，仍服內托藥，自然肌肉長滿，研末作餅子亦可。薛己《外科心法》

**毒氣攻腹**：手足腫痛，樺樹皮和槲皮煮汁，煎如飴糖，以樺皮煮濃汁化飲。《肘後方》

**足趾甲疽**：腫爛者，屋上馬齒莧、崑崙、青木香、印城鹽各等分，和匀，燒存性，入光明硃砂少許敷之。《外台秘要》

**乳癰寒熱**：蔓菁根並葉去土，不用水洗，以鹽和搗，塗

之，熱即換，不過三五次即瘥，冬月只用根，此方已救十數人，須避風。《兵部手集》

**一切腫毒**：生蔓菁根一握，入鹽花少許，同搗敷之，日三易之。《肘後方》用蔓菁葉不沾水者，燒灰，和臘豬脂敷之。

**一切腫毒**：發背乳癰、便毒惡瘡初起者，並用五葉藤或根一握，生薑一個搗爛，入好酒一盞，絞汁熱服，取汗，以滓敷之，即散。一用大蒜代薑亦可。《壽域方》

**婦人乳裂**：秋月冷茄子裂開者，陰乾，燒存性，研末水調塗。《補遺方》

**癰口不飲**：經霜黃桑葉為末敷之。《直指方》

**忍冬酒**：治癰疽發背，不問發在何處，發眉，發頤，或頭，或項，或背，或腰，或脅，或乳，或手足，皆有奇效。鄉落之間，僻陋之所，貧乏之中，藥材難得，但虔心服之，俟其疽破，仍以「神異膏」貼之，其效甚妙。用忍冬藤生取一把，以葉入砂盆研爛，入生餅子、酒少許，稀稠得所，塗於四圍，中留一口，洩氣，其藤只用五兩，木棰捶損不可犯鐵，大甘草節生用一兩，同入砂瓶內，以水二盞，文武火慢煎至一盞，入無灰好酒一大盞，再煎十數沸，去滓，分為三服，一日一夜吃盡，病勢重者，一日二劑，服至大小腸通利，則藥力到。沈內翰云：如無生者，只用乾者，然力終不及生者效速。陳自明《外科精要》

**癰疽托裡**：治癰疽發背、腸癰、奶癰、無名腫毒，焮痛實熱，狀類傷寒，不問老幼虛實服之，未成者內消，已成者即潰。忍冬葉、黃耆各五兩，當歸一兩，甘草八錢，為細末，每服二錢，酒一盞半，煎一盞，隨病上下服，日再服，以渣敷之。《和劑局方》

**便毒初起**：大黑蜘蛛一枚，研爛，熱酒一碗攪服，隨左右側臥，取利不退，再服必效。《壽域方》

**癰疽發背**：初作即服此，使毒氣不內攻，以麻油一斤，銀器煎二十沸，和醇醋二碗，分五次，一日服盡。《直指方》

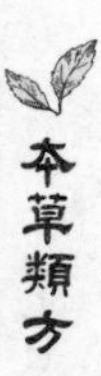

**發背散血**：槐花、綠豆粉各一升，同炒象牙色，研末，用細茶一兩，煎一盞，露一夜，調末三錢敷之，留頭，勿犯婦女手。《攝生眾妙方》

**癰疽發背**：粢米粉熬黑，以雞子白和塗，練上剪孔貼之，乾則易，神效。葛氏方

**穿掌腫毒**：新桑葉研爛，含之即癒。《通玄論》

**五毒發背**：金星草和根淨洗，慢火焙乾，每四兩入生甘草一錢，搗末，分作四服，每服用酒一升，煎二三沸，更以溫酒二三升相和，入瓶器內封固，時時飲之，忌生冷、油膩、毒物。《經驗方》

**便毒癰疽**：皂莢一條，醋熬膏敷之，屢效。《直指方》

**婦人吹奶**：水調麵煮糊，欲熟即投無灰酒一盞，攪勻，熱飲，令人徐徐按之，藥行即瘳。《聖惠方》

**護心散**：又名內托散，乳香萬全散，凡有疽疾，一日至三日之內，宜連進十餘服，方免變證，使毒氣出外，服之稍遲，毒氣內攻，漸生嘔吐或鼻生瘡菌，不食即危矣。四五日後，亦宜間服之。用真綠豆粉一兩，乳香半兩，燈心同研和勻，以生甘草濃煎湯，調下一錢，時時呷之。若毒氣衝心，有嘔逆之證，大宜服此，蓋綠豆壓熱，下氣消腫解毒，乳香消諸癰腫毒，服至一兩，則香徹瘡孔中，真聖藥也。《李嗣立外科方》

**腫毒初起**：帶泥山藥、蓖麻子、糯米各等分水浸，研敷之，即散也。《普濟方》

**癰疽焮痛**：止痛，靈寶散，用鬼繫腰（即絡石），生竹籬陰濕石岸間，絡石而生者，好絡石者，無用其藤，柔細兩葉相對形生三角，用莖葉一兩，洗曬勿見火，皂莢刺一兩，新丸炒黃，甘草節半兩，大瓜蔞一個，取仁炒香，乳香、沒藥各三錢，每服二錢，水一盞，酒半盞，慢火煎至一盞，溫服。《外科精要》

**發背癰腫**：已潰未潰，用香豉三升，入少水搗成泥，照腫處大小作餅，厚三分，瘡有孔勿覆孔上，鋪豉餅以艾列於上，

灸之，但使溫溫，勿令破肉，如熱痛即急易之，患當減快，一日二次灸之，如先有孔，以汗出焉妙。《千金方》

**一切癰疽**：發背無名腫毒，年少氣壯者，用黑白牽牛各一合，布包捶碎，以好醋一盞，熬至八分，露一夜，次日五更溫服，以大便出膿血為妙，名濟世散。《張三丰仙方》

**癰疽腫毒**：重陽前，取芙蓉葉研末，端午前，取蒼耳燒存性研末，等分，蜜水調塗四圍，其毒自不走散，名鐵井蘭。《簡便方》

**癰腫背瘡**：血見愁一兩，酸漿草半兩，焙當歸二錢半，焙乳香、沒藥各一錢二分半，為末，每服七錢，熱酒調下，如有生者，擂酒熱服，以渣敷之，亦效。血見愁惟雄瘡用之，雌瘡不用。《楊清叟外科方》

**一切腫毒**：不問已潰、未潰，或初起，發熱用金銀花，俗名甜藤，採花連莖葉，自然汁半盞，煎八分服之，以渣敷上，敗毒托裡，散氣和血，其功獨勝。《萬表積善堂方》

**癰疽腫硬**：烏金散，治癰癤腫硬，無頭不變色者。米粉四兩，蔥白一兩，同炒黑研末，醋調，貼一伏時又換，以消為度。《外科精要》

**小金絲膏**：治一切瘡癤腫毒，瀝青、白膠香各二兩，乳香三錢，沒藥一兩，黃蠟三錢，又以香油三錢，同熬至滴下不散，傾入水中，扯千遍收貯，每捻作餅貼之。

**胯眼臀瘍**：山藥、砂糖同搗，塗上即消，先以面塗四圍，乃上此。《簡便單方》臀興去聲，瘡腫起。

**乳癰初起**：蔥汁一升頓服，即散。《千金方》

**乳癰不消**：白面半斤炒黃，醋煮為糊，塗之即消。《聖惠方》

**下部懸癰**：擇人神不在日，空心用井華水調百藥，煎末一碗服之，微利後，卻用秋壺蘆，一名苦不老生，在架上而苦者，切片置瘡上，灸二七壯，蕭端式病此連年，一灸遂癒。《永類鈐方》

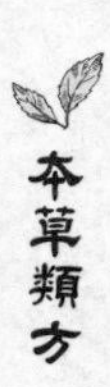

**瘭疽出汗**：生手足肩背，纍纍如赤豆狀，剝淨，以大麻子炒研末，摩之。《千金方》

**敷腫拔毒**：金銀藤大者燒存性，葉焙乾與末，各三錢，大黃焙為末四錢，凡腫毒初發，以水酒調搽四圍，留心洩氣。《楊誠經驗方》

**一切腫毒**：初起，用綠豆粉炒黃黑色，豬牙皂莢一兩，為末，用米醋調敷之，皮破者油調之。《邵真人經驗方》

**癰疽未成**：用白芷、紫荊皮各等分，為末，酒調服，外用紫荊皮、木蠟、赤芍藥各等分，為末，酒調作箍藥。《仙傳外科》

**背瘡灸法**：凡覺背上腫硬疼痛，用濕紙貼，尋瘡頭，用大蒜十顆、淡豉半合、乳香一錢，細研，隨瘡頭大小，用竹片作圈，圍定真藥於內，二分厚著艾灸之，痛灸至癢，癢灸至痛，以百壯為率，與蒜錢灸法同功。《外科精要》

**腫毒已破**：青大麥去須炒，暴花為末，敷之，成靨，揭去又敷，數次即癒。

**婦人吹乳**：葛蔓燒灰，酒服二錢，三服效。《衛生易簡方》

**便毒初起**：蔥白炒熱，布包熨數次，乃用敷藥即消。《永類鈐方》用蔥根和蜜搗敷，以紙蜜護之，外服通氣藥即癒。

**手足瘭疽**：此疽喜著手足肩背，纍纍如赤豆，剝之汗出，用蕓苔煮汁服一升，並食乾熟菜數頓，少與鹽醬，冬月用子研水服。《千金方》

**癰疽初起**：乾薑一兩，炒紫研末，醋調敷四圍，留頭，自癒，此乃東昌申一齋奇方也。《諸症辨疑》

**一切腫毒**：赤龍散用野葡萄根曬研，為末，水調塗之即消也。《儒門事親》

**便毒初起**：古文錢、胡桃同嚼食二三枚，能消便毒，便毒屬肝金伐木也。《時珍發明》

**便毒初起**：肥皂搗爛，敷之甚效。《簡便方》

**乳癰妒乳**：初起堅紫，眾療不瘥，柳根皮熟擣，火溫帛裹熨之，冷更易，一宿消。《肘後方》

**腫毒尿閉**：因腫毒未潰，小便不通，用蔥切，入麻油煎至黑色，去蔥取油，時塗腫處即通。《普濟方》

**一切癰腫**：豬膽汁和芥子末貼之，日三上，豬脂亦可。《千金翼方》

**乳癰初起**：蔓荊子炒為末，酒服方寸匕，渣敷之。《世醫得效方》

**乳癰紅腫**：蒲公英一兩，忍冬藤二兩，擣爛，水二鍾，煎一鍾，食前服，腫消，病即去矣。《陸氏積德堂方》

**發背欲死**：冬瓜截去頭，合瘡上，瓜爛，截去更合之，瓜未盡瘡已小斂矣，乃用膏貼之。《肘後方》

**發背初起**：生薑一塊，炭火炙一層，刮一層，為末，以豬膽汁調塗。《海上方》

**瘰癧惡瘡**：皂莢刺燒存性，研白及少許，為末敷之。《直指方》

**陰腫如刺**：汗出者小蒜一升，韭根一升，楊柳根二斤，酒三升煎沸，乘熱薰之。《永類鈐方》

**婦人乳岩**：因久積憂鬱，乳房內有核如指頭，不痛不癢，五七年成癰，名乳岩，不可治也。用青皮四錢，水一盞半，煎一盞，徐徐服之，日一服，或用酒服。丹溪方

**一切癰疽**：初起不問發於何處，用木蓮四十九個，揩去毛，研細，酒解開溫服，功與忍冬草相上下。陳自明《外科精要》

**癰疽不潰**：苦酒和雀屎如小豆大，敷瘡頭上，即穿也。《肘後方》

**癰疽惡肉**：丁香末敷之，外以膏藥護之。《怪證奇方》

**癰疽初作**：赤小豆末水和塗之，毒即消散，頻用有效。《小品方》

**服硫發癰**：酢和豉研膏敷之，燥則易。《千金方》

**瘭疽出汗**：生手足肩背，纍纍如赤豆，剝淨，以酒和麵敷之。《千金方》

**癰疽痔漏**：蠐螬研末敷之，日一上。《子母秘錄》

**腫毒初起**：麻油煎蔥黑色，趁熱通手旋塗，自消。《百一選方》

**諸腫有膿**：棘針燒灰，水服一錢，一夜頭出。《千金方》

**痄腮腫痛**：醋調石灰敷之。《簡便方》

**婦人乳腫**：小豆、芥草各等分，為末，苦酒和敷，佳。《梅師方》

**婦人吹乳**：赤小豆酒研溫服，以滓敷之。熊氏方

**露岐便毒**：生菖蒲根搗敷之。《證治要訣》

**癰疽不斂**：瘡口太深，用絲瓜搗汁，頻 之。《直指方》

**一切毒腫**：不問硬軟，取楸葉十重，敷腫上，舊帛裹之，日三易之，當重重有毒氣為水，流在葉上。冬月取乾葉，鹽水浸軟，或取根皮搗爛敷之，皆效，止痛消腫，食膿血，勝於眾藥。《范汪方》

**一切腫毒**：蔥汁漬之，日四五度。《千金方》

**癰腫不散**：生白蘞根搗貼，乾則易之，無生者研末，水和貼。《圖經本草》

**瘡腫不穿**：野百合同鹽，搗泥敷之，良。《應驗方》

**石癰諸癰**：赤小豆五合，納苦酒中五宿，炒研，以苦酒和塗即消，加瓜蔞根等分。《范汪方》

**異疽似癰**：而小有異，膿如小豆汁，今日去明日滿，用蕓苔搗熟，布袋盛，於熱灰中煨熟，更互熨之，不過二三度，無藥用乾者。《千金方》

**癰疽發背**：一切腫毒，莜麥麵即蕎麥麵，硫黃各二兩，為末，井華水和作餅，曬收。每用一餅，磨水敷之，痛則令不痛，不痛則令痛，即癒。《直指方》

**瘡瘍刺骨**：草血竭搗罨之，自出。《本草權度》

**婦人乳癰**：一醉膏，用石膏鍛紅，出火毒，研，每服三

錢，溫酒下，添酒盡醉，睡覺再進一服。《經驗方》

**發背腫毒**：未成者，用活蟾一個，繫放瘡上半日，蟾必昏聵，置水中救其命，再易一個，如前法，其蟾必踉蹌，再易一個，其蟾如舊，則毒散矣，累驗極效。若勢重者，以活蟾一個或二三個，破開連肚，乘熱合瘡上，不久必臭不可聞，再易二三次即癒，慎勿以微物見輕也。《醫林集要》

**背瘡熱腫**：蕺菜搗汁塗之，留孔以淺熱毒，冷即易之。《經驗方》

**癰瘡不合**：烏麻炒黑搗敷之。《千金方》

**一切腫毒**：野芫荽一把，穿山甲燒存性七分，當歸尾三錢擂爛，入酒一盞，絞汁服，以渣敷之。《集簡方》

**骨疽不癒**：癒而復發，骨從孔中出者，芫菁子搗敷之，用帛裹定，日一易之。《千金方》

**妒乳乳痛**：丁香末，水服方寸匕。《梅師方》

**癰腫熱毒**：家芥子末同柏葉搗塗，無不癒者，大驗。得山芥更妙。《千金翼方》

**發背欲死**：雞腸草，搗敷之。《肘後方》

**輕粉毒癰**：左纏藤一握，搗爛入雄黃五分，水二升，瓦罐煎之，以紙封七層，穿一孔待氣出，以瘡封孔，薰之三時久，大出黃水後，用生肌藥取效。《選奇方》

**熱癤腫毒**：蕓苔子、狗頭骨，等分為末，醋和敷之。《千金方》

**癰疽發背**：生菖蒲搗貼之，瘡乾者為末，水調塗之。孫用和《秘寶方》

**石乳乳癰**：蒲黃草根搗封之，並煎汁飲及食之。《昝殷產寶》

**大赫瘡疾**：急防毒氣入心，先炙後用乾蜣螂為末，和鹽水敷四圍，如韭菜闊，日一上之。《肘後方》

**乳頭裂破**：丁香末敷之。《梅師方》

**癰疽惡瘡**：膿血不止，地骨皮不拘多少，洗淨刮去粗皮取細末，白瓤以粗皮同骨煎湯，洗令膿血盡，以細瓤貼之，立效。有一朝士，腹肋間病疽經歲。或以地骨皮煎湯淋洗，出血一二升，家人懼欲止之，病者曰：疽似少快。更淋之，出五升許，血漸淡乃止，以細瓤貼之，次日結痂癒。《證類本草》

**癰腫初起**：桐油點燈入作筒內，薰之得出，黃水即消。《醫林正宗》

**癰疽腫毒**：黃柏皮炒，川烏頭炮，等分，為末，唾調塗之，留頭了頻以米泔水潤濕。《集簡方》

**海馬拔毒散**：治療瘡發背，惡瘡有奇效。用海馬炙黃一對，穿山甲黃土炒，硃砂、水銀各一錢，雄黃三錢，龍腦、麝香各少許，為末，入水銀研不見星，每以少許點之，一日一點，毒自出也。《秘傳外科》

**橫痃便毒**：雞子一個，開孔入紅娘子六個，紙包煨熟，去紅娘子，食雞子以酒下，小便淋澀，出膿血即癒。《陸氏積德堂方》

**甲疽弩肉**：膿血疼痛不癒，用乳香為末，膽礬燒研，等分敷之，內消即癒。《雲苑方》

**癰疽寒戰**：乳香半兩，熟水研服，頭發於脾，乳香能入脾故也。《直指方》

**癰疽拔膿**：癰疽不破，或破而腫硬無膿，斑蝥為末，以蒜搗膏，和水一豆許，貼之，少頃膿出即去藥。《直指方》

**婦人乳癰**：未成者即散，已成者即潰，痛不可忍者，即不疼，神效不可云喻也。用真陳橘皮湯浸去白，曬面炒微黃，為末，每服二錢，麝香調酒下，初發者一服見效，名橘香散。張氏方

**毒腫入腹**：雞舌香、青木香、薰木香、麝香各一兩，水四升煎二升，分二服。《肘後方》

**石癰堅硬**：如石不作膿，用橡子一枚，以醋於青石上磨汁塗之，乾則易，不過十度即平。《千金方》

**便毒初起**：子和《儒門事親》用胡桃七個，燒研，酒服，

不過三服見效。《楊氏經驗方》用胡桃三枚夾銅錢一個，食之即癒。

**一切癰腫**：背癰、附骨疽未成膿者，胡桃十個煨熟去殼，槐花一兩研末杵勻，熱酒調服。《古今錄驗方》

**乳癰腫痛**：桂心、甘草各二分，烏頭一分炮為末，和苦酒塗之，紙覆住膿化為水，神效。《肘後方》

**一切腫毒**：五倍子炒紫黑色，蜜調塗之。《簡便方》治一切腫毒，初起無頭者，五倍子、大黃、黃蘗各等分，為末，新汲水調塗四圍，日三五次。

**諸瘡毒腫**：全蠍七枚，梔子七個，麻油煎黑去滓，入黃蠟化成膏，敷之。《澹寮方》

**魚口毒瘡**：端午日午時取樹上青胡桃，筐內陰乾，臨時全燒為末，黃酒服，少行一二次，有膿自大便出，無膿即消，二三次服平。《楊誠經驗方》

**諸般癰腫**：拔毒止痛，荷葉中心蒂如錢者，不拘多少煎湯淋洗，拭乾，以飛過寒水石，同臘豬脂塗之。又治癰腫，柞木飲，方中亦用之。《本事方》

**腫毒初起**：大蛤蟆一個，剁碎同炒，石灰研如泥，敷之頻易。余居士方

**腸癰內痛**：鱉甲燒存性，研，水服一錢，日三服。《傳信方》

**腸癰已成**：小腹腫痛，小便似淋，或大便難澀下膿，用甜瓜子一合，當歸炒一兩，蛇蛻皮一條，㕮咀，每服四錢，水一盞半，煎一盞，食前服，利下惡物為妙。《聖惠方》

**癰疽乳發**：初起者，黃蘗末和雞子白塗之，乾即易。《梅師方》

**玉枕生瘡**：生枕骨上如癰，破後如箸頭，用原蠶蛾炒、石韋各等分，為末，乾貼取瘥。《聖濟總錄》

**女人妒乳**：乳癰汁不出，內結成腫，名妒乳。用蜂房燒灰，研，每服二錢，水一小盞，煎六分，去渣溫服。《濟眾

方》

**一切腫毒**：已潰未潰者，用鯉魚燒灰，醋和塗之，以癒為度。《外台秘要》

**骨疽出骨**：癒而復發，骨從孔中出，宜瘡上炙之，以烏雌雞一隻，去肉取骨燒成炭，以三家甑蔽三家砧水，刮屑各一兩，皆燒存性，和導瘡中碎骨，當出盡而癒。《千金方》

**便毒腫痛**：已大而軟者，《直指方》用魚鰾膠熱湯，或醋煮軟，乘熱研爛貼之。戴氏治露即羊核，用石首膠一兩，燒存性研末，酒服，外以石菖蒲，生研盦之效。

**血疝便毒**：不拘已成未成，隨即消散，斑蝥三個去翅足，炒滑石三錢，同研，分作三服，空心白湯下，日一服，毒從小便出，如痛，以車前、木通、澤瀉、豬苓煎飲，名破毒散，甚效。東垣方

**婦人吹乳**：蛇皮一尺七寸燒末，溫酒一盞服。《產乳方》

**便毒便癰**：穿山甲半兩，豬苓二錢，並以醋炙，研末，酒服二錢。外穿山甲末和麻油、輕粉塗之，或只以土塗之。《直指方》

**吹奶疼痛**：穿山甲炙焦，木通各一兩，自然銅生用半兩，為末，每服二錢，酒下取效。《圖經本草》

**發背初起**：活蝸牛二百個，以新汲水一盞，湯瓶中封一夜，取涎水，入真蛤粉旋調，掃敷瘡上，日十餘度，熱痛止，則瘡便癒。《集驗方》

**甲疽潰痛**：弩肉裹趾甲，膿血不瘥者，用牡蠣頭厚處，生研為末，每服二錢，紅花煎酒調下，日三服，仍用敷之取效。《勝金方》

**便毒初起**：黃腳蜈蚣一條，瓦焙存性，為末，酒調服取汗，即散。《濟生秘覽》

**癰疽發背**：及發乳諸毒，用吳茱萸一升搗，為末，用苦酒調塗帛上貼之。《外台秘要》

**癰瘡大痛**：壁虎焙乾研末，油調，敷之即止。《醫方摘

要》

**癰腫未成**：用此拔毒，水調牡蠣粉末塗之，乾更上。《集驗方》

**魚口瘡毒**：初起未成膿者，用南五倍子炒黃研末，入百草霜等分，以臘醋調塗於患處，一日一夜即消。《杏林摘要》

**骨疽膿出**：黑色鯽魚一個，去腸入白鹽，令滿紮定，以水一盞，石器內煮至乾焦，為末，豬油調搽，少痛勿怪。《世醫得效方》

**風毒卒痛**：用白酒煮楊柳白皮，暖熨之，有赤點處摻去血，妙。凡諸腫急痛熨之，皆即止也。《姚僧坦集驗方》

**乳結硬痛**：百藥煎末，每服三錢，酒一盞煎數沸，服之取效。《經驗方》

**腸癰內痛**：大棗連核燒存性，百藥煎各等分，為末，每服一錢，溫酒下，日一取效。《直指方》

**魚口便毒**：五倍子不拘多少，以淨瓦器盛之，用陳醋熬成膏，用綿布攤貼之，如乾即換，三五次即癒。

**腫毒初起**：穿山甲插入穀芒熱灰中，炮焦為末二兩，入麝香少許，每服二錢，陳酒送下。《直指方》

**癰疽不斂**：不拘發背，一切瘡用鱉甲燒存性，研摻甚妙。《李樓怪病奇方》

**積年骨疽**：一捏一汁出者，熬飴糖勃瘡上，方破，生鯉魚㴸之，頃時刮見蟲出，更洗敷藥，蟲盡則癒。《肘後方》

**腫毒無頭**：蛇蛻灰、豬脂和塗。《肘後方》

**癰疽赤腫**：用米醋和蚌蛤灰塗之，待其乾即易之。《千金方》

**發背初起**：古賁即牡蠣粉灰，以雞子白和塗四圍，頻上取效。《千金方》

**癰疽不合**：破蒲蓆燒灰，臘月豬脂和納孔中。《千金方》

**石癰無膿**：堅硬如石，用蛇蛻皮貼之，經宿即癒。《聖濟總錄》

**胯上便毒**：鯽魚一枚，山藥五錢，同搗方之即消。《醫林集要》

**吹奶疼痛**：蜘蛛一枚，麵裹，燒存性，為末，酒服即止，神效。

**封口毒瘡**：已潰出膿，取韭地蚯蚓搗細，涼水調敷，日換三四次。《扶壽方》

**發背腫**：蛇頭燒灰，醋和敷之，日三易。《千金方》

**吹奶疼痛**：馬明退燒灰一錢五分，輕粉五分，麝香少許，酒服。《儒門事親》

**手足瘭疽**：纍纍如赤豆，剝之汁出，大鯽魚長三四寸者，亂髮一雞子大，豬脂一升，同煎膏塗之。《千金方》

**發背初起**：鹿角燒灰，醋和塗之，日五六易。《千金方》

**決癰代針**：白雞翅下兩邊第一毛燒灰，水服即破。《外台秘要》

**發背初起**：羊脂、豬脂切片，冷水浸貼，熱則易之，數日瘥。《外台秘要》

**瘭疽已潰**：車缸脂和樑上塵敷之。《外台秘要》

**吹奶寒熱**：用豬脂冷水浸，搨熱即易之，立效。《子母秘錄》

**附骨疽漏**：蜣螂七枚，同大麥搗敷。《劉涓子鬼遺方》

**癰疽發背**：初作及經十日以上，腫赤焮熱，日夜疼痛，百藥不效者，用鍛雞子一枚，新狗屎如雞子大，攪勻，微火熬令稀稠得所，搗作餅子於腫頭上貼之，以帛包抹，時時看視，覺餅熱即易，勿令轉動及歇氣，經一宿定，如日多者，三日貼之，一日一易，至瘥乃止。此方穢惡不可施之貴人，一切諸方皆不能及，但可備擇而已。《千金方》

**乳發初起**：母豬蹄一雙，通草六分，棉裹煮羹食之。《梅師方》

**發腦發背**：及癰疽，熱癤惡瘡，用臘月兔頭搗爛，入瓶內密封，惟久癒佳。每用塗帛上厚封之，熱痛即如水也，頻換取

瘥乃止。《勝金方》

**瘭疽毒瘡**：喜著十指狀，如代指根深至肌，能壞筋骨，毒氣入臟殺人，宜燒鐵烙之，或灸百壯，日飲犀角汁取癢。《千金方》

**封口毒瘡**：熱雞血頻塗之，取散。《皆效方》

**收斂癰疽**：貓頭一個鍛研，雞子十個，煮熟去白，以黃煎出油，入白蠟少許，調灰敷之，外以膏護住，神妙。《醫方摘要》

**瘭疽出汗**：生手足肩背，纍纍如赤豆，剝淨，以豬膽塗之。《千金方》

**婦人乳腫**：馬尿塗之立癒。《昝殷產寶》

**破決癰癤**：諸癰已成膿，懼針者，取雀屎塗瘡頭，即易決。《梅師方》

**腸癰腹痛**：其狀兩耳輪甲錯，腹痛，或遶臍，有瘡如栗，下膿血，用馬蹄灰和雞子白塗，即拔毒氣出。《千金方》

**乳癰潰爛**：見內者，貓兒腹下毛，乾鍋內鍛存性，入輕粉少許，油調封之。《濟生秘覽》

**狗寶丸**：治癰疽發背諸毒，初覺壯熱煩渴者，用癩狗寶一兩，臘月黑狗膽，臘月鯉魚膽合一枚，蟾酥二錢，蜈蚣炙七條，硇砂、乳香、沒藥、輕粉、雄黃、烏金石各一錢，粉霜三錢，麝香一分，同為末，用首生男兒乳一合，黃蠟三錢熬膏，和丸綠豆大，每服一丸或三丸，以白丁香七枚研調，新汲水送下，暖臥汗出為度，不過三服，立效，食後白粥輔之。《濟生方》

**瘡中朽骨**：久疽久漏，中有朽骨，以烏骨雞脛骨實，以砒石，鹽泥固濟，鍛紅出毒，以骨研末，飯丸粟米大，每以白紙撚送一粒，入竅中，以拔毒膏藥封之，其骨自出。《醫學正傳》

**吹奶焮痛**：鹿角屑炒黃為末，酒服二錢，仍以梳梳之。《唐瑤經驗方》

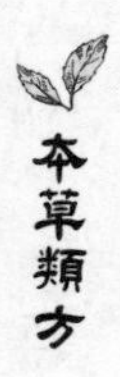

**瘭瘡作痛**：用雀屎，燕窠土研敷之。《直指方》

**乳妒乳癰**：雞矢白炒研，酒服方寸匕，三服癒。《昝殷產寶》

**瘭疽**：著手足肩背，纍纍如米起，色白刮之汁出，癒而後發，虎屎白者，以馬屎和之，曬乾燒灰粉之。《千金方》

**發背發乳**：豬脂切片，冷水浸貼，日易四五十片，甚效。《急救方》

**腸內生癰**：雄雞頂上毛並屎燒末，空心酒服。《千金方》

**潰腫排膿**：夜明砂一兩，桂半兩，乳香一分，為末，入乾砂糖半兩，井水調方。《直指方》

**乳頭破裂**：雞矢白炒研，酒服方寸匕，三服癒。《昝殷產寶》

**癰疽瘤毒**：狗頭骨灰、蕓苔子各等分，為末，水和敷之。《千金方》

**外腎癰瘡**：抱出雞卵殼、黃連、輕粉各等分，為細末，用煉過香油調塗。《醫林正宗》

**發背已潰**：用雞肶黃皮，同棉絮焙末搽之，即癒。

**發背初起**：用雞肶黃皮不落水者，陰乾，臥時溫水潤開貼之，隨乾隨潤，不過三五個，即消。《楊氏經驗方》

**骨疽不合**：骨從孔中出，掘地作坑，口小裡大深三尺，以乾雞屎二升，同艾及荊葉搗碎入坑內，燒令煙出，以疽口就薰用衣擁之，勿令洩氣，半日當有蟲出，甚效。《千金方》

**癰腫不合**：牛屎燒末，用雞子白和封，乾即易之，神驗也。《千金月令》

**附骨疽瘡**：狗頭骨燒煙，日薰之。《聖惠方》

**乳癤初發**：黃明水膠，以濃醋化塗之，立消。《楊起簡便方》

**癰疽發背**：母豬蹄一雙，通草六分，綿裹煮羹食之。《梅師方》

**癰疽有蟲**：鹿角燒末，苦酒和塗，磨汁亦可。

**發背癰疽**：用雄雞冠血滴疽上，血盡再換，不過五六雞，痛止毒散，數日自癒。《保壽堂方》

**婦人吹乳**：白丁香半兩為末，以溫酒服一錢。《聖惠方》

**天柱毒瘡**：生脊大椎上，大如錢，赤色，出水，驢蹄二斤，胡粉熬一分，麝香少許，為末，醋和塗之，乾則摻之。《聖惠方》

**內癰未成**：取伏雞屎，水和服即瘥。《千金方》

**發背腫毒**：雞嗉及肶內黃皮焙研，濕則乾摻，乾則油調搽之。《醫林正宗》

**便毒初起**：水膠溶化塗之，即散。《直指方》

**背疽初發**：《阮氏經驗方》用黃明牛皮膠四兩，酒一盞，重湯燉化，隨意飲盡，不能飲者，滚白湯飲之，服此毒不內攻，不敷惡症。

《談野翁試驗方》以新瓦上燒存性研末，酒二盞服之。《唐氏經驗方》又加穿山甲四片，同燒存性，云：極妙無比。

**一切腫毒**：已成未成，用水膠一片，水漬軟，當頭開孔貼之。未有膿者自消，已潰者令膿自出。王燾《外台秘要》

**乳發初起**：不治殺人，鹿角磨濃汁塗之，並令人嗍去黃水，隨手即散。《梅師方》

**乳癰初起**：牛屎和酒敷之即消。《集驗方》

**背瘡潰爛**：黃黑牛糞多年者，曬乾為末，入百草霜勻細摻之。《談野翁試驗方》

**癤毒腫毒**：鹿角尖磨濃汁，塗之甚妙。瀕湖方

**腸癰未成**：馬牙燒灰，雞子白和塗之。《千金方》

**對口毒瘡**：貓頭骨燒存性，研，每服三五錢，酒服。《吳球便民食療方》

**陰疽不發**：頭凹沉黯，不疼無熱，服內補散不起，必用人牙鍛過，穿山甲炙各一分，為末，分作兩服，用當歸、麻黃煎酒下，外以薑汁和麥敷之。又方：用烏頭、硫黃、人牙鍛過為末，酒服亦妙。《直指方》

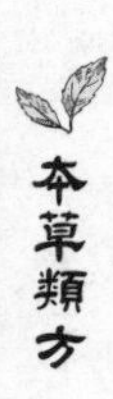

**婦人吹乳**：百齒霜以無根水丸梧子大，每服三丸，食後屋上倒流水下，隨左右暖臥取汁甚效。或以胡椒七粒，同白齒霜和丸，熱酒下得汗立癒。

**一切癰腫**：未潰，用乾人屎末、麝香各半錢，研勻，以豆大調貼頭處，以醋麵作錢護之，膿潰去藥。《本草衍義》

**疔疽惡瘡**：生人腦即耳塞也，鹽泥等分，研勻，以蒲公英汁和作小餅封之，大有效。《聖惠方》

**癰膿不出**：人乳汁和麵敷之，比曉膿盡出，不可近手。《千金方》

**乳癰已成**：用新濕鼠屎、黃連、大黃各等分，為末，以黍米粥清和塗四邊，即散。《集驗方》

**癰疽發背**：一切腫毒，用胡燕巢土、鼠土、榆白皮、瓜蔞根各等分，為末，以女人月經衣，水洗取汁和，敷腫上，乾即易之，潰者封其四圍，五日瘥。《千金方》

**肺癰吐血**：髮灰一錢，米醋二合，白湯一盞調服。《三因方》

**婦人吹奶**：鼠屎七粒，紅棗七枚，去核包屎，燒存性，入麝香少許，溫酒調服。《集要方》

**婦人乳癤**：酒下梳垢，五丸即退消。

**乳癰初起**：雄鼠屎七枚，研末，溫酒服取汁，即散。《壽域方》

**乳癰未潰**：人牙齒燒研，酥調貼之。《肘後方》

**發背欲死**：燒屎灰，醋和敷之，乾即易。《肘後方》

**潰癰不合**：老鼠一枚，燒末敷之。《千金方》

**胻疽青爛**：生於腨脛間，惡水淋漓經年，瘡冷敗為深疽，青黑，好肉虛腫，百藥不瘥，或瘥而復發，先以藥蝕去惡肉，後用鍛豬屎散，甚效。以豬屎燒研為末，納瘡孔令滿，白汁出，吮去更敷。有惡肉，再蝕去乃敷，以平為期，有驗。《千金方》

**癰疽發背**：初起者，用豬腰子一雙，同飛麵搗如泥，塗之即癒。

**腫毒初起**：敗龜甲一枚燒研，酒服四錢。《小品方》

**癰腫初起**：藏器曰：以水蛭十餘枚，咂病處，取皮皺肉，白為效。冬月無蛭，地中掘取，暖水養之令動。先淨人皮膚，以竹筒盛蛭合之，須臾，咬咂血滿自脫，更用飢者。

**車螯轉毒散**：治發背癰疽，不問淺深大小，利去病根則免傳變，用車螯即昌娥，紫背光厚者，以鹽泥固濟，鍛赤出火毒，一兩，生甘草末一錢半，輕粉五分，為末，每服四錢，用瓜蔞一個，酒一盞，煎一盞調服，五更轉下惡物為度，未下再服，甚者不過二服。《外科精要》

**六味車螯散**：治發背癰疽，不問淺深大小，利去病根則免傳變。用車螯四個，黃泥固濟，鍛赤出毒，研末，燈心三十莖，瓜蔞一個，取仁炒香，甘草節炒二錢，通作一服，將三味入酒二碗，煎半碗，去滓，入蜂蜜一匙，調車螯末二錢，膩粉少許，空心溫服，下惡涎毒為度。《本事方》

**肩疽白禿**：並用吳茱萸鹽淹過，炒研，醋和塗之。《活幼口議》

**婦人乳毒**：敗龜甲一枚燒研，酒服四錢。《小品方》

**發背癰腫**：用白犬屎半升，水絞取汁服，以滓敷之，日再。《外台秘要》

**瘭疽惡毒**：肉中忽生一黤黤子，如豆粟或如梅子，或赤，或黑，或白，或青，其黶有核，核有深根，應心能爛筋骨，毒入臟腑即殺人，但飲葵根汁，可折其熱毒。《集驗方》

**陰下懸癰**：生於穀道前後，初發如松子大，漸如蓮子，數十日後赤腫如桃李，成膿即破，破則難癒也，用橫紋甘草一兩，四寸截斷，以溪澗長流水一碗，河水井水不用，以文武火慢慢蘸水炙之，自早至午，令水盡為度，劈開視之，中心水潤乃止。細剉，用無灰好酒二小碗，煎至一碗溫服，次日再服，便可保無虞。此藥不能急消，過二十日方得消盡，興化守康朝病，已破，眾醫拱手服此，兩劑即合口，乃韶州劉從周方也。

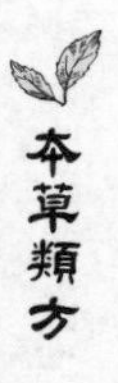

《李迅癰疽方》

**女子妒乳**：生蔓菁根搗和鹽醋，漿水煮汁洗之五六度良。又方：和雞子白封之，亦妙。孟詵《食療本草》

**瘨病股陰**（考《字彙》切音其）**癧**：無名異二錢，麝香一字，研，酒半碗，午後空腹服立效。《多能鄙事》

**癰疽瘡腫**：已潰未潰，皆可用鹽、白梅燒存性，為末，入輕粉少許，香油調塗四周。《衛生易簡方》

**一切癰疽**：及瘡癬，用荇絲菜或根，馬蹄草莖或子，即蓴也，各取半碗，同苧麻根五寸去皮，以石器搗爛，敷毒四周，春夏秋日換四五次，冬換二三次，換時以齊水洗之甚效。《保生餘錄》

**骨疽出骨**：一名多骨瘡，不時出細骨，乃母受胎未及一月，與六親骨肉交合，感其精氣，故有多骨之名，以密陀僧末，桐油調勻攤貼之，即癒。《壽域方》

**甲疽腫痛**：石膽一兩，燒煙盡，研末敷之，不過四五度瘥。《梅師方》

**肘骨疽瘡**：榆皮燒研，米飲每服方寸匕。《千金方》

**便毒初起**：極力提起，令有聲，以鐵秤錘摩壓一夜，即散。《集簡方》

**魚口瘡毒**：白礬枯研，寒食麥糊調敷上即消。《急救良方》

**甲疽瘡膿**：生足趾甲邊，赤肉突出時，常舉發者，黃耆二兩，藺茹一兩，醋浸一宿，以豬脂五合，微火上煎取二合，絞去滓，以封瘡口上，日三度，其肉自消。《外台秘要》

**瘭疽毒瘡**：肉中忽生暗子如粟豆，大者如梅李，或赤，或黑，或白，或青，其中有核，核有深根應心，腫泡紫黑色能爛筋骨，毒入臟腑，殺人，宜灸黯上百壯，以酸模葉薄其四面，防其長也，內服冬葵根汁，其毒自癒。《千金方》

**石癰堅硬**：不作膿者，蜀桑白皮陰乾為末，烊膠和酒調敷，以軟為度。《千金方》

## 諸瘡第九十一

**臁瘡不乾**：白善土鍛研末，生油調搽。《集玄方》

**白癩頭瘡**：白炭燒紅，投沸湯中，溫洗之取效。《肘後百一方》

**楊梅毒瘡**：《方廣心法附餘》用鉛汞、結砂、銀朱各二錢，白花蛇一錢為末，作紙捻七條，初日用三條，自後日用一條，香油點燈於烘爐中，放被內蓋，臥勿透風，須食飽，口含椒茶，熱則吐去再含。神燈薰法，用銀朱二錢，孩兒茶、龍掛香、皂莢子各一錢，為末，以紙捲作燈心大，長三寸，每用一條，安燈盞內，香油浸點，置水桶中，以被圍坐，用鼻吸菸咽之，口含冷茶，熱則吐去，日薰兩次，三日後口中破皮，以陳漿水漱之。神燈照法，治楊梅瘡年久破爛坑陷者，用銀朱、水粉、線香各三錢，乳香、沒藥各五分，片腦二分。為末，以紙捲作捻，浸油點燈照瘡，日三次，七日見效，須先服通聖散數貼，臨時日含椒茶，以防毒氣入齒也。

**手指腫痛**：漿水入少鹽，熱漬之，冷即易之。孫真人方

**一切惡瘡**：雲母粉敷之。《千金方》

**諸般惡瘡**：拔毒散，東牆上土，大黃各等分，為末，用無根井華水調搽，乾再上。《瑞竹堂經驗方》

**黃水肥瘡**：燕窠土一分，麝香半分，研敷之。《普濟方》

**浸淫濕瘡**：發於心下者，不早治，殺人。用胡燕窠中土研末，水和敷。葛氏方

**足臁爛瘡**：韭地蚯蚓泥乾研，入輕粉，清油調敷。《便民圖纂》

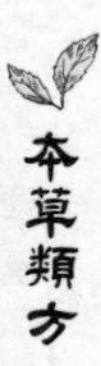

**手足發指**：毒痛不可忍，用壁間泥蜂窠為末，入乳香少許研勻，以醋調塗，乾即以醋潤之。《奇效方》

**疔瘡腫痛**：上蜂窠鍛，蛇皮燒各等分，酒服一錢。《直指方》

**濕渦疥瘡**：胡燕窠大者，用托子處土為末，以淡鹽湯洗

拭，乾敷之，日一上。《小品方》

**代指腫痛**：豬膏和白善土敷之。《肘後方》

**外腎生瘡**：蚯蚓屎二分，綠豆粉一分，水研塗之，乾又上之。《便民圖纂》

**燕窩生瘡**：韭地曲蟺屎，米泔水和，鍛過，入百草霜各等分，研末，香油調塗之。《摘玄方》

**代指腫痛**：麻沸湯漬之即安。《千金方》

**白禿頭瘡**：百年屋下燕窠泥，蠮螉窠研末，剃後麻油調搽。《聖濟總錄》

**疔腫**：糞下土，蟬蛻、全蠍各等分搗，作錢大餅，香油煎滾溫服，以滓敷瘡四周，疔自出也。《聖濟總錄》

**下疳陰瘡**：外科用孩兒茶末，米泔洗淨敷之，神效。或加胡黃連等分。

《纂奇方》孩兒茶一錢，珍珠一分，片腦半分，為末敷之。唐氏方用孩兒茶一錢，輕粉一分，片腦一字，為末搽之。

**臁瘡久爛**：灶內黃土年久者，研細末，黃蘗、黃丹、赤石脂、輕粉末各等分，清油調入油絹中，貼之勿動，數日癒。縱癢忍之，良。《濟急方》

**赤黑丹疥**：或癢或燥，不急治，遍身即死，白瓷末、豬脂塗之。《聖濟總錄》

**身面白丹**：白瓷瓦末和豬脂塗之。《梅師方》

**白禿臘梨**：灰窯內燒過紅土墼四兩，百草霜一兩，雄黃一兩，膽礬六錢，榆皮三錢，輕粉一錢，為末，豬膽汁調，剃頭後搽之，百發百中神方也。《陸氏積德堂方》

**牛皮血癬**：煙膠三錢，寒水石三錢，白礬二錢，花椒一錢半，為末，臘豬脂調搽。《陸氏積德堂方》

**臀生濕瘡**：日以新磚坐之，能去濕氣。《集玄方》

**頭瘡諸瘡**：以醋湯洗淨，百草霜入膩粉少許，生油調塗，立癒。《證類本草》

**白禿頭瘡**：百草霜和豬脂塗之。《簡便方》

**手搔瘡腫**：作膿，用鍋臍墨研細，清油調搽。《簡便方》

**臁瘡頑癬**：銅綠七分，研，黃蠟一兩，化熬，以厚紙拖過表裹，別以紙隔貼之，出水妙，亦治楊梅瘡及蟲咬。《鄧筆峰雜興》

**楊梅毒瘡**：銅綠醋煮研末，燒酒調搽，極痛出水，次日即乾，或加白礬等分研摻。《簡便方》

**瘡似蜂窠**：癒而後發，胡粉、硃砂各等分為末，蜜和塗之。《聖濟總錄》

**瘡傷水濕**：胡粉、炭灰等分，脂和塗孔上，水即出也。《千金方》

**黃水膿瘡**：官粉鍛黃、松香各三錢，黃丹一錢，飛礬二錢，為末，香油二兩熬膏敷之。《邵真人方》

**反花惡瘡**：胡粉一兩，胭脂一兩，為末，鹽湯洗淨敷之，日五次。《聖惠方》

**時氣生瘡**：胸中熱，鐵漿飲之。《梅師方》

**妒精陰瘡**：鉛粉二錢，銀杏仁七個，銅銚內炒至杏黃，去杏取粉，出火毒，研搽效。《集簡方》

**血風臁瘡**：《集效方》用官粉四兩，水調入碗內，以蘄州艾葉燒煙薰乾，入乳香少許同研，香油調作隔紙膏，反覆貼之。《楊氏簡便方》用官粉炒過，桐油調作隔紙貼之。

**陰股常濕**：胡粉粉之。《備急方》

**一切疔腫**：鐵漿日飲一升。《千金方》

**遠近臁瘡**：黃丹飛炒，黃柏酒浸七日，焙，各一兩，輕粉半兩研細，以苦茶洗淨，輕粉填滿，次用黃丹護之，外以柏末攤膏貼之，勿揭動，一七見效。《集效方》

**血風臁瘡**：黃丹一兩，黃蠟一兩，香油五錢熬膏，先以蔥椒湯洗後貼之。《陸氏積德堂方》

**楊梅毒瘡**：黑鉛、廣錫各二錢半，結砂、蜈蚣二條，為末，紙捲作小捻，油浸二夜，點燈日照瘡二次，七日見效。《集玄方》

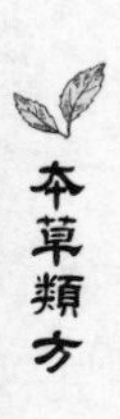

**蛇皮惡瘡**：鐵漿頻塗之。《談野翁試驗方》

**疔腫熱毒**：磁石末酢和封之，拔根立出。《外台秘要》

**疔腫初起**：多年土內鏽釘火鍛，醋淬刮下，鏽末不論遍次，鍛取收之，每用少許人乳和，挑破敷之，仍炒研二錢，以水煎滾，待冷調服。《普濟方》

**雌雄疔瘡**：鐵粉一兩，蔓菁根三兩搗如泥，封之，日二換。《集玄方》

**血風臁瘡**：密陀僧、香油，入粗鹽內磨化，油紙攤膏，反覆貼之。《集效方》

**代指腫痛**：芒硝煎湯漬之。《聖惠方》

**楊梅毒瘡**：水銀、黑鉛各一錢，結砂、黃丹各一錢，乳香、沒藥各五分，為末，以紙捲作小撚，染油點燈，日照瘡三次，七日見效。

《方廣附餘》用水銀、黑鉛、結砂、銀朱各二錢，白花蛇一錢，為末，作紙撚七條，頭日用三條，自後日用一條，香油點燈於爐中，放被內薰之，勿透風，頭上有瘡，連頭蓋之。一方：水銀一錢二分，黑鉛、白錫各八分，共結砂黃丹四分，硃砂六分為末，分作十二紙撚，以香油浸燈盞內，點於小桶中，以被圍病人坐之，以鼻細細吸煙，三日後口出惡物為效。

**天泡濕瘡**：無名異末，井華水調服之。《普濟方》

**蟲癬瘙癢**：水銀、胡粉各等分研敷。又水銀、蕪荑和酥敷之。《外台秘要》

**癬瘡有蟲**：銀朱、牛骨髓、桐油調搽。《醫方摘要》

**一切惡瘡**：水銀、黃連、胡粉熬黃各一兩，研勻敷之，乾則以唾調。《肘後方》

**黃水濕瘡**：銀朱、鹽梅和搗敷之。《集玄方》

**惡肉毒瘡**：一女年十四，腕軟處生物如黃豆大，半在肉中，紅紫色痛甚，諸藥不效，一方士以水銀四兩，白紙二張，揉熟蘸銀擦之，三日自落而癒。《李樓怪病奇方》

**楊梅瘡癬**：《嶺南衛生方》用汞粉、大風子肉，等分為末，塗之即癒。

《醫方摘玄》用輕粉二錢、杏仁四十二個，去皮洗瘡，拭乾搽之，不過三次即癒，乾則以鵝膽汁調。

**白禿頭瘡**：雄黃豬膽汁和敷之。《聖濟總錄》

**楊梅惡瘡**：粉霜一味搽之。《集簡方》

**蛇纏惡瘡**：雄黃末醋和敷之。《普濟方》

**下疳陰瘡**：輕粉末乾摻之，即結靨而癒。《萬表積善堂方》

**臁瘡潰爛**：無名異、虢丹細研，清油調搽，濕則乾摻之。《濟急方》

**牛皮惡癬**：五更食炙牛肉一片，少刻以輕粉半錢，溫酒調下。《直指方》

**臁瘡不合**：以薑汁溫洗拭乾，用蔥汁調輕粉敷之。一方：輕粉五分，黃蠟一兩，以粉摻紙上，以蠟鋪之，縛在瘡上，黃水出即癒。《永類鈐方》

**楊梅毒瘡**：《醫學統旨》用輕粉一錢，雄黃、丹砂各二錢半，槐花炒、龜板炙各一兩，為末，糊丸梧子大，每服一錢，冷茶下，日二服，七日癒。

《楊誠經驗方》用輕粉、胡桃仁、槐花炒研、紅棗肉各二錢搗丸，分作三服，初日雞湯下，二日酒下，三日茶下，三日服盡，五日瘡乾，七日痂落。一方：用豮豬腎一對，去膜批開，各摻輕粉一錢，紮定麻油二兩，炸熟頓食，不破口腫牙，仍服金銀花藥。一方：用大雞卵一個，去黃留白，入輕粉一錢，攪勻紙糊，飯上蒸食。

**漏瘡不合**：童尿制爐甘石、牡蠣粉外塞之，內服滋補藥。《難病治例》

**臁瘡不飲**：銀朱一錢，千年地下石灰五分，松香五錢，香油一兩，為末，化攤紙止貼。《應急良方》

**血風臁瘡**：生腳股上，乃濕毒成風也，黃蠟一兩溶化，入銀朱一兩攪，攤紙上，刺孔貼之。《簡便方》

**楊梅毒瘡**：銀朱、官香各等分，為末，以紙捲作撚，點燈置桶中，以鼻吸煙一口，一作七日，癒。又方：銀朱二錢，孩兒茶一錢，龍桂香一錢，皂角子一錢，為末，如上法用。又方：銀朱、輕粉各一錢，黃蠟、清油各一兩，化開和收，以油紙攤貼瘡，痂自脫也。

**魚臍疔瘡**：四面赤，中央黑，銀朱米和丸，每服一丸，溫酒下，各走馬丹。《普濟方》

**廣東惡瘡**：雄黃一錢半，杏仁三十粒去皮，輕粉一錢，為末，洗淨，以雄豬膽汁調，上二三日即癒，百發百中，天下第一方，出武定侯府內。《陸氏積德堂方》

**多年惡瘡**：多年石灰研末，雞子清和成塊，鍛過再研，薑汁調敷。《救急方》

**疔瘡惡毒**：《千金方》刺四邊及中心，以雄黃末敷之，神效。《陸氏積德堂方》用雄黃、蟾酥各五分，為末，蔥蜜搗丸小米大，以針刺破瘡頂，插入甚妙。

**臁瘡日久**：雄黃二錢，陳皮五錢，青布捲作大撚，燒煙薰之，熱水流出數次，癒。《鄧筆峰雜興》

**瘡口不斂**：生肌肉，止疼痛，去惡水。寒水石燒赤，研二兩，黃丹半兩為末，摻之，名紅玉散。《和劑局方》

**下疳陰瘡**：爐甘石火鍛、醋淬五次，一兩，孩兒茶三錢，為末，麻油調敷，立癒。《通妙邵真人方》

**日久頑瘡**：不收者，銀朱一錢，千年地下石灰五分，松香五錢，香油一兩，為末，化攤紙上貼之。《應急良方》

**疔瘡惡腫**：石灰、半夏，等分，為末敷之。《普濟方》

**下部生瘡**：已決洞者，牡丹末湯服方寸匕，日三服。《肘後方》

**風毒熱瘡**：遍身出黃水，桂府滑石末敷之，次日癒。先以虎杖、豌豆、甘草各等分，煎湯，洗後乃搽。《普濟方》

**血風臁瘡**：船上舊油灰，將泥作釜，火鍛過研末，入輕粉少許，苦茶洗淨敷之，忌食發物。《邵真人經驗方》

**烏癩臁瘡**：雌黃粉醋和，雞子黃調塗之。《聖惠方》

**腳趾縫爛**：滑石一兩，石膏鍛半兩，枯白礬少許，研，摻之。《集簡方》

**牛皮頑癬**：雌黃末，入輕粉和豬膏敷之。《直指方》

**軟癤不癒**：爛船底油石灰研末，油調敷之。胡氏方

**下體癬瘡**：艙船灰，牛糞燒煙薰之，一日一次，即安。《醫方摘玄》

**疥瘡有蟲**：石灰淋汁，洗之數次。孫真人方

**血風濕瘡**：十年陳石灰研搽，痛即止，瘡即癒，神效。蘭氏方

**諸般惡瘡**：白浮石半兩，沒藥二錢半，為末，醋糊丸梧子大，每服六七丸，臨臥冷酒下。《普濟方》

**疔瘡發背**：白浮石半兩，沒藥二錢半，為末，醋糊丸梧子大，每服六七丸，臨臥冷酒下。《普濟方》

**手足心毒**：風氣毒腫，鹽末、椒末等分酢和敷之，立瘥。《肘後方》

**瘡口不合**：一切皆治，秦艽為末摻之。《直指方》

**瘡癬痛癢**：初生者，嚼鹽頻擦之，妙。《千金翼方》

**楊梅毒瘡**：醋調膽礬末搽之，痛甚者加乳香、沒藥，出惡水，一二上即乾。又方：膽礬、白礬、水銀各三錢半，研不見星，入香油津、唾各少許和勻，坐帳內取藥，塗兩足心，以兩手心對足心摩擦，良久再塗，再擦盡即臥，汗出或大便出垢，口出穢涎為驗，每一次強者用四錢，弱者用二錢，連用三日，外服疏風散並澡洗。《劉氏經驗方》

**一切諸毒**：膽礬末、糯米糊丸如雞頭子大，以硃砂為衣，仍以硃砂食之，冷水化一丸服，立癒。《勝金方》

**一切瘡癤**：上朱虢丹、牛皮膠各等分，為末，好酒一碗沖之，澄清服，以渣敷之，乾則再上。《朱氏集驗方》

**臁瘡經年**：鹽中黑泥，曬乾研搽之。《永類鈐方》

**疔瘡腫痛**：白薑石末和雞子清敷之，乾即易，疔自出，神驗。崔氏方

**豌豆毒瘡**：未成膿者，豬膽汁和芒硝末塗之。《梅師方》

**大風蟲瘡**：有五色蟲取下，諸石丸，用金星礬石、銀星礬石、雲母石、禹餘糧石、滑石、陽起石、磁石、凝水石、密陀僧、自然銅、龍涎石各等分搗碎，瓶盛，鹽泥固濟之，炭火十斤鍛過為末，醋糊丸小豆大，每服十五丸，白花蛇酒下，一日三服，以癒為度。《聖惠方》

**妒精陰瘡**：黃礬、青礬、麝香各等分，為末，敷之，不過三度。《千金方》

**大風痢疾**：眉髮脫落，遍身頑痺，禹餘糧二斤，白礬一斤，青鹽一斤。為末，罐子固濟，炭火一秤鍛之，從辰至戊，候冷，研粉，埋土中，三日取出，每一兩入九蒸九爆炒熟胡麻末三兩，每服二錢，荊芥茶下，日二服。《聖惠方》

**天蛇頭毒**：落蘇即金絲草、金銀花藤、五葉紫葛、天蕎麥各等分切碎，用絕好醋濃煎，先薰後洗。《急救方》

**臁瘡不飲**：蔥鹽湯洗淨拭乾，以馬勃末敷之，即癒。《仇遠稗史》

**疔瘡腫毒**：雪白礬末五錢，蔥白煨熟，搗和丸梧子大，每服二錢五分，以酒送下，未效再服，久病、孕婦不可服。《衛生寶鑑》

**服石發瘡**：疼不可忍者，用紙圈圍之。中心填硝石，令滿，以匙抄水淋之，覺不熱痛即止。《兵部手集》

**疔瘡腫毒**：好硇砂、雄黃等分研，以銀蓖刺破瘡口，擠去惡血，安藥一豆入內，紙花貼住即效，毒氣入腹，咽吐者，服護心散。《瑞竹堂經驗方》

**代指腫痛**：唾和白硇砂，以麥作碗子，套指入內，一日瘥。《千金方》

**嵌甲作瘡**：足趾甲入肉作瘡，不可履鞋，礬石燒灰敷之，蝕惡肉生好肉，細細割去甲角，旬日取癒，此方神效。《肘後方》

**風癬有蟲**：菖蒲末五斤酒漬，釜中蒸之，使味出，先絕酒

一日，每服一升或半升。《千金方》

**疔腫惡瘡**：二仙散，用生礬、黃丹臨時等分，以三棱針刺血，待盡敷之，不過三上，決癒，乃太醫李管勾方。《衛生寶鑑》

**牛皮癬瘡**：石榴皮蘸明礬末抹之，切勿用醋，即蟲沉下。《直指方》

**一切惡瘡**：硼砂四兩，甘草四兩，真香油一斤，瓶內浸之，遇有毒者，服油一小盞，久浸尤佳。《瑞竹堂經驗方》

**乾濕頭瘡**：白礬半生半鍛，酒調塗上。《生生編》

**頭瘡白禿**：貫眾、白芷為末，油調塗之。又方：貫眾燒末，油調塗。《聖惠方》

**便毒諸瘡**：一枝箭搗爛，塗之即消。若毒大甚者，洗淨，以生白酒煎服，得微汗即癒。《王永輔濟世方》

**魚睛疔瘡**：枯礬末、寒食麵糊調貼，消腫無膿。崔氏方

**陰濕瘡皰**：硫黃敷之，日三。《梅師方》

**頑癬不癒**：傾過銀有蓋罐子，入硫黃一兩，溶化，取起冷定，打開取硫，同蓋研末搽之。《集效方》

**肺熱生瘡**：遍身皆是，用苦參末，粟米飯丸梧子大，每服五十丸，空心米飲下。《御藥院方》

**諸瘡胬肉**：如蛇出數寸，硫黃末一兩，肉上敷之，即縮。《聖惠方》

**瘡腫初起**：澤蘭搗封之，良。《集簡方》

**疥瘡有蟲**：硫黃末以雞子煎，香油調搽，極效。《急救良方》

**毒熱足腫**：作痛欲脫者，苦參煮酒漬之。《集驗方》

**痢風有蟲**：硫黃末酒調少許，飲汁或加大風子油，更妙。《直指方》

**一切惡瘡**：真君妙神散，用好硫黃三兩，蕎麥粉二兩，為末，井水和捏作小餅，日乾收之，臨用細研，新汲水調敷之，痛者即不痛，不痛則即痛，而癒。《坦仙皆效方》

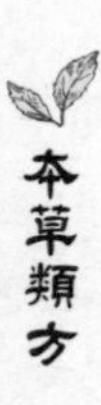

**疔瘡腫毒**：白及末半錢，以水澄之，去水，攤於厚紙上貼之。《袖珍方》

**癬瘡作癢**：刺薊葉搗汁服之。《千金方》

**楊梅毒瘡**：龍桂香、孩兒茶、皂莢子各一錢，銀朱二錢為末，紙捲作撚，點燈置桶中，以鼻吸菸，一日三次，三日止，內服解毒藥，瘡即乾。《集簡方》

**代指腫痛**：甘草煎湯漬之。《千金方》

**冷露瘡爛**：藿香葉、細茶等分燒灰，油調塗葉上貼之。《應驗方》

**一切瘡癤**：荊芥末以地黃自然汁熬膏，和丸梧子大，每服三十五丸，茶酒任下。《普濟方》

**疔腫諸毒**：荊芥一握切，以水五升，煮取一升，分三服，冷飲。《藥性論》

**代指腫痛**：地榆煮汁，漬之，半日癒。《千金方》

**年深惡瘡**：無心草根、釣苓根、狼毒、白丁香各五錢，麝香一字，為末摻之。又方：無心草根、乾薑各二錢，釣苓根三錢，為末摻之。並《外科精義》，無心草，即薇銜音眉，即《本經》麋銜，南人謂吳風草。

**疔瘡腫毒**：生薺苨根搗汁服一合，以滓敷之，不過三度。《千金翼方》

**瘡癬初生**：薑黃末摻之妙。《千金翼方》

**白禿頭瘡**：皂礬、楝樹子燒研搽之。《普濟方》

**瘡中生蛆**：綠礬末摻貼，即化為水。《摘玄方》

**諸瘡腫痛**：撫芎鍛研，入輕粉、麻油調塗。《普濟方》

**火毒生瘡**：如炙火毒氣入內，兩股生瘡，汗水淋漓者，用薄荷煎汁，頻塗立癒。《張臯醫說》

**魚臍疔瘡**：瞿麥燒灰和油敷之，甚佳。崔氏方

**癬瘡作癢**：螺螄十四個，槿樹皮末一兩，入碗內蒸熟，入礬紅三錢，搗勻搽之。《集效方》

**人疥馬疥**：馬鞭草不犯鐵器，搗自然汁半盞，飲十日內

癒，神效。《董炳集驗方》

**急慢疔瘡**：《聖惠方》用益母草搗封之，仍絞五合，服即消。《醫方大成》用益母草、四月蓮花採之，燒存性，先以小尖刀十字劃開疔根，令血出，次選根開破捻出血，拭乾，以稻草心蘸藥，捻入瘡口令到底，良久，當有紫血出，捻令血淨，再捻藥入見紅血乃止。一日夜捻藥三五度，重者二日根爛出，輕者一日出，有瘡根脹起，即是根出，以針挑之，出後仍敷藥，生肌易癒，忌風寒、房室、酒肉、一切毒物。

**天泡濕瘡**：天泡草鈴兒，即酸漿，生搗敷，亦可為末油調敷。《鄧筆峰雜興》

**疔腫毒瘡**：黑色焮腫者，仍服丹石毒也，赤色者肉麥毒也。用龍葵根一握洗切，乳香末、黃連各三兩，杏仁六十枚，和搗，作餅厚如三錢，依瘡大小敷之，覺癢即換，去癢不可忍，切勿搔動，候炊久瘡中似石榴子，時時以甘草湯溫洗，洗後蠟貼之，終身不得食羊血，如無龍葵，以蔓菁根代之。《聖濟總錄》

**天泡濕瘡**：龍葵苗葉搗敷之。

**疔瘡惡腫**：五月五日收旱蓮草陰乾，仍露一夜，收遇疾時，嚼一葉貼上，外以消毒膏護之二三日，疔脫。《聖濟總錄》

**諸瘡惡腫**：老鴉眼睛草擂酒服，以渣敷之。《普濟方》

**諸瘡腫痛**：不可忍者，葵花根去黑皮搗爛，入井華水調稠貼之。《普濟方》

**白禿頭瘡**：葶藶末塗之。《聖惠方》

**癬瘡延蔓**：決明子一兩為末，入水銀、輕粉少許，研不見星，擦破上藥，立瘥，此東坡家藏方也。《奇效良方》

**癧毒已破**：益母草搗敷甚妙。《斗門方》

**楊梅惡瘡**：馬鞭草煎湯，先薰後洗，氣到便爽，痛腫隨減。陳嘉謨《本草蒙筌》

**天泡熱瘡**：藍葉搗敷之良。《集簡方》

**白癩風瘡**：馬鞭草為末，每服一錢，食前荊芥薄荷湯下，日三服，忌鐵器。《聖惠方》

**大風癩疾**：骨肉疽敗、眉髮脫落，身體癢痛，以馬先蒿，一名馬矢蒿，一名爛石草，搗末，每服方寸匕，食前溫酒下，一日三服，一年都瘥。《肘後方》

**豌豆毒瘡**：未成膿者，波斯青黛一棗許，水研服。《梅師方》

**身面惡癬**：紫背草入生礬，研敷二三次，斷根。《直指方》

**惡瘡不斂**：先以槐枝蔥白湯洗，後用瓦松陰乾為末，摻之，立效。《濟生秘覽》

**惡刺瘡痛**：李葉、棗葉搗汁，點之效。《千金方》

**疥瘡痛癢**：煮薤葉，搗爛塗之。《肘後方》

**反花惡瘡**：有肉如飯粒，破之血出，隨生反出，用蒼耳葉搗汁服三合，並塗之，日二上。《聖濟總錄》

**漏瘡腫痛**：豬膽七個，綿燕脂十個，洗水和勻，搽七次即可。《救急方》

**白禿頭瘡**：五月收漏蘆草燒灰，豬膏和塗之。《聖濟總錄》

**惡瘡痂癢**：作痛，扁竹搗封，痂落即瘥。《肘後方》

**疔瘡惡腫**：千針草即大薊、小薊各四兩，乳香一兩，明礬五錢，為末，酒服二錢，出汗為度。《普濟方》

**反花惡瘡**：內生惡肉如飯粒，破之血出，隨生反出於外，鼠尾草根切，同豬脂搗敷。《聖濟總錄》

**一切惡瘡**：紫花地丁根日乾，以罐盛，燒煙封瘡，薰之出黃水，取盡癒。《衛生易簡方》

**惡瘡癩疾**：但是惡疾，遍體面目有瘡者，皆可服之。用白艾蒿十束如升大，煮取汁，以麥及米，一如釀酒法，候熟，稍服之。《梅師方》

**大風痢疾**：《袖珍方》用嫩蒼耳、荷葉等分為末，每服一錢，溫酒下，日二服。

《乾坤生意》用蒼耳葉為末，以大風子油和丸梧子大，每服三四十丸，以茶湯下，日二服。又方：五月五日或六月六日，五更帶露，採蒼耳草，搗取汁，熬作錠子取半斤，鯉魚一尾，剖開，不去肚腸，入藥一錠，線縫，以酒二碗，慢火煮熟，令吃不過三五個魚，即癒也。忌鹽一百日。

**生肌肉**：水紅花根煎湯淋洗，仍以其葉曬乾研末，撒瘡上，每月一次。《談野翁試驗方》

**卒得惡瘡**：人不識者，牛膝根搗敷之。《千金方》

**風入瘡口**：腫痛，劉寄奴為末，摻之即止。《聖惠方》

**鵝掌風病**：蘄艾真者四五兩，水四五碗，煮五六滾，入大口瓶內盛之，用麻布二層縛之，將手心放瓶上薰之，如冷再熱，如神。《陸氏積德堂方》

**臁瘡口冷**：不合，熟艾，燒煙薰之。《經驗方》

**白癩風瘡**：乾艾隨多少以浸麴，釀酒如常法，日飲之，覺痺即瘥。《肘後方》

**惡瘡腫毒**：地菘搗汁，日服三四次。《外台秘要》

**骨疽癩病**：牛膝末，酒服方寸匕，日三服。《千金方》

**瘡疥熏法**：熟蘄艾一兩，木鱉子三錢，雄黃二錢，硫黃一錢，為末，揉入艾中，分作四條，每以一條安陰陽瓦，置被裹，烘燻後，服通聖散。《醫方摘要》

**天泡濕瘡**：野菊花根、棗木煎湯洗之。《醫學集成》

**卒得惡瘡**：蒼耳挑皮作屑，納瘡中。

**白禿頭瘡**：芫花末、豬脂和敷之。《集效方》

**血熱生癬**：地黃汁頻服之。《千金方》

**癰瘡未潰**：草一兩為末，雞子白調塗，帛上貼之，日二易，得痛為良。《聖惠方》

**惡瘡似癩**：十年不癒者，莨菪子燒研敷之。《千金方》

**乾濕蟲疥**：狼毒不拘多少，搗爛以豬油、馬油調搽患處，方睡，勿以被蒙頭，恐藥氣傷面，此維揚潘氏所傳方。《藺氏

經驗方》

**積年乾癬**：生痂搔之黃水出，每逢陰雨即癢，用狼毒末塗之。《聖惠方》

**癬瘡有蟲**：貓兒眼睛草，曬乾為末，香油調搽之。《衛生易簡方》

**瘡口不合**：芭蕉根取汁抹之良。《直指方》

**積年疥癩**：狼毒一兩，一半生研，一半炒研，輕粉三合，水銀三錢，以茶末少許於瓦器內，以津液擦化為末，同以清油浸藥高一寸，三日待藥沉，油清，過夜不見燈火，蘸油塗瘡上，仍以口鼻於藥盞上吸氣，取效。《永類鈐方》

**惡癬有蟲**：莨菪根搗爛，蜜和敷之。《千金翼方》

**惡疾風瘡**：狼毒、秦艽等分為末，每服方寸匕，溫酒下，日一二服。《千金方》

**瘡傷水毒**：商陸根搗炙，布裹熨之，冷即易之。《千金方》

**癧風鼻塌**：手指彎曲，節間痛不可忍，漸至斷落，用蓖麻子一兩去皮，黃連一兩剉豆大，以小瓶子入水一升同浸，春夏二日，秋冬五日，後取蓖麻子三枚，劈破面東，以浸藥水吞之，漸加至四五枚，微利下效。瓶中水盡更添，兩月後吃大蒜，豬肉拭之，如不發，是效也，若發動再服，直候不發乃止。杜壬方

**白禿蟲瘡**：藜蘆末、豬脂調塗之。《肘後方》

**癩風眉落**：生半夏、羊屎燒焦等分為末，自然薑汁日調塗。《聖濟總錄》

**疥癬蟲瘡**：藜蘆末生油和塗。

**反花惡瘡**：惡肉反出如米，藜蘆末、豬脂和敷，日三五上。《聖濟總錄》

**頭上白屑**：山豆根末，浸油日塗之。

**大風癘疾**：《潔古家珍》用凌霄花五錢，地龍焙、殭蠶炒、全蠍炒，各七個為末，每服二錢，溫酒下，先以藥湯浴

過，服此出臭汗為效。

《儒門事親》加蟬蛻、五品，各九個作一服。

**走皮趨瘡**：滿頰滿項，浸淫濕爛，延及兩耳，癢而出水，發歇不定田野，名悲羊瘡，用凌霄花並葉煎湯，日日洗之。《直指方》

**筋骨毒痛**：因患楊梅瘡，服輕粉毒藥成者，野薔薇根白皮洗三斤，水酒十斤，煮一炷香，每日任飲，以癒為度。

《鄧筆峰雜興》用刺薔薇根三錢，五加皮、木瓜、當歸、茯苓各二錢，以酒二盞，煎一盞，日服一次。

**癘風有蟲**：眉落聲變，預知子膏，用預知子、雄黃各二兩，為末，以乳香三兩，同水一斗，銀鍋煮至五升，入二味熬成膏，瓶盛之，每服一匙，溫酒調下，有蟲如尾隨大便而出。《聖惠方》

**疥癬滿身**：不可治者，何首烏、艾葉等分水煎，濃湯洗浴，甚能解痛，生肌肉。《王袞博濟方》

**楊梅瘡痘**：小如指項，遍身者，先服敗毒散，後用此解，皮膚風熱，不過十日癒，用瓜蔞皮為末，每服三錢，燒酒下，日三服。《集簡方》

**手足瘑瘡**：故履系燒灰，敷之。《千金方》

**穀道赤痛**：菟絲子熬黃黑為末，雞子白和塗之。《肘後方》

**疔瘡初起**：水調白蘞末塗之。《聖惠方》

**風瘡疥癩**：生瓜蔞一二個，打碎，酒浸一日夜，熱飲。臞仙《乾坤秘韞》

**豌豆斑瘡**：蕓苔葉煎湯洗之。《外台秘要》

**楊梅毒瘡**：《鄧筆峰雜興》方用冷飯糰四兩，皂莢子七個，水煎代茶飲，淺者二七，深者四七見效。一方：冷飯糰一兩，五加皮、皂莢子、苦參各三錢，金銀花一錢，用好酒煎，日一服。

**久生疥癬**：川烏頭生切，以水煎洗，甚妙。《聖惠方》

**眉煉癬瘡**：菟絲子炒研，油調敷之。《山居四要》

**大風癧疾**：何首烏大而有花文者一斤，米泔浸一七，九蒸九曬，胡麻四兩，九蒸九曬，為末，每酒服二錢，日二服。《聖惠方》

**楊梅天泡**：天花粉、川芎各四兩，槐花一兩，為末，米糊丸梧子大，每空心，淡薑湯下七八十丸。《簡便方》

**天泡濕瘡**：天花粉、滑石等分為末，水調搽之。《普濟方》

**瘡傷風水**：腫毒，取蔥青葉、乾薑、黃蘗各等分煮湯，浸洗立癒。《食療本草》

**濕毒脛瘡**：磚縫中生出莞荽，夏月採取，曬收為末，每以五錢，汞粉五分，桐油調作隔紙膏，周圍縫定，以茶洗淨，縛上膏藥，黃水出，五六日癒，此吳竹卿方也。《簡便方》

**瘡頭黑凹**：蕎麥麵煮，食之即發起。《直指方》

**瘡久不瘥**：積年者，馬齒莧搗爛封之，取汁煎稠，敷亦可。《千金方》

**頭瘡不瘥**：菖蒲末，油調敷之，日三夜二次。《法天生意》

**頭上白禿**：獨根羊蹄，勿見婦女、雞犬風日，以陳醋研如泥，生布擦赤敷之，日一次。《肘後方》

**臁瘡潰爛**：端午日午時採翻白草，洗收，每用一握煎湯，盆盛圍住薰洗效。《劉松石保壽堂方》

**瘡犯惡露**：甚者殺人，薤白搗爛，以帛裹煨熟，去帛敷之，冷即易換，亦可搗作餅，以艾灸之，熱氣入瘡，水出即癢也。《梅師方》

**大風癬瘡**：遍身黑色，肌體麻木，痺痛不常，草烏頭一斤，刮洗去皮，極淨攤乾，以清油四兩，鹽四兩，同入銚內，炒令深黃色，傾出剩油，只留鹽並藥，再炒令黑煙出為度，取一枚擘破心內，如米一點白者，始好，白多再炒，乘熱杵羅為末，醋麵和丸梧子大，每服三十丸，空心溫酒下，草烏性毒，

難制，五七日間，以黑豆煮粥，食解其毒。《濟寮方》

**大風癩瘡**：大黃煨一兩，皂莢刺一兩，為末，每服方寸匕，空心溫酒下，取出惡物如魚腦狀，未下再服，即取下如亂發之蟲，取盡乃服雄黃花蛇藥，名通天再造散。《十便良方》

**疔腫惡瘡**：皂莢去皮，酥炙焦為末，入麝香少許、人糞少許和塗，五日後根出。《普濟方》

**諸瘡不斂**：白蘞、赤蘞、黃蘗各三錢，炒研，輕粉一錢，用蔥白漿水洗淨敷之。《瑞竹堂經驗方》

**遍身生瘡**：陰囊兩腳尤甚者，草烏一兩，鹽一兩化水，浸一夜，炒赤為末，豬腰子一具，去膜煨熟，竹刀切搗，醋糊丸綠豆大，每服三十丸，空心鹽湯下。《淡寮方》

**惡毒諸瘡**：及發背、疔瘡便毒等證。二烏膏：用草烏頭，川烏頭各 1 個於瓦上，以井華水磨汁塗之，如有口即塗四邊，乾再上，亦可單用草烏磨醋塗之。《永類鈐方》

**一切諸瘡**：未破者，草烏頭為末，入輕粉少許，臘豬油和搽。《普濟方》

**疥癬蟲瘡**：山豆根末，臘豬脂調塗。《備急方》

**漏耳諸瘡**：治耳內外惡瘡及頭瘡、肥瘡、瘡。黃馬散，用黃柏半兩，乾馬齒莧一兩，為末敷之。《聖惠方》

**遍身癩瘡**：葎草一擔，以水二石，煮取一石，漬之不過三作，癒。《韋宙獨行方》

**頭上禿瘡**：三月三日，收未開桃花陰乾，與桑葚赤者等分，作末，以豬脂和，先取灰汁洗，去痂即塗之。《食療本草》

**天火熱瘡**：初起似痱，漸如水泡，似火燒瘡，赤色疾速能殺人，蕓苔葉搗汁，調大黃、芒硝、生鐵衣各等分塗之。《近效方》

**大風癘疾**：眉髮不生，側柏葉，九蒸九曬為末，煉蜜丸梧子大，每服五丸至十丸，日三夜一，服百日即生。《聖惠方》

**梅花禿癬**：用清油一碗，以小竹子燒灰入內，煎沸瀝，豬

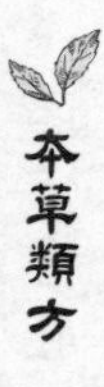

膽汁一個，和匀剃頭擦之，二三日即癒，勿令日曬。《普濟方》

**白禿頭瘡**：白麵、豆豉和研，酢和敷之。《普濟方》

**癬久不瘥**：《簡要濟眾方》，用羊蹄根杵絞汁，入輕粉少許，和如膏塗之，三五次即癒。

《永類鈐方》治癬，經年者敗毒菜根獨生者，即羊蹄根搗三錢入，用百藥煎二錢，白梅肉擂匀，以井華水一盞，濾汁澄清，天明空心服之，不宜食熱物，其滓，抓破擦之，三次即癒。

《千金方》治細癬，用羊蹄根五升，桑柴火煮四五沸，取汁洗之，仍以羊蹄汁和礬末塗之。

**魚臍瘡**：其頭白似腫，痛不可忍，先以針刺破頭及四畔，以白苣滴孔中良。

**熱毒濕瘡**：宗奭曰：有人遍身生瘡，痛而不癢，手中尤甚，黏著衣破，曉夕不得睡，有人教以菖蒲三斗，日乾為末，布席上臥之，仍以衣被覆之，既不黏表又復得睡，不五七日，其瘡如失。後以治人，應手神驗。《本草衍義》

**惡瘡痂癢**：作痛，以扁豆敷封，痂落即癒。

**血註腳瘡**：桑耳、楮耳、牛屎菰各五錢，胎髮灰，男用女，女用男，三錢研末，油和塗之或乾塗之。《奇效良方》

**諸瘡腫痛**：杏仁去皮，研濾取膏，入輕粉、麻油調搽，神效，不拘大人、小兒。鮑氏方

**蜘蛛瘡毒**：暖酒淋洗瘡上，日三次。《廣利方》

**眉煉頭瘡**：用小麥燒存性為末，油調敷。《儒門事親》

**大風癘疾**：浮萍草三月，採淘三五次，窨三五日，焙為末，不得見，日每服三錢，食前溫酒下，常持觀音聖號，忌豬、魚、雞、蒜。又方：七月七日取紫背浮萍，日乾為末半升，入好消風散五兩，每服五錢，水煎頭飲，仍以煎湯洗浴之。《十便良方》

**穀道生瘡**：荇葉搗爛，綿裹納之下部，日三次。《范汪

方》

**烏癩風瘡**：葛葎草三秤切洗，益母草一秤切，以水二石五斗，煮取一石五斗，去滓入甕中，浸浴。一時方出，坐密室中，又暖湯浴一時乃出，暖臥取汗，勿令見風，明日又浴，如浴時瘙癢不可忍，切勿搔動，少頃漸定，後隔三日一作，以癒為度。《聖濟總錄》

**狐尿瘡痛**：杏仁研爛，煮一兩沸，及熱浸之，冷即易。《必效方》

**頭瘡生蛆**：頭皮內時有蛆出，以刀切破，擠絲瓜葉汁搽之，蛆出盡絕根。《小山怪證方》

**手足瘑瘡**：炒臘月敷之。《千金方》

**手足瘑瘡**：生薤一把，以熱醋按入，以封瘡上，取效。《千金方》

**瘡冒風邪**：腫痛，用白芋燒灰敷之，乾即易。《千金方》

**一切惡瘡**：熬豉為末敷之，不過三四次出。《楊氏產乳》

**腳膝爛瘡**：金星草背上星刮下，敷之即乾。《集簡方》

**反花惡瘡**：雞腸草研汁沸之，或為末，豬脂調搽極效。《醫林正宗》

**臁瘡潰爛**：覆盆葉為末，用酸漿水洗後摻之，日一次，以癒為度。《直指方》

**黃水瘡**：芋苗晒乾燒存性，研搽。《邵真人經驗方》

**狐刺尿瘡**：菊末和獨頭蒜，杵如麥粒，納瘡孔中，蟲出癒。《古今錄驗方》

**癬瘡作癢**：雀兒草即酸母草擦之，數次癒。《永類鈐方》

**身面癬瘡**：日午搗桃葉，取汁搽之。《千金方》

**足上瘑瘡**：桃花、食鹽各等分，杵勻，醋和敷之。《肘後方》

**惡瘡見血**：用血見愁草，研爛塗之。《世醫得效方》

**蟲癬**：清晨採露水，絲瓜葉七片，逐片擦七下，如神。忌雞、魚、發物。《攝生眾妙方》

**天泡水瘡**：黃蘗子末搽之。《集簡方》

**黃水面瘡**：一百五日寒食節，收桃花為末，食後以水半盞，調服方寸匕，日三服，甚良。崔元亮《海上方》

**白禿頭瘡**：乾桃一兩，黑豆一合，為末，臘豬脂調搽。《聖惠方》

**蛀腳臁瘡**：乾馬齒莧研末蜜調，敷上一宿，其蟲自出，神效。《海上方》

**風疽瘡疥**：凡腳腨及䐐脷中癢，搔則黃汁出者是也，以青竹筒三尺，著大豆一升在內，以馬屎糠火燒薰，以器兩頭取汁搽之，先以泔清和鹽洗之，不過三度，極效。《千金方》

**大風癩疾**：大麻仁三升淘曬，以酒一斗，浸一夜，研取白汁濾入瓶中，重湯煮數沸，收之每效，一小盞兼服茄根散、乳香丸取效。《聖惠方》

**足趾肉刺**：先以湯浸，刮去一層，用黑木耳貼之，自消爛不痛。《近效方》

**反花惡瘡**：馬齒莧一斤燒研，豬脂和敷。

**惡瘡癬癩**：十年不癢者，苦瓜一枚，煮汁搽之，日三度。《肘後方》

**五般瘡癬**：韭根炒存性，搗末，以豬脂和塗之，數度癒。《經驗方》

**陰上粟瘡**：取停水濕處乾捲皮為末，敷之神效。《外台秘要》

**楊梅瘡癬**：水萍煎汁，浸洗半日，數日一作。《集簡方》

**坐板瘡疥**：絲瓜皮焙乾為末，燒酒調塗之。《攝生眾妙方》

**惡刺瘡痛**：大豆煮汁，漬之取瘥。《千金方》

**天蛇毒瘡**：似癩非癩，天蛇乃早間花蜘蛛也，人被其螫為露水所濡，乃成此疾，以秦皮煮汁一斗，飲之即瘥。《本草衍義》

**頭上肥瘡**：一百五日寒食節，收桃花為末，食後以水半

盞，調服方寸匕，日三服，甚良。崔元亮《海上方》

**頭上惡瘡**：以黃泥包豆豉煨熟，取出為末，以蓴菜油調敷之。《保幼大全》

**蛇纏惡瘡**：鏡面草入鹽杵爛，敷之妙。

**諸瘡久潰**：絲瓜老根熬水，掃之大涼即癒。《應驗方》

**豌瘡煩躁**：大豆煮汁，飲之佳。《子母秘錄》

**痏瘡疔毒**：蒲公英搗爛覆之，即黃花地丁也，別更搗汁，和酒煎服取汁。唐氏方

**麩豆諸瘡**：煩熱甚者，水研出豆根汁，服少許。《經驗方》

**風瘡不癒**：陳菜子油同穿山甲末熬成膏，塗之即癒。《攝生眾妙方》

**豌豆斑瘡**：蔓菁根搗汁，挑瘡破塗之，三食頃，根出矣。《肘後方》

**天泡濕瘡**：生百合搗塗，一二日即安。《集簡方》

**疥瘡有蟲**：羊蹄根搗和，豬脂入鹽少許，日塗之。《外台秘要》

**渾身疥癩**：端午日午時採翻白草，每用一握，煎水洗之。

**坐板瘡疥**：生脂麻嚼敷之。《鄧筆峰雜興》

**斂瘡生肌**：黃柏末，麥糊調塗效。《宣明方》

**天泡濕瘡**：絲瓜汁調辰粉，頻塗之。

**多年惡瘡**：蒲公英搗爛貼。《救急方》

**足上瘑瘡**：桃葉搗和，苦酒敷之。《肘後方》

**濕癬肥瘡**：大麻子敷之，五日瘥。《千金方》

**浸淫惡瘡**：有汁多發於心，不早治，周身則殺人，熬秫米令黃黑，杵末敷之。《肘後方》

**一切頭瘡**：雞腸草燒灰和鹽敷之。孟詵《食療本草》

**風瘡疥癩**：血見愁草同滿江紅草，搗末敷之。《乾坤秘韞》

**黃水濕瘡**：真柏油二兩，香油二兩熬稠，搽之如神。《陸

氏積德堂方》

**收斂瘡口**：血竭末一字，麝香少許，大棗燒灰半錢，同研，津調塗之。《究原方》

**下部疳瘡**：橄欖燒存性研末，油調敷之，或加孩兒茶等分。《乾坤生意》

**臁瘡不合**：血竭末敷之，以乾為度。《濟急仙方》

**臁瘡熱瘡**：黃蘗末一兩，輕粉三錢，豬膽汁調搽之，或只用蜜炙黃蘗一味。

**頭上白禿**：花椒末、豬脂調敷，三五度便癒。《普濟方》

**惡瘡有蟲**：久不癒者，以柏枝節燒瀝取油敷之，三五次無不癒，亦治牛馬疥。《陳承本草別說》

**預免瘡癧**：凡小兒，每年六月六日，照年歲吞皂莢子，可免瘡癧之，患大人亦可吞七枚，或二十一枚，林靜齊所傳方也。《吳旻扶壽方》

**發毛毒瘡**：生頭中，初生如蒲桃、痛甚，黃蘗一兩、乳香二錢半為末，槐花煎水調作餅，貼於瘡口。《普濟方》

**一切惡瘡**：水沉金絲膏，用白膠香、瀝青各一兩，以麻油、黃蠟各二錢半，同溶化入冷水中，扯千遍攤貼之。《儒門事親》

**雞屎白禿**：甜瓜蔓連蒂不拘多少，以水浸一夜，砂鍋熬取苦汁，去滓再熬，如餳盛收，每剃去痂疕，洗淨，以膏一盞，加半夏末二錢，薑汁一匙，狗膽汁一枚，和勻塗之，不過三上，忌食動風之物。《儒門事親》

**諸瘡寒熱**：毒痺及六畜蟲瘡，鼠李生搗敷之。《聖惠方》

**烏癩風瘡**：大腹子生者，或乾者連全皮，勿傷動，以酒一升浸之，慢火熬乾為末，臘豬脂和敷。《聖濟總錄》

**下部生瘡**：生漆塗之良。《肘後方》

**腳肚生瘡**：初起如粟搔之漸開，黃水浸淫，癢痛潰爛，遂致遶脛而成痼疾，用酸榴皮煎湯，冷定，日日掃之，取癒乃止。《醫學正宗》

**赤龍皮湯**：治諸敗爛瘡乳瘡，用槲皮切三升，水一斗，煮五升，春夏冷用，秋冬溫用，洗之洗畢，乃敷諸膏。《肘後方》

**一切瘡**：鹿梨散：用鹿梨根、蛇床子各半斤，真剪草四兩，硫黃三錢，輕粉一錢，為末，麻油調敷之，小兒塗於絹衣上，著之七日，不解自癒。《孫氏仁存方》

**一切癬**：鹿梨根刮皮搗爛，醋和麻布包擦之，乾者為末，以水和搗。《唐瑤經驗方》

**癬瘡濕癢**：楮葉搗敷。《聖惠方》

**頭癢生瘡**：楸葉搗汁頻塗。《聖惠方》

**諸瘡弩肉**：《時珍發明》曰：其蝕惡瘡弩肉雖是酸收，卻有物理之妙。說出《本經》，其法載於《劉涓子鬼遺方》，用烏梅肉燒存性，研敷惡肉上，一夜立盡。《聖惠方》用烏梅和蜜作餅，貼者，其力緩按。

《楊起簡便方》云：起臂生一疽，膿潰百日方癒，中有惡肉，起如蠶豆大，月餘不消，醫治不效。因閱《本草綱目》得此方，試之一日夜，去其大半，再上一日而平，乃知世有奇方如此，遂留心撰刻諸方，始基於此方也。

**膿泡疥瘡**：柏油二兩，水銀二錢，樟腦五錢同研，頻入唾津不見星乃止，以溫湯洗淨瘡，以藥填入。《唐瑤經驗方》

**疔腫惡毒**：以針刺四畔，用榴皮著瘡上，以麥圍四畔炙之，以痛為度，仍納榴末敷上，急裹經宿，連根自出也。《肘後百一方》

**風癬有蟲**：海桐皮、蛇床子等分為末，以臘豬脂調搽之。《元英如宜方》

**諸瘡久壞**：不癒者，棗膏三升煎水，頻洗取癒。《千金方》

**火赫毒瘡**：此患急防毒氣入心，枸杞葉搗汁服，立瘥。《肘後方》

**風癬疙瘩**：梓葉、木棉子、羯羊屎、鼠屎等分入瓶中，合定，燒取汁塗之。《試效錄驗方》

**天泡濕瘡**：荷花貼之。《簡便方》

**徧身風癘**：荷葉三十枚，石灰一斗，淋汁合煮，漬之半日乃出，數日一作，良。《聖惠方》

**瘡腫作痛**：生椒末、釜下土、蕎麥粉等分研，醋和敷之。《外台秘要》

**天泡濕瘡**：蓮蓬殼燒存性，研末，井泥調塗，神效。《海上方》

**臁脛爛瘡**：用柿霜、柿蒂等分燒研，敷之甚妙。《鄧筆峰雜興》

**惡瘡疼痛**：楓香、膩粉等分為末，漿水洗淨貼之。《壽親養老書》

**久瘡不已**：槲木皮一尺，闊六寸切，以水一斗，煮取五升，入白砂糖十挺，煎取一升，分三服，即吐而癒。《肘後方》

**瘡如眼**：上高下深，顆顆累垂如瞽眼，其中帶青頭上，各露一舌，毒孔透裹者是也，用生井蛙皮燒存性，為末，蜜水調敷之。《直指方》

**下部生瘡**：槲皮、櫸皮煮汁熬如飴糖，以導下部。《肘後方》

**諸瘡不合**：白膠香、輕粉各二錢，豬脂和塗。《直指方》

**久近脛瘡**：白膠香為末，以酒瓶上箬葉夾末，貼之。《袖珍方》

**下部疳瘡**：生白果杵塗之。趙原陽方

**大風癘疾**：摩勒香一斤，即乳頭內光明者，細研，入牛乳五升，甘草末四兩，瓷盆盛之，安桌子上，置中庭安劍一日夜，於北斗下祝壽，去盒子蓋露一夜，次日入瓶中蒸，炊三斗米熟即止，夜間依前祝露又蒸，如此三次乃止，每服一茶匙，空心及晚食前，溫酒調服，服後當有惡物出，至三日三夜乃癒也。《聖惠方》

**癬瘡有蟲**：川槿皮煎，入肥皂浸水，頻頻擦之，或以槿皮

浸汁，磨雄黃，尤妙。《簡便方》

**下部䘌瘡**：皂莢燒研，綿裹導之。《肘後方》

**臁瘡潰爛**：《海上方》詩云，左腳草鞋將棒挑，水中洗淨火中燒，細研為末加輕粉，洗以鹽湯敷即消。

**妒精下疳**：大訶子燒灰，入麝香少許，先以米泔水洗，後搽之，或以荊芥、黃蘗、甘草、馬鞭草、蔥白湯洗亦可。昔方士周守真醫唐靖，爛莖一二寸，用此取效也。《洪邁夷堅方》

**大風白癩**：天蓼刮去粗皮，剉四兩水一斗，煎汁一升，煮糯米作粥，空心食之，病在上吐出，在中汗出，在下泄出，避風。又方：天蓼三斤，天麻一斤半，生剉，以水三斗五升，煎一斗，去滓，石器慢煎如餳，每服半匙，荊芥、薄荷酒下，日二夜一，一月見效。《聖惠方》

**疥瘡風蟲**：陳根皮、皂莢去皮子等分為末，豬脂調塗。《奇效方》

**大風癧疾**：鬚眉墮落，皮肉已爛成瘡者，用蜜蜂子、胡蜂子、黃蜂子並炒各一分，白花蛇、烏蛇並酒浸，去皮骨炙乾，全蠍去尾炒、白殭蠶炒各一兩，地龍去土炒半兩，蠍虎全用炒，赤足蜈蚣全者炒，各十五枚，丹砂一兩，雄黃醋熬一分，龍腦半錢，上為末，每服一錢匕，溫蜜湯調下，日三五服。

**臘梨頭瘡**：不拘大人、小兒，用獨核肥皂去核，填入砂糖，入巴豆一枚，紮定鹽泥包，鍛存性，入檳榔、輕粉五七分研勻，香油調搽，先以灰水洗過，溫水再洗，拭乾乃搽，一宿見效，不須再洗。《普濟方》

**大風癘瘡**：《選奇方》用黃蘗末、皂莢刺灰各三錢研勻，空心酒服，取下蟲物，並不損人，食白粥兩三日，服補氣藥數劑，名神效散。如四肢腫，用針刺出水，再服。忌一切魚，肉，發，風之物，取下蟲，大小長短其色不一，約一二升，其病癒也。《直指方》

**血風臁瘡**：胡粉鍛過，研桐油調，作隔紙膏貼之。又方：用船上陳桐油、石灰鍛過，又以人發拌桐油，炙乾為末，仍以

桐油調作膏，塗紙上，刺孔貼之。《楊起簡便方》

**楊梅毒瘡**：乃陽明積熱所生，槐花四兩略炒，入酒二盞，煎十餘沸，熱服，胃虛寒者勿用。《集簡方》

**腳脛爛瘡**：臭穢不可近，用蜒蚰十條，瓦焙研末，油調敷之，立效。《救急方》

**身首生瘡**：榆白皮末，油和塗之，蟲當出。《子母秘錄》

**大風諸癩**：大風子油一兩，苦參末三兩，入少酒糊丸，空心溫酒下，仍以苦參湯洗之。《普濟方》

**荷錢癬瘡**：巴豆仁三個，連油杵作泥，以生絹包擦，日一二次，三日痊好。碑以正《經驗方》

**大風瘡裂**：大風子燒存性，麻油和輕粉研塗，仍以殼煎湯洗之。《嶺南衛生方》

**反花瘡疾**：蜘蛛膜貼之數易。《千金方》

**肺毒風瘡**：狀如大風，綠雲散：用好桑葉淨洗，蒸熟一宿，日乾為末，水調二錢匕服。《經驗方》

**瘡傷風水**：腫痛入腹則殺人，以桑灰淋汁漬之，冷復易。《梅師方》

**腳肚風瘡**：如癩，桐油、人乳各等分，掃之數次即癒。《集簡方》

**大風諸癩**：長皂莢二十條炙，去皮子，以酒煎稠，濾過，候冷，入雪糕丸梧子大，每酒下五十丸。《直指方》

**疥癬濕瘡**：松膠香研細，少入輕粉，先以油塗瘡，摻末在上，一日便乾，頑者三二度癒。《劉涓子鬼遺方》

**楊梅惡瘡**：大風子燒存性，和麻油、輕粉研塗，仍以殼煎湯洗之。《嶺南衛生方》

**濕瘡癬**：荊木燒取汁，日塗之。《深師方》

**惡瘡防水**：青布和蠟燒煙筒中薰之，入水不爛。《陳藏器本草》

**大風癘瘡**：楊花四兩搗成餅，貼壁上，待乾取下，米泔水浸一時取起，瓦焙研末二兩，白花蛇、烏蛇各一條，去頭尾，酒浸取肉，全蠍、蜈蚣、蟾酥、雄黃各五錢，苦參、天麻各一兩，為末，水煎麻黃取汁，熬膏和丸梧子大，硃砂為衣，每服五十丸，溫酒下，一日三服，以癒為度。《集效方》

**牛皮風癬**：用槿皮一兩，大風子仁十五個，半夏五錢，剉。河水、井水各一碗，浸露七宿，入輕粉一錢，入木中禿筆掃塗，覆以青衣數日，有臭涎出妙，忌浴澡，夏月用尤妙。《扶壽方》

**頭耳諸瘡**：眉癬燕窩瘡，並用肥皂鍛存性一錢，枯礬一分研勻，香油調塗之。《摘玄方》

**瘡傷風水**：青布燒煙於器中，以器口薰瘡，待惡汁出，則痛癢瘥。《陳藏器本草》

**眉中練癬**：梔子燒研，和油敷之。《保幼大全》

**臁瘡潰爛**：陳艾五錢，雄黃二錢，青布捲作大炷，點火薰之，熱水流數次癒。《鄧筆峰雜興》

**一切惡瘡**：巴豆三十粒，麻油煎黑去豆，以油調，硫黃、輕粉末，頻塗取效。《普濟方》

**肺風毒瘡**：遍身瘡疥如癘，及隱疹瘙癢，面上風刺，婦人粉刺，並用樺皮散主之。樺皮燒灰四兩，枳殼去穰四兩，荊芥穗二兩，炙甘草半兩，各為末，杏仁水煮過，去皮尖二兩，研泥爛切勻，每服二錢，食後溫酒調下，瘡疥甚者，日三服。《和劑局方》

**瘡腫無頭**：皂莢刺燒灰，酒服三錢，嚼葵子三五粒，其處如針刺為效。《儒門事親》

**腹內生瘡**：在腸臟不可藥治者，取皂莢刺不拘多少，好酒一碗，煎至七分，溫服，其膿血悉從小便中出，極效，不飲酒者水煎亦可。《簡氏經驗方》

**下蝕疳瘡**：破絲網燒存性、孩兒茶各等分，研末，以濃茶洗淨傅之，三五次效，忌生冷、房事、發物。《集簡方》

**疥瘡瘙癢**：巴豆十粒，炮黃去皮心，順手研，入酥少許，膩粉少許，抓破點上，不得近目並外腎上。如薰目著腎，則以

黃丹塗之，甚妙。《千金方》

**癬瘡不癒**：以川槿皮煎湯，用肥皂去核及內膜，浸湯，時時搽之。《楊起簡便方》

**頭上生瘡**：海螵蛸、白膠香各二錢，輕粉五分，為末，先以油潤淨，乃搽末，二三次即癒。《衛生易簡方》

**大風惡疾**：眉髮脫落，以桑柴灰熱湯淋取汁，洗頭面，以大豆水研漿，解澤灰味彌佳，次用熱水入綠豆麥濯之，三日一洗頭，一日一洗面，不過十度良。《聖惠方》

**一切惡瘡及沙蝨水弩惡疽**：五月五日取蜣螂蒸過，陰乾為末，油和敷之。《聖惠方》

**大風惡瘡**：豬肉松葉二斤，麻黃去節五兩，剉，以生絹袋盛，清酒二斗浸之，春夏五日，秋冬七日，每溫服一小盞，常令醺醺，以效為度。《聖惠方》

**臁瘡黑爛**：多年老杉木節燒灰，麻油調，隔箬葉，隔之絹帛，包定，數貼而癒。《救急方》

**肺風惡瘡**：瘙癢，用木乳，即皂莢根皮，秋冬採如羅紋者，陰乾炙黃，白蒺藜、炒黃耆、人參、枳殼炒、甘草炙各等分為末，沸湯，每服一錢。《普濟方》

**牛皮癬瘡**：舊皮鞋底燒灰，入輕粉少許，麻油調搽。《直指方》

**反花惡瘡**：肉出如飯粒，根深膿潰，柳枝葉三斤，水五升，煎汁二升，熬如餳，日三塗之。《聖惠方》

**陰瘡濕癢**：槐樹北面不見日枝，煎，水洗三五遍，冷再暖之。孟詵《必效方》

**卒得惡瘡**：不可名識者，柳葉或皮，水煮汁，入少鹽，頻洗之。《肘後方》

**足上風瘡**：作癢甚者，皂莢炙熱，烙之。潘氏方

**頭上癩瘡**：芙蓉根皮為末，香油調敷，先以松毛、柳枝煎湯洗之。傅滋《醫學集成》

**頭上禿瘡**：蠟燭頻塗，勿令日曬，久則自然生髮。《集玄

方》

**積年諸瘡**：蜘蛛膜貼之，數易。《千金方》

**治癩白花蛇膏**：白花蛇五寸，酒浸去皮骨炙乾，雄黃一兩，水飛研勻，以白沙蜜一斤，杏仁一斤去皮，研爛同煉為膏，每服一錢，溫酒下，日三，須先服通天再造散下去蟲物，服此除根。《三因方》

**大風**：《朝野僉載》云，商州有人患大風，家人惡之，山中為起茅屋，有烏蛇墜酒罌中，病人不知，飲酒漸瘥，罌底見有蛇骨，始知其由。治例治大風，用烏蛇三條，蒸熟取肉，焙研末，蒸餅丸米粒大，以餵烏雞，待盡，殺雞烹熟，取肉焙研末，酒服一錢，或蒸餅丸服，不過三五雞即癒。

《乾坤秘韞》用大烏蛇一條，打死盛之，待爛，以水二碗，浸七日，去皮骨，入糙米一升，浸一日，曬乾，用白雞一雙，餓一日，以米飼之，待毛羽脫去，殺雞煮熟食，以酒下之，吃盡，以熱湯一盆浸洗大半日，其病自癒。

**潔古白花蛇散**：治大風病，白花蛇、烏梢蛇各取淨肉二錢酒炙，雄黃二錢，大黃五錢，為末，每服二錢，白湯下，三日一服。《家珍》

**三蛇癒風丹**：治癘風，手足麻木，眉毛脫落，皮膚瘙癢及一切風瘡。白花蛇、烏梢蛇、土蝮蛇各一條，並酒浸，取肉曬乾，苦參頭末四兩，為末，以皂莢一斤切，酒浸，去酒，以水一碗，挼取濃汁，石器熬膏，和丸梧子大，每服七十丸，煎通聖散，下以粥飯壓之，日三服，三日一浴，取汗避風。治例無蝮蛇，有大風子肉二兩。

**眉煉癬瘡**：生眉中者，穿山甲前膊炙焦為末，清油和輕粉調敷。《直指方》

**雞峰白花蛇膏**：治營衛不和，陽少陰多，手足舉動不快，用白花蛇酒煮去皮骨，瓦焙，取肉一兩，天麻、狗脊各二兩為細末，以銀盂盛無灰酒一升浸之，重湯煮稠如膏，銀匙攪之，入生薑汁半杯同熬勻瓶收，每服半匙頭，用好酒或白湯化服，

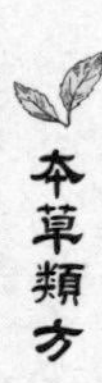

日二次，神效極佳。《備急方》

**驅風膏**：治風癱癘風，遍身疥癬，用白花蛇肉四兩酒炙，天麻七錢半，薄荷、荊芥各二錢半為末，好酒二升，蜜四兩，石器熬成膏，每服一盞，溫湯服，日三服，急於暖處出汗，十日效。《醫壘元戎》

**俗傳白花蛇丸**：治楊梅疥，先服發散藥，後服此。用花蛇肉酒炙，龜板酥炙，穿山甲炙，蜂房炙，輕粉、硃砂各一錢，為末，紅棗肉搗丸梧子大，每服七丸，冷茶下，日三，忌魚、肉，服點即癒，後服土茯苓藥調之。

《方廣心法附餘》治楊梅瘡，用花蛇肉一錢，銀朱二錢，鉛二錢，汞二錢，為末，作紙捻丸條，每用一條，於燈盞內香油浸，點燈安烘爛，裹放被中，蓋臥薰之，勿透風，一日三次。

**臁瘡浸淫**：用黃魚，即黃魚破開，入蓖麻子二十粒，扎定安廁坑中，冬三日，春秋一日，夏半日，取出洗淨，黃泥固濟，鍛存性，研香油調敷。《普濟方》

**瑞竹白花蛇酒**：治諸風癘癬，用白花蛇一條，酒潤去皮骨，取肉絹袋盛之，蒸糯米一斗，安麴於缸底，置蛇於麴上，以飯安蛇上，用物密蓋。三七日，取酒，以蛇曬乾為末，每服三五分，溫酒下，仍以濁酒並糟作餅食之，尤佳。《瑞竹堂經驗方》

**血風臁瘡**：生鰕黃丹搗和敷之，日一換。《集簡方》

**大風癩瘡**：取白蜜一斤，生薑二斤搗取汁，先秤銅鐺斤兩，下薑汁於蜜中，消之又秤之，令知斤兩，即下蜜於鐺中，微火煎令薑汁盡，秤蜜斤兩在，即藥已成矣。患三十年癩者，平旦服棗許大一丸，一日三服，溫酒下，忌生冷、醋、滑、臭物，功用甚多，不能一一具之。《食療本草》

**一切惡瘡**：蜘蛛曬研末，入輕粉、麻油塗之。《直指方》

**一切風瘡**：頑癬疥癩年久不癒者，不過二三服必癒，用黑大柴頭魚一個，去腸肚，以蒼耳藥填滿，外以蒼耳安鍋底，置

魚於上，少少著水，慢火煨熟，去皮骨，淡食，勿入鹽醬，功效甚大。《醫林集要》

**臁脛爛瘡**：用桃柳槐椿楝五枝，同荊芥煎湯洗拭淨，以生黃蠟攤油紙上，隨瘡大小貼十層，以帛拴定，三日一洗，除去一層，不用一個月，痊癒。《醫林集要》

**頭上瘡癬**：蜂房研末，臘豬脂和塗之效。《聖惠方》

**天口虜瘡**：此歲有病天行，斑瘡頭面及身，須臾周匝，狀如火瘡，皆戴白漿，隨決隨生，不即療數日必死，癢後瘡瘢黯色，一步方滅，此惡毒之氣，世人云：建武中南陽擊虜所得，仍呼為虜瘡，諸醫恭詳療之，取好蜜通摩瘡上，以蜜煎升麻數匕，拭之。《肘後方》

**惡瘡似癩**：及馬疥大如錢者，白死蛇一條，水漬至爛，去骨取汁塗之，隨手瘥。《千金方》

**白禿頭瘡**：乾地龍為末，入輕粉麻油調搽。《普濟方》

**臁瘡生蟲**：用小蝦三十尾，去頭足殼，同糯米飯研爛，隔紗貼瘡上，別以紗罩之，一夜解下袦，看皆是小赤蟲，即以蔥椒湯洗淨，用舊茶龍內白竹葉，隨大小剪貼，一日二換，待汁出盡，逐日煎苦楝根湯洗之，以好膏貼之，將生肉，勿換膏藥，忌發物。《直指方》

**癘風成癩**：祛風散，用東行蠍虎一條焙乾，大蠶沙五升水淘炒，各為末，以小麥麵四斤，拌作絡索，曝乾研末，每服一二合，煎柏葉湯下，日三服取效。《衛生寶鑑》

**無名惡瘡**：忽得不識者，用死蜣螂杵汁塗之。《廣利方》

**浸淫毒瘡**：凡卒得毒氣攻身，或腫痛或赤癢，上下周匝，煩毒欲死，此浸淫毒瘡也。生鯽魚切片，和鹽搗貼，頻易之。《聖惠方》

**肛門生瘡**：肛門主肺，肺熱即肛塞，腫縮生瘡，白蜜一斤，豬膽汁一枚相和，微火煎令可丸，丸三寸長作挺，塗油納下部，臥令後重，須臾通泄。《梅師方》

**日禿頭瘡**：破朱紅漆器，剝取漆朱燒灰，油調敷之。《救

急方》

**癘風痛癢**：白頸蚯蚓去土，以棗肉同搗丸梧子大，每美酒下六十丸，忌薑、蒜。《活人心統》

**煉眉瘡癬**：小兒面湮瘡，又名煉銀瘡，乃母受胎時，食酸辣邪物所致，用百藥煎五錢，生白礬一錢為末，油調搽之。《外科精義》

**白癩**：大蝮蛇一條，勿令傷，以酒一斗漬之，糠火溫令稍熱，取蛇一寸，和臘月豬脂搗敷。《肘後方》

**惡瘡似癩**：十年不癢者，全蛇蛻一條燒灰，豬脂和敷，仍燒一條，溫酒服。《千金方》

**一切濕瘡**：蟾蜍燒灰，豬脂和敷。《千金方》

**臁瘡蛀爛**：用黃鱔魚數條打死，香油抹腹，蟠瘡上繫定，頃則痛不可忍，然後取下，看腹有針眼，皆蟲也，未盡更作，後以人脛骨灰，油調搽之。《奇效方》

**臁脛生瘡**：用中鯽魚三尾洗淨，穿山甲二錢，以長皂莢一挺，劈開兩片，夾住，煨存性研末，先以井水洗淨，膿水用白竹藥刺孔貼之，候水出盡，以麻油輕粉調藥敷之，日一次。《直指方》

**楊梅瘡爛**：古牆上螺螄殼、辰砂各等分，片腦少許為末，搽之。

**妒精陰瘡**：大田螺二個和殼燒存性，入輕粉同研，敷之效。《醫林集要》

**諸般瘡毒**：臁瘡、金瘡、湯火等瘡，用黃蠟一兩，香油二兩，黃丹半兩，同化開，頓冷瓶收攤貼。《汪仲勉經驗》

**一切惡瘡**：用蛇魚骨為末，入諸色膏藥中貼之，外以紙變之。《經驗方》

**龍纏瘡毒**：水缸底蚯蚓一條，連泥搗爛敷即癒。

**癩頭軟癤**：及諸熱瘡，用五倍子七個研末，香油四兩熬至一半，布絞去渣，搽之三四遍即可，勿以水洗之。《普濟方》

**積年癬瘡**：《外台秘要》用斑蝥半兩，微炒為末，蜜調服之。《永類鈐方》用斑蝥七個，醋浸露一夜，搽之。

**破傷風濕**：如瘧者，以黃蠟一塊，熱酒化開，服立效，與玉真散對用，尤妙。《瑞竹堂經驗方》

**風癩濕爛**：五倍子末，津調塗之。《普濟方》

**臁瘡朽臭**：生龜一枚取殼，醋炙黃，更鍛存性，出火氣，入輕粉、麝香，蔥湯洗淨，搽敷之。《急救方》

**繞指毒瘡**：生手足指上，以活田螺一枚生用，搗碎縛之即瘥。《多能鄙事》

**瘡口不收**：五倍子，焙，研末，以臘醋腳調，塗四圍效。

**濕毒臁瘡**：枯竹蛀屑、黃蘗末等分，先以蔥椒茶湯洗淨，後搽之，日一上。

**暴發紅腫**：痛不可忍者，臘糟敷之。《談野翁試驗方》

**白口惡瘡**：狀如木耳，不拘大人，小兒，並用五倍子、青黛等分為末，以筒飲之。《端效方》

**風蟲癬瘡**：用螺螄十個，槿樹皮末一兩，同入碗內，蒸熱搗爛，入礬紅三錢，以鹽水調搽。孫氏方

**一切癬瘡**：五倍子去蟲，白礬燒過，各等分，為末，搽之，乾則油調。《簡便方》

**一切諸瘡**：五倍子、黃蘗等分為末，敷之。《普濟方》

**癩風蟲瘡**：乾蝦蟆一兩炙，長肥皂一條炙，去皮子，蘸酒再炙，為末，以竹管引入羊腸內繫定，以麩鋪甑內，置藥麩上蒸熟，入麝香半錢，去麩同搗為丸如梧子大，每溫酒服二十一丸。《直指方》

**頭瘡熱瘡**：風濕諸毒，用五倍子、白芷等分，研末，摻之，膿水即乾，如乾者以清油調。《衛生易簡方》

**女人趾瘡**：甲內惡肉突出不癒，蜈蚣一條焙研敷之，外以南星末醋和，敷四圍。《醫方摘要》

**附骨壞瘡**：久不瘥，膿汁不已，或骨從瘡孔中出，用大蛤蟆一個，亂頭髮一雞子大，豬油四兩，煎枯去滓，待凝如膏，先以桑根皮、烏頭煎湯洗，拭乾，鍛龍骨末摻四邊，以前膏貼

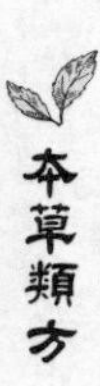

之。《錦囊秘覽》

**下部疳瘡**：《全幼心鑑》用五倍子、枯礬等分研末，先以齏水洗過搽之。《杏林摘要》用五倍子、花椒去子炒各一錢，細辛焙三分，為末，先以蔥湯洗淨，搽之，一二日生肉也。

**下部蟲**：痛癢膿血，旁生孔竅，蜣螂七枚，五月五日收者，新牛糞半兩，肥羊肉一兩，炒黃，同搗成膏，丸蓮子大，炙熱綿裹納肛中，半日即大便中蟲出，四度永瘥。《董炳集驗方》

**腳肚生瘡**：初起如粟米大，搔之不已成片，包腳相交黃水出，癢不可忍，久成痼疾，用百藥煎末，唾調，逐瘡四圍塗之，自外入內，先以貫眾煎湯洗之，日一次。《醫林集要》

**反花惡瘡**：鯽魚一個去腸，以羯羊屎填滿燒存性，先以米泔洗過，搽之。

**牛皮風癬**：生驢皮一塊，以朴硝醃過，燒灰，油調搽之，名一掃光。《李樓怪病奇方》

**豌豆如芥**：赤黑色者，煎青羊脂摩之。《千金方》

**燥癬作癢**：雄雞冠血，頻頻塗之。《范汪方》

**白禿頭瘡**：生羊骨髓，調輕粉搽之，先以泔水洗淨，一日二次，數日癒。《經驗方》

**金腮瘡蝕**：初生如米豆，久則穿蝕，用雞內金焙、鬱金等分為末，鹽漿漱了，貼之，忌米食。《聖濟總錄》

**多年惡瘡**：或痛癢生釁，用馬糞並齒同研爛，敷上，不過數次。武丞相在蜀時，脛有瘡，癢不可忍，用此而瘥。《兵部手集》

**足瘡嵌甲**：以橘皮湯浸洗，輕剪去，更以虎骨末敷之，痛即止。《便民周纂》

**頭癢生瘡**：白鴿屎五合，醋煮三沸，杵敷之，日三上。《聖惠方》

**腳上臭瘡**：熟雞子黃一個，黃蠟一錢，煎油塗之。

**赤禿頭瘡**：出膿，晝開夜合，馬蹄燒灰生油調塗。《聖惠

方》

**陰頭疳蝕**：雞內金不落水拭淨，新瓦焙脆，出火毒，為細末，先以米泔水洗瘡，乃搽之，亦治口疳。《經驗方》

**惡瘡不癒**：狗頭骨灰同黃丹末，等分敷之。《壽域方》

**牛皮風癬**：牛蹄甲、驢糞各一兩，燒存性，研末油調，抓破敷之，五七日即癒。《藺氏經驗方》

**鬼舐頭瘡**：貓兒毛燒灰，膏和敷之。《千金方》

**長肉生肌**：老狗頭腦骨瓦炒二兩，桑白皮一兩，當歸二錢半，為末，麻油調敷。《直指方》

**浸淫瘡毒**：不早治，周身殺人，以雞冠血塗之，日四五度。《肘後方》

**頭瘡白禿**：雄雞屎末和陳醬，苦酒洗之。《千金方》

**浸淫諸瘡**：豬牙車骨年久者，錐破，燒令脂出，乘熱塗之。《普濟方》

**狐尿刺瘡**：棘人腫痛欲死，破烏雞搨之良。《肘後方》

**鵝口瘡**：自內生出，可治，自外生入，不可治。用食草白鵝下清糞濾汁，入砂糖少許搽之，或用雄鵝糞眠倒者，燒灰，入麝香少許，搽之並效。《永類鈐方》

**臁脛爛瘡**：以韭汁洗拭，刮虎骨末敷之。《便民周纂》

**腎風下註**：生瘡，用驢蹄二十片燒灰，密陀僧、輕粉各一錢，麝香半錢，為末敷之。《奇效方》

**臁瘡潰爛**：三四年馬牙骨燒研，先以土窯過小便，洗數次搽之。

**大風瘡癩**：油調五靈脂末塗之。《摘玄方》

**年深疥癬遍身延蔓者**：硫黃、艾葉研勻，作捻浸油點燈，於被中薰之，以油塗口鼻耳目，露之。《集玄方》

**疥瘡有蟲**：豬膏煎芫花塗之。《肘後方》

**裡外臁瘡**：羊屎燒存性，研末，入輕粉塗之。《集要方》

**白禿頭癬**：熊白脂敷之。

**濕瘑浸淫**：新羊屎絞汁塗之，乾者燒煙薰之。《聖濟總

錄》

**熱疥腫痛**：不可忍，用家鴨糞同雞子清調敷，即消。《聖惠方》

**反花瘡毒**：初生惡肉如米粒，破之血出，肉隨生，反出於外，用鴿屎三兩，炒黃為末，溫漿水洗，後敷之。《聖惠方》

**陰上疳瘡**：駝絨燒灰，水澄過，入炒黃丹等分為末，搽之即效。《龔氏經驗方》

**頭瘡白禿**：雞子殼七個炒研，油和敷之。《子母秘錄》

**白禿癩瘡**：洗刮令淨，以豬胞乘熱裹之，當引蟲出。

**牛皮風癬**：每五更，炙牛肉一斤食，以酒調，輕粉敷之。《直指方》

**香瓣瘡**：生面上耳邊，浸淫水出，久不癒，用羖羊鬚、荊芥、乾棗肉各二錢，燒存性，入輕粉半錢，每洗拭，清油調搽，二三次必癒。《聖惠方》

**浸淫瘡癬**：洗淨，以雀屎、醬瓣和研，日塗之。《千金翼方》

**頭瘡白禿**：鴿屎研末敷之，先以醋泔洗淨，亦可燒研摻之。《聖惠方》

**狐尿刺瘡**：烏驢尿燉熱漬之。《千金方》

**豌豆毒瘡**：馬肉煮清汁洗之。《兵部手集》

**瘡口不合**：雞膍胵皮，日貼之。

**鵝掌風**：鴿屎、白雄雞屎炒研，煎水日洗。

**穀道生瘡**：久不癒，用雞膍胵燒存性，為末，乾貼之，如神。

**頭上白禿**：羊肉如作脯法炙香，熱搨上，不過數次，瘥。《肘後方》

**臁脛爛瘡**：牛蹄甲燒灰，桐油和敷。《海上方》

**燥瘑瘡癢**：熱牛屎塗之。《千金方》

**腳脛生瘡**：雄雞肫內皮洗淨貼之，一日一易，十日癒。《小山奇方》

**鬼舐頭瘡**：貓兒屎燒灰，臘豬脂和敷之。《千金方》

**諸瘡傷水**：或傷風寒，劇痛，用馬屎燒煙薰，令汁出癒。《千金方》

**臁瘡不斂**：牛胞衣一具燒存性，研搽。《海上方》

**瘡傷風水**：痛劇欲死者，牛屎燒煙薰，令汁出即癒。《外台秘要》

**天泡水瘡**：雞子黃熬油搽之，甚效。《唐瑤經驗方》

**兩腳癬瘡**：白犬血塗之，立瘥。《奇效方》

**大風癘瘡**：用新竹筒十個，內裝黑豆一層，頭髮一層至滿，以稻糠火盆內煨之，候汁滴出，以盞接承，翎掃瘡上，數日即癒，亦治諸瘡。《邵真人經驗方》

**下疳濕瘡**：蠶繭盛頭垢，再以一繭合定，鍛紅出火毒，研搽。楊氏方

**瘭惡瘡**：生髮灰米湯服二錢，外以生髮灰三分，皂莢刺灰二分，白及一分，為末，乾摻或以豬膽汁調。《直指方》

**下部疳瘡**：天靈蓋鍛，研末，先以黃柏湯洗淨，摻之神效。又一方：入紅褐小紅棗等分，同燒研。《劉氏經驗方》

**臁瘡濕爛**：人頂骨燒研二錢，龍骨三錢，金絲硫黃一錢，為末，用冬蘿蔔芽陰乾熬水，洗之乃貼。《劉松石保壽堂方》

**婦人足瘡**：經年不癒，名裙風瘡，用男子頭垢，桐油調，作隔紙膏貼之。《簡便方》

**男子陰瘡**：因不忌月事行房，陰物潰爛，用室女血，納瓦上，燒存性，研末，麻油調敷之。

**鬼舐頭瘡**：取小兒糞和臘豬脂敷之。《千金方》

**瘡口不合**：亂髮、露蜂房、蛇蛻皮各一錢燒存性，用溫酒食前調服，神效。《蘇沈良方》

**男女陰蝕**：肥豬肉煮汁，洗不過三十斤，瘥。《千金方》

**抓瘡傷水**：腫痛難忍者，以耳垢封之，一夕水盡出而癒。鄭師甫云：余常病此，一丐傳此方。

**臁脛生瘡**：人乳桐油等分和勻，以鵝翎掃塗神效。《摘玄

方》

**下疳濕瘡**：髮灰一錢，棗核七個，燒研洗貼。《全幼心鑑》

**臁脛生瘡**：頭垢、枯礬研勻，豬膽調敷。《壽域方》

**臁瘡**：燒過人骨，碎者為末，摻之。《壽域方》

**頭瘡白禿**：《普濟方》用新破豬肚，勿洗，熱搨之，須臾蟲出，不盡再作。孫氏方用豬肚一個，入砒一兩，紮定，以黃泥固濟，鍛存性為末，油和敷，以椒湯洗。

**十年惡瘡**：母豬屎燒存性敷之。《外台秘要》

**男女下疳**：母豬糞，黃泥包，鍛存性為末，以米泔洗淨，搽立效。《簡便單方》

**疔瘡入腹**：母豬屎和水絞汁，服三合立瘥。《聖惠方》

**疥瘡癢痛**：豬肚一枚，同皂莢煮熟，去莢食之。《救急方》

**積年疥瘡**：豬肚內放皂莢煮熟，去皂莢食之。《袖珍方》

**消蝕惡肉**：臘月豶豬糞燒存性一兩，雄黃、檳榔各一錢，為末，敷洗。《直指方》

**肺風白癩**：大蝮蛇一條，勿令傷，以酒一斗漬之，糠火溫令稍熱，取蛇一寸，和臘月豬脂搗敷。《肘後方》

**疔瘡腫毒**：白芷一錢，生薑一兩，擂酒一盞，溫服取汗即散，此陳指揮方也。《袖珍方》

**卒得瘑瘡**：常時生兩腳間，用白犬血塗之，立癒。《肘後方》

**外腎生瘡**：綠豆粉、蚯蚓糞各等分，研塗之。

**足瘡生蟲**：南方地潮濕，人多患足瘡，歲久生蟲如蛭，乃風毒攻注而然。用牛或羊或豬肚去屎，不洗，研如泥，看瘡大小，入鍛過泥礬半兩，以上研勻，塗帛上貼之，須臾癢入心，徐徐連帛取下，火上炙之蟲出，絲髮馬尾千萬，或青白赤黑，以湯洗之，三日一作，不過數次，蟲盡瘡癒。南宮從《岣嶁神方》

**濕熱黃瘡**：助脾去濕，針砂丸。用針砂不拘多少，擂盡鏽淘洗白色，以米醋於鐵銚內浸過一指，炒乾，再炒三五次，候通紅取出，用陳粳米半升，水浸一夜，搗粉作塊，煮半熟杵爛，入針砂二兩半，百草霜炒一兩半，搗千下，丸梧子大，每服五十丸，用五加皮、牛膝根、木瓜浸酒下，初服若泄瀉，其病源去也。《乾坤生意》

**白頭禿瘡**：糞藍煎汁頻洗。《聖濟總錄》

**無名惡瘡**：樑上倒掛塵二條，韭地蚯蚓泥少許，生蜜和，捻作餅如大錢，陰乾，用蜜水調，頻敷之。《楊起簡便方》

**多年惡瘡**：天茄葉貼之，或為末貼。《救急良方》

**疔腫惡瘡**：亂髮、鼠屎等分燒灰，針入，以滓敷患處。《集簡方》

**一切疔腫**：蒺藜子一升，熬搗，以醋和封頭上，拔根。《外台秘要》

**疔瘡腫毒**：《千金方》用紫花地丁草搗汁服，雖極者亦效。楊氏方用紫花地丁草、蔥頭、生蜜共搗貼之，若瘤瘡，加新黑牛屎。

**疔腫初起**：王不留行子為末，蟾酥丸黍米大，每服一丸，酒下，汗出即癒。《集簡方》

**疔瘡腫毒**：艾蒿一擔，燒灰於竹筒中，淋取汁，以一二合，和石灰如糊，先以針刺瘡至痛，乃點藥三遍，其根自拔。玉山韓光以此治人，神驗。貞觀初，衢州徐使君訪得此方，予用治三十餘人，得效。《千金方》

**疔瘡初起**：白芷一錢，生薑一兩，擂酒一盞，溫服取汗即散，此陳指揮方也。《袖珍方》

**諸瘡腫毒**：牛蒡根三莖，洗煮爛，搗汁，入米煮粥食一碗，甚良。《普濟方》

**疔瘡腫毒**：鶴蝨草葉、浮酒糟，同搗敷之，立效。《集效方》

**一切疔腫**：詵曰：危困者，用蒼耳根葉搗和，小兒尿絞汁，冷服一升，日三服，拔根甚效。《養生方》用蒼耳根苗燒灰，和醋淀塗之，乾再上，不十次即拔根出。

《邵真人方》用蒼耳根三兩半，烏梅肉五個，連鬚葱三根，酒二鍾煎一鍾，熱服取汗。

**疔腫垂死**：菊花一握搗汁一升，入口即活，此神驗方也，冬月採根。《肘後方》

**疔瘡腫毒**：端午採豨薟草，日乾為末，每服半兩，熱酒調下，汗出即癒，極有效驗。《集簡方》

**疔腫復發**：馬兜鈴根搗爛，用蜘蛛網裹敷，少時根出。《肘後方》

**疔毒初起**：草烏頭七個，川烏頭三個，杏仁九個，飛羅麵二兩，為末，無根水調搽，留口以紙蓋之，乾則以水潤之。《唐瑤經驗方》

**疔瘡腫痛**：醋和附子末塗之，乾再上。《千金翼方》

**疔腫惡瘡**：胡麻燒灰、針砂等分為末，醋和敷之，日三上。《普濟方》

**疔毒惡腫**：生烏頭切片，醋熬成膏攤貼，次日根出。又方：兩頭尖一兩，巴豆四個搗貼，疔自拔出。《普濟方》

**天蛇頭指**：痛臭甚者，黑豆生研末，入繭內籠之。《濟急方》

**疔瘡作痛**：魚腥草搗爛敷之，痛一二時不可去草，痛後一二日即癒，微人（考今四川人）所傳方也。《陸氏積德堂方》

**熱毒瘡腫**：生茄子一枚，割去一分，去瓤二分，似罐子形，合於瘡上即消也，如已出膿，再用取癢。《聖濟總錄》

**疔瘡惡毒**：用門白灰一撮，羅細，以獨頭蒜或新蒜薹染灰，擦瘡口，候瘡自然出少汗，再擦，少頃即消散也，雖發背癰疽，亦可擦之。

**疔瘡惡腫**：野灰藋菜葉燒灰，撥破瘡皮，唾調，少許點之，血出為度。《普濟方》

**疔毒初起**：不拘已成未成，用翻白草十根，酒煎服，出汗即癒。

**魚臍疔瘡**：絲瓜葉即虞刺葉也，連鬚蔥白、韭菜等分，同入石缽內，研爛取汁，以熱酒和服，以渣貼腋下。病在左手，貼在左腋，右手貼在右腋，病在左腳貼左胯，右腳貼右胯，在中貼心臍，用帛縛住，候肉下紅線處皆白，則散矣，如有潮熱，亦用此法，卻令人抱住，恐其顫倒，則難救矣。《世醫得效方》

**瘡氣嘔吐**：綠豆粉三錢，乾胭脂半錢研勻，新汲水調下，一服立止。《普濟方》

**惡瘡不癒**：左纏藤一把搗爛，入雄黃五分，水二升，瓦罐煎之，以紙封七重，穿一孔，待氣出，以瘡封孔，薰之三時，久大出黃水，後用生肌藥取效。《選奇方》

**癤子初起**：葛蔓燒灰，水調敷之即癒。《千金方》

**疔腫**：黑牯牛拋糞石上，待生菌子焙乾，豨薟草等分為末，以竹筒去兩頭，緊縛合在疔上，用水和末一錢入筒內，少頃沸起，則根拔出，未出再作二三次。《醫學正傳》

**疔瘡便毒**：不問已潰未潰，初起發熱，用金銀花俗名甜藤，採花連莖葉，自然汁半碗，煎八分服之，以渣敷之，敗毒托裡，散氣和血，其功獨勝。《萬表積善堂方》

**疔腫有根**：用大針刺作孔，削蔓菁根如針大，染鐵生衣，刺入孔中，再以蔓菁根、鐵生衣等分搗塗於上，有膿出即易，須臾根出，立瘥，忌油膩、生冷、五辛、黏滑、陳臭。《肘後方》

**疔瘡惡腫**：刺破，以老蔥生蜜杵貼兩時，疔出以醋湯洗之，神效。《聖濟總錄》

**赤根疔腫**：白粉熬黑，和蜜敷之。《千金方》

**魚臍疔瘡**：寒食餳塗之良，乾者燒灰。《千金方》

**代指毒腫**：取萎黃蔥葉煮汁，熱漬之。《千金方》

**一切疔腫**：麵和臘豬脂封之良。《梅師方》

**瘡中惡肉**：寒食麵二兩，巴豆五分，水和作餅，燒末擦

之。《仙傳外科》

**疔腫初起**：用面圍住，以針亂刺瘡上，銅器煎醋沸，傾入圍中，令容一盞，冷即易，三度根即出也。

**疔瘡惡腫**：小豆花末敷之。《普濟方》

**疔瘡黑凹**：用發繩紮住，將尖葉薜荔搗汁，和蜜一盞服之，外以蔥蜜搗敷四周。《聖惠方》

**頭上軟癤**：用大芋搗敷之即乾。《簡便方》

**數種疔瘡**：馬蹄草，又名缺盆草，大青葉、臭紫草，各等分擂爛，以酒一碗浸之，去滓溫服，三服立瘥。《經驗方》

**手指腫毒**：及指惡瘡，消毒止痛，鏡面草搗爛敷之。《壽域方》

**疔瘡腫毒**：馬齒莧二分，石灰三分為末，雞子白和敷之。

**十三種疔**：春三月，上建日採葉，名天精；夏三月，上建日採枝，名枸杞；秋三月，上建日採子，名卻老；冬三月，上建日採根，名地骨；並曝乾為末，如不得，依法採得一種，亦可用緋繒一片裹藥，牛黃一梧子大，及鉤棘針三七枚，赤小豆七粒為末，先於繒上鋪亂髮一雞子大，乃鋪牛黃等為末，捲作團，以髮束定熨斗中，炒令沸定，刮搗為末，以一方寸匕，合前枸杞末二匕，空心酒服二錢半，日再服。《千金方》

**疔瘡惡腫**：胡桃一個，平破取仁，嚼爛安殼內，合在瘡上，頻換甚效。《普濟方》

**手指掣痛**：醬清和蜜，溫熱浸之，癒乃止。《千金方》

**疔瘡惡腫**：《普濟方》用荔枝五個或三個，不用雙數，以狗糞中米淘淨為末，與糯米粥同研成膏，攤紙上貼之，留一孔出毒氣。《濟生秘覽》用荔枝肉、白梅各三個，搗作餅子，貼疔瘡上，根即出也。

**水疔暗疔**：水疔色黃，麻木不痛，暗疔瘡凸，色紅使人昏狂，並先刺四畔後，用銀杏去殼浸油中，年久者搗含之。《普濟方》

**男子下疳**：先以漿水洗之後，搽地骨皮末，生肌止痛。

《衛生寶鑑》

**一切疔腫**：皂莢子仁作末敷之，五日瘉。《千金方》

**手足心腫**：乃風也，椒鹽末等分，醋和敷之，良。《肘後方》

**指頭腫毒**：痛甚者，烏梅肉和魚鮓搗封之，妙。《李樓怪病奇方》

**男子陰腫**：作癢，用桃仁炒香為末，酒服方寸匕，日二，仍搗敷之。《外台秘要》

**疔瘡發汗**：千年鍛石炒十分，舊黑傘紙燒灰一分，每用一小匙，先以水些許，次傾香油些許，入末攪勻，沸湯一盞調下，厚被蓋之一時，大汗出也。《醫方捷徑》

**暗疔昏狂**：瘡頭凸紅，柏樹根經行路者，取二尺許，去皮搗爛，井華水調一盞服，待瀉過，以三角銀杏仁，漫油搗含患處。《聖濟總錄》

**疔瘡惡腫**：九月九日採芙蓉葉，陰乾為末，每以井水調貼，次日用蜒蚰螺一個，搗塗之。《普濟方》

**軟癤頻發**：翠玉膏，用通明瀝青八兩，銅綠二兩，麻油三錢，雄豬膽汁三個，先溶瀝青，乃下油膽，傾入水中扯拔，器盛，每用緋帛攤貼，不須再換。

**疔瘡腫毒**：一切癰疽發背，不問已成未成，但焮痛者皆治。槐花微炒，核桃仁二兩，無灰酒一盅，煎十餘沸，熱服，未成者二三服，已成者一二服，見效。《醫方摘要》

**疔瘡惡腫**：棘針倒鉤爛者三枚，丁香七個，同入瓶燒存性，以月內孩兒糞和塗，日三上之。又方：曲頭棘刺三百枚，陳橘皮二兩，水五升，煎一升半，分服。《聖惠方》

**疔腫惡毒**：透骨膏，用八角兒楊柳上者，陰乾去殼四個，如冬月無此，用其窠代之。蟾酥半錢，巴豆仁一個，粉霜、雄黃、麝香少許，先以八角兒研如泥，入溶化黃蠟少許，同眾藥末和作膏，子密（原作「蜜」，據文義改）收，每以針刺瘡頭，破出血，用榆條送膏子麥粒大，入瘡中，以雀糞二個放瘡口，瘡回即止，不必再用也，忌冷水，如針破無血，係是著骨疔，即男左女右，中指甲末刺出血糊藥，又無血，即刺足大拇指血糊藥，如都無血必難醫也。

**天蛇毒：**《劉松篡經驗方》云：曾水灣陳玉田妻患，天蛇毒瘡，一老翁用水蛇一條，去頭尾，取中截如手指長，剖去骨肉，勿令病者見，以蛇皮包手指，自然束緊，以紙外裹之，頓覺遍身皆涼，其病即癒，數日後解，視手指有一溝如小繩，蛇皮內宛然有一小蛇頭，目俱全也。

**一切疔腫及無名腫毒惡瘡：**《劉松石經驗方》用蒼耳草梗中蟲一條，白梅肉三四分，同搗如泥，貼之立癒。《聖濟總錄》用麻蟲，即蒼耳草內蟲炒黃色，白殭蠶、江茶各等分為末，蜜調塗之。又方：蒼耳節內蟲四十九條，捶碎入人言少許，捶成塊，刺瘡令破，敷之少頃，以手撮出根即癒。

**魚臍疔瘡：**似新火針瘡，四邊赤中央黑，可刺之，若不大痛，即殺人也。用臘月魚頭灰、髮灰等分，以雞溏屎和塗之。《千金方》

**疔腫拔根：**取戶邊蜘蛛杵爛，醋和，先挑四畔血出，根稍露，敷之，乾即易，一日夜根拔出，大有神效。《千金方》

**疔腫惡瘡：**楊柳上大烏殼硬蟲，或地上新糞內及泥堆中生者，取以蜜湯浸死，新瓦焙焦為末，先以燒過針撥開，好醋調敷之。《普濟方》

**軟癤頻作：**露蜂房二枚燒存性，以巴豆二十一粒，煎清油二三沸，去豆用油調敷，甚效。《世醫 260 得效方》

**馬疔腫毒：**穿山甲燒存性，貝母，等分為末，酒調服三四次，乃用下藥，利去惡物即癒。勉氏方

**拔取疔毒：**蟾酥以白麵、黃丹搜作劑，每丸麥粒大，以指扒動瘡上插入，重者挑破納之，仍以水澄膏貼之。《世醫得效方》

**諸瘡腫硬：**針頭散，用蟾酥、麝香各一錢研勻，乳汁調和入罐中，待乾，每用少許津調敷之，外以膏護住，毒氣自出，

不能為害也。《保命集》

**疔腫魚臍**：《外台秘要》用蛇蛻雞子大，水四升，煮三四沸，服汁立瘥。《直指方》治魚臍瘡，出水四畔浮漿，用蛇蛻燒存性，研雞子清和敷。

**疔瘡惡腫**：蟾酥一錢，巴豆四個，搗爛，飯丸錠子如綠豆大，每服一丸，薑湯下，良久以萹蓄根、黃荊子研酒，半碗服，取行四五次，以粥補之。《乾坤秘韞》

**頭上軟癤**：蛤蟆剝皮貼之，收毒即癒。《活幼全書》

**疔瘡拔根**：斑蝥一枚，捻破，作米字形樣封之，即出根也。《外台秘要》

**諸瘡腫毒**：鯽魚一尾剖去腸，柏葉填滿，紙裹泥包，煅存性，入輕粉二錢，為末，麻油調搽。《普濟方》

**疔腫毒腫**：不破則毒入腹。《青囊雜纂》用蟬蛻炒為末，蜜水調服一錢，外以津和塗之。《醫方大成》用蟬蛻、殭蠶等分為末，醋調塗瘡四周，候根出，拔去再塗。

**疔腫惡毒**：用生蜜與隔年蔥研膏，先刺破塗之，如人行五六里許，則疔出後，以熱醋湯洗去。《濟急仙方》

**一切瘡毒**：蟾酥一錢、白麵二錢、硃砂少許、井華水調成小錠子如麥大，每用一錠，井華水服，如瘡勢緊急，五七錠蔥湯亦可，汗出即癒。

**天蛇頭瘡**：生手指頭上，用蜈蚣一條，燒煙，薰一二次即癒。或為末，豬膽汁調塗之。《奇效方》

**疔瘡惡腫**：先刺出血，以海螵蛸末摻之，其疔即出。《普濟方》

**手足腫痛**：欲斷，取蚓三升，以水五升絞汁，二升半服之。《肘後方》

**拔取疔黃**：蟾酥以麵丸梧子大，每用一丸，安舌下即黃出也。《青囊雜纂》

**疔瘡惡腫**：用田螺入冰片，化水點瘡上。《普濟方》

**鬢邊生癤**：貓頭上毛、豬頸上毛各一把，鼠屎一粒燒研，

油調敷之。《壽域方》

**赤根疔瘡**：馬牙齒擣末，臘豬脂和敷，根即出也，燒灰亦可。《千金方》

**疔腫傷風**：作腫，以馬屎炒，熨瘡上，五十遍極效。《聖惠方》

**疔瘡惡腫**：十二月豬膽風乾，和生蔥擣敷。《普濟方》

**代指腫痛**：以唾和白硇砂，搜面作碗子，盛唾令滿，入瓶著硇末少許，以指浸之，一日即瘥。《千金方》

**頭上軟癤**：用抱出雞卵殼燒存性，研末，入輕粉少許，清油調敷。《世醫得效方》

**疔瘡中風**：腫痛，用驢屎炒，熨瘡上五十遍極效。《普濟方》

**赤疔瘡**：狗寶丸，用狗寶八分，蟾酥二錢，龍腦二錢，麝香一錢，為末，好酒和丸麻子大，每服三丸，以生蔥三寸同嚼細，用熱蔥酒送下，暖臥汗出為度，後服流氣追毒藥，貼拔毒膏取癒。《通玄論》

**疔瘡惡腫**：青羊屎一升，水二升漬，少時煮沸，絞汁一升，頓服。《廣濟方》

**疔瘡未破**：白馬齒燒灰，先以針刺破，乃封之，用濕麥圍腫處，醋洗去之，根出大驗。《肘後方》

**疔瘡惡腫**：黑牛耳垢敷之。《聖惠方》

**疔瘡惡腫**：牡狗屎，五月五日燒灰塗，數易之。又治馬鞍瘡，神驗。《聖惠方》

**疔瘡惡腫**：取白犬血，頻塗之，有效。《肘後方》

**疔瘡惡腫**：鼠屎、亂髮等分燒灰，針瘡頭納入，大良。《普濟方》

**疔瘡初起**：刮破以熱屎尖敷之，乾即易，不過十五遍，即根出，立瘥。《千金方》

**代指腫**：先刺出血，炙鮓皮裹之。

**瘡腫熱痛**：靈鼠膏，用大雄鼠一枚，清油一斤煎焦，滴水不散，濾再煎，下炒紫黃丹五兩，柳枝不住攪勻，滴水成珠下，黃蠟一兩，熬成黑色成膏，瓷瓶收之，出火毒，每用攤貼，去痛甚良。《經驗方》

**積年惡瘡**：反花瘡、漏瘡不癢者，牛蒡根搗和臘月豬脂，日日封之。《千金方》

**一切瘡種**：木芙蓉藥、菊花藥同煎水，頻薰洗之。《多能鄙事》

**諸瘡腫毒**：蒺藜蔓洗三寸截之，以水五升，煮取二升，去滓，納入銅器中。又煮取一升，納小器中，煮如飴狀，以塗腫處。《千金方》

**大風癩瘡**：營氣不清，久風入脈，因而成癩，鼻壞色敗，用黃精根去皮，潔淨溪水洗，二斤，日中曝令軟（原缺日中令軟四字，據《本草綱目》補）。暴納粟米飯中，蒸至米熟，時時食之。《聖濟總錄》

**大風瘡疾**：百靈藤四兩，水一斗，煮三升，去滓，入粳米四合，煮粥於密室中，浴畢乃食，暖臥取汗，汗後皮膚起如麩片，每隔日一作，五六十日後漸癒，毛髮即生。《聖惠方》

**身面瘡疥**：發熱者不得食熱物，不用火為使，但著厚衣暖臥，取油一匙，含咽，戒怒二七日也。

**《枕中記》云**：服丹石人，先宜以麻油一升，薤白三升，切納油中，微火煎黑，去滓合酒，每服三合，百日氣血充盛也。

# 卷之八

## 外傷諸瘡第九十二

**湯火灼瘡**：炭末、香油調塗。《濟急方》

**凍瘡不瘥**：熱湯洗之。陳藏器方。

**湯火傷灼**：《多能鄙事》用青瓷碗片，為末，水飛過，和桐油，數數次瘥。

《活幼口議》用景德鎮瓷器打碎，埋灶內，炭火鋪上，一夜取出，去火毒，為末，入黃丹少許，敷之立癒。

**湯火傷灼**：取多年屋上吻獸，為末，油和，塗之立效。《儒門事親》

**湯火燒瘡**：胡粉、羊髓和塗之。孫真人方

**灸瘡腫痛**：灶中黃土末，煮汁，淋之。《千金方》

**湯火傷灼**：餅爐中灰，麻油調敷。不得著水，仍避風。《本草衍義》

**抓傷面皮**：香油調鉛粉搽之，一夕癒。《集簡方》

**湯火傷瘡**：青竹燒油，同鐵鏽搽之。《陸氏積德堂方》

**火瘡敗壞**：雲母粉和生羊髓塗之。《聖惠方》

**湯火灼傷**：銀朱研細，菜油調，敷二次，癒。《多能鄙事》

**油傷火灼**：痛不可忍，石膏末敷之，良。《梅師方》

**湯火傷灼**：年久石灰敷之，或加油調。《肘後方》

**腳上凍瘡**：濃煎黃蠟塗之。《姚和眾方》

**漆瘡作癢**：豬膏頻塗之。《千金方》

**凍瘡破爛**：大黃末水調，塗之。《衛生寶鑑》

**湯火灼傷**：寒水石燒研，敷之。《衛生易簡方》

**漆瘡作癢**：白礬湯拭之。《千金方》

**湯火傷灼**：苦參末油調，敷之。《衛生易簡方》

**湯火傷灼**：白及末油調，敷之。趙真人方

**湯火傷灼**：舊葫蘆瓢燒，敷之。《集簡方》

**凍瘡發裂**：甘草，煎湯洗之，次以黃連、黃柏、黃芩末，入輕粉、麻油調敷。《談野翁試驗方》

**灸瘡不發**：酸漿葉貼之。

**湯火傷灼**：甘草煎蜜塗。《李樓怪病奇方》

**漆瘡作癢**：油調貫眾末塗之。《千金方》

**熱油火灼**：除痛生肌，丹參八兩，剉，以水微調，取羊脂二斤，煎三上三下，以塗瘡上。《肘後方》

**手足皸裂**：白及末，水調塞之，勿犯水。《濟急方》

**湯火傷灼**：皂礬和涼水澆之，其疼即止，腫亦消。《楊誠經驗方》

**湯火傷瘡**：焮赤潰爛，用此生肌，拔熱止痛，當歸、黃蠟各一兩，麻油四兩，以油煎當歸焦黃，去滓，納蠟攪成膏，出火毒，攤貼之。《和劑局方》

**湯火灼傷**：用瓶盛麻油，以箸就樹夾取黃葵花，收入瓶內，勿犯人手，密封收之。遇有傷者，以油塗之，甚妙。《經驗方》

**湯火傷灼**：劉寄奴搗末，先以糯米漿雞翎掃上，後乃擦末。並不痛，亦無痕，大驗之方。凡湯火傷，先以鹽末擦之，護肉不壞，後乃擦藥為妙。《本事方》

**湯火灼傷**：蓖麻子仁、蛤粉，等分研膏，湯傷以油調，火灼以水調，塗之。《古今錄驗方》

**漆瘡瘙癢**：莧菜煎湯，洗之。

**手足凍裂**：附子去皮，為末，以水麵調，塗之良。《談野翁試驗方》

**湯火灼爛**：白蘞末敷之《外台秘要》

**湯火傷灼**：莊浪大黃生研，蜜調塗之，不惟止痛，又且滅瘢。此乃金山寺神人所傳方。《洪邁夷堅志》

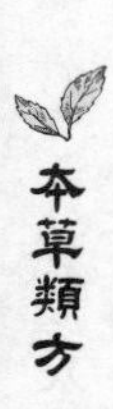

**湯蕩火燒**：梔子末，和雞子清濃掃之。《救急方》

**湯火傷灼**：生蘿蔔搗塗之，子亦可。《聖濟總錄》

**湯火灼傷**：未成瘡者，黍米、女麴等分，各炒焦研末，雞子白調塗之。煮粥亦可。《肘後方》

**熱油燒痛**：以白蜜塗之。《梅師方》

**湯火灼傷**：粟米炒焦，投水，澄取汁，煎稠如糖，頻敷之。能止痛，滅瘢痕。一方：半生半炒，研末，酒調敷之。《崔行功纂要》

**灸瘡腫痛**：薤白一升，豬脂一斤，切，以苦酒浸一宿，微火煎三上三下，去滓，塗之。《梅師方》

**湯火灼瘡**：油調芙蓉末敷之。《奇效方》

**海水傷裂**：凡人為海水鹹物所傷，及風吹裂，痛不可忍，用蜜半斤，水酒三十斤，防風、當歸、羌活、荊芥各二兩，為末，煎湯浴之。一夕即癒。《使琉球錄》

**灸瘡不斂**：瓦松，陰乾為末。先以槐枝、蔥白湯洗，後擦之，立效。《濟生秘覽》

**湯火傷灼**：五月五日，掐黃瓜入瓶內封，掛簷下，取水刷之，良。《醫方摘要》

**入水肢腫**：作痛，生胡麻搗敷之。《千金方》

**湯火傷灼**：胡麻生研如泥，塗之。《外台秘要》

**手足凍瘡**：老絲瓜燒存性，和臘豬脂塗之。《海上方》

**湯火灼瘡**：大豆煮汁，飲之，易癒無斑。《子母秘錄》

**湯火傷瘡**：用蕎麥麵，炒黃研末，水和敷之，如神。《奇效方》

**湯火傷瘡**：用稻草灰冷水淘七遍，帶濕攤上，乾即易，若瘡濕者，焙乾，油敷二三次可癒。《衛生易簡方》

**湯火傷灼**：菜子油調蚯蚓屎搽之。楊起《簡便單方》

**湯火傷灼**：大麥炒黑，研末細調搽之。

**火瘡滅瘢**：赤地利末，油調塗。《聖惠方》

**湯火傷瘡**：經霜桑葉燒存性，為末，油和敷之，三日癒。

《醫學正傳》

**手足凍瘡**：山藥一截磨泥敷之。《儒門事親》

**湯火傷灼**：絲瓜葉焙研，入辰粉一錢，蜜調搽之。生者搗敷，一日既好也。《海上方》

**漆瘡瘙癢**：雞腸草搗塗之。《肘後方》

**漆瘡瘙癢**：芥菜煎湯洗之。《千金方》

**湯火灼傷**：瓦松、生柏葉，同敷。乾者為末。《醫方摘要》

**漆瘡作癢**：韭葉杵敷。《斗門方》

**火燎成瘡**：炒麵，入梔子仁末，和油敷之。《千金方》

**足上凍瘡**：以醋洗足，研藕敷之。

**湯火傷灼**：未成瘡者，用小麥炒黑，研入膩粉，油調塗之。勿犯冷水，必致爛。《袖珍方》

**漆瘡作癢**：挼慎火草塗之。《外台秘要》

**火燒成瘡**：白糖燒灰粉之，即燥，易瘥。《小品方》

**湯火傷灼**：饅頭餅燒存性，研末，油調塗敷之。《肘後方》

**手足皴裂**：椒四合，以水煮之，去滓。漬之半食頃，出令燥，須臾再浸，候乾塗豬、羊腦髓極妙。《勝金方》

**火毒生瘡**：凡人冬月向火，火氣入內，致兩股生瘡，其汁淋漓。用黃柏末擦之立癒。一婦病此，人無識者，有用此而癒。《張杲醫說》

**凍瘡裂痛**：乳汁調黃柏末塗之。《儒門事親》

**耳足凍瘡**：橄欖核燒研，油調塗之。《乾坤生意》

**熱油灼傷**：柏白皮，以臘豬脂煎油塗瘡上。《肘後方》

**手足皴裂**：生白果嚼爛，夜夜塗之即癒。

**凍腳裂坼**：蒸熟藕，搗爛塗之。

**漆瘡作癢**：乾荷葉煎湯洗之，良。《集驗方》

**漆瘡作癢**：譚氏方：用漢椒煎湯洗之。《相感志》云：凡至漆所，嚼川椒塗鼻上，不生漆瘡。

**火燒成瘡**：胡桃仁燒黑研敷。

**手足皸裂**：紅糟、臘豬脂、薑汁、鹽各等分，研爛，炒熱擦之。裂內甚痛，少頃即合，再擦數次即安。《袖珍方》

**凍瘡皸裂**：桐油一碗，髮一握，熬化瓶收，每以溫水洗令軟，敷之，即安。《救急方》

**手背皴裂**：大風子搗泥塗之。《壽域方》

**火瘡未起**：梔子仁燒研，麻油和，封之。已成瘡，燒白糖灰粉之。《千金方》

**火灼爛瘡**：榆白皮，嚼塗之。《千金髓》

**湯火灼瘡**：柳皮燒灰塗之，亦可以根白皮煎豬脂，頻敷之。《肘後方》

**灸瘡不癒**：芙蓉花，研末敷之。《奇效方》

**湯火燒灼**：柏葉生搗塗之，繫定二三日，止痛滅瘢。《圖經本草》

**灸瘡不瘥**：癢痛不瘥，楸葉頭及根皮為末，敷之。《聖惠方》

**湯火傷瘡**：竹蠹蛀末敷之。《外台秘要》

**冬月皸裂**：牛鼻繩末，和五倍子末，填入薄紙，貼之。《救急方》

**灸瘡血出**：不止，用死蜣螂燒研，豬脂和塗。《千金方》

**湯火傷瘡**：焮赤疼痛，毒腐成膿，用此拔熱毒，止疼痛，斂瘡口。用麻油四兩，當歸一兩，煎焦去滓，入黃蠟一兩，攪化放冷，攤帛貼之神效。《醫林集要》

**灸瘡不瘥**：車缸脂塗之，良。《千金方》

**漆瘡作癢**：羊乳敷之。《千金翼方》

**手足皸裂**：五倍子末同牛骨髓，填納縫中，即安也。《醫方大成》

**灸瘡不瘥**：烏賊骨、白礬各等分，為末，日日塗之。《千金方》

**湯火傷瘡**：用多年乾白螺螄殼鍛研，油調敷。《澹寮》

**漆瘡作癢**：宜啖豬肉，嚼穄穀塗之。《千金方》

**湯火燒灼**：雞子清和酒調洗，勤洗即易生肌。忌發物，或生敷之亦可。《經驗秘方》

**湯火傷灼**：虎骨炙焦，研敷神效。龔氏《易簡方》

**火燒成瘡**：兔腹下白毛貼之，候毛落，即瘥。《肘後百一方》

**湯火傷瘡**：狗毛細剪，以烊膠和毛敷之，痂落，即瘥。《梅師方》

**湯火傷瘡**：熟雞子十個，取黃炒取油，入膩粉十文，攪勻，掃上，三五日，永除瘢痕。《集驗方》

**手足皸裂**：用兔腦髓生塗之。《聖惠方》

**手足皴破**：豬脂著熱油中，洗之。《千金方》

**凍指欲墮**：馬糞煮水，漬半日即癒。《千金方》

**湯火燒灼**：濕牛屎搗塗之。姚和眾

**湯火傷瘡**：豬膽調黃柏末塗之。《外台秘要》

**湯火灼瘡**：白膠水煎令稠，待冷塗之。《斗門方》

**湯火傷灼**：水煎膠如糊，冷掃塗之。《斗門方》

**火燒悶絕**：不省人事者，新尿頓服二三升，良。《千金方》

**湯火傷灼**：死鼠頭以臘月豬脂煎，令消盡敷之，則不作瘢，神效。《千金方》

**湯火傷灼**：令不痛，易癒無痕。《肘後方》用人精、鷹屎白，日日塗之。《千金方》用女人精汁，頻頻塗之。

**湯火傷瘡**：小老鼠泥包燒研，菜油調塗之。《談野翁試驗方》

**手足皴裂**：以酒酹豬胰洗並敷之。《肘後方》

**湯火傷灼**：即以酸醋淋洗，並以醋泥塗之甚妙，亦無瘢痕也。

**凍耳成瘡**：白蘞、黃柏，等分為末，生油調擦。《談野翁試驗方》

**湯火傷灼**：醋調黃土塗之。《談野翁試驗方》

**兩耳凍瘡**：生薑自然汁，熬膏塗。《暇日記》

**抓破面皮**：生薑自然汁，調輕粉末搽之，更無痕跡。《救濟方》

**漆瘡作癢**：鐵漿，頻洗，癒。《外台秘要》

**漆瘡作癢**：芒硝湯塗之。《千金方》

## 金鏃竹木傷第九十三

**金瘡血出**：不止，冷水，浸之即止。《延壽方》

**金瘡血出**：不止，以故佈蘸熱湯罨之。《延壽方》

**金瘡困頓**：蚯蚓屎末，水服方寸匕，日三服。《千金方》

**金瘡出血**：雲母粉敷之，絕妙。《事林廣記》

**金瘡出血**：不可以藥速合，則內潰傷肉。只以黃丹、滑石等分，為末，敷之。《集玄方》

**金瘡出血**：急以石炭末厚敷之，瘡深不宜，速合者加滑石。《醫學集成》

**金瘡腸出**：納入，以磁石、滑石各三兩，為末，米飲服方寸匕，日再服。《劉涓子鬼遺方》

**刀斧金瘡**：白礬、黃丹等分為末，敷之最妙。《救急方》

**花蕊石散**：治一切金刃箭鏃傷，及打撲傷損，狗咬至死者，急以藥摻、擦傷處。其血化為黃水，再擦便活，更不疼痛。如內損血入臟腑，煎童子小便入酒少許，熱調一錢，服立效。牲畜抵傷腸出不損者，急納入，桑白皮線縫之，擦藥血止立活。婦人產後敗血不盡，血暈，惡血奔心，胎死腹中，胎衣不下至死，但心頭溫暖者，急以童子小便調服一錢，取下惡物如豬肝，終身不患血風血氣，若膈上有血化為黃水，即時吐出，或隨小便出甚效。硫黃四兩、花蕊石一兩，並為粗末拌勻，以膠泥固濟，日乾，瓦罐一個盛之，泥封，日曝乾，安在西方磚上，磚上書八卦五行，字用炭一秤簇匝，從巳午時自下生火，鍛至炭消，冷定，取出為細末，瓶收用。《和劑局方》

**金瘡血出**：白薇為末貼之。《儒門事親》

**刀斧傷損**：白及、石膏鍛等分為末，擦之亦可收口。《濟急方》

**竹木入肉**：白茅根燒末，豬脂和塗之。風入成腫者，亦良。《肘後方》

**金瘡出血**：嫩紫蘇葉、桑葉，同搗貼之。《永類鈐方》

**金瘡內漏**：牡丹皮為末，水服三指撮，立尿出血也。《千金方》

**刀箭傷瘡**：香白芷嚼爛塗之。《集簡方》

**割甲傷肉**：不癒，鬼針草苗、鼠黏子根搗汁，和臘豬脂塗。《千金方》

**金瘡血出**：白芍藥一兩，熬黃為末。酒或米飲服二錢，漸加之。仍以末敷瘡上即止，良驗。《廣利方》

**金瘡亡血**：王不留行散，治身被刀斧傷，亡血，用王不留行十分，八月八日採之，蒴藋細葉十分，七月七日採之，桑東南根白皮十分，八月三日採之，川椒三分，甘草十分，黃芩、乾薑、芍藥、厚朴各二分。以前三味燒存性，後六味為散，合之。每大瘡飲服方寸匕，小瘡但粉之。產後亦可服。張仲景《金匱要略方》

**竹木針刺**：在肉中不出，疼痛，以王不留行為末，熟水調服方寸匕，兼以根敷，即出。《梅師方》

**竹木入肉**：瞿麥為末，水服方寸匕。或煮汁，日飲三次。《梅師方》

**箭刀在肉**：及咽喉、胸膈，諸隱處不出，酒服瞿麥末方寸匕，日三服。《千金方》

**金瘡出血**：蛇含草搗敷之。《肘後方》

**金瘡血出**：車前葉搗敷之。《千金方》

**撲傷金瘡**：夏枯草口嚼爛，罯上。《衛生易簡方》

**金瘡出血**：不止，小薊苗搗爛塗之。孟詵《食療本草》

**毒箭傷入**：藍青搗飲並敷之。如無藍，以青布漬汁飲。

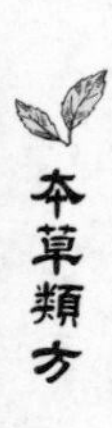

《肘後方》

**金瘡撲損**：《肘後方》用青蒿搗封之，血止則癒。一方：用青蒿、麻葉、石灰各等分，五月五日搗和，曬乾。臨時為末，搽之。

**金瘡作痛**：生牛膝搗敷，立止。《梅師方》

**毒箭入肉**：煎生地黃汁作丸服，至百日，箭出。《千金方》

**金瘡出血**：狼牙草莖、葉熟搗，貼之。《肘後方》

**刺在肉中**：用白蘞、半夏湯泡等分為末。酒服半錢，日二服。《聖惠方》

**針刺入肉**：蓖麻子去殼一個，先以帛襯傷處，敷之，頻看，若見刺出，即拔出去，恐藥緊弩出好肉，或加白梅肉同研尤好。《衛生易簡方》

**金刃不出**：入骨脈中者，半夏、白蘞各等分，為末，酒服方寸匕，日三服，至二十日自出。李筌《太白經》

**箭頭不出**：萬聖神應丹，端午前一日，不語，尋見莨菪科，根本枝葉花實全好者。道云：先生，你卻在這裡，道罷，用柴灰自東南起圍了，以木椑子掘取根下周回土。次日日未出時，依前不語，用頭取出，洗淨。勿令雞犬、婦人見，於淨室中，以石臼搗如泥，丸彈子大，黃丹為衣，以紙袋封，懸高處陰乾。遇有箭頭不出者，先以象牙末貼瘡口，後用緋帛袋盛此藥，放臍中，綿兜肚繫了，當便出也。張子和《儒門事親》

**金瘡腫痛**：薔薇根燒灰，每白湯服方寸匕，一日三服。抱朴子

**金瘡血出**：不止，用生麵乾敷，五七日即癒。《藺氏經驗方》

**箭刺入肉**：膿囊不出，以薔薇根末擦之，服鼠撲，十日即穿皮出也。《外台秘要》

**被斬斷筋**：旋覆根搗汁，瀝瘡中，仍以滓敷之，日三易，半月即斷筋便續。此方出蘇景中，療奴有效者。王燾《外台秘

要》

**金瘡煩痛**：大便不利，大黃、黃芩各等分，為末，蜜丸，先食水下十丸，日三服。《千金方》

**刺瘡金瘡**：百治不效，蔥煎濃汁，漬之甚效。

**刀瘡神藥**：古石灰、新石灰、絲瓜根葉，初种放兩葉者，韭菜根各等分，搗一千下作餅，陰乾為末，擦之，止血定痛，生肌如神效。侍御蘇海峰所傳。董炳《集驗方》

**金瘡腸出**：用小麥五升，水九升，煮去四升，綿濾取汁，待極冷，令病人臥席上，含汁噀之，腸漸入，噀其背。並勿令人知及多人見，傍人語，即腸不入也。乃抬席四角輕搖，使腸自入。十日中，但略食美物，慎勿驚動，即殺人。《劉涓子鬼遺方》

**竹木入肉**：生地黃嚼爛罨之。《救急方》

**金瘡煩滿**：赤小豆一升，苦酒浸一日，熬燥再浸，滿三日，令黑色，為末。每服方寸匕，日二服。《千金方》

**金瘡傷損**：生肌破血，用紫葛二兩，順流水三盞，煎一盞半，分三服。酒煎亦妙。《經效方》

**針刺入肉**：瓜蔞根搗敷之，日三易，自出。崔元亮《海上方》

**箭鏑在咽**：或刀刃在咽膈諸隱處，杵杏仁敷之。《肘後方》

**金瘡癰腫**：及竹木籤刺等毒。用糯米三升，於端午前四十九日，以冷水浸之，一日兩換水，輕淘轉，勿令攪碎。至端午日取出陰乾，絹袋盛，掛通風處。每用旋取，炒黑為末，冷水調如膏藥，隨瘡大小，裹定瘡口，外以布包定勿動，直候瘡瘥。若金瘡犯生水作膿腫甚者，急裹一二食久，即不作膿腫也。若癰疽初發，才覺焮腫，急貼之，一夜便消。《靈苑方》

**金瘡瘀血**：在腹者，大蔥白二十枚，麻子三升，杵碎，水九升，煮一升半，頓服。當吐出膿血而癒。未盡再服。《千金方》

**針入肉內**：不出者，雙杏仁搗爛，以車脂調貼，其針自出。《瑞竹堂經驗方》

**金瘡出血**：悶絕，蒲黃半兩，熱酒灌下。《世醫得效方》

**金瘡踒折**：通草，煮汁釀酒，日飲。

**箭鏃不出**：瓜蔞根搗敷之，日三易，自出。崔元亮《海上方》

**金瘡出血**：不止，血見愁草研爛塗之。《世醫得效方》

**金瘡出血**：韭汁和風化石灰日乾。每用為末敷之效。《集簡方》

**卒被毒箭**：麻仁數升，杵汁飲。《肘後方》

**刺在肉中**：嚼豉塗之。《千金方》

**金瘡苦痛**：楊木白皮，熬燥碾末，水服方寸匕，仍敷之，日三次。《千金方》

**金刃所傷**：未透膜者，乳香、沒藥各一錢，以童子小便半盞，酒半盞，溫化服之。為末亦可。《奇效良方》

**金瘡血出**：麒麟竭末敷之，立止。《廣利方》

**金瘡出血**：榴花半斤，石灰一升，搗和陰乾，每用少許敷之，立止。崔元亮《海上方》

**金瘡出血**：降真香、五倍子、銅花各等分，為末，敷之。《醫林集要》

**金瘡內漏**：麻勃一兩，蒲黃二兩，為末，酒服一錢匕，日三夜一。《外台秘要》

**金瘡噁心**：白檳榔四兩，橘皮一兩，為末。每空心生蜜湯服二錢。《聖惠方》

**金瘡斷筋**：楓香末敷之。《世醫得效方》

**金瘡出血**：花蕊石，刮末敷之即合，仍不作膿。《嘉祐主治》

**金刃斧傷**：用獨殼大栗研敷，或倉卒嚼敷亦可。《集簡方》

**刀斧傷瘡**：荷葉燒研搽之。《集簡方》

**葦刺入肉**：生嚼栗子敷之。《外台秘要》

**刺傷手足**：犯露水腫痛，多殺人。以桑枝三條，煻火炮熱斷之。以頭熨瘡上令熱，冷即易之。盡二條則瘡自爛。仍取韭白或薤白服上。急以帛裹之。有腫更作。《千金方》

**刺入肉中**：百理不瘥，松脂流出如乳頭香者，敷上以帛裹。三五日當有根出，不痛不癢，不覺自安。《兵部手集》

**箭鏃入肉**：不可拔出者，用新巴豆仁略熬，與蜣螂同研塗之，斯須痛定，微癢忍之，待極癢不可忍，便撼撥動之，取出，速以生肌膏敷之而痊。亦治瘡腫。夏侯鄆在潤州得此方，後至洪州，旅舍主人妻病背瘡，呻吟不已，鄆用此方試之，即痛止也。《經驗方》

**金瘡杖瘡**：赤龍鱗即古松皮，鍛存性，研末。搽之，最止痛。《永類鈐方》

**金瘡接指**：凡指斷及刀斧傷。用真蘇木末敷之，外以蠶繭包縛完固，數日如故。《攝生眾妙方》

**金瘡傷重**：被驚者，以女人中衣舊者，炙襠熨之。《李筌太白經注》

**一切金瘡**：及刀斧傷，白殭蠶炒黃研末，敷之立癒。《斗門方》

**金瘡悶絕**：不識人，琥珀研粉，童子小便調一錢，三服瘥。《劉涓子鬼遺方》

**金瘡出血**：殼子搗敷之。《外台秘要》

**金刀傷瘡**：新桑白皮燒灰，和馬糞塗瘡上，數易之，亦可煮汁服之。《廣利方》

**金瘡作痛**：桑柴灰，篩細敷之。《梅師方》

**金瘡犯內**：血出不止，取所交婦人中衣帶三寸燒末，水服。《千金方》

**金瘡血出**：柳絮封之即止。《外台秘要》

**刺入肉中**：酸棗核燒末水服，立出。《外台秘要》

**金瘡出血**：瀝青末少加生銅屑末，擦之立癒。《唐瑤經驗

方》

**針刺入肉**：車脂攤紙上如錢大，貼上，二日一易，三五次即出。《集玄方》

**箭鏃入肉**：不可拔者，用螳螂一個，巴豆半個，同研，敷傷處。微癢且忍，極癢乃撼拔之。以黃連、貫眾湯洗拭，石灰敷之。

**刀斧金瘡**：端午午時，取晚蠶蛾、石灰、茅花，搗成團，草蓋令發熱過，收貯。每用，刮下末摻之。

**竹刺入肉**：五月五日，取晚蠶蛾生投竹筒中，令自乾死，為末。取少許，津和塗之。《便民圖纂》

**金瘡出血**：不止者，五倍子末貼之。若閉氣者，以五倍子末二錢，入龍骨末少許，湯服，立效。《談野翁試驗方》

**止血生肌**：蠶蛾散，治刀斧傷創，血出如箭。用晚蠶蛾炒為末，敷之即止，甚效。《勝金方》

**金瘡出血**：牡蠣粉敷之。《肘後方》

**箭鏃入肉**：用天水牛取一角者，小瓶盛之，入硇砂一錢，同水數滴在內，待自然化水，取滴傷處，即出也。

**一切金瘡**：五倍子、降真香各等分，炒，研末敷之，皮肉自痊。名啄合山。《拔萃方》

**針箭入肉**：象牙刮末，水敷之，即出也。

**木刺入肉**：乾羊屎燒灰，豬脂和塗，不覺自出。《千金方》

**竹木入肉**：不出者，鹿角燒末，水和，塗上立出。久者不過一夕。《千金方》

**金瘡出血**：不止，成內漏。用蝙蝠二枚燒末，水服方寸匕，當下水而血消也。《劉涓子鬼遺方》

**刺傷中水**：服烏牛尿二升，三服止。《梅師方》

**骨刺入肉**：象牙刮末，以水煮白梅肉調塗，自軟。《簡要濟眾》

**箭鏃入肉**：乾羊屎燒灰，豬脂和塗，不覺自出。《千金

方》

**刺在肉中**：溫小便漬之。《千金方》

**箭鏃入腹**：或肉中有聚血，以婦人月經衣燒灰，酒服方寸匕。《千金方》

**針刺入肉**：凡針折入肉及竹木刺者，刮人指甲末，用酸棗搗爛塗之，次日定出。《聖惠方》

**金瘡血出**：飲人尿五升。《千金方》

**金瘡內漏**：取瘡中所出血，以水合服之。《千金方》

**針瘡血出**：不止，用人屎燒研敷之。《千金方》

**竹木刺肉**：不出，頭垢塗之，即出。《劉涓子鬼遺方》

**金瘡腸出**：乾人屎末，粉之即入。《千金方》

**箭鏃入肉**：以螻蛄杵汁，滴上三五度，自出。《千金方》

**箭鏃不出**：《時珍發明》按《集異記》云：邢曹進，河朔健將也。為飛矢中目，拔矢而鏃留於中，鉗之不動，痛困俟死。一日一僧丐食，肖所夢者。叩之。僧云：但以寒食餳點之。如法用之清涼，頓減痛楚，至夜瘡癢，用力一鉗而出，旬日而瘥。

**箭鏃入肉**：大雄鼠一枚取肉，薄批研，每服二錢，熱酒下，瘡癢則出矣。《集要方》

**竹木入肉**：針撥不盡者，以人齒垢封之，即不爛也。《葉氏通變要法》

**杖瘡腫痛**：釜月下土為末，油和塗之，臥羊皮上，頻塗。《千金方》

**杖瘡腫痛**：水粉一兩，赤石脂生一錢，水銀一分，以麻油杵成膏，攤油紙貼之。肉消者，填滿緊縛。《救急方》

**金瘡內漏**：雄黃半豆大，納之。仍以小便服五錢，血皆化為水。《肘後方》

**金瘡出血**：寒水石、瀝青，等分為末，乾擦，勿經水。《陸氏積德堂方》

**刀瘡傷濕**：潰爛不生肌，寒水石鍛一兩，黃丹二錢，為

末，洗敷。甚者，加龍骨一錢，孩兒茶一錢。《陸氏積德堂方》

**杖瘡腫痛**：雄黃二分，密陀僧一分，研末，水調敷之極妙。《救急方》

**杖瘡腫痛**：新石灰、麻油調搽甚妙。《集簡方》

**杖瘡腫痛**：滑石、赤石脂、大黃各等分，為末，茶湯洗淨貼。《趙氏經驗方》

**臨杖預報**：無名異末，臨時溫服三五錢，則杖不甚痛，亦不甚傷。《談野翁試驗方》

**刀刃金瘡**：石灰裹之，定痛止血，又速癒。瘡深不宜速合者，入少滑石敷之。《肘後方》

**金瘡出血**：甚多，若血冷則殺人，宜炒鹽三撮，酒調服之。《梅師方》

**金瘡出血**：磁石末敷之，止痛斷血。《千金方》

**金瘡中風**：煎鹽令熱，以匙抄，瀝卻水，熱瀉瘡上。冷更著，一日勿住，取瘥，大效。《肘後方》

**金瘡瘀血**：在腹中，用大麻仁三升，蔥白十四枚，搗熟，水九升，煮一升半，頓服。血出不盡，更服。《千金方》

**杖瘡潰爛**：乳香煎油搽瘡口。《永類鈐方》

**杖瘡腫痛**：芙蓉花葉研末，入皂莢末少許，雞子清調塗之。《方廣附餘》

**杖瘡腫痛**：水蛭炒研，同朴硝等分研末，水調敷之。周密《志雅堂抄》

**代杖**：燒過人骨為末，空心酒服三錢，受杖不腫不作瘡，久服皮亦厚也。《醫林集要》

**杖瘡腫痛**：未毛鼠同桑葚子，入麻油中浸釀，臨時取塗，甚效。《西湖志》

**杖瘡腫毒**：服童便良。《千金方》

**杖瘡疼痛**：用濕棉紙鋪傷處，以燒過酒糟，搗爛厚鋪紙上，良久，痛處如蟻行，熱氣上升即散。《簡便方》

**杖瘡焮腫**：六月六日，取黃瓜入瓷瓶中，水浸之，每以水掃於瘡上，立效。《醫林集要》

**杖瘡已破**：雞子黃熬油，搽之甚效。《唐瑤經驗方》

**金瘡腸出**：以乾人屎末抹入，桑皮線縫合，熱雞血塗之。《生生編》

**杖瘡出血**：豬血一升，石灰七升，和劑燒灰，再以水和丸，又燒，凡三次，為末敷之妙。《外台秘要》

**杖瘡腫痛**：大黃末醋調塗之，童尿亦可調。《醫方摘玄》

**杖瘡青腫**：豆腐切片貼之，頻易。一法以燒酒煮貼之，色紅即易，不紅乃已。《拔萃方》

**割甲成瘡**：連年不癒。川烏頭尖、黃柏各等分，為末，洗了貼之，以癒為度。《古今錄驗方》

**刺傷中水**：腫痛，煮韭熱搨之。《千金方》

**杖瘡未破**：乾黃土末，童尿入雞子清調塗刷上，乾即上，隨以熱水洗去，復刷復洗，數十次，以紫轉紅為度，仍刷兩胯，以防血攻陰也。《攝生眾妙方》

**惡刺傷人**：莨菪根，水煮汁浸之，冷即易。神方也。《千金方》

**割甲侵肉**：久不瘥，硇砂、礬石為末裹之，以瘥為度。《外台秘要》

**杖瘡腫痛**：五倍子，去穰，米醋浸一日，慢火炒黃，研末，乾摻之。不破者，醋調塗之。《衛生易簡方》

## 跌仆折傷第九十四

**折傷筋骨**：秘傳神效散，治跌仆傷損，骨折骨碎，筋斷，痛不可忍。此藥極能理傷續斷，累用累驗。用路上牆腳下，往來人便溺處，久碎瓦片一塊，洗淨火鍛，米醋淬五次，黃色為度，刀刮細末。每服三錢，好酒調下。在上食前，在下食後。不可以輕易而賤之，誠神方也。邵以正真人《經驗方》

**墜仆瘀血**：從高落下，瘀血搶心，面青氣短欲死，胡粉一

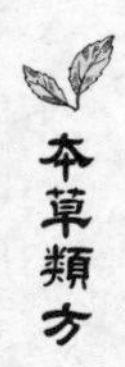

錢，和水服即安。《肘後方》

**折傷接骨**：官粉、硼砂各等分，為末，每服一錢，蘇木湯調下，仍頻飲蘇木湯，大效。《接骨方》

**接骨續筋**：止痛活血，定粉、當歸各一錢，硼砂一錢半，為末。每服一錢，蘇木煎湯調下，仍頻飲湯。《衛生易簡方》

**跌仆傷損**：半兩錢五個，火鍛醋淬四十九次，甜瓜子五錢，珍珠二錢，研末，每服一字，好酒調，隨上下，食前後。《青囊》

**打仆瘀血**：在骨節及脅外不去，以生鐵一斤，酒三升，煮取一升服。《肘後方》

**攧仆傷損**：紫蘇搗敷之，瘡口自合。《談野翁試驗方》

**損傷接骨**：無名異、甜瓜子各一兩，乳香、沒藥各一錢，為末，每服五錢，熱酒調服，小兒三錢，服畢，以黃米粥塗紙上，牡蠣末裹之，竹篾夾住。《多能鄙事》

**打傷腫痛**：無名異為末，酒服，趕下四肢之末，血皆散矣。《集驗方》

**折傷止痛**：白礬末一匙，泡湯一碗，帕蘸乘熱熨傷處，少時痛止，然後排整筋骨，點藥。《靈苑方》

**墜落車馬**：筋骨疼痛不止，延胡索末，豆淋酒服二錢，日二服。《聖惠方》

**打仆傷損**：黃葵子研，酒服二錢。《海上方》

**打跌骨折**：酒調白及末二錢，其功不減自然銅，古銖錢也。《永類鈐方》

**破傷出血**：燈心草嚼爛敷之，立止。《勝金方》

**傷損血出**：不止，以陳紫蘇葉，蘸所出血挼爛敷之，血不作膿，且癒後無瘢，甚妙也。《永類鈐方》

**打傷青腫**：炙豬肉搨之。《千金方》

**損傷瘀腫**：澤蘭搗敷之，良。《集簡方》

**從高墜下**：欲死者，取老鴉眼睛草莖葉搗汁服，以渣敷患處。《唐瑤經驗方》

**打仆傷損**：閃內骨節，用接骨草葉搗爛罨之，立效。《衛生易簡方》

**折傷閃肭**：土牛膝搗罨之。《衛生易簡方》

**打仆折傷**：羊脂調莨菪子末敷之。《千金方》

**打仆瘀痕**：水調半夏末塗之，一宿即沒也。《永類鈐方》

**折腕損傷**：卓氏膏，用大附子四枚，生切，以豬脂一斤，三年苦醋同漬三宿，取脂煎三上三下，日摩敷之。《深師方》

**打仆損傷**：骨節及筋傷爛，用生地黃熬膏裹之。以竹筒編夾急縛，勿令轉動，一日一夕，可十易之，則瘥。《類說》云：許元公過橋墮馬，右臂臼脫，左右急挼入臼中，昏迷不知痛苦。急召田錄事視之，曰：尚可救。乃以藥封腫處，中夜方蘇，達旦痛止，痛處已白，日日換貼，其瘀腫移至肩背，乃以藥下去黑血三升而癒。即上方也，出《肘後方》中。損傷打仆瘀血在腹者，用生地黃汁三升，酒一升半，煮二升半，分三服。出《千金方》

**傷損瘀血**：《三因方》雞鳴散，治從高墜下，木石壓傷，及一切傷損，瘀凝積，痛不可忍，並以此藥推陳致新。大黃酒蒸一兩，杏仁去皮三七粒，細研，酒一碗，煎六分，雞鳴時服。至曉取下瘀血，即癒。

《和劑局方》治跌壓瘀血在內脹滿，大黃、當歸各等分炒研，每服四錢，溫酒服，取下惡物即癒。

**接骨**：燒過童子骨一兩，乳香二錢，喜紅絹一方，燒灰為末，熱酒調服。先以桐木片紮定，立效。《醫林集要》

**打仆傷痕**：瘀血流注，或作潮熱者，大黃末、薑汁調塗，一夜，黑者紫；二夜，紫者白也。《集簡方》

**折傷腫痛**：瓜蔞根搗塗，重布裹之，熱除，痛即止。葛洪《肘後方》

**一切折傷**：寒食蒸餅為末，每服二錢，酒下，甚驗。《肘後方》

**寬筋治損**：何首烏十斤，生黑豆半斤，同煎熟，皂莢一斤燒存性，牽牛十兩炒取頭末，薄荷十兩，木香、牛膝各五兩，川烏頭炮二兩，為末，酒糊丸梧子大，每服三十丸，茶湯下。《永類鈐方》

**破傷血出**：何首烏末敷之，即止，神效。《鄧筆峰雜興》

**蹉跌破傷**：筋骨，用豉三升，水三升，漬濃汁飲之，止心悶。《千金方》

**磕仆青腫**：老黃茄極大者，切片如一指厚，新瓦焙，研為末。欲臥時溫酒調服一錢匕，一晨消盡，無痕跡也。《勝金方》

**折傷瘀損**：白麵、梔子仁同搗，以水調敷之，即散。

**墜損跌仆**：散血止痛，重陽日收老茄子百枚，去蒂四破切之，硝石十二兩搗碎，以不津器先鋪茄子一重，乃下硝石一重，如此間鋪令盡，以紙數層密封，安置淨處，上下以新磚承覆，勿犯地氣。至正月後取出，去紙兩重，日中曝之。逐日如此，至二三月，度茄已爛，開瓶傾出，濾去滓，別入新器中，以薄綿蓋頭，又曝，至成膏乃可用。每以酒調半匙，空腹飲之，日再，惡血散則痛止而癒矣。若膏久乾硬，即以飯飲化動用之。《圖經本草》

**跌仆傷損**：薑汁和酒調生麵貼之。

**多年損傷**：不瘥，冬瓜子末溫酒服之。孫真人方

**跌仆傷損**：用乾冬瓜皮一兩，真牛皮膠一兩剉，入鍋內炒存性，研末，每服五錢，好酒熱服，仍飲酒一甌，厚蓋取微汗，其痛即止，一宿如初，極效。《摘玄方》

**傷筋出血**：葛根搗汁飲，乾者煎服，仍熬屑敷之。《外台秘要》

**打仆損傷**：用綠豆粉新銚炒紫，新汲井水調敷，以杉木皮縛定，其效如神。此汀人，陳氏夢傳之方。《澹寮方》

**毆傷瘀聚**：腹中悶滿，豉一升，水三升，煮三沸，分服，不瘥再作。《千金方》

**打頭青腫**：豆黃末敷之。《千金方》

**傷損接骨**：蕓苔子一兩，小黃米炒二合，龍骨少許，為末，醋調成膏，攤紙上貼之。《乾坤秘韞》

**打仆血聚**：皮不破者，用蘿蔔或葉擣封之。邵氏方

**腦破骨折**：蜜和蔥白搗勻，厚封，立效。《肘後方》

**折傷墮墜**：瘀血在腹，氣短，大豆五升，水一斗，煮汁二升，頓服。劇者不過三作。《千金方》

**跌仆折傷**：接骨方：黃麻燒灰，頭髮灰各一兩，乳香五錢，為末，每服三錢，溫酒下，立效。《王仲勉經驗方》

**閃朒脫臼**：赤黑腫痛，用黍米粉、鐵漿粉各半斤，蔥一斤，同炒存性，研末，以醋調服三次後，水調入少醋，貼之。《集成》

**筋骨傷破**：以熱白馬屎敷之無瘢。《千金方》

**跌仆損傷**：五爪龍搗汁，和童尿，熱酒服之，取汗。《簡便方》

**墜傷仆損**：瘀血在內煩悶者，蒲黃末，空心溫酒服三錢。《塞上方》

**損傷血出**：痛不可忍，用籬上婆婆針袋兒，擂水服，渣罨瘡口，立效。《袖珍方》

**閃拗手足**：生薑、蔥白搗爛，和麵炒熱，盦（覆蓋）之。

**打仆傷損**：諸瘡，寒食日浸糯米，逐日易水，至小滿取出，日乾為末，用水調塗之。《便民圖纂》

**打仆傷腫**：熟麻油和酒飲之，以火燒熱地臥之，覺則疼痛俱消。松陽民相毆，用此法，經官驗之，了無痕跡。趙葵《行營雜錄》

**墜馬血瘀**：積在胸腹，唾血無數者，乾藕根為末，酒服方寸匕，日二次。《千金方》

**折傷金瘡**：乾梅燒存性，敷之，一宿瘥。《千金方》

**墜損嘔血**：墜跌積血，心胃嘔血不止，用乾荷花為末，每酒服方寸匕，其效如神。揚拱《醫方摘要》

**一切損傷**：止血生肌，令無瘢痕，鹽藏楊梅，和核搗如

泥，做成挺子，以竹筒收之。凡遇破傷，研末敷之，神聖絕妙。《經驗方》

**打仆傷損：**瘀血溷悶，身體疼痛，辣桂為末，酒服二錢。《直指方》

**壓仆傷損：**胡桃仁搗，和溫酒頓服，便瘥。《圖經本草》

**仆傷折骨：**夜合樹皮，即合歡皮，去粗皮，炒黑色四兩，芥菜子炒一兩，為末。每服二錢，溫酒臥時服，以滓敷之，接骨甚妙。《百一選方》

**筋骨損傷：**米粉四兩炒黃，入沒藥、乳香末各半兩。酒調成膏，攤貼之。《御藥院方》

**顛仆傷損：**松節煎酒服。《談野翁試驗方》

**打仆損傷：**惡血攻心，悶亂疼痛者，以乾荷葉五片，燒存性，為末。每服一錢，童子熱尿一盞，食前調下，日三服，利下惡物為度。《聖惠方》

**墜損腸出：**新汲水冷噴其身面，則腸自入也。《嘉祐主治》

**跌仆傷損：**水桐樹皮，去青留白，醋炒搗敷。《集簡方》

**折傷腫痛：**梔子、白麵同搗塗之，甚效。《集簡方》

**墜馬拗損：**桑根白皮五斤，為末。水一升煎膏，敷之便止。已後亦無宿血，終不發動。《經驗後方》

**折傷筋骨：**接骨木半兩，乳香半錢，芍藥、當歸、川芎、自然銅各一兩，為末，化黃蠟四兩，投藥攪勻，眾手丸如芡子大。若止傷損，酒化一丸。若碎折筋骨，先用此敷貼，乃服。《衛生易簡方》

**從高墜下：**有瘀血在內，刮琥珀屑，酒服方寸匕，或入蒲黃三二匕，日服四五次。《外台秘要》

**折傷接骨：**市上乞兒破鞋底一雙燒灰，白麵，各等分，好醋調成糊，敷患處，以絹束之，杉板夾定，須臾痛止，骨節有聲為效。《楊誠經驗方》

**折傷接骨：**楊拱《摘要方》，用土鱉焙存性，為末，每服二三錢，接骨神效。一方：生者擂汁酒服。

《袖珍方》用蚵皮，即土鱉六錢，隔紙砂鍋內焙乾，自然銅二兩，用火鍛醋淬七次，為末，每服二錢，溫酒調下。病在上食後，病在下食前，神效。

董炳《集驗方》用土鱉，陰乾一個，臨時旋研入藥。乳香、沒藥、龍骨、自然銅火鍛醋淬，各等分，麝香少許，為末，每服三分，入土鱉末以酒調下。須先整定骨，乃服藥，否則接挫也。此乃家傳秘方，慎之。又可代杖。

**跌仆損傷**：瘀血凝滯，心腹脹痛，大小便不通，欲死用江蛭，石灰燒黃半兩，大黃、牽牛頭末各二兩，為末。每服二錢，熱酒調下，當下惡血，以盡為度。名奪命散。《濟生方》

**跌仆傷損**：挫開，出骨竅等症。蠶沙四兩炒黃，綠豆粉四兩炒黃，枯礬二兩四錢，為末，醋調敷之，絹包縛定，換三四次，即癒。忌產婦近之。《邵真人經驗良方》

**折傷疼痛**：水蛭，新瓦上焙乾，為細末，酒服二錢，食頃，作痛，可更一服，痛止。便將折骨藥封，以物夾定調理。《經驗方》

**折傷出血**：但不透膜者，以海味中鹹白鰾，大片色白有紅絲者，成片鋪在傷處，以帛縛之，即止。《普濟方》

**折傷接骨**：大蛤蟆生研如泥，劈竹裹縛，其骨自痊。奚囊《備急方》

**跌磕傷損**：黃牛屎炒熱，封之裹定，即效。《簡便方》

**墜跌打擊**：內傷神效方，水蛭、麝香各一兩，剉碎，燒令煙出，為末，酒服一錢，當下蓄血。未止再服，其效如神。《古今錄驗方》

**骨節離脫**：生蟹搗爛，以熱酒傾入，連飲數碗，其渣塗之，半日內，骨內谷谷有聲即好。乾蟹燒灰，酒服亦好。《唐瑤經驗方》

**跌破出血**：烏賊魚骨末敷之。《直指方》

**損傷接骨**：牛蹄甲一個，乳香、沒（原作「末」，據文義

改）藥各一錢，為末，入甲內燒灰，以黃米粉糊和成膏，敷之。《乾坤秘韞》

**墜損疼痛**：故馬氈兩段，酒五升，鹽一抄，煮熱裹之，冷即易，三五度瘥。《廣濟方》

**骨折腫痛**：五靈脂、白及各一兩，乳香、沒藥各三錢，為末，熱水同香油調塗患處。《乾坤秘韞》

**打傷顛仆**：及牛馬觸動，胸腹破血，四肢摧折。以烏雞一隻，連毛杵一千二百下，苦酒三升和勻。以新布搨病處，將膏塗布上。覺寒振欲脫，徐徐取下，須臾再上。一雞少，頃再作，以瘉為度。《肘後方》

**傷損不食**：凡打仆傷損，三五日水食不入口。用生豬肉二大錢，打爛，溫水洗去血水，再擂爛，以陰陽湯打和。以半錢用雞毛送入咽內，卻以陰陽湯灌下之。其食蟲聞香竇開瘀血而上，胸中自然開解。此乃損血凝聚心間，蟲食血飽，他物蟲不來探故也。謂之變通之法。邵氏方

**跌仆傷損**：真牛皮膠一兩，乾冬瓜皮一兩，剉，同炒性，研末，每服五錢，熱酒一鍾調服，仍飲二三鍾，暖取微汗，痛止，一宿接元如故。藺氏方

**蹉跌損傷**：血瘀骨痛，鹿角末酒服方寸匕，日三服。《千金方》

**接骨**：用下窟烏，即鴞也，取骨燒存性，以古銅錢一個鍛紅，醋淬七次為末等分，酒服一錢，不可過多。病在下，空心；在上，食後服，極有效驗。須先夾縛定，乃服此。唐・藺道人方

**損傷接骨**：五靈脂一兩、茴香一錢，為末，先以乳香末於極痛處敷上，以小黃米粥塗之，乃擦二末於粥上，帛裹木牌子夾定。三五日效。《儒門事親》

**打仆傷痛**：羊角灰，以砂糖水拌，瓦焙焦，為末。每熱酒下二錢，仍揉痛處。《簡便方》

**脅破腸出**：以香油抹手送入。煎人參、枸杞子汁溫淋之，

吃羊腎粥，十日即癒。《世醫得效方》

**損傷青腫**：用新羊肉貼之。《千金方》

**打擊青腫**：大豆黃，為末，水和塗之。《外台秘要》

**筋骨折傷**：急取雄雞一隻刺血。量患人酒量，或一碗，或半碗和飲，痛立止，神驗。《青囊》

**打擊青腫**：炙豬肝貼之。《千金方》

**打損接骨**：狗頭一個，燒存性，為末，熱醋調塗，暖臥。《衛生易簡方》

**折傷跌仆**：童便入少酒飲之，推陳致新，其功甚大。薛已云：予在居庸，見覆車被傷七人，仆地呻吟，俱令灌此，皆得無事。凡一切傷損，不問壯弱，及有無瘀血，俱宜服此。若脅脹，或作痛，或發熱，煩躁口渴，惟服此一甌，勝似他藥。他藥雖效，恐無瘀血，反致誤人。童便不動臟腑，不傷氣血，萬無一失。軍中多用此，屢試有驗。《外科發揮》

**折傷**：水獺一個肢解，入罐內固濟，待乾，鍛存性，為末。以黃米煮粥攤患處，糝獺末於粥上，布裹之。立止疼痛。《經驗後方》

**折傷**：死童子骨鍛過，香瓜子仁炒乾，為末。好酒下，止痛極速。《扶壽精方》

**打傷出血**：竹節草，即馬蘭，同旱蓮草、松香、皂子葉，即櫃子葉，冬用皮，為末，搽入刀口。《摘玄方》

**打墜腰痛**：瘀血凝滯，破故紙炒、茴香炒、辣桂，等分為末。每熱酒服二錢。破故紙主腰痛行血。《直指方》

**傷損內痛**：兵杖所加，木石所迮，血在胸、背、脅下刺痛。用青竹茹、亂髮各一團，炭火炙煎為末，酒一升，煮三沸，服之，三服癒。《千金方》

**顛仆欲死**：一切傷損，從高墜下，及木石所迮，落馬仆車，瘀血凝滯，氣絕欲死者，亦活。用淨土五升蒸熱，以故佈重裹作二包，更互熨之。勿大熱，恐破肉，取痛止則已，神效之方。孫真人《千金方》

## 五絕第九十五

**忤惡卒死**：銅器或瓦器盛熱湯，隔衣熨其腹上，冷即易，立癒。《陳藏器本草》

**夜臥禁魘**：凡臥時，以鞋一仰一覆，則無魘及惡夢。《起居雜忌》

**自縊垂死**：蔥心刺耳鼻中，有血出即蘇。

**五種遁屍**：其狀腹脹，氣急衝心，或瘰塊踴起，或牽腰脊。以雞卵白七枚，頓吞之良。《千金方》

**卒自縊死**：以藍汁灌之。《千金方》

**好魘多夢**：燒人灰，置枕中履中，自止。《本草拾遺》

**夜臥魘死**：勿用火照。急取樑塵，納鼻中，即活。《瑣碎錄》

**屍厥卒死**：不知人者。燒屍場土二三錢，擂細，湯泡灌之，即活。如無，以灶心土代之。何氏方

**臥忽不寤**：勿以火照，但痛齧其踵，及足趾甲際，而多唾其面，以井底泥塗其目，令人垂頭入井中，呼其姓名，便蘇也。《肘後方》

**卒中惡氣**：伏龍肝末一雞子大，水服取吐。《千金方》

**魘寐暴絕**：灶心對鍋底土，研末，水服二錢，更吹入鼻。《千金方》

**屍厥不醒**：脈動如故，灶突墨彈丸，漿水和飲，仍針百會、足大趾、中趾甲側。《千金方》

**魘寐卒死**：鍋底墨水灌二錢，並吹鼻。《醫說》

**客忤中惡**：多於道間門外得之，令人心腹絞痛、脹滿、氣衝心胸，不即治殺人。搗墨，水和服二錢。《肘後方》

**卒自縊死**：樑上塵如豆大，各納一筒中，四人同時極力吹兩耳及鼻中，即活。《外台秘要》

**人溺水死**：時珍曰：古方治人溺水死，用灶中灰一石埋之，從頭至足，唯露七孔，良久即蘇。凡蠅溺水死，試以灰埋

之，少頃即便活，甚驗。蓋灰性暖而能拔水也。

**墮水凍死**：只有微氣者，勿以火炙，用布袋盛熱灰，放在心頭，冷即易，待眼開，以溫酒與之。《普濟方》

**客忤中惡**：道間門外得之，令人心腹刺痛，氣衝心胸脹滿，不治害人。真丹方寸匕，蜜三合，和灌之。《肘後方》

**客忤卒死**：真丹方寸匕，蜜三合，和灌之。《肘後方》

**人落水死**：裹石灰納下部中，水出盡，即活。《千金方》

**人溺水死**：白沙炒，覆死人面上下，惟露七孔，冷濕即易。《千金方》

**鬼擊卒死**：吹醋少許入鼻中。《千金方》

**救溺水死**：以大凳臥之，後足放高，用鹽擦臍中，待水自流出，切勿倒提出水。《救急方》

**鬼擊中惡**：卒然著人，如刀刺壯，胸脅腹內絞刺，切痛不可按，或即吐血、鼻中出血、下血，一名鬼排，以熟艾如雞子大三枚，水五升，煎二升，頓服。《肘後方》

**五絕急病**：一曰自縊，二曰牆壓，三曰溺水，四曰魘寐，五曰產乳，並以半夏末，納大豆一丸入鼻中。心溫者，一日可活也。《子母秘錄》

**人好魘寐**：桃仁熬去皮尖，三七枚，以小便服之。《千金方》

**水溺卒死**：一宿者，尚可活，紙裹皂莢末納下部，須臾出水即活。《外台秘要》

**自縊將死**：皂莢末吹鼻中。《外一方》

**卒中惡死**：斷豬尾取血飲，並縛豚枕之，即活。此乃長桑君授扁鵲法也。出《魏夫人傳》《肘後方》

**卒縊垂死**：心口猶溫者，勿斷繩。刺雞冠血滴口中，以安心神。或云：男用雌，女用雄。《肘後方》

**縊死未絕**：雞血塗喉下。《千金方》

**卒魘死昏**：東門上雞頭，為末，酒服之。《千金方》

**縊死未絕**：雞矢白如棗大，酒半盞和，灌口鼻。《肘後

方》

**臥忽不寤**：若以火照之，則殺人。但唾其面痛齧，其踵及大趾甲際即活。以犀角為枕，即令不魘。

**夜夢魘寐**：以赤罽（ㄐㄧˋ，義為氈毛）一尺，枕之即安。《肘後方》

**中惡不醒**：令人尿其面上，即蘇。此扁鵲法也。《肘後方》

## 諸蟲傷第九十六

**蠍蠆螫傷**：以水浸故佈搨之，暖即易。《千金方》

**蠍蠆螫傷**：溫湯漬之，數易，至旦癒。華佗治彭城夫人方

**蛇咬毒攻**：入腹，以兩刀於水中相摩，飲其汁。《救急方》

**百蟲咬傷**：以燈火薰之，出水妙。《濟急方》

**蛇繞不解**：熱湯淋之即脫。《千金方》

**蜈蚣螫傷**：畫地作王字，內取土摻之，即癒。《集簡方》

**蜂蟻叮螫**：反手取地上土，敷之。或入醋調。《千金方》

**蠼螋尿瘡**：畫地作蠼螋形，以刀細取腹中土，唾和塗之，再塗即癒。孫真人云：予得此疾，經五六日不癒，或教此法遂瘳，乃知萬物相感，莫曉其由也。《千金方》

**蜈蚣螫傷**：蚯蚓泥敷之效。《集效方》

**蜈蚣螫人**：井底泥頻敷之。《千金方》

**諸蛇螫毒**：銅青敷之。《千金方》

**蜂蠆螫傷**：瓦摩其上，唾二七遍，置瓦於故處。《千金方》

**百蟲入耳**：生油調銅綠滴入。《衛生家寶方》

**諸蛇螫傷**：胡粉和大蒜搗塗。《千金方》

**蠼螋尿瘡**：醋和胡粉塗之。《千金方》

**蠍蠆螫入**：醋和黃丹塗之。《肘後方》

**蚰蜒入耳**：黃丹、酥、蜜、杏仁各等分，熬膏。綿裹包塞

之，聞香即出，抽取。《聖惠方》

**蜂蠆螫傷**：人參末敷之。《證治要訣》

**蛇骨刺入**：毒痛，鐵精粉豆許，吹入瘡內。《肘後方》

**百蟲入耳**：青錢十四文，煎豬膏二合，少少滴之。《聖濟總錄》

**沙蜂叮螫**：硃砂末水塗之。《摘玄方》

**水蛭毒瘡**：南方多雨，有物曰水蛭。大概類鼻涕，生於古木之上，聞人氣則閃閃而動。人過其下，墮人體間即立成瘡，久則遍體，惟以硃砂、麝香塗之癒。張杲《醫說》

**百蟲入耳**：水銀豆許，傾入耳中，以耳向下，擊銅物數聲，即出。能食人腦，非急切勿用。《聖濟總錄》

**百蟲入耳**：雄黃燒撚薰之，自出。《十便良方》

**蜘蛛傷人**：雄黃末敷之。《朝野僉載》

**蚰蚓咬人**：其毒如大風，眉鬚皆落。以石灰水浸之，良。《經驗方》

**螻蛄咬人**：醋和石灰水塗之。《聖惠方》

**蚰蚓咬毒**：形如大風，眉鬢皆落，惟濃煎鹽湯，浸身數遍即癒。浙西軍將張韶病此，每夕蚰蚓鳴於體。一僧用此方而安。蚓，畏鹽也。《經驗方》

**毒蛇傷螫**：嚼鹽塗之，灸三壯，仍嚼鹽塗之。徐伯玉方

**蠼螋尿瘡**：鹽湯浸棉，搨瘡上。《食療本草》

**解黃蠅毒**：烏蒙山峽多小黃蠅，生毒蛇鱗中，齧人初無所覺，漸癢為瘡。勿搔，但以冷水沃之，擦鹽少許，即不為瘡。《方輿勝覽》

**百蟲入耳**：膽礬末，和醋灌之，即出。《千金方》

**蜈蚣咬人**：嚼鹽塗之，或鹽湯浸之妙。《梅師方》

**蜂蠆螫叮**：嚼鹽塗之。《千金方》

**蛇虺傷人**：紫蘇葉搗，飲之。《千金方》

**蛇咬蠍螫**：燒刀矛頭令赤，置白礬於上，汁出熱滴之，立瘥。此神驗之方也。真元十三年，有兩僧流南方，到鄧州，俱

為蛇齧，令用此法便瘥，更無他苦。劉禹錫《傳信方》

**蠍蠆叮螫**：水調硇砂，塗之，立癒。《千金方》

**蚰蜒入耳**：硇砂、膽礬各等分，為末，每吹一字，蟲化為水。《聖濟總錄》

**蟲蛇獸毒**：及蠱毒，生明礬、明雄黃各等分，於端午日研末，黃蠟和丸梧子大，每服七丸，念藥王菩薩七遍，熟水送下。《東坡良方》

**蛇蟲諸毒**：毒蛇、射工、沙蝨等傷人，口噤目黑，手足直，毒氣入腹，白礬、甘草，等分為末，冷水服二錢。《瑞竹堂經驗方》

**射工溪毒**：升麻、烏翣，煎水服，以滓塗之。《肘後方》

**蜈蚣咬傷**：嚼人參塗之。《醫學集成》

**蜘蛛咬傷**：縛定咬處，勿使毒行。以貝母末酒服半兩，至醉。良久酒化為水，自瘡口出，水盡，仍塞瘡口，甚妙。《直指方》

**蛇蠍咬傷**：縛定咬處，勿使毒行。以貝母末酒服半兩，至醉。良久酒化為水，自瘡口出，水盡，仍塞瘡口，甚妙。《直指方》

**蜈蚣咬傷**：嚼香附，塗之，立效。《袖珍方》

**蛇虺螫傷**：龍腦、薄荷葉，研末，酒服，並塗之。《衛生易簡方》

**溪毒射工**：凡中溪毒，知母連根葉搗作散服，亦可投水搗，絞汁飲一二升。夏月出行，多取其屑自隨。欲入水，先取少許投水上流，便無畏，兼辟射工。亦可煮湯浴之，甚佳。《肘後方》

**蜂蠆螫傷**：薄荷葉挼貼之。《外台秘要》

**毒蛇螫人**：新地榆根，搗汁飲，兼以漬瘡。《肘後方》

**惡蛇虺傷**：青木香，不拘多少，煎水服，效不可述。《袖珍方》

**蚰蜒入耳**：水調綠礬灌之。《普濟方》

**諸毒蟲傷**：青黛、雄黃各等分，研末，新汲水服二錢。《古今錄驗方》

**蜈蚣螫傷**：蛇銜挼敷之。《古今錄驗方》

**毒蜂螫人**：嚼青蒿封之，即安。《肘後方》

**蜂蠍螫毒**：五月五日午時，收蜀葵花、石榴花、艾心各等分，陰乾為末，水調塗之。《肘後方》

**蛇虺咬傷**：青麻嫩頭搗汁，和酒等分，服三盞，以渣敷之，毒從竅中出。以渣棄水中，即不發。看傷處有竅是雄蛇，無竅是雌蛇。以針挑破傷處成竅敷藥。《摘玄方》

**蛇毒螫傷**：以竹筒合瘡上，溶蠟灌之，效。徐玉方

**蠼螋尿瘡**：繞腰者，敗醬煎汁塗之，良。《楊氏產乳》

**蠼螋尿瘡**：繞身匝即死。以蒺藜搗敷之，無葉用子。《備急方》

**花蜘蛛毒**：咬人，與毒蛇無異：用野縑絲，即道人頭。搗汁一盞服，仍以渣敷之。《摘玄方》

**蝸牛咬毒**：毒行遍身者，蓼子煎水浸之，立癒。不可近陰，令弱也。《陳藏器本草》

**諸蟲蛇傷**：艾灸數壯甚良。《集簡方》

**蛇虺螫傷**：《衛生易簡方》用小青一握細研，入香白芷半兩，酒調服。手挼患處，候黃水出為效。

《摘玄方》用小青、大青、牛膝葉同搗汁，和酒服，以渣敷之。

**惡蛇咬傷**：地松搗敷之。《衛生易簡方》

**毒蛇傷螫**：臨川有人被蝮傷，即昏死，一臂如股，少頃遍身皮脹黃黑色。一道人以新汲水調香白芷水一斤灌之，覺臍中搰搰然，黃水自口出，腥穢逆人，良久消縮如故，云以麥冬湯調尤妙，仍以末擦之。又經山寺僧為蛇傷，一腳潰爛，百藥不癒，一遊僧以新水數洗淨腐敗，見白筋，挹乾，以白芷末入膽礬，麝香少許擦之，惡水湧出，日日如此，一月平復。洪邁《夷堅志》

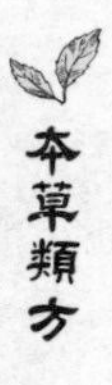

**蚰蜒入耳**：地龍為末，入蔥內，化水點入。則蚰蜒亦化為水。《聖惠方》

**射工中人**：寒熱發瘡，鬼臼葉一把，苦酒漬，搗取汁。服之，一日二次。《千金方》

**中射工毒**：生瘡者，烏翣、升麻各二兩，水三升，煎一升，溫服，以滓敷瘡上。《集驗方》

**毒蛇溪毒**：沙蝨、射工等所傷，口噤眼黑，手足強直，毒攻腹內成塊，逡巡不救。蒼耳嫩苗一握。取汁，和酒溫灌之，以滓厚敷傷處。《勝金方》

**惡蟲咬人**：紫草煎油塗之。《聖惠方》

**誤吞水蛭**：青靛調水飲，即瀉出。《普濟方》

**蠼螋咬瘡**：大黃末塗之。《醫說》

**辟除蚤蝨**：天茄葉鋪於席下，次日盡死。

**射工中人**：有瘡，狼牙，冬取根，夏取葉，搗汁飲四五合，並敷之。《千金方》

**毒蛇傷螫**：獨莖狼子根或葉搗爛，臘豬脂和塗立瘥。崔氏方

**蛇咬傷瘡**：生堇杵汁塗之。《萬畢術》

**蠼螋尿瘡**：螟蛉窠，水調敷之。《集玄方》

**誤吞水蛭**：藜蘆炒為末，水服一錢，必吐出。《德生堂方》

**蠍蠆螫入**：半夏末，水調塗之，立止。錢相公《篋中方》

**飛蟲入耳**：生半夏、麻油調塗耳門也。《本事方》

**蛇咬腫悶**：欲死，用重台六分，續隨子仁七粒，搗篩為散，酒服方寸匕，兼唾和少許，塗咬處，立效。崔元亮《海上方》

**蛇蠍螫人**：射罔敷之，頻易，血出癒。《梅師方》

**蛇咬瘡**：生堇杵汁塗之。《萬畢術》

**惡蛇所傷**：青木香半兩，煎湯飲之。按：青木香乃馬兜鈴根也，與廣木香亦名青木香者不同。《袖珍方》

**蛇蠍螫人**：小蒜搗汁服，以滓敷之。《肘後方》

**蝮蛇螫傷**：楮葉、麻葉合搗，取汁漬之。《千金方》

**飛蟲入耳**：石斛數條，去根如筒子，一邊紝入耳中。四畔以蠟封閉，用火燒石斛，盡則止。薰右耳，則蟲從左出，未出更作。《聖濟總錄》

**蛇咬成瘡**：暖酒淋洗瘡上，日三次。《廣利方》

**蜘蛛咬人**：炮薑切片，貼之良。《千金方》

**毒蛇螫傷**：牙入肉中，痛不可堪者，勿令人知，私以荇葉覆其上穿，以物包之，一時折牙自出也。《肘後方》

**毒蛇螫傷**：急飲好清油一二盞解毒，然後用藥也。《濟急方》

**蜈蚣咬瘡**：嚼小蒜，塗之良。《肘後方》

**蠍刺螫人**：醋磨附子汁，敷之。《醫學心鏡》

**毒蛇傷齧**：菰蔣草根，燒灰敷之。《外台秘要》

**蠼螋尿瘡**：杵骨敷之良。《千金方》

**惡蟲入耳**：香油合稻稈灰汁，滴入之。《聖濟總錄》

**蝮蛇螫傷**：蜈蚣燒末，敷之。

**蠼螋尿瘡**：大麥嚼敷之，日三上。《傷寒類要》

**蝮蛇螫人**：薑末敷之，乾即易。《千金方》

**諸蟲入耳**：桃葉挼熟，塞之，或搗汁滴之，或作枕，枕一夕自出。《梅師方》

**蜈蚣傷螫**：麻覆底炙熱，揞之即安。《外台秘要》

**蜘蛛咬傷**：油麻研爛，敷之。《經驗後方》

**蜈蚣蜂傷**：楝樹枝葉汁，塗之良。楊起《簡便方》

**蠼螋尿瘡**：繞身汗出，以燕巢中土和豬脂，苦酒敷之。《外台秘要》

**蜈蠍螫傷**：獨頭蒜，磨之即止。《梅師方》

**蛇虺螫傷**：孟詵曰：即時嚼蒜封之，六七易。仍以蒜一升去皮，以乳二升煮熟，空心頓服。明日又進。外以去皮蒜一升搗細，小便一升煮三四沸，浸損處。《梅師方》用獨頭蒜、酸草搗絞敷咬處。

**百蟲入耳**：萵苣搗汁，滴入自出也。《聖濟總錄》

**蠍蠆螫痛**：苦李仁嚼，塗之良。《古今錄驗方》

**射工中人**：成瘡者，以雞腸草搗塗之，經日即癒。盧氏方

**百蟲入耳**：薑汁少許滴之。

**蛇虺咬傷**：蜘蛛搗爛，敷之，甚效。

**蛇咬久潰**：小茴香，搗末，敷之。《千金方》

**惡蛇蟲傷**：魚腥草、皺面草、槐樹葉、草決明，一處杵爛，敷甚效。《救急易方》

**射工中人**：狀如傷寒，寒熱發瘡，偏在一處，有異於常者，取赤莧合莖葉搗汁，飲一升。日再服之。《集驗方》

**蟲刺螫人**：豉心嚼敷，少頃，見豉中有毛即瘥。若不見再敷，晝夜勿絕，見毛為度。《外台秘要》

**蛇虺螫傷**：胡荽苗、合口椒等分，搗塗之。《千金方》

**蛇螫腫痛**：蒲公英搗爛貼。《急救方》

**蚰蜒入耳**：萵苣葉乾者一分，雄黃一分，為末，糊丸棗核大。蘸生油塞耳中，引出。《聖惠方》

**蜈蚣咬毒**：醋磨生鐵敷之。《篋中方》

**壁蝨蜈蚣**：蕎麥秸作薦，並燒煙薰之。

**射工中人**：有瘡，用芥子末和酒厚塗之，半日痛即止。《千金翼方》

**射工溪毒**：馬齒莧搗汁一升服，以滓敷之，日四五次，良。崔元亮《海上方》

**蚰蜒入耳**：胡麻炒研，做袋枕之。《梅師方》

**蚰蜒入耳**：劉禹錫《傳信方》，用胡麻油作煎餅，枕臥，須臾自出。李元淳尚書在河陽日，蚰蜒入耳，無計可為。腦悶有聲，至以頭擊門柱。奏狀危困，因發御藥療之，不驗。忽有人獻此方，乃癒。《圖經本草》

**毒殺傷螫**：清醋，急飲一二碗，令毒氣不散，然後用藥。《濟急方》

**諸蟲入耳**：凡百節、蚰蜒、蟻入耳，以苦酒注入，起行即

出。錢相公《篋中方》

**射工中人**：成瘡者，取蒜切片，貼瘡上，灸七壯。《千金方》

**毒蛇螫傷**：薤白搗敷。徐玉方

**蜘蛛咬毒**：羊桃葉搗敷之，立癒。《備急方》

**諸蛇螫人**：紫莧搗汁，飲一升，以滓塗之。《集簡方》

**毒蜂螫人**：暖酒淋洗瘡上，日三次。《廣利方》

**壺蜂叮螫**：苦麥汁塗之良。《摘玄方》

**蜂蠆螫傷**：野莧挼擦之。

**蜘蛛咬瘡**：遍身生瘡，青蔥葉一莖去尖，入蚯蚓一條在內，待化成水，取點咬處即癒。《兵部手集》

**百蟲入耳**：韭汁灌之，即出。《千金方》

**蚘蟲攻心**：如刺，吐清汁者，萑菌一兩杵末，羊肉臛和食之，日一頓，大效。《外台秘要》

**蛆入耳中**：綠礬摻之，即為水。《摘玄方》

**蜈蚣螫傷**：菜子油傾地上，擦地上油摻之即好。勿令四眼人見。《陸氏積德堂方》

**毛蟲螫人**：赤痛不止，馬齒莧搗熟封之妙。《靈苑方》

**蜈蚣咬傷**：馬齒莧汁塗之。《肘後方》

**毒蜂螫傷**：清油搽之妙。趙原陽《濟急方》

**蜘蛛咬毒**：醋磨生鐵敷之。《篋中方》

**蟲咬**：以酥和血塗之。《聖惠方》

**射工溪毒**：獨頭蒜切三分厚，貼上灸之，令蒜氣射入即瘥。《梅師方》

**蜈蚣螫傷**：取灰莧葉，擦之，即止。《談野翁試驗方》

**蚰蜒入耳**：小蒜洗淨，搗汁，滴之。未出再滴。李絳《兵部手集》

**蜘蛛咬毒**：香油和鹽摻之。《普濟方》

**百蟲入耳**：椒末一錢，醋半盞，浸良久。少少滴入，自出。續《千金方》

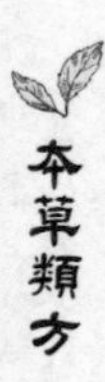

**毒蛇咬螫**：以閉口椒及葉擣敷之良。《肘後方》

**蛇入人口**：因熱取涼臥地上，有蛇入口不能出者，用刀破蛇尾，納生椒二三粒裹定，須臾，即自退出也。《聖惠方》

**蛇蠍螫人**：乾薑、雄黃各等分，為末，袋盛佩之。遇螫即以敷之，便定。《廣利方》

**蜈蚣咬傷**：胡椒嚼封之，即不痛。《多能鄙事》

**蠼螋尿瘡**：初如糝粟，漸大如豆，更大如火烙漿炮，疼痛至甚者，速以草茶並蠟茶俱可，以生油調敷，藥至痛乃止。《勝金方》

**諸蛇傷毒**：桂心、瓜蔞各等分，為末，竹筒密塞。遇毒蛇傷，即敷之。塞不密，即不中用也。

**桑蠍螫人**：丁香末蜜調塗。《聖惠方》

**蠍螫作痛**：用椒嚼細塗之，微敷即止。《杏林摘要》

**蠼螋尿瘡**：出黃水，用梨葉擣塗之，乾即易。《篋中方》

**百蟲入耳**：川椒研末，浸醋灌之，自出。《世醫得效方》

**射工水毒**：生瘡，皂莢長尺二者，苦酒一升煎汁，熬如飴，塗之。《肘後方》

**蜘蛛咬瘡**：身皆有，以葱一枝，去尖頭，將蚯蚓入葉中，緊捏兩頭，勿令洩氣，頭搖動，即化為水，以點咬處，甚效。《譚氏小兒方》

**蠍螫痛楚**：烏賊骨一錢，白礬二分，為末，鼻。在左壁者左鼻，在右鼻者右鼻。《衛生寶鑑》

**蜂螫腫疼**：蜂房為末，豬脂和敷或煎水洗。《千金方》

**蠍蠆螫傷**：以木碗合螫處，神驗不傳。《古今錄驗方》

**蛇螫血出**：九竅皆有者，取虻蟲初食牛馬血、腹滿者三七枚，燒研湯服。《肘後方》

**蟻入耳內**：鯪鯉甲燒研，水調，灌入即出。《肘後方》

**蚰蜒入耳**：濕生蟲，研爛，塗耳邊自出。或攤紙上作捻，安入耳中亦出。《衛生寶鑑》

**蠆蠍螫傷**：端午日午時收壁虎一枚，以雞蛋開一竅盛之，

陰乾。每以一星敷上即止，神效。《青囊》

**射工溪毒**：鼠婦、豆豉、巴豆各三枚，脂和塗之。《肘後方》

**九里蜂毒**：皂莢鑽孔，貼叮處，艾灸孔上三五壯即安。《救急方》

**諸蟲入耳**：以紙塞耳鼻，留蟲入之，耳不塞閉，口勿言，少頃蟲當出也。《集玄方》

**蚰蜒入耳**：生油調雞心，血滴之即出。

**中沙蝨毒**：斑蝥二枚，一枚末服，一枚燒至煙盡，研末，敷瘡中，立瘥。《肘後方》

**蠼螋惡瘡**：槐白皮醋浸半日，洗之。孫真人《千金翼方》

**射工毒瘡**：大蜈蚣一枚炙研，和醋敷之。《千金方》

**蚰蜒入耳**：蝸牛錐爛，置於耳旁，即出也。《瑞竹堂經驗方》

**蛇咬毒瘡**：用吳茱萸一兩，為末。冷水和，作三服，立安。《勝金方》

**蝮蛇螫傷**：生蛤蟆一枚，搗爛敷之。《外台秘要》

**蜂蠆叮螫**：油木梳炙熱，熨之。《救急方》

**諸蟲入耳**：車缸脂塗孔中，自出。《梅師方》

**蛇虺咬傷**：生蠶蛾研敷之。《必效方》

**蜈蚣咬傷**：白鯗皮貼之。《醫學集成》

**山行辟蛭**：山中草木枝上，有石蛭，著人足，則穿肌入肉中，害人。但以臘豬膏和鹽塗足脛趾，即不著人也。《千金方》

**蠶咬成瘡**：蜜調麝香敷之。《廣利方》

**毒蛇傷瘡**：凡蜈蚣、蛇蠍毒蟲傷，以五靈脂末塗之，立癒。《金匱鉤玄》

**蜘蛛咬瘡**：雞冠血塗之。錢相公《篋中方》

**蛇入七孔**：割母豬尾血，滴入即出也。《千金方》

**蠼螋尿瘡**：烏雞翅毛燒灰，油調敷之，蟲畏雞故也。《瑣

碎錄》

**諸蟲入耳**：雞冠血滴入，即出。《勝金方》

**蜈蚣入腹**：豬血灌之，或飽食少頃飲桐油，當吐出。

**蚰蜒入耳**：華佗方，用牛酪灌入即出。若入腹，則飲二升，即化為黃水。《廣利方》

**蠼螋尿瘡**：雞子一個，輕敲小孔，合之，立瘥。《兵部手集》

**蛇傷手腫**：新剝羊肚一個帶糞，割一口，將手入浸，即時癰止腫消。《集要》

**射工溪毒**：白雞屎白者二枚，以湯和塗瘡上。《肘後方》

**食菹吞蛭**：蛭啖臟血，腸痛黃瘦。飲熱羊血一二升，次早化豬脂一升飲之，蛭即下也。《肘後方》

**蠼螋尿瘡**：鹿角燒末，苦酒調服。《外台秘要》

**百蟲入耳**：雞肉炙香，塞耳中引出。《聖濟總錄》

**誤吞水蛭**：腸痛黃瘦，牛血熱飲一二升，次早化豬脂一升飲之，即下出也。《肘後方》

**誤吞蜈蚣**：刺豬、羊血灌之，即吐出。昔有店婦，吹火筒中有蜈蚣入腹，店婦仆地，嚎叫可畏，道人劉復真用此法而癒。《三元延壽書》

**誤吞水蛭**：以蒸餅半個，絞出狗涎，吃之。連食二三個，其物自散。《德生堂方》

**蜂蠆螫痛**：牛屎燒灰，苦酒和敷。《千金方》

**蜂蠆螫瘡**：牛角燒灰，醋和敷之。《肘後方》

**蠍蠆作痛**：貓兒屎塗之，三五次即瘥。《食醫心鏡》

**蛛蠍蛇傷**：雞子一個，輕敲小孔，合之，立瘥。《兵部手集》

**蟲虺螫蜇**：凡蜈蚣、蛇、蠍、毒蟲傷，以五靈脂末塗之，立癒。《金匱鉤玄》

**蠼螋尿瘡**：狀如茱萸，中央白膿，惡寒壯熱。磨犀角汁塗之。《千金方》

**蜘蛛瘡毒**：牛乳飲之良。《生生編》

**蜈蚣入耳**：炙豬肪掩耳，自出。《梅師方》

**蜈蚣咬瘡**：雞冠血塗之。錢相公《篋中方》

**蟲蟻螫人**：梳垢封之。《集簡方》

**蚰蜒入耳**：牛乳少少滴入，即出。若入腹者，飲一二升即化為水。《聖惠方》

**諸蛇毒人**：梳垢一團，尿和敷上，炙梳出汗，熨之。《千金方》

**蜘蛛咬毒**：久臭人溺，於大甕中坐浸。仍取烏雞屎炒，浸酒服之。不爾，恐毒殺人。《陳藏器本草》

**百蟲入耳**：小便少少滴入。《聖惠方》

**毒蛇螫傷**：先以小便洗去血，次以牙垽封而護之，甚妙，且不痛腫。《醫方摘要》

**蛇骨刺人**：痛甚，用死鼠燒敷。《肘後方》

**毒蛇傷螫**：野鼠屎，水調塗之。邵真人《經驗方》

**蜈蚣螫人**：頭垢、苦參末，酒調敷之。《篋中方》

**毒蛇螫傷**：急以小便洗去血，隨取口中唾，頻頻塗之。楊拱《醫方摘要》

**毒蛇咬螫**：人尿厚封之，即消。《千金方》

**蜂蠆螫人**：頭垢封之。《集簡方》

**百蟲入耳**：人乳滴之即出。《聖惠方》

**蛇纏人足**：就令尿之，便解。《肘後方》

**蜂蠆螫傷**：人尿洗之。《肘後方》

**蜈蚣螫咬**：頭髮燒煙薰之。

**蛇蟲螫傷**：人耳垢、蚯蚓屎和塗，出盡黃水，立癒。《壽域方》

**蜂螫**：用酥塗之妙。《聖惠方》

**蜈蚣咬傷**：蜘蛛研汁塗之，並以生者安咬處吸其毒。《廣利方》

**百蟲入耳**：百部炒研，生油調，一字於耳門上。《聖濟總

錄》

**蚤蝨入耳**：菖蒲末炒熱，袋盛，枕之即癒。《聖濟總錄》

**蛆蟲入耳**：杏仁搗泥，取油滴入，非出即死。《扶壽精方》

## 諸獸傷第九十七

**犬咬血出**：以水洗至血止，棉裹之。《千金方》

**馬汗入瘡**：或馬毛入瘡，腫入腹，殺人。以冷水浸之，頻易水，仍飲好酒，立瘥。《千金方》

**馬氣入瘡**：或馬汗、馬毛入瘡，皆致腫痛煩熱，入腹則殺人。多飲醇酒，至醉即癒，妙。《肘後方》

**熊虎傷毒**：生鐵煮令有味，洗之。《肘後方》

**瘋狗咬傷**：雄黃五錢，麝香一錢，為末。酒下，作二服。《救急良方》

**風犬咬毒**：膽礬末敷之，立癒。《濟急方》

**虎犬傷人**：礬末納入裹之，止痛尤妙。《肘後方》

**驢馬汗毒**：所傷瘡痛，白礬飛過、黃丹炒紫各等分，貼之。《博濟方》

**虎咬蛇傷**：山漆研末，米飲服三錢，仍嚼塗之。《集簡方》

**瘋狗咬傷**：紫蘇葉嚼敷之。《千金方》

**虎犬咬傷**：地榆煮汁飲，並為末敷之。亦可為末，白湯服，日三服。忌酒。《梅師方》

**狗咬風傷**：腫痛，人參置桑柴炭上，燒存性，以碗覆定，少頃為末，摻之立瘥。《經驗方》

**惡犬咬傷**：蓼葉，搗泥敷。《肘後方》

**馬汗毒氣**：入腹，葶藶子一兩炒研，水一升浸湯服，取下惡血。《續十全方》

**熊羆傷人**：蒴藋一大把，以水一升漬，須臾取汁飲，以滓敷之。張文仲《備急方》

**馬咬成瘡**：苦低草，即茺蔚，乃益母草也，切細，和醋炒塗之。孫真人方

**猘犬咬傷**：地黃搗汁，飯餅塗之，百度癒。《百一方》

**狗咬昏悶**：浸椒水，調莽草末敷之。《便民圖纂》

**惡犬咬傷**：莨菪子七枚，吞之。日三服。《千金方》

**惡犬咬傷**：蓖麻子五十粒。去殼，以井華水研膏，先以鹽水洗吹痛處，乃貼此膏。《袖珍方》

**熊虎爪傷**：嚼粟塗之。粟即小米也。葛氏方

**狂犬咬人**：莨菪根和鹽搗敷。日三上。《外台秘要》

**鼠咬瘡痛**：貓頭燒灰，油調敷之，以瘥為度。趙氏方

**鼠咬成瘡**：貓屎揉之，即癒。《壽域方》

**犬咬傷瘡**：重發者，用蔓菁根搗汁服，佳。《肘後方》

**馬汗入瘡**：腫痛，急療之，遲則毒深。以生烏頭末敷瘡口，良久有黃水出，即癒。《靈苑方》

**狗咬傷瘡**：爛嚼杏仁，塗之。寇氏方

**犬咬**：舊屋瓦上刮下青苔屑，按之即止。《經驗方》

**虎爪傷人**：先吃清油一碗，仍以油淋洗瘡口。趙原陽《濟急方》

**虎傷人瘡**：但飲酒，常令大醉，當吐毛出。《梅師方》

**虎傷人瘡**：生葛，煮濃汁洗之，仍搗末水服方寸匕，夜五六服。《梅師方》

**虎犬咬傷**：薤白搗汁飲之，並塗之，日三服瘥，乃止。葛洪方

**猘犬傷人**：並飲生薑汁即解。《小品方》

**顛犬咬傷**：糯米一合，斑蝥七枚同炒，蝥黃去之；再入七枚，再炒黃去之；又入七枚，待米出煙，去蝥為末。油調敷之，小便利下佳。《醫方大成》

**鼠咬成瘡**：麝香封之妙。《經驗方》

**馬咬人瘡**：入心者，馬齒莧煮食之。《聖惠方》

**虎傷人瘡**：內服生薑汁，外以汁洗之，用白礬末敷上。

《秘覽》

**馬汗入瘡**：作痛，用烏梅連核搗爛，以頭醋和敷。仍先刺瘡，出去紫血，乃敷之繫定。《經驗方》

**虎狼傷人**：乾薑末敷之。《肘後方》

**猘犬傷人**：乾薑末，水服二方寸匕，生薑汁服亦良，並以薑炙熱熨之。

**虎傷人瘡**：水化砂糖一碗服，並塗之。《摘玄方》

**馬咬成瘡**：獨頭栗子燒研敷之。《醫說》

**狗咬成瘡**：白果仁嚼細塗之。

**熊虎爪傷**：獨頭栗燒研敷之。《醫說》

**猘犬傷毒**：烏梅末酒服二錢。《千金方》

**豬齧成瘡**：松脂煉作餅，貼之。《千金方》

**狐尿刺瘡**：麻鞋網繩，如棗大，婦人內衣有血者，手大一片，鉤頭棘針二七枚，並燒研，以豬脂調敷，當有蟲出。《陳藏器本草》

**猘犬咬傷**：紫荊皮末，砂糖調塗，留口退腫。口中仍嚼咽杏仁去毒。《仙傳外科》

**狐尿刺人**：腫痛欲死，桑灰汁漬之，冷即易。《肘後方》

**猘犬咬傷**：梔子皮燒研、石硫黃各等分，為末，敷之，日三上。《梅師方》

**狂犬齧人**：蛇脯為末，水服五分，日三服。無蚺蛇，它蛇亦可。《外台秘要》

**犬咬瘡發**：以蠟炙溶，灌入瘡中。葛氏方

**瘋狗咬傷**：《衛生易簡方》云：此乃九死一生之病。急用斑蝥七枚，以糯米炒黃，去米為末，酒一盞，煎半盞，空心溫服，取下小肉狗三四十枚為盡。如數少，數日再服。七次無狗形，永不再發也，屢試屢驗。

《醫方大成》：用大斑蝥三七枚，去頭、翅、足，用糯米一勺，略炒過，去斑蝥；別以七枚，如前炒，色變復去之；別以七枚如前，至青煙為度，去蝥，只以米為粉。用冷水入清油

少許，空心調服，須臾再進一服，以小便利下毒物為度；如不利，再進。利後肚疼，急用冷水調青靛服之，以解其毒，否則有傷。黃連水亦可解之。但不宜服一切熱物也。

**狐尿刺瘡**：痛甚者，熱白馬尿漬之。《千金方》

**猘犬咬傷**：《肘後方》治猘犬傷，每七日一發。生食蛤蟆膾絕良，亦可燒炙食之。勿令本人知之，自後再不發也。

《袖珍方》治風犬傷，即用蛤蟆後足搗爛，水調服之。先於頂心拔去血髮三兩根，則小便內見沫也。

**猘犬咬傷**：故梳、韭根各二枚，水二升，煮一升，頓服。《外台秘要》

**人咬傷瘡**：龜板骨、鱉肚骨各一片，燒研油調塗之。《葉氏摘要》

**豬咬成瘡**：龜板燒研，香油調搽之。葉氏《摘玄方》

**瘋狗咬傷**：不治即死，用紅娘子二個、斑蝥五個並去翅、足，若四十歲各加一個，五十歲各加二個，青娘子三個去翅、足，四十歲加一個，五六十歲加二個，海馬半個，續隨子一分，乳香、沉香、桔梗各半分，酥油少許，為末。十歲者作四服，十五歲作三服，二十歲作二服，三十歲作一服。《談野翁試驗方》

**狐尿刺人**：腫痛，用熱蠟著瘡並煙薰之，令汗出即癒。《肘後方》

**猘犬齧傷**：自死蛇一枚，燒焦為末，納入瘡孔中。《千金方》

**虎傷人瘡**：蠐螬搗爛，塗之，日上。《唐瑤經驗方》

**馬咬成瘡**：腫痛，用雞冠血塗之。牡馬用雌雞，牝馬用雄雞。《肘後方》

**惡犬咬傷**：虎骨刮末，水服方寸匕，並敷之。《小品方》

**馬汗入瘡**：乾冬瓜燒研，洗淨敷之。

**馬汗入瘡**：雞毛燒灰，酒服方寸匕。《集驗方》

**惡犬咬傷**：洗淨毒，以熱牛屎封之，即時痛止。《千金

方》

**猘犬傷人**：猬皮、頭髮各等分，燒灰，水服。《外台秘要》

**馬汗入瘡**：雄黃、白礬各一錢，烏梅三個，巴豆一個，合研。以油調半錢敷之，良。《經驗方》

**蛇犬咬傷**：《日華子本草》云：以熱尿淋患處。《千金方》治蝮蛇傷人，令婦人尿於瘡上，良。

**猘犬毒人**：頭垢、猬皮各等分，燒灰，水服一杯。口噤者用灌之。犬咬人瘡重發者，以頭垢少許納瘡中，用熱牛屎封之。《千金方》

**馬咬踏瘡**：腫痛作熱，鼠屎二七枚，故馬鞘五寸，和燒研末，豬脂和敷之。《梅師方》

**惡犬咬傷**：左盤龍即人屎也，厚封之，數日即癒。《藺氏經驗方》

**貓咬成瘡**：雄鼠屎燒灰，油和敷之，曾經效驗。《壽域方》

**虎狼傷瘡**：月經衣燒末，酒服方寸匕，日三服。陳藏器方

**虎爪傷人**：刺蝟脂日日敷之，內服香油。

**狂犬咬傷**：鼠屎二升，燒末敷之。《梅師方》

**剝馬刺傷**：以婦人月水塗之，神效。姚僧坦《集驗方》

**狼煙入口**：以醋少許飲之。《秘方》

**馬汗入瘡**：腫痛欲死，沸湯溫洗，即瘥。《千金方》

**馬汗入瘡**：石灰敷之。《摘玄方》

**人咬指爛**：久欲脫者，鱉甲燒灰，敷之。葉氏《摘玄方》

**鼠咬成瘡**：貓毛燒灰，入麝香少許，唾和封之。貓鬚亦可。《救濟易方》

**猘犬咬傷**：七日當一發，三七日不發，乃脫也。急於無風處，以冷水洗淨，即服韭汁一碗。隔七日又一碗，四十九日共服七碗。須百日忌食酸、鹹，一年忌食魚腥，終身忌食狗肉，方得保全。否則十有九死。徐本齋云：此法出《肘後方》。有瘋犬一日咬三人，止一人用此得活，親見有效。《簡便方》

## 諸毒第九十八

**中砒石毒**：多飲新汲水，得吐利佳。《集簡方》

**中蒙汗毒**：飲冷水即安。《濟急方》

**中煤炭毒**：一時暈倒，不救殺人。急以清水灌之。《唐瑤經驗方》

**中砒霜毒**：地漿調鉛粉服之，立解。《集玄方》

**中野芋毒**：土漿飲之。《集簡方》

**黃鱨魚毒**：食此魚，犯荊芥，能害人，服地漿解之。《集簡方》

**閉口椒毒**：吐白沫，身冷欲死者，地漿飲之。張仲景《金匱要略方》

**牛馬肉毒及肝毒**：取好土三升，水煮，清一升服，即癒。一方：入頭髮，寸截和之，皆貫肝而出也。《肘後方》

**解烏頭毒**：不拘川烏、草烏毒。用多年陳壁土，泡湯服之。冷水亦可。《通變要法》

**解蜀椒毒**：冬葵子煮汁飲之。《千金方》

**六畜肉毒**：東壁土末，水服一錢，即安。《集玄方》

**藥毒煩悶**：欲死者，東壁土，調水三升，頓飲之。《肘後方》

**皮膚中毒**：名疰疰，用醋和燕窠土敷之。《千金方》

**解射罔毒**：蚯蚓屎末，井水服二方寸匕。《千金方》

**解砒霜毒**：煩躁如狂，心腹疼痛，四肢厥冷，命在須臾。黑鉛四兩，磨水一碗灌之。《華佗危病方》

**金石藥毒**：黑鉛一斤，熔化，投酒一升，如此十餘次，待酒至半升，頓飲。《勝金方》

**解硫黃毒**：黑錫煎湯服即解。《集簡方》

**水銀入耳**：能蝕人腦，以金枕耳邊，自出也。仲景方

**水銀入肉**：令人筋攣，惟以金物熨之，水銀當出蝕金，候金白色是也，頻用取效。此北齊徐玉方也。《本草拾遺》

**解藜蘆毒**：水服雄黃末一錢。《外台秘要》

**取輕粉毒**：出山黑鉛五斤，打壺一把，盛燒酒十五斤，納土茯苓半斤、乳香三錢，封固，重湯煮一日夜，埋土中出火毒，每日早晚任性飲數杯，後用瓦盆接小便，自有粉出為驗。服至筋骨不痛乃止。《醫方摘要》

**藥箭毒氣**：鹽貼瘡上，灸三十壯，良。《集驗方》

**輕粉破口**：凡水腫及疼痛，服輕粉後口瘡齦爛。金器煮汁頻頻含漱，能殺粉毒，以癒為度。《外台秘要》

**解砒霜毒**：錫器於粗石上磨水，服之。《濟急方》

**解金銀毒**：水銀一兩，服之即出。《千金方》

**中飲食毒**：雄黃、青黛各等分，為末，每服二錢，新汲水下。《鄧筆峰雜興》

**中藥箭毒**：雄黃末敷之，沸汁出癒。《外台秘要》

**解狼毒毒**：鹽汁飲之。《千金方》

**解野菌毒**：防風煎汁飲之。《千金方》

**飲食毒物**：硼砂四兩，甘草四兩，真香油一斤，瓶內浸之。遇有毒者，服油一小盞。久浸尤佳。《瑞竹堂經驗方》

**壁鏡毒人**：必死。白礬塗之。《太平廣記》

**解莨菪毒**：升麻煮汁多服之。《外台秘要》

**解諸藥毒**：只用防風一味，擂，冷水灌之。萬氏《積善堂》

**食蟹中毒**：生藕汁飲之。《聖惠方》

**解烏頭毒**：附子、天雄毒，並用防風煎汁飲之。《千金方》

**解芫花毒**：防風煎汁飲之。《千金方》

**解五石毒**：薺苨生搗汁，多服之，立瘥。蘇頌《圖經本草》

**中巴豆毒**：下利不止，黃連、乾薑各等分，為末，水服方寸匕。《肘後方》

**中諸魚毒**：香蘇濃煮汁飲之，良。《肘後方》

**牛馬肉毒**：甘草，煮濃汁，飲一二升，或煎酒服，取吐或下。如渴，不可飲水，飲之即死。《千金方》

**飲饌中毒**：未審何物，卒急無藥。只煎甘草薺苨湯，入口便活。《金匱玉函方》

**食魚蟹毒**：橘皮去白，煎湯飲之，甚良。《肘後方》

**解鉤吻毒**：鉤吻葉與芹葉相似，誤食之殺人。惟以薺苨八兩，水六升，煮取三升，每服五合，日五服。仲景《金匱玉函方》

**解酒中毒**：恐爛五臟。茅根汁飲一升。《千金方》

**水莨菪毒**：菜中有水莨菪，葉圓而光，有毒，誤食令人狂亂，狀若中風，或作吐，以甘草煮汁服之，即解。《金匱玉函方》

**食蟹中毒**：紫蘇子煮汁飲之。《金匱要略方》

**中砒霜毒**：鬱金末二錢。入蜜少許，冷水調服。《事林廣記》

**萬病解毒丸**：一名太乙紫金丹，一名玉樞丹。解諸毒，療諸瘡，利關節，治百病，起死回生，不可盡述。凡居家遠出，行兵動眾，不可無此。山慈姑去皮洗極淨，焙二兩，川五倍子洗刮，焙二兩，千金子仁白者，研，紙壓去油一兩，紅芽大戟去蘆洗，焙一兩半，麝香三錢。以端午之夕、重陽或天德、月德、黃道上吉日，預先齋戒盛服，精心治藥，為末，陳設拜禱，乃重羅令勻，用糯米濃飲和之，木臼杵千下，作一錢一錠。病甚者，連服取利一二行，用溫粥補之。凡一切飲食、藥毒、蠱毒、瘴氣、河豚、土菌、死牛馬等毒，並用涼水磨服一錠，或吐或利即癒。癰疽、發背、疔腫、楊梅等一切惡瘡、風疹、赤游、痔瘡，並用涼水或酒磨塗，日數次，立消。陰陽二毒、傷寒、狂亂、瘟疫、喉痺、喉風，並用冷水。入薄荷汁數匙化下。心氣痛並諸氣，用淡酒化下。泄瀉、痢下、霍亂、絞腸痧，用薄荷湯下。中氣、中風口緊眼歪，五癲五癇鬼邪鬼胎，筋攣骨痛，並暖酒下。自縊、溺水、鬼迷、心頭溫者，冷水磨，灌之。傳屍痨瘵，涼水化服，取下惡物蟲積為妙。久近瘧疾，將發時，東流水煎桃枝湯化服。女人經閉，紅花酒化服。小兒驚風、五疳、五痢，薄荷湯下。頭風頭痛，酒研貼兩太陽穴上。諸腹鼓脹，麥芽湯化下。風蟲牙痛，酒磨塗之，亦吞少許。打仆損傷，松節煎酒下。湯火傷，毒蛇惡犬，一切蟲傷，並冷水磨塗，仍服之。《百一選方》

**解輕粉毒**：齒縫出血臭腫，貫衆、黃連各半兩。煎水，入冰片少許，時時漱之。《陸氏積德堂方》

**解桐油毒**：乾柿餅食之。《普濟方》

**食牛馬毒**：殺人者，省頭草連根葉，煎水服，即消。《唐瑤經驗方》

**一切食毒**：縮砂仁末，水服一二錢。《事林廣記》

**食蟹中毒**：紫蘇煮汁二升，服之。《金匱要略方》

**食丹藥毒**：萱草根研汁服之。《事林廣記》

**金石藥發**：麥門冬六兩，人參四兩，甘草炙二兩，為末，蜜丸梧子大，每服五十丸飲下，日再服。《圖經本草》

**服藥過劑**：煩悶，及中毒煩悶欲死，搗鹽汁服數升。《肘後方》

**卒中水毒**：搗藍青汁，敷頭身令匝。《肘後方》

**一切菌毒**：因蛇蟲毒氣燻蒸所致，芫花生研，新汲水服一錢，以利為度。《世醫得效方》

**解砒石毒**：白芷末，井水服二錢。《事林廣記》

**自死肉毒**：自死六畜有毒，以黃柏末，水服方寸匕。《肘後方》

**閉口椒毒**：氣欲絕，或出白沫，身體冷，急桂汁服之，多飲新汲水一二升。《梅師方》

**解芫菁毒**：煮桂汁服。

**卒中水毒**：初覺頭目微痛，惡寒，骨節強急，日醒暮劇，手足逆冷，三日則蟲蝕下部，六七日膿潰，食至五臟，殺人也。搗常思草，絞汁服二升，並以綿染，導其下部。《肘後

方》

**中鼠莽毒**：金線重樓根，磨水服，即瘉。《集簡方》

**食狗肉毒、馬肉中毒、河豚魚毒、食蟹中毒**：心下堅，或腹脹口乾，忽發熱妄語，蘆根煮汁服。《梅師方》

**中沙蝨毒**：射罔敷之佳。《千金方》

**解蜀椒毒**：豉汁飲之。《千金方》

**水中毒病**：蛇莓根擣末服之，並導下部，亦可飲汁一二升。夏月欲入水，先以少許投中流，更無所畏，又辟射工。家中以器貯水浴身，亦宜投少許。《肘後方》

**解鴆酒毒**：綠豆粉二合，水調服。

**解中鴆毒**：氣欲絕者，葛粉三合，水三盞調服。口噤者灌之。《聖惠方》

**解雄黃毒**：防己煎汁服之。

**水毒中人**：一名中溪，一名中濕，一名水病，似射工而無物。初得惡寒，頭目微痛，旦醒暮劇，手足逆冷。三日則生蟲，食下，不癢不痛。過六七日蟲食五臟，注下不禁。以小蒜三升，煮微熱，大熱即無力，以浴身。若身發赤斑紋者，毋以他病治之也。《肘後方》

**食物中毒**：生韭汁服數升，良。《千金方》

**食諸肉毒**：吐下血不止，痿黃者，胡荽子一升，煮令發裂，取汁冷服半升，日夜各一服，即止。《食療本草》

**一切毒藥**：及鴆毒，煩悶不止，用甘草三兩，水五升，煮取二升，去滓，入黍米粉一兩，白蜜三兩，煮如薄粥食之。《外台秘要》

**中水毒病**：手足指冷至膝肘，即是。以浮萍日乾為末，飲服方寸匕，良。《集驗方》

**解鼠莽毒**：鏡面草自然汁、清油各一杯，和服，即下毒三五次，以肉粥補之，不可遲。張杲《醫說》

**諸鳥肉毒**：生扁豆末，冷水服之。《事林廣記》

**解諸藥毒**：已死，但心頭溫者，用綠豆粉調水服。《衛生

易簡方》

**解肉脯毒**：凡肉密器蓋過夜者，為鬱肉。屋漏沾著者為漏脯，皆有毒。搗韭汁飲之。張文仲《備急方》

**解砒石毒**：稻草燒灰淋汁，調青黛三錢服。《醫方摘要》

**六畜肉毒**：小豆一升燒研，水服三方寸匕，神效。《千金方》

**解河豚毒**：一時倉卒無藥。急以清麻油多灌，取吐出毒物，即癒。《衛生易簡方》

**沙蝨水毒**：萵苣菜，搗汁塗之，良。《肘後方》

**解砒石毒**：綠豆粉、寒水石各等分，以藍根汁調服三五錢。《衛生易簡方》

**解一切毒**：石菖蒲、白礬各等分，為末，新汲水下。《事林廣記》

**中沙蝨毒**：沙蝨在水中，人澡浴則著人身，鑽入皮裡。初得皮上正赤，如小豆、黍、粟，摩之痛如刺，三日後寒熱發瘡毒，若入骨殺人，嶺南多此，即以茅葉刮去，以苦菜汁塗之，佳。《肘後方》

**食雞子毒**：飲醋少許，即消。《事林廣記》

**草烏頭毒**：及天雄、附子毒，並食飴糖即解。《聖濟總錄》

**解礜砒毒**：大豆煮汁飲之，良。《肘後方》

**六畜肉毒**：白扁豆燒存性，研塗，水服，之良。《事林廣記》

**中砒霜毒**：白扁豆生研，水絞汁飲。《永類鈐方》

**酒食諸毒**：大豆一升煮汁服，得吐即癒。《事林廣記》

**食蟹中毒**：乾蒜煮汁飲之。《集驗方》

**食魚中毒**：冬瓜汁飲之良。《小品方》

**解射罔毒**：大麻子汁飲之良。《千金方》

**解諸魚毒**：大豆煮汁飲之。《衛生易簡方》

**鬱肉脯毒**：杵薑汁服二三升，良。葛洪方

**解砒石毒**：麻油一碗灌之。《衛生易簡方》

**中野菌毒**：急採鴛鴦草啖之，即今忍冬草也。洪邁《夷堅志》

**中砒石毒**：飲釅醋，得吐即癒。不可飲水。《事林廣記》

**服石毒發**：胡豆半升搗研，以水八合絞汁飲之，即癒。《外台秘要》

**解金銀毒**：蔥白煮汁飲之。《外台秘要》

**解燒酒毒**：綠豆粉蕩皮，多食之，即解。

**解巴豆毒**：下利不止，大豆煮汁一升，飲之。《肘後方》

**閉口椒毒**：氣閉欲絕者，煮蒜食之。張仲景方

**解輕粉毒**：服輕粉口破者，以三年陳醬化水，頻漱之。《集簡方》

**丹石毒發**：發熱者，不得食熱物，不用火為使。但著厚衣暖臥，取油一匙，含咽。戒怒二七日也。《枕中記》云：服丹石人，先宜以麻油一升，薤白三升，切，納油中，微火煎黑去滓，合酒每服三合，百日氣血充盛也。

**中水毒病**：初起頭痛惡寒、心煩拘急，旦醒暮劇。梅葉搗汁三升，飲之良。《肘後方》

**食蟹致傷**：丁香末，薑湯服五分。《證治要訣》

**解諸中毒**：芽茶、白礬各等分研末，冷水調下。《簡便方》

**中砒毒**：心腹絞痛，欲吐不吐，面青肢冷。用楊梅樹皮煎湯二三碗，服之即癒。《衛生易簡方》

**硫黃毒發**：令人背膊疼悶，目暗漠漠：胡梅肉焙一兩，砂糖半兩，漿水一大盞，煎七分，呷之。《聖濟總錄》

**服石毒發**：或熱噤，向冷地臥：五加皮二兩，水四升，煮二升半，發時便服。《外台秘要》

**解中藥毒**：巴豆去皮，不去油，馬牙硝等分，研丸，冷水服一彈丸。《廣利方》

**解百毒氣**：桑白汁一合，服之，須臾吐利自出。《肘後

方》

**鼠莽砒毒**：烏臼根半兩，擂，水服之。《醫方大成》

**中諸藥毒**：用蠶紙數張，燒灰，冷水服。《衛生易簡方》

**中河豚毒**：五倍子、白礬末各等分，以水調下。出《事林廣記》

**藥箭簇毒**：貝齒燒研，服三錢，日三服。《千金方》

**藥毒上攻**：如聖散，用蜂房、甘草各等分，麩炒黃色，去麩為末，水二碗，煎八分，臨臥頓服，明日取下惡物。《經驗方》

**食物中毒**：貝子一枚，含之自吐。《聖惠方》治漏脯毒，面臛毒，及射罔在諸肉中有毒。並用貝子燒研，水調半錢服。

**啖蛇牛毒**：牛啖蛇者，毛髮向後，其肉殺人。但飲人乳汁一升，即癒。《金匱要略方》

**噉蛇牛毒**：牛肚細切，水一斗，煮一升，服，取汗即瘥。《金匱要略方》

**中鱔魚毒**：食蟹即解。董炳《集驗方》

**胡蔓野毒**：即斷腸草。一葉入口，百竅流血。惟急取鳳凰胎，即雞卵抱未成雛者，已成者不用，研爛，和麻油灌之。吐出毒物乃生，少遲即死。《嶺南衛生方》

**乳石發動**：煩熱，用白鴨通一合，湯一盞漬之，澄清，冷飲。《聖惠方》

**砂損陰**：豬蹄一具，浮萍二兩，水三升，煮汁半升，漬之，冷即出，以粉敷之。《外台秘要》

**解蜀椒毒**：雞毛燒煙吸之，並水調一錢服之。《千金方》

**食金中毒**：已死，取雞矢半升，水淋取汁一升，飲之，日三服。《肘後方》

**硫黃毒發**：氣悶，用羊血熱服一合，效。《聖惠方》

**中諸肝毒**：豬膏頓服一升。《千金方》

**解野葛毒**：已死者，抉開口後，灌雞子三枚，須臾吐出野葛，乃蘇。《肘後方》

**中毒煩困**：犀角燒末，水服方寸匕。《外台秘要》

**漏脯中毒**：犬屎燒末，酒服方寸匕。《肘後方》

**合口椒毒**：人尿飲之。《肘後方》

**解丹石毒**：發熱困篤，用肥豬肉五斤，蔥、薤半斤，煮食或作臛食。必腹鳴毒下，以水淘之，沙石盡則癒。《千金翼方》

**中諸菜毒**：發狂，吐下欲死。用雞矢燒末，水服方寸匕。葛氏方

**食雉中毒**：吐下不止，用生犀角末方寸匕，新汲水調服，即瘥。《聖惠方》

**解鐘乳毒**：下利不止，食豬肉則癒。《千金翼方》

**石藥過劑**：白鴨屎為末，水服二錢，效。《肘後百一方》

**中射罔毒**：豬血飲之即解。《肘後方》

**諸毒卒惡**：熱悶欲死者，新糞汁，水和服。或乾者燒末，漬汁飲。名破棺湯。蘇恭方

**解諸菜毒**：小兒尿和乳汁服二升。《海上方》

**山中毒菌**：欲死者，並飲糞汁一升，即活。《肘後方》

**漏肉脯毒**：人屎燒灰，酒服方寸匕。《肘後方》

**菜毒脯毒**：凡野菜、諸脯肉、馬肝、馬肉毒。以頭垢棗核大，含之咽汁，能起死人。或白湯下亦可。《小品方》

**中豬肉毒**：豬屎燒灰，水服方寸匕。《外台秘要》

**解一切毒**：母豬屎、水和服之。《千金方》

**中土菌毒**：人尿飲之。《肘後方》

**仙茅毒發**：《時珍發明》按張杲《醫說》云：一人中仙茅毒，舌脹出口，漸大與肩齊。口以小刀剺（ㄌㄧˊ，割）之，隨破隨合，剺至百數，始有血一點出，曰可救矣。煮大黃、朴硝與服，以藥摻之，應時消縮。此皆火盛性淫之人過服之害也。大抵仙茅性熱，補三焦、命門之藥也。惟陽弱精寒，稟賦素怯者宜之。若體壯相火熾甚者，服之反能動火。

弘治間，東海張弼梅嶺仙茅詩，有「使君昨日才持去，今

日人來乞墓銘」之句。皆不知服食之理，惟借藥縱慾以速其生者，於仙茅何尤？

**惡水入口**：及皂莢水入口，熱痛不止。以皂莢子燒存性一分，砂糖半兩，和膏，含之。《博濟方》

**中溪毒生瘡**：朱姑葉搗爛塗之。生冬間之葉如蒜葉。《外台秘要》

**六畜肉毒**：伏龍肝末一雞子大，水服取吐。《千金方》

**中水毒病**：初起，頭痛惡寒，拘急心煩，用梨葉一把搗爛，以酒一盞，攪飲。《篋中方》

**小蛤蟆毒**：小蛤蟆有毒，食之令人小便秘澀，臍下悶痛，有至死者，以生豉一合，投新汲水半碗，浸濃汁頓飲之，即癒。《茆亭客語》

**自死肉毒**：故頭巾中垢一錢，熱水服，取吐。

**中馬肝毒**：雄鼠屎三七枚，和水研，飲之。《梅師方》

**中牛馬毒**：豉汁和人乳，頻服之，效。《衛生易簡方》

**解藥箭毒**：毒箭有三種：交廣夷人，用焦銅作箭鏃；嶺北諸處，以蛇毒螫物汁著筒中漬箭鏃；此二種才傷皮肉，便洪膿沸爛而死。若中之，便飲糞汁並塗之，惟此最妙。又一種用射罔煎塗箭鏃，亦宜此方。《集驗方》

**解藥箭毒**：交州夷人，以焦銅為毒藥，於鏃鋒上，中人即沸爛，須臾骨壞，但服月水屎汁解之。《博物誌》

**剝馬中毒**：破骨刺破欲死，以馬腹中粟屎搗敷，以尿洗之，大效。絞汁飲之亦可。《外台秘要》

**解砒石毒**：桐油二升灌之，吐即毒解。華佗《危病方》

**解斑蝥毒**：玉簪根擂水服之，即解。趙真人《濟急方》

**中蜈蚣毒**：舌脹出口是也，雄雞冠血浸舌，並咽之。《青囊雜纂》

**解狼犬毒**：杏仁搗爛，水和服之。《千金方》

## 蠱毒第九十九

**中諸蠱毒**：伏龍肝末一雞子大，水服取吐。《千金方》

**食中有蠱**：腹內堅痛，面目青黃，淋露骨立，病變無常。用爐中鐵精研末，雞肝和丸梧子大，食前酒下五丸，不過十日癒。《肘後方》

**蠱毒蠱毒**：雄黃、生礬等分。端午日研化，蠟丸梧子大。每服七丸，念藥王菩薩七遍，熟水下。蘇東坡《良方》

**挑生蠱毒**：胸口痛者，膽礬二錢，茶清泡服，即吐出。《嶺南衛生方》

**中蠱吐血**：或下血如肝，鹽一升，苦酒一升，煎化頓服，得吐即癒。乃支太醫方也。《小品方》

**中諸蠱毒**：晉礬、建茶等分為末，新汲水調下二錢，瀉吐即效，未吐再服。《濟生方》

**挑生蠱毒**：野葛毒，並以升麻多煎，頻飲之。《直指方》

**解中蠱毒**：牡丹根搗末，服一錢匕，日三服。《外台秘要》

**蠱毒藥毒**：甘草節，以真麻油浸之，年久愈妙。每用嚼咽，或水煎服，神效。《直指方》

**中蠱下血**：如雞肝，晝夜出血石餘，四臟皆損，惟心未毀，或鼻破將死者。苦桔梗為末，以酒服方寸匕，日三服。不能下藥，以物拗口灌之。心中當煩，須臾自定，七日止。當食豬肝、肺以補之，神良。一方：加犀角等分。初虞《古今錄驗方》

**解諸蠱毒**：薺苨根搗末，飲服方寸匕，立瘥。陳延之《小品方》

**蛇蠍蠱毒**：大栗子煮汁服。《衛生易簡方》

**水蠱腹大**：惡實微炒一兩，為末，麵糊丸梧子大，每米飲下十丸。張文仲方

**解百蠱毒**：白鴨血熱飲之。《事林廣記》

**挑生蠱毒**：嶺南有挑生之害。於飲食中行厭勝法，魚肉能反生於人腹中，而人以死，則陰役其家。初得覺胸腹痛，次日刺人，十日則生在腹中也。凡胸膈痛，即用升麻或膽礬吐之。若膈下痛，急以湯調鬱金末二錢服，即瀉出惡物。或合升麻、鬱金服之，不吐則下。李巽岩侍郎為雷州推官，鞫獄得此方，活人甚多。《范石湖文集》

**卒中蠱毒**：下血如雞肝，晝夜不絕，臟腑敗壞，待死者，以蘘荷葉密置病人席下，勿令知之，必自呼蠱主姓名也。《梅師方》

**蠱毒下血**：蝟皮燒末，水服方寸匕，當吐出毒。《千金方》

**中草蠱毒**：此術在西良之西及嶺南。人中此毒，入咽欲死者，用馬兜鈴苗一兩，為末，溫水調服一錢，即消化蠱出，神效。《聖惠方》

**中諸蠱毒**：土瓜根，大如指，長三寸，切，以酒半升，以一宿服，當吐下。《外台秘要》

**五種蠱毒**：《肘後方》云：席辨刺史言：嶺南俚人，多於食中毒，人漸不能食，胸背漸脹，先寒似瘴。用都淋藤，即馬兜鈴，連根騰者十兩，水一斗，酒二升，煮三升，分三服，毒逐小便出。十日慎食毒物，不瘥更服。土人呼為三百兩銀藥。又支太醫云：馬兜鈴根一兩為末，水煎頓服，當吐蠱出，未盡再服。或為末，以水調服，亦驗。

**解中蠱毒**：密取山豆根和水研，服少許，未定再服。已禁聲者，亦癒。

**卒中蠱毒**：或吐血，或下血，皆如爛肝者，苦瓠一枚，水二升，煮一升服，立吐，即癒。又方：用苦酒一升，煮令消，服之取吐，神驗。《肘後方》

**中蠱吐血**：小麥麵二合，水調服。半日當下出。《事林廣記》

**中蠱欲死**：馬齒莧，搗汁一升飲，並敷之，日四五次。《壽域方》

**解中蠱毒**：吐、下血如爛豬肝，茜草根、蘘荷葉各三分，水四升，煮二升，服即癒。自當呼蠱主姓名也。陳延之《小品方》

**解中蠱毒**：胡荽根搗汁半升，和酒服，立下，神效。《必效方》

**吐解蠱毒**：以清油多飲，取吐。《嶺南方》

**金蠶蠱毒**：吮白礬味甘，嚼黑豆不腥者，即是中蠱也。石榴根皮，煎濃汁服，即吐出活蠱，無不癒者。丹溪《摘玄方》

**解百蠱毒**：白雞血，熱飲之。《事林廣記》

**蠱毒下血**：槲木北陰白皮一大握，長五寸，以水三升，煮取一升，空腹分服，即吐毒出也。

**解中蠱毒**：《必效方》用未鑽相思子十四枚，杵碎為末，溫水半盞，和服。欲吐抑之勿吐，少頃當大吐。非常輕者，但服七枚，神效。《外台秘要》

**解中蠱毒**：令人腹內堅痛，面黃青色，淋露骨立，病變不常。桑木心剉一斛，著釜中，以水淹三寸，煮取二斗，澄清，微火煎得五升。空心服五合，則吐蠱毒出也。《肘後方》

**蠱毒下血**：櫸皮一尺，蘆根五寸，水二升，煮一升，頓服，當下蠱出。《千金方》

**解中蠱毒**：生羊肺一具割開，入雄黃、麝香各等分，吞之。《濟生方》

**中蠱藥毒**：雖面青脈絕，腹脹吐血者，服之即活。用蠶蛻紙燒存性，為末，新汲水服一錢。《嶺南衛生方》

**解蠱毒**：生玳瑁磨濃汁，水服一盞即消。《楊氏產乳》

**蛤蟆蠱病及蝌蚪蠱**：心腹脹滿痛，口乾思水，不能食，悶亂大喘。用車轄脂半斤，漸漸服之，其蠱即出。《聖惠方》

**中惡蠱毒**：臘月狐腸燒末，水服方寸匕。《千金方》

**中惡蠱毒**：車缸脂如雞子大，酒化服。《千金方》

**中蠱毒**：《梅師方》云：凡中蠱毒，或下血如鵝肝，或吐血，或心腹切痛，如有物咬，不即治之，食人五臟，即死。若如是蠱，但令病人吐水，沉者是，浮者非也。用敗鼓皮燒灰，酒服方寸匕，須臾自呼蠱主姓名。

《外台秘要》云：治蠱，取敗鼓皮廣五寸，長一尺，薔薇根五寸，如拇指大，水一升，酒三升，煮二升，服之。當下蠱即癒。

**解蠱毒**：陳藏器曰：取燕屎三合炒，獨頭蒜去皮，十枚和搗丸梧子大，每服三丸，蠱當隨利而出。

**蠱毒百毒**：及諸熱毒，時氣熱病，口鼻出血。用人屎尖七枚燒灰，水調頓服，溫覆取汗即癒。勿輕此方，神驗者也。《外台秘要》

**中蠱腹痛**：支太醫秘方：以豬肝一具，蜜一升，共煎，分二十服，或為丸服。《肘後方》

**解諸蠱毒**：不拘草蠱、蛇蠱、蜣螂蠱，其狀入咽，刺痛欲死，取胞衣一具，洗切，曝乾，為末，熟水調服一錢匕。《梅師方》

**五種蠱毒**：麝香、雄黃，等分為末，以生羊肝如指大，以刀割開，裹藥吞之。《衛生易簡方》

**解中蠱毒**：平胃散末，以生漆和丸梧子大，每空心溫酒下七十丸至百丸。《直指方》

**菜中蛇蠱**：蛇毒入菜果中，食之令人得病，名蛇蠱。大豆為末，酒漬絞汁，服半升。

**解蛇蠱毒**：飲食中得之，咽中如有物，嚥不下，吐不出，心下熱悶。兜鈴一兩煎水服，即吐出。崔行功《纂要方》

## 諸物鯁咽第一百

**魚骨鯁咽**：取水一杯，合口向水，張口取水氣，鯁當自下。《肘後方》

**魚骨鯁咽**：白芍藥嚼細咽汁。《事林廣記》

**骨鯁在咽**：磁石火鍛、醋淬，陳橘紅焙，多年漿水腳炒，等分為末，別以漿水腳和丸芡子大，每含咽一丸。《聖濟總

錄》

**誤吞諸物**：金銀銅錢等物不化者，濃煎縮砂湯飲之，即下。《世醫得效方》

**魚骨鯁咽**：硇砂少許，嚼咽立下。《外台秘要》

**咽喉骨鯁**：乳香一錢，水研服之。《衛生易簡方》

**雞魚骨鯁**：《談野翁試驗方》，用苧麻根搗汁，以匙挑灌之，立效。

《醫方大成》用野苧麻根搗碎，丸如龍眼大，魚骨魚湯下，雞骨雞湯下。

**骨鯁在咽**：洪邁《夷堅志》云：鄱陽汪友良，因食誤吞一骨，鯁於咽中，百計不下。恍惚夢一朱衣人曰：淮南蓬砂最妙。遂取一塊含化咽汁，脫然而失。此軟堅之徵也。

**諸骨鯁咽**：地松、馬鞭草各一握，去根，白梅肉一個，白礬一錢，搗作彈丸。棉裹含咽，其骨自軟而下也。《普濟方》

**下魚骨鯁**：玉簪花根、山裡紅果根，同搗自然汁，以竹筒灌入咽中，其骨自下。不可著牙齒。臞仙《乾坤生意》

**咽中骨鯁欲死者**：白鳳仙子研，水一大呷，以竹筒灌入咽，其物即軟。不可經牙或為末吹之。《普濟方》

**雞魚骨鯁**：蓖麻子仁研爛，入百藥煎研，丸彈子大。井華水化下半丸，即下。

**骨硬不出**：薔薇根末，水服方寸匕，日三服。《外台秘要》

**魚骨鯁咽**：馬勃末，蜜丸彈子大。噙咽。《聖濟總錄》

**竹木骨鯁**：蓖麻子仁一兩，凝水石二兩，研勻。每以一捻置舌根，噙咽，自然不見。又方：蓖麻油、紅麴等分，研細，砂糖丸皂子大，綿裹含咽，痰出大良。

**骨鯁在咽**：半夏、白芷各等分，為末。水服方寸匕，當嘔出。忌羊肉。《外台秘要》

**鐵刺諸鯁及竹木鯁在咽中**：白蘞、半夏泡等分，為末。酒服半錢，日二服。《聖惠方》

**諸物鯁咽**：白蘞、白芷各等分，為末。水服二錢。《聖惠方》

**諸魚骨鯁**：薤白嚼柔，以繩繫中，吞到鯁處，引之即出。葛洪方。

**諸骨鯁咽**：威靈仙一兩二錢，砂仁一兩，砂糖一盞，水二盅，煎一盅。溫服。

《乾坤生意》用威靈仙米醋浸二日，曬研末，醋糊丸梧子大，每服二三丸，半茶半湯下。如欲吐，以銅青末半匙，入油一二點，茶服，探吐。

《聖濟總錄》治雞鵝骨鯁，赤莖威靈仙五錢，井華水煎服，即軟如綿吞下也，甚效。

**魚骨鯁咽**：白膠香細細吞之。《聖惠方》

**魚骨鯁咽**：不能出，用飴糖丸雞子黃大，吞之。不下再吞。《肘後方》

**魚骨鯁咽**：獨頭蒜塞鼻中，自出。《十便良方》

**魚骨鯁咽**：百合五兩，研末，蜜水調。圍頸項包住，不過三五次，即下。《聖濟總錄》

**魚骨鯁咽**：橘皮常含咽汁，即下。《聖惠方》

**諸骨鯁咽**：白藥，煎米醋細咽。在上即吐出，在下即下出。《普濟方》

**骨鯁在咽**：栗子內薄皮燒存性，研末，吹入咽中，即下。《聖濟總錄》用栗子肉上皮半兩，為末，鯰魚肝一個，乳香二錢半，同搗丸梧子大。看鯁遠近，以線繫綿裹一丸，水潤吞之，提線釣出也。

**豬雞骨鯁**：五月五日，取楮子曬乾、白茯苓等分，為末，每服二錢，乳香湯下。一方：不用楮子，以所鯁骨煎湯下。《經驗良方》

**誤吞魚刺**：《生生編》用香椿樹子燒研，酒服二錢。

《保壽堂方》用香椿樹子，陰乾半碗，擂碎，熱酒沖服良。

**雞魚骨鯁**：貫眾、縮砂、甘草各等分，為粗末。綿包少許，含之咽汁，久則隨痰自出。《普濟方》

**魚骨鯁咽**：籬腳朽竹，去泥研末，蜜丸芡子大，綿裹含之，其骨自消也。《百一選方》

**諸骨鯁咽**：紅椹子細嚼，先咽汁，後咽滓，新水送下。乾者亦可。《聖惠方》

**魚骨鯁咽**：楮葉，搗汁啜之。《十便良方》

**魚骨鯁咽**：六七日不出，用琥珀珠一串，推入鯁所，牽引之即出。《外台秘要》

**魚骨鯁咽**：皂莢末吹鼻取嚏。《聖惠方》

**魚骨鯁咽**：楮樹嫩皮，搗爛為丸。水下二三十丸。《衛生易簡方》

**諸骨鯁咽**：狗涎頻滴骨上，自下。仇遠《稗史》

**骨鯁在喉**：栗子肉上皮半兩，研末，乳香、鯰魚肝各一分，同研，丸梧子大。以綿裹一丸吞下，釣出。《聖濟總錄》

**諸魚骨鯁**：鯉脊三十六鱗，焙研，涼水服之。其刺自跳出，神妙。《鄧筆峰雜興》

**諸魚骨鯁**：以好蜜稍稍服之，令下。葛氏方

**骨鯁在喉**：烏賊魚骨、陳橘紅焙各等分，為末，寒食麵和餳，丸芡子大。每用一丸，含化咽汁。《聖濟總錄》

**魚骨入腹**：刺痛不得出者，吳茱萸水煮一盞，溫服，其骨必軟出，未出再服。孟詵《食療本草》

**咽喉骨鯁**：鹿角為末，含之，咽津。《斗門方》

**喉中物鯁**：用生鰍魚，線縛其頭，以尾先入喉中，牽拽出之。《普濟方》

**誤吞鉤線**：螻蛄，去身，吞其頭數枚。勿令本人知。《聖惠方》

**雞骨鯁咽**：五倍子末，摻入喉中，即化下。《海上方》

**咽喉骨鯁**：桑木上蟲糞，米醋煎呷。《永類鈐方》

**通氣散**：治誤吞銅錢及鉤繩，鵝毛一錢燒灰，磁石皂子

大，鍛，象牙一錢燒存性，為末。每服半錢，新汲水下。《醫方妙選》

**雞骨鯁咽**：活雞一隻打死，取出雞內金洗淨，燈草裹，於火上燒存性。竹筒吹入咽內即消，不可見肉。《攝生方》

**骨鯁**：鹿筋漬軟，搓索令緊，大如彈丸。持筋端吞至鯁處，徐徐引之，鯁著筋出。《外台秘要》

**魚骨鯁咽**：鸕鶿屎研，水服方寸匕，並以水和塗喉外。《范汪方》

**咽喉骨鯁**：白雄雞左、右翮大毛各一枚，燒灰，水服。《外台秘要》

**誤吞銅錢**：羊脛骨燒灰，以煮稀粥食，神效。《談野翁試驗方》

**誤吞鐵釘**：豬脂多食令飽，自然裹出。《普濟方》

**誤吞釘針**：多食豬羊脂，久則自出。《肘後方》

**咽喉骨鯁**：羊脛骨灰，米飲服一錢。《聖惠方》

**咽喉骨鯁**：吞脂膏一團，不瘥更吞之。《千金方》

**獸骨鯁咽**：虎骨為末，水服方寸匕。《外台秘要》

**針刺在咽**：以螻蛄杵汁，滴上三五度，自出。《千金方》

**誤吞稻芒**：白餳頻食。《簡便方》

**諸獸骨鯁**：象牙磨水吞之。《永類鈐方》

**桃李鯁咽**：狗骨煮湯摩頭上。《子母秘錄》

**咽喉骨鯁**：七月七日，取絲瓜根陰乾，燒存性。每服二錢，以原鯁物煮湯服之。《鄧筆峰雜興》

**誤吞竹木**：秤錘燒紅，淬酒飲之。《集玄方》

**誤吞金銀**：胡粉一兩，豬脂調，分再服，令消烊出也。《外台秘要》

**誤吞珠錢**：鯁在咽者，銅弩牙燒赤，納水中，冷飲汁，立癒。《聖惠方》

**誤吞鐵錢**：古文銅錢十個，白梅肉十個，淹過即爛，搗丸綠豆大。每服一丸，流水吞下，即吐出。《聖濟總錄》

**誤吞銅錢**：煉蜜服二升，可出矣。葛氏方

**誤吞金銀**：在腹中不下者，光明石炭一杏核大，硫黃一皂子大。為末，酒下。《普濟方》

**誤吞金銀**：在腹內不下，石灰、硫黃一皂子大，同研為末，酒調服之。孫用和《秘寶方》

**誤吞針鐵**：真磁石棗核大，鑽孔線穿，吞，拽之立出。錢相公《篋中方》

**誤吞鐵石**：骨刺不下，危急者，王不留行、黃柏各等分，為末，湯浸蒸餅丸彈子大，青黛為衣，線穿掛風處。用一丸，冷水化灌之。《百一選方》

**誤吞銅錢**：蒼耳頭一把，以水一升，浸水中十餘度，飲水癒。《肘後方》

**誤吞銅鐵**：艾蒿一把，水五升，煎一升，頓服便下。錢相公《篋中方》

**誤吞針錢**：葵花煮汁服之。《普濟方》

**誤吞銅錢**：木賊為末，雞子白調服一錢。《聖惠方》

**誤吞錢釵及竹木**：取飴糖一斤，漸漸食盡，便出。《外台秘要》

**誤吞釵鐶**：取薤白曝萎，煮熟，切食一大束，釵即隨出。葛洪方

**誤吞銅錢**：百部根四兩，酒一升，漬一宿。溫服一升，日再服。《外台秘要》

**誤吞銅鐵**：不下，用南燭根燒研，熟水調服一錢，即下。《聖惠方》

**誤吞金銀及環子釵子**：以汞半兩吞之，再服即出。《聖惠方》

**誤吞銅錢**：多食胡桃，自化出也。胡桃與銅錢共食，即成粉，可證矣。李樓方

**誤吞銅錢**：生鳧茈，研汁，細細呷之，自然消化成水。《百一選方》

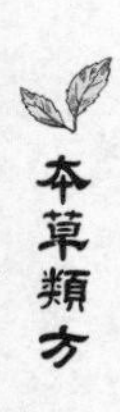

**稻芒黏咽**：不得出者，箭頭草嚼嚥下。《乾坤秘韞》

**咽喉骨鯁**：五月五日午時韭畦中，面東勿語，取蚯蚓泥收之，每用少許，擦喉外，其骨自消，名六一泥。

**咽喉骨鯁**：瞿麥為末，水服方寸匕，日二服。《外台秘要》

## 婦人經水第一百零一

**經血不止**：烏龍尾炒煙盡，荊芥穗各半兩，為末，每服二錢，茶下。《聖濟總錄》

**室女經閉**：恍惚煩熱，鉛霜半兩，生地黃汁一合。調下，日三服。《聖惠方》

**婦人久冷**：血氣攻心，痛不止。以葉子雄黃二兩，細研，醋一升，煎濃和丸小豆大，每服十五丸，醋湯下。《聖惠方》

**月經不通**：巴豆去油，如綠豆大三丸，以烏金石末一錢，調湯送下，即通。《衛生易簡方》

**經水過多**：赤石脂、破故紙各一兩，為末，每服二錢，米飲下。《普濟方》

**月水不通**：臍腹積聚疼痛，硇砂一兩，皂角五挺去皮子，剉，為末，以頭醋一大盞，熬膏，入陳橘皮末三兩，搗三百杵，丸梧子大，每溫酒下五丸。《聖惠方》

**婦女血氣**：腹中刺痛，經候不調。用延胡索去皮，醋炒，當歸酒浸炒各一兩，橘紅二兩，為末，酒煮米糊丸梧子大，每服一百丸，空心艾醋湯下。《濟生方》

**經水不調**：芩心，治婦人四十九歲以後，天癸當住，每月卻行，或過多不止。用黃芩心二兩，米醋浸七日，炙乾又浸，如此七次，為末，醋糊丸梧子大，每服七十丸，空心溫酒下，日二次。《瑞竹堂經驗方》

**丹參散**：治婦人經脈不調，或前或後，或多或少，產胎不安，產後惡血不下；兼治冷熱勞，腰脊痛，骨節煩痛。用丹參洗淨切曬，為末，每服二錢，溫酒調下。《婦人明理方》

**婦人惡血**：攻聚上面，多怒，牡丹皮半兩，乾漆燒煙盡半兩，水二鍾，煎一鍾服。《諸證辨疑》

**婦人血氣**：作痛，及下血無時，月水不調，用蓽茇鹽炒、蒲黃炒等分，為末。煉蜜丸梧子大，每空心溫酒服三十丸。兩服即止。名二神丸。陳氏方

**經血不止**：五靈脂炒煙盡，研，每服二錢，當歸兩片，酒一盞，煎六分，熱服，三五度取效。《經效方》

**婦人氣盛**：血衰，變生諸症，頭暈腹滿，皆宜抑氣散主之。香附子四兩炒，茯苓、甘草炙各一兩，橘紅二兩，為末，每服二錢，沸湯下。《濟生方》

**女人諸病**：《瑞竹堂經驗方》四製香附丸，治婦人女子經候不調，兼諸病。大香附子擦去毛一斤，分作四分：四兩醇酒浸，四兩醇醋浸，四兩鹽水浸，四兩童子小便浸。春三、秋五、夏一、冬七日。淘洗淨，曬乾搗爛，微焙為末，醋煮麵糊丸梧子大，每酒下七十丸。瘦人加澤蘭、赤茯苓末各二兩，氣虛加四君子料，血虛加四物料。

《法生堂方》煮附濟陰丸：治婦人月經不調，久成症積，一切風氣。用香附子一斤分作四分，以童溲、鹽水、酒、醋各浸三日，艾葉一斤漿水浸過，醋糊和作餅，曬乾，晚蠶沙半斤炒，莪茱四兩酒浸，當歸四兩酒浸。各焙為末，醋糊丸梧子大。每服七十丸，米飲下，日二服。

醋附丸：治婦人室女一切經候不調，血氣刺痛，腹脅膨脹，心忪乏力，面色萎黃，頭暈噁心，崩漏帶下，便血，症瘕積聚，及婦人數墮胎，出氣不升降，服此尤妙。香附子米醋浸半日，砂鍋煮乾，搗焙，石臼為末，醋糊為丸，醋湯下。

《澹寮方》艾附丸：治同上。香附子一斤，熟艾四兩醋煮，當歸酒浸二兩，為末，如上丸服。

**婦人百病**：諸虛不足者，當歸四兩，地黃二兩，為末，蜜丸梧子大，每食前，米飲下十五丸。太醫支法存方

**婦人血氣**：臍下氣脹，月經不利，血氣上攻欲嘔，不得

睡。當歸四錢，乾漆燒存性二錢，為末，煉蜜丸梧子大，每服十五丸，溫酒下。《永類鈐方》

**月經逆行**：從口鼻出：先以京墨磨汁服，止之。次用當歸尾、紅花各三錢。水一鍾半，煎八分，溫服，其經即通。《簡便方》

**室女經閉**：當歸尾、沒藥各一錢，為末，紅花浸酒，面北飲之，一日一服。《普濟方》

**女子小腹痛**：頌曰：《天寶單行方》云：女子忽得小腹中痛，月經初來，便覺腰中切痛連脊間，如刀錐所刺，不可忍者。眾醫不別，謂是鬼疰，妄服諸藥，終無所益，其疾轉增。審察前狀相當，即用此藥。其藥用連錢草，即積雪草，夏五月正放花時，即採曝乾，搗篩為散。每服二方寸匕，和好醋二小合，攪勻，平旦空腹頓服之。每旦一服，以知為度。如女子陰冷者，即取前藥五兩，加桃仁二百枚，去皮、尖，熬搗為散，以蜜為丸如梧子大。每旦空腹以來飲及酒下三十丸，日再服，以癒為度。忌麻子、蕎麥。《圖經本草》

**經閉驗胎**：經水三個月不行。驗胎法，川芎生為末，空心煎艾湯服一匙，腹內微動者是有胎，不動者非也。《靈苑方》

**月水不通**：葶藶一升，為末，蜜丸彈子大，綿裹納陰中二寸，一宿易之，有汗出，止。《千金方》

**月經不通**：杜蒺藜、當歸等分，為末，米飲每服三錢。《儒門事親》

**月水不利**：虎杖三兩，凌霄花、沒藥各一兩，為末，熱酒每服一錢。又方：治月經不通，腹大如甕，氣短欲死，虎杖一斤去頭曝乾，切，土瓜根汁、牛膝汁各二斗。水一斛，浸虎杖一宿，煎取二斗，入二汁，同煎如餳。每酒服一合，日再夜一，宿血當下。《聖惠方》

**益母膏**：《近效方》治產婦諸疾，及折傷內損有瘀血，每天陰則痛，神方也。三月採益母草，一名負擔，一名夏枯草，連根葉莖花洗擇令淨，於箔上攤曝水乾，以竹刀切長五寸，勿用鐵刀，置於大鍋中，以水浸過二三寸，煎煮，候草爛，水減三分之二，漉去草，取汁約五、六斗，入盆中澄半日，以綿濾去濁滓，以清汁入釜中，慢火煎取一斗，如稀餳狀，瓷瓶封收。每取梨大，暖酒和服，日再服。或和羹粥亦可。如遠行，即更煉至可丸收之。服至七日，則疼漸平復也。產婦惡露不盡及血運，一二服便瘥。其藥無忌。又能治風，益心力。《外台秘要》

**婦人血塊**：土牛膝根洗、切、焙，搗為末，酒煎溫服，極效。福州人單服之。《圖經本草》

**濟陰返魂丹**：《昝殷產寶》曰：此方，乃古安文江高師禹，備禮求於名醫所得者，其效神妙，活人甚多，能治婦人胎前、產後諸疾危症。用野天麻，又名益母，又名火枕，又名負擔，即茺蔚子也。葉似艾葉，莖類火麻，方梗凹面，四、五、六月節節開花，紅紫色如蓼花，南北隨處皆有，白花者不是。於端午、小暑，或六月六日，花正開時，連根收採陰乾，用葉及花子。忌鐵器，以石器碾為細末，煉蜜丸如彈子大，隨證嚼服，用湯使。其根燒存性，為末，酒服，功與黑神散不相上下。其藥不限丸數，以病癒為度。或丸如梧子大，每服五七十丸。又可搗汁濾淨，熬膏服之。胎前臍腹痛，或作聲者，米飲下；胎前產後，臍腹刺痛，胎動不安，下血不止，當歸湯下；產後，以童子小便化下一丸，能安魂定魄，血氣自然調順，諸病不生。又能破血痛，養脈息，調經絡，並溫酒下。胎衣不下，及橫生不順，死胎不下，經日脹滿，心悶心痛，並用炒鹽湯下。產後血運，眼黑血熱，口渴煩悶，如見鬼神，狂言不省人事，以童子小便和酒化下；產後結成血塊，臍腹奔痛，時發寒熱，有冷汗，或面垢顏赤，五心煩熱，並用童子小便、酒下，或薄荷自然汁下。產後惡露不盡，結滯刺痛，上衝心胸滿悶，童子小便、酒下。產後瀉血水，以棗湯下。產後痢疾，米湯下。產後血崩漏下，糯米湯下。產後赤白帶下，煎膠艾湯下；月水不調，溫酒下；產後中風，牙關緊急，半身不遂，失音不語，童子小便、酒下；產後氣喘咳嗽，胸膈不利，噁心吐酸水，面目浮腫，兩脅疼痛，舉動失力，溫酒下；產後月內咳嗽，自汗發熱，久則變為骨蒸，童子小便、酒下；產後鼻衄，舌黑口乾，童子小便、酒下；產後兩太陽穴痛，呵欠心忪，氣短羸瘦，不思飲食，血風身熱，手足頑麻，百節疼痛，並米飲化下；產後大小便不通，煩躁口苦者，薄荷湯下；婦人久無子息，溫酒下。

**經水不調**：血臟冷痛，此方平易捷徑。熟附子去皮、當歸等分，每服三錢，水煎服。《普濟方》

**女人血病**：萬病丸：治女人月經淋閉，月信不來，繞臍寒疝痛，及產後血氣不調，腹中結瘕症不散諸病。牛膝酒浸一宿、焙、乾漆炒，令煙盡各一兩，為末，生地黃汁一升，入石器內，慢火熬至可丸，丸如梧子大，每服二丸，空心米飲下。《拔萃方》

**血脈不調**：苦蕒菜曬乾，為末。每服二錢，溫酒下。《衛生易簡方》

**月水不通**：結成症塊，腹肋脹大，欲死。牛蒡根二斤剉，蒸三遍，以生絹袋盛之，以酒二斗浸五日，每食前溫服一盞。《普濟方》

**月水不通**：婦人宿有風冷，留血積聚，月水不通。庵子一升，桃仁二升，酒浸，去皮尖研勻，入瓶內，以酒二斗，浸封五日後，每飲二合，日三服。《聖惠方》

**月信澀滯**：蘘荷根細切，水煎取二升，空心入酒和服。《經驗方》

**月經不調**：久而無子，乃衝任伏熱也。熟地黃半斤，當歸二兩，黃連一兩，並酒浸一夜，焙研，為末，煉蜜丸梧子大，每服七十丸，米飲溫酒任下。《禹講師方》

**女經不行**：凌霄花為末，每服二錢，食前溫酒下。《徐氏胎產方》

**婦人血風**：虛冷，月候不勻，或手腳心煩熱，或頭面浮腫頑麻。用川烏頭一斤，清油四兩，鹽四兩，鐺內同熬，令裂，如桑葚色為度，去皮臍，五靈脂四兩，為末，搗勻，蒸餅丸如梧子大。空心溫酒、鹽湯下二十丸，亦治丈夫風疾。《梅師方》

**乾血氣痛**：錦紋大黃酒浸曬乾四兩，為末，好醋一升，熬成膏，丸芡子大。臥時酒化一丸服，大便利一二行，紅漏自下，乃調經仙藥也。或加香附。《集驗方》

**婦人血奔**：舊敗蒲蓆燒灰，酒服二錢。《勝金方》

**婦人夜熱**：痰嗽，月經不調，形瘦者，用瓜蔞仁一兩，青黛、香附童尿浸曬一兩五錢，為末。蜜調，噙化之。《丹溪心法》

**婦人血癖作痛**：大黃一兩，酒二升，煮十沸，頓服取利。《千金翼方》

**婦人血氣**：紫荊皮為末，醋糊丸櫻桃大。每酒化服一丸。《熊氏補遺》

**男女諸病**：無極丸，治婦人經血不通，赤白帶下，崩漏不止，腸風下血，五淋，產後積血，癥瘕腹痛，男子五勞七傷，小兒骨蒸潮熱等證，其效甚速。宜六癸日合之。用錦紋大黃一斤，分作四分：一分用童尿一碗，食鹽二錢，浸一日，切曬；一分用醇酒一碗，浸一日，切曬，再以巴豆仁三十五粒同炒豆黃，去豆不用；一分用紅花四兩，泡水一碗，浸一日，切曬；一分用當歸四兩，入淡醋一碗，同浸一日，去歸，切曬。為末，煉蜜丸梧子大，每服五十丸，空心溫酒下，取下惡物為驗，未下再服。此武當高士孫碧雲方也。《醫林集要》

**婦人血氣**：木通濃煎三五盞，飲之即通。孟詵《食療本草》

**經水不利**：帶下，少腹滿，或經一月再見者，土瓜根散主之。土瓜根、芍藥、桂枝、蟲各三兩，為末。酒服方寸匕，日三服。仲景《金匱要略方》

**月經不斷**：用前紫湯服之佳。

**月經不通**：或兩三月，或半年、一年者，用麻子仁二升，桃仁二兩，研勻，熟酒一升，浸一夜，日服一升。《普濟方》

**女人血氣**：婦人不曾生長血氣，疼痛不可忍，及治丈夫疝氣、小腸氣撮痛者。並宜服二聖丸：濕漆一兩，熬一食頃，入乾漆末一兩，和丸梧子大，每服三四丸，溫酒下。怕漆人不可服。《經驗方》

**乾血氣痛**：婦人血氣不行，上衝心膈，變為干血氣者。用絲瓜一枚燒存性，空心溫酒服。《壽域方》

**通經破血**：舊屋陰處瓦花活者，五兩熬膏，當歸鬚、乾漆各一兩，燒煙盡，當門子二錢，為末，棗肉和丸梧子大，每服七十丸，紅花湯下。《摘玄方》

**婦人經閉**：不行，至一年者，臍腹痛，腰腿沉重，寒熱往來，用芥子二兩，為末，每服二錢，熱酒食前服。《孫氏仁存方》

**經脈不通**：乾絲瓜一個為末，用白鴿血調成餅，日乾研末。每服二錢，空心酒下。先服四物湯三服。《海上方》

**女子經閉**：《時珍發明》茜根色赤而氣溫，味微酸而帶咸。色赤入營，氣溫行滯，味酸入肝而鹹走血，手足厥陰血分之藥也，專於行血活血。俗方用治女子經水不通，以一兩煎酒服之，一日即通，甚效。

**女子經閉**：不通，用酢榴根東生者一握，炙乾，水二大盞，濃煎一盞，空心服之，未通再服。《斗門方》

**婦人血氣**：刺痛，用荔枝核燒存性半兩，香附子炒一兩，為末，每服二錢，鹽湯、米飲任下。名蠲痛散。《婦人良方》

**婦人血氣**：《時珍發明》按《李樓怪病奇方》云：一婦病心痛數年不癒。一醫用人言半分，茶末一分，白湯調下，吐瘀血一塊而癒。得《日華子本草》治婦人血氣心痛之旨乎。

**月水不斷**：羊前左腳脛骨一條，紙裹泥封令乾，鍛赤，入棕櫚灰，等分。每服一錢，溫酒服之。

**月水不止**：阿膠炒焦為末，酒服二錢。《乾坤秘韞》

**經血不止**：拒霜花、蓮蓬殼各等分，為末，每用米飲下二錢。《婦人良方》

**月水不通**：茶清一瓶，入砂糖少許，露一夜服。雖三個月胎亦通，不可輕視。鮑氏方

**婦人血勞**：憔悴睏倦，喘滿虛煩，吸吸少氣，發熱多汗，口乾舌澀，不思飲食，名血風勞。油煎散：用五加皮、牡丹皮、赤芍藥、當歸各一兩，為末。每用一錢，水一盞，用青錢一文，蘸油入藥，煎七分，溫服。常服能肥婦人。《和劑局方》

**月水不通**：厚朴三兩炙切，水三升，煎一升，分二服，空心飲，不過三四劑，神效。一加桃仁、紅花。《梅師方》

**婦人經閉**：《指南方》萬應丸，治月經瘀閉不來，繞臍寒疝痛徹，及產後血氣不調，諸癥瘕等病。用乾漆一兩打碎，炒煙盡，牛膝末一兩，以生地黃汁一升，入銀石器中慢熬俟可丸，丸如梧子大。每服一丸，加至三五丸，酒下，以通為度。

《昝殷產寶》治女人月經不利，血氣上攻，欲嘔不得睡，用當歸四錢，乾漆炒三錢，煙盡，為末，煉蜜丸梧子大，每服十五丸，空心溫酒下。

《千金方》治女人月水不通，臍下堅如杯，時寒熱往來，下痢羸瘦，此為血瘕，若生肉症，不可治也。乾漆一斤燒研，生地黃二十斤取汁，和煎至可丸，丸梧子大。每服三丸，空心酒下。

**經血逆行**：魚膠切炒，新綿燒灰。每服二錢，米飲調下，即癒。《多能鄙事》

**經脈不通**：婦人經脈不通，症塊脹滿，腹有鬼胎，用葛上亭長五枚，以糙米和炒，去翅、足，研末。分三服，空心甘草湯下，須臾覺臍腹急痛，以黑豆煎湯服之，當通。《聖惠方》

**月經久閉**：蠶沙四兩，砂鍋炒半黃色，入無灰酒一壺，煮沸，澄去沙。每溫服一盞，即通。

**經脈不通**：積血不散，用烏鴉散主之。烏鴉去皮毛，炙三

分，當歸焙、好墨各三分，延胡索炒、蒲黃炒、水蛭以糯米炒過各半兩，芫菁糯米炒過一分，為末，每服一錢，酒下。《聖濟總錄》

**經水不止**：及血崩。用黑驢屎燒存性，麵糊丸梧桐子大，每空心黃酒下五七十丸，神妙。龔雲林《醫鑑》

**月水不調**：阿膠一錢，蛤粉炒成珠，研末，熱酒服即安。一方：入辰砂末半錢。

**月水不調**：婦人產後，月水往來，乍多乍少。白狗糞燒末，酒服方寸匕，日三服。《千金方》

**婦人血病**：用白馬蹄燒煙盡，研末，酒服方寸匕，日三夜一。血化為水也。《劉涓子鬼遺方》

**月水不通**：心腹滯悶，四肢疼痛。用赤馬肝一片，炙研，每食前熱酒服一錢，通乃止。《聖惠方》

**乾血氣痛**：蝙蝠一個，燒存性，每酒服一錢，即癒。《生生編》

**月水不通**：獺膽丸：用乾獺膽一枚，乾狗肝、硇砂、川椒炒去椒目各一分，水蛭炒黃十枚，為末，醋糊丸綠豆大。每服五丸，當歸酒下，日一服。《聖惠方》

**月水不通**：童男、童女髮各三兩燒灰，斑蝥二十一枚，糯米炒黃，麝香一錢，為末。每服一錢，食前熱薑酒下。《普濟方》

**室女經閉**：牡鼠屎一兩，炒研，空心溫酒服二錢。《千金方》

**月經不通**：日飲人乳三合。《千金方》

**女子血枯**：《時珍發明》按《素問》云：有病胸脅支滿者，妨於食，病至則先聞腥臊臭，出清液，先唾血，四肢清，目眩，時時前後血，病名曰血枯，得之年少時，有所大脫血，或醉入房中，氣竭肝傷，故月事衰少不來，治之以四烏鰂骨、一藘茹，為末，丸以雀卵，大如小豆，每服五丸，飲以鮑魚汁，所以利腸中及傷肝也。此《素問》原文，按烏鰂骨，即烏賊骨，用四兩，藘茹，即茜根用一兩。本草作茹藘，《甲乙》《太素》誤作茹，致王太僕亦作茹者，皆非也。

**婦人經閉**：結成瘕塊，肋脹大欲死者。馬鞭草根苗五斤剉細，水五斗，煎至一斗，去滓，熬成膏，每服半匙，熱酒化下，日二服。《聖惠方》

**經水不通**：薏苡根一兩，水煎服之，不過數服，效。《海上方》

**經水不止**：白芍藥、香附子、熟艾葉各一錢半，水煎服之。《熊氏補遺》

**經水不止**：紅雞冠花一味，曬乾為末，每服二錢，空心酒調下。忌魚腥、豬肉。《集效方》

**月水不斷**：木賊炒三錢，水一盞，煎七分，溫服，日一服。《聖惠方》

**月水不止**：生地黃汁，每服一盞，酒一盞，煎服，日二次。《千金方》

**經血不止**：箬葉灰、蠶紙灰各等分，為末，每服二錢，米飲下。《聖濟總錄》

**月水不斷**：勞損黃瘦，暫止復發，小勞輒劇者，槐蛾炒黃、赤石脂各一兩，為末，食前熱酒服二錢。桑黃亦可。《聖惠方》

**月水不斷**：肉色黃瘦，血竭暫止，數日復發，小勞輒劇，久疾失治者，皆可服之，桑黃焙研，每服二錢，食前熱酒下，日二服。《普濟方》

**五旬行經**：婦人五十後，經水不止者，作敗血論。用茜根，一名過山薑，一兩，阿膠、側柏葉、炙黃芩各五錢，生地黃一兩，小兒胎髮一枚燒灰，分作六帖，每帖水一盞半，煎七分，入髮灰服之。《唐瑤經驗方》

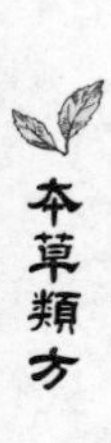


**月水不止**：梅葉焙、棕櫚皮灰各等分，為末，每服二錢，酒調下。《聖濟總錄》



**經血不止**：瑞蓮散，用陳蓮蓬殼燒存性，研末，每服二

錢，熱酒下。《婦人經驗方》

**月水不斷**：側柏葉炙、芍藥各等分，每用三錢，水、酒各半，煎服。室女用側柏葉、木賊炒微焦各等分，為末，每服二錢，米飲下。《聖濟總錄》

**月經不絕**：來無時者，案紙三十張燒灰，清酒半升和服，頓定。冬月用暖酒服之。劉禹錫《傳信方》

**月水不斷**：船茹（考李時珍曰：古人以竹茹。今人只以麻筋和油鍛石為之）一斤淨洗，河水四升半，煮二升半，分二服。《千金方》

**月水不斷**：青竹茹微炙，為末，每服三錢，水一盞，煎服。《普濟方》

**經水不止**：日漸黃瘦，紫礦末，每服二錢，空心白湯下。《楊氏家藏方》

**月水不止**：牡蠣鍛研，米醋搜成團，再鍛，研末，以米醋調艾葉末熬膏，丸梧子大，每醋湯下四五十丸。《普濟方》

## 帶下第一百零二

**赤白帶下**：日久黃瘁，六脈微澀。伏龍肝炒令煙盡，棕櫚灰、屋樑上塵，炒煙盡各等分，為末，入龍腦、麝香各少許，每服三錢，溫酒或淡醋湯下。一年者，半月可安。《婦人大全良方》

**婦人白帶**：百草霜一兩，香金墨半兩，研末，每服三錢，豬肝一葉，批開入藥在內，紙裹煨熟，細嚼，溫酒送之。《永類鈐方》

**赤白帶下**：銅錢四十文，酒四升，煮取三升，分三服。《千金方》

**赤白帶下**：白扁豆炒，為末，用米飲，每服二錢。

**婦人帶下**：水和雲母粉方寸匕服，立見神效。《千金方》

**赤白帶下**：多年不止，石燕一枚，磨水服，立效。《徐氏家傳方》

**白帶白淫**：風化石灰一兩，白茯苓三兩，為末，糊丸梧子大，每服二三十丸，空心米飲下，絕妙。《集玄方》

**婦人白沃**：經水不利，子臟堅僻，中有乾血，下白物。用礬石燒，杏仁一分，研勻，煉蜜丸棗核大，納入陰中，日一易之。張仲景《金匱要略方》

**赤白帶下**：禹餘糧火鍛、醋淬，乾薑等分，赤下乾薑減半，為末，空心服二錢匕。《勝金方》

**赤白帶下**：苦參二兩，牡蠣粉一兩五錢，為末，以雄豬肚一個，水三碗煮爛，搗泥和丸梧子大，每服百丸，溫酒下。《陸氏積德堂方》

**婦人白帶**：多因七情內傷，或下元虛冷所致。沙參為末，每服二錢，米飲調下。《證治要訣》

**室女白帶**：衝任虛寒。鹿茸丸，用金毛狗脊燎去毛、白蘞各一兩，鹿茸酒蒸，焙二兩。為末，用艾煎醋汁，打糯米糊丸梧子大，每服五十丸，空心溫酒下。《濟生方》

**赤白帶下**：韭根搗汁，和童尿露一夜，空心溫服取效。《海上方》

**赤白帶下**：及血崩不止者。香附子、赤芍藥各等分，為末，鹽一捻，水二盞，煎一盞，食前溫服。《聖惠方》

**赤白帶下**：連皮草果一枚，乳香一小塊。面裹煨焦黃，同面研細，每米飲服二錢，日二服。《衛生易簡方》

**赤白帶下**：月水不來，用蛇床子、枯白礬各等分，為末，醋麵糊丸彈子大，胭脂為衣，綿裹納入陰戶。如熱極再換，日一次。《儒門事親》

**婦人白帶**：白芷四兩，以石灰半斤，淹三宿，去灰切片，炒研末，酒服二錢，日二服。《醫學集成》

**赤白帶下**：年深月久不瘥者，取白芍藥三兩，並乾薑半兩剉，熬令黃，搗末，空心水飲服二錢匕，日再服。《廣濟方》只用芍藥炒黑，研末，酒服之。《貞元廣利方》

**帶下赤白**：益母草花開時採，搗為末，每服二錢，食前溫

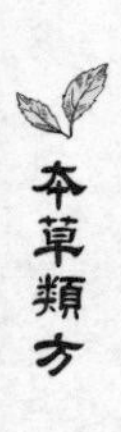

湯下。《集驗方》

**赤白帶下**：桑耳切碎，酒煎服。蘇頌《圖經本草》

**婦人白帶**：白雞冠花曬乾，為末，每旦空心酒服三錢。赤帶，用紅者。《集效方》

**白帶沙淋**：白雞冠花、苦葫蘆各等分，燒存性，空心火酒服之。《摘玄方》

**赤白帶下**：三葉酸草，陰乾為末，空心溫酒服三錢匕。《千金方》

**婦人帶下**：臍腹冷痛，面色萎黃，日漸虛困。用葵花一兩，陰乾為末，每空心溫酒服二錢匕。赤帶用赤葵，白帶用白葵。《聖惠方》

**赤白帶下**：夏枯草花開時採陰乾，為末，每服二錢，米飲下，食前服。《徐氏家傳方》

**赤白帶下**：常炙豬腎食之。張文仲方

**女人帶下**：及男子腎虛冷，夢遺。用韭子七升，醋煮千沸，焙研末，煉蜜丸梧子大。每服三十丸，空心溫酒下。《千金方》

**赤白帶下**：不問老、稚、孕婦悉可服。取馬齒莧搗絞汁三大合，和雞子白二枚。先溫令熱，乃下莧汁，微溫頓飲之。不過再作，即癒。崔雲亮《海上方》

**赤白帶下**：石菖蒲、破故紙各等分，炒為末，每服二錢，更以菖蒲浸酒調服，日一服。《婦人良方》

**赤白帶下**：魏元君濟生丹，用蕎麥炒焦，為末，雞子白丸梧子大，每服五十丸，鹽湯下，日三服。

**五色帶下**：甑帶煮汁，溫服一盞，日二服。《千金方》

**赤白帶下**：下元虛憊，白果、蓮肉、江米各五錢，胡椒一錢半，為末，用烏骨雞一隻，去腸盛藥，瓦器煮爛，空心食之。《集簡方》

**帶下脈數**：枸杞根一斤，生地黃五斤，酒一斗，煮五升，日日服之。《千金方》

**女人白帶**：椿根白皮、滑石各等分，為末，粥丸梧子大，每空腹白湯下一百丸。

又方：椿根白皮一兩半，乾薑炒黑、白芍藥炒黑、黃柏炒黑各二錢，為末，如上法丸服。丹溪方

**濁遺帶下**：威喜丸，治丈夫元陽虛憊，精氣不固，小便下濁，餘瀝常流，夢寐多驚，頻頻遺泄，婦人白淫、白帶並治之。白茯苓去皮四兩作匱，以豬苓四錢半，入內煮二十餘沸，取出日乾，擇去豬苓，為末，化黃蠟搜和丸彈子大。每嚼一丸，空心津下，以小便清為度。忌米醋。

李時珍曰《抱朴子》言：茯苓千萬歲，其上生小木，狀似蓮花，名曰木威喜芝。夜視有光，燒之不焦，帶之辟兵，服之長生。

《和劑局方》威喜丸之名，蓋取諸此。

**白帶不止**：槐花炒、牡蠣鍛各等分，為末，每酒服三錢，取效。《摘玄方》

**婦人帶下**：兔皮燒煙盡，為末，酒服方寸匕，以瘥為度。《外台秘要》

**赤白帶下**：槿根皮二兩切，以白酒一碗半，煎一碗，空心服之。白帶用紅酒甚妙。《纂要奇方》

**婦人白帶**：松香五兩，酒二升，煮干，木臼杵細，酒糊丸如梧子大，每服百丸，溫酒下。《摘玄方》

**女子白帶**：陳冬瓜仁炒為末，每空心米飲服五錢。《救急易方》

**赤白帶下**：真秋石研末，蒸棗肉搗，丸梧子大，每服六十丸，空心醋湯下。《摘玄方》

**帶下排膿**：宗奭曰：野鴿糞一兩炒微焦，白朮、麝香各一分，赤芍藥、青木香各半兩，延胡索炒赤一兩，柴胡三分，為末，溫無灰酒，空心調服一錢，候膿盡即止，後服補子臟藥。

**赤白帶下**：牛角燒至煙斷。附子以鹽水浸七度，去皮，等分，為末，每空心溫酒服二錢匕。孫用和方

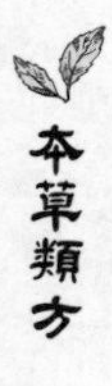

**赤白帶下**：白果、蓮肉、江米各五錢，胡椒一錢，為末。烏骨雞一隻，如常治淨，裝木瓜腹煮熟，空心食之。

**赤白帶下**：煉豬脂三合，酒五合，煎沸頓服。《千金方》

**婦人帶下**：羊胰一具，以醋洗淨，空心食之，不過三次。忌魚肉滑物，犯之即死。《外台秘要》

**婦人白濁**：滑數虛冷者：鹿角屑炒黃，為末，酒服二錢。《婦人良方》

**五色帶下**：白馬左蹄燒灰，酒服方寸匕，日三。《外台秘要》

**赤白帶下不止者**：狗頭燒灰，為末，每酒服一錢，日三服。《聖惠方》

**婦人白帶**：用酒及艾葉煮雞卵，日日食之。《袖珍方》

# 卷之九

## 崩中漏下第一百零三（原缺「一百」二字，據文義補）

**婦人血崩**：伏龍肝二兩，阿膠、炒蠶沙各一兩，為末，每空腹酒服二三錢，以知為度。《本草衍義》

**婦人崩中**：百草霜二錢，狗膽汁拌勻，分作二服，當歸酒下。《經驗方》

**婦人血崩**：貫眾半兩，煎酒服之，立止。《集簡方》

**崩中漏下**：青赤黃白，使人無子，禹餘糧鍛研，赤石脂鍛研，牡蠣鍛研，烏賊骨、伏龍肝、炒桂心各等分，為末，溫酒服方寸匕，日服，忌蔥蒜。張文仲《備急方》

**婦人血崩**：金絲草、海柏枝、砂仁、花椒、蠶蛻紙、舊錦灰，等分，為末，煮酒，空心服。《陳光述傳》

**婦人崩中**：益智子炒，碾細，米飲入鹽服一錢。《昝殷產寶》

**婦人崩中**：獨聖散，用防風，去蘆頭，炙赤，為末，每服一錢，以麵糊酒調下，更以麵糊酒投之，此藥累經效驗。一方：加炒黑蒲黃等分。《經驗方》

**崩中下血**：黃芩為細末，每服一錢，霹靂酒下，以秤錘燒赤，淬酒中也。許學士云：崩中多用止血及補血藥，此方乃治陽乘陰，所謂天暑地熱，經水沸溢者也。《本事方》

**漏血欲死**：雞蘇煮汁一升，服之。《梅師方》

**婦人血崩**：三七研末，同淡白酒，調一二錢，服三服，可癒。加五分入四物湯亦可。《集簡方》

**下血血崩**：血如山崩，或五色漏帶並宜常服，滋血調氣，乃婦人之仙藥也。香附子去毛，炒焦為末，極熱酒服二錢，立癒。昏迷甚者，三錢，米飲下，亦可加棕灰。許學士《本事

方》

**崩中不止**：荊芥穗於麻油燈上燒焦，為末，每服二錢，童子小便服，此夏太君娘娘方也。《婦人良方》

**婦人血崩**：新縮砂仁，新瓦焙研末，米飲服三錢。《婦人良方》

**崩中漏下**：石韋為末，每服三錢，溫酒服，甚效。

**崩中下血**：晝夜不止，《千金方》用川芎一兩，清酒一大盞，煎服五分，徐徐進之。

《聖惠方》用生地黃汁，二合同煎。

**崩中下血**：小腹痛甚者，芍藥一兩，炒黃色，柏葉六兩，微炒，每服二兩，水一升，煎六合，入酒五合，再煎七合，空心分為兩服。亦可為末，酒服二錢。《聖惠方》

**婦人血崩**：青礬二兩，輕粉一錢，為末，水丸梧子大，每服二三十丸，新汲水下。《摘玄方》

**崩中漏下**：青黃赤白，使人無子，好墨一錢，水服，日三服。《肘後方》

**血崩帶下**：赤芍藥，香附子，等分為末，每服二錢，鹽一捻，水一盞，煎七分，溫服，日二服，十服見效。名如神散。《婦人良方》

**血崩不止**：夏枯草為末，每服方寸匕，米飲調下。《聖惠方》

**婦人血崩**：血氣痛不可忍，遠年近日不瘥者，雷氏木賊散主之。木賊二兩，香附子一兩，朴硝半兩，為末，每服三錢。色黑者，酒一盞煎；紅赤者，水一盞煎，和滓服，日二服。臍下痛者，加乳香、沒藥各一錢，同煎。忌生冷、硬物、豬魚、油膩、酒麵。《醫壘元戎》

**崩中下血**：大小薊根一升，酒一斗，漬五宿，任飲。亦可酒煎服，或生搗汁，溫服。又方：小莖薊葉，洗切，研汁一盞，入生地黃汁一盞，白米半兩，溫服。《千金方》

**傷中崩赤**：醍醐杵汁，拌酒煎沸，空心服一盞。《千金

方》

**婦人崩中**：連日不止，熟艾雞子大，阿膠炒為末，半兩，乾薑一錢，水五盞，先煮艾、薑至二盞半，傾出入膠烊化，分三服，一日服盡。初虞世《古今錄驗方》

**血崩不止**：木莓根四兩，酒一碗，煎七分，空心溫服。臞《乾坤生意》

**婦人血崩**：凌霄花為末，每酒服二錢，後服四物場。《丹溪纂要》

**崩中漏下**：桑耳炒黑為末，酒服方寸匕，日三服，取效。《千金方》

**崩中痢下**：治婦人崩中及下痢，日夜數十起，欲死者，以此入腹中即活。懸鉤根、薔薇根、菝葜各一斤，倒入釜中，水淹上四五寸，煮減三分之一，去滓取之，煎至可丸，丸梧子大，自溫酒服十丸，日三服。《千金翼方》

**崩中下血**：不問年月遠近，用槐耳燒存性，為末，每服方寸匕，溫酒下。《咎殷產寶》

**崩中漏下**：木耳半斤，炒見煙，為末，每服二錢一分，頭髮灰三分，共二錢四分，以應二十四氣，好酒調服出汗。《集效方》

**崩中下血**：用湖雞腿根一兩，搗碎，酒二盞，煎一盞服。《集簡方》

**產後崩中**：下血不止，菖蒲一兩半，酒二盞，煎取一盞，去滓，分三服，食前溫服。《千金方》。

**血崩不止**：白扁豆花焙乾為末，每服二錢，空心，炒米煮飲入，鹽少，調下即效。《奇效良方》

**阿伽陀丸**：治婦人血崩，用胡椒、紫檀香、鬱金、茜根、小柏皮各等分，為末，水丸梧桐子大，每服二十丸，阿膠湯下。

時珍曰：按《酉陽雜俎》，胡椒出摩伽陀國，此方之名，因此而訛者也。

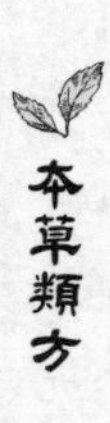

**漏胎下血**：蓮房燒研，麵糊丸梧子大，每服百丸，湯、酒任下，日二服。《朱氏集驗醫方》

**血崩不止**：諸藥不效，服此立止。用甜杏仁上黃皮，燒存性為末，每服三錢，空心熱酒服。《保壽堂方》

**赤白崩中**：舊葫蘆瓢炒存性，蓮房鍛存性，等分，研末，每服二錢，熱水調服，三服，有汗為度，即止。甚者，五服止最妙。忌房事、發物、生冷。《海上方》

**血崩不止**：老絲瓜燒灰、棕櫚燒灰，等分，鹽酒或鹽湯服。《奇效良方》

**婦人血崩**：即扶楊皮半斤，牡丹皮四兩，升麻、牡蠣鍛各一兩，每用一兩，酒二鍾，煎一鍾，食前服。《集簡方》

**崩中下血**：荷葉燒研半兩，蒲黃、黃芩各一兩，為末，每空心，酒服三錢。

**血崩不止**：不拘冷熱，用蓮蓬殼、荊芥穗各燒存性，等分為末，每服二錢，米飲下。《聖惠方》

**血崩不止**：烏梅肉七枚，燒存性研末，米飲服之，日二服。

**血崩不止**：桂心不拘多少，砂鍋內鍛存性，為末，每米飲，空腹服一二錢。名神應散。《婦人良方》

**婦人崩中**：晝夜不止，丁香二兩，酒二升，煎一升，分服。《梅師方》

**婦人血崩**：旄茈，一歲一個，燒存性，研末，酒服之。李氏方

**血崩不止**：用胡桃仁五十枚，燈上燒存性，研作一服，空心溫酒調下，神效。

**血痢血崩**：楮樹皮、荊芥，等分為末，冷醋調服一錢，血崩以煎匕服，神效，不可具述。《世醫得效方》

**婦人血崩**：黃絹灰五分，棕櫚灰一錢，貫眾灰、京墨灰、荷葉灰各五分，水、酒調服，即止。《集簡方》

**血崩不止**：好綿及婦人頭髮共燒存性，百草霜等分，為

末，每服三錢，溫酒下。或加棕灰。

東垣方：用白綿子、蓮花心、當歸、茅花、紅花各一兩，以白紙裹定，黃泥固濟，燒存性，為末，每服一錢，入麝香少許，食前好酒服。

《乾坤秘韞》用舊棉絮去灰土，一月新蠶絲一斤，陳蓮房十個，舊炊萆一枚，各燒存性，各取一錢，空心熱酒下，日三服，不過五日癒。

**崩中赤白**：不問遠近，取槐枝燒灰，食前酒下方寸匕，日二服。《深師方》

**血崩不止**：槐花三兩，黃芩二兩，為末，每服半兩，酒一盞，銅秤錘一枚，桑柴火燒紅，浸入酒內調服，忌口。《乾坤秘韞》

**血崩不止**：棕樹皮燒存性，空心淡酒服三錢，一方：加鍛白礬等分。《婦人良方》

**婦人尿血**：船茹一斤，洗淨，河水四升半，煮二升半，分二服。《千金方》

**崩中帶下**：椒目炒碾細，每溫酒服一錢。《金匱鉤玄》

**崩中漏下**：赤白，用桑蠍燒灰，溫酒服方寸匕，日二。《千金方》

**血露不絕**：鋸截桑根，取屑五指撮，取醇酒服之，日三。《肘後方》

**婦人漏血**：不止，槐花燒存性，研，每服二三錢，食前溫酒下。《聖惠方》

**下血血崩**：槐花一兩，棕灰五錢，鹽一錢，水三鍾，煎，減半服。《摘玄方》

**血崩不止**：漆器灰、棕灰各一錢，柏葉煎湯下。《集簡方》

**崩中漏下**：五色使人無子，蜂房末三指撮，溫酒服之，大神效。張文仲方

**崩中腹痛**：毛蟹殼燒存性，米飲服一錢。《證治要訣》

**崩中下血**：不止，用白殭蠶、衣中白魚，等分為末，井華水服之，日三服。《千金方》

**婦人血崩**：蠶沙為末，酒服三五錢。《儒門事親》

**婦人血崩**：鯽魚一個，長五寸者，去腸，入血竭、乳香在內，綿包，燒存性，研末，每服三錢，熱酒調下。葉氏《摘玄方》

**婦人漏下**：甄權曰：鱉甲醋炙，研末，清酒服方寸匕，日二服。又用乾薑、鱉甲、訶子皮各等分，為末，糊丸，空心下三十丸，日再服。

**崩中不止**：破故紙一張，剪碎炒焦，槐子炒黃，等分為末。酒服，立癒。《衛生易簡方》

**血崩不止**：頌曰：用五靈脂十兩，研末，水五盞，煎三盞，去滓澄清，再煎為膏，入神麴末二兩，和丸梧桐子大，每服二十丸，空心溫酒下，便止，極效。

《集要》用五靈脂燒研，以鐵秤錘燒紅淬酒，調服，以效為度。

**婦人血崩**：繭黃散：治下血淋漓，疼痛用繭黃、蠶蛻紙併燒存性，晚蠶沙、白殭蠶併炒，等分為末，入麝香少許，每服二錢，用米飲送下，日三服，甚效。《聖惠方》

**崩中垂死**：肥羊肉三斤，水二斗，煮至一斗三升，再加生地黃一升，乾薑、當歸各三兩，煮三升。分四服。《千金方》

**婦人血崩**：老母豬屎燒灰，酒服三錢。李樓方

**赤白崩中**：豬毛燒灰三錢，以黑豆一碗，好酒一碗半，煮一碗，調服。

**女人漏血**：亂髮洗淨燒研，空心溫酒服一錢。《婦人良方》

**赤白崩漏**：氈燒灰，酒服二錢。白崩用白氈，紅崩用紅氈。《海上方》

**婦人血氣**：卒下血不止，清酒和豬血炒食之。孫思邈主治

**崩中漏下**：常炙豬腎食之。張文仲方

## 胎前第一百零四

**胎前產後**：逆生、橫生，瘦胎，產前、產後虛損，月候不調，崩中，百草霜、白芷各等分，為末，每服二錢，童子小便、醋各少許調勻，熱湯化服，不過二服。杜壬方

**胎動下血**：或胎已死，百草霜二錢，棕灰一錢，伏龍肝五錢，為末，每服一二錢，白湯入酒及童尿調下。《鄧筆峰雜興》

**婦人胎動**：十月未足欲產，樑上塵、灶突墨各等分，酒服方寸匕。《千金方》

**妊娠腰痛**：如折者，銀一兩，水三升，煎二升，服之。《子母秘錄》

**胎動欲墮**：痛不可忍，銀五兩，苧根二兩，清酒一盞，水一大盞，煎一盞，溫服。《婦人良方》

**胎熱橫悶**：生銀五兩，蔥白三寸，阿膠炒半兩，水一盞，煎服。亦可入糯米，作粥食。《聖惠方》

**妊娠心痛**：不可忍，鹽燒赤，酒服一撮。《昝殷產寶》

**妊娠下痢**：疼痛，用烏雞卵一個，開孔去白留黃，入鉛丹五錢攪勻，泥裹煨乾研末，每服二錢，米飲下。一服瘉，是男；二服瘉，是女。《三因方》

**妊婦胎動**：硃砂末一錢，雞子白三枚，攪勻頓服，胎死即出，未出即安。《普濟方》

**妊婦胎動**：母欲死，子尚在，以此下之。水銀、硃砂各半兩，研膏，以牛膝半兩，水五大盞煎汁，入蜜調服半匙。《聖惠方》

**轉女為男**：婦人覺有妊，以雄黃一兩，絳囊盛之，養胎轉女成男，取陽精之全於地產也。《千金方》

**妊娠子淋**：不得小便，滑石末，水和泥，臍下二寸。《外台秘要》

**妊娠患淋**：冬葵子一升，水三升，煮二升，分服。《千金

方》

**妊娠尿難**：飲食如故，用貝母、苦參、當歸各四兩，為末，蜜丸小豆大，每飲服三丸至十丸。《金匱要略方》

**胎動不安**：用秦艽、甘草炙、鹿角膠炒各半兩，為末，每服三錢，水一大盞、糯米五十粒煎服。又方：秦艽、阿膠炒、艾葉各等分，如上煎服。《聖惠方》

**因驚胎動**：出血，取黃連末，酒服方寸匕，日三服。《子母秘錄》

**安胎清熱**：黃芩、白朮等分炒為末，米飲和丸梧子大，每服五十丸，白湯下，或加神麴。凡妊娠調理，以四物去地黃，加白朮、黃芩為末，常服甚良。《丹溪纂要》

**妊娠浮腫**：羌活、蘿蔔子同炒香，只取羌活為末，每服二錢，溫酒調下，一日一服，二日二服，三日三服。乃嘉興主簿張昌明所傳。許學士《本事方》

**妊娠子煩**：因服藥致胎氣不安，煩不得臥者，知母一兩洗焙，為末，棗肉丸彈子大。每服一丸，人參湯下。醫者不識此病，作虛煩治，反損胎氣。產科鄭宗文得此方於陳藏器《本草拾遺》中，用之良驗。楊歸厚《產乳集驗方》

**妊娠腰痛**：大豆一升，酒三升，煮七合，空心飲之。《食醫心鏡》

**妊娠腹痛**：月未足，如欲產之狀，用知母二兩為末，蜜丸梧子大，每粥飲下二十丸。陳延之《小品方》

**妊娠子煩**：口乾不得臥，黃連末，每服一錢，粥飲下，或酒蒸黃連丸，亦妙。《婦入良方》

**胎動不安**：腹痛，下黃汁，用黃耆、川芎各一兩，糯米一合，水一升，煎半升，分服。《婦人良方》

**安胎順氣**：鐵罩散，香附子炒後研細，濃煎紫蘇湯，送服一二錢，加砂仁。《中藏經》

**臨產順胎**：九月、十月服此，永無驚恐。福胎飲：用香附子四兩，縮砂仁炒三兩，甘草炙一兩，為末，每服二錢，米飲

下。《朱氏集驗方》

**妊娠惡阻**：胎氣不安，氣不升降，嘔吐酸水，起坐不便，飲食不進。二香散：用香附子二兩，藿香葉、甘草各二錢，為末，每服二錢，沸湯入鹽調下。《聖惠方》

**妊娠中惡**：心腹疼痛，桔梗一兩剉，水一盅，生薑三片，煎六分，溫服。《聖惠方》

**子癇昏冒**：縮砂和皮炒黑，熱酒調下二錢，不飲者，米飲下。此方安胎止痛皆效，不可盡述。《溫隱居方》

**妊娠胎動**：偶因所觸，或跌墜傷損，致胎不安，痛不可忍者，縮砂熨斗內炒熟，去皮用仁，搗碎，每服二錢，熱酒調下。須臾，覺腹中胎動處極熱，即胎已安矣，神效。孫尚藥方

**妊娠熱病**：葛根汁二升，分三服。《傷寒類要》

**孕婦熱淋**：車前子五兩，葵根切一升，以水五升，煎成一升半，分三次服以利為度。《梅師方》

**妊娠水腫**：小便不利，惡寒，赤茯苓去皮、葵子各半兩，為末，每服二錢，新汲水下。《禹講師方》

**妊婦腰痛**：通氣散，用破故紙二兩，炒香為末。先嚼胡桃肉半個，空心溫酒調下二錢，此藥神妙。《婦人良方》

**妊婦吐水**：酸心腹痛不能飲食，人參、炮乾薑各等分，為末，用生地黃汁，和丸梧子大，每服五十丸，米湯下。《和劑局方》

**損動胎氣**：因跌仆舉重，損胎不安，或子死腹中者，川芎為末，酒服方寸匕，須臾一二服，立出。《千金方》

**胎前產後**：烏金散，治胎前產後虛損，月經不調，崩漏及橫生逆產。用白芷、百草霜各等分，為末，以沸湯入童子小便，同醋調服二錢。丹溪加滑石，以芎歸湯調之。《普濟方》

**半產漏下**：虛寒相搏，其脈弦芤，旋覆花湯用旋覆花三兩、蔥十四莖、新絳少許，水三升，煮一升，頓服。《子母秘錄》

**妊娠患淋**：熱痛酸楚，手足煩疼，地膚子十二兩，水四

升，煎二升半，分服。《子母秘錄》

**妊娠下血**：冬葵子一升，水三升，煮二升，分服。《千金方》

**妊娠尿血**：豆醬一大盞熬乾，生地黃二兩，為末，每服一錢，米飲下。《普濟方》

**妊娠水腫**：身重，小便不利灑淅，惡寒起，即頭眩，用葵子、茯苓各三兩，為散，飲服方寸匕，日三服，小便利則癒，若轉胞者，加髮灰，神效。《金匱要略方》

**胎動不安**：木賊去節、川芎各等分，為末，每服三錢，水一盞，入金銀花一錢，煎服。《聖濟總錄》

**熱病胎死**：紅花酒煮汁，飲二三盞。《熊氏補遺》

**妊娠胎動**：兩三月墮，預宜服此，川續斷酒浸，杜仲薑汁炒去絲，各二兩，為末，棗肉煮爛，杵和丸梧子大，每服三十丸，米飲下。

**妊娠胎痛**：妊婦衝任脈虛，惟宜抑陽抑陰。內補丸，用熟地黃二兩、當歸二兩，微炒，為末，丸梧子大，溫酒下三十丸。許學士《本事方》

**妊娠風寒**：卒中不省人事，狀如中風，用熟艾三兩，米醋炒極熱，以絹包熨臍下，良久即蘇。《婦人良方》

**妊娠漏胎**：下血不止，《肘後百一方》用生地黃汁一升，漬酒四合，煮三五沸服之，不止又服。

《崔氏方》用生地黃為末，酒服方寸匕，日一夜一。

《經心錄》加乾薑為末。

《保命集》二黃丸，用生地黃、熟地黃各等分，為末，每服半兩，白朮、枳殼，煎湯空心調下，日二服。

**胎動迫心**：作痛，艾葉雞子大，以頭醋四升，煎二升，分溫服。《子母秘錄》

**妊娠胎動**：或腰痛，或搶心，或下血不止，或倒產子死腹中。艾葉一雞子大，酒四升，煮二升，分二服。《肘後方》

**妊娠胎動**：忽下黃汁如膠，或如小豆汁，腹痛不可忍者，

苧根去黑皮，切二升，銀一斤，水九升，煮四升，每服以水一升，入酒半升，煎一升，分作二服。一方：不用銀。《梅師方》

**妊娠吐衄**：不止，馬勃末，濃米飲服半錢。《聖惠方》

**妊娠下血**：張仲景曰：婦人有漏下者，有半產後下血不絕者，有妊娠下血者，並宜膠艾湯主之。阿膠二兩，艾葉三兩，川芎、甘草各二兩，當歸、地黃各三兩，芍藥四兩，水五升，清酒五升，煮取三升，乃納膠令消盡，每溫酒一升，日三服。《金匱要略方》

**鬼胎癥瘕**：經候不通，芫花根三兩，剉，炒黃，為末，每服一錢，桃仁煎湯調下，當利惡物而癒。《聖惠方》

**妊娠胎動**：生地黃搗汁煎沸，入雞子白一枚，搗服。《聖惠方》

**孕中有癰**：薏苡仁煮汁吞，頻頻飲之。《婦人良方補遺》

**妊娠尿難**：飲食如故，用貝母、苦參、當歸四兩為末，蜜丸小豆大，每飲服三丸至十丸。《金匱要略方》

**妊娠腫滿**：氣急小腹滿，大小便不利，已服豬苓散不瘥者，用太山赤皮甘遂二兩，搗篩，白蜜和丸梧子大，每服五十丸，得微下，仍服豬苓散不下，再服之。豬苓散即五苓散。《小品方》

**妊娠胎動**：豉汁服妙，華佗方也。《子母秘錄》

**病欲去胎**：苦實把豆兒，即番木鱉也。研膏納入牝戶三四寸。《集簡方》

**妊娠下血**：豆醬二升，去汁取豆，炒研，酒服方寸匕，日三服。《古今錄驗方》

**妊娠水腫**：始自兩足，漸至喘悶似水，足趾出水，謂之子氣，乃婦人素有風氣，或衝任有血風，不可作水妄投湯藥，宜天仙藤散主之。天仙藤洗，微炒香附子、炒陳皮、甘草、烏藥各等分，為末，每服三錢，水一大盞，薑三片，木瓜三片，紫蘇三葉，煎至七分，空心服，一日三服。小便利，氣脈通，腫

漸消，不需多服，此乃淮南名醫陳景初秘方也，得於李伯時家。陳自明《婦人良方》

**妊娠下血**：不止，用桃梟燒存性，研水服取，瘥。葛洪方

**妊娠遺尿**：不禁，桑螵蛸十二枚，為末，分二服，米飲下。《產乳書》

**胎動下血**：病痛搶心，用蔥白煮濃汁飲之，未死即安，已死即出。未效再服。一方加川芎，一方用銀器，同米煮粥及羹食。《深師方》

**妊娠去胎**：《外台秘要》治妊娠，欲去胎，麥蘗一升，蜜一升，服之即下。小品方：用大麥芽一升，水三升，煮二升，分三服，神效。

**胎熱不安**：鐵罩散：用白藥子一兩，白芷半兩為末，每服二錢，紫蘇湯下。心煩熱，入砂糖少許。《聖惠方》

**頻致墮胎**：赤小豆末，酒服方寸匕，日三服。《千金方》

**六月孕動**：困篤難救者，蔥白一大握，水三升，煎一升，去滓頓服。《楊氏產乳》

**妊娠腹痛**：燒車缸脂末，納酒中，隨意飲。《千金方》

**胎動不安**：下黃水，用糯米一合，黃耆、川芎各五錢，水一升，煎八合，分服。《昝殷產寶》

**妊娠胎動**：腹內冷痛，薤白一升，當歸四兩，水五升，煮二升，分三服。《古今錄驗方》

**胎上衝心**：葡萄煎湯飲之，即癒。《聖惠方》

**胎動半產**：卒動不安或腰痛，胎轉搶心，下血不止，或日月未足而欲產，並以菖蒲根搗汁一二升，服之。《千金方》

**妊娠下水**：黃色如膠，或如小豆汁，秫米、黃耆各一兩，水七升，煎三升，分三服。《梅師方》

**胎損腹痛**：冬麻子一升，杵碎熬香，水二升，煮汁分服。《食醫心鏡》

**去生胎**：蜥蜴肝、蛇蛻皮各等分，以苦酒和勻，抹妊婦臍上及左右，令溫，胎即下也。《聖惠方》

**胎動腹痛**：急下黃汁，用粳米五升，黃耆六兩，水七升，煎二升，分四服。《聖惠方》

**妊娠心痛**：煩悶，麻子仁一合，研水二盞，煎六分，去滓服。《聖惠方》

**胎動欲產**：日月未足者，蒲黃二錢，井華水服。《集一方》

**妊娠溺澀**：蕪菁子末，水服方寸匕，日二服。《子母秘錄》

**胎動不安**：或上搶心，下血者，生麴餅研末，水和絞汁，服三升。《肘後方》

**頻慣墮胎**：或三四月即墮者，於兩月前以杜仲八兩，糯米煎湯浸透，炒去絲，續斷二兩，酒浸焙乾為末，以山藥五六兩為末，作糊丸梧子大，每服五十丸，空心米飲下。《肘後方》用杜仲焙研棗肉為丸，糯米飲下。《楊起簡便方》

**妊娠下痢**：白色，晝夜三五十行，黃蘗厚者，蜜炒令焦為末，大蒜煨熟去皮，搗爛和丸梧子大，每空心米飲下三五十丸，日三服，神妙不可述。《婦人良方》

**妊娠腹痛**：大紅棗十四枚，燒焦為末，以小便服之。《梅師方》

**孕中有癰**：洪洲烏藥、軟白香辣者五錢，水一盞，牛皮膠一片，同焦至七分，溫服。乃龔彥德方也。《婦人良方》

**妊娠胎動**：已見黃水者，乾河蒂一枚，炙研為末，糯米淘汁一鐘，調服即安。《唐瑤經驗方》

**妊娠腫渴**：從腳至腹，小便不利微渴，用豬苓五兩為末，熟水服，方寸匕，日三服。《子母秘錄》

**妊婦熱病**：車轄脂隨意酒服，大良。《千金方》

**胎動腹痛**：桑寄生一兩半，阿膠炒半兩，艾葉半兩，水一盞半，煎一盞，去滓溫服，或去艾葉。《聖惠方》

**懷胎腹痛**：枳殼三兩麩炒，黃芩一兩，每服五錢，水一盞半，煎一盞服，若脹滿身重，加白朮一兩。《活法機要》

**妊娠子淋**：豬苓五兩為末，熟水服，方寸匕，日三夜二，以通為度。《小品方》

**病篤去胎**：虻蟲十枚，炙擣為末，酒服，胎即下。《楊氏產乳》

**孕婦子煩**：竹瀝頻頻飲之。《梅師方》茯苓二兩，竹瀝一升，水四升，煎二升，分三服，不瘥，更作之。

**婦人胎腫**：屬濕熱，山梔子一合炒研，每服二三錢，米飲下，丸服亦可。丹溪方

**孕婦漏胎**：五倍子末，酒服二錢，神效。《朱氏集驗方》

**婦人損胎**：孕八九月，或墜傷，牛馬驚傷，心痛。用青竹茹五兩，酒一升，煎五合，服。《子母秘錄》

**胎氣不長**：用鯉魚肉，同鹽、棗煮汁，飲之。《集驗方》

**婦人胎動**：妊娠因夫所動困絕，以竹瀝飲一升，立癒。《昝殷產寶》

**妊娠胎漏**：黃蠟一兩，老酒一碗，融化熱服，頃刻即止。

**妊娠感寒**：時行者，用大鯽魚一頭，燒灰酒服，方寸匕，無汗腹中緩痛者，以醋服取汗。《楊氏產乳》

**下胎蟹爪散**：治妊婦有病，欲去胎，用蟹爪二合，桂心、瞿麥各一兩，牛膝二兩，為末，空心溫酒服一錢。《千金方》

**妊娠感寒腹痛**：乾魚一枚，燒灰，酒服方寸匕，取汗，瘥。《子母秘錄》

**胎動不安**：及婦人數傷胎，下血不止，鯉魚一個治淨，阿膠炒一兩，糯米二合，水二升，入蔥薑、橘皮、鹽各少許，煮臛食，五七日效。《聖惠方》

**胎痛欲產**：日月未足者，以全蛇蛻一條，絹袋盛，繞腰繫之。《千金方》

**胎產下痢**：用龜甲一枚，醋炙為末，水飲服一錢，日一。《經驗方》

**妊娠感寒**：用鯉魚一頭，燒末，酒服方寸匕，令汗出。《子母秘錄》

**妊娠下血**：黃明膠二兩，酒煮化，頓服之。《肘後方》

**胎動上逼**：弩弦繫帶之，立下。《醫林集要》

**妊娠胎死**：不出及胎衣不下，產後諸疾，狼狽者，刺羊血，熱飲一小盞，極效。《聖惠方》

**妊娠下痢**：絞痛，用烏雞子一枚，開孔去白留黃，入黃丹一錢在內，厚紙裹定，泥固煨乾，為末，每服三錢，米飲下，一服癒者是男，兩服癒者是女。《三因方》

**妊娠下血不止**：阿膠三兩，炙為末，酒一升，半煎，化服即癒。又方：用阿膠末二兩，生地黃半斤，搗汁，入清酒二升，分三服。《梅師方》

**妊娠胎動**：《刪繁》用阿膠炙研二兩，香豉一升，蔥一升，水三升，煮取一升，入膠化服。膠艾湯用阿膠炒熟，艾葉二兩，蔥白一升，分服。《昝殷產寶》

**妊娠腰痛**：牛屎燒末，水服方寸匕，日三服。《外台秘要》

**妊娠腰痛**：鹿角尖，五寸長，燒赤，投兩寸酒中，又燒又浸，如此數次，細研空心，酒服方寸匕。《昝殷產寶》

**妊娠毒痛**：㹂（考《集韻》切音秦。《玉篇》牛名。《本草綱目》北牛曰，小於水牛）牛屎燒灰，水服方寸匕，日三服，並以醋（原作「酢」，同醋）和封。《千金方》

**胎動下血**：藏器曰：白雞子二枚打破，以白粉和稀食之。

**妊娠下血**：不止，鹿角屑、當歸各半兩，水三盞，煎減半，頓服，不過二服。《普濟方》

**病欲去胎**：雞子一枚，入鹽三指，撮服。張文仲方

**妊娠尿血**：阿膠炒黃為末，食前粥飲，下二錢。《聖惠方》

**胎前瘧疾**：夜明砂末三錢，空心溫酒服。《經驗方》

**妊娠熱病**：青羊屎研爛，塗臍，以安胎氣。《外台秘要》

**妊娠血痢**：阿膠二兩，酒一升半，煮一升，頓服。

**傷胎血結**：心腹痛，取童子小便，日服二升，良。《楊氏

產乳》

**妊娠尿血**：取夫指甲，燒灰酒服。《千金方》

**胎產便血**：髮灰，每飲服二錢。《昝殷產寶》

**妊娠胎滿**：血下不止，血盡則子死，用雞子黃十四枚，以好酒二升，煮如飴，服之。未瘥，再作，以瘥為度。《普濟方》

**妊娠下痢**：中衣帶，三寸燒研，水服。《千金方》

**溫養胎氣**：胎至九月，消息用豬肚一枚，如常者，五味煮食至盡。《千金髓》

**轉女為男**：婦人始覺有胎，用原蠶屎一枚，井水服之，日三。《千金方》

**妊娠行經**：赤小豆末，酒服方寸匕，日三服。《千金方》

**妊娠熱病**：伏龍肝末，一雞子許，水調之，仍以水和塗臍方寸，乾又上。《傷寒類要》

**妊娠傷寒**：壯熱赤斑，變為黑斑溺血，用艾葉如雞子大，酒三升，煮二升半，分為二服。《傷寒類要》

**妊娠傷寒**：赤斑變為黑斑尿血者，以蔥白一把，水三升，煮熟服汁，食蔥令盡取汗。《傷寒類要》

**孕婦傷寒**：大熱煩渴，恐傷胎氣。用嫩捲荷葉焙半兩，蚌粉二錢半，為末，每服三錢，新汲水，入蜜調服，並塗腹上，名罩胎散。鄭氏方

**妊娠時疾**：令胎不傷，以雞子七枚，納井中令冷，取出，打破吞之。《子母秘錄》

**妊娠下痢**：羊脂如棋子大，十枚，溫酒一升，投中，頓服，日三服。《千金方》

**妊婦瘧疾**：先因傷寒變成者。用高良薑三錢剉。以豬膽汁浸一夜，東壁土炒黑去土，以肥棗肉十五枚，同焙為末。每用三錢，水一盞，煎熱，將發時服。神妙。《永類鈐方》

**妊娠水腫**：《范汪方》用大鯉魚一頭，醋三升，煮乾食，一日一作。《外台秘要》用大鯉魚一尾，赤小豆一升，水二

斗，煮食飲汁一頓服盡，當下痢盡，即瘥。

**胎氣不安**：氣不升降，嘔吐酸水者，香附、藿香、甘草各二錢，為末，每服二錢，入鹽少許，沸湯調服之。《聖惠方》

**妊娠胎動**：神效佛手散。治婦人妊娠傷動，或子死腹中，下血疼痛，口噤欲死。服此探之，不損則痛止，已損便立下，此乃徐玉神驗方也。當歸二兩，川芎一兩，為粗末，每服三錢，水一盞，煎令泣泣欲乾，投酒一盞，再煎一沸，溫服，或灌之。如人行五里，再服。不過三五服，便效。張文仲《備急方》

**胎動欲產**：日月未足者，取槐樹東引枝，令孕婦把之，即易生。《子母秘錄》

**孕婦咳嗽**：貝母去心，麩炒黃為末，砂糖拌，丸芡子大，含咽一丸，神效。《救急易方》

**臨月易產**：榆皮焙為末，臨月日三服，方寸匕，令產極易。陳承《本草別說》

**臨產下痢**：梔子燒研，空心熱酒服一匙，甚者，不過五服。《勝金方》

**生胎欲去**：牛膝一握搗，以無灰酒一盞，煎七分，空心服，仍以獨根土、牛膝塗麝香，插入牝戶中。《婦人良方》

**妊娠瘧疾**：酒蒸常山、石膏鍛各一錢，烏梅炒五分，甘草四分，水一盞，酒一盞，浸一夜，平旦溫服。《集驗方》

## 產難第一百零五

**婦人將產**：井華水服半升，不作運。《千金方》

**滑胎易產**：酸漿水，和水少許，頓服。《昝殷產寶》

**盤腸生產**：腸乾不上者，以磨刀水少，潤腸煎好，磁石一杯，溫服，自然收上，乃扁鵲方也。

**女人難產**：土蜂兒窠，水泡湯飲之。取時逢單是男，雙是女，最驗。《婦人良方》

**胎衣不下**：井底泥，一雞子大，井華水服，即下。《集玄

方》

**子死腹中**：母氣欲絕，伏龍肝末，三錢水調下。《十全博救方》

**胞衣不下**：灶下土一寸，醋調，納臍中，續服甘草湯，三四合。《昝殷產寶》

**橫生逆產**：灶中心對鍋底土細研，每服一錢，酒調仍搽母臍中。《救急方》

**婦人逆產**：真丹，塗兒足下。《集驗方》

**胞衣不下**：灶突後黑土三指撮，五更酒下。陳藏器方。

**胞衣不出**：痛引腰脊，好墨溫酒服，二錢。《肘後方》

**胎死腹中**：新汲水，磨金墨，服之。《普濟方》

**婦人難產**：墨一寸末之，水服直瘥。《肘後方》

**產血不下**：鍋底墨煙，熱酒服二錢。《生生編》

**婦人逆產**：以手中指，取釜下墨，交畫兒足下，即順。《千金方》

**橫生逆產**：樑上塵，酒服方寸匕。《子母秘錄》

**倒產子死**：不出當歸末，酒服方寸匕。《子母秘錄》

**婦人難產**：經日不生，雲母粉半兩，溫酒調服，入口即產，不順者即順，萬不失一。陸氏云：此是何德楊方也，已救三五十人。《陸氏積德堂方》

**子死腹中**：不出硃砂一兩，水煮數沸，為末，酒服立出。《十全博救方》

**婦人難產**：水銀二兩，先煮後服，立出。《梅師方》

**胎死腹中**：其母欲死，水銀二兩，吞之立出。《梅師方》

**婦人難產**：芒硝末二錢，童子小便溫服，無不效者。《信效方》

**死胎不下**：硇砂、當歸各半兩，為末，分作二服，溫酒調下，如人行五里，再一服。《瑞竹堂經驗方》

**妊婦逆生**：鹽摩產婦腹，並塗兒足底，仍急爪搔之。《千金方》

**子死腹中或產，經數日不下**：以瞿麥煮濃汁，服之。《千金方》

**橫生倒產**：人參末、乳香末各一錢，丹砂末五分，研勻，雞子白一枚，入生薑自然汁三匙，攪勻冷服，即母子俱安，神效。此施漢卿方也。《婦人良方》

**產難胎死**：橫生倒生，用當歸三兩，川芎一兩，為末，先以大黑豆炒焦，入流水一盞，童便一盞，煎至一盞，分為二服，未效再服。《婦人良方》

**婦人難產**：白芷五錢，水煎服之。《唐瑤經驗方》

**橫生倒產**：葵花為末，酒服方寸匕。《千金方》

**胎死不下**：黃葵花焙研末，熟湯調服二錢，無花用子半合，研末，酒淘去滓，用紅花酒下。《咎殷產寶》

**橫產不出**：車前子末，酒服二錢。《子母秘錄》

**難產催生**：如聖散：治胎臟乾澀，難產劇者，並進三服，良久，腹中氣寬，胎滑即下也。用黃葵花焙研末，熟湯調服二錢，無花用子半合，研末酒淘，去滓服之。《咎殷產寶》

**生產困悶**：冬葵子一合，搗破，水二升，煎汁半升，頓服，少時便產，昔有人如此服之，登廁立扶兒，於廁中也。

**胞衣不下**：冬葵子一合，牛膝一兩，水二升，煎一升，服。《千金方》

**倒生口噤**：冬葵子炒黃為末，酒服二錢匕，效。《咎殷產寶》

**胎死腹中**：葵子為末，酒服方寸匕。若口噤不開者，灌之，藥下即蘇。《千金方》

**胞衣不下**：珍珠一兩，研末，苦酒服。《千金方》

**女人難產**：益母草搗汁七大合，煎減半，頓服立止，無新者以乾者一大握，水七合煎服。《韋宙產難》

**胎氣腹中**：益母草搗熟，以暖水少許和，絞取汁，頓服之。《韋宙獨行方》

**婦人逆產**：車缸膏，畫兒腳底，即止。《開寶本草》

**催生下衣**：難產，胎在腹中，並胞衣不下，及胎死者，蒺藜子、貝母各四兩，為末，米湯服三錢，少頃不下，再服。《梅師方》

**胞衣不下**：牛膝八兩，葵子一合，水九升，煎三升，分三服。《延年方》

**子死腹中**：珍珠末二兩，酒服立出。《外台秘要》

**胞衣不出**：生地黃汁一升，苦酒三合，相和暖服。《必效方》

**胎死腹中**：及衣不下者，取炊蔽戶前，燒末，水服即下。《千金方》考即故甑蔽也。

**產難催生**：鳳仙子二錢，研末水服，勿近牙外，以蓖麻子，隨年數搗，塗足心。《集簡方》

**胎滑易產**：弓弩弦，燒末，酒服二錢。《續十全方》

**子死腹中**：胞衣不生，此方累效，救人歲萬數也，鬼臼不拘多少，黃色者，去毛為細末，不用篩羅，只捻之如粉為度，每服一錢，無灰酒一盞，同煎八分，通口服立生，如神，名一字神散。《婦人良方》

**催生去胎**：芫花根剝皮，以綿裹，點麝香少許，套入陰穴三寸，即下。《攝生眾妙方》

**催生下胎**：不拘生胎、死胎，蓖麻二個，巴豆二個，麝香一分，研，貼臍中並足心。又下生胎，蓖麻一月一粒，溫酒吞下。《集簡方》

**婦人難產**：蛇蛻泡水浴產門，自易。《產鑑》

**催生下胞**：崔元亮《海上方》：取蓖麻子七粒，去殼研膏，塗腳心，若胎及衣下，便速洗去，不爾則子腸出，及以此膏塗項，則腸自入也。《肘後方》云：產難，取蓖麻子十四枚，每手各把七枚，須臾立下也。

**盤腸生產**：產時子腸先出，產後不收者，名盤腸產，以半夏末頻搐鼻中，則上。《婦人良方》

**胎孕不下**：白蘞、生半夏各等分，為末，滴水丸如梧子

大，每榆皮湯下五十丸。《保命集》

**婦人橫生**：菟絲子末，酒服二錢，一加車前子，等分。《聖惠方》

**胞衣不下**：腹滿則殺人，以水入醋少許，噴面，神效。《聖惠方》

**胞衣不下**：瓜蔞實一個，取子細研，以酒與童子小便，各半盞，煎七分溫服，無實用，根亦可。陳良甫《婦人良方》

**死胎不下**：苦葫蘆燒存性，研末，每服一錢，空心熱酒下。《海上方》

**胎死腹中**：清油和蜜，等分入湯，頓服。《普濟方》

**婦人難產**：數日不出，桃仁一個劈開，一片書可字，一片書出字，自吞之，即生。《刪繁方》

**胞衣不下**：蒲黃二錢，井水服之。《集驗方》

**胎死腹中上搶心**：用雀麥一把，水五升，煮二升，溫服。《子母秘錄》

**婦人難產**：皂莢子二枚，吞之。《千金方》

**胞衣不下**：用赤小豆，男七枚，女二七枚，東流水吞服之。《救急方》

**婦人難產**：乃兒枕破與敗血裹其子也，以勝金散逐其敗血，即順矣。用鹽豉一兩，以舊青布裹了，燒赤乳細，入麝香一錢為末，取秤錘燒紅，淬酒調服一大盞。郭稽中方

**婦人難產**：《昝殷產寶》用赤小豆生吞七枚佳。

《集驗方》治難產日久氣乏，用赤小豆一升，以水九升，煮取汁，入炙過黃明膠一兩，同煎少時，一服五合，不過三四服即產。

**死胎不下**：紫金藤、葵根各七錢，土牛膝三兩，土當歸四錢，肉桂二錢，麝香三分，為末，米糊丸梧子大，硃砂為衣，每服五十丸，乳香湯下極驗。《葛靜觀方》

**子死腹中**：月數未足，母欲悶絕者，用大豆三升，以醋煮濃汁，頓服立出。《楊氏產乳》

**難產**：山楂核七七粒，百草霜為衣，酒吞下。《海上方》

**橫生難產**：重陽日，取高粱根，名瓜龍，陰乾，燒存性，研末酒服，二錢即下。

**難產**：柑橘瓤，陰乾，燒存性，研末，溫酒服二錢。《集效方》

**胎衣不下**：荷葉炒香為末，每服方寸匕，沸湯或童子小便，或燒灰，或煎汁皆可。《救急方》

**難產催生**：《簡要濟眾方》用黃明乳香五錢，為末，母豬血和丸梧子大，每酒服五丸。

《經驗方》用乳香，以五月五日午時，令一人在壁內捧乳缽，一童子在壁外，以筆管自壁縫中逐粒遞過，用缽內研細，水丸芡子大，每服一丸，無灰酒下。

《聖惠方》用明乳香一豆大，為末，新汲水一盞，入醋少許，令產婦兩手捉石燕，念慮藥三遍，乃飲之，略行數步，即下。

《海上方》用乳香、硃砂各等分，為末，麝香酒服一錢，良久自下。

**婦人產難**：母丁香三十六粒，滴乳香三錢六分，為末，同活兔腦和杵千下，丸作三十六丸，每服一丸，好酒化下立驗，名如意丹。《頤真堂經驗方》

**死胎不下**：桂末二錢，待痛緊時，童子小便溫熱調下，名觀音救生散，亦治產難橫生，加麝香少許酒下，比之水銀等藥不損人。何氏方

**婦人難產**：珍珠末一兩，酒服立出。《千金方》

**難產催生**：蓮花一葉書人字，吞之即易產。《肘後方》

**胎死不下**：月未足者，大豆煮醋，服三升，立便分解，未下再服。《子母秘錄》

**妊娠胎死**：斑蝥一枚，燒研。水服。

**婦人難產**：催生柞木飲，不拘橫生、倒產、胎死腹中，用此屢效，乃上蔡張不愚方也。用大柞木枝一尺洗淨，大木草五

寸，並存摺，以新汲水三升半，同入新砂瓶內，以紙三重緊封，文武火煎至一升半，待腰腹重痛，欲坐草時，溫飲一小盞，便覺下開豁，如渴，又飲一盞至三四盞，下重便生，更無諸苦，切不可坐草太早，及生婆亂為也。《昝殷產寶》

**婦人難產**：路旁破草鞋，鼻子旁燒灰，酒服。《集玄方》

**婦人難產**：《外台秘要》用箭桿三寸，弓弦三寸，燒末酒服，方出崔氏。《小品方》治難產，飛生丸，用飛生（即鼯鼠）一枚，槐子、故弩箭羽各十四枚，合搗丸梧子大，以酒服二丸。

**胎衣不下**：取本婦鞋底炙熱，熨腹上下，二七次即下。《集玄方》

**胎衣不下**：皂莢刺燒為末，每服一丸，溫酒調下。《熊氏補遺》

**胎衣不下**：以本婦裩覆非上，或以所著衣籠灶上。《千金方》

**胎死腹中**：或母病欲下胎，榆白皮煮汁服二升。《子母秘錄》

**產婦催生**：路邊破草鞋一隻，洗淨燒灰，酒服二錢，如得左足生男，右足生女，覆者兒死，側者有驚，自然之理也。《胎產方》

**胎衣不下**：水煮弓弩弦，飲之五合，或燒灰酒服。《千金方》

**橫生逆生胞衣不下**：《千金方》用蛇蛻炒焦為末，向東酒服一刀圭，即順。

《十全博救方》用鹽泥固鍛，研二錢，榆白湯服。

《濟生秘覽》治逆生，須臾不救，用蛇蛻一具，蟬蛻十四個，頭髮一握，並燒存性，分二服，酒下，仍以小針刺兒足心三七下，擦鹽少許，即生。

**千金神造湯**：治子死腹中，並雙胎一死一生，服之令死者出，生者安，神驗方也。用蟹爪一升，甘草二尺，東流水一斗，以葦薪煮至二升，濾去滓，入真阿膠三兩，令烊頓服，或分二服，若人困不能服者，灌入即活。

**婦人難產**：蠶布袋一張，蛇蛻一條，入新丸中，以鹽泥固濟，為末，以榆白皮湯調服。《集成》

**難產催生**：《子母秘錄》用龜甲燒末，酒服方寸匕。治產三五日不下 死，及矮小女子交骨不開者，用乾龜殼一個，酥炙，婦人頭髮一握燒灰，用川芎、當歸各一兩，每服秤七錢，水煎服，如人行五里許，再一服，生胞、死胎俱下。《摘玄方》

**婦人難產**：二日不出，車軸脂吞大豆許二丸。《千金方》

**難產橫生**：蜂蜜、真麻油各半碗煎，減半服，立下。《海上方》

**婦人難產**：鱉甲燒存性，研末，酒服方寸匕，立出。《梅師方》

**催生丹**：臘月取兔腦髓一個，塗紙上，吹乾，入通明乳香末二兩，同研令勻，於臘日前夜，安桌子上，露星月下，設茶果，齋戒焚香，望北拜告曰：大道弟子某，修合救世上難生婦人藥，願降威靈佑助，此藥速令生產，禱畢，以紙包藥，露一夜，天未明時，以豬肉搗和丸芡子大，紙袋盛，懸透風處，每服一丸，溫醋湯下，良久未下，更用冷酒下一丸，即瘥，乃神仙方也。《經驗方》

**催生丹**：治產難，臘月兔血，以蒸餅染之，紙裹，陰乾，為末，每服二錢，乳香湯下。《指迷方》

**催生易產**：《續千金方》麝香一錢，水研服，立下。

《濟生》勝金散，治人弱難產。麝香一錢，鹽豉一兩，以舊青布裹之，燒紅為末，以秤錘淬酒，服二錢，即下。郭稽中云：婦人產難及橫逆生者，乃兒枕破而敗血裹子，服勝金散，逐其敗血，自生也。

**子死腹中**：濕牛糞，塗腹上，良。《昝殷產寶》

**催生散**：用臘月兔腦髓一個，攤紙上夾勻，陰乾，剪作符

子，於面上書生字一個，候母痛極時，用釵股夾定，燈上燒灰，煎丁香酒，調下。《博濟方》

**胎死腹中**：鹿角屑，三寸匕，煮葱豉湯，和服立出。《百一選方》

**難產催生**：《勝金方》聖妙寸金散，用敗筆頭一枚，燒灰研，生藕汁一盞調下，立產。若母虛弱及素有冷疾者，溫汁服之。陸氏治難產第一方：用兔毫筆頭三個，燒灰，金箔三片，以蠟和丸，酒服。

**墮胎腹痛**：血出不止，羚羊角燒灰三錢，豆淋酒下。《普濟方》

**臨產催生**：羚羊角一枚刮尖末，酒服方寸匕。《昝殷產寶》

**胞衣不下**：豬脂一兩，水一盞，煎五七沸，服之，當下。《聖惠方》

**子死腹中**：雌雞糞二十一枚，水二升五合煮之，下米作粥食。《昝殷產寶》

**胞衣不下**：鹿角屑三分為末，薑湯調下。《楊氏產乳》

**子死腹中**：用三家雞卵各一枚，三家鹽各一撮，三家水各一升，同煮，令婦東向飲之。《千金方》

**婦人催生**：開骨膏：用豬心血和乳香末，丸梧子大，硃砂為衣，面東酒吞一丸，未下再服。《婦人良方》

**子死腹中**：雄鼠屎二七枚，水三升，煮一升，取汁作粥食，胎即下。

**死胎不下**：烏雞一隻，去毛，以水三升，煮二升，去雞，用帛蘸汁摩臍上，自出。《婦人良方》

**胎衣不下**：亂頭髮撩結中。孫真人方

**胎衣不下**：惡血衝心，用五靈脂，半生半炒，研末，每服二錢，溫酒下。《昝殷產寶》

**子死腹中**：以夫尿二升，煮沸飲之。《千金方》

**婦人難產**：牛屎中大豆一枚，擘作兩片，一書父，一書

子，仍合住水吞之，立產。《咎殷產寶》

**死胎不下**：麝香當門子一枚，桂心末二錢，溫酒服，即下。《本事方》

**子死腹中**：雞子黃一枚，薑汁一合，和服，當下。

**胞衣不下**：取本婦手足爪甲，燒灰酒服。即令有力婦人抱起，將竹筒於胸前擀下。《聖惠方》

**催生下胞**：人溺一升，入蔥、薑各一分，煎二三沸，熱飲便下。《日華子本草》

**令子易產**：取鼠燒末，井華水服方寸匕，日三。《子母秘錄》

**胎衣不下**：紅花酒煮汁，飲二三杯。《楊氏產乳》

**婦人產難**：雜草燒鑊鏽、白芷各等分為末，每服一錢，童子小便、米醋各半，和服見效。《救急方》

**滑胎易產**：車前子為末，酒服方寸匕，不飲酒者，水調服。詩云：采采芣苡，能令婦人樂有子也。陸璣注云：治婦人產難故也。《婦人良方》

**孕婦束胎**：白朮、枳殼、麩炒各等分，為末，燒飯丸梧子大，一月一日，每食前溫水下二十丸，胎瘦則易產也。《保命集》

**催生**：簸箕淋水一盞，飲漱口。《集玄方》

**產婦催生**：蒲黃、地龍洗焙、陳橘皮各等分，為末，另收，臨時各炒一錢，新汲水調服，立產，此常親用甚妙。唐慎微方

**臨月滑胎**：牽牛子一兩，赤土少許，研末，覺胎轉痛時，白榆皮煎湯，下一錢。王兖《博濟方》

**胞衣不下**：因極腹脹則殺人，螻蛄一枚，水煮二十沸，灌入，下喉即出也。《延年方》

**漏胎難產**：因血乾澀也，用清油半兩，好蜜一兩，同煎數十沸，溫服，胎滑即下，他藥無益，以此助血為效。《胎產須知》

## 產後第一百零六

**產後血暈**：心悶氣絕，以丈夫小便，研濃墨一升服。《子母秘錄》

**產後吹奶**：陳皮一兩，甘草一錢，水煎服，即散。

**產後陰脫**：鐵爐中紫塵、羊脂二味和勻，布裹炙熱，熨推納上。《徐氏胎產方》

**產後陰腫**：桃仁燒研，敷之。

**產後癲狂**：敗血及邪氣入心，如見祟物，癲狂，大辰砂一二錢，研細飛過，用飲兒乳汁三四茶匙調濕，紫項地龍一條入藥，滾三滾，刮淨，地龍不用，入無灰酒一盞，分作三四次服。何氏方

**產後下血**：紫菀末，水服五撮。《聖惠方》

**產後舌出**：不收，丹砂敷之，暗擲盆盎作墮地聲，驚之，即自收。《集簡方》

**乳汁不通**：氣少血衰，脈澀不行，故乳少也，練成鐘乳粉二錢，濃煎漏蘆湯調下，或與通草等分為末，米飲服方寸匕，日三次。《外台秘要》

**乳汁不下**：石膏三兩，水二升，煮三沸，三日飲盡，妙。《子母秘錄》

**產後血痛**：白雞冠花，酒煎服之。《李樓奇方》

**產後兒枕**：刺痛，黑白散用烏金石燒酒，淬七次，寒水石為末等分，每用粥飲，服一錢半即止，未止再服。《張潔古保命集》

**產後血渴**：不煩者，新石灰一兩，黃丹半錢，渴時漿水調服一錢，名桃花散。

**產後煩躁**：禹餘糧一枚，狀如酸餡者，入地埋一半緊築，炭火一斤鍛之，濕土罨一宿，打破，去外面石，取裡面細者研，水淘五七度，日乾，再研萬變，用甘草湯服二錢，立效。《經驗方》

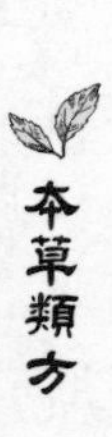

**子宮不收**：名瘣疾，痛不可忍，慈石丸用慈石酒浸，鍛、研末，米糊丸梧子大，每臥時，滑石湯下四十丸。次早，用慈石散米湯服二錢，散用慈石酒浸半兩，鐵粉二錢半，當歸五錢為末。

**產婦尿秘**：鼠婦七枚，熬，研末酒服。《千金方》

**產後脹沖**：氣噎，磽礪石、代赭石各等分，為末，醋糊丸梧子大，每服三五十丸，醋湯下。潔古《保命集》

**產後不語**：明氏孤鳳散，用生白礬末一錢，熟水調下，日一。《婦人良方》

**產後血運**：心氣欲絕，益母草研汁，服一盞，絕妙。《子母秘錄》

**產後惡血不盡**：或經月半年。以升麻三兩，清酒五升，煮取二升，半分再服，當吐下惡物，極良。《千金翼方》

**產後中風**：人虛不可服他藥者，一物白鮮皮湯，用新汲水三升，煮取一升，溫服。陳延之《小品方》

**乳汁不下**：二母散，貝母、知母、牡蠣粉各等分，為細末，每豬蹄湯調服二錢，此祖傳方也。王海藏《湯液本草》

**產後諸病**：凡產後，穢污不盡，腹滿，及產後血運，心頭硬，或寒熱不禁，或心悶，手足煩熱，氣力欲絕諸病，並用延胡索炒研，酒服二錢，甚效。《聖惠方》

**產腸脫下**：老鴉蒜即飯頭草一把，以水三碗，煎一盞半，去滓薰洗，神效。《世醫得效方》

**產後血渴**：飲水不止，黃芩、麥門冬各等分，水煎溫服，無時。《楊氏家藏方》

**產後發狂**：四物湯加青黛水，煎服。《摘玄》

**產後腹痛**：羌活二兩，煎酒服。《必效方》

**產後中風**：語澀，四肢拘急，羌活三兩為末，每服五錢，酒、水各一盞，煎減半服。《小品方》

**產後露風**：四肢苦煩熱、頭痛者，與小柴胡；頭不痛者，用苦參二兩，黃芩一兩，生地黃四兩，水八升，煎二升，分數服。

**產後風虛**：獨活、白鮮皮各三兩，水三升，煮二升，分三服。耐酒者，入酒同煮。《小品方》

**產後嘔逆**：別無他疾者，白朮一兩二錢，生薑一兩五錢，酒水各二升，煎二升，分三服。《婦人良方》

**產後中寒**：遍身冷直，口噤，不識人，白朮一兩，澤瀉一兩，生薑五錢，水一升，煎服。《昝殷產寶》

**產後亡血過多，心腹徹痛者**：用貫眾，狀如刺蝟者，一個全用，全用不剉，只揉去毛及花萼。以好醋蘸濕，慢火炙令香熟，候冷，為末。米飲空心每服二錢，甚效。《婦人良方》

**產後狂言**：血暈煩渴不止，附子去毛為末，每服二錢，薑、棗水煎服。《朱氏集驗方》

**產後陰翻**：產後陰戶燥熱，遂成翻花，澤蘭四兩，煎湯薰洗二三次，再入枯礬煎洗之，即安。《集簡方》

**產後血眩風虛**：精神昏冒，荊芥穗一兩三錢，桃仁五錢去皮尖，炒為末，服三錢。若喘加杏仁去皮尖炒，甘草炒，各三錢。《保命集》

**產後水腫**：血虛，浮腫，澤蘭、防己各等分，為末，每服二錢，醋酒下。張文仲《備急方》

**產後下痢**：大荊芥四五穗，於盞內燒存性，不得犯油火，入麝香少許，以沸湯些許調下，此藥雖微，能癒大病，不可忽之。《深師方》

**產後惡露不除**：續骨木二十兩，剉，水一斗，煮三升，分三服，即下。《千金方》

**產後血暈**：築心眼倒，風縮欲死者，取乾荊芥穗，搗，篩末，每用二錢匕，童子小便一酒盞，調勻，熱服立效，口噤者挑齒，口閉者灌鼻中，皆效。近世名醫用之，無不如神也。《圖經本草》

**產後迷悶**：因怒氣發熱迷悶者，獨行散。用荊芥穗，以新瓦炒，半炒半生為末。童子小便服一二錢，若角弓反張，以豆

淋酒下。或剉散，童尿煎服，極妙。荊芥乃產後要藥，而角弓反張，乃婦人急候，得此證者，十存一二而已。戴原禮《證治要訣》

**產後血痛**：用薑黃、桂心各等分，為末，酒服方寸匕，血下盡，即癒。《昝殷產寶》

**產後中風**：華佗癒風散，治婦人產後中風口噤，手足瘛瘲如角弓，或產後血暈不省人事，四肢僵直，或心眼倒築，吐瀉欲死。用荊芥穗子，微焙為末，每服三錢，豆淋酒調服，或童子小便服之，口噤則挑齒灌之，齗噤則灌入鼻中，其效如神，大抵產後大眩，則汗出而腠理疏，則易於中風也。時珍曰：此方諸書盛稱其妙，《集驗方》以酒服名如聖散，云藥下可立待應效。陳氏方名舉卿古拜散，蕭存敬方，用古老錢煎湯服，名一捻金。王貺《指迷方》加當歸，等分，水煎服。許叔微《本事方》云：此藥委有奇效神聖之功，一婦人產後睡久，及醒則如醉，不省人事，醫用此藥及交加散，云服後當睡，必以左手搔頭，用之果然。《昝殷產寶》云：此病多因怒氣傷肝，或憂氣內鬱，或坐草受風而成，急宜服此藥也。戴原禮《證治要訣》名獨行散。賈似道《悅生隨抄》呼為再生丹。

**產後心痛**：血氣上衝欲死，鬱金燒存性，為末，二錢，米醋一呷，調灌即蘇。《袖珍方》

**乳汁不下**：京三棱三個，水二碗，煎汁一碗，洗奶取汁出為度，極妙。《外台秘要》

**產後發喘**：乃血入肺竅，危症也。人參末一兩，蘇木二兩，水兩碗，煮汁一碗，調參末服，神效。《聖惠方》

**產後血暈**：人參一兩，紫蘇半兩，以童尿、酒水三合，煎服。《醫方摘要》

**產後咳逆**：氣亂心煩，用乾柿切碎，水煮汁呷。《昝殷產寶》

**產後血脹**：腹痛引脅，當歸二錢，乾薑炮五分，為末，每服三錢，水一盞，煎八分，入鹽、酢少許熱服。《婦人良方》

**產後腹痛**：如絞，當歸末五錢，白蜜一合，水二盞，煎一盞，分為二服，未效，再服。《婦人良方》

**產後自汗**：壯熱氣短，腰腿痛不可轉，當歸三錢，黃耆、白芍藥酒炒各二錢，生薑五片，水一盞半，煎七分，溫服。《和劑局方》

**產後血多**：三七研末，米湯服一錢。《集簡方》

**產後心痛**：雞子煮酒食，即安。《備急方》

**產後煩熱**：內虛短氣，甘竹茹湯。用甘竹茹一升，人參、茯苓、甘草各二兩，黃芩二兩，水六升，煎二升，分服，日三服。《婦人良方》

**產後中風**：不省人事，口吐涎沫，手足瘛瘲，當歸、荊芥穗各等分，為末，每服二錢，水一盞，酒少許，童尿少許，煎七分，灌之下咽，即有生意，神效。《聖惠方》

**產後瘕痛**：桂末，酒服方寸匕，取效。《肘後方》

**產後諸虛**：發熱自汗，人參、當歸，等分為末，用豬腰子一個，去膜切小片，以水三升，糯米半合，蔥白二莖，煮米熟，取汁一盞，入藥，煎至八分，食前溫服。《永類鈐方》

**產後秘塞**：出血多，以人參、麻子仁、枳殼麩炒，為末，煉蜜丸梧子大，每服五十丸，米飲下。《濟生方》

**產後不語**：人參、石菖蒲、石蓮肉各等分，每服五錢，水煎服。《婦人良方》

**產後虛汗**：黃耆、當歸各一兩，麻黃根二兩，每服一兩，煎湯下。

**產後腰痛**：乃血氣流入腰腿，痛不可轉者，敗醬、當歸各八分，川芎、芍藥、桂心各六分，水二升，煮八合，分二服，忌蔥。《廣濟方》

**產後腸出**：不收，老鴉酸漿果一把，水煮，先薰後洗，收乃止。《救急方》

**產後血暈**：心氣欲絕者，夏枯草搗絞汁，服一錢，大妙。《徐氏家傳方》

**產後血閉**：不下者，益母草汁一小盞，入酒一合，溫服。《聖惠方》

**產後惡露**：七八日不止，敗醬、當歸各六分，續斷、芍藥各八分，川芎、竹茹各四分，生地黃炒十二分，水二升，煮汁八合，空心服。《外台秘要》

**產後腹痛**：如錐刺者，敗醬草五兩，水四升，煮二升，每服二合，日三服，良。《衛生易簡方》

**產後血滲**：入大小腸，車前草汁一升，入蜜一合，和煎一沸，分二服。崔氏方

**產後血暈**：心悶煩熱，用接骨草，即蒴藋破，如算子一握，水一升，煎半升，分二服，或小便出血者服之，亦瘥。《衛生易簡方》

**產後淋瀝**：不通，用葵子一合，朴硝八分，水二升，煎八合，下消散之。《集驗方》

**產後血脹**：搗芭蕉根，絞汁溫服，二三合。

**乳汁不下**：麥門冬去心焙為末，每用三錢，酒磨犀角約一錢許，溫熱調下，不過二服便下。《熊氏補遺》

**婦人乳少**：因氣鬱者，通泉散，用王不留行、穿山甲、炮龍骨、瞿麥穗、麥門冬各等分，為末，每服一錢，熱酒調下，後食豬蹄羹，仍以木梳梳乳，一日三次。《衛生寶鑑》。

**乳汁不下**：乃氣脈壅塞也，及治經絡凝滯，乳內脹痛，邪蓄成癰，服之自然內消，漏蘆二兩半，蛇蛻十條炙焦，瓜蔞十個，燒存性，為末，每服二錢，溫酒調下，良久以熱羹湯投之，以通為度。《和劑局方》

**產後血暈**：心悶氣絕，紅花一兩為末，分作二服，酒二盞，煎一盞，連服，如口噤，斡開灌之，或入小便，尤妙。《子母秘錄》

**產後瀉痢**：小龍牙根一握，濃煎服之甚效，即蛇含是也。《斗門方》

**產後尿血**：川牛膝，水煎頻服。《熊氏補遺》

**產後諸疾**：血暈，心悶煩熱，氣欲絕，心頭硬，乍寒乍熱，續斷皮一握，水三升，煮二升，分三服，如人行一里，再服，無所忌，此藥救產後垂死。《子母秘錄》

**產後血痛**：有塊，並經脈行後，腹痛不調。黑神散：用熟地黃一斤，陳生薑半斤，同炒乾為末，每服二錢，溫酒調下。《婦人良方》

**產後中風**：脅不得轉，交加散：用生地黃五兩研汁，生薑五兩取汁，交互相浸一夕，次日各炒黃，浸汁乾，乃焙為末，每酒服一方寸匕。《濟生方》

**產後煩悶**：乃血氣上衝，生地黃汁、清酒各一升，相和煎沸，分二服。《集驗方》

**產後淋瀝**：紫草一兩，為散，每食前，用井華水，服二錢。《昝殷產寶》

**產後惡血**：不止，乾地黃搗末，每食前，熱酒服一錢，連進三錢。《瑞竹堂經驗方》

**產婦有塊**：作痛，繁縷草兩大握，水煮，常常飲之。《范汪方》

**產後腹痛**：欲死，因感寒起者。陳蘄艾二斤，焙乾，搗，鋪臍上，以絹覆住，熨斗熨之，待口中艾氣出，則痛自止矣。楊誠《經驗方》

**產後百病**：地黃酒，用地黃汁漬麴二升，淨秫米二斗，令發，如常釀之，至熟，封七日，取清，常服令相接。忌生冷、酢、蒜、雞、豬肉及一切毒物，未產先一月成，夏月不可造。《千金翼方》

**產後瀉血**：不止乾艾葉半兩，炙熟老生薑半兩，濃煎湯一服，立妙。孟詵《食療本草》

**乳汁不通**：萵苣菜，煎酒服。《海上方》

**產後血通**：庵閭子一兩，水一升，童子小便二杯，煎飲。《集簡方》

**產後腹大堅滿，喘不能臥**：白聖散：用樟柳根三兩、大戟

一兩半，甘遂炒一兩，為末，每服二三錢、熱湯調下、大便宜利為度，此方主水，聖藥也。《潔古保命集》

**產後腹痛及血不下盡**：麻黃去節為末，酒服方寸匕，一日二三服，血下盡即止。《子母秘錄》

**血後暈絕**：半夏末，冷水和丸，大豆大，納鼻中，即癒。此扁鵲法也。《肘後方》

**產後無乳**：乾胡荽，煎湯飲之，效。《經驗方》

**斷產下胎**：生附子為末，醇酒和塗右足心，胎下去之。《小品方》

**產後下血**：羸瘦迨死，蒲黃二兩，水二升，煎八合，頓服。《昝殷產寶》

**產後中風**：身如角弓反張，口噤不語，川烏頭五兩剉，黑大豆半升，同炒半黑，以酒三升，傾鍋內急攪，以絹濾取酒，微溫服一小盞，取汗，若口不開，拗開灌之，未效，加烏雞糞一合炒，納酒中服，以瘥為度。《小品方》

**乳汁不下**：瓜蔞根燒存性，研末，飲服方寸匕，或以五錢酒水，煎服。《楊氏產乳》

**產後煩悶**：蒲黃方寸匕，東流水服，極良。《昝殷產寶》

**產後吹乳**：腫硬疼痛，輕則為妒乳，重則為乳癰，用瓜蔞根末一兩，乳香一錢，為末，溫酒每服二錢。李仲南《永類鈐方》

**乳汁不下**：瓜蔞子淘洗，控乾炒香，瓦上翕令白色，酒服一錢匕合面臥，一夜流出。《集驗方》

**產後血塊**：大黃末一兩，頭醋半升，熬膏丸梧子大，每服五丸，溫醋化下，良久當下。《千金方》

**乳汁不通**：赤小豆煮汁飲之。《昝殷產寶》

**乳汁不下**：土瓜根為末，酒服一錢，一日二服。《楊氏產乳》

**產後煩渴**：血氣上衝也，紫葛二兩，水二升，煎一升，去滓呷之。

**產後瘀血**：不盡，麻子仁五升，酒一升，漬一夜，明旦去滓，溫服一升，不瘥再服一升，不吐不下，不得與男子通，一月將養如初。《千金方》

**產後血暈**：韭菜切，安瓶中，沃以熱醋，令氣入鼻中，即省。《丹溪心法》

**產後血滯**：衝心不下，生薑五兩，水八升，煮服。

**產後虛汗**：小麥麩、牡蠣各等分，為末，以豬肉汁調服二錢，日二服。《胡氏婦人方》

**產後暈絕**：神麴炒為末，水服方寸匕。《千金方》

**產後秘塞**：大小便不通，用桃花、葵子、滑石、檳榔各等分，為末，每空心，蔥白湯服二錢，即利。《集驗方》

**產後痢渴**：久病，津液枯竭，四肢浮腫，口舌乾燥，用冬瓜一枚，黃土泥厚五寸，煨熟絞汁飲，亦治傷寒痢渴。《古今錄驗方》

**乳汁不通**：絲瓜、連子燒存性，研，酒服一二錢，被覆取汗，即通。《簡便單方》

**產後血悶**：清酒一升，和生地黃汁煎服。《梅師方》

**乳汁不通**：木蓮二個，豬前蹄一個，爛煮食之，並飲汁盡，一日即通，無子婦人食之，亦有乳也。《集簡方》

**豆淋酒法**：宗奭曰：治產後百病，或血熱，覺有餘血水氣，或中風困篤，或背強口噤，或但煩熱口渴，或身頭皆腫，或身癢嘔逆直視，或手足頑痺，頭眩眼眩，此皆虛熱中風也，用大豆三升熬熟，至微煙出，入瓶中，以酒五升沃之，經一日以上，服酒一升，溫服令少汗出，身潤即癒，口噤者加獨活半斤，微微捶破同沃之，產後宜常服，以防風氣，又消結血。

**產後秘塞**：許學士云：產後汗多則大便秘，難於用藥，惟麻子粥最穩，不惟產後可服，凡老人諸虛風秘，皆得力也。用大麻子仁、紫蘇子各二合，洗淨研細，再以水濾取汁一盞，分二次，煮粥啜之。《本事方》

**蕓苔散**：治產後惡露不下，血結衝心刺痛，將來才遇冒寒踏冷，其血必來，心腹間刺痛，不可忍，謂之血母。並治產後心腹諸疾，產後三日，不可無此。用蕓苔子炒當歸、桂心、赤芍藥各等分，每酒服二錢，趕下惡物。《楊氏產乳》

**產後回乳**：產婦無子食乳，乳不消，令人發熱惡寒，用大麥蘗二兩，炒為末，每服五錢，白湯下，甚良。丹溪方

**產後秘塞**：五七日不通，不宜妄服藥丸，宜用大麥芽炒黃為末，每服三錢，沸湯調下，與粥間服。《婦人良方》

**產後青腫**：乃血水積也，乾漆、大麥蘗，等分為末，新丸中鋪漆一層，蘗一層，重重令滿，鹽泥固濟，鍛赤研末，熱酒調服二錢，產後諸疾，並宜。《婦人經驗方》

**乳汁不行**：萵苣子三十枚，研細酒服。又方：萵苣子一合、生甘草三錢、糯米、粳米各半，合煮粥，頻食之。

**產後下痢**：赤白者，用紫莧菜一握，切，煮汁，入粳米三合，煮粥，食之，立瘥也。《壽親養老書》

**產後虛汗**：馬齒莧研汁三合服，如無，以乾者煮汁。《婦人良方》

**子腸脫出**：五靈脂燒煙薰之，先以鹽湯洗淨。《世醫得效方》

**產後下痢**：赤白，裡急後重腹痛，用桃膠焙乾，沉香、蒲黃炒各等分為末，每服二錢，食前，米飲下。《婦人良方》

**產後陰脫**：慎火草一斤，陰乾，酒五升，煮汁一升，分四服。《子母秘錄》

**產後血瘀**：蒲黃三兩，水三升，煎一升，頓服。《梅師方》

**產後中風**：角弓反張不語，用大蒜三十瓣，以水三升，煮一升，灌之即蘇。張傑《子母秘錄》

**產後血暈**：芸苔子、生地黃各等分，為末，每服三錢，薑七片，酒水各半盞，童便半盞，煎七分，溫服，即蘇。溫隱居《海上方》

**產後腹脹**：不通，轉氣急，坐臥不安，以麥蘗一合，為

末，和酒服，良久通轉，神驗。此乃供奉太初傳與崔郎中方也。《兵部手集》

**產後血暈**：惡物衝心，四肢冰冷，唇青，腹脹昏迷。紅藥子一兩，頭紅花一錢，水二盞，婦人油釵兩隻，同煎一盞服之，小便俱利，血自下也。《禹講師經驗方》

**炒豆紫湯**：古方有紫湯，破血去風，除氣防熱，產後兩月尤宜服之，用烏豆五升，清酒一斗，炒令煙絕，投酒中，待酒紫赤色，去豆。量性服之，可日夜三盞，神驗。中風口噤，加雞屎白二升，和炒投之。

**產後血疼欲死者**：槐雞半兩為末，酒濃煎飲服，立癒。《婦人良方》

**產後腹痛**：兒枕痛，天仙藤五兩，炒焦為末，每服炒生薑汁，童子小便和細酒調服。《經驗婦人方》

**產後嘔水**：產後因怒哭傷肝，嘔青綠水，用韭葉一斤取汁，入薑汁少許，和飲，遂癒。《摘玄方》

**產後目閉**：心悶，赤小豆生研，東流水服方寸匕，不瘥更服。《肘後方》

**產後氣喘**：胡桃肉、人參各一錢，水一盞，煎七分，頓服。

**產後心痛**：惡血不盡也，荷葉炒香為末，每服方寸匕，沸湯或童子小便，調下，或燒灰，或煎汁皆可。《救急方》

**產後血暈**：不知人，及狂語，用麒麟竭一兩，研末每服二錢，溫酒調下。《聖惠方》

**產後敗血**：兒枕塊硬，疼痛發歇，及新產乘虛，風寒內搏，惡露不快，臍腹堅脹。當歸散：用當歸炒，鬼箭去中心木，紅、藍花各一兩，每服三錢，酒一大盞，煎七分，食前溫服。《和劑局方》

**產後諸疾**：及胎不安，杜仲去皮，瓦上焙乾，木臼搗末，煮棗肉，和丸彈子大，每服一丸，糯米飲下，日二服。《勝金方》

**產後百病**：《千金方》桃仁煎：治婦人產後百病諸氣，取桃仁一千二百枚，去皮尖、雙仁，熬搗極細，以清酒一斗，半研如麥粥，納小瓶中，封入湯中，煮一伏時，每服一匙，溫酒和服，日再。《圖經本草》

**產後心痛**：惡血衝心，氣悶欲絕，桂心為末，狗膽汁丸芡實子大，每熱酒服一丸。《聖惠方》

**產後悶亂**：血氣沖，口乾腹痛。《梅師方》用生藕汁三升飲之。龐安時用藕汁、生地黃汁、童子小便各等分煎服。

**產後惡血**：沒藥、血竭末各一錢，童子小便溫酒各半盞，煎沸服，良久惡血自下，更不生痛。《婦人良方》

**產後尿閉**：不通者，陳皮一兩，去白為末，每空心，溫酒服二錢，一服即通，此張不愚方也。《婦人良方》

**產後身熱**：如火皮，如粟粒者，桃仁研泥，同臘豬脂敷之，日日易之。《千金方》

**兒枕作痛**：五靈脂，慢炒研末，酒服二錢。《昝殷產寶》

**產後痢渴**：烏梅肉二十個，麥門冬十二分，每以一升，煮七合，細呷之。《必效方》

**產後秘塞**：以蔥涎調臘茶末為丸，百丸茶服自通，不可用大黃利藥，利者百無一生。郭稽中《婦人方》

**產後虛羸**：腹痛冷氣不調，及腦中風，汗自出，白羊肉一斤，切，治如常，調和食之。《食醫心鏡》

**產後咳逆**：嘔吐，心忡目暈，用石蓮子半兩，白茯苓一兩，丁香五錢，為末，每米飲服二錢。《良方補遺》

**產後血閉**：桃仁二十枚去皮，尖，藕一塊，水煎服之，良。《唐瑤經驗方》

**產後血崩**：蓮蓬殼五個、香附二兩，各燒存性，為末，每服二錢，米飲下，日二服。《婦人方》

**產後腸脫**：不能收拾者，樗枝取皮，焙乾一握，水五升，連根蔥五莖，漢椒一撮，同煎至三升，去滓，傾盆內，乘熱薰洗，冷則再熱，一服可作五次用，洗後睡少時，忌鹽、鮮、

醬、麵、發風毒物，及用心勞力等事。年深者亦治之。《婦人良方》

**產後血暈**：五心煩熱，氣力欲絕，及寒熱不禁。以接骨木破人如算子一握，用水一升，煎取半升，分服，或小便頻數，惡血不止，服之即瘥，此木煮之三次，其力一般，乃起死妙方。《產書》

**婦人無乳**：《外台秘要》用母豬蹄一具，水二斗，煮五六升，飲之，或加通草六分。

《廣濟方》用母豬蹄四枚，水二斗，煮一斗，入王瓜根、通草、漏蘆各三兩，再煮六升，去滓，納蔥、豉作粥或 食之，或身體微熱，有少汗出，佳，未通再作。

**產後血多**：不止，烏雞子三枚，醋半升，酒二升，和攪煮取一升，分四服。《本草拾遺》

**產婦浮損**：小便淋瀝不斷，黃絲絹三尺，以炭灰淋汁，煮至極爛，清水洗淨，入黃蠟半兩、蜜一兩、茅根二錢、馬勃末二錢、水一升，煎一盞，空心頓服，服時勿作聲，作聲即不效，名固脬散。又方：產時傷浮，終日不小便，只淋濕不斷，用生絲黃絹一尺，白牡丹根皮末、白及末各一錢，水二碗，煮至絹爛如湯，服之，不宜作聲。《婦人良方》

**產後腹痛**：枳實麩炒，芍藥酒炒，各二錢，水一盞煎服，亦可為末服。《聖惠方》

**產後腸脫**：不收，用皂莢樹皮半升，皂莢核一合，川楝樹皮半升，石蓮子炒去心，一合為粗末，以水煎湯，乘熱以物圍定，坐薰洗之，挹乾便吃補氣丸藥一服，仰睡。《婦人良方》

**產後遺溺**：不禁，雞屎燒灰，酒服方寸匕。《昝殷產寶》

**產後青腫**：疼痛及血氣水疾，用乾漆大麥芽，等分，為末，新瓦甍相間鋪滿，鹽泥固濟，鍛赤，放冷研散，每服一二錢，熱酒下，但是產後諸疾皆可服。《婦人經驗方》

**產後壯熱**：頭痛頰赤，口乾唇焦，煩渴昏悶，用松花、蒲黃、川芎、當歸、石膏各等分，為末，每服二錢，水二合，紅

花二捻，同煎七分，細呷。《本草衍義》

**產後下痢**：沒石子一個，燒存性，研末，酒服熱即飲下，日二服。《子母秘錄》

**產後呃逆**：白荳蔻、丁香各半兩，研細，桃仁湯服一錢，少頃再服。《乾坤生意》

**產後煩熱**：內虛短氣。甘竹茹湯：用甘竹茹一升，人參、茯苓、甘草各二兩，黃芩二兩，水六升，煎二升，分服，日三服。《婦人良方》

**產後污血**：污衣赤色，葎草搗生汁，三升，醋二合，和合頓服，當尿下白汁。《韋宙獨行方》

**產後血暈**：蘇方木三兩，水五升，煎取二升，分服。

**產後中風**：口噤身直，面青手足反張，竹瀝飲一兩升，即蘇。《梅師方》

**產後虛汗**：淡竹瀝二合，暖服，須臾再服。《昝殷產寶》

**產後諸淋**：紫荊皮五錢半，酒半，水煎溫服。《熊氏補遺》

**產後腸出**：不收，枳殼煎湯，浸之良久，即入也。《袖珍方》

**產後下血**：炙桑白皮，煮水飲之。《肘後方》

**產後搐搦**：強直者，不可便作風中，乃風入子臟，與破傷風同。用鰾膠一兩，以螺粉炒焦，去粉為末，分三服，煎蟬蛻湯下。《昝殷產寶》

**產後下痢**：日五十行，用桑木裡蠹蟲糞，炒黃，急以水沃之，稀稠得所服之，以瘥為度，此獨孤納祭酒方也。《必效方》

**乳汁不通**：白殭蠶末二錢，酒服少頃，以脂麻茶一盞，投之梳頭數十遍，乳汁如泉也。《經驗方》

**產後血暈**：血結聚於胸中，或偏於少腹，或連於脅肋，用水蛭炒，虻蟲，去翅足，炒，沒藥、麝香各一錢，為末，以四物湯調下，血下痛止，仍服四物湯。《保命集》

**產後盜汗**：牡蠣粉，麥麩炒黃，等分每服一錢，用豬肉汁調下。《經驗方》

**乳汁不通**：用鯉魚一頭，燒末，每服一錢，酒調下。《昝殷產寶》

**產後口渴**：用煉過蜜，不計多少，熟水調服即止。《產書》

**產後腸脫**：五倍子末，摻之，或以五倍子、白礬，煎湯薰洗。《婦人良方》

**產後遺尿**：或尿數桑螵蛸炙半兩，龍骨一兩，為末，每米飲服二錢。《徐氏胎產方》

**產後腹痛**：兔頭炙熱摩之，即定。《必效方》

**乳汁不通**：漏泉散：用穿山甲炮研末，酒服方寸匕，日二服，外以油梳梳乳即通。《單驗方》

**乳汁不行**：內服通乳藥，再用木梳梳乳，周回百餘遍，即通。《儒門事親》

**產後遺尿**：雞窠草燒末，酒服一錢匕。《聖惠方》

**產後盜汗**：薔薔惡寒茱萸一雞子大，酒三升，漬半日，煮服。《千金翼方》

**產後煩懣**：不食者，白犬骨燒研，水服方寸匕。《千金翼方》

**產後血暈**：狂言失志，用紫菀一兩為末，酒服二錢匕。《徐氏家傳方》

**產後血暈**：膠燒存性，酒和童子小便，調服三五錢，良。《事林廣記》

**產後下痢**：用野雞一隻，做餛飩食之。《食醫心鏡》

**產後虛悶**：阿膠，枳殼炒各一兩，滑石二錢半，為末，蜜丸梧子大，每服五十丸溫水下，未通再服。《和劑局方》

**產後煩悶**：汗出不識人。《千金方》用羚羊角燒末，東流水服方寸匕，未癒再服。又方：加芍藥、枳實各等分炒，研末，湯服。

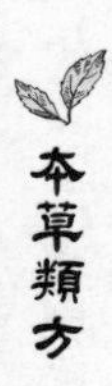

**產後血運**：治產婦血暈，不知人事，用五靈脂二兩，半生半炒為末，每服一錢，白水調下，如口噤者，乾開灌之，入喉即癒。《圖經本草》

**產後遺尿**：豬胞、豬肚各一個，糯米半升，入脬內，更以脬入肚內，同五味煮食。《醫林集要》

**通乳**：獐肉煮食，勿令婦知。《子母秘錄》

**紫金丸**：治產後惡露不快，腰痛小腹如刺，時作寒熱，頭痛不思飲食。又治久有瘀血，月水不調，黃瘦不食，亦療心痛，功與失笑散同。以五靈脂水淘淨，炒末二兩，以好米醋調稀，慢火熬膏，入真蒲黃末，和丸龍眼大，每服一丸，以水與童子小便各半盞，煎至七分，溫服少頃，再服，惡露即下血塊，經閉者酒磨服之。《楊氏產乳》

**產後血運**：鹿角一段，燒存性，出火毒，為末，灑調灌下，即醒。《楊拱醫方摘要》

**產後口乾**：舌縮，用雞子一枚，打破，水一盞，攪服。《經驗方》

**產後中風**：口噤瘲，角弓反張，黑豆二升半，同雞矢白一升，炒熟入清酒一升半，浸取一升，入竹瀝服，取汗。《昝殷產寶》

**產後虛羸**：黃雌雞一隻，去毛，背上開破，入生百合三枚，白粳米半升，縫合入五味，汁中煮熟，開腹取百合，並飯和汁作羹食之，並食肉。《聖惠方》

**產婦風瘡**：因出風早，用豬膽一枚，百子油一兩，和敷。《杏林摘要》

**產乳血暈**：取釅醋和產婦血，如棗大，服之。《聖惠方》

**產後血攻**：或下血不止，心悶面青，身冷欲絕者，新羊血一盞，飲之三兩，服妙。《梅師方》

**乳汁不通**：鼠肉作羹食，勿令知之。《產書》

**墮胎血瘀**：不下，狂悶寒熱，用鹿角屑一兩為末，豉湯服一錢，日三，須臾，血下。《聖惠方》

**產後虛羸**：令人肥白健壯，羊脂二斤、生地黃汁一斗，薑汁五升，白蜜三升，煎如飴，溫酒服一杯，日三。《小品方》

**產後厥痛**：胡洽大羊肉湯，治婦人產後大虛，心腹絞痛，厥逆，用羊肉一斤，當歸、芍藥、甘草各七錢半，用水一斗，煮肉取七升，入諸藥，煮二升服。

**產後腹痛**：鹿屑盡者，鹿角燒研，豉汁服方寸匕，日二。《子母秘錄》

**婦人無乳**：用羊肉六兩，獐肉八兩，鼠肉五兩，作臛淡之。崔氏方

**產後風邪**：心虛驚悸，用豬心一枚，五味、豉汁煮食之。《食醫心鏡》

**乳汁清少**：死鼠一頭，燒末，酒服方寸匕，勿令婦知。《子母秘錄》

**產後虛汗**：發熱，肢體疼痛，亦名蓐勞。《永類鈐方》用豬腎一對切，水三升，粳米半合，椒鹽，蔥白煮粥食。《梅師方》用豬腎同蔥豉和成臛，食之。

**產後血暈**：案紙二十張燒灰，清酒半升，和服頓定，冬月用煊酒，服之立驗。已斃，經一日者，去板齒灌之亦活。

**產後蓐勞**：寒熱，用豬腎一對，切細片，以鹽酒拌之，先用粳米一合，蔥椒煮粥，鹽醋調和，將腰子鋪於盆底，以熱粥傾於上蓋之，如作盦（同飲）生粥食之。《濟生方》

**琥珀散**：止血生肌，鎮心明目，破癥瘕氣塊，產後血暈悶絕，兒枕痛，並宜餌此方。琥珀一兩，鱉甲一兩，京三棱一兩，延胡索半兩，沒藥半兩，大黃六銖，熬搗為散。空心酒服三錢匕，日再服，神驗莫及。產後即減大黃。《海藥本草》

**婦人血暈**：腹中疼痛，沒藥末一錢，酒服便止。《圖經本草》

**產後血沖**：心胸滿喘，命在須臾。用血竭、沒藥各一錢，研細，童便和酒調服。《醫林集要》

**產後諸痢**：蒼耳葉搗絞汁，溫服半中盞，日三四服。《聖

惠方》

**產後諸痢**：多煮薤白食，仍以羊腎脂同炒食之。《范汪方》

**產後血痢**：小便不通，臍腹痛。生馬齒莧菜杵汁三合，煎沸入蜜一合，和服。《昝殷產寶》

**產後氣喘**：而黑欲死，乃血入肺也，用蘇木二兩，水二碗，煎一碗，入人參末一兩服，隨時加減，神效不可言。胡氏方

**產後中風**：茵芋五兩，木防己半斤，苦酒九升，漬一宿。豬脂四斤，煎三上三下，膏成。每服熱摩千遍，《千金方》

**產後悶滿**：不能食用小豆三七枚，燒研，冷水頓服，佳。《千金方》

**產後虛汗**：豬膏、薑汁、白蜜各一升，酒五合，煎五上五下。每服方寸匕。《千金翼方》

**產後腹痛**：五靈脂、香附、桃仁各等分，研末，醋糊丸，服一百丸，或用五靈脂末、神麴糊丸，白朮、陳皮湯下。丹溪方

**產後鼻衄**：荊芥焙，研末，童子小便服二錢。《海上方》《婦人良方》

**產後帶下**：產後中風絕孕，帶下赤白。用羊肉二斤，香豉、大蒜各三兩，水一斗，煮五升，納酥一升，更煮二升，服。《千金方》

**大黃蟲丸**：治產婦腹痛，有乾血，用蟲二十枚，去足，桃仁二十枚，大黃二兩，為末，煉蜜杵和分為四丸，每以一丸，酒一升，煮取二合，溫服，當下血也。張仲景方

**產後帶下**：漏蘆一兩，同熬成膏入後末，和丸梧子大，每溫水下三十丸。《聖惠方》

**墮胎下血**：不止，當歸焙一兩，蔥白一握，每服五錢，酒一盞半，煎八分，溫服。《聖濟總錄》

**墮胎血下**：煩悶用豉一升，水三升，煮三沸，調鹿角末，方寸匕。《子母秘錄》

**墮胎下血**：小薊根葉、益母草各五兩。水二大碗，煮汁一

碗，再煎至一盞，分二服，一日服盡。《聖濟總錄》

**毒藥墮胎**：女人服草藥墮胎腹痛者。生白扁豆去皮，為末，米飲服方寸匕，濃煎汁飲，亦可丸服。若胎氣已傷未墮者，或口噤手強，自汗頭低，似乎中風，九死一生。醫多不識，作風治，必死無疑。

**墮胎下血**：不止，榆白皮、當歸焙，各半兩，入生薑，水煎服之。《普濟方》

**墮胎下血**：不止，桑木中蠍蟲，燒末，酒服方寸匕，日二，蟲屎亦可。《普濟方》

**墮胎血溢**：不止，墨三兩，火燒醋淬三次，出火毒，沒藥一兩，為末，每服二錢，醋湯下。《普濟方》

**產後血氣**：攻心痛，惡物不下。用灶中心土研末，酒服二錢，瀉出惡物，立效。《救急方》

**產後惡物**：不下，芫花、當歸各等分，炒為末，調一錢服。《保命集》

**子腸脫出**：茱萸三升，酒五升，煎二升，分三服。《兵部手集》

**子宮脫下**：蓖麻子仁、枯礬各等分，為末，安紙上托入。仍以蓖麻子仁十四枚，研膏塗頂心，即入。《摘玄方》

**產門不閉**：產後陰道不閉，或陰脫出。石灰一斗熬黃，以水二斗投之，澄清，薰。《肘後方》

**產後陰脫**：絹盛蛇床子，蒸熱熨之。又法：蛇床子五兩，烏梅十四個。煎水，日洗五六次。《千金方》

**產腸不收**：用油五升，煉熟盆盛，令婦坐盆中，飯久，先用皂莢炙去皮，研末，吹少許入鼻，作嚏立上。《斗門方》

**產後陰脫**：燒車缸頭脂，納酒中服。《子母秘錄》

**產後陰脫**：《千金方》用鱉頭五枚燒研，井華水服方寸匕，日三。《古今錄驗方》加葛根二兩，酒服。

**產後陰脫**：以溫酒洗軟，用雄鼠屎燒煙薰之，即入。熊氏方

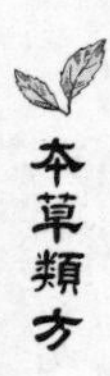

**產後陰脫**：人屎燒赤為末，酒服方寸匕，日二服。《千金方》

**子腸不收**：全蠍炒研末，口噙水，鼻中之，立效。《衛生寶鑑》

**產後寒熱**：心悶脹百病，羖羊角燒末，酒服方寸匕。《子母秘錄》

**婦人斷產**：水銀以麻油煎一日，空心服棗大一丸，永斷，不損人。《婦人良方》

**婦人斷產**：白鶴仙根、白鳳仙子各一錢半，紫葳二錢半，辰砂二錢，搗末，蜜和丸梧子大。產內三十日，以酒半盞服之。不可著牙齒，能損牙齒也。《摘玄方》

**婦人斷產**：白麵一升，酒一升，煮沸去渣，分三服。經水至時前日夜、次日早及天明服之。

**婦人斷產**：蝙蝠一個，燒研，以五朝酒醋調下。《摘玄方》

**婦人斷產**：蠶子、破故紙一尺，燒為末，酒服，即終身不產。《千金方》

**婦人斷產**：零陵香為末，酒服二錢，每服至一兩，即一年絕孕。蓋血聞香即散也。《醫林集要》

**墮胎下血**：不止，代赭石末一錢，生地黃汁半盞調。日三五服，以瘥為度。《聖濟總錄》

**落胎下血**：丹參十二兩，酒五升，煮取三升，溫服一升，一日三服，亦可水煮。《千金方》

## 陰病第一百零七

**陰冷發悶**：冷氣入腹，腫滿殺人，釜月下土和雞子白敷之。《千金方》

**女人陰脫**：鐵精、羊脂布裹，炙熱熨推之。《聖惠方》

**陰汗濕癢**：爐甘石一分，真蚌粉半分，研粉撲之。《直指方》

**婦人轉脬**：因過忍小便而致，滑石末、蔥湯服二錢。《聖惠方》

**男陰卒腫**：釜月下土和雞子白，敷之。《千金方》

**玉門寬冷**：硫黃煎水，頻洗。《心傳方》

**男女陰毒**：寒水石不拘多少為末，用兩餾飯搗丸栗子大，日乾，每用一丸，炭火鍛紅燒研，以滾酒調服飲，蔥酢湯投之，得汗癒。蔡氏《必用方》

**陰下濕汗**：滑石一兩，石膏半兩，白礬少許，研摻之。《集簡方》

**產門生合**：不開，用銅錢磨利割開，以陳石灰敷之，即癒。《通變方》

**婦人陰癢**：桃仁杵爛，綿裹塞之。《肘後方》

**婦人陰脫**：作癢，礬石燒研，空心酒服方寸匕，日三。《千金翼方》

**陰瘡作臼**：取高昌白礬、麻仁各等分，研末，豬脂和膏，先以槐白皮煎湯洗過，塗之。外以楸葉貼上，不過三度，癒。葛洪《肘後方》

**婦人陰痛**：礬石三分炒，甘草末半分，綿裹導之，取瘥。《肘後方》

**婦人陰痛**：青布裹鹽，熨之。《藥性論》

**婦人陰癢**：牆頭爛茅、荊芥、牙皂各等分，煎水，頻薰洗之。《摘玄方》

**女子陰瘡**：硫黃末，敷之，瘥，乃止。《肘後方》

**陰下濕癢**：甘草煎湯，日洗三五度。《古今總錄》

**陰下濕癢**：綿黃耆酒炒為末，以熟豬心蘸吃，妙。趙真人《濟急方》

**婦人陰癢**：蛇床子一兩，白礬二錢，煎湯頻洗。《集簡方》

**婦人陰脫**：白及、川烏頭，等分為末，絹裹一錢，納陰中入三寸，腹內熱即止，日用一次。《廣濟方》

**子宮寒冷**：溫中坐藥。蛇床子散，取蛇床子仁為末，入白粉少許，和匀如棗大，綿裹納之，自然溫也。《金匱玉函方》

**婦人陰痛**：絹盛蛇床子，蒸熱熨之。又法：蛇床子五兩，烏梅十四個，煎水，日洗五六次。《千金方》

**陰癢生瘡**：胡麻嚼爛，敷之良。《肘後方》

**陰下癢痛**：車前子煮汁，頻洗。《外台秘要》

**婦人陰痛**：牛膝五兩，酒三升，煮取一升半，去滓，分三服。《千金方》

**婦人陰癢**：小薊煮湯，日洗二次。《廣濟方》

**婦人陰腫**：甘菊苗搗爛，煎湯，先薰，後洗。《世醫得效方》

**婦人陰癢**：狼牙二兩，蛇床子三兩，煎水熱洗。《外台秘要》

**婦人陰蝕**：瘡爛者，狼牙湯，用狼牙三兩，水四升，煮取半升，以筋纏綿，浸湯瀝洗，日四五遍。張仲景《金匱玉函方》

**婦人陰瘡**：紫葳為末，用鯉魚腦或膽搽調。《摘玄方》

**婦人陰瘡**：如蟲咬癢痛者，生搗桃葉，綿裹納之，日三四易。《食療本草》

**陰瘡爛痛**：杏仁燒黑研成膏，時時敷之。《永類鈐方》

**婦人陰腫**：作癢，蒜湯洗之，效乃止。《永類鈐方》

**產門蟲疽**：痛癢不可忍，用杏仁去皮，燒存性，杵爛綿裹，納入陰中，取效。孟詵《食療本草》

**陰下濕癢**：蒲黃末，敷三四度，瘥。《千金方》

**女陰挺出**：茄根燒存性為末，油調在紙上，捲筒安入內，一日一上。《乾坤生意》

**陰汗濕癢**：石菖蒲、蛇床子各等分，為末，日搽二三次。《濟急仙方》

**婦人陰腫**：或生瘡枸杞根，煎水，頻洗。《永類鈐方》

**女人陰冷**：五味子四兩為末，以口中玉泉和丸，兔矢大，

頻納陰中，取效。《近效方》

**下部蟲癢**：蒸大棗取膏，以水銀和捻長三寸，以綿裹，夜納下部中，明日蟲皆出也。《肘後方》

**陰蝨作癢**：陰毛際肉中，生蟲如蝨，或紅或白，癢不可忍者，白果仁嚼細，頻擦之，取效。《劉長春方》

**婦人陰寒**：十年無子者，用吳茱萸、川椒各一升，為末，煉蜜丸彈子大，綿裹納陰中，日再易之，但子宮開即有子也。《經心方》

**婦人陰冷**：母丁香末，紗囊盛如指大，納入陰中，病即已。《本草衍義》

**腎風陰癢**：以稻草燒皂莢，煙薰乾，十餘次，即止。《濟急仙方》

**婦人陰腫**：堅痛，枳實半斤，碎炒綿裹，熨之，冷即易。《子母秘錄》

**陰蝕欲盡**：蛤蟆灰、兔屎各等分，為末，敷之。《肘後方》

**交接違禮**：女人血出不止，青布同髮燒灰，納之。《集驗方》

**女人陰血**：因交接傷動者，五倍子末摻之，良。熊氏方

**女人陰血**：女人交接違理血出，用雄雞冠血塗之。《集驗方》

**女人陰癢**：炙豬肝納入，當有蟲出。《肘後方》

**婦人陰吹**：胃氣下泄，陰吹而正喧，此穀氣之實也，宜豬膏、髮煎導之，用豬膏半斤，亂髮雞子大三枚，和煎，髮消藥成矣，分再服，病從小便中出也。張仲景方

**婦人陰䘌**：作癢，羊肝納入，引蟲。《集簡方》

**婦人陰脫**：煎羊脂頻塗之。《廣利方》

**陰腫痛極**：馬齒莧搗敷之，良。《永類鈐方》

**婦人陰瘡**：用鯽魚炙油，塗之。時珍主治

**婦人嫁痛**：小戶腫痛也，大黃一兩，酒一升，煮一沸，頓

服。《千金方》

**婦人陰頹**：硬如卵狀，隨病之左右，取穿山甲之左右邊五錢，以沙炒焦黃，為末，每服二錢，酒下。《摘玄方》

**子宮虛寒**：《杏林摘要》云：婦人無子，由子宮虛寒，下元虛，月水不調，或閉，或漏，或崩中帶下，或產後敗血未盡、內結不散，用紅娘子六十枚，大黃、皂莢、葶藶各一兩，巴豆一百二十枚為末，棗肉為丸如彈子大，以綿裹留繫，竹筒送入陰戶，一時許發熱，渴用熟湯二盞解之，後發寒，靜睡要安，三日方取出，每日空心以雞子三枚，胡椒末二分，炒食，酒下以補之，久則子宮暖矣。

**陰冷悶痛**：漸入腹腫滿，醋和麵熨之。《千金方》

**婦人陰挺**：鐵孕粉一錢，龍腦半錢，研，水調刷產門。《世醫得效方》

# 卷之十

## 小兒初生諸病第一百零八

**初生不啼**：取冷水灌之，外以葱白莖，細鞭之，即啼。《全幼心鑑》

**小兒丹毒**：向陽燕窠土為末，雞子白和敷。《衛生易簡方》

**小兒熱丹**：白土一分、寒水石半兩，為末，新水調塗。《小兒藥證直訣》

**小兒吃土**：用乾黃土一塊研末，濃煎黃連湯，調下。《救急方》

**小兒夜啼**：燒屍場土，置枕邊。《集簡方》

**一切丹毒**：水和麴蟺泥，敷之。《外台秘要》

**小兒頭熱**：鼻塞不通，濕地龍糞捻餅，貼囟上，日數易之。《聖惠方》

**小兒吐乳**：取田中地龍糞一兩，研末，空心以米湯服半錢，不過二三服，效。《聖惠方》

**小兒熱癤**：井底泥，敷其四圍。《談野翁試驗方》

**小兒卵腫**：地龍糞，以薄荷汁，和塗之。《世醫得效方》

**小兒夜啼**：伏龍肝末二錢，硃砂一錢，麝香少許，為末，蜜丸綠豆大，每服五丸，桃符湯下。《普濟方》

**小兒重舌**：釜下土，和苦酒塗之。《千金方》

**小兒丹毒**：多年灶下黃土末，和屋漏水敷之，新汲水亦可，雞子白或油亦可，乾即易。《肘後方》

**小兒臍瘡**：伏龍乾末敷之。《聖惠方》

**小兒熱癤**：釜下土、生椒末各等分，醋和塗之。《千金方》

**小兒口瘡**：釜底墨，時時搽之。《普濟方》

**小兒積痢**：駐車丸，用百草霜二錢，巴豆煨去油一錢，研勻，以飛羅麵糊和丸綠豆大，每服三五丸，赤痢，甘草湯下；白痢，米飲下；紅白痢，薑湯下。《全幼心鑑》

**小兒頭瘡**：浸淫成片，樑上塵和油瓶下滓，以皂莢湯洗後塗之。《子母秘錄》

**小兒赤丹**：屋塵和臘豬脂，敷之。《千金方》

**小兒驚熱**：心肺積熱，夜臥多驚，鉛霜、牛黃各半分，鐵粉一分，研勻，每服一字，竹瀝調下。《聖濟總錄》

**小兒脾泄**：不止，紅棗二十個，去核，將官粉入內，以陰陽瓦焙乾，去棗研粉，每服三分，米湯下。孫真人《集效方》

**小兒無辜**：疳下痢，赤白，胡粉熟蒸，熬令色變，以末飲服半錢。《子母秘錄》

**小兒夜啼**：水服胡粉，三豆大，日三服。《子母秘錄》

**小兒腹脹**：胡粉鹽熬色變，以摩腹上。《子母秘錄》

**小兒耳瘡**：月蝕胡粉，和土塗之。《子母秘錄》

**小兒舌瘡**：胡粉和豬脊骨中髓，日三，敷之。《全幼心鑑》

**小兒丹毒**：唾和胡粉，從外至內，敷之，良。《千金方》

**小兒吐逆**：不止，宜此清鎮，燒針丸用。黃丹研末，小棗肉和丸，芡子大，每以一丸，針籤於燈上燒過，研細，乳汁調下，一加硃砂、枯礬各等分。《謝氏小兒方》

**小兒口瘡**：糜爛，黃丹一錢、生蜜一兩，相合蒸黑，每以雞毛蘸搽，甚效。《普濟方》

**小兒重舌**：黃丹一豆大，安舌下。《子母秘錄》

**小兒瘴瘧**：壯熱不寒，黃丹二錢，蜜水和服，冷者酒服，名鬼哭丹。《劉涓子鬼遺方》

**小兒夜啼**：明鹽掛床腳上。《聖惠方》

**小兒初生**：遍身如魚脬，又如水晶，破則成水，流滲又生者，密陀僧生研之，仍服蘇合香丸。《救急方》

**小兒口瘡**：不能吮乳，密陀僧末，醋調塗足心，瘡癒洗去。蔡醫博方也。黎居士《簡易方》

**小兒口瘡**：鐵鏽末，水調敷之。《集簡方》

**小兒客忤**：面青驚痛，銅照子鼻燒赤，少酒淬過，與兒飲。《聖惠方》

**小兒丹毒**：鍛鐵屎研末，豬脂和敷之。《千金方》

**小兒傷寒**：百日內患壯熱，用鐵鏵一斤，燒赤，水二斗，淬三七次，煎一半，入柳葉七片，浴之。《聖濟總錄》

**小兒燥瘡**：一名爛瘡，燒鐵淬水中二七遍，浴之二三起，作漿。《子母秘錄》

**小兒熱丹**：藍靛敷之。《子母秘錄》

**小兒下痢**：赤白及水痢，雲母粉半兩，煮白粥調食之。《全幼心鑑》

**小兒身熱**：白芷煮湯浴之，取汁，避風。《子母秘錄》

**小兒初生**：六日，解胎毒，溫腸胃，壯氣血。硃砂豆大，細研，蜜一棗大，調與吮之，一日令盡。姚和眾《至寶方》

**小兒口瘡**：用荸薺燒存性，研末擦之。《楊起簡便方》

**出生不乳**：咽中有噤物如麻豆許，用水銀米粒大與之，下嚥即癒。《聖惠方》

**小兒下血**：車缸脂燒赤，淬水服。時珍主治

**初生鎖肚**：證由胎中熱毒，結於肛門，兒生之後，閉而不通三日者。急令婦人咂兒前後心、手足心並臍七處，四五次。以輕粉半錢，蜜少許，溫水化開，時時與少許，以通為度。《全幼心鑑》

**小兒涎喘**：服藥不退者，用無雄雞子一個取清，入輕粉炒十錢，拌和，銀器盛，置湯瓶上蒸熟。三歲兒盡食，當吐痰或泄而癒。氣實者乃可用。演山《活幼口議》

**幼兒吮乳**：不止，服此立效，膩粉一錢，鹽豉七粒去皮，研勻，丸麻子大，每服三丸，藿香湯下。《活幼口議》

**小兒吃泥**：及壞肚。用膩粉一分，砂糖和丸麻子大，空心

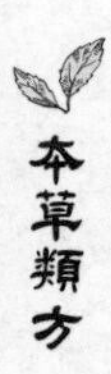

米飲下一丸，良久泄出泥土，瘥。《經驗方》

**小兒耳爛**：輕粉、棗子灰各等分，研，油調敷。《摘玄方》

**新生小兒**：益母草五兩，煎水浴之，不生疥瘡。《簡要濟衆》

**小兒燥渴**：粉霜一字，大兒半錢，蓮花湯調下，冬月用蓮肉。《保幼大全》

**小兒丹毒**：寒水石末一兩，和水塗之。《集玄方》

**小兒頭瘡**：蔥汁調膩粉塗之。又方：雞子黃炒出油，入麻油及膩粉末，敷之。《集簡方》

**小兒生癬**：豬脂和輕粉抹之。《直指方》

**小兒身熱**：石膏一兩，青黛一錢，為末，膏糊丸龍眼大，每服一丸，燈心湯化下。《普濟方》

**小兒洞瀉**：木瓜搗汁，服之。《千金方》

**小兒吐瀉**：黃色者，傷熱也。玉露散：用石膏、水石各五錢，生甘草二錢半，為末。滾湯調服一錢。《小兒藥證直訣》

**小兒水痢**：形乏，不勝湯藥。白石脂半兩研粉，和白粥空肚食之。《子母秘錄》

**小兒重舌**：黃柏浸苦竹瀝，點之。《千金方》

**兒臍汁出**：赤腫，白石脂末熬溫，撲之，日三度，勿揭動。韋宙《韋宙獨行方》

**小兒唇緊**：蠐螬研末，豬脂和，敷之。《千金方》

**小兒滑泄**：白龍丸：白石脂、白龍骨各等分，為末，水丸黍米大，每量大小，木瓜、紫蘇湯下。《全幼心鑑》

**小兒內釣**：多啼，銀朱半錢，乳香、煨蒜各一錢，為末，研丸黍米大。半歲五丸，薄荷湯下。《全幼心鑑》

**小兒項軟**：因風虛者，蛇含石一塊鍛七次，醋淬七次研，鬱金等分，為末，入麝香少許，白米飯丸龍眼大，每服一丸，薄荷湯化服，一日一服。《活幼全書》

**小兒不尿**：安鹽於臍中，以艾灸之。《藥性論》

**小兒風熱**：挾風蘊熱，體熱。太陰玄精石一兩，石膏七錢半，龍腦半兩，為末，每服半錢，新汲水下。《普濟方》

**小兒重舌**：馬牙硝塗於舌上下，日三度。姚和眾方

**小兒鵝口**：馬牙硝，擦舌上，日五度。《簡要濟眾》

**小兒胎寒**：軀啼啼發癇，白礬鍛半日，棗肉丸黍米大，每乳下一丸，癒乃止，去痰良。《保幼大全》

**小兒撮口**：鹽豉搗貼臍上，灸之。《子母秘錄》

**小兒目翳**：或來或去，漸大侵睛。雪白鹽少許，燈心蘸點，日三五次。不痛不礙，屢用有效。《活幼口議》

**小兒疝氣**：並內吊腎氣，以葛袋盛鹽，於戶口懸之，父母用手撚，抖盡即癒。《日華子本草》

**小兒丹毒**：皮膚熱赤，寒水石半兩，白土一分，為末。米醋調塗之。《經驗方》

**胎赤眼痛**：鹽綠一分，蜜半兩，於蚌蛤殼內相和，每夜臥時漿水洗目，炙熱點之，能斷根。《聖濟總錄》

**小兒舌瘡**：飲乳不得。白礬和雞子置醋中，塗兒足底，二七日癒。《千金方》

**小兒吻瘡**：經年欲腐，葵根燒研敷之。《聖惠方》

**小兒鵝口**：滿口白爛。枯礬一錢，硃砂二分，為末，每以少許敷之，日三次，神驗。《普濟方》

**小兒舌膜**：舌初生小兒，有白膜皮裹舌，或遍舌根。可以指甲刮破令血出，以燒礬末拌綠豆許，敷之。若不摘去，其兒必啞。姚和眾《至寶方》

**襁褓吐乳**：咳嗽，久不癒，石燕子為末，蜜調少許，塗唇上，日三五次。《衛生寶鑑》

**小兒臍瘡**：不合者，黃柏末塗之。《子母秘錄》

**小兒風疹**：作癢，白礬燒，投熱酒中，馬尾搵酒塗之。《子母秘錄》

**小兒陰㿉**：腫大不消，硼砂一分，水研塗之，大有效。《集玄方》

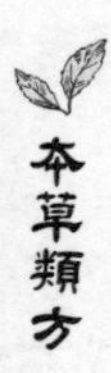

**小兒晬瘡**：地榆煮濃汁，日洗二次。《千金方》

**小兒晬嗽**：百日內咳嗽痰壅。貝母五錢，甘草半生半炙二錢，為末，砂糖丸芡子大，每米飲化下一丸。《全幼心鑑》

**小兒羸瘦**：甘草三兩，炙焦為末，蜜丸綠豆大，每溫水下五丸，日二服。《金匱玉函》

**小兒鵝口**：滿口白爛。貝母去心為末半錢，水五分，蜜少許，煎三沸，繳淨抹之，日四五度。《聖惠方》

**小兒盤腸**：氣痛。延胡索、茴香各等分，炒研，空心米飲，量兒大小與服。《衛生易簡方》

**小兒解顱**：防風、白及、柏子仁各等分，為末，以乳汁調塗，一日一換。《養生主論》

**小兒客忤**：口不能言。細辛、桂心末各等分，以少許納口中。《外台秘要》

**小兒口瘡**：細辛末，醋調，貼臍上。《衛生家寶方》

**小兒夜啼**：前胡搗篩，蜜丸小豆大，日服一丸，熟水下，至五六丸，以瘥為度。《普濟方》

**小兒身熱**：苦參，煎湯，浴之良。《外台秘要》

**初生便閉**：甘草、枳殼煨各一錢，水半盞，煎服。《全幼心鑑》

**小兒夜啼**：硫黃二錢半，鉛丹二兩，研勻，瓶固鍛過，埋土中七日取出，飯丸黍米大，每服二丸，冷水下。《普濟方》

**小兒食土**：取好黃土，煎黃連汁搜之，曬乾與食。姚和眾《童子秘訣》

**小兒癬瘡**：蛇床子杵末，和豬脂塗之。《千金方》

**預解胎毒**：小兒初生，以黃連煎湯浴之，不生瘡及丹毒。又方：未出聲時，以黃連煎汁灌，一匙令終身不出斑；出聲者，灌之，斑難發亦輕，此祖方也。王海藏《湯液本草》

**小兒盤腸**：內鈞痛。以莪朮半兩，用阿魏一錢，化水浸一日夜，焙研，每服一字，紫蘇湯下。《保幼大全》

**小兒流涎**：脾熱也。鹿角屑末，米飲服一字。《普濟方》

**小兒遺尿**：大甘草頭，煎湯，夜夜服之。《世醫得效方》

**小兒撮口**：發噤，用生甘草二錢半，水一盞，煎六分，溫服。令吐痰涎，後以乳汁點兒口中。《金匱玉函》

**嬰兒目澀**：月內目閉不開，或腫羞明，或出血者，名慢肝風。用甘草一截，以豬膽汁炙，為末。每用米泔調少許，灌之。《幼幼新書》

**小兒熱嗽**：甘草二兩，豬膽汁浸五宿，炙研末，蜜丸綠豆大，食後薄荷湯下十丸。名涼膈丸。《聖惠方》

**小兒尿血**：甘草一兩二錢，水六合，煎二合，一歲兒，一日服盡。姚和眾《至寶方》

**小兒口瘡**：赤葵莖炙乾為末，蜜和含之。《聖惠方》

**初生解毒**：小兒初生，未可便與硃砂、蜜，只以甘草一指節長，炙碎，以水二合，煮取一合，以綿染，點兒口中，可為一蜆殼，當吐出胸中惡汁。此後待兒飢渴，更與之。令兒智慧，無病，出痘稀少。《百一選方》

**小兒臍腫**：荊芥煎湯洗淨，以煨蔥刮薄出火毒，貼之即消。《海上方》

**小兒面瘡**：焮赤腫痛，地榆八兩，水一斗，煎五升，溫洗之。《衛生總微方》

**初生尿澀**：不通，車前搗汁，入蜜少許，灌之。《全幼心鑑》

**小兒客忤**：死不能言，桔梗燒研三錢，米湯服之，仍吞麝香少許。張文仲《備急方》

**小兒禿瘡**：白頭翁根搗敷，一宿作瘡，半月癒。《肘後方》

**小兒頭瘡**：蓼子為末，蜜和雞子白同塗之，蟲出不作痕。《藥性論》

**小兒風寒**：煩熱有痰，不省人事。荊芥穗半兩焙，麝香、片腦各一字，為末，每茶服半錢。大人亦治。《普濟方》

**小兒鼻塞**：頭熱，用薰草一兩，羊髓三兩，銚內慢火熬成

膏，去滓，日摩背上三四次。《聖惠方》

**初生吐乳**：初生吐乳不止。蓬莪茂（莪朮的商品名）少許，鹽一綠豆大，以乳一合，煎三五沸，去滓，入牛黃兩粟大，服之，甚效也。《保幼大全》

**小兒泄瀉**：肉荳蔻五錢，乳香二錢半，生薑五片。同炒黑色，去薑，研為膏收，旋丸綠豆大，每量大小，米飲下。《全幼心鑑》

**小兒吐乳**：胃寒者。白荳蔻仁十四個，縮砂仁十四個，生甘草二錢，炙甘草二錢，為末，常摻小兒口中。《世醫得效方》

**小兒陰腫**：小兒陽明經風熱濕氣相搏，陰莖無故腫，或痛縮，宜寬此經，自癒。廣木香、枳殼麩炒二錢半，炙甘草二錢，水煎服。曾氏《小兒方》

**小兒喘咳**：發熱自汗吐紅，脈虛無力者。人參、天花粉各等分，每服半錢，蜜水調下，以瘥為度。《經濟方》

**小兒遺尿**：膀胱病也。夜屬陰，故小便不禁。破故紙炒為末，每夜熱湯服五分。《嬰童百問》

**小兒臍濕**：不早治，成臍風。或腫赤，或出水，用當歸末敷之。一方：入麝香少許。一方：用胡粉等分，試之最驗。若癒後因尿入復作，再敷即癒。《聖惠方》

**小兒疥癬**：藁本煎湯浴之，並以浣衣。《保幼大全》

**小兒褥瘡**：葵根燒末敷之。《子母秘錄》

**小兒癖疾**：蒼朮四兩，為末，羊肝一具，竹刀批開，撒朮末，線縛，入砂鍋煮熟，搗作丸服。《生生編》

**小兒胎寒**：好啼，晝夜不止，因此成癇。當歸末一小豆大，以乳汁灌之，日夜三四度。《肘後方》

**小兒腦熱**：好閉目，或太陽痛，或目赤腫。川芎、薄荷、朴硝各二錢，為末，以少許吹鼻中。《全幼心鑑》

**嬰兒目澀**：不開或出血。蒼朮二錢，入豬膽中，紮煮，將藥氣薰眼後，更嚼取汁，與服妙。《幼幼新書》

**小兒頭瘡**：絳礬一兩，淡豉一兩炒黑，膩粉二錢，研勻。以桑灰湯洗淨，摻之良。小兒甜瘡，大棗去核，填入綠礬，燒存性研，貼之。《拔萃方》

**小兒氣癖**：三棱煮汁作羹粥，與奶母食，日亦以棗許與兒食。小兒新生、百日及十歲以下，無問癇熱，痃癖等皆理之。秘妙不可具言，大效。《子母秘錄》

**小兒甜瘡**：大棗去核，填入綠礬，燒存性，研，貼之。《拔萃方》

**小兒脾風**：宜用人參、冬瓜仁各半兩，南星一兩，漿水煮過，為末，每用一錢，水半盞，煎二三分，溫服。《本事方》

**小兒發遲**：陳香薷二兩，水一盞，煎汁三分，入豬脂半兩，和勻，日日塗之。《永類鈐方》

**小兒囟陷**：乃冷也，水調半夏末，塗足心。

**小兒流涕**：是風寒也。白芷末、蔥白，搗丸小豆大，每茶下二十丸。仍以白芷末，薑汁調，塗太陽穴，乃食熱蔥粥取汗。《聖惠方》

**小兒夜啼**：劉寄奴半兩，地龍炒一分，甘草一寸，水煎，灌少許。《聖濟總錄》

**小兒陰瘡**：野狼牙草，濃煮汁洗之。《千金方》

**嬰孩鵝口**：白厚如紙，用坯子燕脂，以乳汁調塗之，一宿效。男用女乳，女用男乳。《集簡方》

**小兒中暑**：吐瀉煩渴，穀精草燒存性，用器覆之，放冷為末，每冷米飲服半錢。《保幼大全》

**臍風撮口**：生川烏尖三個，金赤蜈蚣半條，酒浸炙乾，麝香少許，為末，以少許吹鼻得嚏，乃以薄荷湯灌一字。《永類鈐方》

**小兒胎風**：手足搐搦，用蚤休，即紫河車為末，每服半錢，冷水下。《衛生易簡方》

**小兒陰腫**：以蔥椒湯暖處洗之，唾調地黃末敷之。外腎熱者，雞子清調，或加牡蠣少許。《世醫得效方》

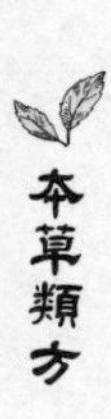

**小兒臍風**：撮口，艾葉燒灰填臍中，以帛縛定效。或隔蒜灸之，候口中有艾氣，立癒。《簡便方》

**初生便血**：小兒初生七八日，大小便血出，乃熱傳心肺，不可服涼藥，只以生地黃汁五七匙，酒半匙，蜜半匙，和服之。《全幼心鑑》

**肚皮青黑**：小兒卒然，肚皮青黑，乃血氣失養，風寒乘之，危惡之候也，大青為末，納口中，以酒送下。《保幼大全》

**小兒腹脹**：半夏末少許，酒和丸粟米大，每服二丸，薑湯下。不瘥，加之。或以火炮研末，薑汁調貼臍，亦佳。《子母秘錄》

**天柱骨倒**：小兒疳疾及諸病後，天柱骨倒，乃體虛所致，宜生筋散貼之。木鱉子六個去殼，蓖麻子六十粒去殼，研勻，先包頭擦項上令熱，以津調藥貼之。《鄭氏小兒方》

**嬰兒不乳**：百日內小兒，無故口青不飲乳。用凌霄花、大藍葉、芒硝、大黃各等分，為末，以羊髓和丸梧子大，每研一丸，以乳送下，便可吃乳。熱者可服，寒者勿服。昔有人修官後云，遊湖湘修合此方，救危甚多。《普濟方》

**小兒月蝕**：薔薇根四兩，地榆二錢，為末，先以鹽湯洗過，敷之。《全幼心鑑》

**小兒囟陷**：綿烏頭、附子並生去皮臍各二錢，雄黃八分，為末，蔥根搗和作餅，貼陷處。《全幼心鑑》

**小兒項軟**：乃肝腎虛，風邪襲入。用附子去皮臍、天南星各二錢，為末，薑汁調攤，貼天柱骨，內服瀉青丸。《全幼心鑑》

**小兒吐瀉**：注下，小便少，白龍丸，用熟附子五錢，白石脂鍛、龍骨鍛各二錢半，為末，醋、麵糊丸，黍米大，每米飲，量兒大小服。《全幼心鑑》

**小兒無辜**：閃癖瘰癧，或頭乾黃聳，或乍痢乍瘥，諸狀多者，大黃煎主之。大黃九兩，錦紋新實者，若微朽即不中用，削去皮，搗篩為散。以好米醋三升，和置瓦碗中，於大鐺內浮湯上，炭火慢煮，候至成膏可丸，乃貯器中。三歲兒一服七丸，梧子大，日再服，以下出青赤膿為度。若不下，或下少，稍稍加丸。若下多，又須減之。病重者七八劑方盡根，大人亦可用之。此藥惟下宿膿，不令兒利也。須禁食毒物，乳母亦禁之。一方：加木香一兩半。崔知悌方

**小兒諸熱**：大黃煨熟、黃芩各一兩，為末，煉蜜丸麻子大，每服五丸至十丸，蜜湯下。加黃連，名三黃丸。《小兒藥證直訣》

**小兒熱病**：壯熱煩渴，頭痛，生地黃汁三合，蜜半合，和勻，時時與服。《普濟方》

**小兒發黃**：土瓜根生搗汁三合，與服，不過三次。蘇頌《圖經本草》

**小兒解顱**：囟開不合，鼻塞不通，天南星炮去皮，為末，淡醋調緋帛上，貼囟門，炙手頻熨之，立效。錢乙《小兒藥證直訣》

**小兒口瘡**：白屑如鵝口，不須服藥。以生天南星去皮臍，研末，醋調塗足心，男左女右。閻孝忠《集效方》

**小兒龜背**：以龜尿摩其胸背，久久即瘥。孫真人方

**小兒囊腫**：天花粉一兩，炙甘草一錢半，水煎，入酒服。《全幼心鑑》

**小兒頭瘡**：菟絲苗，煮湯頻洗之。《子母秘錄》

**小兒夜啼**：乳香一錢，燈花七枚，為末，每服半字，乳汁下。《聖惠方》

**小兒痰喘**：咳嗽，膈熱久不瘥。瓜蔞實一枚去子，為末，以寒食麵和作餅子，炙黃再研末。每服一錢，溫水化下，日三服，效乃止。《宣明方》

**小兒風痰**：熱毒壅滯，涼心壓驚。抱龍丸：牛膽南星一兩，入金錢、薄荷十片，丹砂一錢半，龍腦、麝香各一字，研末，煉蜜丸，芡子大，每服一丸，竹葉湯化下。《全幼心鑑》

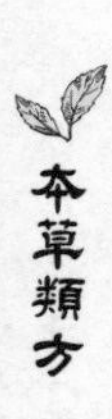

**小兒發黃**：皮肉面目皆黃，用生瓜蔞根搗取汁二合，蜜二大匙和勻，暖服，日一服。《廣利方》

**小兒腦熱**：常欲閉目，大黃一分，水三合，浸一夜。一歲兒每日服半合，餘者塗頂上，乾即再上。姚和眾《至寶方》

**初生貼囟**：頭熱鼻塞者。天南星炮為末，水調貼囟上，炙手熨之。《世醫得效方》

**夜啼腹痛**：面青，冷證也。用大蒜一枚煨研，日乾，乳香五分，搗丸芥子大，每服七丸，乳汁下。《世醫得效方》

**小兒傷乳**：腹脹煩悶欲睡。大麥麵生用，水調一錢服，白麵微炒亦可。《保幼大全》

**小兒鼻乾**：無涕，腦熱也。用黃米粉、生礬末各一兩，每以一錢，水調貼囟上，日二次。《普濟方》

**小兒虛閉**：蔥白三根煎湯，調生蜜、阿膠末服。仍以蔥頭染蜜，插入肛門，少頃即通。《全幼心鑑》

**小兒盤腸**：內釣腹痛，用蔥湯洗兒腹，仍以炒蔥搗貼臍上，良久，尿出痛止。湯氏《嬰孩寶鑑》

**小兒臍瘡**：久不瘥者，馬齒菜燒研敷之。《千金方》

**小兒撮口**：初生豆芽研爛，絞汁和乳，灌少許，良。《普濟方》

**小兒咽腫**：杏仁炒黑，研爛含咽。《普濟方》

**小兒不尿**：乃胎熱也，用大蔥白切四片，用乳汁半盞，同煎片時，分作四服即通。不飲乳者，服之即飲乳。若臍四旁有青黑色及口撮者，不可救也。《全幼心鑑》

**小兒夜啼**：黑牽牛末一錢，水調，敷臍上，即止。《生生編》

**小兒嘔吐**：壯熱食癇，葛粉二錢，水二合，調勻，傾入錫鑼中，重湯燙熟，以糜飲和食。昝殷《食醫心鏡》

**小兒吐逆**：頻並不進乳食，手足心熱。用紅麴年久者三錢半，白朮麩炒一錢半，甘草炙一錢，為末，每服半錢，煎棗子、米湯下。《經濟方》

**小兒初生**：三日，應開腸胃、助谷神者，碎米濃作汁飲，如乳酪，頻以豆許與兒飲之。二七日可與哺，慎不得與雜藥也。《肘後方》

**小兒傷寒**：時氣，用桃葉三兩，水五升，煮十沸取汁，日五六遍淋之。後燒雄鼠糞二枚服之，妙。《傷寒類要》

**小兒胎毒**：初生時，以韭汁少許灌之，即吐出惡水、惡血，永無諸疾。《四聲本草》

**小兒胎熱**：黑豆二錢，甘草一錢，入燈心七寸，淡竹葉一片，水煎，不拘時候服。《全幼心鑑》

**小兒初生**：大小便不通。用真香油一兩，皮硝少許，同煎滾，冷定，徐徐灌入口中，咽下即通。《藺氏經驗方》

**小兒寒熱**：惡氣中人，以濕豉研丸雞子大，以摩腮上及手足心六七遍，又摩心、臍上，旋旋咒之，上破豉丸，看有細毛葉道中，即便瘥也。《全幼心鑑》

**小兒發熱**：不拘風寒飲食，時行痘疹，並宜用之。以蔥涎入香油內，手指蘸油摩擦小兒五心、頭面、項背諸處，最能解毒涼肌。《直指方》

**小兒哯乳**：用鹹豉七個去皮，二粉一錢，同研丸，黍米大，每服三五丸，藿香湯下。《全幼心鑑》

**小兒吐瀉**：芹菜切細，煮汁飲之，不拘多少。《子母秘錄》

**小兒鵝口**：不乳者，丹黍米嚼汁塗之。《子母秘錄》

**小兒血眼**：兒初生艱難，血瘀眥睚，遂濺滲其睛，不見瞳人。輕則外胞赤腫，上下弦爛，用杏仁二枚去皮尖，嚼，乳汁三五匙，入膩粉少許，蒸熟，絹包頻點。重者加黃連、朴硝，最良。《全幼心鑑》

**小兒閃癖**：取苦瓠未破者，煮令熱，解開熨之。《陳藏器本草》

**小兒臍爛**：成風，杏仁去皮研敷。《子母秘錄》

**小兒腫病**：大小便不利，黑牽牛、白牽牛各二兩，炒取頭

末，井華水和丸綠豆大，每服二十丸，蘿蔔子煎湯下。《聖濟總錄》

**小兒熱渴**：久不止，葛根半兩，水煎服。《聖惠方》

**初生無皮**：色赤，但有紅肉，乃受胎未足也。用早白米粉撲之，肌膚自生。《聖濟總錄》

**小兒眉瘡**：小麥麩炒黑，研末，酒調敷之。

**小兒盤腸**：氣痛，用蘿蔔子炒黃研末，乳香湯服半錢。《直指方》

**小兒頭瘡**：杏仁燒研敷之。《事林廣記》

**小兒乳癖**：白芥子研末，水調攤膏貼之，以平為期。《本草權度》

**小兒腹脹**：韭根搗汁，和豬脂煎服一合，間日一服，取癒。《子母秘錄》

**小兒浮腫**：天羅、燈草、蔥白各等分，煎濃汁服，並洗之。《普濟方》

**小兒甜瘡**：生於面耳，令母頻嚼白米，臥時塗之，不過三五次，即癒。

**嬰孩寒熱**：冬瓜炮熟，絞汁飲。《子母秘錄》

**小兒卒死**：無故者，取蔥白納入下部，及兩鼻孔中，氣通或嚏即活。《陳氏經驗方》

**小兒渴利**：冬瓜汁飲之。《千金方》

**小兒魃病**：寒熱如瘧，用冬瓜、萹蓄各四兩，水二升，煎湯浴之。《千金方》

**小兒緊唇**：赤莧，搗汁洗之，良。《聖惠方》

**小兒臍風**：獨頭蒜切片，安臍上，以艾灸之。口中有蒜氣，即止。黎居士《簡易方論》

**解下胎毒**：小兒初生，嚼生脂麻，綿包，與兒咂之，其毒自下。

**小兒不語**：四五歲不語者，赤小豆末，酒和，敷舌下。《千金方》

**小兒風寒**：蘿蔔子生研末一錢，溫蔥酒服之，取微汗大效。《衛生易簡方》

**小兒遺尿**：小豆葉搗汁服之。《千金方》

**小兒胎毒**：淡豉煎濃汁，與三五口，其毒自下。又能助脾氣，消乳食。《聖惠方》

**小兒患黃**：韭根搗汁，日滴鼻中，取黃水，取效。《子母秘錄》

**初生無皮**：色赤，但有紅筋，生黃耆六兩，水七升，煎二升，分四服。《聖惠方》

**小兒口噤**：病在咽中，如麻豆許，令兒吐沫，不能乳食。葛蔓燒灰一字，和乳汁點之，即瘥。《聖惠方》

**小兒中風**：汗出中風，一日頭頂腰熱，二日手足不屈。用慎火草乾者半兩，麻黃、丹參、白朮各二錢半，為末，每服半錢，漿水調服，三四歲服一錢。《聖濟總錄》

**嬰孩初生**：七日，助谷神以導達腸胃，研粟米煮粥如飴，每日哺少許。姚和眾方

**小兒腹脹**：水氣流腫，膀胱實熱，小便赤澀。牽牛生研一錢，青皮湯空心下。一方：加木香減半，丸服。《鄭氏小兒方》

**小兒出汗**：香瓜丸：用黃連、胡黃連、黃柏、川大黃煨熟、鱉甲醋炙、柴胡、蘆薈、青皮各等分，為末。用大黃瓜黃色者一個，割下頭，填藥至滿，蓋定籤住，慢火煨熟，同搗爛，入麵糊丸綠豆大。每服二三丸，大者五七丸至十丸，食後新汲水下。《小兒藥證直訣》

**小兒虛脹**：塌氣丸，用胡椒一兩，蠍尾半兩，為末，麵糊為丸粟米大，每服五七丸，陳米飲下。一方：加萊菔子半兩。錢乙方

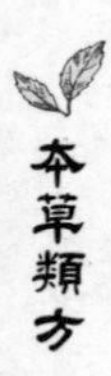

**小兒膿瘡**：遍身不乾，用黃柏末，入枯礬少許摻之即癒。楊起《簡便方》

**小兒聤耳**：桃仁炒研，棉裹，日日塞之。《千金方》

**小兒盤腸**：氣痛，沒藥、乳香各等分，為末，以木香磨水煎沸，調一錢服，立效。楊氏《嬰孩寶書》

**小兒腎縮**：乃初生受寒所致。用吳茱萸、硫黃各半兩，同大蒜研，塗其腹，仍以蛇床子煙薰之。《聖惠方》

**初生胎毒**：小兒落地時，用橄欖一個燒研，硃砂末五分和勻，嚼生脂麻一口，吐唾和藥，絹包如棗核大，安兒口中，待咂一個時頃，方可與乳。此藥取下腸胃穢毒，令兒少疾，及出痘稀少也。《集效方》

**嬰兒吐乳**：小兒百日晬（考《正字通》目清明也）內吐乳，或糞青色。用年少婦人乳汁一盞，入丁香十枚、陳皮去白一錢，石器煎一二十沸，細細與服。陳文中《小兒方》

**小兒寒疝**：腹痛，大汗出，用梨葉，濃煎七合，分作數服，飲之大良。此徐玉經驗方也。《圖經本草》

**小兒蟲瘡**：用舊絹作衣，化柏油塗之，與兒穿。次日蟲皆出油上，取下鑑之有聲是也，別以油衣與穿，以蟲盡為度。《集簡方》

**小兒風熱**：昏懵躁悶，不能食，用消梨三枚切破，以水二升，煮取汁一升，入粳米一合，煮粥食之。《聖惠方》

**小兒閃癖**：頭髮豎黃，瘰瘻瘦弱者，乾林檎脯研末，和醋敷之。《子母秘錄》

**小兒口瘡**：大栗煮熟，日日與食之，甚效。《普濟方》

**小兒奶疽**：生面上，用楓香為膏，攤貼之。《活幼全書》

**小兒秋痢**：以粳米煮粥，熟時入乾柿末，再煮三兩沸食之，奶母亦食之。《食療本草》

**小兒內釣**：腹痛，用乳香、沒藥、木香各等分，水煎服之。阮氏《小兒方》

**小兒頭瘡**：烏梅燒末，生油調塗。《聖濟總錄》

**小兒寒嗽**：或作壅喘，用松子仁五個，百部炒、麻黃各三分，杏仁四十個去皮尖，以少水略煮三五沸，化白砂糖丸芡子大，每食後含化十丸，大妙。《小兒藥證直訣》

**小兒流涎**：脾熱有痰，皂莢子仁半兩，半夏薑湯泡七次，一錢二分，為末，薑汁丸麻子大，每溫水下五丸。《聖濟總錄》

**小兒鵝口**：重舌，柘根五斤，剉，水五升，煮二升，去滓，煎取五合，頻塗之，無根弓材，亦可。《千金方》

**小兒夜啼**：《全幼心鑑》治小兒一百二十日內夜啼。用蟬蛻四十九個，去末，分四服，鈞藤湯調灌之。

《普濟方》蟬花散，治小兒夜啼不止，狀若鬼祟。用蟬蛻下半截，為末，一字，薄荷湯入酒少許調下。或者不信，將上半截為末，煎湯調下，即復啼也。古人立方莫知其妙。

**小兒蛔蟲**：楝木皮削去蒼皮，水煮汁，量大小飲之。《斗門方》用楝木為末，米飲服二錢。

《簡集方》用根皮同雞卵煮熟，空心食之，次日蟲下。

《經驗方》抵聖散：用苦楝皮二兩、白蕪荑半兩，為末，每以一二錢，水煎服之。

《簡便方》用楝根白皮，去粗，二斤，切，水一斗，煮取汁三升，沙鍋成膏，五更，初溫酒服一匙，以蟲下為度。

**小兒頭瘡**：久不癒，胡桃和皮，燈上燒存性，碗蓋出火毒，入輕粉少許，生油調塗，一二次癒。《保幼大全》

**小兒吐瀉**：胃虛及有痰驚，梓朴散，用梓州厚朴一兩，半夏湯泡七次，薑汁浸半日，曬乾一錢，以米泔三升同浸一百刻，水盡為度，如未盡，少加火熬乾，去厚朴，只研半夏，每服半錢或一字，薄荷湯調下。錢乙《小兒藥證直訣》

**客忤夜啼**：用本家廚下燒殘火柴頭一個，削平焦處。向上硃砂書云：撥火杖！ 撥火杖！ 天上五雷公差來作神將，捉住夜啼鬼，打殺不要放，急急如律令。書畢，勿令人知，安立床前腳下，男左女右。《岣嶁神書》

**小兒重舌**：竹瀝漬黃柏，時時點之。《簡便方》

**小兒頭瘡**：浸濕，名胎風瘡，古松上自有赤濃皮，入豆豉少許，瓦上炒存性，研末，入輕粉、香油調，塗之。《經驗良

方》

**小兒痢血**：梁州欅皮二十分炙，犀角十二分，水三升，煮取一升，分三服，取瘥。《古今錄驗方》

**小兒蟲病**：胃寒危惡症，與癇相似者。乾漆搗燒煙盡，白蕪荑等分，為末，米飲服一字至一錢。杜壬方

**小兒禿瘡**：楸葉搗汁，塗之。《千金方》

**小兒渴疾**：桑葉不拘多少，逐片染生蜜，綿繫蒂上，綳陰乾，細切，煎汁日飲代茶。《勝金方》

**小兒閉結**：襁褓小兒，大小便不通，並驚熱痰實，欲得溏動者。大黃酒浸，炒，鬱李仁去皮，研各一錢，滑石末一兩，搗和丸黍米大。二歲小兒三丸，量人加減，白湯下。《小兒藥證直訣》

**小兒陰腫**：赤痛，日夜啼叫，數日退皮，癒而復作。用老杉木燒灰，入膩粉，清油調敷，效。《世醫得效方》

**小兒口瘡**：不能食乳，剛子一枚，連油研，入黃丹少許，剃去囟上髮，貼之。四邊起粟泡，便用溫水洗去，乃以菖蒲湯再洗，即不成瘡，神效。《瑞竹堂經驗方》

**小兒嘔吐**：不止，丁香、生半夏各一錢，薑汁浸一夜，曬乾為末，薑汁打麵糊丸黍米大，量大小，用薑湯下。《全幼心鑑》

**小兒熱瀉**：黃柏削皮焙為末，用米湯和丸粟米大，每服一二十丸，米湯下。《十全博效方》

**小兒頭瘡**：因傷湯水成膿，出水不止。用肥皂燒存性，入膩粉，麻油調搽。《海上方》

**小兒下痢**：赤白，作渴，得水又嘔逆者。構葉炙香，以飲漿半升浸至水綠，去葉。以木瓜一個，切，納汁中，煮二三沸，去木瓜，細細飲之。《子母秘錄》

**小兒重舌**：皂角刺灰，入朴硝或腦子少許，漱口，摻入舌下，涎出自消。《聖惠方》

**胎赤風眼**：槐木枝如馬鞭大，長二尺，作二段齊頭。麻油

一匙，置銅鉢中。晨使童子一人，以其木研之，至暝乃止。令仰臥，以塗目，日三度，瘥。

**小兒惡瘡**：皂莢水洗，拭乾，以少麻油搗爛，塗之。《肘後方》

**嬰兒臍腫**：多因傷濕。桂心炙熱熨之，日四五次。姚和眾方

**小兒冷疝**：氣痛、陰囊浮腫。用金鈴子去核五錢、吳茱萸二錢半，為末，酒糊丸黍米大，每鹽湯下二三十丸。《全幼心鑑》

**小兒頭瘡**：黏肥及白禿，用皂莢燒黑，為末，去痂敷之，不過三次，即癒。《鄧筆峰雜興》

**小兒秘澀**：枳殼煨，去穰、甘草各一錢，以水煎服。《全幼心鑑》

**小兒白禿**：黑椹入罌中曝二七日，化為水，洗之，三七日神效。《聖濟總錄》

**小兒秘結**：豬苓一兩，以水少許，煮雞屎白一錢，調服，立通。《外台秘要》

**小兒遺尿**：桂末、雄雞肝各等分，搗丸小豆大，溫水調下，日二分服。《外台秘要》

**小兒撮口**：夜合花枝濃煮汁，拭口中，並洗之。《子母秘錄》

**小兒久痢**：赤白，用桂去皮，以薑汁炙紫，黃連以茱萸炒過，等分，為末。紫蘇、木瓜煎湯服之。名金鎖散。《全幼心鑑》

**小兒風痰**：壅閉，語音不出，氣促喘悶，手足動搖。訶子半生半炮並去核、大腹皮各等分，水煎服。名二聖散。《全幼心鑑》

**小兒熱痛**：口噤體熱。竹青茹三兩，醋三升，煎一升，服一合。《子母秘錄》

**小兒喉痺**：棘針燒灰，水服半錢。《聖惠方》

**小兒通睛**：小兒誤跌，或打著頭腦受驚，肝系受風，致瞳

仁不正，觀東則見西，觀西則見東。宜石楠散，吹鼻通頂。石楠一兩，藜蘆三分，瓜丁五七個，為末，每吹少許入鼻，一日三度。內服牛黃平肝藥。《普濟方》

**小兒夜啼**：用本兒初穿毛衫兒，放瓶內，自不哭也。《生生編》

**小兒久痢**：沒石子二個，熬黃研末，作餛飩食之。《宮氣方》

**小兒諸瘡**：惡瘡、禿瘡、蠼螋瘡、浸淫瘡，並宜楝樹皮或枝燒灰敷之。乾者豬脂調。《千金方》

**小兒吐瀉**：巴豆一個，針穿燈上燒過，黃蠟一豆大燈上燒，滴入水中，同杵丸黍米大，每用五、七丸，蓮子燈心湯下。《世醫得效方》

**小兒下痢**：赤白，用巴豆煨熟，去油一錢，百草霜二錢，研末，飛羅麵煮糊，丸黍米大，量人用之，赤用甘草湯，白用米湯，赤白用薑湯。《全幼心鑑》

**小兒狂躁**：蓄熱在下，身熱狂躁，昏迷不食。梔子仁七枚，豆豉五錢，水一盞，煎七分，服之。或吐，或不吐，立效。閻孝忠《集效方》

**小兒初生吐**：不止者，用籧篨少許，同人乳二合，煎沸，入牛黃粟許與服，此劉五娘方也。《外台秘要》

**小兒禿瘡**：韶腦一錢，花椒二錢，芝麻二兩，為末。以退豬湯洗後，搽之。《簡便方》

**小兒唇瘡**：桑木汁塗之，即癒。《聖惠之》

**小兒盤腸**：內吊，腹痛不止。用阿魏為末，大蒜半瓣炮熟、研爛和丸麻子大，每艾湯服五丸。《總微論》

**小兒痰喘**：巴豆一粒，杵爛，綿裹塞鼻，男左女右，痰即自下。龔氏《醫鑑》

**小兒瘰癧**：榆白皮，生搗如泥，封之，頻易。《必效方》

**小兒熱渴**：蓮實二十枚炒，浮萍二錢半，生薑少許，水煎，分三服。《聖濟總錄》

**小兒赤目**：淡竹瀝點之，或入人乳。《古今錄驗方》

**小兒吐瀉**：丁香、橘紅各等分，煉蜜丸黃豆大，米湯化下。劉氏《小兒方》

**小兒禿瘡**：醋和榆白皮末，塗之，蟲當出。《產乳方》

**小兒頭瘡**：《聖惠方》用皮鞋底洗淨煮爛，洗訖敷之。又方：舊皮鞋面燒灰，入輕粉少許，生油調敷之。

**小兒重舌**：木蘭皮一尺，廣四寸，削去粗皮，入醋一升，漬汁噙之。《子母秘錄》

**小兒洞痢**：柏葉煮汁，代茶飲之。《經驗方》

**小兒流涎**：脾熱也，胸膈有痰。新桑根白皮，搗自然汁塗之，甚效。乾者煎水。《聖惠方》

**小兒耳瘡**：屠幾上垢，敷之。《千金方》

**小兒禿瘡**：《簡便方》用松香五錢，豬油一兩熬，搽，一日數次，數日即癒。

《衛生寶鑑》用瀝青二兩，蠟一兩半，銅綠一錢半，麻油一兩半，文武火熬收，每攤貼之，神效。

**小兒五痔**：不以年月，枳實為末，煉蜜丸梧桐子大，空心飲下三十丸。《集驗方》

**小兒赤禿**：桑葚取汁，頻服。《千金方》

**小兒蟲瘡**：榆皮末和豬脂塗綿上，覆之，蟲出立瘥。《千金方》

**小兒霍亂**：訶子一枚，為末，沸湯服一半，未止再服。《子母秘錄》

**嬰兒胎瘡**：滿頭用水邊，烏臼樹根曬研，入雄黃末少許，生油調搽。《經驗良方》

**小兒頭瘡**：枳實燒灰，豬脂調塗。《聖惠方》

**小兒出汗**：有熱，雷丸四兩，粉半斤，為末撲之。《千金方》

**嬰兒赤目**：在蓐內者，入乳浸黃柏汁，點之。《小品方》

**小兒重舌**：桑根白皮煮汁，塗乳上飲之。《子母秘錄》

**小兒吻瘡**：竹瀝和黃連、黃柏、黃丹敷之。《全幼心鑑》

**小兒頭瘡**：草鞋鼻子燒灰，香油調，敷之。《聖濟總錄》

**小兒傷寒**：淡竹瀝、葛根汁各六合，細細與服。《千金方》

**小兒久痢**：水穀不調，枳實擣末，飲服一二錢。《廣利方》

**小兒客忤**：卒中者，燒母衣帶三寸，並髮灰少許，乳汁灌之。《外台秘要》

**小兒行遲**：三歲不能行者，用此便走。五加皮五錢，牛膝、木瓜各二錢半，為末，每服五分，米飲入酒二三點調服。《全幼心鑑》

**小兒下痢**：腹大硬堅，用多垢故衣帶切一升，水五升，煮一升，分三服。《千金方》

**臍瘡不干**：綿子燒灰，敷之。傅氏《活嬰方》

**小兒多熱**：熟湯研鬱李仁如杏酪，一日服二合。姚和眾《至寶方》

**小兒囟腫**：生下即腫者，黃柏末水調，貼足心。《普濟方》

**小兒夜啼**：朽棺木，燒明照之，即止。《聖惠方》

**小兒鵝口**：桑白皮汁，和胡粉塗之。《子母秘錄》

**小兒口噤**：體熱，用竹瀝二合，暖飲，分三四服。《兵部手集》

**小兒瘰癧**：槲樹皮，去粗皮，切，煎湯頻洗之。《聖惠方》

**小兒緊唇**：松脂炙化，貼之。《聖惠方》

**小兒狂語**：夜後便發，竹瀝夜服二合。姚和眾《至寶方》

**小兒口噤**：《直指方》立聖散：用乾蜘蛛一枚去足，竹瀝浸一宿，炙焦，蠍梢七個，膩粉少許，為末，每用一字，乳汁調，時時灌入口中。

《聖惠方》治小兒十日內，口噤不能吮乳。蜘蛛一枚，去足，炙焦研末。入豬乳一合，和勻，分作三服，徐徐灌之，神效無比。

**小兒撮口**：出白沫，以艾灸口之上下四壯。鯽魚燒研，酒調少許灌之，仍掐手足。兒一歲半，則以魚網洗水灌之。《小兒藥證直訣》

**小兒卵腫**：用地龍，連土為末，津調敷之。《小兒藥證直訣》

**小兒禿瘡**：大蜈蚣一條，鹽一分，入油內浸七日，取油搽之，極效。《海上方》

**小兒頭瘡**：田螺殼燒存性，清油調，摻之。《聖惠方》

**小兒客忤**：項強欲死，衣魚十枚，研敷乳上，吮之入咽，立癒。或以二枚塗母手中，掩兒臍，得吐下癒，外仍以摩項強處。

**小兒下血**：腸風藏毒，五倍子末，煉蜜丸，小豆大，每米飲服，一十丸。鄧氏方

**小兒撮口**：壁魚兒研末，每以少許塗乳，令兒吮之。《聖惠方》

**腹痛夜啼**：蟲炙、芍藥、川芎各二錢，為末，每用一字，乳汁調下。《聖惠方》

**小兒重舌**：衣魚燒灰，敷舌上。《千金翼方》

**小兒噤風**：初生口噤不乳，用蟬蛻二七枚，全蠍去毒二七枚，為末，入輕粉末少許，乳汁調灌。《全幼心鑑》

**小兒癬瘡**：蟾蜍燒灰，豬脂和敷。《外台秘要》

**小兒頭瘡**：晝開出膿，夜即復合，用鯽魚長四寸一枚，去腸，大附子一枚，去皮研末填入，炙焦研敷，搗蒜封之，效。《聖惠方》

**小兒齁喘**：活鯽魚七個，以器盛，令兒自便尿養之，待紅，煨熟食，甚效。一女年十，用此永不發也。《集簡方》

**撮口噤風**：用棘科上雀兒飯甕子未開口者，取內物和乳汁研，灌之。又方：棘剛子五枚，赤足蜈蚣一條，燒存性，研

勻，飯丸麻子大，每服三五丸，乳汁下。亦可末服一字。《聖惠方》

**玉箸煎**：治小兒胎赤眼、風赤眼。用小兒吐出蛔蟲二條，瓷盒盛之，紙封埋濕地，五日取出，化為水，瓷瓶收。每日以銅箸點之。《普濟方》

**小兒哮疾**：向南牆上年久螺螄為末，日晡時以水調成，日落時舉手合掌皈依，吞之即效。葉氏《摘玄方》

**小兒嘔吐**：不定，用五倍子二個，一生一熟，甘草一握，濕紙裹，煨過，同研為末，每服半錢，米泔調下，立瘥。《袖珍方》

**小兒撮口**：但看舌上有瘡如粟米大，是也，以蜈蚣汁刮破指甲，研敷兩頭肉，即癒。如無生者，乾者亦可。《子母秘錄》

**嬰兒撮口**：不能乳者，烏蛇酒浸，去皮骨，炙半兩，麝香一分，為末，每用半分，荊芥煎湯調灌之。《聖惠方》

**小兒胎寒**：腹痛汗出，用衣中白魚二七枚，絹包，於兒腹上回轉摩之，以癒為度。《聖惠方》

**小兒尿閉**：乃熱結也。用大地龍數條去泥，入蜜少許，研敷莖卵。仍燒蠶蛻紙、硃砂、龍腦、麝香同研少許，以麥門冬、燈心煎湯調服。《全幼心鑑》

**小兒中風**：手足拘急，珍珠末水飛一兩，石膏末一錢，每服一錢，水七分，煎四分，溫服，日三。《聖惠方》

**小兒骨瘡**：《海上方》詩云：小兒骨痛不堪言，出血流膿實可憐，尋取水蛇皮一個，燒灰油抹敷疼邊。

**撮口噤風**：面黃赤，氣喘，啼聲不出。由胎氣挾熱，流毒心脾，故令舌強唇青，聚口發噤。用直殭蠶二枚去嘴，略炒為末，蜜調敷唇中，甚效。《聖惠方》

**小兒屍疰**：勞瘦，或時寒熱，用鱉頭一枚燒灰，新汲水服半錢，日一服。《聖惠方》

**小兒陰㿗**：用蜥蜴一枚燒灰，酒服。《外台秘要》

**小兒頭瘡**：蠶蛻紙燒存性，入輕粉少許，麻油調敷。《聖惠方》

**小兒臍風**：用壁虎後半截焙為末，男用女乳，女用男乳，調勻，入稀雞矢少許，摻舌根及牙關。仍以手蘸摩兒，取汗出，甚妙。《鄧筆峰雜興》

**小兒臍風**：白龍膏：用天漿子有蟲者一枚，真殭蠶一枚，膩粉少許，研勻，以薄荷自然汁，調灌之，取下毒物，神效。《聖惠方》

**小兒疳積**：用糞中蛆，洗浸，曬乾為末，入甘草末少許，米糊丸梧子大，每服五七丸，米飲下，甚妙。《總微論》

**小兒頭瘡**：吳茱萸，炒焦，為末，入汞粉少許，豬脂、醋調塗之。《聖惠方》

**小兒重舌**：蛇蛻燒灰，乳和，服少許。《千金方》

**小兒陰腫**：多因坐地風襲，及蟲蟻所吹。用蟬蛻半兩，煎水洗。仍服五苓散，即腫消痛止。《世醫得效方》

**撮口臍風**：乃胎熱也。用蝸牛五枚去殼，研汁塗口，取效乃止。又方：用蝸牛十枚，去殼，研爛，入蒔蘿末半分，研勻，塗之，取效，甚良。

**撮口臍風**：《聖惠方》用鼠婦蟲杵，絞汁少許，灌之。《陳氏方》生杵鼠婦及雀甕汁服之。

**小兒臍瘡**：甑帶燒灰敷之。《子母秘錄》

**小兒臍風**：宣風散，治初生斷臍後傷風濕，唇青口撮，出白沫，不乳。用全蠍二十一個，無灰酒塗，炙為末，入麝香少許，每用金銀煎湯，調半字，灌之。《全幼心鑑》

**臍風濕腫**：久不瘥者，蜂房燒末，敷之效。《子母秘錄》

**小兒撮口**：用硃砂末安小瓶內，捕活蠍虎一個入瓶中，食砂末月餘，待體赤，陰乾為末，每薄荷湯服，三四分。《方廣附餘》

**小兒臍瘡**：龍骨鍛研，敷之。《聖惠方》

**小兒木舌**：長大滿口，鯉魚肉切片貼之，以帛繫定。《聖

惠方》

**小兒頭瘡**：面瘡，月蝕，並用蛇蛻燒灰，臘豬脂和敷之。《肘後方》

**小兒胎癬**：小兒頭生瘡，手爬處即誕生，謂之胎癬。先以蔥鹽湯洗淨，用桑木蛀屑，燒存性，入輕粉等分，油和敷之。《聖惠方》

**小兒軟癤**：用鬼眼睛，即牆上白螺螄殼燒灰，入倒掛塵等分，油調塗之。《壽域方》

**小兒夜啼**：甑帶懸戶上，即止。《子母秘錄》

**小兒口緊**：不能開合，飲食不語，即死。蛇蛻燒灰，拭淨，敷之。《千金方》

**小兒褥瘡**：五月五日取蟾蜍炙研末，敷之，即瘥。《子母秘錄》

**小兒痰齁**：多年，海螵蛸末，米飲服一錢。葉氏《摘玄方》

**小兒下血**：甑帶灰塗乳上，飲之。《外台秘要》

**小兒軟癤**：桑螵蛸燒存性，研末，油調敷之。《世醫得效方》

**小兒解顱**：蛇蛻熬末，以豬頰車髓，和塗之，日三四易。《千金方》

**臍風出汗**：螻蛄、甘草各等分，並炙為末，敷之。《聖濟總錄》

**小兒下痢**：赤白者，蜂房燒末，飲服五分。張傑《子母秘錄》

**小兒臍瘡**：出血及膿，海螵蛸、胭脂為末，油調搽之。《聖惠方》

**小兒咳嗽**：蜂房二兩，洗淨燒研，每服一字，米飲下。《勝金方》

**小兒重舌**：蜣螂，燒末，唾和，敷舌上。《子母秘錄》

**小兒臍瘡**：出汁，久不瘥，蛤蟆燒末，敷之，日三，甚

驗。一方：加牡蠣等分。《外台秘要》

**小兒木舌**：蛇蛻燒灰，乳和服少許。《千金方》

**小兒舌腫**：鮮鯽魚切片貼之，頻換。《總微論》

**小兒口瘡**：五月五日蛤蟆炙研末，敷之，即瘥。《子母秘錄》

**小兒夜啼**：五倍子末，津調，填於臍內。楊起《簡便方》

**小兒緊唇**：用烏蛇皮燒灰，酥和敷之。《聖惠方》

**小兒口瘡**：及風疳瘡。《宮氣方》用晚蠶蛾，為末，貼之，妙。

《普濟方》治小兒口瘡，及百日內口瘡，入麝香少許，摻之。

**小兒瘭瘡**：一名火灼瘡，一名火爛瘡。茱萸煎酒，拭，之良。《兵部手集》

**小兒重顎**：宜用蛇蛻灰，醋調敷之。《聖惠方》

**小兒龜背**：以龜尿摩其胸背，久即瘥。孫真人

**小兒臍瘡**：蠐螬研末敷之，不過數次。《千金方》

**小兒吐血**：蛇蛻灰，乳汁調服半錢。《子母秘錄》

**兒臍不合**：車轄脂燒灰，敷之。《外台秘要》

**小兒嗜土**：買市中羊肉一斤，令人以繩繫，於地上拽至家，洗淨，炒炙食，或煮汁亦可。姚和眾方

**小兒陰腫**：狐陰莖炙為末，空心酒服。《千金方》

**小兒頭瘡**：羊糞煎湯洗淨，仍以雄羊糞燒灰，同屋上懸煤炒為末，清油調塗。《普濟方》

**初生三日**：去驚邪，辟惡氣，以牛黃一豆許，以赤蜜如酸棗許，研勻，綿蘸令兒吮之，一日令盡。姚和眾方

**襁褓中風**：取驢背前交脊中毛一拇指大，入麝香豆許，以乳汁和，銅器中慢炒為末，乳汁和，灌之。《千金方》

**初生胎熱**：或身體黃者，以真牛黃一豆大，入蜜調膏，乳汁化開，時時滴兒口中。形色不實者，勿多服。錢乙《小兒藥證直訣》

**腹痛夜啼**：牛黃一小豆許，乳汁化服。仍書田字於臍下。《聖惠方》

**月蝕瘡**：《集驗方》用救月蝕鼓皮，掌大一片，以苦酒三升漬一宿，塗之。或燒灰，豬脂調塗。《外台秘要》

**小兒鼻塞**：不通，不能食乳，劉氏用醍醐二合，木香、零陵香各四分，湯煎成膏，塗頭上，並塞鼻中。《外台秘要》

**小兒頭瘡**：豬筒骨中髓，和膩粉成劑，復納骨中，火中煨香，取出研末，先溫鹽水洗淨，敷之。亦治肥瘡出汁。《普濟方》

**小兒夜啼**：牛屎一枚，安席下，勿令母知。《食療本草》

**小兒邪瘧**：以麝香研墨，書「去邪辟魔」四字於額上。《經驗方》

**小兒心痛**：白烏雞屎五錢，曬研，松脂五錢，為末，蔥頭汁和丸梧桐子大，黃丹為衣，每醋湯服五丸。忌生冷、硬物，三四日立效。《嬰童百問》

**小兒瘧疾**：烏貓屎一錢，桃仁七枚，同煎，服一盞，立瘥。《溫居士方》

**小兒赤疵**：生身上者，馬尿頻洗之。《千金方》

**小兒白痢**：似魚凍者，白鴨殺取血，滾酒泡服，即止也。《摘玄方》

**小兒眉瘡**：豬頸骨髓六七枚，白膠香二錢，同入銅器熬稠，待冷為末，麻油調塗。

**小兒重舌**：鹿角末塗舌下，日三度。姚和眾方

**小兒不乳**：用雀屎四枚末之，與吮。《總微論》

**小兒下痢**：羚羊角中骨燒末，飲服方寸匕。《子母秘錄》

**小兒煩滿**：欲死，雞子殼燒末，酒服方寸匕。《子母秘錄》

**小兒頭瘡**：野外久乾牛屎不壞者燒灰，入輕粉、麻油調搽。《普濟方》

**小兒雀目**：夜明砂一兩，微炒細研，豬膽汁和，丸綠豆

大，每米飲下五丸。一方：加黃芩等分為末，米泔煮豬肝，取汁調服半錢。

**小兒夜啼**：用大蟲眼睛一隻，為散，以竹瀝調少許與吃。姚和眾方

**小兒口噤**：面赤者屬心，白者屬肺。用雞矢白如棗大，綿裹，以水一合，煮二沸，分二服，一方：酒研，服之。《千金方》

**小兒客忤**：剪驢膊上旋毛一彈子大，以乳汁煎飲。《外台秘要》

**小兒口噤**：取白牛糞，塗口中，取瘥。《聖濟總錄》

**小兒重舌**：取三家屠肉，切指大，摩舌上，兒立啼。《千金方》

**小兒口瘡**：羊乳細濾入含之，數次癒。《小品方》

**蟾宮丸**：《乾坤秘韞》治小兒胎毒，遇風寒即發痘疹，服此可免，雖出亦稀。用兔二隻，臘月八日刺血於漆盤內，以細面炒熟和丸綠豆大，每服三十丸，綠豆湯下。每一兒食一劑，永安甚效。

《楊氏經驗方》加硃砂三錢，酒下。名兔砂丸。

**小兒白禿**：虎骨末，油調塗之。《普濟方》

**小兒囟陷**：因臟腑壅熱，氣血不榮。用烏雞骨一兩酥炙黃，生乾地黃焙二兩，為末。每服半錢，粥飲調下。《聖惠方》

**小兒眉瘡**：黑驢屎燒研，油調塗，立效。《聖惠方》

**小兒夜啼**：雞窠草，安席下，勿令母知。《日華子本草》

**小兒流涎**：取東行牛口中涎沫，塗口中及頤上，自癒。《外台秘要》

**小兒解顱**：黃狗頭骨炙為末，雞子白和，塗之。《直指方》

**小兒流涎**：用牛噍草絞汁，少少與服。《普濟方》

**小兒卒忤**：馬屎三升燒末，以酒三斗，煮二沸，取汁浴

兒，避風。《千金方》

**小兒蛔痛**：五靈脂末二錢，白礬火飛半錢。每服一錢，水一盞，煎五分，溫服，當吐蟲出，癒。閻孝忠《集效方》

**小兒瘧疾**：鹿角生研為末，先發時以乳調一字服。《千金方》

**小兒瘑瘡**：豬牙車骨年久者，捶碎炙令髓出熱，取塗之。《小品方》

**小兒初生**：豬膽入湯浴之，不生瘡疥。姚和眾方

**小兒霍亂**：卒起者，用白狗屎一丸，絞汁服之。

**小兒白禿**：豬蹄甲七個，每個入白礬一塊，棗兒一個，燒存性，研末，入輕粉，麻油調搽，不過五上，癒。

**奶癖**：寇曰：凡小兒脇下，硬如有物，乃俗名奶癖者，也只服溫脾化積丸藥，不可轉瀉，用黃鷹屎一錢、密陀僧一兩、舶上硫黃一分、丁香二十一個，為末，每服一字，三歲以上半錢，用乳汁或白麵湯調下，並不轉瀉，一復時取下青黑物後，服補藥，以醋石榴皮炙黑，半兩，蜱二分，木香一分，麝香半錢，為末，每服一字，薄酒調下，連吃二服。

**小兒口噤**：驢乳、豬乳各二升，煎一升五合，服。《千金方》

**小兒顱解**：豬牙車骨煎取髓，敷三日。《千金方》

**小兒臍重**：豬牙車髓十二銖，杏仁半兩，研敷。《千金方》

**小兒中水**：單以麝香如大豆三枚，奶汁調，分三四服。

**初生口噤**：十日內者，用牛口齝草，絞汁灌之。《聖惠方》

**小兒噤風**：小兒百日內風噤，口中有物如蝸牛，或如黃頭白蟲者，薄豬肪擦之，即消。《聖惠方》

**小兒陰瘡**：貓頭骨燒灰，敷之，即癒。

**小兒爛瘡**：牛屎燒灰，敷之，滅瘢痕。《千金方》

**小兒魅病**：以紅紗袋盛夜明砂，佩之。《直指方》

**小兒滯下**：沙牛角胎燒灰，水服方寸匕。《千金方》

**小兒刮腸**：痢疾，噤口閉目至重者。精豬肉一兩，薄切炙香，以膩粉末半錢，鋪上令食，或置鼻頭聞香，自然要食也。《活幼口議》

**小兒石淋**：牡牛陰頭毛燒灰，漿水服一刀圭，日再服。張文仲方

**撮口胎風**：先灸兩乳中三壯，後用此方大驗。用烏驢乳一合，以東引槐枝三寸長十根，火煨，一頭出津，試淨，浸乳中，取乳滴口中甚妙。《聖惠方》

**小兒流涎**：白羊屎頻納口中。《千金方》

**小兒重舌**：甑帶燒灰，敷舌下。《聖惠方》

**小兒口瘡**：羊脂煎薏苡根，塗之。《活幼心書》

**小兒疣目**：雞肫黃皮擦之，自落。《集要方》

**小兒口噤**：身熱吐沫不能乳者，取東行牛口中涎沫，塗兒口中及頤上，自癒。《聖惠方》

**小兒頭瘡**：煮熟雞子黃，炒令油出，以麻油、膩粉搽之。《事林廣記》

**小兒鵝口**：甑帶燒灰，敷舌下。《聖惠方》

**小兒瘧疾**：用雞膍胵黃皮燒存性，乳服。男用雌，女用雄。《千金方》

**小兒解顱**：丹雄雞冠上血滴之，以赤芍藥末粉之，甚良。《普濟方》

**小兒嗽疾**：鹿角粉、大豆末等分，相和乳調，塗乳上飲之。《古今錄驗方》

**小兒熱嗽**：牛乳二合，薑汁一合，銀器文火煎五六沸。一歲兒飲半合，量兒大小，加減與服之。《聖惠方》

**小兒腹脹**：黃瘦，用乾雞矢一兩，丁香一錢，為末，蒸餅丸小豆大。每米湯下十丸，日三服。《活幼全書》

**小兒客忤**：小兒中馬毒客忤。燒馬尾煙於前，每日薰之，瘥乃止。《聖惠方》

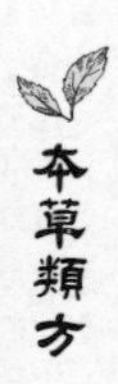

**小兒夜啼**：馬蹄末，敷乳上飲之。《普濟方》

**小兒口噤**：中風，用雀屎，水丸麻子大，飲下二丸，即癒。《千金方》

**小兒癥病**：麝肉二兩切焙，蜀椒三百枚炒，搗末，以雞子白和丸，小豆大，每日二三丸，湯下，以知為度。《范汪方》

**小兒白禿**：牛屎濃封之。《子母秘錄》

**小兒寒熱**：及熱氣中人，用豬後蹄甲燒灰末，乳汁調服一撮，日二服。《千金方》

**小兒滯下**：赤白者，用鹿角灰、髮灰等分，水服三錢，日二。《千金方》

**小兒骨蒸**：體瘦心煩，天靈蓋酥炙、黃連各等分，研末，每服半錢，米飲下，日二服。《聖惠方》

**小兒客忤**：因見生人所致，取來人囟上髮十莖、斷兒衣帶少許，合燒研末。和乳飲兒，即癒。《千金方》

**小兒夜啼**：驚熱，用人耳塞五分，石蓮心、人參各五錢，乳香二分，燈花一字，丹砂一分，為末，每薄荷湯下五分。《普濟方》

**小兒鹽齁**：鼠屎燒研，木酒空心服之，一歲一錢。

**小兒疣目**：以針決其四邊，取患瘡膿汁敷之。忌水三日，即潰落也。《千金方》

**小兒白禿**：鼠屎瓦鍛存性，同輕粉、麻油塗之。《肘後百一方》

**小兒重舌**：欲死者，以亂髮灰半錢，調敷舌下，不住用之。《簡要濟眾》

**兒齒不生**：雌鼠屎兩頭圓者三七枚，一日一枚拭其齒，勿食鹹酸，或入麝香少許尤妙。《小品方》

**臍汁不乾**：綿裹落下臍帶，燒研一錢，入當歸頭末一錢，麝香一字，摻之。《全幼心鑑》

**小兒斑疹**：髮灰，飲服三錢。《子母秘錄》

**初生吐乳**：人乳二合，籧篨篾少許，鹽二粟大，同煎沸，

入牛黃粟許與服。《劉涓子鬼遺方》

**小兒陰瘡**：人屎灰，敷之。《外台秘要》

**小兒白禿**：大豆、髑髏骨各燒灰等分，以臘豬脂和塗。《集驗方》

**小兒虛腫**：頭面、陰囊俱浮。用使君子一兩，去殼，蜜五錢炙盡，為末，每食後米湯服一錢。《簡便方》

**預解胎毒**：初生小兒十三日，以本身剪切臍帶燒灰，以乳汁調服，可免痘患，或入硃砂少許。《保幼大全》

**孩子熱瘡**：亂髮一團如梨子大，雞子黃十個煮熟，同於銚子內熬，至甚乾始有液出，旋置盞中，液盡為度。用敷瘡上，即以苦參粉粉之，神妙。詳見雞子黃下。劉禹錫《傳信方》

**小兒燕窩**：生瘡，鼠屎研末，香油調搽。

**小兒緊唇**：頭垢塗之。《肘後方》

**小兒燕口**：兩角生瘡，燒亂髮，和豬脂塗之。《子母秘錄》

**小兒傷乳**：腹脹煩悶欲睡，大麥麵生用，水調一錢服，白面微炒亦可。《保幼大全》

**小兒唇緊**：人屎灰敷之。崔知悌方

**小兒斷臍**：即用清油調髮灰敷之，不可傷水，臍濕不乾，亦敷之。

**初生不尿**：人乳四合，蔥白一寸，煎滾，分作四服，即利。《劉涓子鬼遺方》

**小兒哭疰**：梳垢，水服少許。《千金方》

**小兒腹脹**：父母指爪甲燒灰，敷乳上飲之。《千金方》

**小兒吻瘡**：髮灰，和豬脂塗之。《聖惠方》

**小兒霍亂**：尿滓末，乳上服之良。《千金方》

**小兒陰腫**：豬屎五升，煮熱袋盛，安腫上。《千金方》

**小兒客忤**：偃啼面青，豬屎二升，水絞汁，溫浴之。

**小兒夜啼**：豬屎燒灰，淋汁浴兒，並以少許服之。《聖惠方》

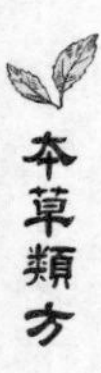

**小兒頭瘡**：豬腰子一個，批開去心、膜，入五倍子、輕粉末等分在內，以砂糖和面固濟，炭火炙焦為末。清油調塗。《經驗良方》

**小兒頭瘡**：龜甲燒灰敷之。《聖惠方》

**小兒病淋**：《時珍發明》按《竹愛談藪》云：宋寧宗為郡王時病淋日夜，凡三百起國醫罔措，或舉孫琳治之。琳用蒸餅、大蒜、淡豆豉三物搗丸，令以溫水下三十丸。曰：今日進三服，病當減三之一，明日亦然，三日病除，已而果然，賜以千緡。或問其說曰：小兒何緣有淋？只有水道不利，三物皆能通利，故爾若淋者，其可與語醫矣。

**小兒禿瘡**：《千金方》用鯽魚燒灰，醬汁和塗。一用鯽魚去腸，入皂礬燒研搽。危氏用大鯽魚去腸，入亂髮填滿，燒研，入雄黃末二錢。先以齏水洗拭，生油調搽。

**小兒口瘡**：通白者，白殭蠶，炒黃，拭去黃肉、毛，研末，蜜和敷之，立效。《小兒宮氣方》

**小兒禿瘡**：以鹽湯洗淨，蒲葦灰敷之。《聖濟總錄》

**小兒重舌**：嚼粟米哺之。《子母秘錄》

**預解胎毒**：七八月，或三伏日，或中秋日，剪壺蘆鬚如環子腳者，陰乾，於除夜煎湯浴小兒，則可免出痘。《唐瑤經驗方》

**小兒禿瘡**：黃蜀葵花、大黃、黃芩各等分，為末，米泔淨洗，香油調搽。《普濟方》

**小兒白禿**：馬齒莧，煎膏塗之。或燒灰，豬脂和塗。《聖惠方》

**小兒吐瀉**：不拘冷熱，驚一切反胃、吐利，諸治不效者。二氣散用硫黃半兩，水銀二錢半。研不見星，每服一字至半錢，生薑水調下，其吐立止。或同炒結砂為丸，方見靈砂也。《小兒藥證直訣》

**小兒吐逆**：不定，虛風喘急，白附、藿香各等分，為末，每米飲下半錢。《活幼大全方》

**小兒吐痰**：或風壅所致，或咳嗽發熱，飲食即吐。半夏湯泡七次、半兩，丁香一錢，以半夏末水和包丁香，用麵重包，煨熟，去麵為末，生薑自然汁和丸麻子大。每服二三十丸，陳皮湯下。《活幼口議》

**小兒霍亂**：梳垢，水服少許。《千金方》

**小兒久瀉**：脾虛，米穀不化，不進飲食。溫白丸，用白朮炒二錢半，半夏麴二錢半，丁香半錢，為末，薑汁麵糊丸黍米大，每米飲，隨大小服之。《全幼心鑑》

**小兒吐瀉**：脾胃虛寒，齊州半夏湯泡七次、陳粟米各一錢半，薑十片，水盞半，煎八分，溫服。錢乙《小兒藥證直訣》

**小兒熱痢**：嫩黃瓜同蜜食十餘枚，良。《海上方》

**小兒冷痢**：蓼葉，搗汁服。《千金方》

**小兒赤痢**：搗青藍汁二升，分四服。《子母秘錄》

**小兒下痢**：赤白多時，體弱不堪。以宣連用水濃煎，和蜜，日服五六次。《子母秘錄》

**小兒蠱痢**：生地汁一升，二合，分三四次服，立效。《子母秘錄》

**小兒下痢**：赤白，用油麻一合搗，和蜜湯服之。《外台秘要》

**小兒下痢**：神仙救苦散，治小兒赤白痢下，日夜百行不止。用罌粟殼半兩，醋炒為末，再以銅器炒過，檳榔半兩炒赤，研末，各收。每用等分，赤痢蜜湯服，白痢砂糖湯下，忌口味。《全幼心鑑》

**小兒下痢**：赤白，雞腸草搗汁一合，和蜜服，甚良。孟詵《食療本草》

**小兒下痢**：赤白，體弱大困者，麻子仁三合，炒香研細末。每服一錢，漿水服，立效。《子母秘錄》

**小兒下痢**：林檎、構子同杵汁，任意服之。《子母秘錄》

**小兒頭瘡**：麻子五升，研細，水絞汁，和蜜敷之。《千金方》

**小兒黃疸**：胡黃連、川黃連各一兩，為末，用黃瓜一個，去瓤留蓋，入藥在內合定，麵裹煨熟，去麵，搗丸綠豆大。每量大小溫水下。《總微論》

**小兒黃疸**：眼黃脾熱，用青瓜蔞焙研，每服一錢，水半盞，煎七分，臥時服，五更瀉下黃物立可。名逐黃散。《普濟方》

**小兒鹽哮**：脂麻秸，瓦內燒存性，出火毒，研末。以淡豆腐蘸食之。《摘玄方》

**小兒齁䶎**：大木鱉子三四個，磨水飲，以雪糕壓下，即吐出痰，重者三服效。《摘玄方》

**小兒咳嗽**：聲不出者，紫菀末、杏仁各等分，入蜜同研，丸芡子大，每服一丸，五味子湯化下。《全幼心鑑》

**小兒痰熱**：咳嗽驚悸，半夏、南星各等分，為末，牛膽汁和，入膽內，懸風處待乾，蒸餅丸綠豆大，每薑湯下三五丸。《摘玄方》

**小兒咳嗽**：生薑四兩，煎湯浴之。《千金方》

**小兒寒嗽**：百部丸，用百部炒、麻黃去節各七錢半，為末，杏仁去皮尖炒，仍以水略煮三五沸，研泥，入熟蜜和丸皂子大，每服二三丸，溫水下。《小兒藥證直訣》

**小兒骨蒸**：潮熱，減食瘦弱。用秦艽、炙甘草各一兩，每用一二錢，水煎服之。錢乙加薄荷葉五錢。《聖惠方》

**小兒自汗**：盜汗，潮熱往來。胡黃連、柴胡各等分，為末，蜜丸芡子大，每用一二丸，水化開，入酒少許，重湯煮一二十沸，溫服。《保幼大全》

**小兒潮熱**：往來盜汗。用南番胡黃連、柴胡各等分，為末，煉蜜丸芡子大，每服一丸至五丸，安器中，以酒少許化開，更入水五分，重湯煮二三十沸，和滓服。孫兆《秘寶方》

**小兒身熱**：汗出拘急，因中風起。丹參半兩，鼠屎炒三十枚，為末，每服三錢，漿水下。《聖濟總錄》

**小兒天行**：壯熱頭痛。木香六分，白檀香三分，為末，清

水和服，仍溫水調塗囟頂上取痓。《聖惠方》

**小兒暑風**：暑毒入心，痰塞心孔，昏迷搐搦，此乃危急之證，非此丸生料瞑眩之劑，不能伐之。三生丸：用白附子、天南星、半夏並去皮各等分，生研，豬膽汁和丸黍米大，量兒大小，以薄荷湯下。令兒側臥，嘔出痰水即蘇。《全幼心鑑》

**小兒骨熱**：十五歲以下，遍身如火，日漸黃瘦，盜汗，咳嗽煩渴。柴胡四兩，丹砂三兩，為末，豬膽汁拌和，飯上蒸熟丸綠豆大，每服一丸，桃仁、烏梅湯下，日三服。《聖濟總錄》

**小兒熱病**：壯熱煩渴，頭痛，生地黃汁三合，蜜半合，和勻，時時與服。《普濟方》

**小兒傷寒**：五月以後熱不退。用棗葉半握，麻黃半兩，蔥白、豆豉各一合，童子小便二鍾，煎一盅，分二服，取汗。《聖濟總錄》

**小兒氣痛**：蓬莪朮炮熟為末。熱酒服一大錢。《十全博救方》

**小兒盜汗**：身熱。龍膽草、防風各等分，為末，每服一錢，米飲調下，亦可丸服及水煎服。《嬰童百問》

**小兒盜汗**：麻黃根三分，故蒲扇灰一分，為末，以乳服三分，日三服。仍以乾薑三分同為末，三分撲之。《古今錄驗方》

**小兒沙淋**：黑豆一百二十個，生甘草一寸，新水煮熟，入滑石末，乘熱飲之，良。《全幼心鑑》

**錢氏捻頭散**：治小兒小便不通，用延胡索、苦楝子各等分，為末，每服半錢或一錢，以捻頭湯食前調下，如無捻頭，滴油數點代之。《小兒藥證直訣》

**孩子淋疾**：槲葉三片。煎湯服一雞子殼，小便即時下也。孫真人方

**小兒尿血**：蜀升麻五分，水五合，煎一合，服之，一歲兒，一日一服。姚和眾《至寶方》

**小兒脫肛**：荊芥、皂角各等分，煎湯洗之，以鐵漿塗上，亦治子宮脫出。《經驗方》

**小兒脫肛**：縮砂去皮為末。以豬腰子一片，批開擦末在內，縛定，煮熟與兒食，次服白礬丸。如氣逆腫喘者，不治。《保幼大全》

**小兒脫肛**：唇白齒焦，久則兩頰光，眉赤唇焦，啼哭。黃瓜蔞一個，入白礬五錢在內，固濟鍛存性，為末，糊丸梧子大，每米飲下二十丸。《摘玄方》

**小兒脫肛**：魚腥草擂如泥，先以朴硝水洗過，用芭蕉葉托住藥坐之，自入也。《永類鈐方》

**小兒脫肛**：螺螄二三升，鋪在桶內坐之，少頃即癒。《簡便方》

**小兒脫肛**：五倍子為末。先以艾絨捲倍子末成筒，放便桶內，以瓦盛之。令病者坐於桶上，以火點著，使藥煙薰入肛門，其肛自上。隨後將白礬為末，復搽肛門，其肛自緊，再不復脫。

**小兒奶痔**：蒲黃，空心溫酒服方寸匕，日三服。《塞上方》

**小兒下血**：或血痢。黃柏半兩，赤芍藥四錢，為末，飯丸麻子大。每服一二十丸，食前米飲下。閻孝忠《集效方》

**小兒痞塊**：腹大，肌瘦面黃，漸成疳疾。使君子仁三錢，木鱉子仁五錢，為末，水丸龍眼大，每以一丸，用雞子一個破頂，入藥在內，飯上蒸熟，空心食之。楊起《簡便單方》

**小兒癥瘕**：老鼠肉煮汁，作粥食之。姚和衆方

**小兒蛔痛**：口流涎沫，使君子仁為末，米飲五更，調服一錢。《全幼心鑑》

**小兒肚痛**：曲腳而啼，安息香丸，用安息香酒蒸成膏。沉香、木香、茴香各三錢，香附子、縮砂仁、炙甘草各五錢，為末，以膏和，煉蜜丸芡子大，每服一丸，紫蘇湯化下。《全幼心鑑》

小兒卵頹：用桃仁炒香為末，酒服方寸匕，日二服，仍搗敷之。《外台秘要》

嬰兒赤目：茶調胡黃連末，塗手足心，即癒。《濟急仙方》

小兒雀目：仙靈脾根、晚蠶蛾各半兩，炙甘草、射干各二錢半，為末，用羊子肝一枚，切開摻藥二錢，紮定，以黑豆一合，米泔一盞，煮熟，分二次食，以汁送之。《聖濟總錄》

小兒赤眼：水調黃連末，貼足心，甚妙。《全幼心鑑》

小兒雀目：至晚忽不見物，用羯羊肺一具，不用水洗，竹刀剖開，入穀精草一撮，瓦罐煮熟，日食之，屢效，忌鐵器。如不肯食，炙熟搗作丸如綠豆大，每服三十丸，茶下。《衛生家寶方》

小兒目翳：嫩楸葉三兩爛搗，紙包泥裹，燒乾去泥，入水少許，絞汁，銅器慢熬如稀餳，瓷盒收之。每旦點之。《普濟方》

小兒赤眼：羊肝切薄片，井水浸貼。《普濟方》

初生目閉：由胎中受熱也，以熊膽少許蒸水洗之，一日七八次，如三日不開，服四物湯加甘草、天花粉。《全幼心鑑》

小兒中蠱：下血欲死，搗青藍汁，頻服之。《聖惠方》

小兒中蠱：欲死者，甘草半兩，水一盞，煎五分，服，當吐出。《金匱玉函方》

小兒鼻䘌：鼻下兩道赤色，有疳。以米泔洗淨，用黃連末敷之，日三四次。張傑《子母秘錄》

小兒鼻蝕：熊膽半分，湯化抹之。《聖惠方》

小兒唇緊：用馬芥子搗汁曝濃，揩破，頻塗之。崔氏《纂要方》

小兒緊唇：雞矢白研末，敷之，有涎易去。《聖惠方》

小兒口瘡：糜爛，生硫黃水調，塗手心、足心，效即洗去。《世醫得效方》

小兒口瘡：黃葵花，燒末敷之。《肘後方》

**小兒木舌**：黃蜀葵花為末一錢，黃丹五分。敷之。《直指方》

**小兒口瘡**：大青十八銖，黃連十二株，水三升，煮一升服。一日二服，以瘥為度。《千金方》

**小兒咽腫**：牛蒡根搗汁，細咽之。《普濟方》

**喉痺**：《食醫心鏡》治小兒喉痺腫痛，燒末，以乳汁服一錢。

**小兒咽腫**：痺痛者，用鯉魚膽二七枚，和灶底土，以塗咽外，立效。《千金方》

**小兒丹毒**：燒鐵淬水，飲一合。陳氏《本草》

**小兒丹瘤**：游走入腹必死。初發，急以截風散截之。白芷、寒水石，為末，生蔥汁調塗。《全幼心鑑》

**小兒赤游**：上下遊行，至心即死，蒴藋煎汁洗之。《子母秘錄》

**小兒丹瘤**：蓖麻子五個，去皮研。入麵一匙，水調塗之，甚效。《修真秘旨》

**小兒丹毒**：生麻油塗之。《千金方》

**小兒赤丹**：用土番黃米粉，和雞子白塗之。《兵部手集》

**小兒丹腫**：綠豆五錢，大黃二錢。為末。用生薄荷汁入蜜調塗。《全幼心鑑》

**孩子赤丹**：胡荽汁塗之。譚氏方

**小兒丹毒**：濃煮大豆汁，塗之甚良。《千金方》

**孩子赤丹**：嚼粟米敷之。《兵部手集》

**小兒赤毒**：作瘡出水，豉炒煙盡，為末，油調敷之。姚和眾方

**小兒火丹**：熱如火，繞臍即損人。馬齒莧搗塗，日二上。《廣利方》

**小兒丹毒**：水煮棘根汁，洗之。《千金方》

**小兒丹煩**：柳葉一斤，水一斗，煮取汁三升，拓洗赤處，日七八度。《子母秘錄》

小兒丹毒：從髀起，流下，陰頭赤腫出血。用鯽魚肉切五合，赤小豆末二合，搗勻，入水和，敷之。《千金方》

小兒火丹：豬肉切片貼之。

小兒聤耳：硫黃末和蠟，作挺插之，日二易。《千金方》

小兒火丹：桑根白皮，煮汁浴之。或為末，羊膏和塗之。《千金方》

兒發不生：楸葉中心，搗汁頻塗。《千金方》

小兒丹瘤：木鱉子仁研如泥，醋調敷之，一日三五上，效。《外科精義》

小兒破傷：風病，拘急口噤，沒心草半兩，白附子炮二錢半，為末，每服一字，薄荷酒灌下。《聖濟總錄》

小兒甜瘡：頭面耳邊連引，流水極癢，久久不癒者。蛇床子一兩，輕粉三錢，為細末，油調搽之。《普濟方》

小兒生瘡：滿身面如火燒，以黃粱米一升研粉，和蜜水調之，以瘥為度。《外台秘要》

小兒楊梅：瘡起於口內，延及遍身，以土萆薢末，乳汁調服，月餘自癒。《外科發揮》

小兒禿瘡：冷泔洗淨，以羊角蔥搗泥，入蜜和塗之，效。

小兒軟癤：油麻炒焦，乘熱嚼爛敷之。譚氏《小兒方》

小兒頭瘡：黑豆炒存性，研，水調敷之。《普濟方》

小兒頭瘡：鏡面草日乾為末，和輕粉、麻油敷之，立效。《楊氏家藏方》

小兒熱瘡：身面皆有，如火燒者，赤地利末，粉之。

小兒白禿：瓠藤同裹鹽，荷葉煎濃汁洗，三五次癒。《聖濟總錄》

小兒頭禿：蔓荊子末，和酢敷之，一日三上。《千金方》

小兒頭瘡：因傷濕入水成毒，膿汁不止。用紅麴嚼罨之，甚效。《百一選方》

小兒頭禿：蕪菁葉燒灰，和脂敷之。《千金方》

小兒頭瘡：糯米飯燒灰，入輕粉，清油調敷。《普濟方》

**小兒頭瘡**：以黃泥裹，煨熟取研，以蓴菜油調敷之。《勝金方》

**小兒白禿**：團團然，切蒜日日揩之。《子母秘錄》

**小兒頭瘡**：樹上乾桃燒研，入膩粉、麻油調搽。《聖惠方》

**小兒風瘡**：久不瘉者。用菰蔣節燒研，敷之。《子母秘錄》

**小兒爛瘡**：初起腫漿似火瘡，桃仁研爛敷之。《子母秘錄》

**小兒疥癬**：白膠香、黃柏、輕粉各等分，為末，羊骨髓和，敷之。《儒門事親》

**小兒頭瘡**：水磨檳榔，曬取粉，和生油塗之。《聖惠方》

**小兒軟癤**：大枳殼一個，去白，磨口平，以麵糊抹邊合癤上，自出膿血盡，更無痕也。《世醫得效方》

**小兒口噤**：牙關不開，天南星一枚，煨熟，紙裹斜，包剪一小孔，透氣於口中，牙關自開也。一方：生南星同薑汁擦之，自開。

**小兒瘰癧**：脂麻、連翹各等分，為末，頻頻食之。《簡便方》

**嬰兒瘧疾**：無計可施，代赭石五枚鍛紅，醋淬，硃砂五分，砒霜一豆大，同以紙包七重，打濕煨乾，入麝香少許為末，香油調一字，塗鼻尖上及眉心、四肢，神應。《保幼大全》

**百日兒瘧**：《水鑑仙人歌》曰：瘧是邪風寒熱攻，直須術治免成空，常山刻作人形狀，釘在孩兒生氣宮。如金生人金在巳，即釘巳上木生人，釘在亥上火生人，釘寅上土生人，釘申上金生人也。

**小兒久痢**：狗頭燒灰，白湯服。《千金方》

**小兒痞積**：急性子、水葒花子、大黃各一兩，俱生研末，每味取五錢，外用皮硝一兩拌勻。將白鵓鴿一個，或白鴨亦可，去毛屎，剖腹，勿犯水，以布拭淨，將末裝入內，用綿紮定，砂鍋內入水三碗，重重紙封，以小火煮乾，將鴿鴨翻調焙黃色，冷定。早晨食之，日西時疾軟，三日大便下血，病去矣。忌冷物百日。《集效方》

## 驚癇第一百零九

**小兒諸驚**：仰向後者，燈火淬其囟門、兩眉際之上下。眼翻不下者，淬其臍之上下。不省人事者，淬其手足心、心之上下。手拳不開、目往上者，淬其頂心、兩手心。撮口出白沫者，淬其口上下、手足心。《小兒驚風秘訣》

**驚癇發熱**：鐵粉，水調少許服之。《聖惠方》

**小兒天吊**：多涎，搐搦不定。錫吝脂一兩，水淘黑汁令盡，水銀一分，以少棗肉研，不見星，牛黃半分，麝香半分，研勻，粳米飯丸黍米大。每服三十二丸，新汲水下，名保命丹。《普濟方》

**驚風癇疾**：喉閉牙緊，鉛白霜一字，蟾酥少許，為末，烏梅肉蘸藥於齦上揩之，仍吹通關藥，良久便開。《普濟方》

**風癇吐沫**：反目抽掣，久患者。黑鉛、水銀結砂、南星炮各一兩，為末，糯飯丸綠豆大，一歲一丸，乳汁下。《普濟方》

**慢脾驚風**：利痰奇效，用開元通寶錢，背後上下有兩月痕者，其色淡黑，頗小。以一個放鐵匙上，炭火燒四圍上下，各出珠子，取出候冷，傾入盞中，作一服，以南木香湯送下，或人參湯亦可。錢雖利痰，非胃家所好，須以木香佐之。《直指方》

**急驚涎潮**：壯熱悶亂，鐵粉二錢，硃砂一錢，為末，每服一字，薄荷湯調下。《楊氏家藏方》

**風癇發止**：驅風散，用鉛丹二兩，白礬二兩，為末。用三角磚相鬥，以七層紙鋪磚上，鋪丹於紙上，礬鋪丹上，以十斤柳木柴燒過為度，取研。每服二錢，溫酒下。《博濟方》

**小兒急驚**：青礞石，磨水服。《衛生寶鑑》

**驚忤不語**：打仆驚忤，血入心竅，不能言語。硃砂為末，以雄豬心血和丸麻子大。每棗湯下七丸。《直指方》

**急驚搐搦**：丹砂半兩，天南星一個，一兩重者，炮製酒浸，大蠍三個，為末，每服一字，薄荷湯下。《聖濟總錄》

**癲癇狂亂**：歸神丹，治一切驚憂，思慮多忘，及一切心氣不足，癲癇狂亂。豬心二個，切，入大硃砂二兩、燈心三兩在內，麻紮，石器煮一伏時，取砂為末，以茯神末二兩，酒打薄糊丸梧子大，每服九丸至十五丸、至二十五丸，麥門冬湯下。甚者，乳香、人參湯下。《百一選方》

**小兒癇疾**：能壓一切熱，水銀小豆許，安盞中，沉湯內煮一食頃，與服。勿仰兒頭，恐入腦也。《聖濟總錄》

**急驚墜涎**：水銀半兩，生南星一兩，麝香半分，為末，入石腦油同搗，和丸綠豆大，每服一丸，薄荷湯下。

**小兒急驚**：搐搦涎盛，粉霜二錢，白牽牛炒、輕粉各一錢，為末，每服一字，薄荷湯下，吐涎為效。《全嬰方》

**小兒諸癇**：雄黃、硃砂各等分，為末，每服一錢，豬心血入齏水調下。《直指方》

**小兒驚癇**：磁石煉水飲之。《聖濟總錄》

**驚癇發熱**：乾藍、凝水石各等分，為末，水調敷頭上。《聖惠方》

**急慢驚風**：奪命散，治急慢驚風，痰涎壅塞咽喉，命在須臾，服此墜下風痰，乃治驚利痰之聖藥也。真礞石一兩，焰硝一兩，同鍛過為末，每服半錢或一錢。急驚痰熱者，薄荷自然汁入生蜜調下；慢驚脾虛者，木香湯入熟蜜調下。亦或雪糕丸綠豆大，每服二三丸。湯氏《嬰孩寶鑑》

**小兒驚癇**：青黛量大小，水研服之。《生生編》

**急慢驚風**：吊眼撮口，搐搦不定。代赭石火燒醋淬十次，細研水飛，日乾，每服一錢或半錢，煎真金湯調下，連進三服。兒腳脛上有赤斑，即是驚氣已出，病當安也，無斑點者，

不可治也。《直指方》

**急驚昏迷**：不省人事，石綠四兩，輕粉一錢，為末，薄荷汁入酒調一字服，取吐。《全嬰方》

**小兒驚風**：大叫一聲就死者，名老鴉驚。以散麻纏住脅下及手心、足心，以燈火爆之。用老鴉蒜曬乾、車前子各等分，為末，水調貼手足心。仍以燈心淬手足心，及肩膊、眉心、鼻心，即醒也。《王日新小兒方》

**小兒驚癇**：一百二十種。用荊芥穗二兩，白礬半生半枯一兩，為末，糊丸黍米大，硃砂為衣，每薑湯下二十丸，日二服。《醫學集成》

**小兒慢驚**：搐搦，涎壅厥逆。川烏頭生去皮臍一兩，全蠍十個去尾，分作三服，水一盞，薑七片，煎服。湯氏《嬰孩寶鑑》

**小兒風癇**：瘛瘲，用人參、蛤粉、辰砂各等分，為末，以豬心血和丸綠豆大，每服五十丸，金銀湯下，一日二服，大有神效。《衛生寶鑑》

**小兒驚風**：生半夏一錢，皂角半錢，為末，吹少許入鼻，名嚏驚散，即蘇。《直指方》

**驚後瞳斜**：小兒驚後瞳人不正者，人參、阿膠糯米炒成珠，各一錢，水一盞，煎七分，溫服，日再服，癒乃止，效。《直指方》

**慢驚發搐**：帶有陽證者，白甘遂末，即蚤休一錢，瓜蔞根末二錢，同於慢火上炒焦黃，研勻。每服一字，煎麝香薄荷湯調下。《小兒藥證直訣》

**小兒風癇**：瘛瘲戴眼，極者日數十發，又治大人賊風。莽草、雷丸各一雞子黃大，化豬脂一斤，煎七沸，去滓，摩痛處，勿近目及陰，日凡三四次。《外台秘要》

**小兒癇喑**：癇後喑不能言，以天南星濕紙包煨，為末，雄豬膽汁調服二字。《全幼心鑑》

**小兒慢驚**：曼陀羅花七朵，重一字，天麻二錢半，全蠍炒

十枚，天南星炮、丹砂、乳香各二錢半，為末，每服半錢，薄荷湯調下。《御藥院方》

**小兒慢脾風**：因吐瀉後而成，麻黃長五寸，十個去節，白朮指面大二塊，全蠍二個，生薄荷葉包煨為末，二歲以下一字，三歲以上半錢，薄荷湯下。《聖惠方》

**慢脾驚風**：白附子半兩，天南星半兩，黑附子一錢，並炮去皮為末，每服二錢，生薑五片，水煎服。亦治大人風虛，止吐化痰，宣和間真州李博士，用治吳丙翰孫女甚效，康州陳侍郎病風虛昏，吳丙翰令服，三四服即癒。《楊氏家藏方》

**吐瀉慢驚**：天王散治小兒吐瀉，或誤服給藥，脾虛生風痰、慢驚。天南星一個，重八九錢者去臍，黃土坑深三寸，炭火五斤，鍛赤入，好酒半盞，安南星在內，仍架炭火三條，在上候發，取剉，再炒熟，為末用五錢，天麻煨熟研末一錢，麝香一字，和勻，三歲小兒用半錢，以生薑防風煎湯調下，亦治久嗽噁心。《小兒藥證直訣》

**小兒驚風**：墜涎散：用天南星一兩重一個，換酒浸，七伏時取出，安新瓦上週回炭火炙裂，合濕地出火毒為末，入硃砂二分，每服半錢，荊芥湯調下，每日空心一服，午時一服。《經驗方》

**小兒驚忤**：暴驚猝死、中惡，用蜀漆炒二錢，左顧牡蠣一錢，二分漿水煎服，當吐痰而癒，名千金湯。阮氏方

**風癇痰迷**：墜痰丸：用天南星，九蒸九曬為末，薑汁麵糊丸桐子大，每服二十丸，人參湯下，石菖蒲、麥門冬湯亦可。《衛生寶鑑》

**小兒驚風**：用大蒜七個去皮，先燒紅地，將蒜逐個於地上磨成膏子，卻以殭蠶一兩去頭足，蒜上以覆一夜，勿令透氣。只取蠶研末，嗅入鼻內，口中含水甚效。《聖濟總錄》

**驚風煩熱**：慎火草，煎水服之。《普濟方》

**小兒驚風**：不拘急慢，用蜣螂一枚，杵爛，以水一小盞，於百沸湯中燙熟，去滓飲之。

**小兒驚熱**：鉤藤一兩，滑石半兩，甘草炙一分，為散，每服半錢，溫水服，日三服，名延齡散。《聖濟總錄》

**慢脾驚風**：馬錢子、丁香、白殭蠶各等分，為末，每服一錢，炙橘皮煎湯下，名醒脾散。《普濟方》

**馬脾風病**：小兒急驚，肺脹，喘滿，胸高氣急，脅縮，鼻張，悶亂，咳嗽，煩渴，痰潮，聲高，宿名為馬脾風。不急治，死在旦夕。白牽牛半生半炒，黑牽牛半生半炒，大黃煨，檳榔各取末一錢，每用五分蜜湯調下。痰盛加輕粉一字，名牛黃奪命散。《全幼心鑑》

**小兒驚邪**：安息香一豆許，燒之，自除。《奇效良方》

**急慢驚風**：乳香半兩，甘遂半兩，同研末，每服半錢，用乳香湯下，小便亦可。《博濟方》

**慢驚瘛瘲**：定魄安魂益氣，用血竭半兩，乳香二錢半，同搗成劑，火炙溶丸，梧桐子大，每服一丸，薄荷湯化下，夏月用人參湯。《御藥院方》

**慢肝驚風**：《時珍發明》，昔有小兒，瀉後眼上，三日不乳，目黃如金，氣將絕。有名醫曰：此慢驚風也，宜治肝，用水飛代赭石末，每服半錢，冬瓜仁煎湯調下，果癒。

**小兒暴驚**：啼哭、絕死，蜀椒、牡蠣各六銖，以清漿水一升，煮五合，每灌一合。《千金方》

**小兒風癇**：大生石榴一枚，割去頂，挖空，入全蠍五枚，黃泥固濟，鍛存性，為末，每服半錢，乳汁調下，或防風湯下亦可。《聖濟總錄》

**小兒慢驚**：昏沉或搐，搗藥磨水灌之。《濟急方》

**驚風內釣**：胡椒、木鱉子仁各等分，為末，醋調黑豆末，搗丸綠豆大，每服三四十丸，荊芥湯下。《聖惠方》

**小兒驚風**：不驚丸，治小兒因驚風吐逆作搐，痰涎壅塞，手足瘛瘲，眼睛斜視。枳殼去瓤麩炒，淡豆豉，等分為末。每服一字，甚者，半錢，急驚，薄荷自然汁下。慢驚，荊芥湯入酒三五點下，日三服。陳文中《小兒方》

**小兒蟲癇**：胃寒蟲上，諸症危，惡風，癇相似，用白蕪荑，乾漆燒存性，等分為末，飲調服一字至一錢。杜壬方

**小兒驚熱**：天竺黃二錢，雄黃、牽牛末各一錢，研磨糊丸，薄荷湯下。《小兒藥證直訣》。

**小兒胎癇**：琥珀、硃砂各少許，全蠍一枚，為末，麥門冬湯調一字服。《直指方》

**嬰孩驚喑**：風後失喑不能言。肥兒丸：用蕪荑炒，神麴炒，麥芽炒，黃連炒，各一錢，為末，豬膽汁打糊丸黍米大，每服十丸，木通湯下。黃連能去心竅惡血。《全幼心鑑》

**小兒胎驚**：琥珀、防風各一錢，硃砂半兩，為末，豬乳調一字入口，最妙。《直指方》

**小兒口噤**：不乳，白蒺藜燒末，水服一錢。《聖惠方》

**小兒卒癇**：大蜂房一枚，水三升煮汁，浴之，日三四次，佳。《千金方》

**慢脾驚風**：小兒久病後或吐瀉後，生驚轉成慢脾。用蠍梢一兩為末，以石榴一枚，挖空，用無灰酒調末填入，蓋定壘文武火上，時時攪動，熬膏取出，放冷，每服一字，金銀薄荷湯調下。《本事方》治吐利後昏重，生風癇，慢脾證。白朮、麻黃去節，等分為末，二歲以下一字，三歲以上半錢，薄荷湯下。

**小兒風癇**：取蠍五枚，以一大石榴割頭，剜空納蠍於中，以頭蓋之，紙筋和黃泥封裹，微火炙乾，漸加火鍛赤，候冷去泥，取中焦黑者細研，乳汁調半錢灌之，便定。兒稍大，以防風湯調服。《篋中方》

**急慢驚風**：口眼喎斜，搐搦痰盛，用天漿子房，去皮生用三枚，乾蠍生用七枚，硃砂一錢，研勻，飯丸粟米大，每服二丸，荊芥湯送下。《聖惠方》

**驚風定搐**：中分散：用螳螂一個，蜥蜴一條，赤足蜈蚣一條，各中分之，隨左右研末，記定男用左，女用右，每以一字吹鼻內搐之，吹左即左定，吹右即右定也。《普濟方》

**天釣驚風**：翻眼向上，用乾蠍全者一個，瓦炒好，硃砂三綠豆大，為末，飯丸綠豆大，外以硃砂少許，同酒化下，一丸頓癒。《聖惠方》

**急慢驚風**：五月五日，取蚯蚓，竹刀截作兩段，急跳者作一處，慢跳者作一處，各研爛，入硃砂末，跳者每服五七丸，薄荷湯下。《應驗方》

**小兒急驚**：五福丸，用生蚯蚓一條，研爛，入五福化毒丹一丸同研，以薄荷湯少許化下。《普濟方》云：梁國材言洋州進士李彥，具家專貨此藥，一服千金，以糊十口，梁傳其方，親試屢驗，不可不筆於冊，以救嬰兒。

**慢驚虛風**：用平正附子去皮臍，生研為末，以白頸蚯蚓於末內滚之，候定刮蚓土附末丸黃米大，每服十丸，米飲下。《百一選方》

**小兒驚風**：白殭蠶、蠍梢各等分，天雄尖、附子尖各一錢，微炮為末，每服一字或半錢，以薑湯調灌之，甚效。《本草衍義》

**小兒癎疾**：白魚酒，用衣中白魚七枚，竹茹一握，酒一升，煎二合，溫服之。《外台秘要》

**小兒驚啼**：啼而不哭，煩也，哭而不啼，躁也。用蟬蛻二七枚，去翅足為末，入硃砂末，一字蜜調，與吮之。《活幼口議》

**小兒驚風**：用蠍一個，頭尾全者，以薄荷四葉裹定，火上炙焦，同研為末，分四服，白湯下。《經驗方》

**驚風悶乳**：乳香丸，治小兒慢驚風，心神悶亂煩惱，筋脈拘急，胃虛蟲動，反折啼叫。乳香半錢，胡粉一錢，研勻，以白頭蚯蚓生捏去土搗爛，和丸麻子大，每服七丸至十五丸，蔥白湯下。《普濟方》

**小兒急驚**：萬金散，用蜈蚣一條，全者去足，炙為末，丹砂、輕粉各等分研勻，陰陽乳汁和丸綠豆大，每歲一丸，乳汁下。《聖惠方》

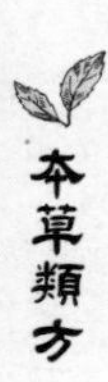

**大頭風小兒驚風**：併用大蒜七個，先燒紅地，以逐個於地上磨成膏，卻以殭蠶一兩去頭足，安蒜上，碗覆一夜，勿令洩氣，只取蠶研末，每用嗅鼻，口內含水有效。《普濟方》

**小兒癇疾**：用鱉甲炙研，乳服一錢，日二，亦可蜜丸服。《子母秘錄》

**小兒急驚**：遠年白田螺殼燒灰，入麝香少許，水調灌之。《普濟方》

**小兒驚啼**：車軸臚小豆許，納口中及臍中，良。《千金方》

**小兒癇疾**：棘枝上雀，甕研，其間蟲出，取汁灌之。《聖惠方》

**百日發驚**：炸蟬去翅、足炙三分，赤芍藥三分，黃芩兩分，水二盞，煎一盞，溫服。《聖惠方》

**小兒卒驚**：似有痛處而不知，用燕窠中糞煎湯，洗浴之。《救急方》

**慢脾驚風**：活脾散，用羊屎二十一個，炮丁香一百粒，胡椒五十粒，為末，每服半錢，用六年冬日照處壁土煎湯調下。《聖濟總錄》

**小兒癇疾**：雞子黃和乳汁攪服，不過兩三枚自定。《普濟方》

**多年癇病**：取臘月啄木鳥一個，無灰酒三升，先以瓦罐鋪荊芥穗一寸厚，安鳥於上，再以穗蓋為度，放冷取出為末。入石膏二兩，鐵粉一兩，炮附子一兩，硃砂、麝香各一分，龍腦一錢，共研勻，每服一錢，先服溫水三兩口，以溫酒一盞調服即臥，發時又一服，間日再服，不過十服即癒。《保幼大全》

**小兒慢驚**：返魂散，用治小兒慢驚及天吊夜啼。用蝙蝠一枚，去腸、翅炙黃焦，人中黃、乾蠍焙、麝香各一分，為末，煉蜜丸綠豆大，每服乳汁下三丸。《聖惠方》

**小兒卒驚**：似有痛處不知疾狀，用雄雞冠血少許，滴口中，妙。《譚氏小兒方》

**小兒驚癇**：不知人，嚼舌仰目者，犀角濃磨，水服之，立效，為末亦可。《廣利方》

**小兒癇疾**：皮羊角燒存性，以酒服少許。《普濟方》

**小兒驚癇**：蝙蝠一個，入成塊硃砂三錢，在腹內，以新瓦合，鍛存性，候冷為末，空心分四服，兒小分五服，白湯下。《醫學集成》

**小兒驚癇瘛瘲**：用虎睛細研，水調灌之，良。《經驗方》

**小兒癇疾**：青羊肝一具薄切，水洗，和五味醬食之。

**小兒驚啼**：發歇不定，真麝香一字，清水調服，日三。《廣利方》

**小兒牛癇**：白牛屎中豆，日日服之良。《總微論》

**驚風不醒**：白烏骨、雄雞血，抹唇上即醒。《醫方集成》

**大小癇疾**：初生胎衣一具，長流水洗淨，仍以水浸，春三、夏一、秋五、冬七日，焙乾為末，羌活、天麻、防風各半兩，白殭蠶、白附子各一兩，南星二兩，川烏一個，全蠍二十一個，為末，糊丸梧子大，硃砂為衣，每服五十丸，好酒下。《乾坤秘韞》

**小兒驚癇**：發熱，取月候血，和青黛水調服一錢，入口即瘥，量兒加減。《聖惠方》

**小兒胎驚**：蠍一枚，薄荷葉包，炙為末，入硃砂、麝香少許，麥門冬煎湯調下，一字，效。《湯氏寶書》

**小兒卒癇**：刺白犬血一升飲之，並塗身上。葛氏方

**小兒驚癇**：瘛瘲，以竹瀝化熊膽兩豆許，服之，去心中涎甚良。孟詵主治

**驚風癇疳**：神穴丹，治急驚風、癇疾、天吊、疳熱等症，用紫色蛇黃四兩，鍛過，豬豬屎二兩，小者泥固，鍛過，鐵粉一兩，硃砂半兩，麝香一錢，為末，糯米粉糊為丸芡子大，漆盤曬乾看之，每丸有一小穴，故名神穴丹。每服一丸，薄荷酒化下，立過疳熱，冷水化下。《靈苑方》

**驚癇發熱**：丹參摩膏，用丹參、雷丸各半兩，豬膏二兩，

同煎，七上七下，濾去滓，盛之，每以摩兒身上，日三次。《千金方》

**久年驚癇**：守宮膏，用守宮一兩個，剪去四足，連血研爛，入珍珠、麝香、龍腦香各一字，研勻，以薄荷湯調服，仍先或吐，或下，去痰涎，而後用此大有神效。《奇效方》

**驚癇中風**：壯熱掣瘲，吐舌出沫，用豚卵一雙，細切，當歸二分，以醇酒三升，煮一升，分服。《普濟方》

**驚癇嚼舌**：迷悶仰目，牛黃一豆許，研，和蜜水灌之。《廣利方》

**烏紗驚風**：小兒驚風，遍身都烏者，急推向下，將黃土一碗搗末，入酒、醋一鍾，炒熱包定熨之，引下至足刺破，為妙。《小兒秘訣》

**心虛驚癇**：用褐色壁虎一枚，連血研爛，入硃砂、麝香末少許，薄荷湯調服，繼服二陳湯神效。《直指方》

**小兒驚啼**：白玉二錢半，寒水石半兩，為末，水調塗心下。《聖惠方》

**初生兒驚**：月內驚風欲死，硃砂磨，新汲水塗五心，最驗。《斗門方》

**小兒驚熱**：夜臥多啼，硃砂半兩，牛黃一分，為末，每服一字，水飲下。《普濟方》

**小兒天釣**：蕓苔子、生烏頭去皮尖各二錢，為末，每用一錢，水調塗頂上，名塗頂散。《聖濟總錄》

**小兒軀啼**：驚癇腹滿，大便青白色，用柏子仁末，溫水調服一錢。《聖惠方》

**小兒天吊**：驚癇客忤，家桑東行根，取研汁服。《聖惠方》

**小兒天吊**：目睛上視，用壁魚兒乾者十個，濕者五個，用乳汁和研，灌之。《聖惠方》

**小兒天吊**：頭目仰視，痰塞內熱，用金牛兒，即蟬蛻，以漿水煮一日，曬乾為末，每用一字，冷水調服下。《衛生易簡

方》

**天吊驚風**：目久不下，眼見白睛，及腳弓反張，聲不出者，雙金散主之。用大蜈蚣一條，去頭、足酥炙，用竹刀批開，記定左右，又以麝香一錢，亦分左右各記明，研末包定，每用左邊吹左鼻，右邊吹右鼻，各少許，不可過多，若眼未下，再吹些，須眼下乃止。《直指方》

**小兒驚候**：小兒積熱，毛焦，睡語欲發驚者，牛黃六分，硃砂五錢同研，以犀角磨汁，調服一錢。《總微論》

**小兒熱驚**：牛黃、杏仁、大竹瀝、薑汁各一合，和勻與服。《總微論》

**小兒軀啼**：面青復強，是忤客氣，新馬糞一團，絞汁灌之。《聖濟總錄》

**小兒驚啼**：雞矢白燒灰，米飲服二字。《千金方》

**小兒驚啼**：亂油髮燒研，乳汁或酒服少許良。《千金方》

**小兒驚啼**：狀如物刺，用刺皮三寸，燒末，敷乳頭飲兒。《子母秘錄》

**小兒軀啼**：小兒五十日以來，胎寒腹痛軀啼，弄舌微熱而驚，此癎候也。豬腎一具，當歸一兩焙，以清酒一升，煮七合，每以杏仁大與咽之，日三夜一。《聖惠方》

## 諸疳第一百一十

**小兒疳瀉**：赤石脂末，米飲調服半錢，立瘥。加京芎等分，更炒。《斗門方》

**疳瘡不癒**：海浮石燒紅，醋淬數次二兩，金銀花一兩，為末，每服二錢半，水煎服，病在上食後，在下食前，一年者半年癒。《儒門事親》

**小兒疳瀉**：冷熱不調，胡黃連半兩，綿薑一兩，炮，為末，每服半錢，甘草節煎湯送下。《衛生總微論》

**小兒疳熱**：肚脹，潮熱發焦，不可用大黃、黃芩，傷胃之藥，恐生別症，以胡黃連五錢，靈脂一兩，為末，雄豬膽汁和

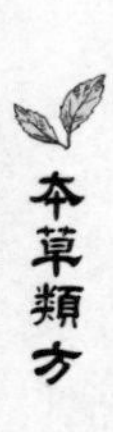

丸綠豆大，米飲服，每服一二十丸。《全幼心鑑》

**小兒疳熱**：流注遍身瘡蝕，或潮熱肚脹，作渴。豬肚黃連丸，用豬肚一個，洗淨，宣黃連五兩，切碎，水和納入肚中，縫定，放在五升粳米上，蒸爛，石臼搗千杵，或入少飯，同杵丸綠豆大，每服二十丸，米飲送下，仍服調血清心之藥佐之，蓋小兒之病不出於疳，則出於熱，當須識此。《直指方》

**走馬疳瘡**：綠礬入鍋內，炭火煅紅，以醋拌勻，如此三次，為末，入麝香少許，溫漿水漱淨，摻之。《談野翁試驗方》

**肥熱疳疾**：胡黃連丸：用胡黃連、黃連各半兩，硃砂二錢半，為末，入豬膽內紮定，以杖子釣懸於砂鍋內，漿水煮一炊久，取出研爛，入蘆薈、麝香各一分，飯和丸麻子大，每服五七丸至一二十丸，米飲送下。《小兒藥證直訣》

**小兒口疳**：黃連、蘆薈各等分，為末，每蜜湯服五分。走馬疳，入蟾灰等分，青黛減半，麝香少許。《簡便方》

**小兒疳氣**：不可療者，綠礬煅赤，醋淬三次，為末，棗肉和丸綠豆大，每服十丸，溫水下，日三。《集驗方》

**小兒脾疳**：使君子、蘆薈各等分，為末，米飲每服一錢。《儒門事親》

**小兒疳痢**：頻數，用生薔薇根，洗切，煎濃汁，細飲以瘉為度。《千金方》

**小兒口疳**：蔗皮燒研摻之。《簡便方》

**小兒疳痢**：垂死者，益母草嫩葉同米煮粥食之，取足，以瘥為度，甚佳，飲汁亦可。《廣利方》

**小兒無辜**：疳病肚脹，或實瀉痢，冷熱不調，以漏蘆一兩，杵為散，每服一錢，以豬肝一兩，入鹽少許，同煮熟，空心頓食之。《聖惠方》

**小兒瘡疳**：艾葉一兩，水一升，煮取四合服。《備急方》

**小兒疳痢**：《宮氣方歌》云：孩兒雜病變成痢，不問強羸女與男，煩熱毛焦鼻口燥，皮膚枯槁四肢癱，腹中時時更下痢，青黃赤白一般般，眼濕面黃鼻孔赤，穀道開張不可看，此方便是青黛散，孩兒百病服之安。

**疳䘌蝕口**：及下部，用飛廉蒿燒灰，搗篩，以兩錢匕著痛處，其痛則忍之，若不痛非疳也，下部蟲如馬尾大，相纏出無數，十日瘥，二十日平復。《千金翼方》

**小兒疳瘡**：生嚼栗子敷之。《外台秘要》

**小兒疳水**：珠子、甘遂炒，青橘皮各等分，為末，三歲用一錢，以麥芽湯下，以利為度，忌酸、鹼三五日，名水寶散。《總微論》

**小兒疳疾**：木鱉子仁，使君子仁各等分，搗泥米飲，丸芥子大，每以五分米飲下，一二日服。《集效方》

**走馬疳蝕**：透骨穿腮，天南星一個，當心剜空，入雄黃一塊，麥裹，燒，候雄黃作汁，以盞子合定，出火毒，去面為末，入麝香少許，拂瘡數日，甚效。《經驗方》

**疳瘡月蝕**：寒食泔淀敷之，良。《千金方》

**小兒疳瘡**：嚼麻子敷之，日六七度。《子母秘錄》

**小兒疳痢**：薤白生搗如泥，以粳米粉和蜜作餅，炙熱與食，不過三兩服。《楊氏產乳》

**小兒疳瀉**：白藥子一兩，甘草半兩，為末，用豬肝一具，批開，摻末五錢，煮熟食之。《直指方》

**小兒急疳**：油麻嚼，敷之。《外台秘要》

**疳氣浮腫**：常服自消。黑牽牛、白牽牛，各半生半炒，取末，陳皮、青皮各等分，為末，糊丸綠豆大，每服三歲兒服二十丸，米湯下。《鄭氏小兒方》

**疳氣耳聾**：疳氣攻腎，耳聾陰腫，牽牛末一錢，豬腰子半個，去薄膜，切，摻入內，加少鹽，濕紙包煨，空心食。《鄭氏小兒方》

**小兒疳瘦**：久服消食和氣，長肌肉，用陳橘皮一兩，黃連以米泔水浸一日，一兩半研末，入麝香三分，用豬膽盛藥，以漿水煮熟取出，用粟米飯和丸綠豆大，每服一二十丸，米飲

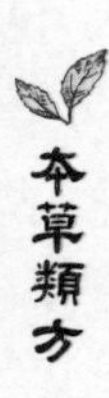

下。《小兒藥證直訣》

**小兒冷疳**：面黃腹大，食即吐者，母丁香七枚為末，乳汁和，蒸三次，薑湯服之。《衛生易簡方》

**小兒五疳**：川楝子肉，川芎各等分，為末，豬膽汁和丸，米飲下。《摘玄方》

**小兒熱疳**：屎如米泔，大便不調，糞蛆燒灰，雜物食之。

**小兒脾疳**：蘆薈、使君子各等分，為末，每米飲服一二錢。《衛生易簡方》

**小兒疳疾**：椿白皮，日乾，二兩為末，以粟米淘淨，研濃汁和丸梧子大，十歲三四丸，米飲下，量兒加減，仍以一丸納竹筒中，吹入鼻內，三度良。《子母秘錄》

**疳熱有蟲**：瘦悴，久服充肥，用榆仁一兩，黃連一兩，為末，豬膽汁七枚，和入碗內，飯上蒸之，一日蒸一次，九蒸乃入麝香半錢，湯浸蒸餅和丸綠豆大，每服五七丸，至一二十丸，米飲下。錢氏《小兒藥證直訣》

**小兒疳痢**：困重者，用樗白皮搗粉，以水和棗作大餛飩子，日曬少時，又搗，如此三遍，以水煮熟，空腹吞七枚，重者不過七服，忌油膩、熱麵、毒物。又方：用樗根濃汁一蜆殼，和粟米泔等分灌下部，再度即瘥，其研如神，大人亦宜。《外台秘要》

**小兒諸疳**：棘針、瓜蒂各等分，為末，吹入鼻內，日三次。《聖惠方》

**小兒久疳**：體虛不食，諸病後，天柱骨倒，醫者不識，謂之五軟者，用白殭蠶直者炒研，每服半錢，薄荷湯下，名金靈散。鄭氏方

**小兒諸疳**：疳積及無辜疳，一服退熱，二服煩渴止，三服瀉痢住。端午時取蛤蟆金眼、大腹、不跳、不鳴者，捶死置尿桶中，候生蛆食盡，取蛆入新布袋，懸長流水中三日，新丸焙乾，入麝香少許為末，每空心以砂糖調服二錢，或粳米糊為丸，每米飲服二三十丸。《直指方》

**一切疳疾**：《聖濟總錄》六月取糞坑中蛆，淘淨入竹筒中封之，待乾研末，每服一二錢，入麝香，米飲服之。又方：用蛆蛻米泔逐日換浸，五日再以清水換浸，三日曬焙為末，入黃連等分，每半兩入麝香五分，以豬膽汁和為丸，黍米大，每服三四十丸，米飲下，神效。

**五疳八痢**：面黃肌瘦，好食泥土，不思乳食，用大乾蟾蜍一枚燒存性，皂角去皮弦一錢，燒存性，蛤粉水飛三錢，麝香一錢，為末，糊丸粟米大，每空心米飲下三四十丸，日二服。名五疳保童丸。《金嬰方》

**小兒疳痢**：羸瘦多睡，坐則閉目，食不下，用蚺蛇膽豆許二枚，煮通草汁研化，隨意食之，並塗五心、下部。《楊氏產乳》

**小兒口疳**：白礬裝入五倍子內，燒過，同研，摻之。《簡便方》

**一切疳疾**：用白蝸殼七枚，皮薄色黃白者洗淨，不得少塵滓，日乾，內酥蜜於殼中，以瓷盞盛之，紙糊盞面，置炊飯上蒸之，饋時即坐瓶中，仍裝飯僅蒸飯熟，取出，研如水淀，漸漸與吃一日，令盡，取效止。《韋宙獨行方》

**小兒疳疾**：蠍虎丹，治一切疳瘦下痢，證候全備，及無辜癰毒如邪病者，用乾雄蠍虎一個，微炙，蝸牛殼、蘭香根、靛花、雄黃、麝香各一分，龍腦半分，各研為末，米醋煮和丸黍米大，每脂麻黃湯下十丸，日二服，取效。《奇效良方》

**一切疳瘡**：馬明退燒灰三錢，輕粉、乳香少許，先以溫漿水洗淨，敷之。《儒門事親》

**小兒疳積**：治小兒疳積，腹大，黃瘦骨立，頭生瘡結如麥穗，用立秋後大蛤蟆去首、尾、腸，以清油塗之，陰陽丸炙熟食之，積穢自下，連服五六枚，一月之後形容改變，妙不可言。

**鼻瘡疳䘌**：烏賊魚骨、白及各一錢，輕粉二字，為末搽之。《小兒藥證直訣》

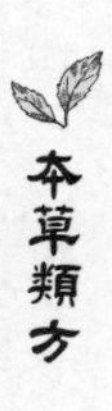

**小兒鱗體**：皮膚如蛇皮鱗甲之狀，由氣血否澀，亦曰胎垢，又曰蛇體，白殭蠶去嘴為末，煎湯浴之，一方：加蛇蛻。《保幼大全》

**疳蝕腮穿**：金鞭散，治疳瘡、腮穿牙落，以抱退雞子軟白皮，包活土狗一個，放入大蛤蟆口內，草縛泥固，鍛過取出，研末貼之，以癒為度。《普濟方》

**口瘡風疳**：小兒病此，用柳木蛀蟲矢，燒存性，為末，入麝香少許搽之，雜木亦可。《幼幼新書》

**小兒疳泄**：下痢，用蛤蟆燒存性，研，飲服方寸匕。《子母秘錄》

**小兒疳疾**：土裹蜣螂，煨熟與食之。《韓氏醫通》

**急疳蝕爛**：蚺蛇肉作膾食之。《聖惠方》

**一切疳䘌**：無問去處，皆能治之，蛤蟆燒灰，醋和敷之，日三五度。《梅師方》

**小兒急疳瘡**：水調蚺蛇膽敷之。《聖惠方》

**小兒疳痢**：肚脹，用雞子一個，開孔入巴豆一粒，輕粉一錢，用紙五十重裹於飯上，蒸三度，放給去殼，研入麝香少許，糊丸米粒大，食後溫湯下，二丸至三丸。《經驗方》

**諸疳羸瘦**：熊膽、使君子末各等分，研勻，瓷器蒸浴、蒸餅丸麻子大，每米飲下二十丸。《保幼大全》

**小兒疳瘡**：豬脊骨中髓、和膩粉成劑，火中煨香，研末，溫鹽水洗淨，敷之，亦治肥瘡出汗。《普濟方》

**一切疳毒**：夜明砂五錢，入瓦瓶內，以精豬肉三兩，薄切入瓶內，水煮熟，子前以肉與兒食，飲其汁，取下腹中胎毒，次用生薑四兩，和皮切炒，同黃連末一兩，糊丸黍米大，米飲服下，日三次。《全幼心鑑》

**疳痢垂死**：新牛屎一升，水一升，攪，澄汁服，不過三服。《必效方》

**疳瘡成漏**：膿水不止，用羊羔骨鹽泥固濟，鍛過研末五錢，入麝香、雄黃各一錢，填瘡口，三日外必合。《總微論》

**五疳潮熱**：肚脹發焦，不可用大黃、黃芩，損傷胃氣，恐生別證。五靈脂水飛一兩，胡黃連五錢為末，熊膽汁丸香米大，每服一二十丸，米飲送下。《全幼心鑑》

**五疳下痢**：兔屎炒半兩，乾蛤蟆一枚，燒灰為末，棉裹入蓮子大，納下部，日三易之。《聖惠方》

**疳痢欲死**：新羊屎一升，水一升，漬一夜，絞汁頓服，日午乃食，極重者不過三服。《聖濟總錄》

**小兒口疳**：人中白、鍛黃柏、蜜炙焦為末，等分入冰片少許，以青皮拭淨，摻之，累效。《陸氏經驗》

**小兒疳勞**：治潮熱往來，五心煩熱，盜汗咳嗽，用鱉血丸主之，以黃連、胡黃連秤（原作「稱」，據文義改）二三兩，以鱉血一盞，吳茱萸同入內，浸過一夜，炒乾，去吳茱萸、血，研末，入柴胡，用川芎、蕪荑各一兩，人參半兩，使君子仁二十個，為末，煮米粉糊和為丸如黍米大，每用熟水，量大小，口服三。《全幼心鑑》

**風疳蝕瘡**：白殭蠶炒黃，拭去黃肉、毛，研末，蜜和服之，立效。《小兒宮氣方》

**小兒疳瘡**：熬胡粉、豬脂和塗。張文仲方

**小兒牙疳**：雄黃一錢，銅綠二錢，為末，貼之。《陳氏小兒方》

**小兒鼻疳**：蝕爛，膽礬燒煙盡，研末，擦之，一二日癒。《集簡方》

**小兒齒疳**：鴨嘴膽礬一錢，匙上鍛紅，麝香少許，研勻，敷齦上，立效。《活幼口議》

**小兒疳瘡**：腎疳、鼻疳、頭瘡耳瘡，久不瘥者，石綠、白芷各等分，為末，先以甘草水洗瘡，拭淨，敷之，一日癒。《集立方》

**小兒疳痢**：地榆煮汁，熬如飴糖，與服便已。《肘後方》

**小兒耳疳**：生於耳後，腎疳也。地骨皮一味，煎湯洗之，仍以香油調末搽之。《高文虎蓼州閒錄》

**小兒腦疳**：鼻癢，毛髮作穗，黃瘦，用鯽魚膽滴鼻中，三五日，甚效。《聖惠方》

**月蝕疳瘡**：虎頭骨二兩，搗碎，豬脂一斤，熬膏塗之。《神效方》

**小兒疳瘡**：羊膽二枚，和醬汁，灌下部。《外台秘要》

## 痘瘡第一百一十一

**痘瘡瘢痕**：或凸或凹，韶粉一兩，輕粉一定，和研，豬脂調敷。《陳文仲小兒方》

**痘疹生翳**：黃丹、輕粉，等分為末，吹少許入耳內，左患吹右，右患吹左。《疹痘方》

**預解痘毒**：初發時或未出時，以硃砂末半錢，蜜水調服，多者可少，少者可無，重者可輕也。丹溪方

**痘後生翳**：水銀一錢，虢丹五錢，研作六丸，坩堝糊定，火鍛一日，取出薄綿裹之，左翳塞右耳，右翳塞左耳，自然墜下。《世醫得效方》

**痘瘡生翳**：輕粉、黃丹各等分，為末，患左目吹右耳，右目吹左耳即退。《痘疹方》

**疹生翳**：粉霜八分，硃砂一錢，為末，水調，少許傾入耳內。《鴻飛集》

**小兒痘疔**：雄黃一錢，紫草三錢，為末，胭脂汁調。先以銀簪挑破，搽之，極妙。《痘疹證治》

**痘瘡狂亂**：循衣摸床、大熱引飲，用益原散加硃砂二錢，冰片三分，麝香一分，每燈草湯下二三服。《痘疹方》

**痘疹入目**：仙靈脾、威靈仙各等分，為末，每服五分米湯下。《痘疹便覽》

**痘瘡脹痛**：白芍藥為末，酒服半錢。《痘疹方》

**痘瘡煩渴**：粉甘草炙、瓜蔞根各等分，水煎服之，甘草能通血脈，發瘡痘也。《直指方》

**痘瘡不快**：快班散，用貫眾、赤芍藥各一錢，升麻、甘草

各五分，入淡竹葉三片、水一盞半，煎七分，溫服。王海藏方

**痘瘡煩喘**：小便不利者，燈心一把，鱉甲二兩，水一升半，煎六合，分二服。龐安常《傷寒論》

**防痘入目**：胭脂嚼汁點之。《集簡方》

**痘瘡變黑**：歸腎，用竹芫荽草煎，酒敷其身即發起。《直指方》

**痘瘡倒陷**：乾胭脂三錢，胡桃燒存性一個，研末，用胡荽煎湯溫服一錢，再服取效。《救急方》

**小兒痘瘡**：時出不快，壯熱狂躁，咽膈壅塞，大便秘澀，小兒咽喉腫不利，若大便利者勿服。牛蒡子炒一錢二分，荊芥穗二分，甘草節四分，水一盞，同煎至七分，溫服，已出亦可服，名必勝散。《和劑局方》

**痘毒黑疔**：紫草三錢，雄黃一錢，為末，以胭脂汁調，銀簪挑破，點之，極妙。《集簡方》

**消解痘毒**：紫草一錢，陳皮五分，蔥白三寸，新汲水煎服。《直指方》

**咽喉痘疹**：牛蒡子二錢，桔梗一錢半，粉甘草節七分，水煎服。《痘疹要訣》

**嬰童疹痘**：三四日隱隱將出，未出色赤便閉者，紫草二兩，剉，以百沸湯一盞，泡，封勿洩氣，待溫時服半和，其瘡難處亦輕，大便利者勿用，煎服亦可。《經驗後方》

**癍痘入目**：生翳障用白菊花、穀精草、綠豆皮各等分，為末，每用一錢，以乾柿餅一枚，粟木泔一盞同煎，候泔盡食柿餅，日食三枚，淺者五七日，遠者半月見效。《直指方》

**百祥膏**：治嗽而吐清綠水，又治痘瘡歸腎，紫黑乾陷不發，寒者宜下之，不黑者慎勿下，紅芽大戟不拘多少，陰乾，漿水煮極軟，去骨，日乾，復納原汁，盡焙為末，水丸粟米大，每服一二十丸，研赤脂麻湯送下。

《潔古活法機要》棗變百祥丸，治癍瘡變黑，大便閉結，用大戟一兩，棗三枚，水一盞，同煮暴乾，去大戟，以棗肉焙

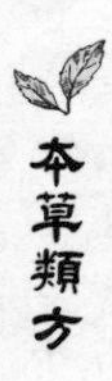

丸服，從少至多，以利為度。

**痘瘡倒靨**：箬葉灰一錢，麝香少許酒服。張德《痘疹便覽方》

**痘瘡噦氣**：用半夏湯炮七次一升，生薑半升，水七升，煮一升五合，分服。張仲景《金匱要略方》

**痘瘡倒黶**：寇宗奭曰：鄭州麻黃去節半兩，以蜜一匙，同炒良久，以水半升，煎數沸去沫，再煎去三分之一，去滓，乘熱服之，避風，其瘡復出也。

一法：用無灰酒煎，其效甚速。仙源縣筆工李用之，子病癍瘡風寒，倒魘已困，用此一服，便出如神。

**小兒痘毒**：小兒將痘發熱失表，忽作腹痛，及膨脹弩氣，乾霍亂由毒氣與胃氣相搏，欲出不得出也，以商陸根同蔥白搗敷臍上，癍止痘出方免無虞。《摘玄方》

**痘毒入心**：癍痘始有白皰，勿搐入腹，漸作紫黑色無膿，日夜叫亂者，鬱金一枚，甘草二錢半，水半碗煮乾，去甘草切片，焙研為末，入真腦子五分，每用一錢，以生豬血五七滴，新汲水調下，不過二服，甚者毒氣從手足心出，如癰狀乃瘥。此乃五死一生之候也。龐安常《傷寒論》

**痘疹險證**：保元湯，汪機曰：蕭山魏直著《博愛心》三卷，言小兒痘瘡惟有順、逆、險三證，順者為吉，不用藥。逆者為凶，不必用藥。惟險乃悔吝之象，當以藥轉危為安，宜用保元湯加減主之。此方原出東垣治慢驚，土衰火旺之法，今借而治痘，以其內固營血，外護衛氣，助陰陽作為膿血，其證難異其理，則同去白芍藥、加生薑改名曰保元湯。炙黃耆三錢，人參二錢，炙甘草一錢，生薑一片，水煎服之。險症者，初出圓暈乾紅少潤也，將長光澤頂陷不起也，既出難起，慘色不明也，漿行色灰不榮也，漿定光潤不消也，漿老濕潤不斂也，結痂而胃弱內虛也，痂落而口渴不食也，痂後生癰腫也，癰腫潰而斂運也，凡有諸症並宜此湯，或加川芎、加官桂、加糯米以助之，詳見本書。《時珍發明》

**瘢瘡入目**：若實把豆兒，即番木鱉半個，輕粉、水花銀珠各五分，片腦、麝香、枯礬各少許為末，左目吹右耳，右目吹左耳，日二次。《田日華飛鴻集》

**痘後目障**：天花粉、蛇蛻洗焙等分，為末，羊子肝劈開入藥，再納米泔汁，煮熟切食。次女病之，旬餘而癒。《周密齊東野語》

**痘瘡不快**：初出或未出多者，令少少者，令稀老絲瓜近蒂三寸，連皮燒存性，研末，砂糖水服。《直指方》

**痘後生瘡**：黃豆燒黑研末，香油調塗。

**痘後癰毒**：赤小豆末、雞子白調塗之。

**預解痘毒**：《外台秘要》云：時行宣暖，恐發痘瘡，用生麻油一小盞，水一盞，旋旋傾下油，柳枝攪稠如蜜，每服大便快利，瘡自不生矣，此扁鵲油劑法也。

《直指方》用麻油、童便各半盞，如上法服。

**痘瘡入目**：白柹，日日食之，良。

**四聖丹**：治小兒痘中有疔，或紫黑而大，或黑發而臭，或中有黑線，此症十死八九，惟牛都御史得秘傳此方，點之最妙。用豌豆四十丸粒，燒存性，頭髮灰三分，珍珠四十粒，炒研，為末，以油蠟脂同杵成膏，先以簪挑（原作「桃」，刻誤）疔破，咂去惡血，以少許點之，即時變紅活色。

**痘瘡潰爛**：枇杷葉，煎湯煮之。《摘玄方》

**防痘入眼**：用綠豆七粒，合兒自投井中，頻視七遍乃還。

**痘瘡不發**：韭根煎湯服之。《海上方》

**痘瘡黑陷**：沉香、檀香、乳香各等分，熱於盆內，抱兒於上薰之即起。《鮮於樞鉤玄》

**痘黶發搐**：黑陷者，用桃膠煎湯飲之，或水熬成膏，酒化服之，大效。《總微論》

**痘瘡作癢**：房中宜燒茶煙，恆薰之。

**痘後癰毒**：初起，以三豆膏治之，神效。綠豆、赤小豆、黑大豆各等分，為末，醋調、時時掃塗即消。《醫學正傳》

**痘瘡不出**：蘿蔔子，生研末，米飲服二錢，良。《衛生易簡方》

**痘瘡潰爛**：以蕎麥粉，頻頻敷之。《痘疹方》

**疹痘不快**：用胡荽二兩，切，以酒二大盞煎沸，沃之，以物蓋定，勿令洩氣，候冷，去滓，微微含噴，從相背至足令遍，勿噀頭面。《經驗後方》

**預解痘毒**：五六月，取絲瓜蔓上捲鬚，陰乾，至正月初一日子時，用二兩半煎湯，父母只令一人知，溫浴小兒身面上下，以去胎毒，永不出痘，從出亦少也。《體仁彙編》

**痘瘡濕爛**：黑大豆，研末敷之。

**防痘入目**：白芥子末水調，塗足心，引毒歸下，令瘡疹不入目也。《全幼心鑑》

**斑痘厥逆**：斑痘服涼藥，多手足厥冷，脈微，用乾薑炮二錢半，粉甘草炙一錢半，水二鍾，煎一鍾，服。龐安常《傷寒論》

**痘瘡倒靨**：紫背荷葉散，又名南金散，治風寒外襲，倒靨勢危者，萬無一失，用霜後荷葉點水，紫背者炙乾，白殭蠶直者，各等分，為末，每服半錢，用胡荽湯或溫酒調下。《聞人規痘疹論》

**痘不落痂**：砂糖調新汲水一杯，服之，白湯調亦可，日二次服。劉提點方

**痘瘡入目**：羞明生翳，蓽澄茄末吹少許，入鼻中，三五次效。《飛鴻集》

**痘疹不快**：乾山楂為末，湯點服之，立出紅活。又法：猴楂五個，酒煎入水，溫服即出。《世醫得效方》

**痘瘡倒陷**：胡桃肉一枚，燒存性，乾胭脂半錢，研勻，胡荽煎酒調服。《儒門事親》

**斑痘不快**：乳香研細，豬心血和丸芡子大，每溫水化服一丸。《聞人規痘疹論》

**痘瘡黑陷**：鐵腳威靈仙炒，研一錢，腦子一分，溫水調

服，取下瘡痂為效，意同百祥丸。《儒門事親》

**扁鵲三豆飲**：治天行痘瘡，預服此飲，疏解熱毒，縱出亦少，用綠豆、赤小豆、黑大豆各一升，甘草節二兩，以水八升煮極熟，任意食豆飲汁，七日乃止。一方：加黃大豆、白大豆，名五豆飲。

**痘瘡不發**：荔枝肉浸酒飲並食之，忌生冷。《聞人規痘疹論》

**痘爛生蛆**：嫩柳葉鋪席上，臥之，蛆盡出而癒也。《李樓怪病奇方》

**預解痘毒**：談野翁方，用白水牛蝨，一歲一枚，和米粉作餅，與兒空腹服之，取下惡糞，終身可免痘瘡之患。

一方：用白牛蝨四十九枚焙，綠豆四十九粒，硃砂四分九釐，研末蜜丸小豆大，小綠豆湯下。

**痘瘡作癢**：蟬蛻三七枚，甘草炙一錢，水煎服之。《全幼心鑑》

**浴兒免痘**：除夕黃昏時用大烏魚尾，小者二三尾煮湯浴兒，遍身七竅俱到，不可嫌腥，以清水洗去也。若不信但留一手，或一足不洗，遇出痘時，則未洗出偏多也。此乃異人所傳，不可輕易。《楊拱醫方摘要》

**托痘花蛇散**：治痘瘡黑陷，白花蛇連骨炙，勿令焦三錢，大丁香七枚，為末，每服五分，以水和淡酒下，神效。移時身上發熱，其瘡頓出紅活也。《王氏手集》

**斑痘煩喘**：小便不利者，用鱉甲二兩，燈心一把，水一升半，煎六合，分二服，凡患大小便有血者，中壞也，黑黶無膿者，十死不治。龐安時《傷寒論》

**痘後目翳**：用石決明火鍛，研，穀精草等分，共為細末，以豬肝蘸食。《鴻飛集》

**痘後目翳**：《周密齊東林語》云：小兒痘後障翳，用蛇蛻一條，洗焙，天花粉五分，為末，以羊肝破開夾藥敷定，米泔水煮食。予女及甥皆用此得效，真奇方也。

**痘後目翳**：蟬蛻為末，每服一錢，羊肝煎湯下，日二。錢氏方

**癍疹入目**：紫貝一個，即砑螺也，生研細末，用羊肝切片，生摻上紮定米泔煮熟，瓶盛露一夜，空心嚼食之。《嬰童百問》

**痘瘡狂躁**：心煩氣喘妄語，或見鬼神，瘡色赤，未透者。《經驗方》用龍腦一錢，細研，旋以豬心血丸芡子大，每服一丸，紫草湯下，少時心神便得睡，瘡發。

《總微論》用豬第二番血清半盞，酒二盞和勻，入龍腦一分，溫服，良久利下瘀血一二行，瘡即紅活也。治痘瘡、黑靨惡候，醫所不治者，百發百中。

**痘瘡黑陷**：乃心熱血凝也，用生玳瑁、生犀角，同磨汁一合，入豬心血少許，紫草湯五匙和勻，溫服。《聞人規痘疹論》

**痘疹作癢**：難忍抓成瘡，及皰欲落不落，百花膏，用上等石蜜不拘多少，湯和，時時以翎刷之，其瘡易落，自無瘢痕。《全幼心鑑》

**斑痘不發**：珠子七枚，為末，新汲水調服。《儒門事親》

**痘瘡疳蝕**：膿水不絕，用出了蠶蛾繭，以生白礬末填滿，鍛枯為末，擦之甚效。《陳文仲小兒方》

**痘瘡變黑**：穿山甲，蛤粉炒為末，每服五分，入麝香少許，溫酒服即發紅色，如神。《直指方》

**預解痘毒**：遇行時服此，未發內消，已發稀少，用生玳瑁，生犀角各磨汁一合，和勻，溫服半合，日三服，最良。《靈苑方》

**痘疹目翳**：水煮螺螄，常食佳。《濟急仙方》

**痘瘡不收**：牆上白螺螄殼洗淨，鍛研摻之。《醫方摘要》

**痘瘡倒靨**：濕生蟲為末，酒服一字，即起。《痘疹論》

**痘瘡潰爛**：王兌白龍散，以臘月黃牛屎燒取白灰，敷之。或臥之，即易痂疕而無瘢痕。

**陰陽二血丸**：治小兒痘瘡，未出者稀，已出者減，用鹿血、兔血，各以青紙盛，置灰上曬乾，乳香、沒藥各一兩，雄黃、黃連各五錢，硃砂、麝香各一錢，為末，煉丸綠豆大，每服十丸，空心酒下，兒小者減之。《集效方》

**痘瘡黑陷**：牛黃二粒，硃砂一分，研末，蜜浸胭脂，取汁調擦，一日一上。《痘疹方》

**兔血丸**：小兒服之，終身不出痘瘡，或出亦稀少。臘月八日取生兔一隻刺血，和蕎麥麵，少加雄黃四五分，候乾，丸如綠豆大，初生小兒以乳汁送下二三丸，遍身發出紅點是其徵驗也。但兒長成，常以兔肉啖之，尤妙。《劉氏保壽堂方》

**預解痘毒**：保和方：用雞卵一枚，活地龍一條，入卵內，飯上蒸熟，去地龍，與兒食，每歲立春日食一枚，終身不出痘也。李氏用雞卵一枚，童便浸七日，水煮食之，永不出痘。李捷用頭生雞子三五枚，浸廁坑內，五七日取出，煮熟食，數日再食一枚，永不出痘。徐都司，得於浙人之方

**痘後目翳**：直往山中東西地上不許回頭，尋兔屎二七粒，以雌、雄檳榔各一枚，同磨不落地，並水調服，百無一失，其效如神。《藺氏經驗方》

**痘瘡入目**：豬蹄爪甲燒灰，浸湯濾淨洗之，甚效。《普濟方》

**斑痘入目**：雞子殼燒灰，研入片腦少許，點之。《鴻飛集》

**小兒痘靨**：白丁香末，入麝香少許，米飲服一錢。《保幼大全》

**痘瘡黑陷**：臘月收豬心，瓶乾之，每用一錢，入龍腦少許，研勻，酒服，須臾紅活，神效，無乾血用生血。沈存中方

**痘疹不收**：象牙屑，銅炒黃紅色，為末，每服七八分或一錢，白水下。《痘疹方》

**小兒痘瘡**：豬肉煮汁洗之。譚氏方

**痘痂不落**：痘瘡痂疕不落，減瘢方，用羊胴骨髓煉一兩，

輕粉一錢和成膏，塗之。《陳文仲小兒方》

**痘瘡倒靨**：用白狗或黑狗一隻，餵以生粟米，候下屎去末，化米為末，入麝香少許，新汲水服二錢。《保幼大全》

**痘瘡入目**：生翳，用兔屎，日乾為末，每服一錢，茶下即安。《普濟方》

**痘風瘡證**：羊屎燒灰，清油調敷之。《全幼心鑑》

**預解痘毒**：十二月取兔頭煎湯，浴小兒涼熟去毒，令出痘稀。《飲膳正要》

**斑痘生翳**：半年以上者，一月取效，一年不治用豬懸蹄三兩，丸瓶固定，鍜蟬蛻一兩，羚羊角一分，為末，每歲一字，三歲已上三錢，溫水調服，一日三服。《小兒藥證直訣》

**痘瘡復陷**：十二月取老鴨左翅，辰日燒灰，用豬血和丸，芡子大，每服一丸，以豬尾血同溫水化服，當出也。《聞人規痘疹方》

**痘瘡惡證**：斑痘倒陷，毒氣壅遏於裡則為便血，昏睡不醒，其證甚惡，用抱出雞子殼去膜，新丸焙研，每服五分，熟湯調下，嬰兒以酒調抹唇舌上，並塗風池、胸、背神效。

**小兒痘瘢**：黃明膠炒，研末，溫酒調服一錢匕，痘已出者服之無痕，未出者服之瀉下。

**痘瘡瘢痕**：羊二具，羊乳一升，甘草末二兩，和匀塗之，明旦以豬蹄湯洗去。《千金方》

**痘瘡赤瘢**：雞子一個，酒醅浸七日，白殭蠶二七枚，和匀，揩赤塗之，甚效。《聖惠方》

**預解痘毒**：每至除夕夜，以白鴿煮汁飼兒，仍以毛湯煎浴之，則出痘稀少。

**痘瘡不起**：《儒門事親》治痘瘡倒靨，及灰白下陷，用童子糞乾者，新瓦鍜過，每一兩入龍腦一分，研勻，每服五分至一錢，蜜水調下。四靈無價散，治痘瘡黑陷，腹脹危篤者，此為劫劑，用人糞、豬糞、貓糞、犬糞各等分，臘月初旬，收埋高燥黃土窯內，至臘八日，取出砂罐盛之，鹽泥固定，炭火鍜令煙盡為度，取出為末，入麝香少許，研勻，瓷器密封，收之。一歲一字，二歲五分，三歲一錢，蜜水調下，須臾瘡起，乃以毒攻毒，用火化者，從治之義也。

**痘後風眼**：發則兩瞼紅爛眵淚，用刺蝟膽汁，用簪點入，癢不可當二三次，即癒。尤勝烏鴉膽也。《董炳集驗方》

**痘風赤眼**：初生小兒臍帶血，乘熱點之，妙。《海上方》

**痘瘡倒靨**：《小兒藥證直訣》：用人牙燒存性，入麝香少許，溫酒服五分。《聞人規痘疹論》云：人牙散治痘瘡方，出風寒外襲，或變黑或青紫，此倒靨也。宜溫肌發散，使濕氣復行，面斑自出，人齒脫落者不拘多少，瓦罐固定鍛出火毒，研末，出不快而黑陷者，豬血調下一錢，因服涼藥血溢倒陷者，入麝香，溫酒服之，其效如神。無價散用人牙、貓牙、豬牙、犬牙各等分，火鍛，研末，蜜水調下，服一錢。

**斑痘生翳**：以木賊擦取爪甲末，同硃砂等分，研勻，以露水搜丸芥子大，每以一丸點入目內。《聖惠方》

**痘瘡陷伏**：灰平不長，煩躁氣急，用天靈蓋燒研，酒服三分。一方：入雄黃二分，其瘡自然起發。《痘疹經驗方》

**痘瘡倒陷**：臘月收人中白，火鍛，為末，溫水服二錢，陷者自出。《儒門事親》

**痘疹煩熱**：人中白或老糞缸白垢，洗淨研末，每白湯或酒服二錢。《痘疹便覽方》

**豌痘斑瘡**：馬齒草燒研敷之，須臾，根逐葉出，不出更敷。《肘後方》

**痘瘡疔毒**：豌豆研末塗之。時珍主治

**痘瘡稠密**：不拘大人、小兒，生犀角於濕器中，新汲水磨濃汁，冷飲服之。《小兒藥證直訣》

**痘疹乾黑**：危困者，用棠梂子為末，紫草煎酒，調服一錢。《全幼心鑑》

**痘瘡便秘**：四五日，用肥豬脂一塊，水煮熟，切如豆大與食，自然臟腑滋潤，結痂疕易落，無損於兒。《陳文仲小兒方》

## 怪症第一百一十二（考《本草綱目》主治證未見）

**血壅怪病**：人遍身忽肉出如錐，既癢且痛，不能飲食，名血壅。不速治必潰膿血，以赤皮蔥燒灰，淋洗，飲豉湯數盞，自安。《夏子益奇疾方》

**渾身蝨出**：臨臥渾身蝨出，約至五升，髓至血肉俱壞，每宿漸多，痛癢不可言狀，惟吃水臥床，晝夜號哭，舌尖出血不止，身齒俱黑，唇動鼻開，但飲鹽醋湯十數日，即安。《夏子益奇疾方》

**血潰怪病**：凡人目中白珠渾黑，而目如常，毛髮堅直如鐵條，能飲食而不語，如醉，名曰血潰。以五靈脂為末，湯服二錢即癒。《夏子益奇疾方》

**肉壞怪病**：凡口鼻出腥臭水，以碗盛之，狀如鐵色，魚走躍，捉之即化為水。此肉壞也，但多食雞饌即癒。《夏子益奇疾方》

**肉人怪病**：人項生瘡五色，如櫻桃狀，破則自項分裂，連皮剝脫至足，名曰肉人。常飲牛乳自消。《夏子益奇疾方》

**氣奔怪疾**：人忽遍身皮底混混如波浪，聲癢不可忍，抓之血出，不能解，謂之氣奔，以苦杖、人參、青鹽、細辛各一兩，作一服。水煎，細飲盡便癒。《夏子益奇疾方》

**血餘怪病**：手十指節斷壞，惟有筋連無節肉，蟲出如燈心，長數寸，遍身綠毛捲，名曰：血餘。以茯苓、胡黃連煎湯飲之，癒。《夏子益奇疾方》

**脾橫爪赤**：煎羊脂摩之。《外台秘要》

**筋肉化蟲**：有蟲如蟹，走於皮下，作聲如小兒啼，為筋肉之化，雄黃、雷丸各一兩，為末，摻豬肉上炙熱，吃盡自安。《夏子益奇疾方》

**離魂異病**：《時珍發明》按《夏子益奇疾方》云：凡人自覺本形作兩人，並行並臥，不辨真偽者，離魂病也。用辰砂、人參、茯苓，濃煎日飲，真者氣爽，假者化也。

**夜多惡夢**：《時珍發明》類編云：錢丕少卿夜多惡夢，通宵不寐，自慮非吉，遇登州推官胡用之曰：昔常如此，有道士教戴辰砂如箭者，涉旬即驗，四五年不復。有夢因解髻中一絳，囊遺之，即夕無夢，神魂安靜。道書謂丹砂辟惡、安魂，觀此二事可徵矣。

**百邪鬼魅**：梳垢水服少許。《千金方》

**吃飯直出**：梔子二十個，微炒去皮，水煎服。《李樓怪病奇方》

**貓鬼野道**：病歌哭不自由，臘月死。貓頭燒灰，水服一錢匕，日二服。《千金方》

**妖魅貓鬼**：病人不可言鬼，以鹿血屑搗末，水服方寸匕，即言實也。

**貓鬼野道**：歌哭不自由，五月五日自死。赤蛇燒灰，井華水服方寸匕，日一服。《千金方》

**貓鬼野道**：眼見貓鬼及耳有所聞，用相思子、蓖麻子、巴豆各一枚，硃砂末、蠟各四，合搗丸如麻子大，服之。即以灰圍患人面前，著一斗灰火，吐出藥入火中，沸即盡，十字於火上，其貓鬼者死也。《千金方》

**骨在肉中**：不出者，咀茱萸，封之骨，當腐出。孟詵《食療本草》

**下部卒痛**：如鳥啄之狀，用小豆、大豆各一升蒸熟，作二囊，更互坐之，即止。《肘後方》

**卒陰腎痛**：牛屎燒灰酒和，敷之良。《梅師方》

**蜣螂瘻疾**：熟牛屎封之，日數易，當有蜣螂出。《千金方》

**令婦不妒**：取蘡即赤黍也，同薏苡仁等分為丸，常服之。《萬畢術方》

**牛狗羸瘦**：取魚一二枚，從口鼻送入，立肥也。陳藏器方

**牛病疫疾**：恭曰：孤腸燒灰水灌之，勝嬾也。

**馬出黑汗**：水化乾酪灌之。陳藏器方

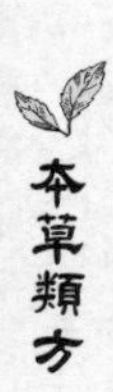

**腹內龜病**：《普濟方》詩云：人間龜病不堪言，肚裡生成硬似轉，自死殭蠶白馬尿，不過時刻軟似棉，神效。

**燒酒醉死**：急以新汲水浸其髮，外以固帛浸濕，貼其胸膈，仍細細灌之，至蘇乃已。《集簡方》

**令婦不妒**：取婦人月水布裹蛤蟆，於廁前一尺，入地五尺埋之。《張華博物誌》

**辟除壁蝨**：以木瓜切片，鋪於席下。《曜仙神隱書》

**牛脹欲死**：婦人陰毛草裹，與食即癒。《外台秘要》

**香衣辟汗**：丁香一兩為末，川椒六十粒和之，絹袋盛佩，絕無汗氣。《多能鄙事》

**黥刺雕青**：以白馬汗擦上，再以汗調水蛭末塗之。張子和方

**薰辟壁蝨**：蟹殼燒煙薰之。《摘玄方》

**女人異疾**：女人月事退出，皆作禽獸之形，欲來傷人，先將棉塞陰戶，乃頓服沒藥末一兩，白湯調下，即癒。《世醫得效方》

**產後肉線**：一婦產後，用力垂出肉線，長三四尺，觸之痛引心腹，欲絕。一道人令買老薑連皮三斤，搗爛入麻油二斤拌勻，炒乾，先以熟絹五尺折作方結，令人輕輕盛起肉線，使之屈曲作三團，納入產戶，乃以絹袋盛薑，就近薰之，冷則更換，薰一日，夜縮入大半，二日盡入也。云：此乃魏夫人秘傳怪病方也，但不可令線斷，斷則不可治之矣。

**咽喉怪證**：咽喉生瘡，層層如疊，不痛，日久有竅出臭氣，廢飲食，用臭菊葉煎湯，連服必癒。《夏子益奇疾方》

**寒熱怪病**：寒熱不止，數日四肢堅如石，擊之似鐘磬聲，日漸瘦惡，用茱萸、木香各等分，煎湯飲之，癒。《夏子益奇疾方》

**鼻中毛出**：晝夜可長一二尺，漸漸粗圓如繩，痛不可忍，摘出復生，此因食豬羊血過多所致，用生乳香、硇砂各一兩，為末，飯丸梧子大，每空心，臨臥，服十丸，水下，自然退落。《夏子益奇疾方》

**熱毒怪病**：目赤鼻脹，大喘，渾身出斑，毛髮如鐵，乃因熱毒氣結於下焦，用滑石、白礬各一兩，為末，作一服，水三碗煎減半，不住飲之。《夏子益奇疾方》

**足疔怪病**：兩足心凸腫，上生黑豆瘡，硬如疔，脛骨生碎孔，髓流出，身發寒戰，惟思飲酒，此是肝腎冷熱相吞，用川烏頭末敷之，再服韭子湯效。《夏子益奇疾方》

**腹中鬼哭**：黃連煎濃汁，每當呷之。《熊氏補遺》

**飛絲纏陰**：腫痛欲斷，以威靈仙搗汁浸洗，一人病此，得效。《李樓怪病奇方》

## 服食第一百一十三（考《本草綱目》主治證未見）

**服松柏法**：《孫真人枕中記》云：當以三月、四月採新生松葉，長三四尺許，並花蕊陰乾，又於深山岩谷中，採當年新生柏葉，長二三寸者，陰乾為末，白蜜丸如小豆大，常以日未出時燒香，向東手持八十一丸，以酒服下，一年延十年命，服二年延二十年命。欲得長肌肉，加大麻巨勝，欲心力壯健者，加茯苓、人參，此藥除百病，益元氣，滋五臟六腑，睛明耳目，強壯不衰老，延年益壽，神驗，用七月七日露水丸之更佳。服時仍祝曰：神仙真，藥體合，自然服藥入腹，天地同年，祝畢服藥，忌諸雜肉、五辛。

**地骨酒**：壯筋骨，補精髓，延年耐老。枸杞根、生地黃、甘菊花各一斤，搗碎以水一石，煮取汁五斗，炊糯米五斗，細面拌勻，入甕，如常封釀，待熟，澄清，日飲三盞。《聖濟總錄》

**澡浴除病**：正月一日、二月二日、三月三日、四月四日、以至十二月十二日，皆用枸杞葉煎湯洗澡，令人光澤，百病不生。《洞天保生錄》

**服食變白**：久服通血氣，利五臟，雞桑嫩枝，陰乾為末，蜜和作丸，每日酒服十六丸。《聖惠方》

**秋冰乳粉丸**：固元陽，壯筋骨，延年不老，祛百病，用秋冰五錢，頭生男乳曬粉五錢，頭生女乳曬粉五錢，乳香二錢五分，麝香一分，為末，煉蜜丸芡子大，金箔為衣，金紙黃蠟匱收，勿令洩氣。每月用乳汁化服一丸，仍日飲乳汁助之。秋冰法，用童男、童女尿浢各一桶，入大鍋內，桑柴火熬乾，刮下，入河水一桶攪化，隔紙淋過，復熬刮下，再以水淋煉之，如此七次，其色如霜，或有一斤。入罐內，上用鐵燈盞蓋定，鹽泥固濟升打三炷香，看秋石色白如玉，再研，再如前升打，燈盞上用水徐徐擦之，不可多，多則不結；不可少，少則不升，自辰至未，退火冷定，其盞上升起者為秋冰。秋冰味淡而香，乃秋石之菁英也。服之滋腎水，固元陽，降痰火。其不升者，即尋常秋石也，味鹹苦，蘸肉食之，亦有小補。《楊氏頤貞堂經驗方》

**陰陽二煉丹**：世之煉秋石者，但得火煉一法，此藥需兼陰陽二煉，方為至藥。火煉乃陽中之陰，得火而凝，入水則釋，歸乾無體，蓋質去味存，此離中之虛也。水煉乃陰中之陽，得水而凝，遇曝而潤，千歲不變，味去質留，此坎中之實也，二物皆出於心腎二臟，而流於小腸，水火騰蛇玄武正氣，外借天地之水火，凝而為體，服之還補太陽、相火二臟，實為養命之本。空心服陽煉，日午服陰煉，此法極省力，與常法功用不侔，久疾服之皆癒。有人得瘦疾：且嗽，諸方不效，服此即瘳。有人病癲腹鼓，日久加喘滿，垂困，亦服此而安也。

陽煉法：用人尿十餘擔，各用桶盛，每擔入皂汁一碗，竹杖急攪百千下，候澄去清，留浢並作一桶，如前攪澄，取濃汁一二斗濾淨，入鍋熬乾，刮下搗細，再以清湯煮化，筲其鋪紙淋過，再熬。如此數次，直待色白如雪方止。用沙盒固濟，火鍛成質，傾出。如藥末成，更鍛一二次，候色如瑩玉，細研，入砂盒內固濟，頂火燒七晝夜，取出，攤土上，去火毒，為末，做丸梧子大，每空心溫酒下三十丸。

陰煉法：用人尿四石，以大缸盛，入新水一半，攪澄，直候無臭氣，澄下如膩粉，方以曝乾，刮下再研，以男兒乳和如

膏，烈日曬乾，蓋借太陽真氣也。如此九度，為末，膏和丸梧子大，每日溫酒下三十丸。葉石林《水雲錄》

**服乳歌**：仙家酒，仙家酒，兩個葫蘆盛一斗。五行釀出真醍醐，不離人間處處有。丹田若是乾涸時，嚥下重樓潤枯朽。清晨能飲一升餘，返老還童天地久。

**神仙服餌**：五月五日，採五方側柏葉三斤，遠志去心二斤，白茯苓去皮一斤，為末，煉蜜和丸梧子大，每服仙靈脾酒下二十丸，日再服，無所忌，勿示非人。

**金髓煎**：枸杞子逐日摘紅熟者，不拘多少，以無灰酒浸之，紙封固，勿令洩氣，兩月足，取入砂盆中，擂，濾取汁，同浸酒入銀鍋內，慢火熬之，不住手攪，恐黏住不勻，候成膏，用淨瓶蜜收。每早溫酒服二大匙，夜臥再服百口，身輕氣壯，則年不墜，可以羽化也。

**草還丹**：益元陽，補元氣，精壯元神，乃延年益壽之至藥也。茱萸酒漬取肉一斤，破故紙酒浸，焙乾半斤，當歸四兩，麝香一錢，為末，煉蜜丸梧子大，每服八十一丸，臨臥酒服下。《吳文扶壽方》

**服胡桃法**：詵曰：凡服胡桃不得並食，須漸漸食之，初日服一顆，每五日加一顆，至二十顆止，週而復始。常服令人能食，骨肉細膩光潤，鬚髮黑澤，血脈通潤，養一切老痔。

**服松子法**：七月取松寶，過時節落，難收也。去木皮，搗如膏，收之。每服雞子大，酒調下，日三服。服百日，身輕；三百日，行五百里絕穀。久服，神仙。渴即飲水，亦可以煉過松脂同服之。《聖惠方》

**服石英法**：白石英一斤，袋盛，水三斗，煎四升，以豬肉一斤，豆豉煮食，一日一作。《千金翼方》

**服食松葉**：松葉細切，更研，每日食前，以酒調下二錢，亦可煮汁作粥食，初服稍難，久則自便矣。令人不老，身生綠毛，輕身益氣。久服不已，絕氣不食不渴。《聖惠方》

**金櫻子煎**：霜後，用竹夾子摘取，入木臼中，杵去刺，劈

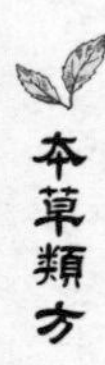

去核，以水淘洗過，搗爛入大鍋，水煎不得絕火，煎減半，濾過，仍煎似稀湯，每服一匙，用暖酒一盞調服。活血駐顏，其功不可倍述。《孫真人食忌》

**服食法**：取冬瓜仁七升，以絹袋盛，投三沸湯中，須臾，取曝乾，如此三度，又以清苦酒漬之，二宿曝乾為末，日服方寸匕，令人肥悅明目，延年不老。又法：服子三五升，去皮為丸，空心，服三十丸，令人白淨如玉。孟詵《食療本草》

**服食法**：頌曰：按期生服煉芍藥法云：芍藥有兩種，救病用金芍藥，色白多脂肉；其木芍藥，色紫瘦多脈，若取審看，勿令差錯，凡採得，淨洗去皮肉，東流水煮百沸，陰乾，停三日，又於木甑內蒸之，上覆以淨黃土，一日夜熟，出陰乾，為末，以麥飲或酒服三錢匕，日三服，滿三百日，可以登嶺，絕穀不飢。《圖經本草》

**服食法**：硇砂丸，硇砂不計多少，入罐子內，上面更坐罐子一個，紙巾白土，上下通泥了，曬乾，上面罐子內盛水，以蒼耳乾葉為末，鋪頭蓋底，以火燒之，火盡旋添火，水盡旋添水，從辰初起至戌一伏時，住火勿動。次日取出，研末，醋麵糊和丸梧子大，每服四五丸，溫酒或米飲下，並無忌，久服進食無痰。《經驗方》

**服食丹砂**：石泉公主方，慶嶺南方云：南方養生治病，無過丹砂，其方用升麻末三兩，研煉過，光明砂一兩，以蜜丸梧子大，每日食後服三丸。蘇頌《圖經本草》

**仙茅丸**：壯筋骨，益精神，明目黑鬢鬚，仙茅一二斤，糯米泔浸五日，去赤水，夏月侵三日，銅刀刮剉，陰乾，取一斤蒼朮，二斤米泔，浸五日，刮皮焙乾，取一斤枸杞子，一斤車前子，十二兩白茯苓，去皮，茴香炒、梧子仁去殼各八兩，生地焙，熟地黃焙，各四兩為末，酒煮糊丸如梧子大，每服五十丸，食前溫酒下，日二服。

《聖濟總錄》煮白石法：七月七日，取地榆根，不拘多少，陰乾百日，燒為灰，復取生者，與灰合搗萬下，灰三分，

生末一分合之，若石二三斗，以水浸過三寸，以藥入水攪之，煮至石爛，可食乃已。《曜仙神隱書》

**服茯苓法**：頌曰：集仙方多單食茯苓，其法取白茯苓五斤，去黑皮、去節，以熟絹囊盛，於二斗米下蒸之，米熟即止，曝乾，又蒸。如此三遍，乃取牛乳二斗和，合著銅器中，微火煮如膏，收之。每食，以竹刀割，隨性飽食，譬如不飢也。如欲食穀，先煮葵汁飲之。

又茯苓酥法：白茯苓三十斤，山之陽者，甘美；山之陰者，味苦。去皮薄切，曝乾，蒸之，以湯淋去苦味，淋之，不止其汁，當甜乃曝乾，篩末，用酒三石，蜜三升相和，置大甕中，攪之。百匝密封，勿洩氣。冬五十日，夏二十五日，酥自浮出，酒上掠取，其味極甘美，作掌大塊，空室中陰乾，色赤如棗，服時食一枚，酒送之，終日不食，名神仙度世之法。又服食，以茯苓合白菊花，或合桂心，或合朮為散丸，自任皆可，常服補益殊勝。

《儒門事親》用茯苓四兩，頭白面二兩，水調作餅，以黃蠟三兩煎熟，飽食一頓，便絕食辟穀，至三日覺難受，以後氣力漸生也。

《經驗後方》服法用華山梃子茯苓，削如棗大方塊，安新甕內，好酒浸之，紙封一重，百日方開，其色當如餳糖，可日食一塊，至百日，身體潤澤，一年，可夜視物，久久腸化為筋，延年耐老，面若童顏。

《嵩高記》用茯苓、松脂各二斤，醇酒浸之，和以白蜜，日三服之，久久通靈。又法：白茯苓去皮，酒浸十五日，漉出為散，每服三錢，水調下，日三服。《孫真人枕中記》云：茯苓久服，百日病除，二百日晝夜不眠，二年後使鬼神，四年後玉女來侍。葛洪《抱朴子》云：王子季服茯苓十八年，玉女從之，能隱能彰，不食穀，治瘢滅而體玉澤。又黃初起服茯苓五萬日，能坐在立亡，日中無影。

**久服身香**：用大棗肉和桂心、白瓜仁、松樹皮為丸，久服

之。《食療本草》

**椒紅丸**：治元臟傷憊，目暗耳聾，服此百日，覺身輕少睡，足有力，是其效也。服及三年，心智爽悟，目明倍常而色紅悅，鬢髮光黑，用蜀椒去目及合口者，炒出汗，曝乾，搗取紅一斤，以生地黃搗自然汁，入銅器中，煎至一升，候稀稠得所，和椒末丸梧子大，每空心暖酒，日三十丸，合藥時勿令婦人、雞、犬見。詩云：其椒應五行，其仁通六義，欲知先有功，夜見無夢寐，四時去煩勞，五臟調元氣，明目腰不痛，身輕心健記，別更有異能，三年精自秘，回老返嬰童，康強不思睡，九蟲頓消忘，三屍自逃避，若能久餌之，神仙應可冀。

**還少丹**：昔日越王曾，遇異人得此方，極能固齒牙，壯筋骨，生腎水，凡年未及八十者，服之，鬢髮返黑，齒落更生，年少服之，至老不衰，得遇此者，宿有仙緣，當珍重之，不可輕泄。用蒲公英一斤，一名耩耨草，又名蒲公罌，生本澤中，三、四月甚有之，秋後亦有放花者，連根帶葉，取一斤洗淨，勿令見天日。陰乾，入斗子，解鹽一兩，香附子五錢，二味為細末，入蒲公英草內淹一宿，分為二十團，用皮紙三四層裹，紮定，用六一泥，即蚯蚓糞，如法固濟。入灶內，焙乾，乃以武火鍛，通紅為度，冷定取出，去泥，為末，早晚擦牙漱之，吐咽任便，久久方效。《瑞竹堂經驗方》

**服食法**：二月、九月採葳蕤根，切碎一石，以水二石煮之，從旦至夕，以手挼爛，布裹搾取汁，熬調，其渣曬為末，同熬至可丸，丸如雞頭子大，每服一丸，白湯下，日三服。導氣脈，強筋骨，治中風濕毒，去面皺顏色，久服延年。《曜仙神隱書》

**一粒金丹**：真阿芙蓉一分，粳米飯搗作三丸，每服一丸，未效，再進一丸，不可多服，忌醋，令人腸斷。風癱，熱酒下。口目斜，羌活湯下。百節痛，獨活湯下。正頭風，羌活湯下。偏頭風，川芎湯下。眩暈，防風湯下。陰毒，豆淋酒下。瘧痢，桃柳枝湯下。痰喘，葶藶湯下。久嗽，乾薑阿膠湯下。

勞嗽，款冬花湯下。吐泄，藿香湯下。赤痢，黃連湯下。白痢，薑湯下。噤口痢，白朮湯下。諸氣痛，木香酒下。熱痛，梔子湯下。臍下痛，燈心湯下。小腸氣，川楝茴香湯下。血氣痛，乳香湯下。脅痛，熱酒下。噎食，生薑丁香湯下。女人血崩，五靈脂湯下。小兒慢脾風，砂仁湯下。《龔雲林醫鑑》

**四蒸木瓜圓**：治肝、腎脾、三經氣虛，風寒暑濕相搏，流注經絡，凡遇氣化，更變七情不和，必至發動。或腫滿，或頑痺，憎寒壯熱，嘔吐自汗，霍亂吐利，用宣州大木瓜四個，切蓋挖空聽用。一個入黃耆、續斷末各半兩於內，一個入蒼朮、橘皮末各半兩於內。一個入烏藥、黃松節末各半兩於內。黃松節，即茯神中心木也。一個入威靈仙、苦葶藶末各半兩於內，以原蓋簪定，用酒浸透入瓶內，蒸熟，曬三、浸三、蒸三，曬搗末，以榆樹皮末，水和糊丸如梧子大，每服五十丸，溫酒湯任下。《御藥院方》

**煉鹽黑丸**：崔中丞煉鹽黑丸方，鹽末一升，納粗瓷瓶中，實築泥頭，初以塘火燒，漸漸加炭火，勿令瓶破，候赤撤，鹽如水汁，即去火，待凝破瓶取出，豉一升，熬煎，桃仁一兩，和麩炒熟，巴豆二兩去心膜，紙中炒令油出，須生熟得所，熟即少力，生又損入。四物搗勻，入蜜和丸梧子大，每服三丸，平旦時服。天行時氣，豉汁及茶下；心痛，酒下入口便止；血痢，湯下。忌久冷漿水，合藥，久則稍加之，凡服藥後吐利，勿怪。吐利若多，服黃連汁止之。或遇殺藥人藥久不動者，更服一兩丸，藥後忌口二三日，其藥臘月合之，瓷瓶密封，勿令洩氣，一劑可救數百人，或在道途，或在村落，無藥可求，但用此藥，即敵大黃、朴硝數兩，曾用有效，小兒、女子不可服，被攪作也。劉禹錫《傳信方》

**荒年代糧**：稻米一斗，淘汰，百蒸百曝，搗末，日食二飧，以水調之，服至三十日可止，一年不食。《肘後方》

**荒年辟穀**：粳米一升，酒三升，漬之，曝乾，又漬酒浸，取出，稍食之，可辟三十日，足一斗三升，辟穀一年。《肘後

方》

**山中辟穀**：凡辟難無人之境，取白茅根洗淨，咀嚼或石上曬乾，搗末，服方寸匕，可辟穀不食。《肘後方》

**蒼朮丸**：《瑞竹堂經驗方》云：清上實下，兼治內外障眼。茅山蒼朮洗刮淨一斤，分作四分，用酒、醋、糯泔、童尿、蒼朮以斂脾精，精生於穀故也。弘景曰：白朮少膏，可作丸散；赤朮多膏，可作煎用。昔劉涓子挼取其精而丸之，名守中金丸，可作長生。頌曰：服食多單餌朮，或合白茯苓，或合石菖蒲，並搗末，旦（原作「但」，據《政和本草》卷六改）日水服，晚再進，久久彌佳。斸（ㄓㄨˊ，挖義）取生朮，去土水浸，再三煎如飴糖，酒調飲之，更善。今茅山所造朮煎，是此法也。陶隱居言取其精丸之，今乃是膏煎，恐非真也。

慎微曰：梁庚肩吾答陶隱居賚朮煎啟云：綠葉抽條，紫花標色。百邪外禦、六腑內充。山精見書，華神在錄。木榮火謝，盡採擷之難；啟曰移申，窮淋漓之劑。又謝朮蒸啟云：味重金漿，芳逾玉液，足使坐致延生，伏深銘感。

又葛洪《抱朴子內篇》云：南陽文氏，漢末逃難壺山中，飢困欲死。有人教之食朮，遂不飢。數十年，乃還鄉里，顏色更少，氣力轉勝，故朮一名山精。

《神農藥經》所謂必欲長生，常服山精，是也。時珍曰：按吐納經云，紫微夫人朮序云：吾察草木之勝速於己者，並不及術之多驗也。可以長生久視，遠而更靈。山林隱逸得服術者，五嶽比肩。又《神仙傳》云：陳子皇得餌朮要方，其妻姜氏得疲病，服之自癒，顏色氣力如二十時也。時珍謹按以上諸說，皆似蒼朮，不獨白朮。今服食家亦呼蒼朮為仙朮，故皆列於蒼朮之後。又張仲景辟一切惡氣，用赤朮同豬蹄甲燒煙。陶隱居亦言朮能除惡氣，餌災沴。故今病疫及歲旦，人家往往燒蒼朮以辟邪氣。

《類編》載越民高氏妻，病恍惚譫語，亡夫之鬼憑之。其家燒蒼朮煙，鬼遽求去。《夷堅志》載江西一士人，為女妖所染，其魂將別曰：君為陰氣所侵，必當暴泄，但多服平胃散為良，中有蒼朮能去邪也。

《許淑微本事》云：微患飲澼三十年，始因少年夜坐寫文，左向伏兒，是以飲食多墜左邊。中夜必飲酒數杯，又向左臥。壯時不覺，三五年後，覺酒止從左下有聲，脅痛食減嘈雜，飲酒半杯即止。十數日，必嘔酸水數升。暑月只右邊有汗，左邊絕無。遍訪名醫及《海上方》，間或中病，止得月餘復作。其補如天雄、附子、礬石輩，例如牽牛、甘遂、大戟，備嘗之矣。白揣必有澼囊，如潦水之有科臼，不盈科不行。但清（以上內容原有刻誤，據《本草綱目》改）各浸三日，一日一換，取出，洗搗曬焙，以黑脂麻同炒香，共為末，酒煮麵糊丸梧子大，每空心白湯下五十丸。

《永類鈐方》八製蒼朮丸：疏風順氣養腎，治腰腳濕氣痺痛。蒼朮一斤，洗刮淨，分作四分，用酒、醋、米泔、鹽水各浸三日，曬乾。分作四分，用川椒、紅茴香、補骨脂、黑牽牛各一兩，同炒香，揀去不用，只取朮研末，醋糊丸梧子大。每服五十丸，空心鹽酒送下，五十歲後加沉香末一兩。

**服食方**：淮南萬畢朮云：八月榆檽，以美酒漬曝，同青粱米，紫莧實蒸熟為末，每服三指，撮酒下，令人辟穀不食。

**辟穀不飢**：榆皮、檀皮，為末，日服數合。《救荒本草》

**服食法**：《聖惠方》用黃精根莖，不限多少，細剉，陰乾，搗末，每日水調末服。任多少，一年內變老為少，久久成地仙《曜仙神隱書》以黃精細切一石，用水二石五斗煮之，自旦至夕，候冷，以手挼碎，布袋搾取汁煮之，渣乾為末，同入釜中煎至可丸，丸如雞子大，每服一丸，日三服，絕量輕身除百病，渴則飲水。

**服食辟穀**：蕪菁子熟時採之，水煮三過，令苦味盡，曝搗為末，每服二錢，溫水下，日三次，久可辟穀。蘇頌《圖經本草》

**服食法**：地黃根洗淨，搗絞汁，煎令稠，入白蜜更煎，令

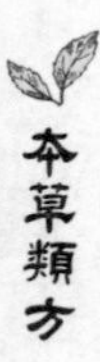

可丸，丸如梧子大，每晨溫酒送下三十丸，日三服，亦可以青州棗和丸，或別以乾地黃末，入膏丸服亦可，百日面如桃花，二年身輕不老，《抱朴子》云：楚文子服地黃八年，夜視有光。

**服石英法**：白石英一斤，打成豆大，於砂盆中和粗砂，著水挼二三千下，洗淨又挼，仍安柳箕中，入蒿葉少許，同水熱挼至光淨，即以棉袋盛，懸門上，每日未梳前，以水或酒吞七粒，用飯二匙壓下小腹，一切穢惡、白酒、牛肉，食家所忌者，皆不忌，久則新石推出陳石，石常在小腹內，溫暖則氣息調和，經脈通達，腰腎堅強，百病自除。石若得力，一斤即止；若不得力，十斤亦虛服。此物光滑，既無浮碎著人腸胃作瘡，又無石氣發作諸病也。

又法：澤州白石英，光淨無點翳者，打小豆大，去細者，水淘淨，袋盛，懸鐺內，清水五大升，煮汁一升，澄清，平旦服，以汁煮粥更佳，服後飲酒二三杯，可行百步，一袋可煮二十度。如無力，以布裹埋南牆下三尺土內，百日又堪用也。

石煮豬肉法：白石英一兩，袋盛水四升，煮三升，豬肉一斤，同蔥、椒、鹽、豉煮，以汁作羹食。

石蒸羊肉法：白石英三兩打作塊，精羊肉一斤包之，荷葉裹之。於一石米飯中蒸熟，取出去石，切肉，和蔥、椒、作小餛飩煮熟，每旦空服，冷漿水吞一百個，後以冷飯咽之。百無所忌，永不發動。

石煮牛乳法：白石英五兩，搗碎蜜絹盛，以牛乳三升，酒三升，同煎至四升，去石，以瓶收之，每食前，暖服三合，治虛損勞瘦，治皮燥、陰痿、腳弱、煩疼。

食飼牸牛法：白石英三斤，搗篩，取十歲以上生犢牸牛一隻，每日和豆與食，經七日，即可收乳。每旦熱服一升，餘者作粥食，百無所忌。潤養臟腑，悅澤肌肉，令人體健。凡服石並忌芥菜、蔓菁、蕪荑、葵菜、薺苨，宜食冬瓜、龍葵，壓石氣。《千金翼方》

**服食法**：蒺藜子一碩，七、八月熟時收取，日乾，舂去刺，杵為末，每服二錢，新汲水調下，日三服，勿令中絕斷谷，長生服之。一年以後，冬不寒，夏不熱，二年老者復少，髮白復黑，齒落更生，服之三年，身輕長生。《神仙秘旨》

**服食法**：紫河車根，以竹刀刮去皮，切作骰子大塊，麵裹入甕瓶中，水煮候浮露出，凝冷入新布袋中，懸風處待乾，每服三丸，五更初面東唸咒，井水下，連進三服，即能休糧。若要飲食，先以黑豆煎湯飲之，次以藥丸煮稀粥，漸漸食之，咒曰：天朗氣清，金雞鳴，吾令服藥欲長生，吾令不飢復不渴，賴得神仙草有靈。

**服食白菊**：《太清靈寶方》引：九月九日白菊花二斤、茯苓一斤，並搗爛為末，每服二錢，溫酒調下，日三服，或以煉過松脂和丸雞子大，每服一丸，無頭眩，久服令人好，顏色不老，藏器曰：《抱朴子》言，劉生丹法用白菊汁、蓮花汁、地血汁、樁汁和丹蒸服也。

**服食甘菊**：《金匱玉函方》云：王子喬變白增年方：用甘菊，三月上寅日採苗，名曰玉英；六月上寅日採葉，名曰榮成；九月上寅日採花，名曰金精；十二月上寅日採根莖，名曰長生。四味並陰乾，百日取等分，以成日合搗千杵為末，每酒服一錢匕，或以蜜丸梧子大，酒服七丸，一日三服，百日輕潤。一年髮白變黑；服之二年，齒落再生，五年，八十歲老翁，變為兒童也。孟詵云：正月採葉，五月五日採莖，九月九日採花。

**服食巨勝**：治五臟虛損，益氣力，堅筋骨。用巨勝，丸蒸丸曝，收貯，每服二合，湯浸布裹挼去皮，再研水濾汁煎飲，和粳米煮粥食之。時珍曰：古有服食胡麻、巨勝二法，方不出於一人，故有二法，其實一物也。

**李補闕服乳法**：主五勞七傷，咳逆上氣，寒嗽。通音聲，明目益精，安五臟，通百節，利九竅，下乳汁，益氣補虛損，療腳弱疼冷，下焦傷竭，強陰。久服延年益壽，不老，令人有子。取韶州金鐘乳，無問厚薄，但顏色明淨光潤者，即堪入煉，惟黃、赤二色不任用，置於金銀器中，大鐺著水沉器煮之，令如魚眼，沸水減即添，乳少三日三夜，乳多七日七夜，候乾色變黃白即熟，如凝生更煮，滿十日最佳，取出，水更以清水煮，半日其水色清不變即止，乳無毒矣，入瓷鉢中，玉槌著水研之，覺乾澀即添水，常令如稀米泔狀，研至四五日，揩之。光膩如書中白魚，便以水洗之，不隨水落者即熟，落者更研，乃澄取曝乾，每用一錢半，溫酒空腹調下，兼和丸散，用其煮乳，黃濁水切，勿服之。損人咽喉，傷肺，令人頭痛，或下利不止，其有犯者，但食豬肉解之。《千金方》

**服食滋補**：何首烏丸，專壯筋骨，長精髓，補血氣，久服黑鬚鬢，利腸道，令人多子，輕身延年，月計不足，歲計有餘。用何首烏三斤，銅刀切片，乾者以米泔水浸軟，切之。牛膝去苗一斤，切，以黑豆一斗，淘淨，用木甑鋪豆一層，鋪藥一層，重重鋪盡，瓦鍋蒸至豆熟，取出去豆，曝乾，換豆又蒸，如此三次，為末，蒸棗肉和丸梧子大，每服三五十丸，空心溫酒下，忌諸血、無鱗魚、蘿蔔、鐵器。

《鄭岩山中蒸方》只用赤、白何首烏，各半斤去粗皮陰乾，石臼杵末，每旦無灰酒服二錢。

《積善堂方》用赤、白何首烏各半斤，大者八月採，以竹刀削去皮，切片，用米泔水浸，一宿曬乾，以壯婦、男兒乳汁拌曬，三度候乾，木臼舂為末，以密雲棗肉，和杵為丸如梧子大，每服二十丸，每十日加十丸，至百丸止，空心溫酒、鹽湯任下。一方：不用人乳。

《筆峰雜興方》用何首烏雌、雄各半斤，分作四分：一分用人乳汁浸，一分生地黃汁浸，一分旱蓮草汁浸，一分人乳浸，三日取出。各曝乾，瓦焙，石臼為末，蒸棗肉和丸梧子大，每服四十丸，空心白沸湯下，禁忌諸血、無鱗魚、蘿蔔、鐵器。

**服食法**：孫真人《枕中記》云：八九月採天門冬根，曝乾為末，每服方寸匕，日三服，無問山中人間，久服補中益氣，治虛勞絕傷，年老衰損，偏枯不遂，風濕不仁，冷痺惡瘡，癰疽賴病，鼻柱敗爛者服之，皮脫蟲出。釀酒服去癥疾積聚，風痰癲狂，三蟲伏屍，除濕痺，輕身益氣，令人不食，百日延年耐老，釀酒初服微酸，久停則香美，諸酒不及也。忌鯉魚。

《曜仙神隱書》云：用乾天門冬十斤、杏仁一斤，搗末，蜜漬，每服方寸匕，名神仙量。

**辟穀不飢**：天門冬二斤、熟地黃一斤，為末，煉蜜丸彈子大，每溫酒化三丸，日三服，居山遠行，辟穀良服至十日，身輕目明；二十日，百病癒，顏色如花；三十日髮白更黑，齒落重生；五十日行及奔馬；百日延年。

又法：天門冬搗汁，微火煎取五斗，入白蜜一升，胡麻炒末三升，合煎至可丸即止，火下大豆黃末和作餅，徑三寸，厚半寸。一服一餅，一日三服，百日以上有益。

又法：天門冬末一升，松脂末一升，蠟蜜一升，和煎，丸如梧子大，每日早、午、晚，各服三十丸。

**服食胡麻**：《抱朴子》云：用上黨胡麻三斗，淘淨甑蒸，令氣遍，日乾，以水淘去沫，再蒸，如此九度，以湯脫去皮，簸淨炒香為末，白蜜或棗糕丸彈子大，每溫酒化下一丸，日三服，忌毒魚、狗肉、生菜，服至百日能除一切痼疾。一年身面光澤，不餓；二年白髮返黑；三年齒落更生；四年水火不能害；五年行及奔馬；久服長生。若欲下之，飲葵菜汁。孫真人云：用胡麻三升去黃褐者，蒸三十遍，微炒香為末，入白蜜三升，杵三百下，如梧子大，每旦服五十丸，人過四十以上，久服明目洞視，腸肉如筋也。《仙方傳》云：魯女生服胡麻餌朮，絕穀八十餘年，甚少壯，日行三百里，走及獐鹿。

**服柏實法**：八月進房取實，曝收去殼，研末每服二錢，溫酒下，一日二服，渴即飲水，令人悅澤。一方：具松子仁等分，以松脂為丸。一方：俱菊花等分，蜜丸服。

《奇效方》用柏子仁二斤為末，酒浸為膏，裹棗肉三斤，白蜜、白朮末、地黃末各一斤，搗勻丸彈子大，每嚼一丸，一日三服，百日百病癒，久服延年壯神。

**服食辟穀**：《千金方》用松脂十斤，以桑薪灰汁一石，煮五七沸，漉出冷水中，旋復煮之，凡十遍乃白細研為散，每服一二錢，粥飲調下，日三服，服至十兩以上，不飢，飢再服，一年以後，夜視目明，久服延年益壽。又法：百煉松脂治下篩，蜜和納角中，勿見風日，每服一兩，一日三服，服至百日，可耐寒暑；二百日五臟補益；五年即見西王母。伏虎禪師服法：用松脂十斤煉之，五度令苦味盡。每一斤，入茯苓四兩，每旦水服一刀圭，能令不食而復延齡，身輕清爽。

**服鹿角法**：鹿角屑十兩，生附子三兩，去皮臍，為末，每服二錢，空心溫酒下，令人少睡，益氣力，通神明。彭祖方

**杏金丹**：《左慈秘訣》云：亦名草金丹，方出渾皇子，服之年長不死，夏姬服之，壽年七百，乃仙去也。世人不信，皆由不肯精心修制故也。其法需人到罕處，寅月鐫刻杏樹，地下通陽氣，二月除樹下草，三月離樹五步作畦壟以通水，抗旱，則引泉灌溉，有霜雪則燒火，樹下以救花苞，至五月杏熟自落，收仁六斗，以湯浸去皮，及雙仁者用流水三石和研，取汁兩石八斗，去渣，以新釜用酥三斤，以糠火及炭燃釜，少少磨酥至盡，乃納汁入釜，釜上安盆，盆上鑽孔，用弦繫車，轉至釜底，以紙塞孔，勿令洩氣，初著糠火，一日三動車轄，以兗其汁，五日有露液生，十日白霜起，又二日白霜盡，即金花出丹乃成也。開盆炙乾，以翎掃下，棗肉和丸梧子大，每服三丸，空心暖酒下，至七日，宿疾皆除，瘖盲、攣跛、疝痔、癭癇、瘡腫，萬病皆癒。久服通靈不死云云，衍文不錄。頌曰：古方用杏仁修治如法，自朝蒸至午，便以慢火微炒，至七日乃收之。每旦空腹啖之，久久不止，駐顏延年，云是夏姬之法。然杏仁能使人血溢，少誤必出血不已，或至委頓，故近人少有服者，或云服至二三年，或瀉或臍中出物，皆不可治也。

**服食大豆**：令人長肌肉，益顏色，填骨髓，加氣力，補虛

能食，不過兩劑。大豆五升，如作醬法，取黃搗末，以豬脂煉膏和丸梧子大，每服五十丸至百丸，溫酒下，神驗秘方也。肥人不可服之。《延年秘錄》

**服食不飢**：詵曰：石蓮肉蒸熟去心為末，煉蜜丸如梧子大，日服三十丸，此仙家方也。

**服食駐顏**：七月七日採蓮花七分，八月八日採根八分，九月九日採實九份，陰乾搗篩，每服方寸匕，溫酒調服。《太清草木方》

**服食法**：甲子日，取菖蒲一寸九節者，陰乾百日為末，每酒服方寸匕，日三服，久服耳目聰明，益智不忘。《千金方》

**救荒濟飢**：《博物誌》云：左慈荒年法：用大豆粗細調勻者，生熟挼令光，暖徹豆內，先日不食，以冷水頓服，訖一切魚肉果菜，不得復經口，渴即飲冷水。初小困，十數日後，體力壯健，不復思食也。

黃山谷救荒法：黑豆、貫眾各一升，煮熟去眾，曬乾，每日空心啖五七粒，食百木枝葉皆有味，可飽也。

王氏《農書》云：辟穀之方，見於石刻，水旱蟲荒，國家代有，甚則懷金立鵠，易子飲骸，為民父母者，不可不知此法也。昔晉惠帝永寧二年，黃門侍郎劉景先表奏：臣遇太白山隱士，傳濟飢辟穀仙方，臣家大小七十餘口，更不食別物，若不如斯，臣一家甘受刑戮。其方用大豆五斗淘淨，蒸三遍去皮，用大麻子三斗浸一宿，亦蒸三遍，令口開取仁各搗為末，和搗作團如拳大，入甑內蒸，從戌至子時止，寅時出甑，午時曬乾為末，乾服之，以飽為度，不得食一切物，第一頓得七日不飢，第二頓得四十九日不飢，第三頓得三百日不飢，第四頓得兩千四百日不飢，更不必服，永不飢也。不問老少，但依法服食，令人強壯，容貌紅白，永不憔悴。口渴，即研大麻子湯飲之，更滋潤臟腑，若要重吃物，用葵子三合研末，煎湯冷服，取下藥如金色。任吃諸物，並無所損。前知隨州朱頌教民用之有驗，序其首尾，勒石於漢陽大別山太平興國寺。

又方：用黑豆五斗淘淨，蒸三遍，曬乾去皮為末，秋痲子三升，浸去皮，曬研，糯米三升做粥，和搗為劑如拳大，入甑內蒸一宿，取曬為末，用紅小棗五斗，煮去皮核，如渴，飲痲子水，便滋潤臟腑也。脂痲亦可，但不得食一切之物。

**服食法**：頌曰：唐玄宗《天寶單方圖》云：水香稜根名莎結，亦名草附子，其味辛微寒，無毒。凡丈夫心中客熱，膀胱間連脅下氣妨，常日憂愁不樂，心忪少氣者，取根二大升，獨熬令香，以生絹袋盛，貯於三大斗無灰清酒中浸之，三月後，浸一日即堪服。十月後，即七日，近暖處乃佳，每空腹溫飲一盞，日夜三四次，常令酒氣相續，以知為度。若不飲酒，即取根十兩，加桂心五兩、蕪荑三兩，和搗為散，以蜜和為丸，搗一千杵，丸和梧子大，每空腹酒及薑、蜜湯飲汁等下二十丸，日再服，漸加至三十丸，以瘥為度。

**服食法**：痲子仁一升，白羊脂七兩，蜜蠟五兩，白蜜一合，和杵蒸食之，不飢耐老。《食療本草》

**服朮法**：烏鬚髮，駐顏色，壯筋骨，明耳目，除風氣，潤肌膚，久服令人輕健。蒼朮不計多少，米泔水浸三日，逐日換水取出，刮去黑皮切片，曝乾，慢火炒黃，細搗為末，每一斤用蒸過白茯苓末半斤，煉蜜和丸梧子大，空心臥時，熱水下十五丸，別用朮末六兩、甘草末一兩，拌和作湯點之，吞丸尤妙，忌桃李及三白諸血。《經驗方》

**少陽丹**：蒼朮米泔浸半日，刮皮曬乾為末一斤，地骨皮，溫水洗淨去心，曬研一斤，熟桑葚二十斤，入甕盆揉爛，絹袋壓汁，和末和糊傾入盤內，日曬夜露，採日精月華，待乾研末煉蜜和丸，赤小豆大，每服二十丸，無灰酒下，日三服，一年白髮返黑。三年面如童子。《劉松石保壽堂方》

**神注丹方**：白茯苓四兩，糯米酒煮，軟竹刀切片，陰乾為末，入硃砂末二錢，以乳香水，打糊丸梧子大，硃砂末二錢為衣，陽日二丸，陰日一丸，要秘精新汲水下，要逆氣過精，溫酒下並空心。《王好古醫壘元戎》

**小神丹方**：真丹末三斤、白蜜六斤，攪合，日曝至可丸，丸痲子大，每旦服十丸，一年白髮返黑，齒落更生，身體潤澤，老翁成少。《抱朴子內編》

**服食丹砂**：三皇真人煉丹方，丹砂一斤，研末重篩，以醇酒沃之，如泥狀，盛以銅盤，置高閣上，勿令婦人見。燥則復以酒沃令如泥，陰雨疾風則藏之，盡酒三斗，乃曝之三百日，當紫色，齋戒沐浴七日，靜室，飯丸痲子大，常以平旦向日吞三丸，一月三蟲出，半年諸病瘥，一年鬚髮黑，三年神人不老。《太上玄變經》

**斑龍宴**：用馴養牡鹿一二隻，每日以人參一兩，煎水與飲，將滓拌土產草料，米豆以時餵之，勿雜他水草，百日之外露筋可用矣。

宴法：夜前減其食，次早將布縛鹿於床首，低尾令有力者抱定前足，有角者執定角，無角者以本囊頭拘之，使頭不動，用三棱針刺其眼之大眥前毛孔，名天池穴，以銀管長三寸許，插拘鼻梁，坐定咂其血，飲藥酒數杯，再咂再飲，以醉為度，鼻中流血出者亦可接，和酒飲，飲畢避風，行升降功夫為一宴，用生肌藥敷鹿穴養之，月可一度，一鹿可用六七年，不拘男女老少服之，終身無疾而壽，乃仙家服食丹方，二十四品之一也。藥酒以八珍散加沉香、木香煮之。

# 歡迎至本公司購買書籍

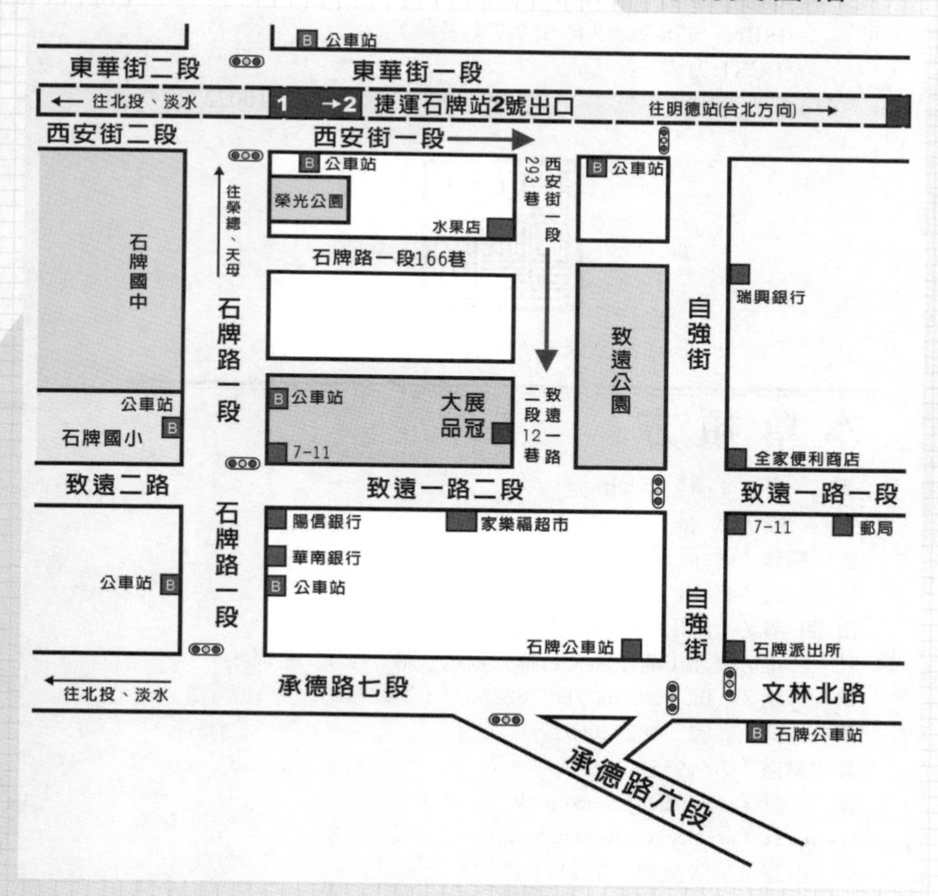


建議路線

1.搭乘捷運・公車

淡水線石牌站下車，由石牌捷運站２號出口出站(出站後靠右邊)，沿著捷運高架往台北方向走(往明德站方向)，其街名為西安街，約走100公尺(勿超過紅綠燈)，由西安街一段293巷進來(巷口有一公車站牌，站名為自強街口)，本公司位於致遠公園對面。搭公車者請於石牌站(石牌派出所)下車，走進自強街，遇致遠路口左轉，右手邊第一條巷子即為本社位置。

2.自行開車或騎車

由承德路接石牌路，看到陽信銀行右轉，此條即為致遠一路二段，在遇到自強街(紅綠燈)前的巷子(致遠公園)左轉，即可看到本公司招牌。

國家圖書館出版品預行編目資料

本草類方／（清）年希堯著，呂靜、于永敏主編
——初版，——臺北市，大展出版社有限公司，
2022 [民 111.03]
面；21公分—（中醫保健站；106）
ISBN 978-986-346-359-7（平裝）
1.CST:方書

414.6 110022729

# 本草類方

著　　者／（清）年 希 堯
主　　編／呂 靜、于 永 敏
責任編輯／壽 亞 荷
發 行 人／蔡 森 明
出 版 者／大展出版社有限公司
社　　址／臺北市北投區（石牌）致遠一路 2 段 12 巷 1 號
電　　話／（02）28236031，28236033，28233123
傳　　真／（02）28272069
郵政劃撥／01669551
網　　址／www.dah-jaan.com.tw
E-mail／service@dah-jann.com.tw
登 記 證／局版臺業字第 2171 號
承 印 者／傳興印刷有限公司
裝　　訂／佳昇興業有限公司
排 版 者／菩薩蠻數位文化有限公司
授 權 者／遼寧科學技術出版社
初版 1 刷／2022 年（民 111 年）3 月
定價／700元

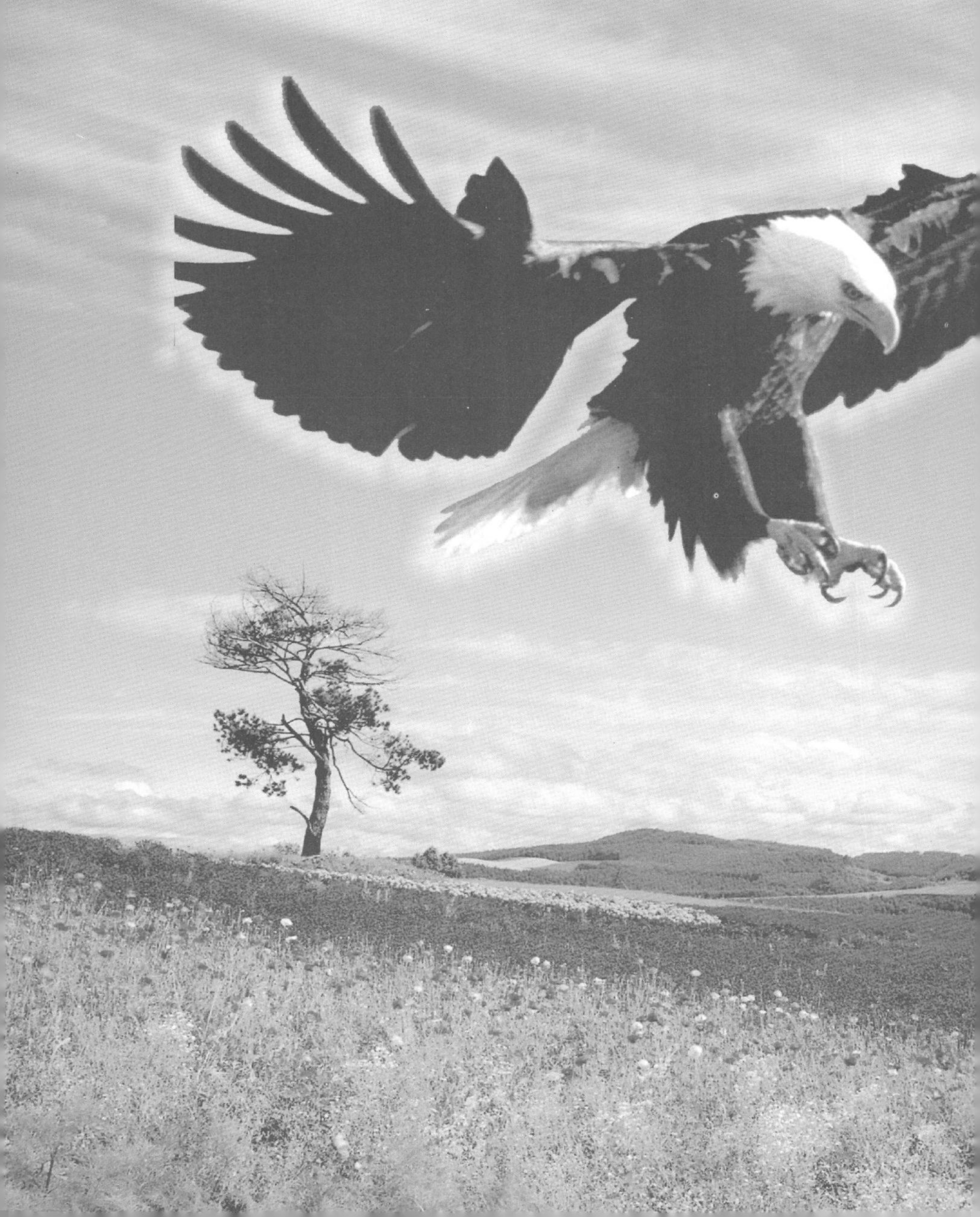

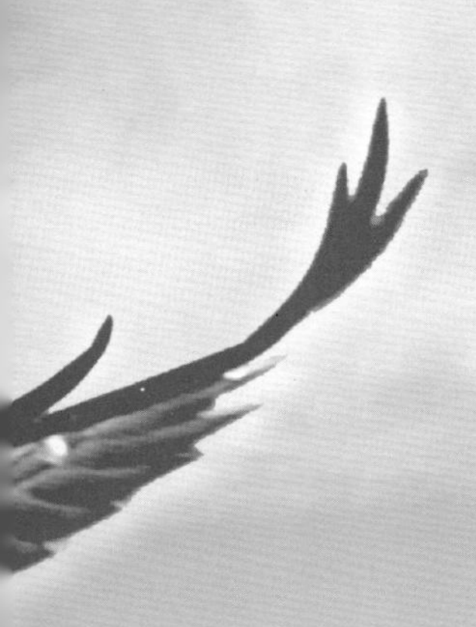